STANDARD TEXTBOOK

標準医療薬学

薬理学

編集

辻本豪三 　京都大学大学院薬学研究科薬理ゲノミクス・ゲノム創薬科学教授
小池勝夫 　元・東邦大学薬学部薬理学教授

執筆（執筆順）

辻本豪三 　京都大学大学院薬学研究科薬理ゲノミクス・ゲノム創薬科学教授	仲田義啓 　広島大学大学院医歯薬学総合研究科薬効解析科学教授
小池勝夫 　元・東邦大学薬学部薬理学教授	宮田　健 　崇城大学薬学部未病薬学教授
輿水崇鏡 　自治医科大学医学部分子薬理学准教授	竹内孝治 　京都薬科大学薬物治療学教授
橋本　均 　大阪大学大学院薬学研究科神経薬理学准教授	玄番宗一 　横浜薬科大学機能形態学教授
野村靖幸 　横浜薬科大学薬物治療学教授	中畑則道 　東北大学大学院薬学研究科細胞情報薬学教授
石﨑高志 　前・熊本大学大学院医学薬学研究部薬物治療学分野教授	岡島史和 　群馬大学生体調節研究所シグナル伝達分野教授
横井　毅 　金沢大学大学院自然科学研究科薬学系薬物代謝化学教授	國友　勝 　武庫川女子大学名誉教授
小野寺博志 　(独)医薬品医療機器総合機構スペシャリスト（毒性）	中村一基 　武庫川女子大学薬学部薬理学Ⅰ教授
黒瀬　等 　九州大学大学院薬学研究院薬効安全性学教授	松村靖夫 　大阪薬科大学病態分子薬理学教授
橋本敬太郎 　横浜薬科大学臨床薬理学教授	見尾光庸 　就実大学薬学部薬効解析学教授
亀井千晃 　岡山大学大学院医歯薬学総合研究科薬効解析学教授	山田静雄 　静岡県立大学薬学部薬物動態学教授
福井裕行 　徳島大学大学院ヘルスバイオサイエンス研究部分子薬物学教授	佐治英郎 　京都大学大学院薬学研究科病態機能分析学教授

医学書院

標準医療薬学　薬理学		
発　行	2009年6月15日　第1版第1刷©	
編　集	辻本豪三・小池勝夫	
発行者	株式会社　医学書院	
	代表取締役　金原　優	
	〒113-8719　東京都文京区本郷 1-28-23	
	電話 03-3817-5600（社内案内）	
組　版	ウルス	
印刷・製本	三美印刷	

本書の複製権・翻訳権・上映権・譲渡権・公衆送信権（送信可能化権を含む）
は（株）医学書院が保有します．

ISBN 978-4-260-00704-7　　Y7500

JCLS　〈（株）日本著作出版権管理システム委託出版物〉
本書の無断複写は著作権法上での例外を除き，禁じられています．
複写される場合は，そのつど事前に（株）日本著作出版権管理システム
（電話 03-3817-5670, FAX 03-3815-8199）の許諾を得てください．

序

　近年，医療技術の高度化，医療現場における薬剤師の役割，さらには薬学教育の内容に大きな変化があり，2006年度に薬剤師養成の薬学教育は6年制に移行した．特に教育の内容面では，薬物に関係する医療事故の防止など，医療現場で薬剤師に求められる役割は重くなってきていることから，医療現場で活躍する薬剤師を育てる医療薬学が重視されている．このような薬剤師教育の変化の中，本書は医療薬学を学ぶ学生のための薬理学の教科書がどのような形であるべきかという問題に対する1つの回答である．薬学教育課程における最低限の要求を基盤とし，薬理学の系統的な知識と考え方と，さらに最新のゲノム科学の登場により進化し続ける薬理学について理解を深めるような編集とした．また，医療薬学では病気と薬物の知識が必要となる．

　教育課程における最低限の要求の追求はかなり困難な問題である．記載を基本的事項に絞り，専門的になりすぎないと同時に，進歩の速い各分野での最も新しい定説は速やかに取り入れなければならないからである．この相反する条件を満たすために，執筆者には薬理学の教育経験のある専門家であり，優れた研究者である先生方を選び，その専門領域よりもかなり範囲を広げて執筆をお願いした．また同時に，専門的な内容を査読することによって，最先端の内容を含みつつ，さらに学生目線の内容となったと考える．

　本書の編集方針は小池勝夫・元東邦大学薬学部薬理学教授と協議したものであり，小池先生には本書の基本概念を創る際，貴重なご意見の数々を賜った．本書編纂の過程で，2008年8月，小池先生が急逝された．誠に痛惜の念に堪えない．病床にあっても，その生来の責任感から本書校正に多大な労を執られ，執筆を完成されたと聞き及んでいる．本書の上梓は，先生のこれからの薬学における薬理学教育にかける夢の1つが具体化されたもので，尽力された小池勝夫先生に心より畏敬と感謝の念を捧げるとともに，1人でも多くの人が本書を介してそのスピリットを受け継がれてゆくことを祈念している．

2009年4月

辻本豪三

目 次

I 総論

第1章 薬理学の歴史的発展とその役割 ……………………（辻本豪三） 2

1. 薬理学の誕生―近代薬理学，医薬品開発へ …………………………………… 2
2. 生理・生化学との関わりから分子薬理学への発展へ …………………………… 2
    1. 細胞情報伝達機構 …………………………………………………………… 3
3. ゲノム薬理学―未来へ ………………………………………………………… 3

第2章 薬物の作用機構 ……………………………………………………… 5

1. 細胞膜シグナリングと薬物治療 ……………………………………（小池勝夫） 5
    1. 用量と作用 …………………………………………………………………… 5
       用量／用量反応曲線／協力作用と拮抗作用
    2. アゴニストとアンタゴニスト ……………………………………………… 6
       作用部位（作用点）／薬物受容体
    3. 薬物受容体機構 ……………………………………………………………… 7
       活性薬と受容体の相互作用／競合的拮抗反応と pA_2 値およびシルド・プロット／部分活性薬と pD_2 値および内活性／余剰受容体／結合実験
    4. 薬物受容体の種類（構造）…………………………………………………… 11
       Gタンパク質共役型受容体／イオンチャネル内蔵型受容体／チロシンキナーゼ型受容体
    5. 薬物受容体の分類 …………………………………………………………… 12
       アセチルコリン受容体／アドレナリン受容体／ヒスタミン受容体／セロトニン受容体／ドパミン受容体／その他の受容体
2. 細胞内シグナリングと薬物治療 ……………………………………（輿水崇鏡） 14
    1. 細胞内情報伝達機構 ………………………………………………………… 14
       細胞内セカンドメッセンジャー／受容体を介する情報伝達／受容体–Gタンパク質–効果器

  2. G タンパク質 ··· 15
   構成／多様性／G_α サブユニットの種類／G タンパク質を介する情報伝達／GTP
   分解酵素としての作用
  3. G タンパク質を介する細胞内情報伝達系 ·· 16
   アデニル酸シクラーゼ活性化型($G_{s\alpha}$ と共役)／アデニル酸シクラーゼ抑制型($G_{i\alpha}$
   と共役)／PI(ホスファチジルイノシトール)代謝回転–Ca^{2+} 動員型($G_{q\alpha}$ と共役)／
   その他の効果器
  4. G タンパク質の機能を変化させる細菌の毒素 ·· 18
   コレラ毒素／百日咳毒素
  5. リン酸化を介するその他の細胞内情報伝達 ··· 19
   Ras タンパク質/MAP キナーゼ経路／チロシンキナーゼ系
3 遺伝子発現調節と薬物治療 ··· (橋本 均) 19
  1. ヒト(または哺乳類)における遺伝子発現機構 ·· 19
   遺伝情報を担う遺伝子／ヒトゲノム／遺伝子発現とセントラルドグマ／遺伝子発現
   調節／転写調節
  2. 遺伝子発現調節と治療薬の作用機序 ··· 21
   遺伝子発現に影響を与える薬物／核内受容体スーパーファミリーと治療薬／サイト
   カインシグナル伝達系と治療薬／遺伝子発現に影響を与えるその他の薬物の例／創
   薬標的としての遺伝子発現調節機構
4 細胞間シグナリングと薬物治療 ·· (野村靖幸) 25
  1. 細胞間情報伝達機構 ·· 25
   細胞間情報伝達／細胞間情報伝達物質／細胞間情報伝達と治療薬
  2. 細胞間情報伝達物質の生成，貯蔵，分泌と治療薬 ································· 26
   細胞間情報伝達物質の生成と治療薬／細胞間情報伝達物質の貯蔵と治療薬／細胞間
   情報伝達物質の分泌と治療薬
  3. 細胞間情報伝達物質の分解，再取り込みと治療薬 ································· 30
   細胞間情報伝達物質の機能終結／細胞間情報伝達物質の分解と治療薬／細胞間情報
   伝達物質の再取り込みと治療薬

第3章 薬物動態学と臨床薬理学 ·· (石﨑高志) 32

1 臨床薬物動態学と臨床薬力学―臨床薬理学とのかかわり ···························· 32
   臨床薬理学の定義・概要／臨床薬物動態の臨床薬物治療学における必要性／臨床薬
   物動態理論
2 薬物代謝学と臨床薬物治療学 ··· 45
   薬物代謝の基本的様式／薬物における肝シトクロム P450(CYP)の役割／薬物の代
   謝・抱合様式／薬物代謝と毒性／薬物代謝学における臨床薬理遺伝学と臨床治療学
   との関連

第4章 毒科学とゲノムサイエンス（トキシコゲノミクス） ……（横井 毅） 56

1 薬物の安全性・副作用と中毒学のゲノムサイエンス …………………………… 56
医薬品の安全性評価：トキシコゲノミクス／安全性試験の問題点／安全性を考慮した薬物代謝試験の実際／トキシコゲノミクスの原理と手法／トキシコゲノミクス試験の実際／トキシコゲノミクスと臨床／今後の展望

第5章 ゲノム生物情報学に基づく新たな薬理学 ……………………（辻本豪三） 61

1 ゲノム薬理学 …………………………………………………………………………… 61
　1. ゲノム薬理学と薬物療法の個別化 ……………………………………………… 61
　　薬物の効果に影響を及ぼす PK/PD／遺伝情報を活用した薬物療法の個別化
2 個の医療へ …………………………………………………………………………… 62
　1. ゲノム薬理学の研究・臨床への応用 …………………………………………… 63
　2. ゲノム薬理学による EBM ……………………………………………………… 63
　3. ゲノム薬理学による医療経済効果 ……………………………………………… 63
3 テーラーメイド医療 ………………………………………………………………… 64
　1. バイオインフォマティクス ……………………………………………………… 64
　2. 遺伝子多型と SNP ……………………………………………………………… 65
4 ゲノム創薬 …………………………………………………………………………… 65
5 IT 創薬（今後の課題） ……………………………………………………………… 66

第6章 医薬品開発と薬理学 ……………………………………………（小野寺博志） 67

1 非臨床試験の意義 …………………………………………………………………… 67
2 種差，性差，系統差 ………………………………………………………………… 68
　1. α_2 ミクロ（$\alpha_2\mu$）-グロブリン腎症の種差・性差―腎臓腫瘍 …………………… 68
　　雄ラットの $\alpha_2\mu$-グロブリン腎症／雄ラット以外の $\alpha_2\mu$-グロブリン腎症
　2. PPARs 増殖薬の種差―肝臓腫瘍 ……………………………………………… 69
　3. 抗甲状腺薬の種差と性差―甲状腺腫瘍 ……………………………………… 71
　　直接甲状腺組織ホルモン合成の阻害／甲状腺ホルモン分泌の撹乱／肝臓ミクロソームの酵素誘導
　4. ドパミン D_2 受容体遮断薬―乳腺腫瘍増加 ………………………………… 73

II 各論

第1章 末梢神経系 ……（黒瀬 等）76

- Ⓐ 体性神経と自律神経 …… 76
  - 1 体性神経（運動神経） …… 76
  - 2 自律神経 …… 76
    交感神経と副交感神経／自律神経の拮抗的二重支配
- Ⓑ アドレナリン受容体とアセチルコリン受容体 …… 80
- Ⓒ 神経伝達物質としてのカテコールアミン …… 81
  - 1 アドレナリン（エピネフリン）…… 81
  - 2 ノルアドレナリン（ノルエピネフリン）…… 83
  - 3 ドパミン …… 83
- Ⓓ カテコールアミンの神経伝達機構 …… 83
  - 1 カテコールアミンの生合成・代謝 …… 83
    ノルアドレナリンの生合成／ノルアドレナリンの運命／ノルアドレナリン生合成・代謝に作用する薬物
- Ⓔ アドレナリン α 受容体 …… 87
  - 1 α_1 受容体刺激薬 …… 87
    血圧の調節
  - 2 α_2 受容体刺激薬 …… 89
- Ⓕ アドレナリン β 受容体 …… 89
- Ⓖ アドレナリン受容体刺激薬 …… 90
  - 1 各受容体刺激薬の臨床適応例 …… 91
    α_1 受容体刺激薬／α_2 受容体刺激薬／β 受容体刺激薬
  - 2 アドレナリン受容体刺激薬の作用 …… 91
- Ⓗ アドレナリン受容体遮断薬 …… 93
  - 1 α 受容体遮断薬 …… 93
    $\alpha_1 \cdot \alpha_2$ 受容体遮断薬／α_1 受容体遮断薬／$\alpha_{1A} \cdot \alpha_{1D}$ 受容体遮断薬／α_2 受容体遮断薬／麦角アルカロイド
  - 2 β 受容体遮断薬 …… 96
    非選択的 β 受容体遮断薬／選択的 β 受容体遮断薬／世代別の β 受容体遮断薬の作用と特徴
- Ⓘ アセチルコリンの神経伝達機構と合成・分解 …… 99
  - 1 アセチルコリンの合成 …… 100
  - 2 アセチルコリンの放出・分解・再取り込み …… 100
  - 3 アセチルコリンの作用・消失 …… 100
- Ⓙ コリン作動薬 …… 101

- 1 アセチルコリン受容体に結合する作動薬 ……………………………… 101
- 2 コリンエステラーゼ阻害薬 ……………………………………………… 102
    コリンエステラーゼ／コリンエステラーゼ阻害薬

Ⓚ **抗コリン薬** ………………………………………………………………… 104
- 1 抗コリン薬の作用 ………………………………………………………… 104
- 2 各組織での抗コリン薬の効果 …………………………………………… 104

Ⓛ **神経筋遮断薬・自律神経節遮断薬** ……………………………………… 106
- 1 神経筋遮断薬 ……………………………………………………………… 106
    ニコチン性アセチルコリン受容体の活性化様式／神経筋遮断薬の種類／神経筋遮断薬の副作用
- 2 自律神経節遮断薬 ………………………………………………………… 108

Ⓜ **非アドレナリン・非コリン作動性神経** ………………………………… 108
Ⓝ **NO 作動性神経** …………………………………………………………… 109
Ⓞ **局所麻酔薬** ………………………………………………………………… 109
- 1 局所麻酔薬の作用機序 …………………………………………………… 109
- 2 理想とされる局所麻酔薬の性質 ………………………………………… 110
- 3 局所麻酔薬の効果 ………………………………………………………… 110
- 4 Na^+ チャネルの状態と麻酔作用 ……………………………………… 110
- 5 局所麻酔薬の種類と作用 ………………………………………………… 111
    物理化学的性質による作用の違い／局所麻酔薬の麻酔様式／代表的な局所麻酔薬
- 6 局所麻酔薬の心毒性 ……………………………………………………… 114

第2章　循環器　　　　　　　　　　　　　　　　　　　　　　　　（橋本敬太郎）115

Ⓐ **心臓の機能** ………………………………………………………………… 115
- 1 心筋の収縮 ………………………………………………………………… 115
- 2 心臓の興奮 ………………………………………………………………… 118
- 3 血管系 ……………………………………………………………………… 121

Ⓑ **心臓作用薬** ………………………………………………………………… 122
- 1 強心薬 ……………………………………………………………………… 122
    心不全／強心薬の作用機序と分類
- 2 抗不整脈薬 ………………………………………………………………… 126
    不整脈／抗不整脈薬の作用機序と分類／Na^+ チャネル遮断薬／$β$ 受容体遮断薬／K^+ チャネル遮断薬／Ca^{2+} チャネル遮断薬（Ca^{2+} 拮抗薬）
- 3 抗狭心症薬 ………………………………………………………………… 133
    狭心症／抗狭心症薬の作用機序と分類／硝酸薬／Ca^{2+} チャネル遮断薬（Ca^{2+} 拮抗薬）／$β$ 受容体遮断薬／K^+ チャネル開口薬

Ⓒ **降圧薬** ……………………………………………………………………… 137
    高血圧症／降圧薬の作用機序と分類／中枢性交感神経遮断薬／末梢性交感神経遮断薬／血管拡張薬／降圧利尿薬／アンギオテンシン抑制薬／肺高血圧症

Ⓓ 高脂血症治療薬 …………………………………………………………… 142
　　高脂血症（脂質異常症）／高脂血症治療薬の作用機序と分類／スタチン系薬物／ニコチン酸／フィブラート系薬物／その他

第3章　抗炎症薬，解熱鎮痛薬，抗アレルギー薬，痛風治療薬 （亀井千晃） 146

Ⓐ 炎症とケミカルメディエーター …………………………………………… 146
　1 炎症の病態生理 ………………………………………………………… 146
　2 発熱の機構 ……………………………………………………………… 146
　3 花粉症の病態生理 ……………………………………………………… 147
　4 アトピー性皮膚炎の病態生理 ………………………………………… 148
　5 痛風の病態生理 ………………………………………………………… 148
　6 ケミカルメディエーター ……………………………………………… 148
　　ヒスタミン／セロトニン／プロスタグランジン類／ロイコトリエン類／PAF（血小板活性化因子）／ブラジキニン／補体（C3a，C5a）／インターロイキン／TNF-α

Ⓑ 抗炎症薬，解熱鎮痛薬 ……………………………………………………… 156
　1 ステロイド性抗炎症薬 ………………………………………………… 156
　2 非ステロイド性抗炎症薬（NSAIDs） ………………………………… 157
　　サリチル酸誘導体／ピラゾロン誘導体／アニリン系薬物／アントラニル酸誘導体／フェニル酢酸誘導体／インドール酢酸誘導体／プロピオン酸誘導体

Ⓒ 抗アレルギー薬 ……………………………………………………………… 161
　1 ケミカルメディエーター遊離抑制薬 ………………………………… 161
　2 トロンボキサン A_2 抑制薬 …………………………………………… 162
　　トロンボキサン A_2 合成酵素阻害薬／トロンボキサン A_2 受容体遮断薬
　3 ロイコトリエン受容体遮断薬 ………………………………………… 163
　4 第1世代ヒスタミン H_1 受容体遮断薬 ……………………………… 164
　　エタノールアミン誘導体／エチレンジアミン誘導体／アルキルアミン誘導体／フェノチアジン誘導体／ピペラジン誘導体／その他
　5 第2世代ヒスタミン H_1 受容体遮断薬 ……………………………… 165

Ⓓ 痛風治療薬 …………………………………………………………………… 167
　1 発作予防・治療薬 ……………………………………………………… 167
　2 尿酸産生抑制薬 ………………………………………………………… 167
　　キサンチンオキシダーゼ阻害薬
　3 尿酸排泄促進薬 ………………………………………………………… 168
　　尿酸再吸収抑制薬／尿酸排泄薬

第4章　免疫 （福井裕行） 169

Ⓐ 免疫応答のしくみ …………………………………………………………… 169
　1 免疫担当細胞 …………………………………………………………… 169

2 抗体産生機構(体液性免疫) ……………………………………………… 171
　　3 細胞性免疫 …………………………………………………………………… 172
　　4 サイトカインネットワーク ……………………………………………… 172
B 免疫抑制薬 …………………………………………………………………………… 172
　　1 コルチコステロイド ………………………………………………………… 172
　　2 T リンパ球特異的免疫抑制薬 …………………………………………… 173
　　3 細胞毒薬 ……………………………………………………………………… 175
　　4 免疫抑制薬としての抗体 ………………………………………………… 175
　　　抗リンパ球抗体／Rho(D)免疫グロブリン／免疫グロブリン静注剤／過免疫グロブリン／モノクローナル抗体
　　5 免疫調節薬 …………………………………………………………………… 176
　　　インターロイキン(IL)／インターフェロン(IFN)／サイモシン／レバミゾール／BCG およびその他のアジュバント
C BRM …………………………………………………………………………………… 177
　　1 細菌製剤 ……………………………………………………………………… 177
　　2 真菌製剤 ……………………………………………………………………… 177
　　3 放線菌製剤 …………………………………………………………………… 177
　　4 サイトカイン ………………………………………………………………… 177
D サイトカイン ……………………………………………………………………… 178
　　1 インターロイキン(IL) ……………………………………………………… 178
　　2 ケモカイン …………………………………………………………………… 178
　　3 インターフェロン(IFN) …………………………………………………… 178
　　4 造血因子 ……………………………………………………………………… 178
　　5 細胞増殖因子 ………………………………………………………………… 181
　　6 腫瘍壊死因子(TNF) ………………………………………………………… 181
　　7 アディポサイトカイン …………………………………………………… 182
　　8 神経栄養因子 ………………………………………………………………… 182
E ワクチンとトキソイド ………………………………………………………… 183
　　1 生ワクチン …………………………………………………………………… 183
　　2 不活化ワクチン(死ワクチン) …………………………………………… 183
　　3 トキソイド …………………………………………………………………… 183
F 抗リウマチ薬 ……………………………………………………………………… 183
　　1 DMARD ……………………………………………………………………… 183
　　　金化合物／SH 基製剤／サラゾスルファピリジン(スルファサラジン)／免疫抑制薬／その他の DMARD
　　2 生物学的製剤(バイオ製剤，ナチュラルインヒビター) …………… 185
　　　抗 TNF-α モノクローナル抗体製剤／その他の生物学的製剤
　　3 抗炎症薬 ……………………………………………………………………… 186
　　　非ステロイド性抗炎症薬(NSAIDs)／ステロイド性抗炎症薬
　　4 関節機能改善薬 ……………………………………………………………… 187

第5章　中枢神経 ……………………………………………………（仲田義啓）188

Ⓐ 脳・脊髄の構造と機能 …………………………………………………… 188
1 脳の各領域における機能 ……………………………………………… 188
大脳皮質／大脳辺縁系／間脳／脳幹／小脳
2 神経細胞とグリア細胞の機能 ………………………………………… 189
神経細胞の特徴／グリア細胞

Ⓑ 中枢神経系の神経伝達物質 ……………………………………………… 189
1 中枢神経系の伝達物質の同定の歴史 ………………………………… 189
2 アミノ酸中枢神経伝達物質 …………………………………………… 190
γ-アミノ酪酸(GABA)／グルタミン酸およびアスパラギン酸
3 カテコールアミン類，セロトニン …………………………………… 190
ドパミン／ノルアドレナリン／アドレナリン／セロトニン

Ⓒ 全身麻酔薬 ………………………………………………………………… 190
1 吸入麻酔薬 ……………………………………………………………… 191
2 静脈麻酔薬 ……………………………………………………………… 191

Ⓓ 催眠薬 ……………………………………………………………………… 192
1 睡眠の分類 ……………………………………………………………… 193
徐波睡眠／速波睡眠
2 不眠症の分類 …………………………………………………………… 193
3 催眠薬 …………………………………………………………………… 193
ベンゾジアゼピン系催眠薬／非ベンゾジアゼピン系催眠薬／バルビツール酸系催眠薬／非バルビツール酸系催眠薬

Ⓔ 鎮痛薬 ……………………………………………………………………… 198
1 痛みとその伝達 ………………………………………………………… 198
痛みの種類／痛みの伝達経路
2 痛みの受容と発痛物質(因子) ………………………………………… 199
3 痛みの内因性抑制機構 ………………………………………………… 200
4 内因性オピオイド(オピオイドペプチド)と受容体 ………………… 200
オピオイド／オピオイド受容体
5 麻薬性鎮痛薬 …………………………………………………………… 201
アヘンアルカロイド／合成鎮痛薬／麻薬拮抗薬

Ⓕ 片頭痛治療薬 ……………………………………………………………… 204
1 5-HT_1受容体作動薬(トリプタン系薬物) ………………………… 204
2 麦角アルカロイド ……………………………………………………… 205

Ⓖ てんかん治療薬 …………………………………………………………… 205
1 てんかんの症状と分類 ………………………………………………… 206
分類／症状
2 てんかん治療薬 ………………………………………………………… 206
Na^+チャネルに作用するてんかん治療薬／$Ca^{2+}(K^+)$チャネルに作用するてんか

ん治療薬／GABA 系に作用するてんかん治療薬／その他

Ⓗ 向精神薬 ……………………………………………………………………… 209
1 抗精神病薬 ………………………………………………………………… 209
統合失調症の原因(ドパミン仮説)／定型抗精神病薬／非定型抗精神病薬／ドパミン D_2 受容体の部分活性薬
2 抗不安薬 …………………………………………………………………… 211
ベンゾジアゼピン系抗不安薬／非ベンゾジアゼピン系抗不安薬
3 抗うつ薬 …………………………………………………………………… 212
三環系抗うつ薬／非三環系抗うつ薬／SSRI と SNRI
4 気分安定薬(抗躁薬) ……………………………………………………… 214

Ⓘ 中枢性筋弛緩薬 ……………………………………………………………… 214
1 骨格筋緊張度調節機構 …………………………………………………… 215
反射中枢(脊髄)を介した筋収縮機構／γ 環(γ ループ)機構／ストリキニーネの痙れん作用
2 中枢性筋弛緩薬 …………………………………………………………… 215

Ⓙ パーキンソン病治療薬 ……………………………………………………… 217
1 パーキンソン病の病態と発症の要因 …………………………………… 217
症状・病理的変化／発症要因／家族性パーキンソン病／神経毒説
2 パーキンソン病治療薬 …………………………………………………… 218
ドパミン補充療法(ドパミン刺激薬)／ドパミン受容体刺激薬／代謝酵素阻害薬／その他のパーキンソン病治療薬／中枢性抗コリン薬

Ⓚ 脳循環改善薬 ………………………………………………………………… 222
1 急性期の脳循環障害治療薬 ……………………………………………… 222
くも膜下出血治療薬／血栓溶解薬／抗凝固薬／抗血小板薬／脳保護薬
2 慢性期の脳循環障害治療薬 ……………………………………………… 224
3 その他 ……………………………………………………………………… 225

Ⓛ アルツハイマー病治療薬 …………………………………………………… 225
1 アルツハイマー病とは …………………………………………………… 225
2 臨床症状 …………………………………………………………………… 225
3 病理的変化 ………………………………………………………………… 225
老人斑／神経原線維変化
4 アルツハイマー病治療薬 ………………………………………………… 226

Ⓜ 中枢神経興奮薬 ……………………………………………………………… 228
1 大脳型興奮薬 ……………………………………………………………… 228
2 脳幹型興奮薬 ……………………………………………………………… 229
3 脊髄型興奮薬 ……………………………………………………………… 230

Ⓝ その他 ………………………………………………………………………… 231
1 食欲抑制薬 ………………………………………………………………… 231
食欲(摂食調節機構)／食欲抑制薬の作用
2 めまい治療薬 ……………………………………………………………… 231

めまい／病変部位，原因によるめまいの分類／めまい治療薬
  3 アルコール依存症治療薬(嫌酒療法) ………………………………………… 233

第6章 呼吸器 ……………………………………………………………（宮田 健）234

Ⓐ 呼吸器官の構造と機能 ……………………………………………………… 234
  1 呼吸器官の構造 …………………………………………………………… 234
  2 呼吸器官の機能 …………………………………………………………… 234
    鼻腔，咽頭，喉頭／気管，気管支／肺胞／呼吸筋／呼吸中枢
Ⓑ 呼吸興奮薬 …………………………………………………………………… 235
  1 呼吸中枢刺激薬 …………………………………………………………… 235
  2 反射性呼吸中枢刺激薬 …………………………………………………… 236
  3 麻薬拮抗性呼吸刺激薬 …………………………………………………… 237
  4 その他の呼吸刺激薬 ……………………………………………………… 237
Ⓒ 呼吸鎮静薬 …………………………………………………………………… 238
Ⓓ 鎮咳薬 ………………………………………………………………………… 238
  1 咳のメカニズム …………………………………………………………… 239
  2 中枢性鎮咳薬 ……………………………………………………………… 240
    麻薬性鎮咳薬／非麻薬性鎮咳薬
  3 末梢性鎮咳薬 ……………………………………………………………… 243
Ⓔ 去痰薬 ………………………………………………………………………… 243
  1 気道クリアランス ………………………………………………………… 243
  2 気道分泌促進薬 …………………………………………………………… 244
  3 気道粘液溶解薬 …………………………………………………………… 244
  4 気道粘液修復薬 …………………………………………………………… 245
Ⓕ 気管支ぜん息治療薬 ………………………………………………………… 245
  1 病態生理と治療 …………………………………………………………… 245
    病態生理／治療法
  2 アドレナリンβ受容体刺激薬 …………………………………………… 247
  3 キサンチン誘導体 ………………………………………………………… 248
  4 抗コリン薬 ………………………………………………………………… 249
  5 副腎皮質ステロイド ……………………………………………………… 250
  6 抗アレルギー薬 …………………………………………………………… 250

第7章 消化器 ……………………………………………………………（竹内孝治）251

Ⓐ 消化管の機能と調節 ………………………………………………………… 251
  1 神経支配 …………………………………………………………………… 251
  2 ホルモン支配 ……………………………………………………………… 251
  3 胃液分泌 …………………………………………………………………… 251

- **4** 胃酸分泌 ………………………………………………… 252
- **5** ペプシノーゲン分泌 …………………………………… 252

Ⓑ 健胃・消化薬 ……………………………………………………… 252
- **1** 健胃薬 …………………………………………………… 252
  - 苦味健胃薬／芳香性健胃薬
- **2** 消化薬 …………………………………………………… 253

Ⓒ 胃腸機能調節薬 …………………………………………………… 253
- **1** ドパミン受容体遮断薬 ………………………………… 253
- **2** セロトニン受容体遮断薬 ……………………………… 254

Ⓓ 消化性潰瘍治療薬 ………………………………………………… 254
- **1** 攻撃因子抑制薬 ………………………………………… 255
  - 制酸薬／抗ペプシン薬／胃酸分泌抑制薬
- **2** 防御因子賦活薬 ………………………………………… 260
- **3** プロスタグランジン製剤 ……………………………… 260
- **4** 中枢神経抑制薬 ………………………………………… 261
- **5** *Helicobacter pylori*（Hp）除菌薬 …………………… 261

Ⓔ 催吐薬，制吐薬 …………………………………………………… 261
- **1** 催吐薬 …………………………………………………… 261
  - 中枢性催吐薬／末梢性催吐薬
- **2** 鎮吐薬 …………………………………………………… 262
  - 中枢性鎮吐薬／末梢性鎮吐薬

Ⓕ 瀉下薬，止瀉薬 …………………………………………………… 263
- **1** 瀉下薬 …………………………………………………… 264
  - 物理的刺激によるもの／化学的刺激によるもの／浣腸薬
- **2** 止瀉薬 …………………………………………………… 266
  - 腸粘膜に対する刺激を緩和する薬物／腸運動を抑制する薬物

Ⓖ その他の腸疾患治療薬 …………………………………………… 267
- **1** 潰瘍性大腸炎治療薬 …………………………………… 267
  - サラゾスルファピリジン／副腎皮質ステロイド
- **2** クローン病治療薬 ……………………………………… 267

Ⓗ 利胆薬 ……………………………………………………………… 268
- **1** 催胆薬 …………………………………………………… 268
  - 胆汁酸／ウコンおよびカルビノール系利胆薬／フルオランテン誘導体
- **2** 排胆薬 …………………………………………………… 268

第8章　腎・泌尿器系 …………………………………………（玄番宗一）269

Ⓐ 腎機能と水・電解質の調節 ……………………………………… 269
- **1** 尿生成のしくみ ………………………………………… 269
  - ネフロン／糸球体ろ過

         2 水と電解質の調節 ………………………………………………………… 270
            抗利尿ホルモン／レニン-アンギオテンシン系
    Ⓑ 利尿薬 …………………………………………………………………………… 272
         1 利尿作用 ………………………………………………………………… 272
         2 利尿薬の適応 …………………………………………………………… 273
         3 浸透圧利尿薬 …………………………………………………………… 273
         4 炭酸脱水酵素阻害薬 …………………………………………………… 273
         5 チアジド(サイアザイド)系利尿薬 …………………………………… 274
         6 ループ利尿薬 …………………………………………………………… 277
         7 カリウム保持性利尿薬 ………………………………………………… 277
    Ⓒ 腎疾患による電解質代謝異常の治療薬 ……………………………………… 279
         1 尿細管性アシドーシスの治療薬 ……………………………………… 279
         2 腎不全による高 K^+ 血症の治療薬 ………………………………… 279
    Ⓓ 排尿障害治療薬 ………………………………………………………………… 280
         1 蓄尿障害治療薬 ………………………………………………………… 280
         2 尿排出障害治療薬 ……………………………………………………… 281
    Ⓔ 前立腺肥大症治療薬 …………………………………………………………… 282
    Ⓕ 前立腺がん治療薬 ……………………………………………………………… 284
    Ⓖ 尿路結石治療薬 ………………………………………………………………… 285
    Ⓗ PDE5 阻害薬 …………………………………………………………………… 285

第9章 血液　　　　　　　　　　　　　　　　　　　　　　（中畑則道）287

    Ⓐ 血液の役割と血液凝固・血栓形成系 ………………………………………… 287
         1 血液の組成と生理的役割 ……………………………………………… 287
         2 血液凝固・血栓形成と血栓溶解のしくみ …………………………… 287
            一次止血機構／二次止血機構／血栓溶解機構
    Ⓑ 止血薬 …………………………………………………………………………… 290
         1 血液凝固因子 …………………………………………………………… 290
         2 血液凝固促進薬 ………………………………………………………… 291
         3 抗線溶薬(抗プラスミン薬) …………………………………………… 291
         4 血管強化薬 ……………………………………………………………… 292
         5 局所止血薬 ……………………………………………………………… 292
         6 その他 …………………………………………………………………… 293
    Ⓒ 血栓症治療薬 …………………………………………………………………… 293
         1 血栓性疾患 ……………………………………………………………… 293
         2 抗血小板薬 ……………………………………………………………… 293
         3 抗凝血薬 ………………………………………………………………… 296
         4 血栓溶解薬 ……………………………………………………………… 298
            ウロキナーゼ(u-PA)／組織プラスミノーゲンアクチベーター(t-PA)

Ⓓ 造血薬 299
　1 鉄欠乏性貧血治療薬 299
　　　鉄製剤／鉄製剤解毒薬／鉄剤と相互作用をする薬物
　2 巨赤芽球性貧血（悪性貧血）治療薬 301
　3 鉄芽球性貧血治療薬 301
　4 腎性貧血治療薬 301
　5 再生不良性貧血治療薬 303
　6 溶血性貧血治療薬 304
　7 白血球減少症治療薬 305

Ⓔ 輸液 306
　1 電解質輸液 306
　2 栄養輸液 306
　3 血漿増量薬（膠質輸液） 306
　4 経中心静脈高カロリー輸液（IVH） 306

第10章　感覚器（眼科用薬） （小池勝夫） 308

Ⓐ 眼の構造と機能 308
　1 眼の構造 308
　2 眼球組織の機能 308
　　　角膜／虹彩／毛様体／水晶体／網膜

Ⓑ 点眼薬 309
　1 散瞳薬，縮瞳薬 309
　　　散瞳薬／縮瞳薬
　2 局所麻酔薬 310
　3 抗菌薬 310
　4 角膜治療薬 311
　5 血管収縮薬 311

Ⓒ 白内障 311
　1 病態生理 311
　2 白内障治療薬 311

Ⓓ 緑内障 312
　1 病態生理 312
　　　眼房水と眼圧／緑内障／緑内障の分類／緑内障治療薬

Ⓔ アレルギー性結膜炎治療薬 315

第11章　内分泌・代謝 （岡島史和） 316

Ⓐ 内分泌系の機能 316
　1 ホルモンの発見 316

B ホルモンの機能と分類 ... 317

2 フィードバック調節 ... 316

1 視床下部・下垂体ホルモン ... 317
視床下部ホルモン／下垂体前葉ホルモン／下垂体後葉ホルモン

2 甲状腺ホルモン製剤，抗甲状腺薬 ... 323
甲状腺ホルモン製剤／抗甲状腺薬

3 膵臓ホルモン，糖尿病治療薬 ... 327
膵臓ホルモンの種類／インスリン／グルカゴンとその他のホルモン／糖尿病／糖尿病の診断／糖尿病治療薬

4 副腎皮質ホルモン製剤，抗副腎皮質ホルモン薬 ... 334
副腎皮質ホルモン／副腎皮質ホルモン製剤の臨床応用／抗副腎皮質ホルモン薬

5 性ホルモン ... 339
卵胞ホルモン，黄体ホルモン／性ホルモンの臨床応用／抗卵胞ホルモン（エストロゲン）薬／男性ホルモン（アンドロゲン）製剤／抗男性ホルモン薬

6 副甲状腺ホルモン，カルシトニン，活性型ビタミン D_3 ... 343
血漿中 Ca^{2+} 濃度の調節／副甲状腺ホルモンと副甲状腺ホルモン関連ペプチド／活性型ビタミン D_3／カルシトニン製剤／骨粗鬆症

7 消化管ホルモン ... 350

第12章　化学療法薬と抗感染症薬 （國友 勝）351

A 抗感染症薬の分類 ... 351
B 抗菌薬の基礎知識 ... 351

1 抗菌スペクトル ... 351

2 作用機序（選択毒性） ... 351
細胞壁合成阻害薬／細胞膜機能阻害薬／核酸合成阻害薬／タンパク質合成阻害薬／葉酸合成阻害薬

3 薬剤耐性 ... 353
薬剤耐性の機構／細菌の耐性遺伝子の獲得／深刻な問題となっている多剤耐性菌

C 抗生物質 ... 354

1 β-ラクタム系抗生物質 ... 354
抗菌作用／作用機序／副作用

2 アミノグリコシド系抗生物質 ... 359
抗菌作用／作用機序／副作用

3 クロラムフェニコール系抗生物質 ... 360
作用機序

4 テトラサイクリン系抗生物質 ... 361
抗菌作用／作用機序／副作用

5 マクロライド系抗生物質 ... 361
抗菌作用／作用機序／副作用・禁忌

6 リンコマイシン系抗生物質 ………………………………………… 363
　　7 ペプチド系抗生物質 …………………………………………………… 363
　　　　鎖環状ポリペプチド系／グリコペプチド系
　　8 その他の抗生物質 ……………………………………………………… 364
　　　　ホスホマイシン／フシジン酸／リファンピシン／ムピロシン／キヌプリスチン・
　　　　ダルホプリスチン配合薬
Ⓓ 合成抗菌薬 ………………………………………………………………………… 365
　　1 スルホンアミド系抗菌薬 ……………………………………………… 365
　　　　ST合剤／サラゾスルファピリジン
　　2 スルホン系抗菌薬 ……………………………………………………… 367
　　3 ピリドンカルボン酸系抗菌薬 ………………………………………… 367
　　　　オールドキノロン系抗菌薬(第1世代)／ニューキノロン系抗菌薬(第2世代)／呼
　　　　吸器キノロン
　　4 オキサゾリジノン系抗菌薬 …………………………………………… 369
　　　　リネゾリド
Ⓔ 抗抗酸菌薬 ………………………………………………………………………… 369
　　1 抗結核薬 ………………………………………………………………… 369
　　2 ハンセン(Hansen)病治療薬 …………………………………………… 371
　　3 非結核性抗酸菌治療薬 ………………………………………………… 371
Ⓕ 抗ウイルス薬 ……………………………………………………………………… 372
　　1 抗ヘルペスウイルス薬 ………………………………………………… 372
　　2 抗インフルエンザウイルス薬 ………………………………………… 374
　　3 抗肝炎ウイルス薬 ……………………………………………………… 375
　　　　インターフェロン製剤／合成抗肝炎ウイルス薬
　　4 抗HIV薬 ………………………………………………………………… 376
　　　　ヌクレオシド系逆転写酵素阻害薬／非ヌクレオシド系逆転写酵素阻害薬／HIVプ
　　　　ロテアーゼ阻害薬
　　5 その他の抗ウイルス薬 ………………………………………………… 379
Ⓖ 抗真菌薬 …………………………………………………………………………… 379
　　1 深在性抗真菌薬 ………………………………………………………… 379
　　2 表在性抗真菌薬 ………………………………………………………… 381
　　3 ニューモシスチス肺炎治療薬 ………………………………………… 382
　　4 抗放線菌薬 ……………………………………………………………… 382
Ⓗ 抗寄生虫薬 ………………………………………………………………………… 382
　　1 抗原虫薬 ………………………………………………………………… 383
　　　　抗マラリア薬／抗トリコモナス薬／抗トキソプラズマ薬
　　2 駆虫薬(抗蠕虫薬) ……………………………………………………… 384
　　　　抗線虫薬／抗吸虫薬／抗条虫薬
Ⓘ 消毒薬 ……………………………………………………………………………… 385

第13章　抗悪性腫瘍薬 ……………………………………………………（中村一基）388

- Ⓐ 悪性腫瘍とは …………………………………………………………… 388
- Ⓑ 抗悪性腫瘍薬の分類 …………………………………………………… 389
- Ⓒ アルキル化薬 …………………………………………………………… 390
  - 1 ナイトロジェンマスタード（クロロエチラミン）類 ……………… 390
  - 2 エチレンイミン類 ……………………………………………………… 391
  - 3 アルキルスルホン類 …………………………………………………… 391
  - 4 ニトロソウレア（尿素）類 …………………………………………… 391
  - 5 トリアゼン類 …………………………………………………………… 392
- Ⓓ 代謝拮抗薬 ……………………………………………………………… 393
  - 1 プリン代謝拮抗薬 ……………………………………………………… 393
  - 2 ピリミジン代謝拮抗薬 ………………………………………………… 395
  - 3 葉酸代謝拮抗薬 ………………………………………………………… 397
  - 4 その他 …………………………………………………………………… 398
- Ⓔ 抗生物質 ………………………………………………………………… 398
  - 1 マイトマイシン類 ……………………………………………………… 398
  - 2 ブレオマイシン類 ……………………………………………………… 399
  - 3 ネオカルチノスタチン誘導体 ………………………………………… 400
  - 4 アントラサイクリン類 ………………………………………………… 400
  - 5 アントラキノン系，その他の抗生物質 ……………………………… 403
- Ⓕ アルカロイド …………………………………………………………… 403
  - ビンカアルカロイド／タキソイド系（タキソール誘導体）
- Ⓖ ホルモン類 ……………………………………………………………… 406
  - 1 抗エストロゲン薬 ……………………………………………………… 407
  - 2 アロマターゼ阻害薬 …………………………………………………… 408
  - 3 黄体ホルモン …………………………………………………………… 409
  - 4 卵胞ホルモン …………………………………………………………… 410
  - 5 抗アンドロゲン薬 ……………………………………………………… 411
  - 6 LH-RH 誘導体 ………………………………………………………… 412
  - 7 その他 …………………………………………………………………… 413
- Ⓗ 白金製剤 ………………………………………………………………… 413
- Ⓘ トポイソメラーゼ阻害薬 ……………………………………………… 415
  - カンプトテシン誘導体／ポドフィロトキシン誘導体
- Ⓙ 分子標的治療薬 ………………………………………………………… 416
  - チロシンキナーゼ阻害薬／モノクローナル抗体／ビタミン A 誘導体

第14章　その他（子宮作用薬，皮膚作用薬，ビタミン） ……………… 421

Ⅰ 子宮作用薬 …………………………………………（松村靖夫）421
1 平滑筋の収縮と弛緩 ……………………………………… 421
平滑筋の収縮機構／平滑筋の弛緩機構
2 子宮収縮薬 ………………………………………………… 422
3 子宮弛緩薬 ………………………………………………… 424

Ⅱ 皮膚作用薬 …………………………………………（見尾光庸）425
1 皮膚の基本的機能 ………………………………………… 425
2 皮膚の構造と薬物動態 …………………………………… 425
3 基材 ………………………………………………………… 426
4 皮膚疾患に使用する薬物 ………………………………… 427
寄生性皮膚疾患治療薬／化膿性皮膚疾患治療薬／副腎皮質ステロイド／非ステロイド性抗炎症薬（NSAIDs）／ヒスタミン H_1 受容体遮断薬，抗アレルギー薬／外皮用ビタミン薬／アトピー性皮膚炎治療薬／褥瘡・皮膚潰瘍治療薬／尋常性白斑治療薬／鎮痒薬／脱毛治療薬／その他の皮膚作用薬

Ⅲ ビタミン ……………………………………………（山田静雄）434
1 脂溶性ビタミン …………………………………………… 434
ビタミン A／ビタミン D／ビタミン E／ビタミン K
2 水溶性ビタミン …………………………………………… 441
ビタミン B_1（チアミン）／ビタミン B_2（リボフラビン）／ビタミン B_6／ニコチン酸，ニコチン酸アミド／パントテン酸／ビオチン／葉酸／ビタミン B_{12}（コバラミン）／ビタミン C

第15章　診断薬 …………………………………………（佐治英郎）450

Ⅰ 画像診断薬 ………………………………………………………… 450
1 X線造影剤 ………………………………………………… 450
X線診断法／X線造影剤
2 MRI造影剤 ………………………………………………… 453
磁気共鳴イメージング（MRI）診断法／MRI造影剤
3 放射性医薬品 ……………………………………………… 455
核医学診断法／放射性医薬品
4 超音波造影剤 ……………………………………………… 462
超音波診断法／超音波造影剤

Ⅱ 機能検査薬 ………………………………………………………… 463
1 腎機能検査薬 ……………………………………………… 463
2 肝機能検査薬 ……………………………………………… 463
3 胃液酸度測定薬 …………………………………………… 464
4 膵外分泌機能検査薬 ……………………………………… 464

5 経口ブドウ糖負荷試験用デンプン部分加水分解物 ……………………………… 465
　　　6 下垂体機能検査薬 ……………………………………………………………………… 465
　Ⓒ 体外診断用医薬品 ………………………………………………………………………… 465
　　1 イムノアッセイ ………………………………………………………………………… 465
　　2 酵素的分析 ……………………………………………………………………………… 466
　　3 酵素分析 ………………………………………………………………………………… 467
　　4 その他 …………………………………………………………………………………… 467
　Ⓓ その他 ……………………………………………………………………………………… 467

演習問題 ……………………………………………………………………………………… 470
薬剤商品名－一般名一覧 …………………………………………………………………… 527
索　引 ………………………………………………………………………………………… 541

総論

I

1. 薬理学の歴史的発展とその役割 …………………… 2
2. 薬物の作用機構 …………………………………… 5
3. 薬物動態学と臨床薬理学 ………………………… 32
4. 毒科学とゲノムサイエンス（トキシコゲノミクス）‥ 56
5. ゲノム生物情報学に基づく新たな薬理学 ………… 61
6. 医薬品開発と薬理学 ……………………………… 67

1 薬理学の歴史的発展とその役割

　薬理学は文字通り，薬の理（ことわり）の意であるが，実際には薬の作用（薬が生体機構に効果をもたらすメカニズム）についての学問と限定して考えられている．"薬"とは「特異的な生体標的分子と相互作用して生物作用を現す化学物質」と定義され，したがって薬理学とは，薬の働きを知るために薬の生体内標的を同定する研究でもある．

　一方，生体から薬が受ける修飾（代謝，排泄など）に関する研究も薬理学の重要な一部である．これらの理解には，薬が作用を発現する生物学的プロセスについての基礎知識の理解が必須である．薬理学には未来の治療を開く新たな創薬標的の探索，同定などの創薬科学研究も含まれる．

1 薬理学の誕生─近代薬理学，医薬品開発へ

　古代から（紀元前16世紀のエジプト文明にすでに天然物の記載がある），人類は苦痛や病気を克服するため，広く天然物（植物，動物，鉱物など）を収集し活用してきた．それら天然物はさまざまな方法で抽出，加工され，試行錯誤の中で多様な作用の発見に至ったと考えられる．

　中国でも古代より天然物（特に薬草）に関しての膨大な記録があり，その中には現代の治療薬の発見の源となったものもある．古典的な本草学（materia medica）では，その天然物の分類，調製法，治療に用いる際の適応などがその知識の中心であったが，時を経て19世紀初頭には，芥子（ケシ）からモルヒネが，キナの樹皮から抗マラリア薬であるキニーネがそれぞれ単離，発見された．これらは，天然物抽出法，化学分析法などの進歩の成果によるものである．

　さらに，19世紀後半には化学，生理学の進歩が加わり，近代薬理学が誕生し，化合物の生理作用を理解するための実験科学へと進化した．19世紀後半より英国，ドイツ，米国などでは大学に薬理学の講座が開設され，さらに各国で薬理学会が創設された．また機を一にして，医薬品の工業的開発も発展してきた．1897年，バイエル社（ドイツ）のホフマン（Hoffman）により，現在でもなお世界中で用いられている医薬品であるアスピリン（acetylsalicylic acid）が化学合成された．このように近代では，特に化学，生物学（生理学，生化学）の進歩を基盤とする創薬科学の進歩に同調して薬理学も大きく発展した．

2 生理・生化学との関わりから分子薬理学への発展へ

　薬理学は常に進化し続ける科学であり，先端的な基礎科学と技術の融合のうえに成り立っている．したがって，それぞれの時代における先端的な科学と技術に基づき，研究コンセプトや開発手法の技術が大きく変遷してきている．

　20世紀後半における生化学，分子生物学，細胞生物学の著しい進展は目をみはるものがあった．その中でも最大の収穫の1つは，過去の薬理学研究において薬物の作用を考えるうえでの概念であった，受容体やイオンチャネルの存在が分子レベルで同定され，実体が明らかになったことである．さらにその受容体，チャネルを介したセカンドメッセンジャー，転写因子，一群の遺伝子活性化といった細胞内のさまざまな情報伝達を通じて細胞生理

作用がコントロールされる"細胞情報伝達機構"の分子メカニズムが詳細に解明されたことも大きい．これらの基礎生命科学研究より，シグナル分子，分子間相互作用などの情報伝達機構解析に基づく生化学・分子薬理学が発展し，またそれらに関わる分子を標的とする合目的的創薬アプローチが可能となった．このような細胞情報伝達機構を特異的に制御する疾患治療法は，現在，全世界の臨床で頻用されている薬物のかなりの部分を占めるほどの成功を収めている．

1 細胞情報伝達機構

人体を構成する60兆個に及ぶ細胞は，時々刻々細胞外からの情報を受け入れ，それに応じて機能する．その結果として，一群の細胞集団が組織または臓器として機能を発揮することが可能となり，ひいてはその個体全体としてのまとまった働きとなる．このように，個体を構成する細胞は全てが情報を受容し，それに応答して自らの機能を変化させる生体内情報ネットワークを有しており，この生体内情報ネットワークが各種生理，病態でダイナミックに変化することにより個体の生存や活動が可能となる．こう考えると，現在ヒトが有する感覚系，神経系，内分泌系，免疫系などの生体内情報ネットワークは，人体機能を変化させるために人体を構成する細胞機能を制御するシステムと考えられる．したがって，この細胞機能制御機構を理解することは，個体内部環境の異常（多くの疾病）の病態生理とその最も合理的な治療を考えるうえできわめて重要である．また，薬物の作用機序を理解するためにも，さらに優れた薬物を新しく開発するためにも，本来生体機能を支配することを目的として各細胞に備わっている"情報伝達機構"を利用することが必要とされる．

細胞情報伝達機構は創薬標的の観点からもその有効性が確立されてきているが，その中で最も広く展開されてきているのは各種細胞膜受容体である．神経系，内分泌系は，生体内情報ネットワークの中での個体内部環境制御への影響の大きさから，生体内情報伝達系の代表的創薬モデルとして，特に薬物治療学で歴史的に取り上げられ続けている．20世紀後半から，①神経系，内分泌系の情報伝達物質（神経伝達物質やホルモン）の発見と，その構造決定，生理，生合成経路・代謝経路の解明，またそれら各種機構に働く薬物とその生理制御，治療への適応に始まり，②受容体概念の提唱，受容体の生理・薬理学的分類，受容体・細胞内情報伝達機構の生化学的解析（Gタンパク質，セカンドメッセンジャー，リン酸化酵素など），③受容体を標的分子とする医薬の開発などが研究されてきた．これらは各々の時代における最先端の研究技法を大胆に導入してなされたノーベル賞研究の成果であり，今なお治療学の中心にある．

また近年，特に遺伝子工学的手法により，各種受容体ファミリー，トランスポーター，細胞内シグナル分子などの遺伝子クローニング，それによる各種受容体サブタイプの生化学・分子生物学的同定，受容体・情報伝達機構の制御分子機構の詳細な解析，さらなる情報伝達機構（核内転写機構），遺伝子改変動物による個体レベルでの機能解析など，遺伝子〜細胞〜組織〜個体へと，個体ホメオスタシス制御の生体内情報伝達機構の研究は今なお進みつつある．

3 ゲノム薬理学—未来へ

細胞情報伝達機構を中心とする分子薬理学は1990年代以降の最も華々しい薬理学研究であるが，ゲノムサイエンスの大きなうねりが薬理学研究を大きく変貌させつつあり，近未来の薬理学の重要な主題は「ゲノムからの薬理学」であろう．

1980年代後半に国際的に組織されたヒトゲノムプロジェクトは当初の予定より早く推移し，2003年にはヒトゲノムの全塩基配列が明らかとなった．現在，生命科学研究の大きなテーマはゲノム構造（塩基配列）解析からゲノム機能の解明〔機能ゲノム科学（functional genomics）〕であり，いわゆるポストゲノム時代となった．遺伝子機能と疾患病態生理の解明，さらには化学関連領域の最近の急速な進歩（コンビナトリアルケミストリーとハイ

スループットスクリーニング法の発展)と相まって，治療薬の開発は従来にないスピードで可能となってきており，それに対応して薬理学も多様かつ網羅的解析を必要とされつつある．創薬科学の両輪である生物系と化学系関連領域における分子多様性(molecular diversity)より，創薬科学，薬理学は現在，情報量が過重負荷の状況にあり，この情報過剰を統合化するバイオインフォマティクス bioinformatics，さらにはファルマインフォマティクス pharmainformatics により合理的な創薬科学，ゲノム薬理学が誕生した(詳細は☞61頁，ゲノム生物情報学に基づく新たな薬理学を参照)．

以上のように，薬理学は創薬科学とともに進歩してきた．創薬科学の基礎は，健康を維持するためのホメオスタシス(恒常性)機構をさまざまなレベルで説明しようという試みであり，用いられる"言葉"(方法論)は「細胞情報伝達」「ゲノム」から，生体を構成する全タンパク質の総体であるプロテオーム(proteome)，全代謝産物の総体であるメタボローム(metabolome)，さらにそれらの情報を統合する新たな生物学であるシステム生物学(systems biology)へと急速に変貌しつつある．従来の分子薬理学では特定の遺伝子(産物)に注目して病態や治療を解析してきたが，ゲノム薬理学時代に入ってゲノムワイドな網羅的解析が可能となり，これらの技術革新は臨床薬理学(総論第3章☞32頁)，臨床毒科学(総論第4章☞56頁)にも応用され，原因に応じた治療薬の選択といった目的での遺伝子診断の検討も進められつつある．この新たな潮流は単に薬理学に資するのみならず，新しい医学，治療学をも創造するであろう．

優れた治療学は，病因遺伝子に関する解析だけでは不十分であり，古来より医療の原点である癒しの思想が分子レベルで完結する必要がある．具体的には"薬効(治療)シグナル分子"，"薬効(治療)関連遺伝子"と呼ばれるものであり，この新しい遺伝子，分子の発見は疾患治癒の分子機構を解明することにつながる．さらに，これらの機能解析により創薬科学は新しい次元を獲得し，その効率化は言うに及ばず，根本的なコンセプトの変革ももたらすであろう．すなわち，創薬科学が従来の合成化学を中心にした発展過程から，真にゲノム科学を基礎にした分子医科生物学を核とする新しい発達過程へ入ることが期待される．このことにより初めて，ヒトの病態についての深い洞察による治療薬創製も可能になると思われる．

(辻本豪三)

2 薬物の作用機構

1 細胞膜シグナリングと薬物治療

1 用量と作用

❶ 用量

用量とは使用する薬物の量のことで，薬物を処方する量，すなわち薬用量のことである．用量の増減によって，発現してくる薬物の効果や性質が異なってくる．図2-1に示すように，効果を初めて発現させる用量以下の用量は無効量とよばれる．また，治療に必要な効果を示す最小量は最小有効量という．用量を増すと，中毒症状を示さない限界の最大有効量となり，さらに増量すると，有効量（治療量）を超えて中毒量，さらには致死量となる．

❷ 用量反応曲線

薬物によって生体側で引き起こされる変化のことを反応という．投与した薬物の用量と生体の反応には一定の関係があり，横軸に用量（一般的に対数値）をとり，縦軸に反応率をとって，用量と反応の関係を図示すると，S字状曲線となる（図2-2）．これを用量反応曲線（dose response curve）という．

薬物の効力の強さを示す指標として，50%有効量（effective dose 50%: ED_{50}）を用いる．これは，薬物を投与した対象の50%において，基準と定めた効果を発現する用量のことで，ED_{50} が小さければ小さいほど，その薬物の効力は強いことになる．

また，薬物の急性毒性の強さを示す指標として，50%致死量（lethal dose 50%: LD_{50}）を用いる．これは，薬物を投与された動物の50%が死亡する用量のことで，LD_{50} が大きければ大きいほど，その薬物の安全性は高いことになる．

薬物の安全性の1つの指標として，安全域（治療

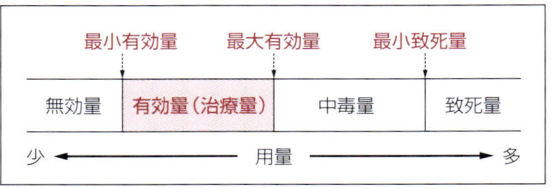

図2-1 薬の用量

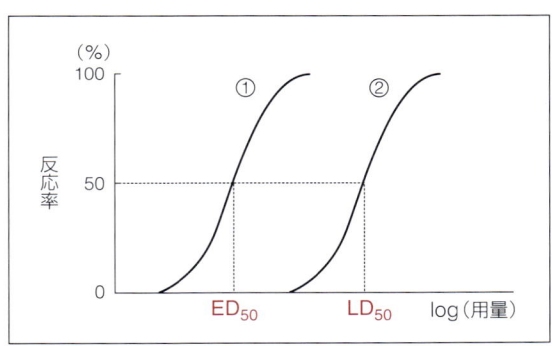

図2-2 用量反応曲線
①縦軸は有効率を示す．
②縦軸は死亡率を示す．

係数）＝ LD_{50}/ED_{50} を用いる．これは，薬物を実際に治療に用いるとき，ED_{50} と LD_{50} の間隔の大きい薬物ほど安全であるとの考えから求められた係数であり，この値が大きければ大きいほど，その薬物の安全性は高いことになる．

❸ 協力作用と拮抗作用

2つの薬物を同時に投与したとき，それぞれ単独で用いた場合より効果が増大することを協力作用といい，逆に片方の作用がもう一方の薬物によって減弱または消失することを拮抗作用という．協力作用は相加作用と相乗作用に，拮抗作用は競合的拮抗作用，非競合的拮抗作用，生理学的拮抗作用などに，さらに分類される．

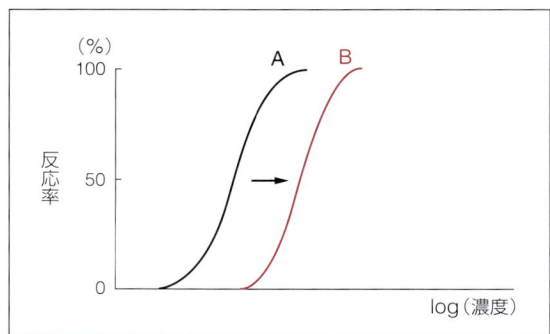

図2-3　競合的拮抗薬による濃度反応曲線
A：活性薬単独の濃度反応曲線
B：競合的拮抗薬共存下における活性薬の濃度反応曲線

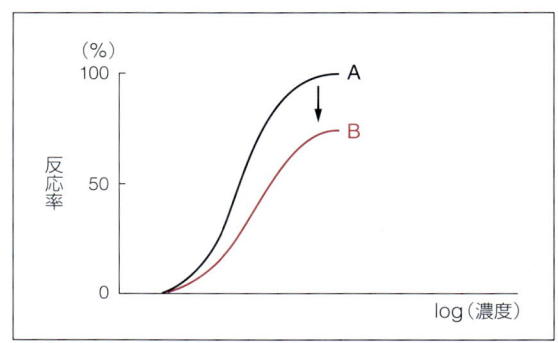

図2-4　非競合的拮抗薬による濃度反応曲線
A：活性薬単独の濃度反応曲線
B：非競合的拮抗薬共存下における活性薬の濃度反応曲線

■**相加作用**　2つの薬物の作用点が同一の場合で，併用効果が個々の薬物の代数和にすぎない場合は相加とよばれる．例えば，クロロホルムとエーテルの併用により得られる麻酔作用などがある．

■**相乗作用**　2つの薬物の作用点が異なる場合で，併用効果が個々の薬物の代数和より大きい場合は相乗とよばれる．例えば，コカインとノルエピネフリンによる血圧上昇作用などがある．

■**競合的拮抗作用**　2つの薬物が同一受容体に作用し，一方の活性をもつ薬物（アゴニスト agonist：活性薬あるいは刺激薬）の効果が，受容体には結合するが活性が弱いかあるいは活性のない薬物（アンタゴニスト antagonist：拮抗薬あるいは遮断薬）により減弱されることで起こる拮抗作用のことである．拮抗薬と受容体の結合は可逆的で，受容体において活性薬と濃度に依存して競り合う．この場合，活性薬の用量反応曲線（以下，濃度反応曲線と記述）は，拮抗薬によって右方へ平行移動する（図2-3）．この典型的な例として，アセチルコリンとアトロピンがある．

■**非競合的拮抗作用**　拮抗薬と活性薬の結合点が異なり，活性薬では追い出せないようなもの，例えば，受容体結合から作用発現までの過程のどこかを拮抗薬が遮断するため，活性薬の効果が減弱する拮抗作用のことである．この場合，活性薬の濃度反応曲線は，拮抗薬によって最大反応が低下する（図2-4）．この典型的な例は，アセチルコリンとパパベリンである．

■**生理学的拮抗作用（機能的拮抗作用）**　相反する効果を示し，しかも作用点が異なる薬物間にみられる拮抗作用のことである．例として，交感神経興奮薬と副交感神経興奮薬の同時投与がある．

2 アゴニストとアンタゴニスト

■**アゴニスト**　薬物受容体と結合することによって，内在性の神経伝達物質と類似の反応を引き起こす薬物のことである．活性薬はさらに，最大反応が大きく，反応率として100％の反応を示す完全活性薬（full agonist）と，いくら濃度を上げても最大反応が100％に達しない部分活性薬（partial agonist）に分類される．

■**アンタゴニスト**　薬物受容体と結合して，活性薬による反応あるいは神経伝達物質による反応を遮断する薬物のことである．拮抗薬はさらに，薬物受容体を介して拮抗作用を示す競合的拮抗薬（competitive antagonist）と，薬物受容体を介さない非競合的拮抗薬（noncompetitive antagonist）に分類される．

❶ 作用部位（作用点）

薬物が結合して作用発現の引き金を引く部位のことを作用部位（または作用点）という．作用部位には化学構造上類似性の高い薬物だけが結合する薬物受容体（drug receptor）や，多種多様の薬物が働いて反応を引き起こすものもある．

❷ 薬物受容体

歴史的には，薬物受容体の概念は，20世紀初頭，

化学療法の創始者であるドイツのEhrlichやイギリスの生理学者Langleyによって提唱された．しかしながら，近代薬理学へ薬物受容体の概念を導入したのは，イギリスの薬理学者Clark（1926）である．Clarkは，カエルの摘出心臓の心拍数を1/2に減少させるのに必要なアセチルコリンの用量では，全てのアセチルコリン分子が心筋細胞表面に結合したと仮定しても，心筋細胞の全表面の1/6000を覆うにすぎないことを見出した．そして，アセチルコリンが結合する細胞表面の特殊な部位を受容体と考えた．さらにClarkは，薬物Aと受容体Rは質量作用の法則に従って相互作用すると考え，薬物受容体複合体ARの形成を式：$A + R \rightleftarrows AR$で示した（後述　薬物受容体機構参照）．そして，形成されたARの量に比例して，臓器の反応の大きさも決まると考えた．

このように，薬物受容体を想定するには，まず用量が低いことが第1であり，今日ではさらに，薬物の化学構造式を変えたときに一定の規則のもとで効力が変わる，すなわち構造活性相関があり，できれば競合的拮抗薬が見出されることが受容体の条件とされている．現在では，多くの神経伝達物質，ホルモンや内因性生理活性物質などに特異的な受容体が存在することが，活性薬や拮抗薬を用いた研究などにより明らかとされ，さらに，近年の分子生物学的手法の開発やコンピュータによって，受容体の構造，すなわちアミノ酸配列が明らかにされている．

3 薬物受容体機構

❶ 活性薬と受容体の相互作用

Clarkは，活性薬Aと受容体Rとは質量作用の法則に従って結合し，その結果，組織の反応yが起こると考えた．

$$A + R \underset{k_2}{\overset{k_1}{\rightleftarrows}} AR \rightarrow y \tag{1}$$

薬物受容体複合体ARを形成する反応速度V_1は次式で示される．ただしk_1は会合の速度定数，[　]は濃度を示す．

$$V_1 = k_1 [A][R] \tag{2}$$

一方，ARが解離する反応速度V_2は次のようになる．ただしk_2は解離の速度定数．

$$V_2 = k_2 [AR] \tag{3}$$

ところで，反応が一定になるということは，$V_1 = V_2$となったと考えられるので，次式のように表すことができる．

$$k_1 [A][R] = k_2 [AR] \tag{4}$$

ゆえに式(5)となる．ここでK_AはARの解離定数とする．

$$\frac{[A][R]}{[AR]} = \frac{k_2}{k_1} = K_A \tag{5}$$

一方，受容体の全量を$[R_t]$，Aと結合していない受容体を$[R]$とすると，式(6)のように表すことができる．

$$[R_t] = [R] + [AR] \tag{6}$$

式(5)と(6)から$[R]$を消去して整理すると，式(7)が得られる．

$$[AR] = \frac{[A][R_t]}{[A] + K_A} \quad \therefore \frac{[AR]}{[R_t]} = \frac{\frac{[A]}{K_A}}{1 + \frac{[A]}{K_A}} \tag{7}$$

そこで，$[AR]$の形成量に比例して反応yが起こることを考慮し，最大反応をy_{max}とすると，式(8)または式(9)となる．

$$y = \frac{[A] y_{max}}{[A] + K_A} \quad \frac{y}{y_{max}} = \frac{\frac{[A]}{K_A}}{1 + \frac{[A]}{K_A}} \tag{8}$$

$$\frac{y}{y_{max} - y} = \frac{[A]}{K_A} \tag{9}$$

濃度反応曲線は式(8)，(9)で示される．

❷ 競合的拮抗反応とpA₂値およびシルド・プロット

■**競合的拮抗反応とpA₂値**　競合的拮抗薬Bと活性薬Aとの拮抗実験を行った場合，AとBの2つの薬物が共存しているので，式(10)，(11)が

成り立つ．

$$A + R \rightleftarrows AR \quad (10)$$
$$B + R \rightleftarrows BR \quad (11)$$

そこで次式が成り立つ．ただし K_B は BR の解離定数，[R] は A または B と結合していない受容体量．

$$\frac{[A][R]}{[AR]} = K_A \quad (12)$$

$$\frac{[B][R]}{[BR]} = K_B \quad (13)$$

$$[R_t] = [R] + [AR] + [BR] \quad (14)$$

式(12)，(13)，(14) から [R] と [BR] を消去して整理すると，式(15) が得られる．

$$\frac{[AR]}{[R_t]} = \frac{\dfrac{[A]}{K_A}}{1 + \dfrac{[A]}{K_A} + \dfrac{[B]}{K_B}} \quad (15)$$

ゆえに式(16) のように表せる．

$$\frac{y}{y_{\max}} = \frac{\dfrac{[A]}{K_A}}{1 + \dfrac{[A]}{K_A} + \dfrac{[B]}{K_B}} \quad (16)$$

縦軸に反応 y，横軸に活性薬 A の濃度を対数スケール（対数濃度）でとり，A の濃度反応曲線を描く（図2-5）．活性薬 A 単独の場合の曲線を①，競合的拮抗薬 B 共存下の場合の曲線を②とする．

ここで，一定反応 y_0 を引き起こす活性薬 A の濃度を，A 単独において [A_0]，B 共存下において [A_x] とすると，式(8) と式(16) の左辺は一定反応で等しい（図2-5）ため，式(17) が成り立つ．

$$\frac{\dfrac{[A_0]}{K_A}}{1 + \dfrac{[A_0]}{K_A}} = \frac{\dfrac{[A_x]}{K_A}}{1 + \dfrac{[A_x]}{K_A} + \dfrac{[B]}{K_B}} \quad (17)$$

式(17) を整理すると式(18) となり，両辺を対数でとると式(19) となる．

$$\frac{[A_x]}{[A_0]} - 1 = \frac{[B]}{K_B} \quad (18)$$

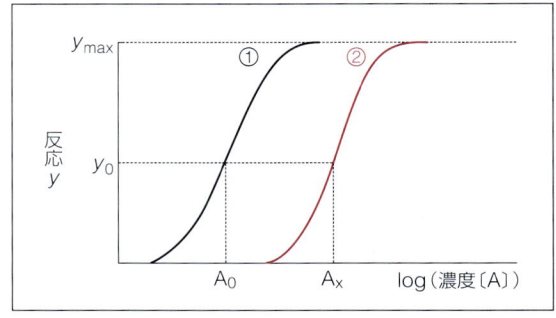

図2-5 競合的拮抗薬の非共存下①，共存下②における活性薬 A の濃度反応曲線

$$\log\left(\frac{[A_x]}{[A_0]} - 1\right) = \log[B] - \log K_B \quad (19)$$

競合的拮抗薬 B の共存によって，活性薬 A の濃度反応曲線を2倍だけ高濃度側へ移動させたとする．そのときの B の濃度を [B_2] とすると，[A_x]/[A_0] = 2 であるから，式(19) の左辺は 0 となり，式(20) が成り立つ．

$$\log[B_2] = \log K_B \quad (20)$$

pA_2 値とは，「濃度反応曲線を2倍だけ右に平行移動させるのに必要な競合的拮抗薬の濃度の負の対数値」と定義される．したがって，[A_x]/[A_0] = 2 のときの B の濃度の負対数値，すなわち [B_2] の負対数値である．ゆえに式(20) で示されるように，pA_2 値は競合的拮抗薬の解離定数の負の対数値を示していることになる．この pA_2 値は，薬理試験の際の競合的拮抗薬の効力を示すのに使われている．

■シルド・プロット　pA_2 値を具体的に求める方法として，シルド・プロット（Schild plot）がある．

まず，競合的拮抗薬 B のいくつかの濃度，例えば3つ（[B_1]，[B_2]，[B_3]）を用い，B の各濃度の共存下における活性薬 A の濃度反応曲線を求める．各曲線から図2-5における反応 y_0 を与える A の濃度を求め，図2-5の [A_x] にならってそれぞれ [A_{x1}]，[A_{x2}]，[A_{x3}] とする．式(19) に従い，それぞれ $\log([A_{x1}]/[A_0]-1)$，$\log([A_{x2}]/[A_0]-1)$，$\log([A_{x3}]/[A_0]-1)$ を求め，縦軸に $\log([A_x]/[A_0]-1)$ としてプロットする．一方，横軸

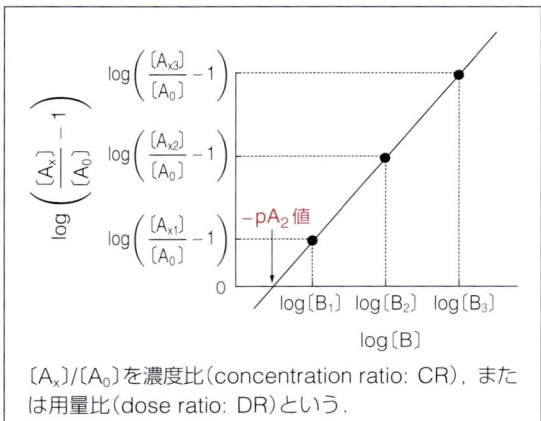

$[A_x]/[A_0]$ を濃度比（concentration ratio: CR），または用量比（dose ratio: DR）という．

図 2-6　シルド・プロット

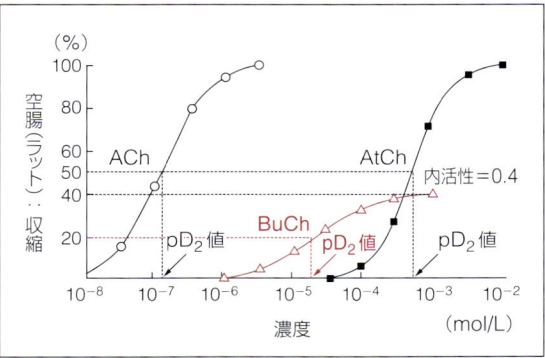

図 2-7　アセチルコリン（ACh），ブチリルコリン（BuCh），アセチルチオコリン（AtCh）の種々の濃度により得られた濃度反応曲線の比較

には $\log[B]$ として，それぞれ $\log[B_1]$，$\log[B_2]$，$\log[B_3]$ をプロットする．

A と B が単一の受容体において競合的拮抗作用をする場合，シルド・プロットは勾配 1 の直線となる（図 2-6）．式 (19) で，$[A_x]/[A_0]=2$（2 倍だけ高濃度側へ平行移動するため）とすると，縦軸は 0，すなわち横軸切片の値が $-pA_2$ 値となる．

❸ 部分活性薬と pD_2 値および内活性

摘出ラット空腸を用い，アセチルコリン（ACh），ブチリルコリン（BuCh），アセチルチオコリン（AtCh）による収縮反応より，それぞれの濃度反応曲線を求めると，図 2-7 のようになる．ACh と AtCh による収縮反応は濃度を増すに従い大きくなり，最大反応はともに同じ 100% となる．ところが，BuCh による収縮反応は，ある一定の反応に達すると，それ以上濃度を増しても反応は大きくならない．ここで，ACh や AtCh のような最大反応の大きな活性薬を完全活性薬とよび，BuCh のような最大反応の小さな活性薬を部分活性薬とよぶ．通常，部分活性薬は，活性作用と拮抗作用の相反する 2 つの作用をもっている．

ところで，図 2-7 で ACh の効力が最も強いのは明白である．しかしながら，BuCh と AtCh の効力の比較は困難である．このような場合，活性薬の効力の表現には，pD_2 値と内活性（intrinsic activity）を用いると便利である．

■pD_2 値　pD_2 値とは，各活性薬による最大反応の半分の反応を起こさせるのに必要な各活性薬のモル濃度の負の対数値である．図 2-7 での ACh や AtCh の pD_2 値は，50% の反応を起こさせる濃度（EC_{50}）の負の対数値である．BuCh の pD_2 値は，BuCh の最大反応が 40% であるから，20% の反応を起こさせる濃度の負の対数値ということになる．

■内活性　内活性は，最大反応の比として表される．この場合，最大反応が一番大きい活性薬を標準薬として用いるため，図 2-7 では ACh が標準薬となる．BuCh の最大反応は 40% であるから BuCh の内活性は 0.4 となり，AtCh と ACh の最大反応は同じ 100% であるから内活性はともに 1.0 となる．

❹ 余剰受容体

薬物受容体機構の研究の進展に伴い，完全活性薬は Clark が考えたように全受容体に結合して最大反応を起こすのではなく，一部の受容体に結合しただけで最大反応を起こしうることが明らかになった．このとき，反応に直接関与しない受容体は，予備として存在し，余っているという意味から余剰受容体（spare receptor）とよばれる（図 2-8）．

❺ 結合実験

結合実験（binding assay）とは，放射性同位元素で標識した薬物を用いて，単一細胞，組織のホモジネートまたは膜分画に存在する受容体への結合を検討する実験のことである．この場合，薬物を

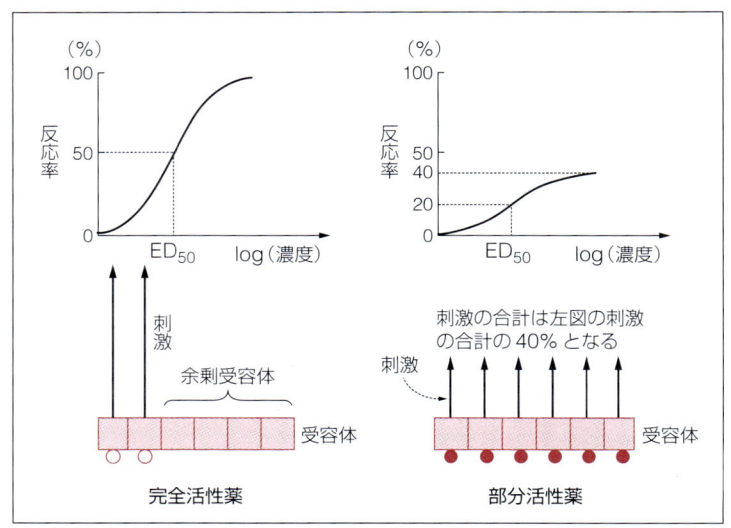

図2-8 薬物受容体機構

一般にリガンドligandとよぶ．

放射性リガンドは，受容体のみならず，受容体以外の部位にも結合または吸着される．そこで，受容体結合部位への放射性リガンドの結合および受容体以外への結合・吸着部位への放射性リガンドの結合・吸着を放射活性として求め，これを全結合量（total binding）とする．

次に，高濃度の非放射性リガンド（放射性同位元素で標識されていないリガンド）を与えて，全部の受容体に結合させておき，そこに放射性リガンドを与える．このとき，受容体は非放射性リガンドと結合しているので，放射性リガンドは結合できない．しかし，非特異的部位（受容体以外の部位）の量には十分な余裕があるので，この部位への放射性リガンドの結合は非放射性リガンドによって影響されない．すなわち，ここから求められる放射活性は受容体以外との結合を表していることになり，これを非特異的結合量（nonspecific binding）とよぶ．

これらを利用して，受容体と放射性リガンドとの結合，すなわち特異的結合量（specific binding）は，全結合量から非特異的結合量を差し引いたものとして求められる（図2-9）．

特異的結合量は受容体との結合であるから，放射性リガンドの濃度を増していくと，全部の受容

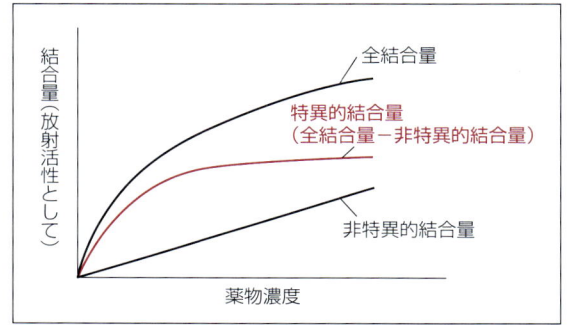

図2-9 特異的結合量（薬物受容体との結合）の説明

体と結合して飽和状態となる（図2-9）．また，結合実験から求められる有効濃度や効力比は，生物反応から求められる結果と一致し，生物反応で観察される構造活性相関なども同様に得られる．このようなことから，結合実験はリガンドが受容体に特異的に結合したものと考えられ，薬物受容体研究に必須な実験法となっている．

■スキャッチャード・プロットとヒル・プロット

放射性リガンドと受容体は質量作用の法則に従って結合するので，$R + L \rightleftarrows RL$として示される．最大結合量を$B_{max}$とし，受容体に結合した放射性リガンドの結合量を$B$，結合していない遊離の放射性リガンドの濃度を$F$，解離定数を$K_D$（$K_A$，$K_B$に相当する）とすると，式（7）と同様にして，式（21）が成り立つ．

2 薬物の作用機構

縦軸に $B/(B_{max} - B)$ の対数,横軸に F の対数をとったものをヒル・プロット (Hill plot) といい,この勾配をヒル係数 (η_H) という.放射性リガンドが単一の親和性の受容体と 1 対 1 で結合すれば,η_H は 1 となる (図 2-10).

4 薬物受容体の種類(構造)

受容体は大きく 2 つの群に分けられる.1 つは細胞膜表面に存在する受容体で,水溶性のリガンドが結合することにより活性化される.もう 1 つは細胞膜を透過する脂溶性のホルモンをリガンドとする細胞内に存在する受容体,すなわち核内受容体である.

ここでは,細胞膜表面に存在する薬物受容体の構造について述べる.現在,細胞膜表面に存在する薬物受容体は,G タンパク質共役型受容体,イオンチャネル内蔵型受容体,チロシンキナーゼ型受容体の 3 種類に分類されている.

❶ G タンパク質共役型受容体

アドレナリン受容体,アセチルコリンのムスカリン受容体,オピオイド受容体など,多くの受容体がこれに属する.活性薬と受容体との結合により G タンパク質 (GTP 結合タンパク質) が活性化される.G タンパク質は α,β,γ の三量体からなり,GTP と結合して活性型となり,情報伝達を担う各種酵素やイオンチャネルと結合してそれらの活性を調節し,生体反応を起こす (☞ 15 頁,G タンパク質の項参照).

G タンパク質共役型受容体には共通の構造があり,細胞外に N 末端を出し,α ヘリックス構造で細胞膜を 7 回貫通し,細胞内に C 末端をもつ (図 2-11).

❷ イオンチャネル内蔵型受容体

アセチルコリンのニコチン受容体や GABA$_A$ (γ アミノ酪酸) 受容体がこの例で,受容体そのものまたは構成しているサブユニットによってイオンチャネルを形成している.活性薬の結合によりチャネルが開き,イオンが通過することにより活性作用を示す.受容体の構造としては,数種のサブユニットが細胞膜に並び,中央にイオンチャネルを形成

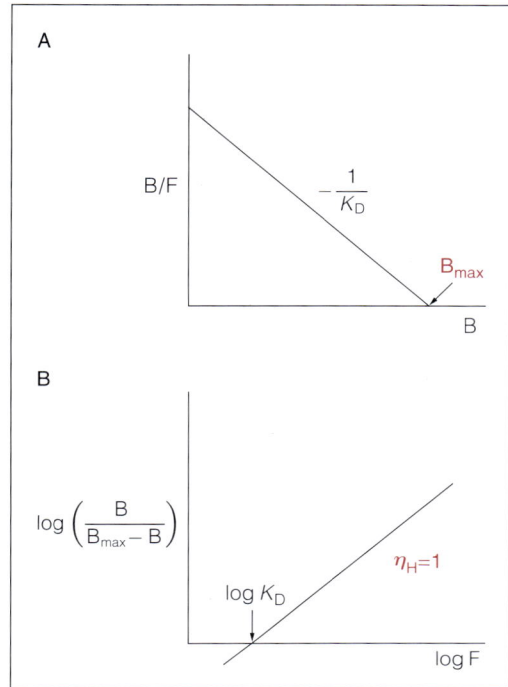

図 2-10 スキャッチャード・プロット (A) と ヒル・プロット (B)

$$\frac{B}{B_{max}} = \frac{\frac{F}{K_D}}{1 + \frac{F}{K_D}} \quad (21)$$

右辺を整理すると式 (22) となり,変形して整理すると式 (23) となる.

$$\frac{B}{B_{max}} = \frac{F}{K_D + F} \quad (22)$$

$$K_D \times B + F \times B = F \times B_{max} \quad (23)$$

この両辺を K_D で割ると式 (24) となる.

$$\frac{B}{F} = -\frac{1}{K_D}(B - B_{max}) \quad (24)$$

縦軸に B/F,横軸に B をとると,受容体への親和性が単一ならば,図 2-10 に示すように直線が得られる.これがスキャッチャード・プロット (Scatchard plot) である.直線の傾きが $-1/K_D$,横軸の切片が最大結合量 B_{max} となる.

さて,式 (22) は,式 (8) が式 (9) に変形できるのと同様にして式 (25) のように変形できる.

$$\frac{B}{B_{max} - B} = \frac{F}{K_D} \quad (25)$$

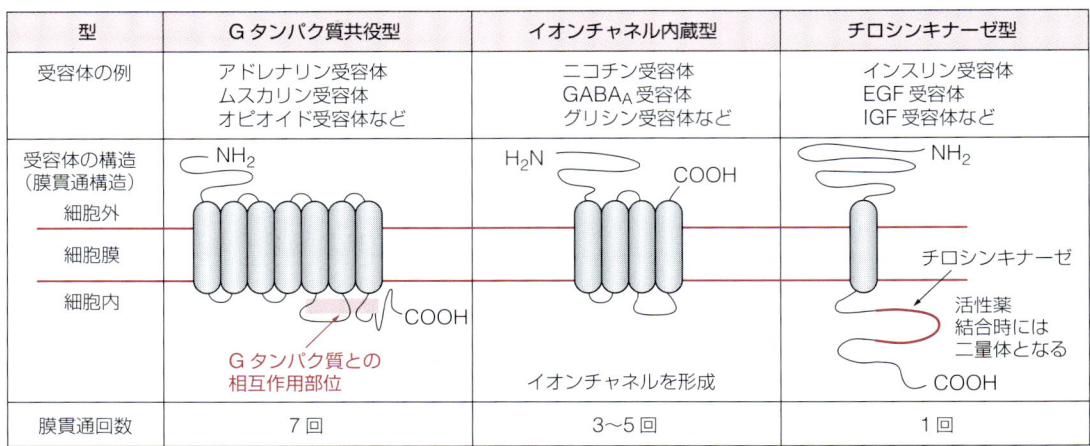

図2-11 薬物受容体の構造の分類

している(図2-11).

ニコチン受容体を例にすると，αサブユニットが2個，β，γ，δサブユニットが各1個の合計4種5個のサブユニットが円筒状に並びチャネルを形成し，主としてNa^+（ナトリウムイオン）を透過させている．アセチルコリンなどの活性薬はαサブユニットに結合し，活性作用を示す．また，$GABA_A$受容体はα(6種)，β(4種)，γ(3種)，δの4つのサブユニットからなり，Cl^-（クロールイオン）を透過させる．

❸ チロシンキナーゼ型受容体

インスリン，インスリン様成長因子 insulin-like growth factor (IGF)，上皮成長因子 epidermal growth factor (EGF) などの受容体がこれに属する．ペプチド鎖が細胞膜を1回だけ貫通し，N末端側の細胞外にはシステイン残基を多く含む部位があり，ジスルフィド結合を形成している．C末端側の細胞内にはチロシンキナーゼが存在し，ATP結合部位および自己リン酸化を受けるチロシン残基が存在する(図2-11)．

5 薬物受容体の分類

薬物受容体は，活性薬の効力順位や拮抗薬（特に競合的拮抗薬）の親和性の違いなどから分類されてきたが，近年では，受容体が分布する器官や受容体の機能（生理反応）などから，さらにサブタイプに細分類されている．表2-1は，代表的な薬物受容体について，その受容体名，サブタイプ名，主な生理反応（機能）などをまとめたものである．

❶ アセチルコリン受容体

アセチルコリン受容体は，その作用（ニコチン作用とムスカリン作用）にそれぞれ特異的な受容体，すなわちニコチン受容体とムスカリン受容体に分類される．

ニコチン受容体はさらに，筋肉型(N_M受容体)と神経型(N_N受容体)に細分類される．筋肉型(N_M受容体)は骨格筋終板（神経筋接合部）に存在し，主に骨格筋の収縮に関与している．神経型(N_N受容体)は自律神経節や副腎髄質，中枢神経系などに存在し，主にシナプスにおける興奮の伝達に関与している．

ムスカリン受容体は，現在ではM_1～M_5までの5つのサブタイプに細分類されている(☞ 100頁，ムスカリン性アセチルコリン受容体の項も参照)．M_1受容体は自律神経節に存在し，シナプス伝達（興奮的）に関与している．また，M_2受容体は心臓に存在し，M_2受容体の刺激により心機能は低下（陰性変時作用・陰性変力作用）する．M_3受容体は平滑筋や腺に存在し，M_3受容体の刺激により平滑筋収縮や外分泌促進作用が引き起こされる．さらに近年，M_4受容体およびM_5受容体サブタイプが，それぞれ肺および大脳皮質に存在することが示されているが，これらの生理的役割は完全には解明されていない．

表 2-1　代表的な薬物受容体（およびそのサブタイプ）と主な生理反応

受容体名	サブタイプ名		主な生理反応
アセチルコリン受容体	ニコチン受容体	筋肉型（N_M）	骨格筋終板に存在，骨格筋収縮
		神経型（N_N）	自律神経節に存在，シナプス伝達
	ムスカリン受容体	M_1 受容体	自律神経節に存在，シナプス伝達（興奮）
		M_2 受容体	心臓に存在，心機能低下（陰性変時作用・陰性変力作用）
		M_3 受容体	平滑筋（平滑筋収縮），唾液腺（外分泌促進）
		M_4 受容体	肺
		M_5 受容体	大脳皮質
アドレナリン受容体	α 受容体	α_1 受容体	血管平滑筋収縮，瞳孔散大筋収縮
		α_2 受容体	伝達物質遊離抑制，血管収縮
	β 受容体	β_1 受容体	心機能増大（陽性変時作用・陽性変力作用）
		β_2 受容体	気管支平滑筋弛緩（気管支拡張），平滑筋弛緩
		β_3 受容体	脂肪分解促進，消化管平滑筋弛緩
ヒスタミン受容体	H_1 受容体		血管透過性亢進，平滑筋収縮（アレルギー）
	H_2 受容体		胃酸分泌促進（消化性潰瘍），心拍数増大，子宮収縮
	H_3 受容体		ヒスタミン遊離抑制（自己受容体）
セロトニン受容体	5-HT_1 受容体	5-HT_{1A}	K^+ チャネル開口による過分極，中枢抑制
		5-HT_{1B}	自己受容体
	5-HT_2 受容体	5-HT_{2A}	脱分極，血管平滑筋・子宮など収縮
		5-HT_{2B}	胃平滑筋収縮
	5-HT_3 受容体		伝達物質遊離促進
	5-HT_4 受容体		情動障害，精神疾患，学習・記憶障害など
ドパミン受容体	D_1 サブファミリー	D_1 受容体	アデニル酸シクラーゼ促進
		D_5 受容体	大脳辺縁系
	D_2 サブファミリー	D_2 受容体	アデニル酸シクラーゼ抑制，統合失調症
		D_3 受容体	自己受容体
		D_4 受容体	統合失調症
GABA 受容体	$GABA_A$ 受容体		Cl^- 透過性増大（シナプス前抑制），中枢抑制
	$GABA_B$ 受容体		Ca^{2+} 透過性抑制，K^+ 透過性増大
オピオイド受容体	μ 受容体		鎮痛，消化管運動抑制，依存性
	κ 受容体		鎮静，鎮痛，利尿
	δ 受容体		鎮痛，呼吸抑制，依存性
アンギオテンシンⅡ受容体	AT_1 受容体		血管収縮，アルドステロン分泌など
	AT_2 受容体		細胞増殖抑制，アポトーシス誘導など
エンドセリン受容体	ET_A 受容体		血管平滑筋収縮
	ET_B 受容体		血管内皮から NO（一酸化窒素）放出
プロスタグランジン受容体	DP 受容体（PGD_2）		気管支収縮，血小板凝集抑制
	EP 受容体（PGE_2）	EP_1 受容体	平滑筋収縮
		EP_2 受容体	平滑筋弛緩，免疫反応の抑制
		EP_3 受容体	平滑筋収縮，発熱，神経伝達物質の遊離阻害
		EP_4 受容体	平滑筋弛緩，免疫反応の抑制
	FP 受容体（$PGF_{2\alpha}$）		平滑筋収縮
	IP 受容体（PGI_2）		血管拡張，血小板凝集抑制
	TP 受容体（TXA_2）		平滑筋収縮，血小板凝集亢進

❷アドレナリン受容体

アドレナリン受容体は，αアドレナリン受容体とβアドレナリン受容体に大別される．一般に，α受容体の刺激により引き起こされる反応は興奮反応で，瞳孔散大筋，子宮筋，精囊筋などの平滑筋の収縮（腸管平滑筋は例外的に弛緩反応を示す）や血管（皮膚や腎臓）の収縮を引き起こす．一方，β受容体の刺激により引き起こされる反応は抑制反応で，気管支平滑筋，腸管平滑筋，子宮筋などの平滑筋の弛緩や血管（特に骨格筋）の拡張を引き起こす．ただし，心臓においては，心拍動数，収縮力，自動性，伝導速度などの増加といった興奮反応を引き起こす．

α受容体はさらに，効果器側に存在するα_1受容体と交感神経終末側に存在するα_2受容体の2つのサブタイプに細分類されている（α_2受容体は効果器側にも存在する）．そして，α_1受容体は血管や瞳孔散大筋といった平滑筋の収縮に関与し，α_2受容体はノルエピネフリン（ノルアドレナリン）の遊離抑制に関与している．

β受容体は現在，β_1・β_2・β_3の3つのサブタイプに細分類されている．β_1受容体は主に心臓に存在し，β_1受容体の刺激により心機能は増大（陽性変時作用・陽性変力作用）する．β_2受容体は主に気管支平滑筋に存在し，β_2受容体の刺激により気道は拡張する．また，β_3受容体は脂肪細胞や消化管に存在し，β_3受容体の刺激により脂肪分解促進や消化管平滑筋の弛緩が引き起こされる．

❸ヒスタミン受容体

ヒスタミン受容体は，H_1，H_2，H_3の3つのサブタイプに細分類されている．このうち，H_3受容体は自己受容体と考えられている．H_1受容体はアレルギーに関与しており，H_1受容体の刺激により血管透過性亢進および平滑筋収縮作用が引き起こされる．このため，H_1受容体拮抗薬はI型アレルギー性疾患の治療に用いられる．また，H_2受容体は胃酸分泌に関与しており，H_2受容体の刺激により胃酸分泌促進作用が引き起こされる．よって，H_2受容体拮抗薬は消化性潰瘍の治療に用いられる．

❹セロトニン受容体

セロトニン受容体は多種多様であるので，典型的なサブタイプのみについて述べる．5-HT_2受容体の遮断により血小板凝集抑制および血管収縮抑制作用が引き起こされ，5-HT_3受容体の遮断により制吐作用が引き起こされる．また，5-HT_4受容体の刺激により消化管運動促進作用が引き起こされる．

❺ドパミン受容体

D_2受容体の刺激により中枢性の催吐作用が引き起こされる．D_2受容体の刺激は，臨床上，錐体外路障害の改善に関与する．D_2受容体の遮断により中枢性の制吐作用が引き起こされる．D_2受容体の遮断は，臨床上，統合失調症の改善に関与する．

❻その他の受容体

そのほか，代表的な薬物受容体として，GABA受容体，オピオイド受容体，アンギオテンシンII受容体，エンドセリン受容体，プロスタグランジン受容体について表2–1に列挙した．

〈小池勝夫〉

2 細胞内シグナリングと薬物治療

1 細胞内情報伝達機構

❶細胞内セカンドメッセンジャー

細胞膜受容体は，細胞外のホルモンなどによる情報を受け取り細胞内へ伝達する役割をもつ．

1958年，cyclic AMP（cAMP）を発見したE.W. Sutherlandは細胞外から受容体を刺激する情報伝達物質をファーストメッセンジャーとよび，cAMPなどの細胞内情報物質をセカンドメッセンジャーとよんだ（セカンドメッセンジャー学説）．

図2–12の矢印に示すように，細胞外のファーストメッセンジャーから細胞内のセカンドメッセンジャーに情報が伝達される．

❷受容体を介する情報伝達

受容体タンパク質は，いくつかのサブユニットが集合して多量体として存在し，細胞外からシグ

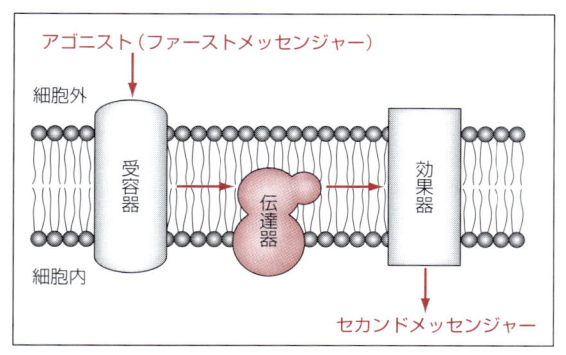

図 2-12　情報伝達機構

ナルを受け，細胞内へシグナルを転換している．細胞膜を 7 回貫通する構造の受容体（G タンパク質共役型受容体）では，受容体単独で細胞内へシグナルを発信できない．しかし，イオンチャネル内蔵型受容体やチロシンキナーゼ型受容体では受容体自身による情報伝達が可能であり，この点で異なっている．

❸ 受容体−G タンパク質−効果器

7 回膜貫通型の受容体タンパク質は細胞外からシグナルを受け取る受容器として動き，情報は GTP 結合タンパク質（G タンパク質）を介して効果器へ伝わる（図 2-13）．このため，7 回膜貫通型受容体は G タンパク質共役型受容体ともよばれる．

G タンパク質は特定の効果器を活性化させ，効果器が細胞内セカンドメッセンジャーを動員する．このように，複数の異なるタンパク質（受容体−G タンパク質−効果器）が段階的に情報伝達に関わっており，これらの多様な組み合わせにより，情報伝達機構にバラエティーをもたせることが可能となる．

現在治療に用いられる薬物のうち，7 回膜貫通型受容体を作用の対象とするものは約 30% と多数を占めている．

2 G タンパク質

❶ 構成

三量体 G タンパク質は，分子量の大きいほうから α，β，γ とよばれる 3 種類のサブユニットからなり，それぞれ G_α，G_β，G_γ とよばれる．GTP と結合する能力をもつタンパク質は，三量体 G タンパク質以外にもがん遺伝子の ras 遺伝子産物のほか多数存在する．このうち，受容体と相互作用する三量体 G タンパク質以外は small GTP 結合タンパク質とよばれている．G タンパク質のうち，β と γ の結合はきわめて安定であり，G タンパク質は実質的には G_α と $G_{\beta\gamma}$ に分かれて働く（図 2-13）．

❷ 多様性

G_β，G_γ は複数の分子種の存在が知られ，$G_{\beta\gamma}$ にも多くの組み合わせによるアイソフォーム（機能的にはほぼ等しいが構造的に一部異なるタンパク質）が存在する．しかし，感覚細胞以外の細胞ではほとんど機能に相違がみられない．本質的には，$G_{\beta\gamma}$ は 1 種類とみなされ，三量体としての G タンパク質の種類は G_α サブユニットの相違による．

❸ G_α サブユニットの種類

G_α サブユニットの種類を表 2-2 に示す．G_s はアデニル酸シクラーゼを活性化，G_i はアデニル酸シクラーゼを抑制，G_q はホスホリパーゼ C を活性化する．

❹ G タンパク質を介する情報伝達

G タンパク質を介して受容体から効果器へと細胞外の情報を伝えるメカニズムを図 2-13 に示した．不活性型の G タンパク質は $G_{\alpha\beta\gamma}$ 三量体で，G_α サブユニット上の結合部位には GDP が結合している（図 2-13①）．この状態の G タンパク質は効果器に対して作用できない．

ホルモンなどのアゴニストと受容体が結合し，アゴニスト−受容体−G タンパク質の 3 者複合体が形成されると，G タンパク質のコンフォメーション（構造）が変化する．コンフォメーションの変化によって GDP が結合部位より解離し，細胞内に存在する GTP が G_α の同じ部位に結合する（図 2-13②）．

❺ GTP 分解酵素としての作用

GTP が結合した G_α は活性型とよばれ，$G_{\beta\gamma}$ より離れて効果器と会合し活性化したり，逆に効果器の活性化を抑えることもある．また，GTP 結合型 G_α から離れた $G_{\beta\gamma}$ が効果器に情報を伝える役割を果たすことも知られている（図 2-13③）．

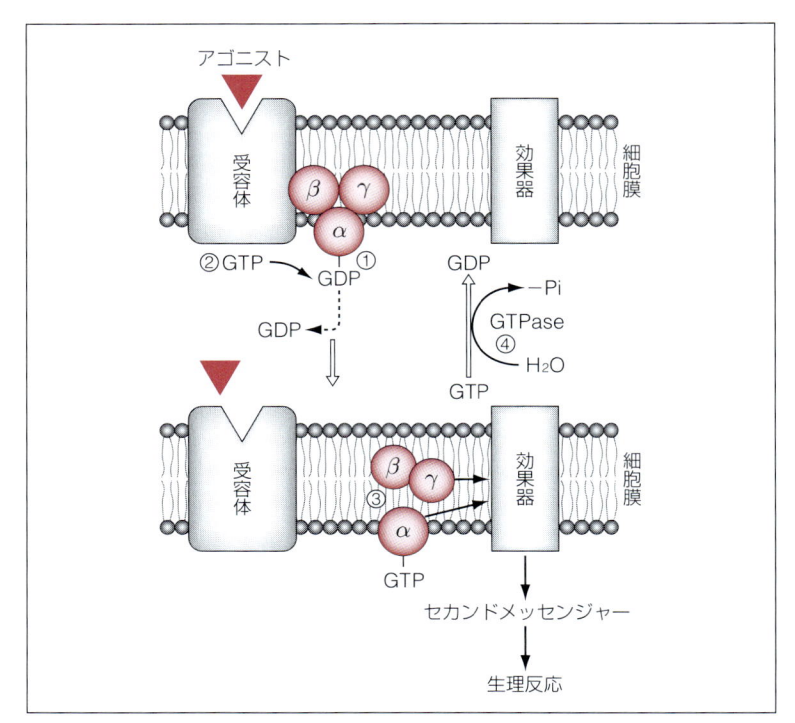

図2-13 GTP結合タンパク質を介する受容体から効果器への情報の伝達
①$G_{\alpha\beta\gamma}$のαサブユニット上にGDPが結合している（不活性型）．
②アゴニストの結合によりGDPが離れ，GTPが結合する（GTP-GDP交換反応）．
③GTP結合型G_αは$\beta\gamma$より離れ，効果器を活性化する（GTPが結合したG_αを活性型という）．ただし$G_{\beta\gamma}$から情報を受け取る効果器もある．
④G_αはGTPase活性をもつので，結合GTPは加水分解されGDPへ転換し，G_αは$\beta\gamma$が再び会合し$G_{\alpha\beta\gamma}$（不活性）型に戻る．
①〜④の過程で1回の情報伝達を終える．

G_αはGTP加水分解活性（GTPase）をもつので，結合したGTPはいずれはGDPに転換され（図2-13④），$G_{\beta\gamma}$が再び会合して元の不活性型に戻り，1回の情報伝達サイクルが完了する．

受容体からGタンパク質を介してこのように情報が伝わる場合，受容体とGタンパク質は共役（couple）しているという．

3 Gタンパク質を介する細胞内情報伝達系

受容体とGタンパク質を介する細胞内情報伝達機構は，効果器の種類によって区別され，アデニル酸シクラーゼ活性化型（$G_{s\alpha}$と共役），アデニル酸シクラーゼ抑制型（$G_{i\alpha}$と共役），ホスファチジルイノシトール代謝回転-Ca^{2+}動員型（$G_{q\alpha}$と共役）が知られる（**表2-3**）．

❶アデニル酸シクラーゼ活性化型（$G_{s\alpha}$と共役）

アデニル酸シクラーゼは，現在までに複数のアイソフォーム遺伝子がクローニングされ，構造が明らかにされている．いずれも，6回膜貫通領域に続く1か所の細胞内触媒部位という配列を2回繰り返す構造を有する．

アドレナリンβ_1・β_2受容体・ヒスタミンH_2受容体が刺激されると，G_sタンパク質を介してアデニル酸シクラーゼ活性が上昇し，細胞内cAMP濃度が上昇，プロテインキナーゼA活性化によって生理作用（β_1・β_2作用，H_2作用など）を示す．

❷アデニル酸シクラーゼ抑制型（$G_{i\alpha}$と共役）

アドレナリンα_2受容体，ムスカリンM_2受容体，ドパミンD_2受容体などが刺激されると，$G_{i\alpha}$タンパク質を介してアデニル酸シクラーゼ活性が

表2-2 G_α サブユニットの種類

Gタンパク質	分子量(kDa)	体内分布	共役する効果器
コレラ毒素感受性			
G_s	42〜52	広く分布	アデニル酸シクラーゼ
G_{01F}	45	嗅覚ニューロン	アデニル酸シクラーゼ
百日咳毒素感受性			
G_i-1	41	中枢神経に多い	アデニル酸シクラーゼ（抑制）
G_i-2	40	末梢組織の主成分	ホスホリパーゼ C_β
G_i-3	41	少量ながら広く分布	K^+ チャネル
			Ca^{2+} チャネル
G_o	39	神経細胞	ホスファチジルイノシトール 3-キナーゼ
両毒素感受性			
G_t-1（トランスデューシン）	39	視細胞網膜桿体外節	cGMP ホスホジエステラーゼ
G_t-2	39	視細胞網膜錐体外節	
G_{gust}（ガストデューシン）	39	味細胞	アデニル酸シクラーゼ
毒素不感受性			
G_q/G_{11}	40	少量ながら広く分布	ホスホリパーゼ C_β

（抑制）以外は活性化を示す．

表2-3 各Gタンパク質に共役する受容体とその細胞内情報伝達機構

Gタンパク質	作動薬	受容体	効果器	セカンドメッセンジャー	その後の過程
G_s	ノルアドレナリン	β_1	アデニル酸シクラーゼ（活性化）	cAMP↑	プロテインキナーゼ A（活性化）
	アドレナリン	β_1, β_2			
	イソプレナリン	β_1, β_2			
	サルブタモール	β_2			
	ドパミン	D_1			
	プロスタグランジン E_1, I_2	EP, IP, DP			
	ヒスタミン	H_2			
G_i	ノルアドレナリン	α_2	①アデニル酸シクラーゼ（抑制）	cAMP↓	プロテインキナーゼ A（抑制）
	クロニジン	α_2			
	ドパミン	D_3			
	アセチルコリン	M_3			
	セロトニン	5-HT_1	②K^+ チャネル開口		過分極
	オピオイド	μ, δ			
G_q	ノルアドレナリン	α_1	ホスホリパーゼ C（活性化）	PI 代謝回転亢進 イノシトール三リン酸↑	Ca^{2+}↑
	フェニレフリン	α_1			
	アセチルコリン	M_1, M_3			
	ヒスタミン	H_1			
	セロトニン	5-HT_2		ジアシルグリセロール↑	プロテインキナーゼ C（活性化）
	ロイコトリエン	LT(B_4, D_4)			
	サブスタンス P	NK_1			
	PAF（血小板活性化因子）	PAF			
	プロスタグランジン $F_{2\alpha}$	FP			
	トロンボキサン A_2	TP			

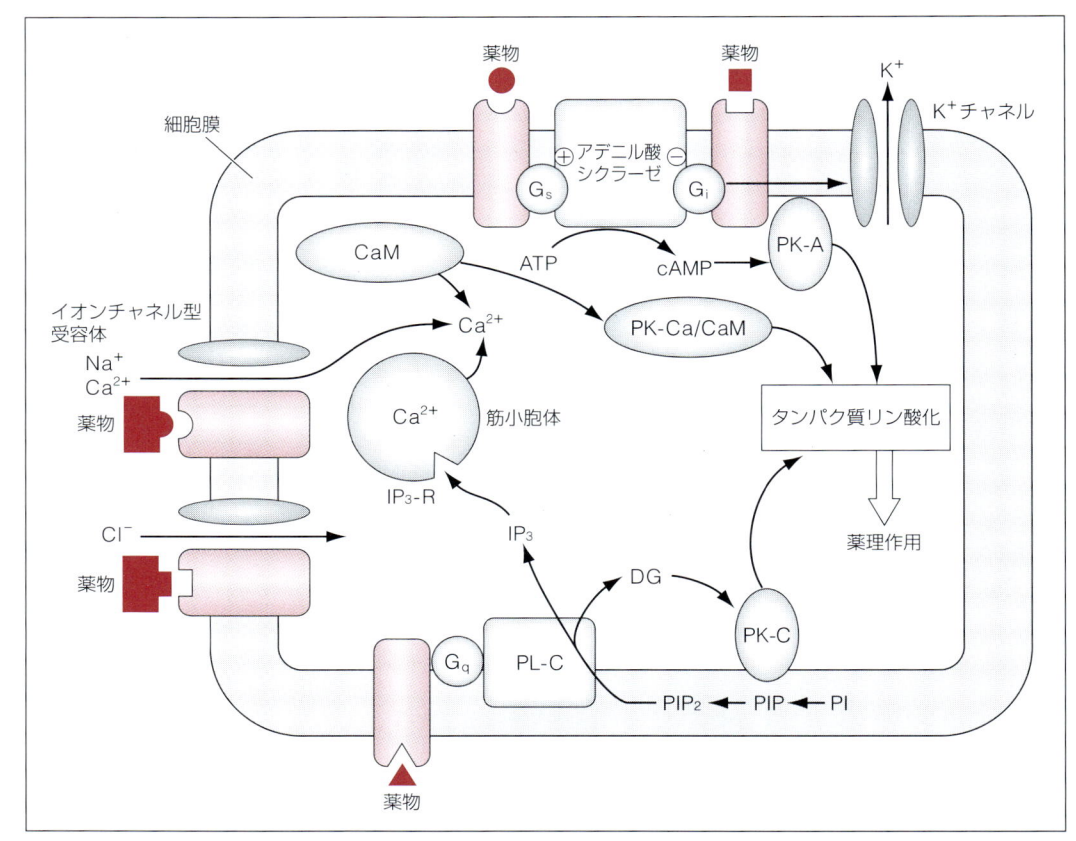

図 2-14 アデニル酸シクラーゼ・PI 代謝回転（G_s, G_i, G_q と共役）
CaM：カルモジュリン，PL-C：ホスホリパーゼ C，IP_3：イノシトール三リン酸，DG：ジアシルグリセロール，cAMP：サイクリック AMP，PK-A：プロテインキナーゼ A，PK-C：プロテインキナーゼ C，G_s，G_i，G_q：GTP 結合タンパク質，PI：ホスファチジルイノシトール，PIP：ホスファチジルイノシトール–4–リン酸，PIP_2：ホスファチジルイノシトール–4,5–二リン酸

低下し，細胞内 cAMP 濃度が低下，プロテインキナーゼ A 活性低下により K^+ チャネルが開口し，過分極に至る．

❸ PI（ホスファチジルイノシトール）代謝回転– Ca^{2+} 動員型（$G_{q\alpha}$ と共役）

アデニル酸シクラーゼのほか，多くの細胞内情報伝達に関わっているのがホスホリパーゼ C で，これによる情報伝達系を PI 代謝回転とよんでいる（図 2-14）．

アドレナリン α_1 受容体，ムスカリン M_1・M_3 受容体，セロトニン $5-HT_2$ 受容体などが刺激されると，G_q タンパク質を介してホスホリパーゼ C が活性化され，PIP_2（ホスファチジルイノシトール–4,5–二リン酸）が分解される．その結果，イノシトール三リン酸，ジアシルグリセロールの細胞内遊離が生じ，細胞内 Ca^{2+} の上昇などの生理作用（α_1・M_1・M_3 作用など）が現れる．

❹ その他の効果器

視細胞の G_t-1, 2 はともに cGMP ホスホジエステラーゼを活性化させる．また，心房細胞などの内向き整流特性を有する K^+ チャネル，および神経細胞における Ca^{2+} チャネルなどのチャネルタンパク質が効果器として作用する場合も知られている．

4 G タンパク質の機能を変化させる細菌の毒素

コレラ毒素，百日咳毒素は，ADP リボシルトラ

ンスフェラーゼ活性を有し，ニコチンアミドアデニンジヌクレオチド（NAD）の ADP リボシル部分を G_α の特定のアミノ酸に転移する．

❶ コレラ毒素

アデニル酸シクラーゼに促進性の情報を伝える $G_{s\alpha}$ の GTPase 活性に必要な $G_{s\alpha}$ 中のアルギニンを ADP リボシル化し，GTPase 活性を消失させる．$G_{s\alpha}$ に結合している GTP は GDP に戻れず，受容体刺激とは無関係に活性型が保持され，$G_{s\alpha}$ タンパク質はアデニル酸シクラーゼを活性化し続ける．

この反応が腸管上皮で起こると，腸上皮からの吸収ができず，逆に分泌物が増加してコレラ特有の下痢症状となる．

❷ 百日咳毒素

アデニル酸シクラーゼに抑制性の情報を伝える $G_{i\alpha}$ 中のシステインを ADP リボシル化する．これにより受容体と G タンパク質の会合は消失し，アデニル酸シクラーゼの抑制機能が遮断される．

百日咳毒素によって情報伝達が阻害された場合には，受容体を介する情報伝達に $G_{i\alpha}$ が関与することが示唆される．

5 リン酸化を介するその他の細胞内情報伝達

❶ Ras タンパク質/MAP キナーゼ経路

MAP キナーゼは上流の MAP キナーゼキナーゼ，さらに上流のキナーゼを介して活性化され，細胞内の情報を核に送る主要な役割を担っている．MAP キナーゼには 3 つのサブグループがあり，細胞外シグナル調節キナーゼ（extracellular signal-regulated kinase: ERK），c-Jun N 末端キナーゼ（c-Jun N-terminal kinase: JNK），p38 MAP キナーゼ（p38 MAPK）として知られている．ERK は多くの転写因子をリン酸化し，遺伝子発現調節，タンパク質生合成，細胞周期などに関わっている．cAMP–プロテイン A キナーゼ系は，この主情報伝達系を抑制するように作用する．

❷ チロシンキナーゼ系

個体の発生や発達，腫瘍の発症に関わるシグナル伝達方式として，アミノ酸チロシンのリン酸化を調節する場合が知られる．図 2–15 に示すように，このシグナルは 1 回膜貫通型受容体にホルモンや薬物が結合することで開始され，①受容体の細胞内部分にチロシンキナーゼが結合して活性化され，基質となるタンパク質のリン酸化が惹起される場合と，②受容体細胞内部分にチロシンキナーゼ活性が内在する場合が知られる．

（輿水崇鏡）

3 遺伝子発現調節と薬物治療

遺伝情報は，細胞の DNA に遺伝子として書き込まれており，その発現調節は，遺伝子自身が含むプログラムや外部からのシグナルに応じて，精巧に調節されている．治療薬の中には，遺伝子発現を変化させる作用が薬物治療の主要なメカニズムであるものや，治療効果における主要な作用機序でなくても遺伝子発現に何らかの影響を与えるものがある．

本項では，ヒトまたは哺乳類（特に断りのない限り）における遺伝子の発現とその調節機構のうち，薬物による調節の理解に必要な点を概説したのち，遺伝子発現を変化させる薬物の例を挙げて説明する（個々の薬物の薬理作用などの詳細は各論を参照）．

1 ヒト（または哺乳類）における遺伝子発現機構

❶ 遺伝情報を担う遺伝子

遺伝子は生物の遺伝形質を規定する因子であり，遺伝情報の構造単位である．遺伝子の概念が提案されたのは 20 世紀初めのことであり，1940 年代には，遺伝情報がタンパク質の作り方を指令するものであること，遺伝情報の担い手が DNA であるらしいということが実験で示された．DNA が複製されたり，情報を保存するしくみは，1953 年のワトソンとクリックによる DNA の二重らせん構造モデルによって解明された．

現在では，遺伝子は DNA（ただし RNA ウイル

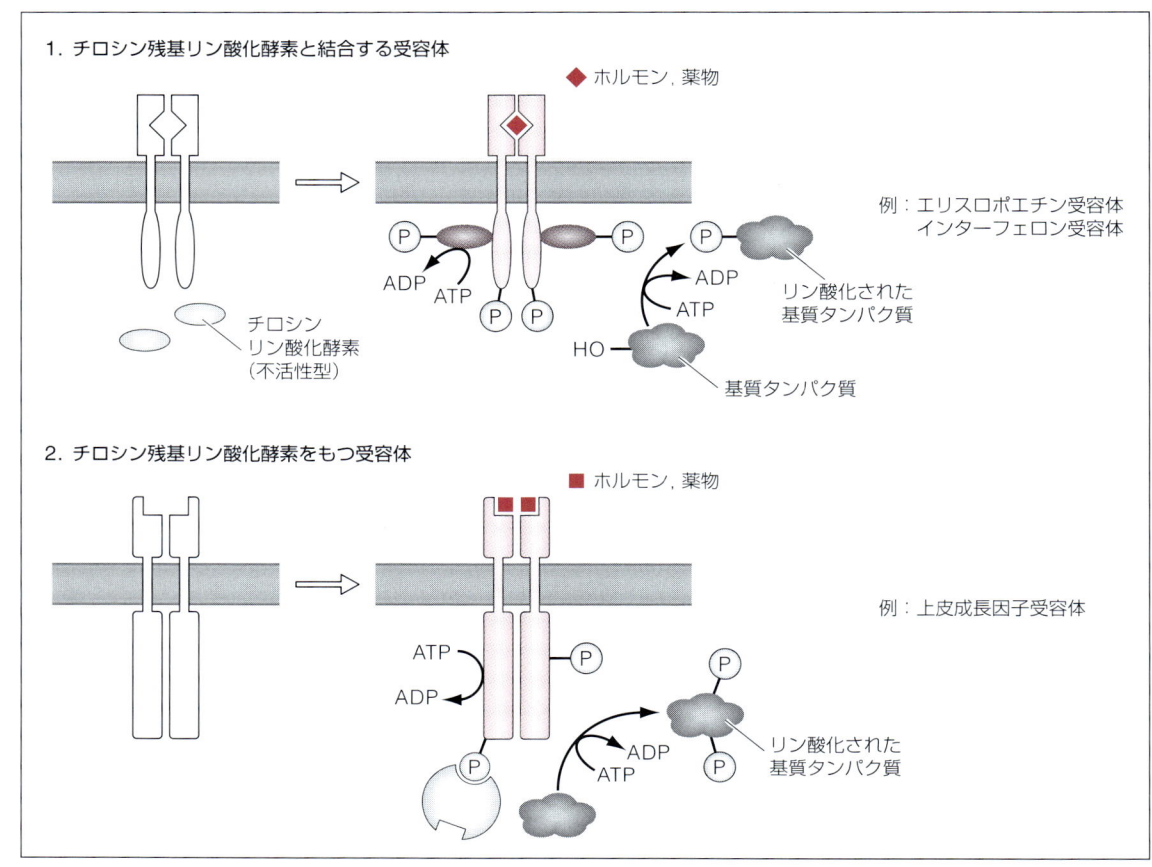

図2-15　1回膜貫通型受容体によるチロシン残基リン酸化を利用した情報伝達

スの場合はRNA)の一定領域の塩基配列により規定される遺伝情報の単位であるとされている．遺伝子には，タンパク質をコードするもののほか，リボソームRNA(rRNA)や転移RNA(tRNA)などの機能的なRNAをコードするものもある．タンパク質やrRNA，tRNAなどに転写される遺伝子領域を特に構造遺伝子とよび，広義には転写の制御に関わる調節領域を含めて遺伝子とよぶ．

❷ヒトゲノム

ヒト細胞の核内のゲノム(全ての遺伝情報)は約32億塩基対であり，23対の染色体(22対の常染色体と1対の性染色体)上に存在している．この中で遺伝情報を担っている領域は数％にすぎず，タンパク質をコードする配列(エキソン)はさらにその一部である．残りの部分は機能が不明であり，"ジャンク(がらくた)DNA"とよばれている．タンパク質をコードするヒトの遺伝子の数は，2万～2万5千個の範囲であると見積もられている．

❸遺伝子発現とセントラルドグマ

遺伝子発現とは，遺伝子の情報に基づいて遺伝子産物が合成されることであり，遺伝子産物としては，タンパク質だけでなく，rRNAやtRNAなどの機能的なRNAも含まれる．

遺伝子発現は次の1)～4)の過程からなる．

1) ゲノムDNAを鋳型としてRNA(一次転写産物)が合成される転写．
2) 一次転写産物が成熟RNAに変換されるRNAプロセシング．

タンパク質をコードするメッセンジャーRNA(mRNA)の場合は，さらに

3) mRNAの塩基配列からアミノ酸配列への翻訳．
4) 翻訳されたタンパク質の翻訳後修飾(プロセシ

表 2-4 遺伝子発現調節の各段階

核	転写調節/転写後調節	RNA鎖合成(開始,伸長,終結)
		RNAプロセシング
		mRNAの細胞質への移行
細胞質		mRNAの分解
	翻訳調節/翻訳後調節	タンパク質合成(開始,伸長,終結)
		翻訳後修飾(プロセシング)
		タンパク質分解

ング).

遺伝情報が,DNAからRNAを経てタンパク質に一方向に伝達されるとする一般原理をセントラルドグマとよぶ.

❹ 遺伝子発現調節

遺伝子発現の調節は,その第1段階である転写レベルの調節が最も大切である.しかし,転写以降の各段階も調節を受けることがある.さらに,細胞質のmRNA量がmRNAの分解速度の段階で調節されたり,細胞内のタンパク質量がタンパク分解系の制御によっても調節されている(表2-4).したがって,最終的な遺伝子発現の効率(最終的なタンパク質の量)は,これら各段階の効率に依存する.これら各調節系が,薬物による遺伝子発現調節の作用点になりえるものと考えられる.

❺ 転写調節

前述のとおり,遺伝子発現調節は一般に,転写レベルの調節が最も大切である.遺伝子の転写レベルは,遺伝子の転写開始点近傍にあるプロモーターとよばれる転写開始反応に関与するDNA領域と,転写の効率に関与する転写調節配列の遺伝子特異的な組み合わせによって決まる.転写調節配列は多数知られており,プロモーターから非常に離れている場合もある.転写レベルはまた,細胞の種類,細胞周期,細胞周囲の環境,細胞外からのシグナルなどによって,促進または抑制される.この転写効率の調節には,転写調節因子が関与する.転写調節は,転写(RNA鎖合成)の開始反応だけでなく,RNA鎖の伸長過程でも調節される.

また,染色体DNAはタンパク質であるヒストンに巻きついて,クロマチンとして核内に存在しているが,クロマチンの凝縮度によって転写因子のDNAへの接近のしやすさが変化し,遺伝子発現の程度も異なる(凝縮度の低い領域には転写活性の高い遺伝子が含まれる).ヒストンのアセチル化などの修飾は,クロマチン構造を変化させることにより,転写の活性化に関与することが知られている.

2 遺伝子発現調節と治療薬の作用機序

❶ 遺伝子発現に影響を与える薬物

本項の冒頭で述べたように,遺伝子発現を変化させる作用が治療の主要なメカニズムである薬物や,治療効果における主要なメカニズムでなくても遺伝子発現に何らかの影響を与える薬物もある.これは,①全ての細胞は,その増殖・分化などの細胞運命の決定,恒常性維持,周囲の環境への適応のために,細胞外からのシグナルによる遺伝子発現調節を行っていること,②薬物の多くが細胞外シグナル分子の受容体や,核内への細胞内情報伝達系を標的としていること,を考えると理解しやすい.

標的遺伝子の発現調節が治療メカニズムである薬物としては,ステロイドホルモンや甲状腺ホルモン,ビタミンA,Dに対する受容体に作用する天然型のリガンドや合成リガンドがある.これらの受容体は核内受容体スーパーファミリーに属しており,リガンド依存性転写調節因子として働く.

サイトカインのような細胞外シグナルも,標的細胞表面の受容体と細胞内情報伝達システムを介して,最終的に種々の遺伝子の転写を調節する.したがって,サイトカインを標的とした生物学的製剤やサイトカイン受容体のシグナル伝達に関与するチロシンキナーゼ阻害薬は,遺伝子発現に影響する薬物といえる.

また,Gタンパク質共役型受容体やトランスポーターなどに作用する薬物も,遺伝子発現を変化させるポテンシャルをもつものと考えられるが,必ずしもこれら薬物の治療効果における主要なメカニズムでないものも多い.しかしながら,例えば

効果発現まで1～2週間を要する抗うつ薬は，遺伝子発現の変化も引き起こすことが知られている．

以下では，核内受容体スーパーファミリー，サイトカインシグナル伝達系，その他に分けて治療薬の例を挙げ，それらの遺伝子発現調節について説明する．

❷ 核内受容体スーパーファミリーと治療薬

■ **核内受容体スーパーファミリー**　核内受容体は，脂溶性シグナル伝達分子と結合し，核内で標的遺伝子の転写を活性化(または抑制)するリガンド依存性転写調節因子として働く受容体である．ヒトでは48個の核内受容体遺伝子が同定されており，ステロイドホルモン(副腎皮質ホルモン，性ホルモン)，甲状腺ホルモン，ビタミンA(レチノイド)，ビタミンDなど低分子の脂溶性リガンドと結合する受容体と，内因性リガンドが同定されていない受容体(オーファン受容体)からなるスーパーファミリーを形成している．

■ **核内受容体による転写調節**　核内受容体は一般に，N末端側から順に，activation function(AF)-1領域，DNA結合領域，リガンド結合領域などで構成されている(図2-16上)．

ステロイドホルモンなどの脂溶性リガンドは，細胞膜を通過して標的細胞内に入り，受容体に結合する．リガンドが結合した受容体は二量体を形成し，標的遺伝子プロモーター内の応答配列に結合し，遺伝子の転写を活性化(または抑制)する(図2-16下)．

■ **核内受容体を標的とした薬**　核内受容体は生存に必須な代謝の恒常性，成長と発達，生殖などの重要な生理機能を担っていることから，現在使用されている多数の治療薬の標的となっている．核内受容体が医薬品に適した低分子をリガンドとしていることも，その理由の1つと考えられる．表2-5に，既存治療薬の標的となっている核内受容体の例を示す．

副腎皮質ステロイド(糖質コルチコイド)の抗炎症作用と免疫抑制作用は，ホスホリパーゼA_2やシクロオキシゲナーゼcyclooxygenase(COX)などのエイコサノイド生合成に関する酵素や，種々

● **核内受容体のモジュール構造**

N末 ─ AF-1領域 ─ DNA結合領域 ─ リガンド結合領域 ─ C末

核内受容体の基本的な構造は，AF-1(activation function 1)とよばれる転写の活性化に関与する領域，DNA結合領域，リガンド結合領域からなる．

● **核内受容体による転写調節**

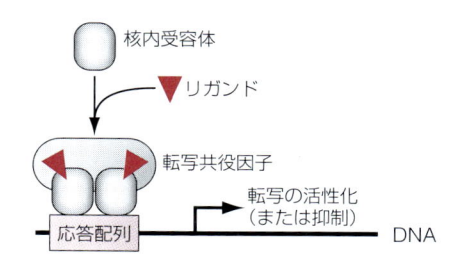

リガンドが結合した核内受容体は，二量体を形成して標的遺伝子プロモーター内の応答配列に結合し，転写共役因子を動員して標的遺伝子の転写を調節する．

図2-16　核内受容体の基本構造(上)および核内受容体による転写調節機構を簡略化した図(下)

の炎症性サイトカインなどの遺伝子発現を抑制することによるものである．

タモキシフェンとラロキシフェンは組織特異的な活性をもつ選択的エストロゲン受容体調整薬 selective estrogen receptor modulator(SERM)である．このように作用の組織特異性をもった選択的核内受容体調整薬は，より安全で有効な薬として開発が進められている．一方，多数残されているオーファン核内受容体のリガンド探索などの創薬研究も，有効な新規治療薬の開発に結びつくものと期待されている．

❸ サイトカインシグナル伝達系と治療薬

■ **サイトカイン**　サイトカインは細胞から分泌され，特定の細胞に情報を伝達するタンパク質性因子で，免疫応答の制御作用，抗腫瘍作用，抗ウイルス作用，細胞の増殖と分化の調節作用などを示す多数の生理活性物質の総称である．サイトカインには，造血因子，インターロイキン(IL)，インターフェロン，腫瘍壊死因子(TNF)ファミリー，増殖因子，アディポサイトカインなどが含まれる．

■ **サイトカイン受容体と遺伝子発現制御**　サイト

表 2-5 核内受容体スーパーファミリーに作用する治療薬の例

受容体	天然・内因性リガンド ただし[ ]内は合成リガンド		適応症
糖質コルチコイド受容体(GR)	副腎皮質ホルモン	糖質コルチコイド(コルチゾール)	炎症性疾患，免疫疾患，悪性腫瘍
鉱質コルチコイド受容体(MR)		鉱質コルチコイド(アルドステロン)	鉱質コルチコイド受容体拮抗薬：カリウム保持性利尿薬スピロノラクトン(高血圧，心不全)
アンドロゲン受容体(AR)	性ホルモン	男性ホルモン(テストステロン)	男子性腺機能不全，造精機能障害，タンパク同化作用 抗アンドロゲン薬：前立腺がん
エストロゲン受容体(ER)		卵胞ホルモン(エストラジオールなど)	更年期障害，骨粗鬆症 選択的エストロゲン受容体調整薬(SERM)：タモキシフェン(乳がん)，ラロキシフェン(骨粗鬆症)
プロゲステロン受容体(PR)		黄体ホルモン(プロゲステロン)	月経困難症，子宮内膜症 卵胞ホルモンとの合剤：経口避妊薬
甲状腺ホルモン受容体(TR)		甲状腺ホルモン(トリヨードチロニン，チロキシン)	甲状腺機能低下症
レチノイン酸受容体(RAR) レチノイド X 受容体(RXR)	ビタミン	ビタミン A(レチノイド)	欠乏症の予防・治療，角化性皮膚疾患
ビタミン D 受容体(VDR)		ビタミン D	低 Ca 血症，骨粗鬆症，腎不全，くる病・骨軟化症
ペルオキシソーム増殖因子活性化受容体(PPAR)α	長鎖脂肪酸[フィブラート系薬]		高脂血症治療薬
ペルオキシソーム増殖因子活性化受容体(PPAR)γ	長鎖脂肪酸[チアゾリジン誘導体]		糖尿病(インスリン抵抗性改善薬)

カインは，標的細胞表面の特異的受容体に結合して，それぞれの作用を発揮する．サイトカインの受容体には，造血因子受容体，インターフェロン受容体，TNF 受容体，増殖因子受容体，TGF-β 受容体などのファミリーがある．サイトカイン受容体は，それ自体が細胞内にチロシンキナーゼドメインをもつか，非受容体型チロシンキナーゼと共役するものが多く，セリン/スレオニンキナーゼ型の受容体(TGF-β 受容体ファミリー)もある．細胞内では，JAK-STAT 系，NF-κB 系，MAP キナーゼ系，Smad シグナルなどの細胞内情報伝達システムを介して，最終的には多くの転写因子を活性化(または抑制)する．

■ **サイトカインシグナル伝達系を標的とした治療薬** 多様な生理活性をもち，生体の恒常性の維持や病態形成に重要な役割を果たすサイトカインを標的とした治療薬が多く開発されている．表 2-6 にその一部を示す．

関節リウマチなどの炎症性疾患などに対するサイトカイン阻害薬や，インターフェロンや造血因子などのサイトカインそのものを治療薬として用いる治療法があり，高い有効性が報告されている．

サイトカイン阻害薬としては，TNF-α，IL-1，IL-6 などの炎症性サイトカインに対する中和抗体(ヒト化抗体または完全ヒト抗体)，可溶性受容体，内因性受容体アンタゴニスト(IL-1 receptor antagonist: IL-1RA)などがある．

一方，チロシンキナーゼ阻害作用をもつシグナル伝達阻害薬や，IL-2 などのサイトカインの産生を抑える免疫抑制薬(シクロスポリンおよびタクロリムス)も，サイトカインシグナル伝達系に関連した治療薬である．

❹ **遺伝子発現に影響を与えるその他の薬物の例**

核内受容体に作用する薬物やサイトカインシグ

表 2-6 サイトカインシグナル伝達系に関連のある治療薬の例

分類	薬物	用途または適応症
造血因子	G-CSF, M-CSF エリスロポエチン	造血薬(白血球増加作用) 造血薬(赤血球増加作用)
インターロイキン(IL)	内因性 IL-1 受容体アンタゴニスト(アナキンラ,海外承認薬) IL-2 ヒト化抗 IL-6 受容体モノクローナル抗体(トシリズマブ)	関節リウマチ 悪性腫瘍 キャッスルマン病,関節リウマチ
インターフェロン	インターフェロン α, β インターフェロン γ	B 型・C 型肝炎,悪性腫瘍 悪性腫瘍
腫瘍壊死因子(TNF)ファミリー	抗ヒト TNF-α モノクローナル抗体(インフリキシマブ) ヒト型可溶性 TNF-α 受容体(エタネルセプト)	関節リウマチ
増殖因子	bFGF(塩基性線維芽細胞増殖因子) 抗 HER2(ヒト上皮増殖因子受容体 2 型)ヒト化モノクローナル抗体(トラスツズマブ) ヒト化抗 VEGF(血管内皮細胞増殖因子)モノクローナル抗体(ベバシズマブ)	褥瘡・皮膚潰瘍 悪性腫瘍 悪性腫瘍
チロシンキナーゼ阻害薬	EGF(上皮増殖因子)受容体チロシンキナーゼ阻害薬(ゲフィチニブ) BCR-ABL および KIT チロシンキナーゼ阻害薬(イマチニブ)	悪性腫瘍 悪性腫瘍
カルシニューリン阻害薬	シクロスポリン タクロリムス	免疫抑制薬

ナル伝達系を標的とした治療薬以外で,遺伝子発現に影響を与える薬物の例を表 2-7 に示す.

成長ホルモン受容体はサイトカイン受容体に類似した構造をもっており,成長ホルモンにはタンパク質合成や遺伝子発現を促進する働きがある.インスリンは,糖輸送体のトランスロケーションを介したグルコース取り込みの亢進作用などに加え,さまざまな遺伝子転写の活性化や抑制,タンパク質合成の亢進作用などももつ.

抗感染症薬には,病原微生物選択的な核酸合成や,タンパク質合成を阻害する作用をもつものがある.RNA 依存性 DNA ポリメラーゼ(逆転写酵素)阻害薬は,RNA をゲノムにもつヒト免疫不全ウイルス(HIV)などの治療薬として使用されている.HIV 特異的プロテアーゼ阻害薬は,ウイルスの前駆体タンパクをプロセシングするプロテアーゼを阻害する.

表 2-7 遺伝子発現に影響を与えるその他の薬物の例

薬物	遺伝子発現に関する作用またはその機序
成長ホルモン	タンパク合成促進 インスリン様成長因子(IGF-1)などの発現促進
インスリン	タンパク合成促進 解糖系酵素の発現促進 糖新生系酵素の発現抑制
抗感染症薬の一部	DNA 複製の阻害,RNA 合成阻害(転写の阻害),タンパク合成阻害 逆転写酵素の阻害,プロテアーゼの阻害
抗腫瘍薬の一部	DNA のアルキル化,代謝拮抗などによる DNA 合成阻害ほか
ボルテゾミブ	プロテアソームによるタンパク分解の阻害作用(多発性骨髄腫治療薬)

抗腫瘍薬の中には,アルキル化により DNA を損傷させたり,代謝拮抗などにより DNA 合成を阻害するものがある.

抗悪性腫瘍薬（多発性骨髄腫治療薬）ボルテゾミブは，タンパク質分解装置であるプロテアソームの阻害薬である．

このほか，前述のようにGタンパク質共役型受容体などに作用する薬物も，細胞内シグナル伝達系を介して，遺伝子発現を変化させるポテンシャルをもつものと考えられる．例えばcAMPやCa^{2+}経路の刺激は，プロテインキナーゼAやCa^{2+}/カルモジュリン依存性プロテインキナーゼの活性化を介して，転写因子CREB（cAMP応答因子結合タンパク質）をリン酸化して活性化することが知られている．

薬物代謝酵素シトクロムP450（CYP）の発現誘導を起こす薬物がある．このような酵素誘導により，その薬物を含めて，誘導されたCYP分子種で代謝される薬物の薬効が減弱することが知られている（逆に，CYPを阻害する作用により薬物相互作用を起こす薬物も多い）．

❺ 創薬標的としての遺伝子発現調節機構

既存治療薬は，細胞表面の受容体やトランスポーター，合成酵素などに作用するものが多く，核内受容体に作用するものを除くと，転写因子などの遺伝子発現調節に直接関わるタンパク質を標的とする治療薬はまだほとんどない．しかし，転写因子をはじめとする遺伝子発現調節の各段階（**表 2-4**）に関わる分子のうち，組織や疾患特異的に発現あるいは機能するものは，新しい創薬標的になりえるものと考えられることから，今後，このような分子に作用する新しい治療薬の開発研究が期待される．

▶参考文献
1) Brunton LL, Lazo JS, Parker KL, et al (eds): Goodman & Gilman's The Pharmacological Basis of Therapeutics. 11th ed., McGraw-Hill, 2006

（橋本 均）

4 細胞間シグナリングと薬物治療

1 細胞間情報伝達機構

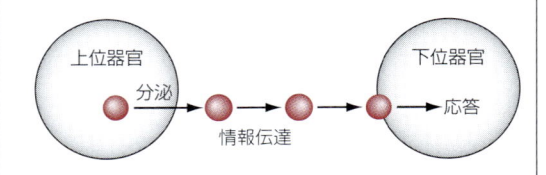

❶ 細胞間情報伝達

数十兆個の細胞からなる生体が，1個の個体として統一ある合目的的な生命活動を営むことができるのは，これらの細胞が相互に情報伝達を行って緊密な連絡をとっているからである（**図 2-17**）．器官と器官の間においても情報伝達が行われているが，この場合も基本的には細胞間情報伝達といえる．

細胞間情報伝達は，化学物質（情報伝達物質）を介して行われる．情報伝達物質を生成，分泌する上位細胞（分泌細胞）から分泌された情報伝達物質が標的細胞（下位細胞）に到達し，作用部位〔受容体（receptor）〕に結合，作用を及ぼし，情報伝達が成立する．

上位細胞と下位細胞の関係（相互の位置関係など）から，4つの型式がある（**図 2-18**）．まず，上位細胞に対して標的細胞が比較的遠くに位置する場合で，上位細胞より分泌された情報伝達物質は血液中を運搬されて下位の標的細胞に到達・作用

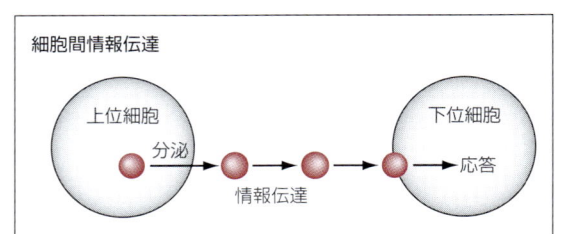

図 2-17 生体における細胞間ならびに器官間情報伝達
🔴：細胞間情報伝達物質

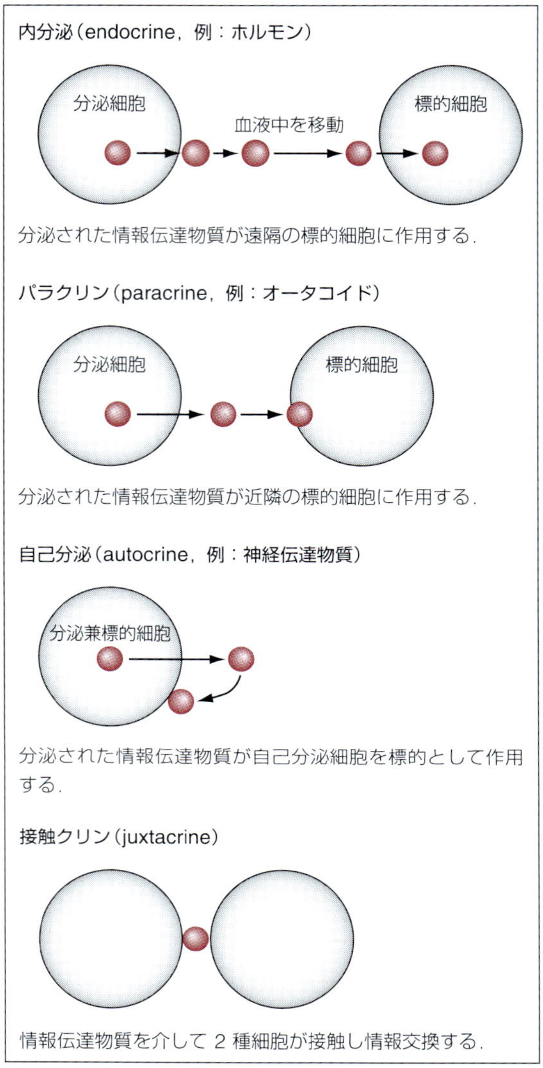

図2-18 細胞間情報伝達の種類(分泌細胞と標的細胞との関係より)

- 内分泌(endocrine, 例:ホルモン)
  分泌された情報伝達物質が遠隔の標的細胞に作用する.
- パラクリン(paracrine, 例:オータコイド)
  分泌された情報伝達物質が近隣の標的細胞に作用する.
- 自己分泌(autocrine, 例:神経伝達物質)
  分泌された情報伝達物質が自己分泌細胞を標的として作用する.
- 接触クリン(juxtacrine)
  情報伝達物質を介して2種細胞が接触し情報交換する.

● :細胞間情報伝達物質

する.ホルモン(hormone)を情報伝達物質とする場合がこれにあたり,内分泌(endocrine)とよばれる.これに比べ標的細胞が上位細胞の近くに位置する場合があり,これはパラクリン(paracrine)とよばれる.神経伝達物質(neurotransmitter)による情報伝達にみられるものはニューロクリン(neurocrine)とよばれ,オータコイド(autacoid, 局所ホルモン)やサイトカイン(cytokine)による情報伝達にもみられる.第3としてはオートクリン(autocrine, 自己分泌)とよばれるものがあり,分泌細胞から放出された情報伝達物質が自身の細胞に作用する場合をいう.オータコイド,サイトカイン,また神経伝達物質(モノアミン系)において知られている.最後に,細胞と細胞の接着に関わり,細胞相互の情報交換を仲介し,機能調節に関わる接触クリン(juxtacrine, ジャクスタクリン)がある.これはインテグリン(integrin)によるものである(図2-18,表2-8).

❷ 細胞間情報伝達物質

細胞間情報伝達を担う物質として,神経伝達物質,ホルモン,オータコイド,サイトカインならびに細胞接着分子(cell adhesion molecule)がある(表2-8).細胞間情報伝達物質は,一次(ファースト)メッセンジャー(first messenger)ともよばれる.これは,細胞内で生成され細胞間情報伝達に関わる化学物質が,二次(セカンド)メッセンジャー(second messenger)とよばれるのに対しての呼称である.

❸ 細胞間情報伝達と治療薬

細胞間情報伝達は前述のように化学物質によって行われることから,その機能は各種の薬物によって影響される.これらの薬物は,細胞間情報伝達の破綻・異常によって引き起こされる各種疾病に対する治療薬となりうる.実際,各種神経伝達物質,ホルモン,オータコイド,サイトカインの動態に影響を及ぼす薬物が,臨床上有用な治療薬として使用されている.

2 細胞間情報伝達物質の生成,貯蔵,分泌と治療薬

❶ 細胞間情報伝達物質の生成と治療薬

分泌細胞において細胞間情報伝達物質が生成され,分泌される.情報伝達物質が低分子のアミンやアミノ酸の場合,神経細胞や内分泌細胞において,酵素の関与のもとで前駆物質より生成される(表2-9).その後,分泌細胞内で分解されるなど,失活されないよう顆粒内に貯蔵(storage)され,刺激に伴う放出(分泌)を待機している.一方,情報伝達物質がタンパク質やペプチドの場合は,細胞の核内染色体DNAがmRNAに転写され,次い

表2-8 細胞間情報伝達物質と機能

細胞間情報伝達物質	例	細胞間情報伝達の種類	機能
神経伝達物質	アセチルコリン ノルアドレナリン	ニューロクリン	神経
ホルモン	TSH ACTH インスリン	エンドクリン	内分泌
オータコイド	ヒスタミン プロスタグランジン	パラクリン・オートクリン	炎症
サイトカイン	IL-1 IL-2 IL-6	パラクリン・オートクリン	免疫
細胞接着分子	インテグリン	接触クリン(ジャクスタクリン)	免疫

でプレプロ型ペプチド・タンパク質が生成される．このプレプロ型ペプチド・タンパク質は小胞体，ゴルジ(Golgi)体を通過する際，プロテアーゼなどの作用を受けて〔プロセシング(processing)されて〕ニューロペプチド(neuropeptide)となり，顆粒内にATPや他のタンパク質などとともに貯蔵される．

一方，免疫細胞の場合は，一般に情報伝達物質はあらかじめ生成されず，顆粒内に貯蔵されることもない．分泌性免疫担当細胞が刺激を受けると初めて代謝が進行し，または遺伝情報(DNA)からRNAへの転写，タンパク質・ペプチドなどの情報伝達物質が生成され，分泌される．

細胞間情報伝達物質の生成に影響を及ぼす治療薬を**表2-9**に示す．L-ドパ(L-DOPA)はドパミンの前駆物質で，パーキンソン(Parkinson)病治療薬である．パーキンソン病で減少した脳内ドパミン量を増加させる効果がある．**メチルドパ** methyldopaは，**ドパミン** dopamineやノルアドレナリン noradrenalineの生成に関わるドパ脱炭酸酵素活性を阻害したり，生成したα-メチルドパミンやα-メチルノルアドレナリンが本来のドパミンやノルアドレナリンと置き換わって顆粒内に貯蔵されることによって，ドパミンやノルアドレナリンの作用を抑制する．メチルドパは降圧薬である．

アンギオテンシン変換酵素(angiotensin converting enzyme: ACE)阻害薬としての**カプトプリル** captoprilや**エナラプリル** enalaprilは降圧薬として，またカリクレイン(kallikrein)阻害薬の**アプロチニン** aprotininは膵炎治療薬として臨床使用される．**アスピリン** aspirinや**インドメタシン** indometacinはシクロオキシゲナーゼ(cyclooxygenase)阻害薬で抗炎症薬である．シクロオキシゲナーゼサブタイプ(2型)阻害薬の**メロキシカム** meloxicamは関節炎の治療に使用される．トロンボキサン合成酵素(thromboxane synthase)阻害薬の**オザグレル** ozagrelは抗ぜん息薬である．

❷ 細胞間情報伝達物質の貯蔵と治療薬

低分子量のアミンやアミノ酸は，生成された後，顆粒〔シナプス小胞(synaptic vesicle)〕に貯蔵される．**表2-10**に，アセチルコリン acetylcholine，モノアミン monoamineであるドパミン，ノルアドレナリン，セロトニン serotonin，アミノ酸であるGABAとグリシン glycineの貯蔵に関与するトランスポーター(transporter)を示す．これらの神経伝達物質の顆粒への貯蔵は，顆粒膜に存在するトランスポーターによって行われる．トランスポーターは，**図2-19**に示すように，顆粒膜や形質膜を12回貫通する1本鎖ペプチド・タンパク質である．

表2-10は，顆粒膜ならびに神経細胞やグリア細胞の膜に存在するトランスポーターと阻害薬を示している．そのうち，シナプス小胞膜に存在するトランスポーター(VMAT)は2種のサブタイプが知

表 2-9 細胞間情報伝達物質の生成と阻害薬

細胞間情報伝達物質	前駆物質	反応生成物	生成酵素	薬物 前駆物質	薬物 酵素阻害薬
アセチルコリン(ACh)	コリン アセチル CoA	ACh	コリンアセチルトランスフェラーゼ(ChAT)		
ドパミン(DA)および ノルアドレナリン(NA)	①チロシン ②ドパ ③DA	ドパ DA NA	チロシン水酸化酵素 ドパ脱炭酸酵素 DA-β-水酸化酵素	L-ドパ(抗パーキンソン病)	メチルドパ(降圧薬)
セロトニン(5-HT)	①トリプトファン ②5-HT	5-水酸化トリプトファン(5-HTP) 5-HT	トリプトファン水酸化酵素 5-HTP 脱炭酸酵素		
ヒスタミン(His)	ヒスチジン	His	ヒスチジン脱炭酸酵素		
グルタミン酸	α-ケトグルタル酸 グルタミン	グルタミン酸 グルタミン酸	トランスアミナーゼ グルタミナーゼ		
GABA	グルタミン酸	GABA	グルタミン酸脱炭酸酵素		
ニューロペプチド (例：エンケファリン)	①アミノ酸 ②プレプロ体のプロセシング(例：プレプロエンケファリン)	プレプロ体(タンパク質)(例：プレプロエンケファリン A) ペプチド(例：エンケファリン)	転写・翻訳関連酵素 プレプロ・タンパク質プロテアーゼ		
ナトリウム利尿ペプチド (ANP, BNP, CNP)	アミノ酸	ペプチド	転写・翻訳関連酵素		
アドレノメデュリン	アミノ酸	ペプチド	転写・翻訳関連酵素		
エンドセリン	アミノ酸	ペプチド	転写・翻訳関連酵素		
アンギオテンシン	①アンギオテンシノーゲン ②アンギオテンシン I	アンギオテンシン I アンギオテンシン	レニン アンギオテンシン変換酵素		カプトプリル、エナラプリル(降圧薬)
ブラジキニン	キニノーゲン	ブラジキニン	カリクレイン		アプロチニン(膵炎治療薬)
NO	L-アルギニン	NO	NO 合成酵素		
プロスタノイド	①リン脂質 ②アラキドン酸 ③PGH$_2$	アラキドン酸 PGH$_2$ PGD$_2$, PGE$_2$, PGF$_{2\alpha}$ PGI$_2$ トロンボキサン A$_2$(TXA$_2$)	ホスホリパーゼ A$_2$ シクロオキシゲナーゼ プロスタグランジン合成酵素 プロスタサイクリン合成酵素 トロンボキサン合成酵素		アスピリン、インドメタシン(抗炎症薬) メロキシカム、ロルノキシカム(関節炎) オザグレル(抗ぜん息薬)
サイトカイン	アミノ酸	各サイトカイン	転写・翻訳関連酵素		
ケモカイン	アミノ酸	各ケモカイン	転写・翻訳関連酵素		

られている．VMAT1 はドパミン，ノルアドレナリン，セロトニンの貯蔵に関わるが，VMAT2 はノルアドレナリンの貯蔵に関わる．鎮静作用や降圧作用をもつレセルピン reserpine(臨床的には使われていない)は VMAT1 を阻害し，テトラベナジン tetrabenazine やアンフェタミン amphetamine は VMAT2 を阻害する(この 2 種類の薬物は臨床上特に注目に値する用途はない)．

❸ 細胞間情報伝達物質の分泌と治療薬

神経伝達物質やホルモンは分泌細胞の顆粒内に貯蔵されている(☞ 27 頁，②細胞間情報伝達物質の貯蔵と治療薬の項参照)．分泌細胞が刺激を受けたり，脱分極したりすると，これらの細胞間情報伝達物質は開口分泌(exocytosis)する．開口分泌の機構としては，刺激を受けると細胞膜を経て流入した Ca^{2+} が Ca^{2+} 受容タンパク質(カルモジュリン

表 2-10　神経伝達物質の顆粒（シナプス小胞）への貯蔵に関わるトランスポーター

神経伝達物質	トランスポーター	局在	性質	選択的阻害薬
アセチルコリン（ACh）	小胞アセチルコリントランスポーター（VAChT）	ACh 顆粒膜（小胞膜）	12 回膜貫通型 H^+-ATPase によって生成する H^+ の流出と共役し，ACh を取り込む	ベタネコール
（参考）コリン	高親和性コリントランスポーター（CHT1）	ACh 神経終末細胞膜	12 回膜貫通型 Na^+，Cl^- 依存性	ヘミコリニウム–3
モノアミン	1) 小胞モノアミントランスポーター（VMAT） ● VMAT1 ● VMAT2	モノアミン含有顆粒膜	12 回膜貫通型 DA, NA, A, 5-HT NA の貯蔵に関与	レセルピン テトラベナジン アンフェタミン
	2) 神経終末モノアミントランスポーター ● ノルアドレナリントランスポーター（NAT） ● ドパミントランスポーター（DAT） ● セロトニントランスポーター（SERT）	モノアミン神経終末膜	12 回膜貫通型 Na^+，Cl^- 依存性 NA > A > DA DA > A > NA 5-HT ＊アンフェタミンは上記3種いずれにも親和性	ノミフェンシン マジンドール パロキセチン フルボキサミン フルオキセチン
GABA	GABA トランスポーター ● GAT1 ● GAT2 ● GAT3 ● BGT-1	脳内 GABA 含有神経終末 末梢組織 脳内グリア細胞膜 脳組織，末梢組織	12 回膜貫通型 Na^+，Cl^- 依存性 GABA に高親和性 GABA，β-アラニンに高親和性 GABA に高親和性 GABA に高親和性	
グリシン	グリシントランスポーター（GLYT） ● GLYT1 ● GLYT2	グリア細胞膜 中枢神経細胞終末膜	12 回膜貫通型 Na^+，Cl^- 依存性	

DA：ドパミン，NA：ノルアドレナリン，A：アドレナリン，5-HT：セロトニン

calmodulin: CaM）と結合し，それによって Ca^{2+}-CaM 活性化キナーゼ（Ca^{2+}-CaM キナーゼ）が活性化することが関わって，貯蔵顆粒膜と細胞膜との融合（fusion）が起こり，顆粒より情報伝達物質が開口放出されると考えられている（図 2-20）．

ドパミンやノルアドレナリン，セロトニンの神経終末からの放出は，それぞれ各アミンによって抑制される．これは①細胞間情報伝達（☞ 25 頁）に示したオートクリン機構といえる．すなわち，分泌されたアミンが分泌細胞自身（の受容体）に作用し，さらなるアミンの放出を自己抑制する（図 2-21）．

また，この作用によりアミンの生成も抑制される．アミンの放出や生成抑制に関わるのは自己受容体（autoreceptor，シナプス前受容体）である．この受容体として，ドパミン含有・分泌細胞にあるドパミン D_2 受容体，ノルアドレナリン細胞にあるアドレナリン α_2 受容体，およびセロトニン細胞にある $5-HT_{2A}$ 受容体が知られている．これらの受容体に作用し，各アミンの放出や生成に影響を及ぼすことにより薬理作用を示す薬物も知られている．

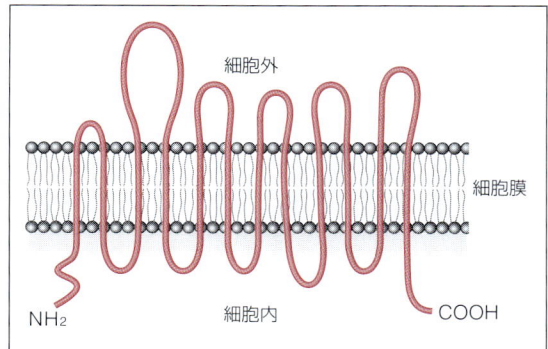

図 2-19 GABA トランスポーターの細胞膜における存在様式

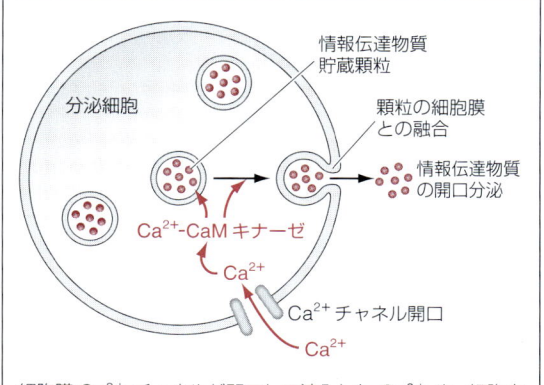

トランスポーターは，12 回膜貫通部を有する 1 本鎖ペプチドで，N 末端と C 末端は細胞内に位置する．GAT1，GAT2，GAT3 および BGT-1 の 4 種が知られ，いずれも分子量は約 6.7 万である．これは GABA トランスポーターであるが，他のトランスポーターの膜における存在様式もほぼ同様である．

図 2-20 細胞間情報伝達物質の開口分泌のしくみ

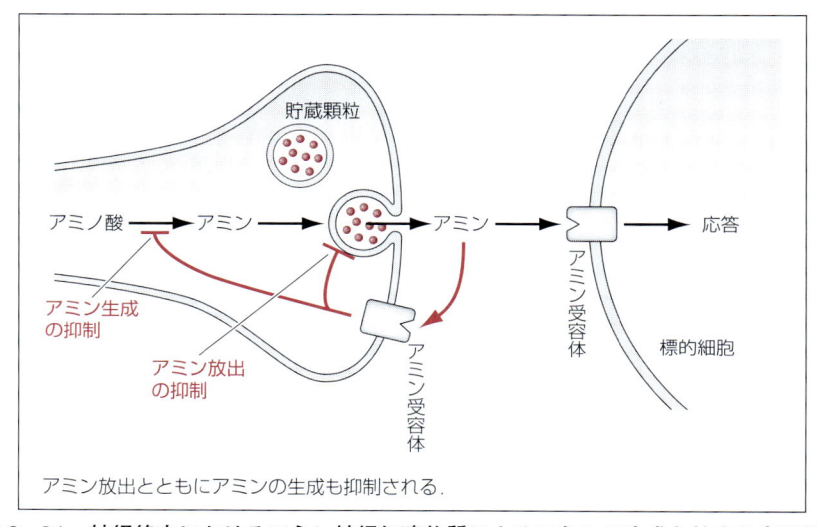

細胞膜 Ca^{2+} チャネルが開口して流入した Ca^{2+} や，細胞内の Ca^{2+} 貯蔵プール（小胞体など）から放出された Ca^{2+} が，顆粒膜と細胞膜の融合を引き起こし，顆粒に貯蔵された細胞間情報伝達物質が開口放出される．
Ca^{2+}-CaM キナーゼ：Ca^{2+}-カルモジュリン活性化キナーゼ

図 2-21 神経終末におけるアミン神経伝達物質によるアミンの生成と放出の自己抑制

アミン放出とともにアミンの生成も抑制される．

3 細胞間情報伝達物質の分解，再取り込みと治療薬

❶ 細胞間情報伝達物質の機能終結

細胞間情報伝達物質によって行われた情報伝達は，情報伝達物質の不活性化および作用部位からの除去によって終結する．すなわち，活性型の情報伝達物質の酵素的分解ならびに周辺細胞への情報伝達物質の取り込み（uptake）・再取り込み（re-uptake）によって完了する．神経伝達物質によるシナプスでの情報伝達においては，再取り込みによる機構が，その終結に大きな役割を占める．

❷ 細胞間情報伝達物質の分解と治療薬

各種細胞間情報伝達物質の分解に関わる酵素と重要な酵素阻害薬を表 2-11 に示す．神経伝達物質アセチルコリンの分解酵素（アセチルコリンエステラーゼ）阻害薬のネオスチグミン neostigmine やエドロホニウム edrophonium は緑内障の治療に，ま

表 2-11 細胞間情報伝達物質の分解と阻害薬

細胞間情報伝達物質	分解酵素	阻害薬の例	阻害薬の臨床用途
アセチルコリン(ACh)	コリンエステラーゼ	ネオスチグミン エドロホニウム ドネペジル	緑内障 認知症
ドパミン(DA)	カテコール-O-メチルトランスフェラーゼ		
ノルアドレナリン(NA)	モノアミンオキシダーゼ	サフラジン	うつ病に使用されたが現在は使用されない
セロトニン(5-HT)	モノアミンオキシダーゼ	サフラジン	うつ病に使用されたが現在は使用されない
ヒスタミン(His)	ジアミンオキシダーゼ N-メチルトランスフェラーゼ		
グルタミン酸	グルタミンシンテターゼ		
GABA	GABAトランスアミナーゼ		
エンケファリン アンギオテンシン ブラジキニン	エンケファリナーゼ	チオルファン カプトプリル	

たドネペジル donepezil は認知症の治療に使用されている．モノアミンオキシダーゼ(monoamine oxidase)阻害薬の**サフラジン** safrazine が以前は抗うつ薬として臨床使用されたことがあったが，現在は使用されていない．

❸ 細胞間情報伝達物質の再取り込みと治療薬

②細胞間情報伝達物質の貯蔵と治療薬(☞ 27 頁)において記したように，細胞間情報伝達物質が顆粒に貯蔵される際，顆粒膜に存在するトランスポーターが関与している(図 2-19)．トランスポーターは細胞膜にも存在して，細胞間情報伝達物質が細胞に取り込まれる機能にも関わっている．

表 2-10 に，各種神経伝達物質およびその前駆物質の貯蔵，取り込みに関わるトランスポーターを示す．各トランスポーターは単離・同定されている．本体は 1 本鎖タンパク質で，そのアミノ酸配列も決定され，また顆粒膜や細胞膜において 12 回貫通するという存在様式も解明されている(図 2-19)．それぞれのトランスポーターは，各神経伝達物質や各薬物に対する親和性が異なっている．たとえば表 2-10 に示すように，神経終末膜に存在するモノアミントランスポーターには，ドパミントランスポーター(DAT)，ノルアドレナリントランスポーター(NAT)，セロトニントランスポーター(SERT)が知られているが，それぞれの各アミンに対する親和性が異なり，選択性を有している．薬物選択性に関しては，たとえば NAT はノミフェンシン nomifensine によって，また SERT はパロキセチン paroxetine, フルボキサミン fluvoxamine, フルオキセチン fluoxetine によって選択的に阻害される．これらの NAT 阻害薬や SERT 阻害薬は抗うつ薬として臨床使用されている．特に上記 3 種の SERT 阻害薬は選択的セロトニン再取り込み阻害薬(selective serotonin reuptake inhibitor: SSRI)として，うつ病の治療に有用である．

▶参考文献
1) 野村靖幸：神経伝達物質，ホルモン，サイトカイン．Clinical Neuroscience 15(11):21-23, 1997
2) 野村靖幸：細胞内情報伝達．中村重信(編)：神経伝達物質 update, pp1-6, 中外医学社, 1991

(野村理朗[*], 野村靖幸)
[*]執筆協力者

3 薬物動態学と臨床薬理学

1 臨床薬物動態学と臨床薬力学 —臨床薬理学とのかかわり

❶ 臨床薬理学の定義・概要

clinical pharmacology（臨床薬理学）は，WHOの委員会によると「ヒトの薬物療法を科学的・客観的根拠に基づき行うために，異なる患者における薬物動態と薬力学の研究知見を考慮して，個々の患者に対する治療個別化・至適化を図る」ことを目指している．一方，米国では「薬物の効果を最大限に発揮させつつ副作用を最小限にとどめるため，異なる患者に対応した薬物動態と薬力学を検索してその統合を図る」ことと定義している．

臨床薬理学とは，科学的根拠に立脚した合理的薬物治療学を追求する学問分野である．過去において，治療は"経験"と"カン"で行われていたことに対する反論的学問分野として台頭した．事実，「医学はアート（art）ではなく科学（science）であるとすれば，ヒトの薬物治療学はもっとアカデミックでなければならないはずである」と，ある米国の臨床薬理学研究者は述べている．

■**患者における薬物療法をより合理的・科学的に行うための臨床薬理学的2大要因**　薬物が患者の生体にどのような薬理効果をもたらすのかを，①**臨床薬力学**（clinical pharmacodynamics）と定義する．一方，患者の生体が薬物をどのように処理するのかを，②**臨床薬物動態学**（clinical pharmacokinetics）と定義する．処方により経口投与された薬物の動態的運命と治療効果発現に至るまでを，ここで定義した2つの要因を考慮し，その相関を**図3-1**にまとめた．患者に投与された薬物の治療効果や副作用の発現には，**図3-1**のいずれかの要因が寄与していることが考えられる．

❷ 臨床薬物動態の臨床薬物治療学における必要性

1）薬物治療と薬物動態

診断確定後の薬物治療では，①薬物の選択，②投与量，③投与間隔，④投与方法（経路）をいかに行うかといった問題のほかに，腎障害を有する場合の投与法（量または間隔の調整）や，新生児や高齢者に対する投与法をどうするかなどの，さまざまなことも問題となる．これらの問題の多くに科学的・客観的解答を寄せることのできる方法が，臨床薬理学上注目されている"薬物動態理論（pharmacokinetic principle）"といわれるものである．特に，これを実際の治療に応用するときは"臨床薬物動態"とよぶ．

2）薬物動態と薬理効果

経口投与された薬物は，**図3-1**に示すようにさまざまな運命をたどる．薬物の薬理作用は，作用部位に存在すると考えられる受容体と結合する薬物量により左右される．さらに外用薬などを除いては，血流により薬物が作用部位に移行しなければならないため，血中濃度の大小は薬理効果の大小を支配することになると考えることができる．

また，血中の薬物は，その物理化学的性質により，一定の比で主としてアルブミン（またはα_1-酸性グリコプロテイン）と結合している．そのうち非結合型薬物（D_{free}）が作用部位に移行するという法則から，血中薬物濃度と非結合型薬物濃度が相関し，その非結合型薬物濃度と薬物効果が相関すると考えられ"血中濃度-効果曲線（concentration-effect relationship）"が注目されるようになった．この相関関係は多くの薬物についても当てはまること

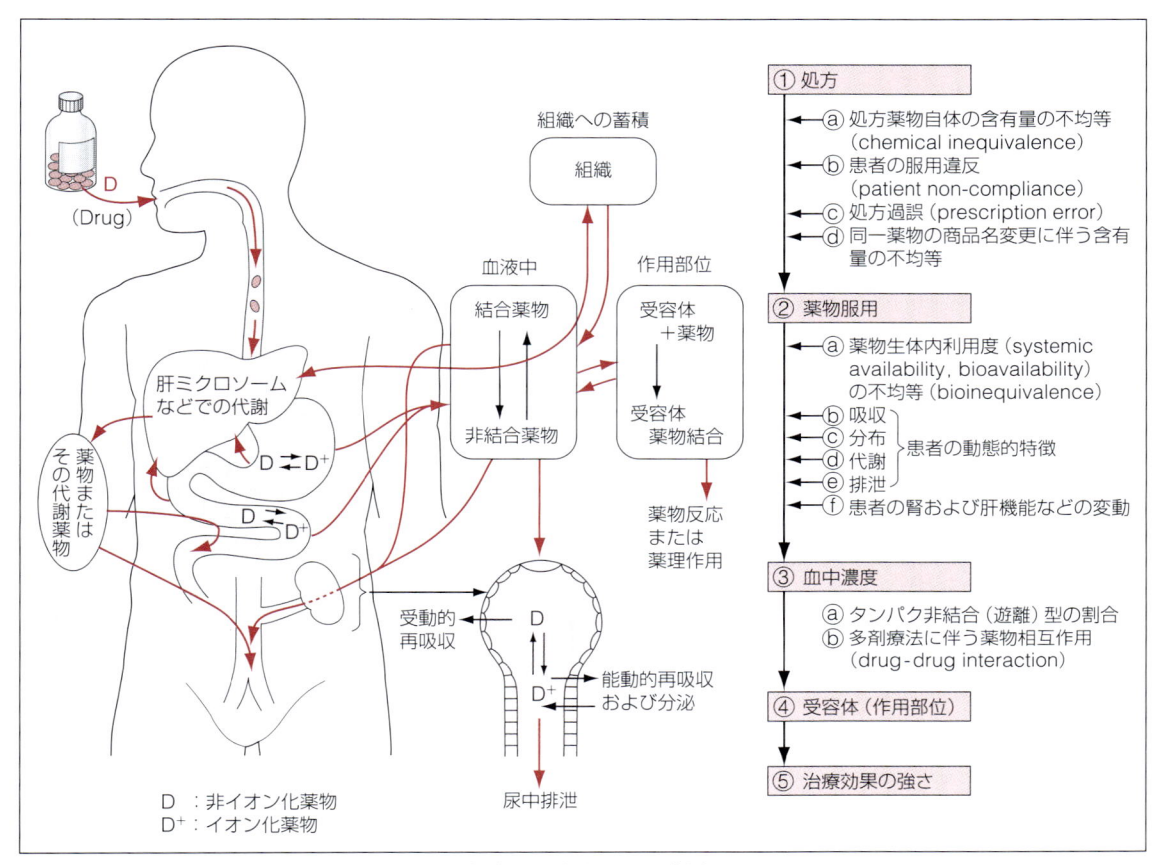

図 3-1 経口投与された薬物の動態的運命（左）と治療学的要因（右）
薬物血中濃度を測定し治療効果との相関を検討することにより，①〜⑤までのさまざまなレベルでの原因を知ることも可能だと思われる．例えば，通常投与量下では考えられないほどに血中濃度が上昇する可能性としては，レベル①-ⓐ・ⓑ・ⓒ・ⓓ，②-ⓐ・ⓕおよびⓓ・ⓔの遅延が考えられる．同じく，血中濃度が正常であるにもかかわらず効果が増強する可能性は，レベル③-ⓐ・ⓑ，および④そのものの異常が考えられる．また同じく，血中濃度の減少は，レベル①-ⓐ・ⓑ・ⓓ，②-ⓐ・ⓑの減少，ⓒの増大（肥満など）が考えられる

〔文献 1, 2, 4) より一部改変〕

が知られるようになり，従来，経験的に投与量と作用が比例するとされた薬物療法の一般的な考え方が，必ずしも正確ではないことがわかってきた．現在では，個々の薬物でその効果が最大に得られ，また副作用発現を最小にとどめる範囲として，有効血中濃度域（C_{min} や C_{max}）が設定されている．また臨床では，一定量の薬物投与における治療効果の個人差は血中濃度の個人差と考えられ，このことから薬物治療モニタリング（therapeutic drug monitoring: TDM）が至適治療設計を図るためには必須であると考えられるようになった．

3）個々の患者に対応した薬物療法

薬物療法の究極の目的は，個々の患者に最も必要な薬物を選択した後，必要にして過不足なく，また中毒を生じないよう正確に投与することにある．このような臨床薬理学の目的は，治療薬物分析法（therapeutic drug assay）の発展とその普及とともに，測定値を基に薬物動態理論を応用し，至適有効血中濃度域を維持すべく，個々の患者に見合った治療計画が立てられることで達成されるようになった．従来の薬物療法は，投与量-臨床効果関係（dose-effect relationship）の考えに基づいて，多分に試行錯誤が行われてきたものといえる．しかし現在の臨床薬理学に基づいた治療の目的は，前に述べたように薬物血中濃度（concentration）を至適範囲内に保つことにある．したがって，投与

表 3-1 臨床薬物動態値の略語とその意味

略語	（単位）	意味
D D_{iv} D_{po} D_L D_M	（mg など）	一般的投与量 静注投与量 経口投与量 初回付加（飽和）量 1回維持（投与）量
C C_t C_0^1 C_0^2 C_0 C_{ss} C_{max} C_{min} $\overline{C}$	（μg/mL, mg/L, ng/mL など）	一般的薬物血中濃度 投与 t 時間後の血中濃度 急速静注投与後分布相を 0 時点に外そうして得られる血中濃度 急速静注投与後排泄相を 0 時点に外そうして得られる血中濃度 経口投与後一相性の減退（排泄）相を 0 時点に外そうして得られる血中濃度 持続点滴静注などによる定常状態（steady-state）での血中濃度 最高血中濃度 最小血中濃度 C_{max} と C_{min} のほぼ中間の血中濃度
AUC	（μg/mL・hr など）	薬物血中濃度と時間の積算値
V_d V_1	（L/kg, L など）	薬物（総）分布容量 中央（循環）分布容量
$t_{1/2}$ $t_{1/2\alpha}$ $t_{1/2\beta}$	（hr, min など）	一般的薬物の排泄半減期 急速静注後の分布相 $t_{1/2}$ 急速静注後の排泄相 $t_{1/2}$
K α β K_{12}, K_{21} K_a	（hr^{-1}, min^{-1} など）	排泄速度定数 急速静注後の分布相速度定数 急速静注後の排泄相速度定数 2-コンパートメントモデルにおける中央と末梢分布容量間の薬物移行速度定数 吸収速度定数
Cl Cl_{cr}	（mL/min/kg, mL/min など）	薬物（総）クリアランス クレアチニンクリアランス
R_{inf}	（mg/min/kg, mg/min など）	点滴静注速度
T t τ	（hr, min など）	点滴静注時間 一般的時間 投与間隔（1日3回では $\tau = 8\,hr$）
Ab	（mg など）	薬物体内量
F	―	生体内薬物有効利用度（$F = 1.0$ では 100%, $F = 0.62$ では 62% の利用率）
e	―	自然対数の底

〔文献 1-4) より〕

量一薬物血中濃度一臨床効果の考え，つまり "dose-concentration" および "concentration-effect" の関係を "両にらみ" する状態において治療することが，より科学的かつ客観的であろうとされている．この目的を達成するためには，血中濃度を規定する要因を個々の患者の投与法に還元（feedback）しなければならない．これを行える理論が，薬物の生体内運命と投与後の血中あるいは体内薬物量の時間的推移を客観的に評価し，治療に応用する臨床薬物動態理論（clinical pharmacokinetic principle）である．この理論を述べるに当たっては特有な略語が用いられ，**表 3-1** にこれらの略語とその意味をまとめた．

❸ 臨床薬物動態理論

1) コンパートメント理論の概念

人体を客観的に評価するときに臓器レベルや細

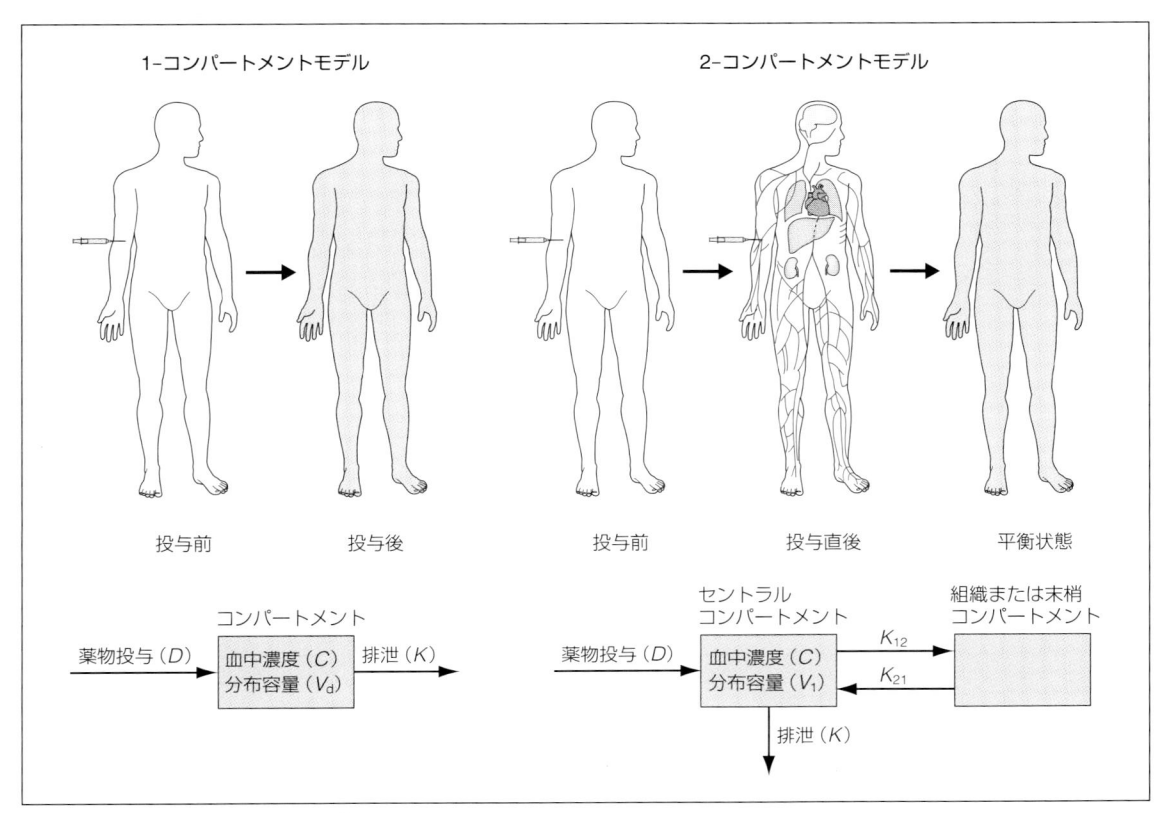

図 3-2 コンパートメントモデル
左に示す薬物動態は経口投与または持続点滴静注の際に想定できる．右に示す薬物動態は血管内に薬物を急速静注したときにみられる（図 3-3 を参照のこと）　　　　　　　　　　　　　　　　　　　　　　　　　　〔文献 2, 4) より一部改変〕

胞レベルで考えることは，薬物動態を把握するうえで複雑かつ困難なだけで，実際上不便である．そこで考え出されたのがコンパートメント理論である．これは図 3-2 の下に示したように，人体を単純にある容量をもつ箱と考え，その箱から外側へ出現する情報（例えば薬理効果などと血中濃度）を通じて，箱の中すなわちコンパートメント（構成体）内の薬物量の時間的な推移を解析する方法である．図 3-2 の左に示す人体を 1 個のコンパートメントとする解析法を 1-コンパートメントモデル（one-compartment model）とよぶが，人体を単純に 1 つの箱とすることに疑問をもつのは当然である．実際に薬物は一度体内の循環系に入ると，一部は組織へ移行した後に平衡状態を形成し，また同時に排泄が始まると考えられるので，大まかに循環系を 1 つのコンパートメント（central compartment）とすることができる．この際，組織は別のコンパートメント（peripheral compartment）と考え，その間には一定の平衡関係をもった 2-コンパートメントモデル（two-compartment model）を想定することができる．しかし，このようなやや複雑なモデルを患者治療に用いるためには，短時間に多くの採血が必要なことなどから，主として限られた研究にのみ応用されている．実地臨床の場では頻回な採血は困難な場合が多い．

患者は慢性（繰り返し）薬物療法を受けていることが多く，このような場合，生体内の薬物は定常状態であることから，全てのコンパートメントは平衡状態でしかも安定していると考えてよい．したがって，先の 1-コンパートメントモデルを中心に，特別な場合において 2-コンパートメントモデルを用いれば臨床的には十分であると考えられている．

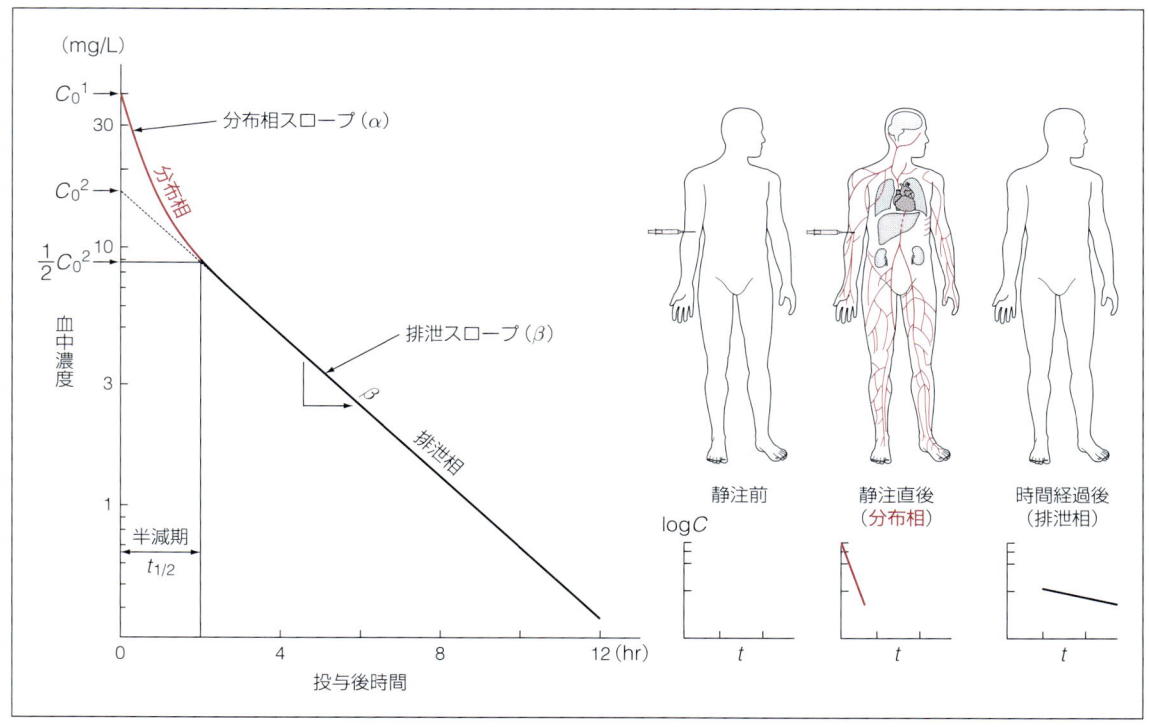

図 3–3 薬物急速静注後の血中濃度推移と体内濃度分布の時間との関係
C_0^1, C_0^2：急速静注後，血中濃度の推移曲線を分布相および排泄相に相当する勾配を 0 時間へ外そうして得られる予測濃度
〔文献 1–4) より一部改変〕

2) 薬物静注と臨床薬物動態値

■ **分布容量**（volume of distribution: V_d）　急速静注の後に血中濃度測定を頻回に行った場合，図 3–3 左のような二相性の血中濃度推移曲線を示す．静注直後に薬物血中濃度が急速に下降するのは，図 3–3 右のように血流量の比較的多い心臓，肝臓，腎臓，脳などの臓器および血管内そのものに薬物が急速に分布するためと考えられる．循環血流量は循環血流中のみに分布し，組織へと移行しない物質を静注することによって測定できる．したがって，図 3–3 の分布相を 0 時間へと延長したときの濃度を C_0^1 (mg/L)，静注投与された薬物量を D_{iv} (mg) とすれば，C_0^1 が分布した容量(中央分布量 V_1，この場合は循環血流量)は式 (1) で表される．

$$V_1(\text{L}) = \frac{D_{iv}(\text{mg})}{C_0^1(\text{mg/L})} \quad (1)$$

薬物はその物理化学的特性により，体内での分布の仕方がそれぞれ異なるということが知られている．式 (1) の考え方から，分布容量(V_1)が循環血流量に相当するものとし，循環血流量を成人で 3 L，仮に投与量 $D_{iv} = 1000$ mg を与えれば $C_0^1 = 1000$ mg/3 L $= 333$ mg/L となる．また，その薬物が細胞外液(約 14 L)のみに分布するときには $C_0^1 = 1000$ mg/14 L $= 71.4$ mg/L，仮にヒト生体内の総水分布に均等に分布するようなときは総水分量 42 L，よって $C_0^1 = 1000$ mg/42 L $= 24$ mg/L となる．この考え方は急速静注による薬物療法，例えば，ぜん息発作時の気管支拡張薬テオフィリン theophylline による治療や，心筋梗塞に伴う心室性不整脈に対するリドカイン lidocaine 投与に応用できる．

気管支ぜん息患者における 1 秒率($FEV_1\%$：最大呼出 1 秒間の呼出量の肺活量に対する百分率)を約 20% 以上改善させるためのテオフィリン最小有効血中濃度は約 10 μg/mL であり，その平均的分布容量(V_d)は 0.45 L/kg である．これらのデータ

を用いて，体重70 kgの患者に直ちに急速静注（急速といっても15～20分かけて）することにより有効血中濃度まで上昇させる初回投与量〔または飽和量（loading dose）〕D_L を求めると，式(1)より次のように算出される（この場合 $C_0^1 = 10\,\mu g/mL$）

$$D_L \text{(mg)} = 0.45\,\text{L/kg} \times 70\,\text{kg} \times 10\,\mu g/mL$$
$$= 31.5\,\text{L} \times 10\,\mu g/mL$$
$$= 315\,\text{mg}$$

実際，臨床で使っているのはアミノフィリンaminophylline（テオフィリンとエチレンジアミンよりなる）であり，テオフィリン含有量はその80%に相当する．したがって，アミノフィリンとしての初回投与量は次式のようになる．

$$D_L = 315\,\text{mg} \times \frac{100}{80} \fallingdotseq 394\,\text{mg}$$

■**半減期（half-life: $t_{1/2}$）**　図 3-3 に示す薬物急速静注後の血中濃度の推移から明らかなように，分布相に相当する時間はきわめて短い（多くの薬物で20分以内）．臨床では分布相に引き続く長い排泄相がはるかに重要で，一般的に半減期（$t_{1/2}$）とはこの排泄相の半減期を示す（急速投与以外の静注後は排泄相を β 相といい，一般的に $t_{1/2\beta}$ を薬物半減期とする）．

排泄相は，血管内に入ってから血流量の多い臓器に分布した薬物が，他の組織（筋肉，骨など）へ濃度勾配によって拡散し，平衡（equilibrium）に達したということを意味する．したがって，図 3-3 の急速静注後の体内薬物濃度の挙動は，その推移曲線と分布の状況からヒトの生体を "2つの箱 (two-compartment)" とみなして，その薬物動態をとらえる必要がある（☞ 35 頁，2-コンパートメントモデル参照）．図 3-3 の排泄相から 0 時間に相当する血中濃度を C_0^2 とすれば，$\frac{1}{2}C_0^2$（半分）になるために要する時間が半減期である．排泄相の傾きは β（hr^{-1}）であるから，t 時間後の排泄相に相当する血中濃度を C_t（mg/L）とすれば，図 3-3 より式(2)で表すことができる．

$$C_t = C_0^2 \cdot e^{-\beta \cdot t} \quad (e: 自然対数) \quad (2)$$

式(2)で $C_t = \frac{1}{2}C_2^0$ となる条件が $t_{1/2\beta}$（排泄半減期または治療学的半減期）の意味であるから，式(2)に代入して解くと，式(3)となる．

$$t_{1/2\beta} = \frac{\ln 2}{\beta} = \frac{0.693}{\beta} \quad (3)$$

式(3)と同じ考えで図 3-3 の分布相半減期（$t_{1/2\alpha}$）を解くと，式(3′)となる．

$$t_{1/2\alpha} = \frac{0.693}{\alpha} \quad (3')$$

■**一次速度による変化**　図 3-3 に示す排泄相に当たる血中濃度の時間的推移は一次速度（first-order rate または対数速度）に従って直線的に減退している．薬物の吸収（absorption, A），分布（distribution, D），代謝（metabolism, M），排泄（elimination, E）（よって総称して ADME という）は，いずれも生体内でこの一次速度に従っている．

一次速度とは「ある物の量の変化率はその時点における絶対量に規定される」と意義づけられる．よって図 3-4 に示すように，生体を 1 つの容器に例え，薬物量を容器中の貯水量とし，体内の薬物絶対量（drug amount in the body: Ab）がその時間当たりの排泄量を規定していると考えると理解しやすい．この法則を式で示すと式(4)となり，数式化すると式(4′)となる．

$$変化率 = 定数 \times 絶対量(Ab) \quad (4)$$
$$\frac{dAb}{dt} = K \times Ab \quad (4')$$

式(4′)を解くと式(2)と同じく，次式のようになる．

$$Ab = Ab_0^{-K \cdot t} \quad (Ab_0: 初期薬物量)$$

ここで，K という定数は傾きを示し，縦軸を対数でとると直線的動態（linear kinetics）を示すことがわかる．よって，図 3-4 に示す容器を 1-コンパートメントモデルと考えたときの排水口からの水の排水速度定数（K）と排水半減期との関係は，式(3)のように $t_{1/2} = 0.693/K$ となる．

■**クリアランス**　クリアランス（clearance: Cl）とは分布容量と排泄速度の積と考えられ，図 3-4 に示す容器中の水を薬物とすると，薬物クリアラン

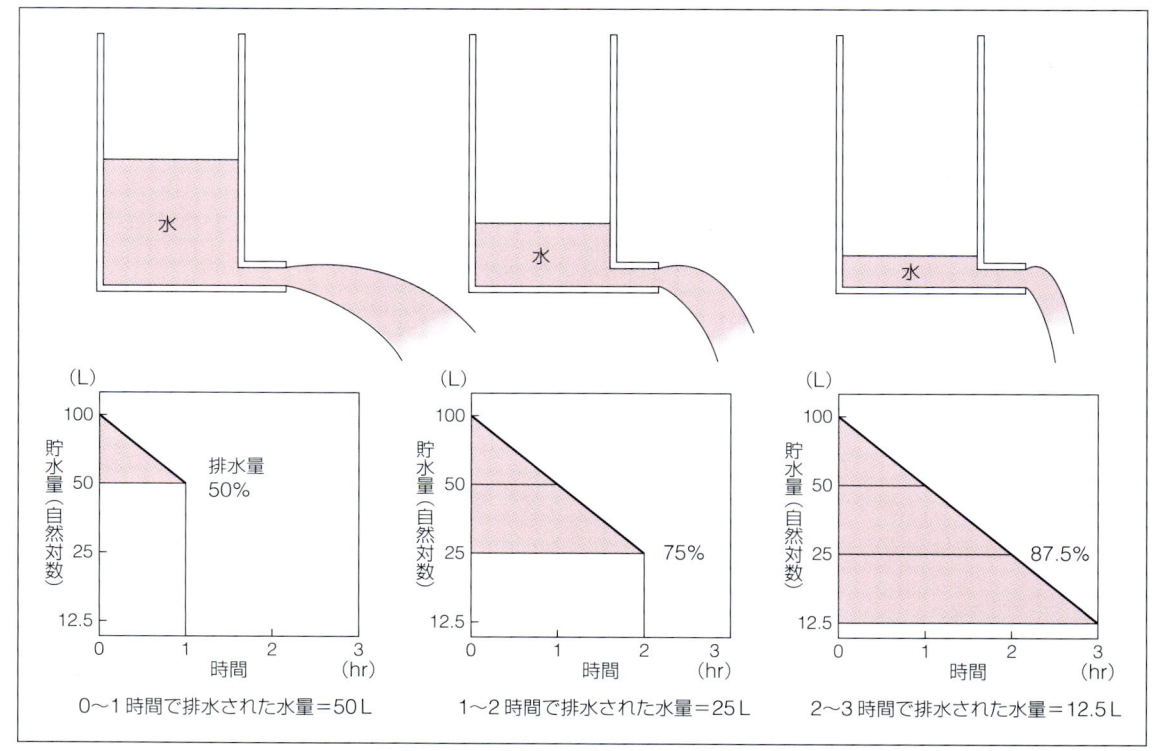

図 3-4　一次速度による薬物排泄（ここでは排水）の模式化

排水口は一定であるから，時間当たりの排水量は容器内の水量によって定まり，縦軸に対数をとると直線的に時間との関係で減水することがわかる．ここでの排水半減期（$t_{1/2}$）は 1 時間と模式化されている．よって横軸に図示されていないが，4 時間までに 6.25 L，5 時間までには 3.125 L（約 3%）の残水量となるから，総水量の約 97%が 5 時間を要して排水され，このモデルを排泄半減期（$t_{1/2}$）= 1 時間の薬物だと考えると，薬物半減期の約 5 倍以上の時間を要して薬物は体内より排泄される

〔文献 2）より一部改変〕

スは式 (5) のように表される．

$$Cl = V_d \times K \quad (5)$$

式 (5) の単位は mL/min，または体重当たりで mL/min/kg と示すことができる．

■**持続（点滴）静注と薬物クリアランス**　図 3-4 の容器が仮に空のときに一定の速度で給水すると，ある時点で給水量と排水量が同じとなり，一定の貯水量を保つ状態が得られる（**定常状態：C_{ss}，図 3-5**）．この状態を薬物療法に置き換えると，持続（点滴）静注法が相当する．すなわち，一定の給水速度（rate of infusion：R_{inf}）で給水された貯水量が一定を保つ状態が生体内薬物の定常状態であり，排水速度を規定している排水管の断面積に相当するのが先に述べた式 (5) の薬物クリアランス（Cl）である．

持続静注速度を R_{inf}（mg/min または mg/kg/min），臨床上必要とされる血中濃度を C_{ss} とすれば，**図 3-5** の下に示すように式 (6) が得られる．

点滴時間（T）中にも注入された薬物が排泄されているため，残存している割合が $e^{-K \cdot T}$（体内残存率）に当たり，$(1 - e^{-K \cdot T})$ は体内からの薬物の消失率に相当する．持続静注時間（T）が長ければ式 (6) の $e^{-K \cdot T} \to 0$ となり，したがって**図 3-5** の下に示すように式 (7) が得られる．

式 (5) から $K = \dfrac{Cl}{V_d}$ を式 (7) に代入すると，式 (8) が得られる．

$$C_{ss} = \frac{R_{inf}}{Cl} \quad (8)$$

また，$t_{1/2} = 0.693/K$ より，$K = 0.693/t_{1/2}$ を**図 3-5** の式 (7) に代入すると，式 (9) が得ら

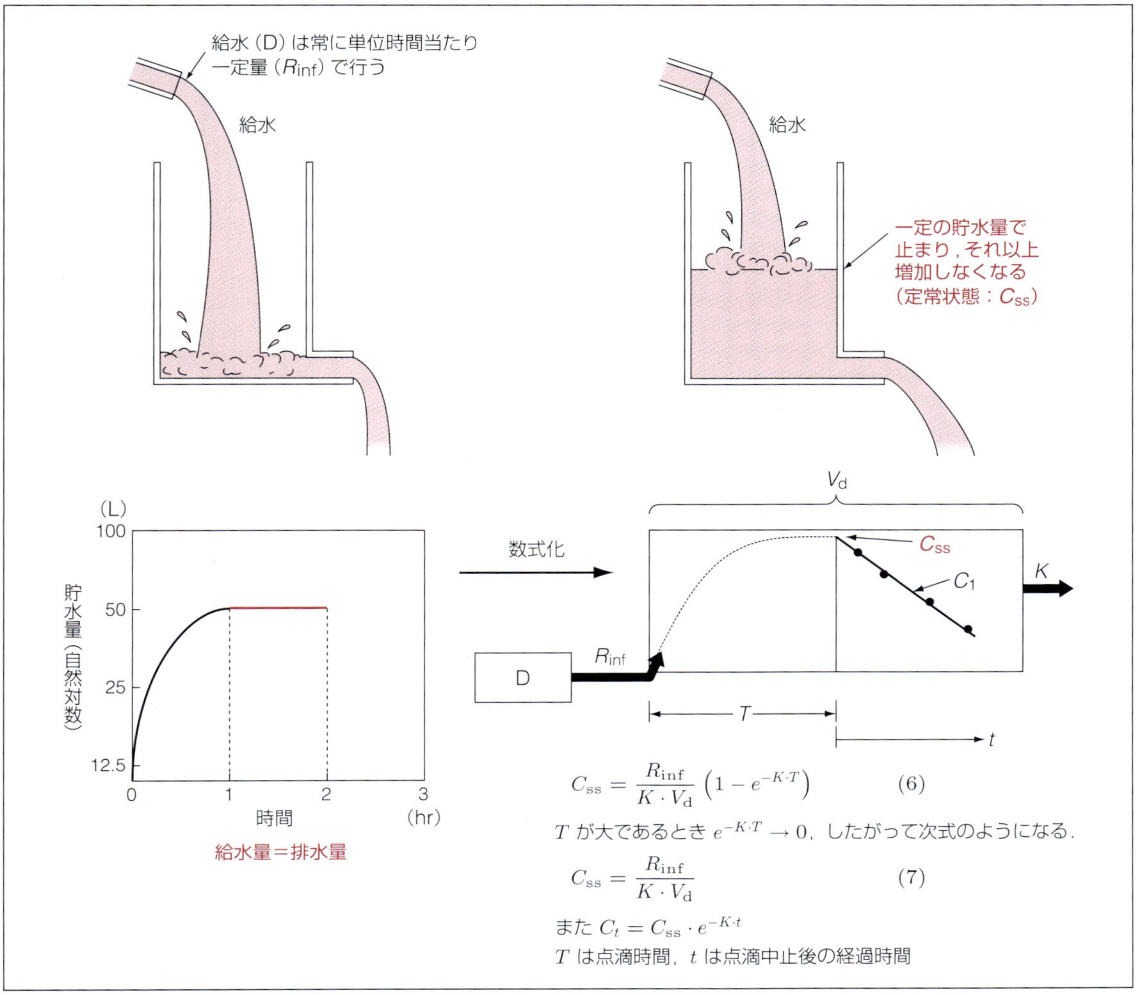
給水（D）は常に単位時間当たり
一定量（R_{inf}）で行う
給水
給水
一定の貯水量で
止まり，それ以上
増加しなくなる
（定常状態：C_{ss}）
(L)
100
50
25
12.5
貯水量（自然対数）
0
1
2
3
時間
(hr)
給水量＝排水量
数式化
V_d
C_{ss}
C_1
K
R_{inf}
D
T
t
$C_{ss} = \frac{R_{inf}}{K \cdot V_d}\left(1 - e^{-K \cdot T}\right)$　(6)
T が大であるとき $e^{-K \cdot T} \to 0$，したがって次式のようになる．
$C_{ss} = \frac{R_{inf}}{K \cdot V_d}$　(7)
また $C_t = C_{ss} \cdot e^{-K \cdot t}$
T は点滴時間，t は点滴中止後の経過時間

図 3–5　持続（点滴）静注療法の模式化（上）と薬物動態理論に基づく数式化（下）　〔文献 2）より〕

れる．

$$C_{ss} = \left(\frac{1.44 \cdot t_{1/2}}{V_d}\right) \cdot R_{inf} \qquad (9)$$

臨床上は有効血中レベルを維持する定常状態の血中濃度（C_{ss}）を保つための持続静注速度を求めることが重要であるのはいうまでもない．

ここで，**図 3–5** の式 (7) を用いてリドカインの有効血中域（$C_{min} \sim C_{max} = 1.5 \sim 6\,\mu g/mL$）のほぼ中間である $C_{ss} \fallingdotseq 3\,\mu g/mL$ を得るための R_{inf} を求めてみよう．算出に必要なリドカインの動態値を $V_d = 1.7\,L/kg$，$t_{1/2} = 1.5\,hr$（約 100 分）とし，患者の体重を 70 kg とすると，次のようになる．

$$R_{inf} = C_{ss} \cdot K \cdot V_d = C_{ss} \cdot \left(\frac{0.693}{t_{1/2}}\right) \cdot V_d$$
$$= (3\,\mu g/mL) \cdot \left(\frac{0.693}{100\ min}\right) \cdot (1.7\,L/kg) \times 70\,kg$$
$$= 2.5\,mg/min$$

以上に述べたように，持続（点滴）静注にて薬物療法を行う際，その薬物のクリアランスがわかっていれば，臨床で求める薬物血中濃度を達成することが理論的に可能である．さらに，$Cl = V_d \times K$，$K = 0.693/t_{1/2}$ より，V_d および $t_{1/2}$（または K）がわかっていれば，前記の目的を達成できることも理解されよう．

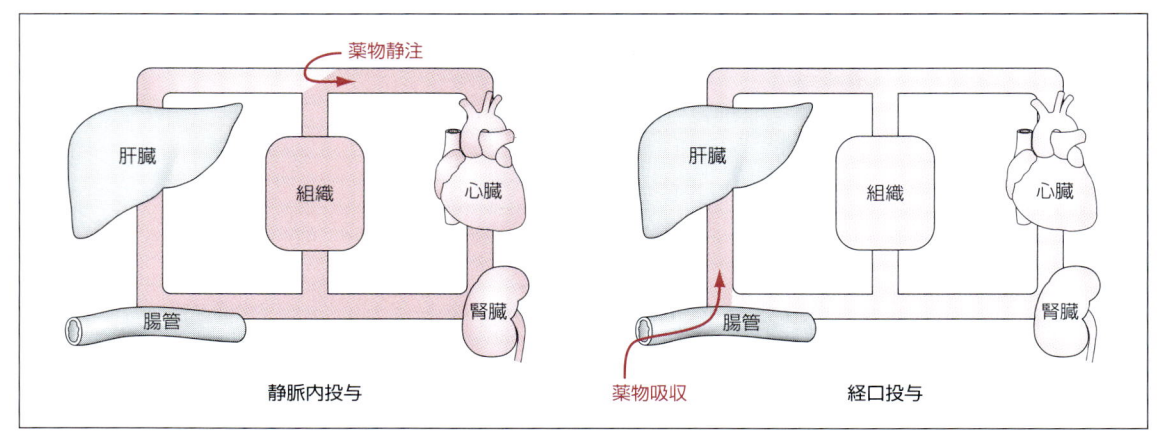

図 3-6 投与経路の違いによる肝臓内取り込みの対比
薬物吸収率や製剤間の有効度評価の指標となる

3）経口投与と臨床薬物動態値

■**経口投与とバイオアベイラビリティー（bioavailability）**　経口投与は静注投与と2つの点で大きく異なる（図3-6）．静注投与量（D_{iv}）は直接循環血中に入ることから，生体内に100％吸収されたことと等しい．したがって，生体内薬物利用度（バイオアベイラビリティー：F）は $F = 1.0$（100％利用）と考えることができる．さらには，図3-6の左に示すように，静注された薬物は直接循環血液中に入るため，経口投与後に起こる腸管内代謝またはトランスポーター（P-グリコプロテインなどの輸送タンパク質）の腸管排出（ある種の薬物では起こるとされている）を逃れるほか，何といっても多くの薬物代謝の場である肝臓を通過する薬物量は，経口投与に比べてはるかに少ないことからも理解される．

一方，経口投与の場合は図3-6の右に示すように，①腸管からの吸収，②腸管内代謝や腸管排出，③肝臓内初回通過効果（hepatic first-pass effect）に伴う薬物代謝酵素による薬物代謝と肝血流量の大小による肝臓内取り込み（hepatic extraction dependent on hepatic blood flow rate）の3つの要因により，生体内の循環血液中に移行する薬物量（systemic availability）およびその速度が大きく影響を受ける．

このことから，同じ有効成分の薬剤でありながら，製造会社が異なることによって，同量を含有するとしていても生体内の有効利用度に差はないか？という疑問が生じる．実際に，製造会社間にバイオアベイラビリティーの差が認められることがあり，治療学上"バイオアベイラビリティー論争"を引き起こしかねない．すなわち，同成分，同等の含有量を医薬品添付文書に示しながら，異なる製造条件のために生体内薬物血中濃度の推移が異なり，期待する臨床効果に差の生じる可能性がある．この原因としては，各社のカプセル剤・錠剤などの製法や条件による差に起因する吸収率および吸収速度の違い，また門脈系へ入る量と速度などの差といった点が考えられている．

■**経口投与の薬物動態モデル**　経口投与後の薬効果と血中レベルの関係を考える場合にも，やはり生体を1つのコンパートメント（箱）とみなすことにより，薬物動態モデルを用いて治療設計を行うことが理論的に可能である（☞ 35頁）．

薬物を単独1回経口投与した後の血中濃度の推移を模式的に図3-7に示した．このように，血中濃度の推移は最高濃度値に達した後は一相性に近いことがわかる．また，体内での薬物濃度は一定の吸収速度（K_a）で最高に達した後，一定の速さ（K）で排泄され，その推移を模式的に示せば，図3-7右のような生体内薬物濃度の動きを想定できる．

経口投与の場合においても，血液中と組織内の

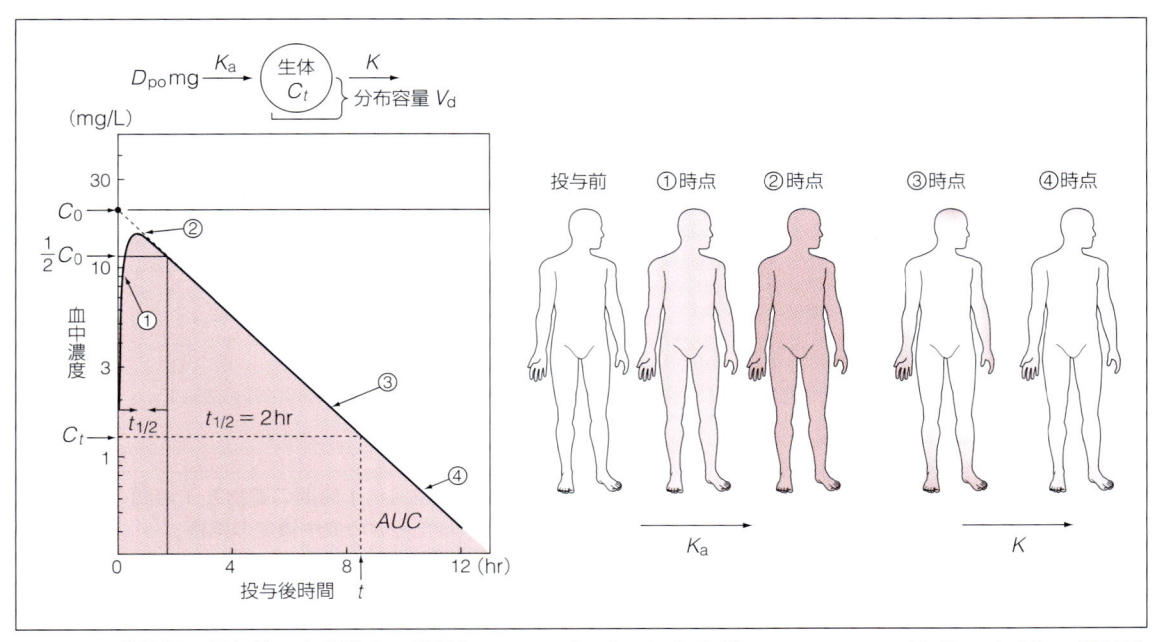

図 3-7　薬物経口投与後の血中濃度の推移と 1-コンパートメントモデル　〔文献 2, 4) より一部改変〕

薬物濃度は薬物固有の物理化学的特性によって一定の均衡を保つように釣り合うので，生体内薬物分布容量（V_d）の概念は，経口投与の場合にも考慮される．経口投与後も薬物は生体の水に"浮遊"すると考えると，平均体重 70 kg の成人で，$V_d = 40 \sim 42$ L の薬物であれば，その薬物は生体内水分に均等に分布すると想定される．また，うっ血性心不全および心房細動治療薬であるジゴキシン digoxin のように，$V_d = 500 \sim 700$ L というヒト生体内水分量をはるかに超えた値の場合には，組織内濃度は血中濃度をはるかに上回るような状態で分布していると考えられる（事実，ジゴキシンの筋肉内濃度は血中濃度の 50〜80 倍以上である）．

ここで，経口投与量を D_{po} とし，図 3-7 に示す血中濃度の消退から，その漸近値を通る直線を 0 時間まで延長した時点での血中濃度を C_0 とすると，図 3-7 より血中濃度は一次速度で減退することがわかる．投与量 $D_{po} = 1000$ mg とし，図 3-7 左のモデルから投与後 t 時間での血中濃度を C_t とすれば，0 時間では $C_0 \fallingdotseq 25.0$ μg/mL だから，排泄速度（K）はこの推移曲線より求められる．また，図 3-7 の K_a を求めるためには最高血中値

②時点まで，すなわち短時間の間に何回かの採血を行う必要があり，実際にそれを測定することはなかなか難しいことに気づくであろう．事実，多くの薬物の K_a のデータはあまり知られていない．

この 1-コンパートメントモデルを考慮して経口薬物療法を行う際のもう 1 つの重要なパラメーターは，すでに述べたように経口投与後のバイオアベイラビリティー（F）である．これを求めるためには，図 3-7 で示した薬物血中濃度と時間で囲まれる面積（area under the curve: AUC, 経口では AUC_{po} とする）を求めた後，同じ薬物の静注投与量（D_{iv}）での同様の面積（この場合は AUC_{iv}）を求め，静注後の AUC_{iv} は利用率 100%（$F = 1.0$）とみなして，その比を次式を用いて求める．

$$F = \frac{AUC_{po}}{AUC_{iv}} \times \frac{D_{iv}}{D_{po}} \qquad (10)$$

図 3-7 に示す薬物では，仮に $D_{po} = 1000$ mg を経口投与したとすると $AUC_{po} \fallingdotseq 300$ μg/mL・hr が得られ，同じ薬物を $D_{iv} = 250$ mg 静注投与して $AUC_{iv} \fallingdotseq 100$ μg/mL・hr が得られれば，この薬物のバイオアベイラビリティー（F）は 75%（$F = 0.75$）となる．

$$F = \frac{300\,\mu g/mL \cdot hr}{100\,\mu g/mL \cdot hr} \times \frac{250\,mg}{1000\,mg} = 0.75$$

4）薬物慢性（繰り返し）投与理論・飽和量および維持量と臨床薬物治療への応用

前項までは薬物"1回"投与後に生じる生体内での薬物動態理論を述べた．しかし臨床上，多くの薬物投与（特に経口投与）は"繰り返し"投与が行われており，1回投与のみの理論に基づく薬物動態だけでは実際に臨床で役立つとはいえない．そこで本項では，慢性（繰り返し）薬物投与設計理論について述べるが，この理解に必須となるものが，いわゆる"定常状態（steady-state）"というものの理解である．

■**慢性（繰り返し）薬物投与と定常状態**　「今あるシステム内に一定の入力が一定の間隔で繰り返し投入されていて，その出力の出方が指数関数的（exponential）〔または1次速度（first-order rate）〕な速さに従っていれば，そのシステム内には1つの"定常状態"が生じる」という考えを"plateau principle"という．この理論は実際に臨床で行われている薬物療法に適合している．

患者というヒトの生体システム内へ，一定の投与間隔（τ）で一定の投与量（D）が入力として入り，血中濃度の消失を時間との関係で片対数グラフにプロットした場合，1つの線形を示す．したがって「"繰り返し"一定の薬物投与量がヒトの生体内に投与されれば，生体内には1つの定常状態が達成されるまで薬物は蓄積する」ということになり，"plateau principle"がそのまま適合される．

この意味をわかりやすく**図3-8**に示す．**図3-8**に示す薬物の半減期（$t_{1/2}$）は1時間であり，その半減期に合わせて投与間隔（τ）を1時間とした場合の血中濃度の推移を模式的に示している．1回目の投与によって1 μg/mLとなった薬物濃度が，その半減期後（1時間後）には0.5 μg/mLとなり，この時点で2回目の投与が行われる．このような同じ投与法を繰り返し，5～6回目の投与後には最高血中濃度$C_{max} = 2.0\,\mu g/mL$となる時点が必ず生じ，その半減期後に最小血中濃度$C_{min} = 1.0\,\mu g/mL$となる．その後の投与からは同じ投与法を繰り返

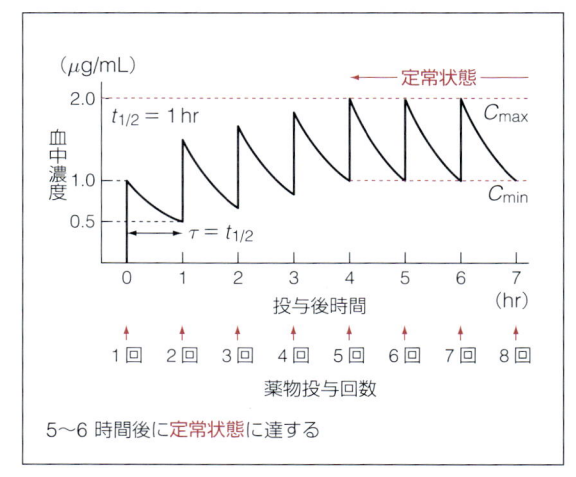

図3-8　半減期が1時間の薬物を1時間ごとに投与したときの血中濃度の推移

〔文献1, 2, 4）より一部改変〕

す限りにおいては，血中濃度は$C_{max} = 2.0\,\mu g/mL$と$C_{min} = 1.0\,\mu g/mL$の間を往復することとなり，定常状態が生じる．したがって，定常状態とは体内から消失する薬物量と投与量とが均衡に達したことを意味し，体内薬物の動きが0に近づくことを表す．

■**繰り返し薬物投与理論の臨床治療への応用**　持続点滴静注にて有効血中濃度（定常状態）（C_{ss}）を得るための持続点滴速度（R_{inf}）は，式（7）（☞39頁）より次式で表される．

$$R_{inf}\,(mg/min) = C_{ss}\,(\mu g/mL) \cdot V_d\,(mL) \cdot K\,(min^{-1})$$

図3-8に示した薬物とほぼ等しい半減期（$t_{1/2} \fallingdotseq$ 1時間）の薬物を経口または持続点滴にて投与したとき，定常状態下で有効血中レベルを得る場合の例を**図3-9**に示す．この薬物の場合も，C_{max}，C_{min}の定常状態は5回目の経口投与で"plateau"（プラトー）に達する．

R_{inf}は投与速度（mg/min）であるから，経口投与で仮に1日3回（$\tau = 8$時間ごと）分服で1回投与量（D）が100 mgであれば，"経口投与速度"は$D/\tau = 100\,mg/8\,hr$となる（$R_{inf} = D/\tau$）．これを仮に静注速度（R_{inf}）を経口投与量と置き換えると，式（7）は次のようになる．

3 薬物動態学と臨床薬理学   43

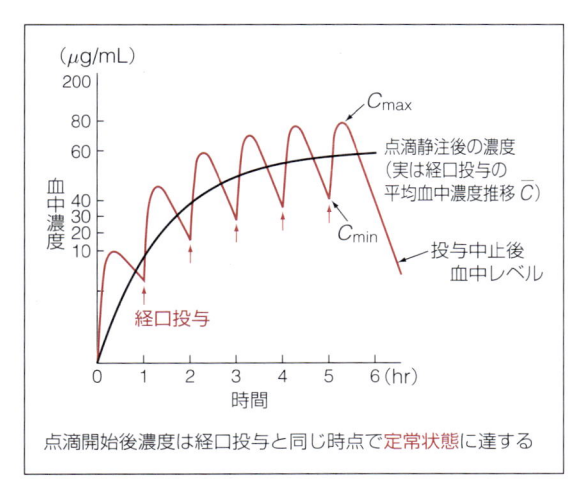

図 3-9 経口投与および持続点滴静注後の薬物血中レベルの推移　〔文献 2, 4) より一部改変〕

$$C_{ss} = \frac{1}{V_d \cdot K}(R_{inf}) = \frac{1}{V_d \cdot K}\left(\frac{D}{\tau}\right) = \frac{D}{V_d \cdot K \cdot \tau} \tag{11}$$

また，図 3-9 に示す C_{max} と C_{min} の間を通る曲線は，この薬物を持続点滴したときに生じる血中濃度推移であると同時に，経口投与を行ったときの平均血中濃度($\overline{C}$)を示すものである．したがって，この薬物のように $t_{1/2} = 1$ hr である薬物療法も，持続点滴のみではその $t_{1/2}$ の約 5 倍，すなわち約 5 時間を要して定常状態に達し，十分な治療効果は経口投与でも同様の時点で発現する．このことから，いわゆる "emergency"（緊急を要する場合）の治療には急速静注 (bolus injection) による方法しかないことがわかる．

さらに，経口投与では服用量(D)が全て体内に入るとは限らないことから，バイオアベイラビリティー（生物学的利用率）を F とすれば，式 (11) は次の式 (12) のようになる．

$$C_{ss} = \frac{F \cdot D}{V_d \cdot K \cdot \tau} \tag{12}$$

ここで，$K = 0.693/t_{1/2}$ を代入すれば式 (12′) のようになる．

$$C_{ss} = \frac{1.44 \cdot t_{1/2} \cdot F \cdot D}{V_d \cdot \tau} \tag{12′}$$

よって，$t_{1/2} = 2.3$ 時間，バイオアベイラビリティー 100%（$F = 1.0$），分布容量 $V_d = 17.2$ L で

ある薬物を 1 回投与量(D) 100 mg，4 時間ごとに投与した場合の定常状態下における（この薬物の場合は $t_{1/2} \times 5 = 2.3$ 時間 $\times 5 \fallingdotseq 10$ 時間後に得られる）平均血中レベルは，式 (12′) より次のようになる．

$$C_{ss} = \frac{1.44 \times 2.3\,\mathrm{hr} \times 1 \times 100000\,\mu g}{17200\,\mathrm{mL} \times 4\,\mathrm{hr}}$$
$$= 4.8\,\mu g/\mathrm{mL}$$

式 (12) および (12′) は，展開を行うことによりさまざまな条件設定下における血中濃度値のほか，臨床的に求められる血中レベルを得るための投与量または投与間隔も求めることができる．

■急速静脈投与後の維持　臨床上，どうしても緊急に薬物血中濃度を定常状態に至らせて，薬物の効果を早急に得たい場合がある．例えば，心筋梗塞に伴う心室性期外収縮 (premature ventricular contraction: PVC) を頻発している患者に対するリドカインの静注投与の際には，直ちに有効域を得るような投与法が行われる．このような場合には，初回付加量または飽和量 (D_L) を投与した後，直ちに点滴静注による持続的維持量 (R_{inf}) または経口による維持量 (D_M) の投与が行われる．

ここでは半減期 ($t_{1/2}$) が 6 時間である薬物を想定し，図 3-10 に D_L, D_M および $t_{1/2}$ の関係を示す．そこで，維持量のみにてこの薬物の半減期 (6 時間) と投与間隔 τ（1 日 4 回，6 時間）を定めて定常状態の薬物濃度を得ようとすれば，6 時間$\times 5 = 30$ 時間（約 1 日半）にて達成される（図 3-10 A）．また，緊急に経口にて定常状態を必要とすると仮定して，初回付加(飽和)量として維持量の 2 倍を投与し，それ以後，維持量を投与したときの血中濃度を動態理論に基づいて示したものが図 3-10 B である．いずれにせよ，D_M の 2 倍を D_L として投与間隔 τ をその薬物の $t_{1/2}$ に合わせて治療を行えば，直ちに定常状態のプラトーに達し，それを維持することができる．この方法をネルソン (Nelson) 法という．

■飽和量と維持量の関係　図 3-11 に人体を 1 つの容器に例えて，薬物を満杯にする目的で D_L を与えた状態と，τ 時間後に残存している量との関

A. $t_{1/2}$ が 6 時間である薬物の投与間隔を 6 時間ごとに設定した場合の血中濃度の推移

$$C_{\max} = \frac{F \cdot D}{V_d (1 - e^{-K \cdot \tau})}$$

$$\overline{C} = \frac{1.44 \times F \times D \times t_{1/2}}{\tau \cdot V_d}$$

$$C_{\min} = \frac{F \cdot D \cdot e^{-K \cdot \tau}}{V_d (1 - e^{-K \cdot \tau})}$$

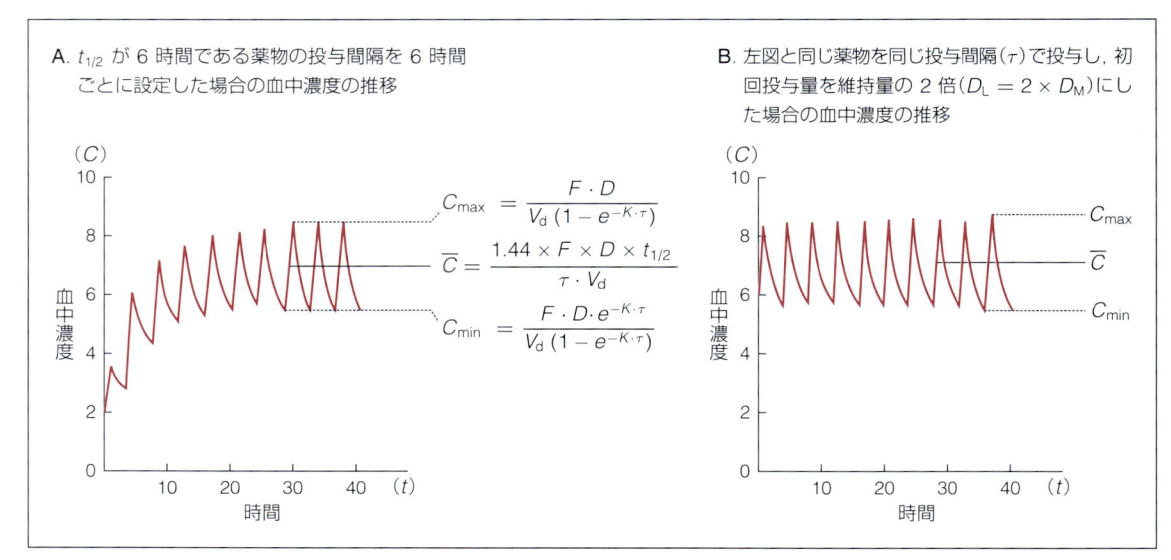

B. 左図と同じ薬物を同じ投与間隔(τ)で投与し，初回投与量を維持量の 2 倍($D_L = 2 \times D_M$)にした場合の血中濃度の推移

図 3-10 維持量のみを持続した場合（左）と初回付加量後に維持量を持続した場合（右）の血中薬物濃度の時間的推移
〔文献 1, 2) より〕

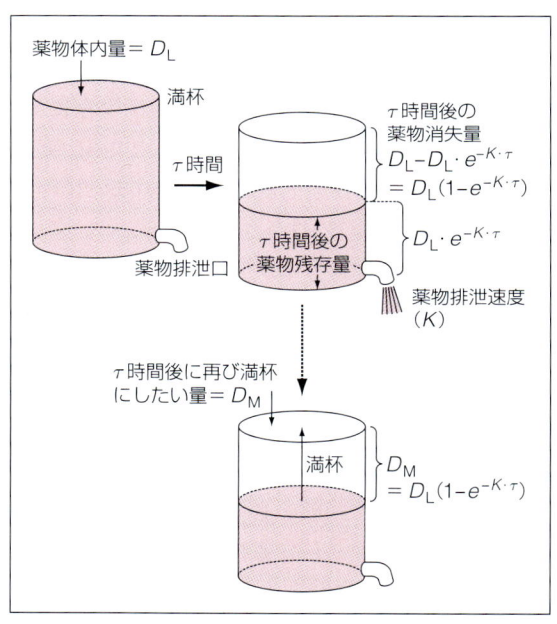

図 3-11 飽和量と維持量の関係 〔文献 2) より〕

係を示す．ここで τ を投与間隔とすれば，この間に失われた量，すなわち D_M を τ 時間後に投与すれば再び容器は満杯となる．**図 3-11** のように，D_L 投与の τ 時間後の残存量は $D_L \cdot e^{-K \cdot \tau}$ で表される．つまり消失量は $D_L (1 - e^{-K \cdot \tau})$ であるから，この量を補えば再び容器を満杯にすることができる．したがって，D_L と D_M の関係は次の式となる．

$$D_M = D_L (1 - e^{-K \cdot \tau}) \tag{13}$$

$$D_L = \frac{1}{1 - e^{-K \cdot \tau}} \cdot D_M \tag{13'}$$

D_L に対する D_M の決定は 1 つの比に基づいて算出されることになり，これを用量比 R (dosing ratio) とすれば，式 (13) より式 (14) が導かれる．

$$R = \frac{D_L}{D_M} = \frac{1}{1 - e^{-K \cdot \tau}} \tag{14}$$

この関係による定常状態下での投与設計を**図 3-10A** に示す式に適合させることもできる．$C_{\max} \cdot V_d$，$\overline{C} \cdot V_d$（または $C_{ss} \cdot V_d$），$C_{\min} \cdot V_d$ の代わりに D_M を繰り返しているときの最高，平均，最小体内薬物量 (drug amount in the body) をそれぞれ $Ab_{\max}$，$\overline{Ab}$，$Ab_{\min}$ とすれば，次の式が得られる．

$$Ab_{\max} = \frac{1}{1 - e^{-K \cdot \tau}} \cdot D_M \tag{15}$$

$$\overline{Ab} = \frac{D_M}{K \cdot \tau} \tag{16}$$

$$Ab_{\min} = \frac{e^{-K \cdot \tau}}{1 - e^{-K \cdot \tau}} \cdot D_M \tag{17}$$

式 (15), (17) からは次の式が得られる．

$$Ab_{\min} = Ab_{\max} \times e^{-K \cdot \tau}$$

表 3-2 薬物代謝の基本的様式

代謝様式	代表的薬物例
薬物 ⟶ 不活性代謝物	フェノバルビタール ⟶ ヒドロキシフェノバルビタール
薬物 ⟶ 活性代謝物 ⟶ 不活性代謝物	アミトリプチリン ⟶ ノルトリプチリン ⟶ 不活性代謝物 プロカインアミド ⟶ N-アセチルプロカインアミド ⟶ 不活性代謝物
薬物 ⟶（常用量）⟶ 不活性代謝物 　　 ⟶ 活性代謝物（中毒量）	アセトアミノフェン ⟶ アセトアミノフェングルクロン酸抱合体および硫酸抱合体 　　 ⟶ キノンタイプ活性代謝物
薬物 ⟶ ⟶ 活性代謝物（変異原性, がん原性, 催奇形性代謝物）	ベンツピレン ⟶ ⟶ 7,8-ジヒドロジオール 9,10-オキシド
プロドラッグ ⟶ 活性薬物 ⟶ 不活性代謝物	プレドニゾン ⟶ プレドニゾロン ⟶ 不活性代謝物 シクロホスファミド ⟶ 活性アルキル化剤 ⟶ 不活性代謝物 アスピリン ⟶ サリチル酸 ⟶ 不活性代謝物

〔文献 6, 7) より〕

また, 点滴静注後の図 3-5（☞ 39 頁）の式 (6) を点滴速度 (R_{inf}) とすれば, 静注点滴時間 (T) における体内残存薬物量 (Ab_{inf}) は式 (18) となる.

$$Ab_{inf} = \frac{R_{inf}}{K}\left(1 - e^{-K \cdot T}\right) \quad (18)$$

2 薬物代謝学と臨床薬物治療学

❶ 薬物代謝の基本的様式

多くの薬物は脂溶性を示すが, 生体の種々の酵素によって腎から排泄されやすい型, すなわちより水溶性の高い物質に変化する. この反応が薬物代謝（metabolic reaction of drugs）である. しかしながら, 全ての薬物が必ずしも代謝を受けず, 極性が十分に高ければ（水溶性であれば）全く変化を受けずに（アミノグリコシド系抗生物質, 炭酸リチウムなど）, あるいは一部だけが代謝変化（ジゴキシンなど）を受けて腎から排泄される. 一般に薬理学的に活性のある薬物は, 活性のより低い, あるいは不活性な化合物への代謝が行われる（解毒, detoxication）. 一方, 薬理活性の高い化合物へ変化, あるいは薬理活性とは異なる毒性（変異原性, 催奇形性およびがん原性など）を示す化合物への変換（代謝活性化, metabolic activation）が行われることもある. さらに, 吸収率の改善などの目的で, 薬理学的に不活性な化合物（プロドラッグ, prodrug）として投与し, 代謝によって活性化させることで利用されている側面も忘れてはならない.
表 3-2 に薬物代謝の基本的様式をまとめて示す.

薬物の薬効や毒性は, 作用部位における薬物濃度に依存する. そしてその濃度は薬物の投与部位からの吸収および組織への移行速度, 薬物代謝速度や尿中への排泄速度などに依存している. これらの要因のうち, 種々の条件下で最も変動を示すのが薬物の代謝速度である. したがって, 薬物代謝能は薬物の効果や毒性を決定する重要な因子といえる.

❷ 薬物における肝シトクロム P450（CYP）の役割

薬物が代謝反応を受ける主な臓器は肝臓である. また肝臓に比べてその役割は小さいが, 胃・腸管, 腎臓, 肺, 血液および皮膚などにおいても薬物代謝は行われる. 代謝反応で最も重要と考えられるシトクロム P450 による酸化反応は, そのほとんど

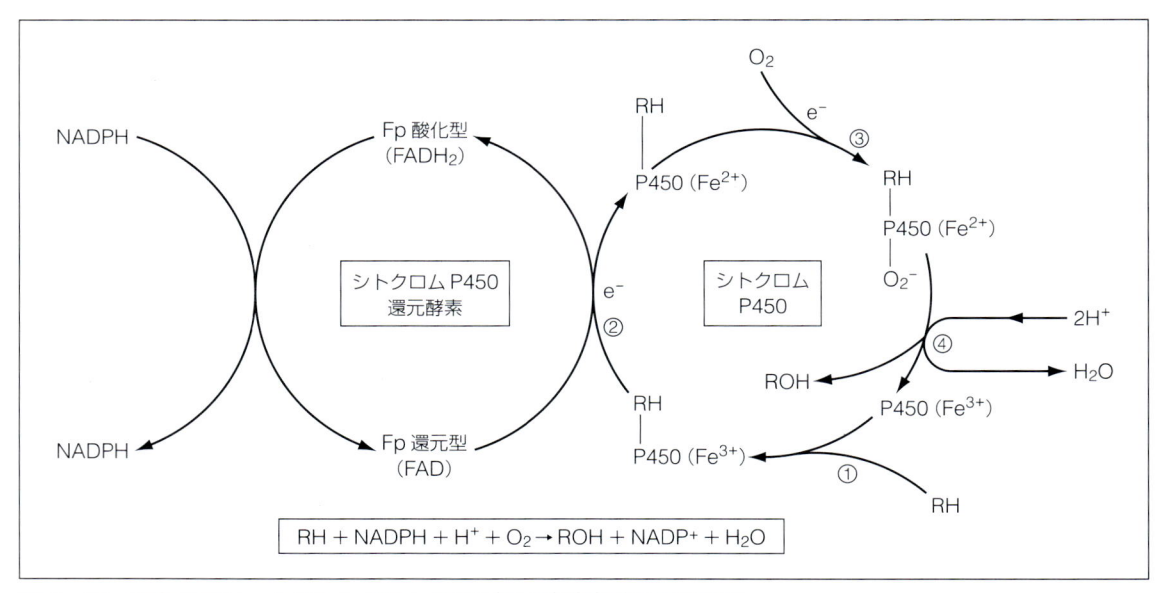

図 3-12 肝ミクロソームのシトクロム P450(CYP)酵素系の反応図式
RH：薬物，ROH：酸化代謝物，Fp：フラビンタンパク質，e^-：電子　〔文献 6, 7) より〕

が肝臓で行われている．

ある種の薬物（例えばプロプラノロール，ベラパミル，イソプレナリン，リドカイン，メペリジン，ニトログリセリンなど）は，経口投与後，胃・腸管から吸収され，門脈を経て肝臓に運ばれる過程で投与量のほとんどが代謝を受ける．このように，循環血中に到達する以前に速やかに代謝を受けることを初回通過効果（first-pass effect）とよぶ．

薬物代謝が行われる肝細胞内局在の検討によると，最も重要な役割を果たしているのがミクロソーム（microsome）分画である．これは肝細胞のホモジネート（homogenate）物を高速遠心分離することにより得られ，滑面および粗面小胞体の断片から由来するものである．薬物代謝酵素は特に滑面小胞体（smooth endoplasmic reticulum: SER）分画に高い活性を示すことが知られている．

肝ミクロソームの薬物酸化反応においては，シトクロム P450，シトクロム P450 還元酵素，NADPH および分子状酸素（O_2）を必要とし，それらの関係および反応図式を図 3-12 に示す．肝細胞に取り込まれた薬物は，小胞体に埋め込まれている酸化型 P450 と結合し（図 3-12 ①），NADPH 由来の電子 1 個が薬物と結合したシトクロム P450 に伝達され，3 価のヘム鉄を 2 価に還元する（図 3-12 ②）．さらにもう 1 つの電子が同様に供給され，分子状酵素とともに薬物-還元型シトクロム P450-O_2 という複合体を形成する（図 3-12 ③）．この複合体は直ちに分解し，1 個の酸素原子が薬物分子に導入され，酸化型 P450 を再生するとともに，もう 1 原子の酸素は H_2O に変えられる（図 3-12 ④）．これらの一連の反応をまとめると，図 3-12 の下段のように表すことができる．

❸ 薬物の代謝・抱合様式

生体における薬物の代謝は 2 つの相に分けられる．すなわち，無極性（脂溶性）の薬物に極性（水溶性）の官能基（-OH，$-NH_2$，-COOH，-SH など）を生じさせる酸化・還元および加水分解の第 I 相反応（phase I reaction）と，これら極性官能基と，より極性の高い内因性化合物との抱合反応，つまり第 II 相反応（phase II reaction）によってさらに水溶性の高い排泄されやすい抱合代謝物にする反応である．表 3-3，表 3-4 に薬物例とともに第 I・II 相の反応様式をまとめた．一般に第 I 相反応の反応速度のほうが引き続いて起こる第 II 相反応より遅く，律速段階（rate-limiting step）となっており，薬効あるいは副作用発現やそれらの強さに大

表 3-3 薬物代謝反応様式（第 I 相反応）

反応型	代謝変化	薬物例
酸化反応		
●シトクロム P450 依存性酸化反応		
芳香族水酸化	$C_6H_5R \rightarrow$ (エポキシド中間体経由) $\rightarrow$ HOC_6H_4R	フェニトイン，フェニルブタゾン アセトアニリド→アセトアミノフェン
脂肪族水酸化	$RCH_2CH_3 \longrightarrow RCH_2CH_2OH$	トルブタミド，アモバルビタール
酸化的脱アルキル化		
N-脱アルキル化	$RN(H)(CH_3) \longrightarrow RN(H)(CH_2OH) \longrightarrow RNH_2 + HCHO$	テオフィリン，アンチピリン
O-脱アルキル化	$ROCH_3 \longrightarrow ROH + HCHO$	コデイン→モルヒネ，フェナセチン→アセトアミノフェン
S-脱アルキル化	$RSCH_3 \longrightarrow RSH + HCHO$	6-メチルチオプリン→メルカプトプリン
N-酸化		
一級アミン	$RNH_2 \longrightarrow RN(H)OH$	アニリン
二級アミン	$RR'NH \longrightarrow RR'NOH \longrightarrow RR'N^+-O^-$	2-アセチルアミノフルオレン
三級アミン	$R_3N \longrightarrow R_3N^+-O^-$	ニコチン
S-酸化	$RR'S \longrightarrow RR'S=O$	シメチジン，クロルプロマジン
二重結合のエポキシ化	$RCH=CHR' \longrightarrow R-\overset{H}{\underset{O}{C}}-\overset{H}{\underset{}{C}}-R'$	カルバマゼピン
脱アミノ化	$R-CHCH_3 \longrightarrow R-\overset{OH}{\underset{NH_2}{C}}-CH_3 \longrightarrow R-\overset{O}{\underset{}{C}}-CH_3 + NH_3$	アンフェタミン
脱硫化	$RR'C=S \longrightarrow RR'C=O$	チオペンタール，パラチオン
●シトクロム P450 非依存性酸化反応		
MAO によるアミン酸化	$RCH_2NH_2 \longrightarrow RCHO + NH_3$	アドレナリン，チラミン
脱水素化	$RCH_2OH \longrightarrow RCHO \longrightarrow RCOOH$	エタノール，抱水クロラール
還元反応（シトクロム P450 依存性）		
アゾ還元	$RN=NR' \longrightarrow RNH-NHR' \longrightarrow RNH_2 + R'NH_2$	プロントジル→スルファニルアミド
ニトロ還元	$RNO_2 \longrightarrow RNO \longrightarrow RNHOH \longrightarrow RNH_2$	ニトラゼパム，クロラムフェニコール
カルボニル還元	$R-\overset{O}{\underset{}{C}}-R' \longrightarrow R-\overset{OH}{\underset{}{CH}}-R'$	メチラポン，ナロキソン
脱ハロゲン化	$CCl_4 \longrightarrow [CCl_3] \longrightarrow CHCl_3$ $F_3C-\overset{Br}{\underset{Cl}{CH}} \longrightarrow F_3C-\overset{H}{\underset{OH}{CH}} \longrightarrow F_3CCOOH$	四塩化炭素 ハロタン
加水分解反応		
エステル	$RCOOR' \longrightarrow RCOOH + R'OH$	プロカイン，アスピリン
アミド	$RCONHR' \longrightarrow RCOOH + R'NH_2$	リドカイン

〔文献 6, 7) より〕

表 3-4 薬物代謝反応様式：抱合反応（第 II 相反応）

抱合のタイプ	内因性抱合物	転移酵素（細胞内局在部位）	基質のタイプ	代表的薬物例
グルクロン酸抱合	UDP-グルクロン酸（活性型グルクロン酸）	UDP-グルクロニルトランスフェラーゼ（ミクロソーム）	フェノール，アルコール，カルボン酸，チオール，芳香族アミン	モルヒネ，アセトアミノフェン，クロラムフェニコール，ジアゼパム，オキサゼパム
アセチル化抱合	アセチル CoA	N-アセチルトランスフェラーゼ（細胞質）	アミン，ヒドラジン	イソニアジド，プロカインアミド，ジアフェニルスルホン（ダプソン），ヒドララジン，アリルアミン
メチル化抱合	S-アデノシルメチオニン（活性メチル体）	メチルトランスフェラーゼ（細胞質）	カテコールアミン，フェノール	アドレナリン，ドパミン，ヒスタミン，チオウラシル
硫酸抱合	ホスホアデノシルホスホ硫酸（活性硫酸）	スルホトランスフェラーゼ（細胞質）	フェノール，アルコール，芳香族アミン	アセトアミノフェン，アニリン，メチルドパ
グリシン抱合	グリシン	アシル CoA グリシントランスフェラーゼ（ミトコンドリア）	芳香族カルボン酸	サリチル酸，安息香酸，ニコチン酸，コール酸
グルタチオン抱合（メルカプツール酸の生成）	グルタチオン	グルタチオン-S-トランスフェラーゼ（細胞質）	エポキシド，アレンオキシド，ニトロ化合物	エタクリン酸，ブロモベンゼン，クロロベンゼン

〔文献 6, 7) より〕

きく影響する．したがって，第 I 相反応に関わる代謝酵素の欠損者（poor metabolizers: PMs）では，**表 3-3** に示す薬物のみに活性がある場合には薬効の著明な増強，あるいは副作用発現の可能性がきわめて高い．逆に代謝物にのみ薬理活性が存在するときには薬効の発現がみられない可能性がある．

抱合反応の基本様式は，内因性抱合物（UDP-グルクロン酸など）とカップリング（coupling）した後，あるいは高エネルギー中間体（安息香酸の CoA 誘導体など）を形成して活性化された後，転移酵素の働きによって水溶性の大きな抱合代謝物を生成し，尿または胆汁中に排泄される．抱合反応に重要な役割を果たす内因性抱合物は食餌由来であるため，栄養状態はこれらの反応に大きく影響する．従来，抱合反応は化学物質の最終代謝過程である"解毒機構"としてその役割が理解されてきたが，イソニアジドの N-アセチル化体の加水分解生成物であるアセチルヒドラジンや，アミノフルオレンなどアリルアミンの N-O-硫酸抱合体の例にみるように，肝障害物質やがん原性物質となるための重要な過程であることもわかってきている．

❹ 薬物代謝と毒性

薬物の代謝は必ずしも解毒機構として働いているだけでなく，代謝活性化・毒性化を示す例もある．例えば，よく知られるアセトアミノフェンの肝毒性も，その代謝から**図 3-13** のように解明されている．アセトアミノフェンは常用量（1.2 g/日）ではグルクロン酸および硫酸抱合によってその 95% が代謝され，5% がシトクロム P450 により酸化された後，グルタチオン抱合される．一方，アセトアミノフェンが大量に投与（自殺企図など）された場合には前記の抱合過程が飽和し，本来主要でなかったシトクロム P450 による代謝が増大する．肝臓のグルタチオンが十分に供給され続ける限り肝障害は起こらないが，その供給以上の速度で消費が進んだ場合，シトクロム P450 により代謝・活性化された N-アセチル-p-ベンゾキノンイミン（N-acetyl-p-benzoquinone imine: NAPQI）は，細胞内高分子であるタンパク質や核酸などと共有結合し，肝毒性をもたらすとされている．

アセトアミノフェンの代謝活性化体の親電子的

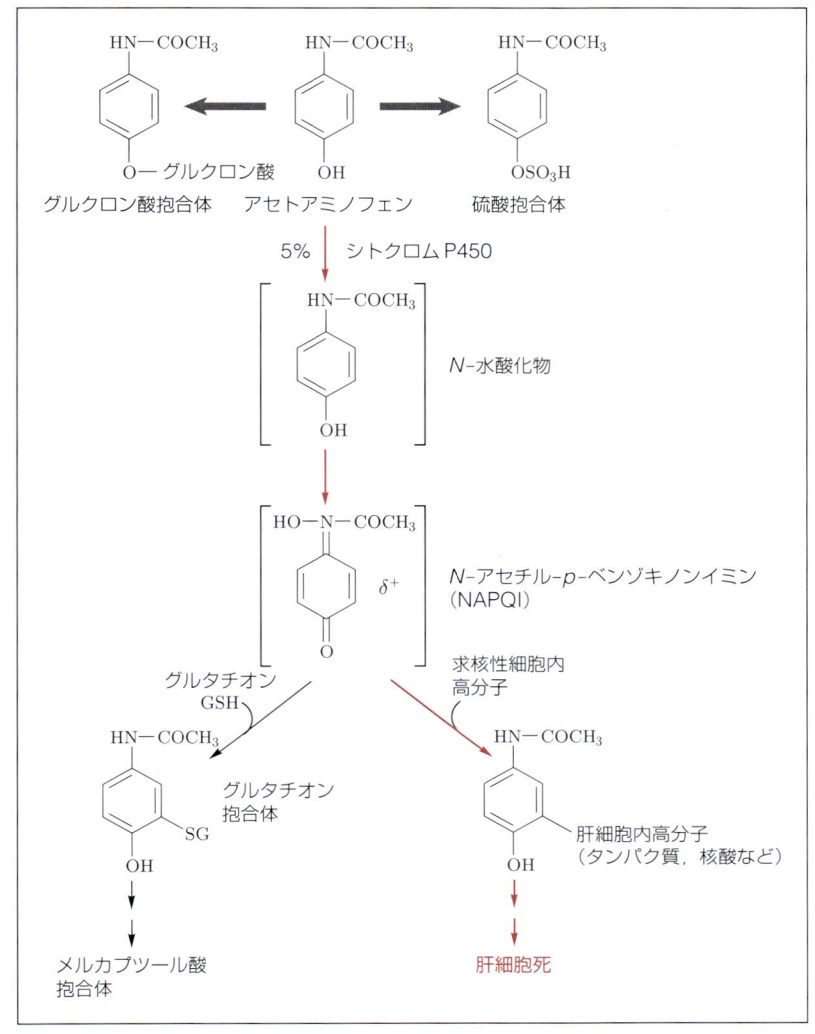

図 3-13　アセトアミノフェンの代謝経路　〔文献 6, 7) より〕

特徴を利用した外因性の求核性化合物（システアミンやアセチルシステイン）の投与は，重篤な肝障害や致死防止に有効であることが明らかにされている．

❺ 薬物代謝学における臨床薬理遺伝学と臨床治療学との関連

1）臨床薬理遺伝学の概念

薬効や副作用発現の個人差は，臨床上，最も重要な問題の1つである．これらの個人差を支配する因子として，薬物代謝酵素の遺伝子多型（genetic polymorphism）が重要視されている．その代表的なものとして，薬物代謝の第I相反応を触媒する酵素の CYP がある（表 3-3）．CYP の遺伝子多型には，正常な活性を示す個体（extensive metabolizer: EM）と，活性がほとんどない個体（poor metabolizer: PM）が存在する．集団の中に一定の確率（通常1％以上）で PM が存在するときには"遺伝子多型が存在する"と表現する．臨床薬理遺伝学（clinical pharmacogenetics）では，薬物を投与して代謝能力〔通常投与による薬物とその代謝物との代謝比（metabolic ratio: MR）〕を検査することを表現型テスト（phenotyping test），表現型の背景にある遺伝子変異の有無を検査することを遺伝子タイプテスト（genotyping test）という．

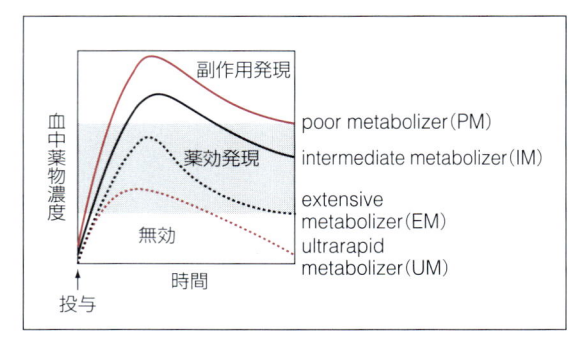

図3-14 薬物代謝酵素の遺伝子多型と血中薬物濃度の関係　　〔文献3)より〕

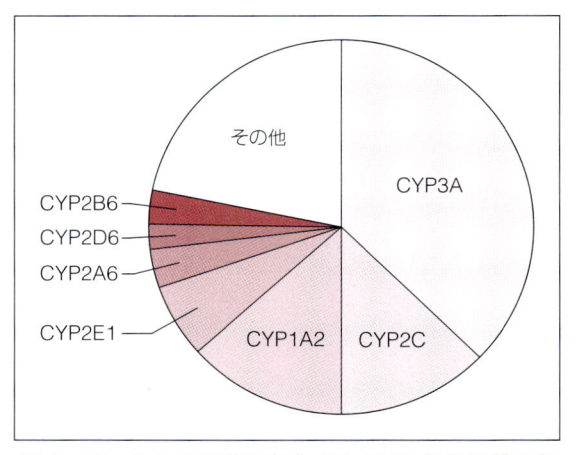

図3-15 ヒトの肝臓に存在するCYP各分子種の存在比
CYP2CはCYP2C9(全体の約17%)とCYP2C19(約1〜1.5%)の総和(約18%),CYP3AはCYP3A4とCYP3A5の総和(40%以上を占める)である　〔文献3)より〕

本項では，ヒトCYPの薬理遺伝子多型と，機能変異が知られているCYP2D6，CYP2C9およびCYP2C19について述べる．

2) 遺伝子変異とEM・PM

EMおよびPMと遺伝子変異の関係を説明するとき，一般的に野生型の対立遺伝子(allele)をwt(wild type)，活性が低下または欠損しているalleleをm(mutant)とし，wt/wtをホモEM，wt/mをヘテロEM，m/mをPMと分類する．ただし，CYP2C6のように酵素活性がEMとPMの中間に位置するintermediate metabolizer(IM)の原因となるような遺伝子変異が存在する場合もある(例えばCYP2D6*10)．一方，EMよりも代謝能が異常に亢進しているヒトをultrarapid metabolizer(UM)という．

一般的に，投与された薬物そのものが薬効を示す本体である場合，薬物代謝酵素によって代謝されると薬効が低下する．PMではその薬物を代謝できなくなるため，血中濃度が異常に上昇して副作用を生じる(図3-14)．また，逆に代謝物が薬効を示す本体である場合は，PMでは予想した薬効が得られないという現象が生じる．したがって，薬物代謝酵素の遺伝子多型は薬物治療において重要な問題である．

3) ヒト肝CYPと薬物代謝

多くの薬物の代謝を触媒するのが，主に肝臓の小胞体(ミクロソーム)に存在しているシトクロムP450(cytochrome P450: CYP)である．CYPには多くの分子種が存在し，スーパーファミリー(superfamily)を形成している．CYPは約500個のアミノ酸からなるタンパク質であるが，そのアミノ酸配列の相同性が40%以上の分子種が同じファミリー(CYPmXnのmを数値で示す)に分類され，さらに55%以上の分子種が同じサブファミリー(CYPmXnのXを大文字アルファベットで示す)に分類される．薬物の代謝に関与する主なヒトCYP分子種は主に1〜3ファミリーに属する〔CYPmXnのnを数値で示す(この数値はタンパク質をコードしている遺伝子ナンバー)〕．

ヒト肝ミクロソームに存在する主なCYPの分子種は，CYP1A2，CYP2A6，CYP2B6，CYP2C9，CYP2C19，CYP2D6，CYP2E1，CYP3Aの8種類である．これらの分子種の肝臓での存在比を図3-15に示す．臨床で使用される医薬品の約半数はCYP3Aによって代謝され，さらに約20%ずつの医薬品がCYP2D6とCYP2Cによって代謝される．本章の章末(☞55頁)の付表にCYP代謝酵素とその基質薬物，代謝阻害薬および代謝誘導(促進)薬または要因をまとめる．付表と図3-15より，CYP分子種の存在比と基質となる薬物の数はCYP3Aでは比例するものの，CYP2D6では存在比は低いが多くの薬物の代謝に関与している．

表 3-5 シトクロム P450(CYP)の遺伝子多型と PM に発現する薬理作用

薬物代謝酵素	代表的な基質薬物	PM に発現する薬理作用	PM 頻度 日本人	PM 頻度 欧米人
CYP2D6	アドレナリンβ受容体遮断薬 　アルプレノロール,チモロール,カルベジロール,プロプラノロール,メトプロロール	アドレナリンβ受容体遮断薬の作用増強	1%以下	5〜10%
	抗不整脈薬 　プロパフェノン,フレカイニド	不整脈,めまいなどの中枢性副作用		
	向精神薬 　アミトリプチリン,イミプラミン,クロミプラミン,チオリダジン,デシプラミン,ハロペリドール,フルボキサミン	抗コリン症状,うつ症状の増悪,遅延性ジスキネジア		
	その他 　コデイン	鎮痛効果の減少		
CYP2C19	プロトンポンプ阻害薬 　オメプラゾール,ランソプラゾール,ラベプラゾール	H. pylori 除菌率の増加	18〜23%	3〜5%
	ジアゼパム	鎮静作用の延長		
CYP2C9†	ワルファリン	出血	2〜4%	14〜28%
	トルブタミド	低血糖		
	グリベンクラミド	低血糖		
	フェニトイン	構語障害,眼振,運動失調		
	ロサルタン	降圧作用の減少		

†:CYP2C9 の PM 頻度はヘテロ型の頻度値　　　　　　　　　　　　　　　　　〔文献 3) より一部改変〕

4) CYP 遺伝子多型と薬理作用・副作用発現の人種差

薬物代謝の第 I 相反応では CYP による酸化反応が最も大きな割合を占めている.CYP には多くの遺伝子多型が同定されており,その代謝クリアランスは総クリアランスに対し高い割合を占め,安全域が狭い薬物では特に注意が必要となる.表 3-5 に本項で述べる CYP の PM 頻度と,PM に伴い発現する薬理作用と副作用の例をまとめた.また,CYP に関する薬理遺伝学の知識をさらに深める目的で,その主要な遺伝子多型と酵素活性への影響,日本人と欧米(白)人での頻度を表 3-6 にまとめた.以下に,遺伝子多型を示すことが確立されている 3 つの CYP について述べる.

■CYP2D6　PM の原因遺伝子の変異は,現在まで 30 種類以上が報告されている.欧米人においては,CYP2D6*3, *4, *5 により,PM の 95%以上を説明可能であるが,日本人では半数しか説明できない.しかし近年の報告では,CYP2D6*5 と CYP2D6*14 の 2 つの変異をみることで,日本人の PM の 83%が説明できるとされている.また,CYP2D6*10 という東洋人に特異的な遺伝子変異が高頻度に存在することが明らかにされており,この変異をホモ型で有する個体(CYP2D6*10/*10)は前述した IM に分類される.

■CYP2C19　PM 頻度は,日本人では欧米人に比べて非常に高く,臨床的にきわめて重要だと考えられる.CYP2C19 には代謝能に影響を及ぼす変異が 9 種類(CYP2C19*2A, *2B, *3, *4, *5A, *5B, *6, *7, *8)存在するが,日本人の PM における遺伝子多型は CYP2C19*2 と *3 でほぼ 99%が説明可能とされている.

■CYP2C9　日本人の PM における遺伝子変異は CYP2C9*3 と *4 の存在が明らかにされている.このうち CYP2C9*3 の allele 頻度は 2%と低く,ホモ型(*3/*3)を有する人は計算上,2268 人

表 3-6 CYP2D6, 2C19, 2C9 分子種の遺伝子変異の日本人および欧米(白)人における頻度とその酵素活性

薬物代謝酵素	変異 allele	酵素活性への影響	(allele)頻度(%) 日本人	(allele)頻度(%) 欧米人
CYP2D6	CYP2D6*2xN	上昇	1~2	1~5
	CYP2D6*4	なし	0~2	12~21
	CYP2D6*5	なし	4~6	4~6
	CYP2D6*10	低下	38~45	1~2
	CYP2D6*14	なし	1~2	0
CYP2C19	CYP2C19*2	なし	29	13
	CYP2C19*3	なし	13	0
CYP2C9	CYP2C9*2	低下	0	8~13
	CYP2C9*3	低下	2	7~9

* はスター(星)と読み, *1 は正常代謝能を有するワイルドタイプ (wild-type), *2, *3, *4…は変異(mutant)を意味する

〔文献 3) より一部改変〕

表 3-7 遺伝子多型を示す CYP 以外の薬物代謝酵素とその基質となる主な薬物

酵素名(英語略名)	主な薬物(代謝基質)
N-アセチルトランスフェラーゼ(NAT2)	プロカインアミド, イソニアジド, ジアフェニルスルホン(ダプソン), ヒドララジン
UDP-グルクロノシルトランスフェラーゼ(UGT)	イリノテカン, イミプラミン, モルヒネ, ステロイド
ジヒドロピリジンデヒドロゲナーゼ(DPD)	5-フルオロウラシル, テガフール, カルモフール
チオプリン S-メチルトランスフェラーゼ(TPMT)	6-メルカプトプリン, アザチオプリン
アルコールデヒドロゲナーゼ(ADH)	アルコール
アルデヒドデヒドロゲナーゼ(ALDH)	アルデヒド(ADH より生成され解毒)
カテコール O-メチルトランスフェラーゼ(COMT)	L-ドパ, メチルドパ
カルボキシルエステラーゼ(CES)	テモカプリル, プログルミド

〔文献 3) より〕

に 1 人と推定されている. CYP2C9*4 の頻度, 酵素活性への影響はまだ不明である.

5) CYP 以外の代謝酵素の遺伝子変異と代謝基質となる主な薬物

薬物代謝の第 I 相反応は主として CYP により触媒されるが, 第 II 相反応に関与する解毒機構の酵素にも遺伝子多型が存在することが知られている. 表 3-7 に CYP 以外の遺伝子多型を示す薬物代謝酵素とその略語(NAT2 など)および, その代謝基質となる主な薬物をまとめた. この中でも薬理遺伝学として理解しやすい例に, アルコール代謝に関与するアルコール脱水素酵素(alcohol dehydrogenase: ADH)とアルデヒド脱水素酵素(aldehyde dehydrogenase: ALDH)が挙げられる. つまり"酒に強い人"は ADH のホモ型 EM, "ほどほどに飲める人"はヘテロ型 EM, "飲めない人"は PM であることが知られている. また"2 日酔い(hangover)になりやすい人"は ALDH の PM に多い.

NAT2 では, 正常の酵素活性を有する個体を迅速型(rapid acetylator: RA), 逆に活性の低い個体を遅延型(slow acetylator: SA)という. プロカインアミドやイソニアジドによるループス症候群やニューロパチー(neuropathy)は SA の患者に頻発する. 5-フルオロウラシルによる骨髄抑制は DPD の PM, 6-メルカプトプリンによる神経毒性(neurotoxicity)は TPMT の PM, イリノテカンによる消化器系副作用(下痢)や骨髄抑制は UGT

のPMに頻発することが知られている．

6）フェノタイピングとジェノタイピング検査法

薬物代謝能の表現型（フェノタイピング，phenotyping）は，CYP2D6では薬理遺伝的に規定されるCYP2D6活性により代謝能が表現される薬物，例えばデブリソキン，デキストロメトルファンまたはメトプロロールを経口投与して採尿（通常投与後8時間尿）し，投与薬物とその代謝物を測定することにより行われる．CYP2C19の表現型検査ではメフェニトインまたはオメプラゾールが経口投与され，尿中または血中の薬物と代謝物を測定して，代謝比（metabolic ratio: MR）を以下のように算出する．

$$MR = \frac{投与親薬物（parent\ drug）}{代謝物（metabolite）}$$

この式において，MR値はPM≫ヘテロEM＞ホモEMとなることは明らかである．分布ヒストグラムを模式的に遺伝子変異（mutation: m）との関係で示すと図3-16のようになる．

薬物代謝能は，遺伝的要因以外にもさまざまな要因によって変動する．例えば併用薬や嗜好品によって代謝が阻害されたり，薬物代謝酵素が誘導されたりする．また，病態や加齢によっても変動する．このように，薬物代謝酵素の遺伝子多型の判定結果が，そのまま実際の薬物代謝能を反映しない場合があるため，注意が必要である．そのような場合には遺伝子多型判定，すなわちジェノタイピングのみでなく，侵襲性の少ないプローブ薬（例えば，CYP2C19の検査ではメフェニトインまたはオメプラゾール）を投与して代謝能を測定するフェノタイピングを併せて行うことが重要である．

7）薬理遺伝学の将来展望

最近の薬物代謝酵素の遺伝子多型の解析によって，薬物の体内動態変化に伴う重篤な副作用の回避や，投与量調節といった効率のよい至適・個別化薬物療法が可能になってきている．また，従来開発された薬物の中で，薬物代謝酵素の遺伝子多型が原因で一部の人に重篤な副作用を発現し，非常によい薬物であるにもかかわらず使用されなくなった薬物の再生も将来可能になるだろう．今後，

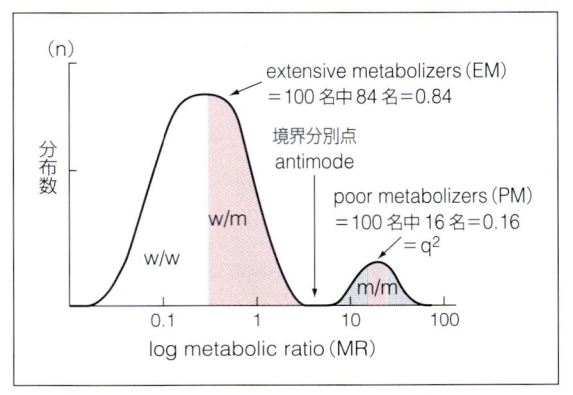

図3-16 ある薬物を100名の集団に投与したときの分布図

メンデルの劣性遺伝様式に従いw：wild-type（優性正常遺伝子），m：mutation（劣性変異遺伝子）とすると，w/w＝ホモ型EM，w/m＝ヘテロ型EM，m/m＝PMとなる

EMとPMの遺伝子alleleの頻度をそれぞれpおよびqとすると，Hardy-Weinbergの法則よりp+q=1，$(p+q)^2=p^2+2pq+q^2=1$．図より$q^2=0.16\to q=0.4$なのでp=1-q=0.6となる．この集団の優性と劣性のallele頻度はそれぞれ60%と40%である．p^2（w/w）=0.36，2pq（w/m）=0.48，q^2=0.16より，ホモ型EM，ヘテロ型EMおよびPMの頻度はそれぞれ36%，48%および16%となる．wかmを判別する検査がジェノタイピングである

〔文献3）より〕

薬物治療における個々の患者の体内薬物動態，治療効果，副作用を臨床医学研究者と薬理遺伝学専門家が共同で解析し，個別化治療をさらに推進させることが望まれる．この意味において，臨床薬理遺伝学はテーラーメイド（オーダーメイド）医療のカギを握っているといえよう．

また，トランスポーター遺伝子にも多型が存在し，薬物の小腸からの吸収率に影響することが知られている〔例えば，ジゴキシンの上部腸管からの吸収の個人差にはトランスポーターであるP-グリコプロテイン（P-gp）の遺伝子多型が関与する〕．代謝のみならず，吸収，分布，排泄過程の個人差も遺伝子診断で説明されることが期待される．これらの系統的な遺伝子情報の蓄積が必要であり，それに基づいた適切なテーラーメイド医療が21世紀の早い時期に実現されるであろう．

▶参考文献

1) 石﨑高志:臨床薬理学レクチャー. Lecture 2〜Lecture 5, pp14–48, 医学書院, 1985
2) 石﨑高志:薬物投与設計理論とその応用(臨床薬物動態理論). 石﨑高志:循環器疾患の薬物療法, 改訂第 2 版, pp3–35, 南江堂, 1992
3) 石﨑高志:臨床薬理学. 遠藤政夫ほか(編):医科薬理学, 改訂 4 版, pp69–102, 南山堂, 2005
4) 石﨑高志:臨床薬理学総論―臨床薬物動態学. 日本臨床精神神経薬理学会専門医制度委員会(編):臨床精神神経薬理学テキスト, pp56–71, 星和書店, 2008
5) 大河内秀昭, 石﨑高志:薬物動態値一覧表. 石﨑高志ほか(編):薬物療法学, pp553–579, 南江堂, 2003
6) 洞井由紀夫, 石﨑高志:薬物の代謝・抱合. 日本臨牀 44:31–36, 1986
7) 石﨑高志:薬物代謝の基礎理論―薬物の代謝・抱合. 日本臨牀 49:39–45, 1991

〔石﨑高志〕

付表

サブファミリー	総酵素量に対する割合	個人間差	基質となる薬物名	CYP 阻害薬	CYP 誘導薬・要因
CYP1A2	約 13%	約 40 倍	フェナセチン，アセトアミノフェン，ゾピクロン，イミプラミン，カフェイン，テオフィリン，メキシレチン，プロパフェノン，プロプラノロール，ザフィルルカスト，リルゾール	キノロン系抗菌薬（エノキサシン，シプロフロキサシンなど），フルボキサミン，エストラジオール含有経口避妊薬など，アナストロゾール	喫煙，オメプラゾール
CYP2A6	約 4%	30〜100倍	ハロタン，バルプロ酸，シクロホスファミド，テガフール，ジドブジン	知られていない	フェノバルビタール，デキサメタゾン，リファンピシン
CYP2B6	0.2〜0.5%	約 28 倍	プロポフォール，シクロホスファミド，イホスファミド，タモキシフェン，エファビレンツ	基質となる薬物はすべて阻害薬となるものの，その臨床的意義は不明．ネルフィナビル，エファビレンツ，リトナビル	知られていない
CYP2C9	約 17%	25〜100倍	プロポフォール，フェニトイン，ジクロフェナク，イブプロフェン，フルルビプロフェン，スプロフェン，メフェナム酸，ナプロキセン，メロキシカム，ロルノキシカム，ピロキシカム，テノキシカム，セレコキシブ，ロサルタン，トラセミド，S-ワルファリン，フルバスタチン，オンダンセトロン，トルブタミド，グリピジド，テルビナフィン	ベンズブロマロン，ブコローム，フルボキサミン，チクロピジン，フルバスタチン，ザフィルルカスト，スルファフェナゾール，フルコナゾール，リトナビル，デラビルジン，エファビレンツ	フェノバルビタール，カルバマゼピン，リファンピシン
CYP2C19	約 1%	25〜100倍	ジアゼパム，フルニトラゼパム，アミトリプチリン，イミプラミン，クロミプラミン，プロプラノロール，オメプラゾール，ランソプラゾール，ラベプラゾール，クロピドグレル，プログアニル，ネルフィナビル	フルボキサミン，チクロピジン，エファビレンツ，リトナビル	リファンピシン
CYP2D6	約 1.5〜2%	>1000	循環系薬：アルプレノロール，ボピンドロール，メトプロロール，チモロール，プロプラノロール，カルベジロール，フレカイニド，メキシレチン，アジマリン，プロパフェノン，ウラピジル，シベンゾリン 向精神薬：リスペリドン，ペロスピロン，クエチアピン，ハロペリドール，ピモジド，フルフェナジン，ペルフェナジン，レボメプロマジン，フルボキサミン，パロキセチン，イミプラミン，デシプラミン，アミトリプチリン，ノルトリプチリン，クロミプラミン，ロフェプラミン，トリミプラミン，マプロチリン，トラゾドン，ミアンセリン，ベンラファキシン パーキンソン病薬：ペルゴリド 抗アルツハイマー薬：ドネペジル 脳循環改善薬：ニセルゴリン その他：コデイン，エチルモルヒネ，オキシコドン，デキストロメトルファン，トラマドール，メタンフェタミン，メトキシフェナミン，トロピセトロン，メキタジン，プロメタジン，アゼラスチン，クロルフェニラミン，テルビナフィン，クロロキン，タモキシフェン	キニジン，テルビナフィン，リトナビル，デラビルジン，ソマトスタチン	知られていない
CYP2E1	約 7%	>20 倍	アセトアミノフェン，クロルゾキサゾン，エンフルラン，イソフルラン，ハロタン，セボフルラン，テオブロミン，ジアフェニルスルホン	ジスルフィラム	飲酒，イソニアジド
CYP3A4	約 30〜60%	20〜40倍	フェンタニル，ブプレノルフィン，ジアゼパム，エスタゾラム，ミダゾラム，トリアゾラム，アルプラゾラム，クロナゼパム，フルラゼパム，フルニトラゼパム，ゾルピデム，ゾピクロン，クエチアピン，ゾテピン，ピモジド，エトスクシミド，ブロモクリプチン，ジギトキシン，ニカルジピン，ニモジピン，ニソルジピン，フェロジピン，ジルチアゼム，ベラパミル，ジソピラミド，ベプリジル，リドカイン，アミオダロン，キニジン，シベンゾリン，ロバスタチン，シンバスタチン，アトルバスタチン，アゼラスチン，エバスチン，オメプラゾール，ランソプラゾール，グラニセトロン，グリベンクラミド，テストステロン，エストラジオール，ジアフェニルスルホン（ダプソン），サキナビル，インジナビル，リトナビル，ネルフィナビル，エファビレンツ，デラビルジン，ネビラピン，パクリタキセル，ドセタキセル，イリノテカン，エトポシド，ドキソルビシン，ビンクリスチン，ビンブラスチン，タモキシフェン，トレミフェン，シクロスポリン，タクロリムス，シルデナフィル	シメチジン，トロレアンドマイシン，エリスロマイシン，イトラコナゾール，ケトコナゾール，メチラポン，ソマトスタチン系薬，リトナビル，デラビルジン，エファビレンツ，グレープフルーツジュース	カルバマゼピン，フェニトイン，フェノバルビタール，デキサメタゾン，リファンピシン，エファビレンツ

〔文献 2-5）より，一部最近の知見を追記して改変〕

4 毒科学とゲノムサイエンス（トキシコゲノミクス）

1 薬物の安全性・副作用と中毒学のゲノムサイエンス

❶ 医薬品の安全性評価：トキシコゲノミクス

　開発中の医薬品の安全性評価は，主としてラットやマウスのげっ歯類などを用いた動物試験における病理検査や血液生化学検査値を参考にして，長年のデータの蓄積と経験による判断が行われてきた．また近年の研究の進歩により，薬物動態や薬物代謝に起因する問題で，医薬品開発が中止される事例が著しく減少してきた．これとは対照的に，非臨床試験のみならず，臨床試験や市販後においても，安全性の問題で開発中止や販売停止になる事例が現在でも多く報告されており，創薬プロセスの大きな問題点として認識されるようになってきている．そこで，経験に依存する度合いが強い従来型の安全性試験から，近年のゲノム科学の技術革新を反映した手法が開発された．それがトキシコゲノミクスといわれる手法である．

　トキシコゲノミクス（toxicogenomics）は，毒性（toxicology）とゲノム（genomics）の合成語である．この手法は，一度に数万の遺伝子の発現レベルを網羅的に解析し，その発現プロファイルに基づいて，薬物や化合物の副作用・毒性発現メカニズムを解明し，さらに毒性発現の予測を目指すものである．従来の安全性試験では困難であった開発早期での毒性予測を，科学的データに基づいて説明できる可能性が期待されている．

❷ 安全性試験の問題点

　医薬品の安全性試験は，臨床試験に入る前に毒性試験ガイドラインに示された種々の非臨床試験（表4-1）について，GLP（Good Laboratory Prac-tice）に基づいて実施されている．**表4-1**の1〜4の試験は必ず実施され，その他の試験は個々の医薬品により必要性の有無を判断して実施される．こうした試験では，2種類以上の実験動物における毒性学的指標への影響を検討し，開発中の候補化合物のヒトにおける安全性を予測することが行われる．しかし，このような膨大な費用と時間を使った試験を行っても，必ずしもヒトへの予測性（外そう性ともいう）は高くないのが現状であるため，従来の手法に限界があると認識されている．この主たる障壁は"種差"である．実験動物を駆使した非臨床試験では予期できなかった副作用が，ヒトにおける臨床試験で見出され，開発中止になる候補化合物の事例が多い．さらに，市販後に多くのヒトに投与されて初めて毒性が発現し，撤退を余儀なくされる事例も少なくない．多くの場合，その原因は不明であるが，製薬会社にとっては大きな痛手となる．**図4-1**に示すように，非臨床試験では予期できなかった肝障害，薬物間相互作用や不整脈が発現する場合が多い．

　こうした背景から，毒性発現の分子メカニズムや異種間での生体反応の違いを遺伝子レベルで解

表4-1　非臨床安全性（毒性）試験項目

一般毒性試験	1. 単回投与毒性試験 2. 反復投与毒性試験
特殊毒性試験	3. 遺伝（変異原性）毒性試験 4. 生殖発生毒性試験 5. がん原性毒性試験 6. 局所刺激性試験 7. 依存性試験 8. 抗原性試験 9. 皮膚感作試験 10. 皮膚光感作試験

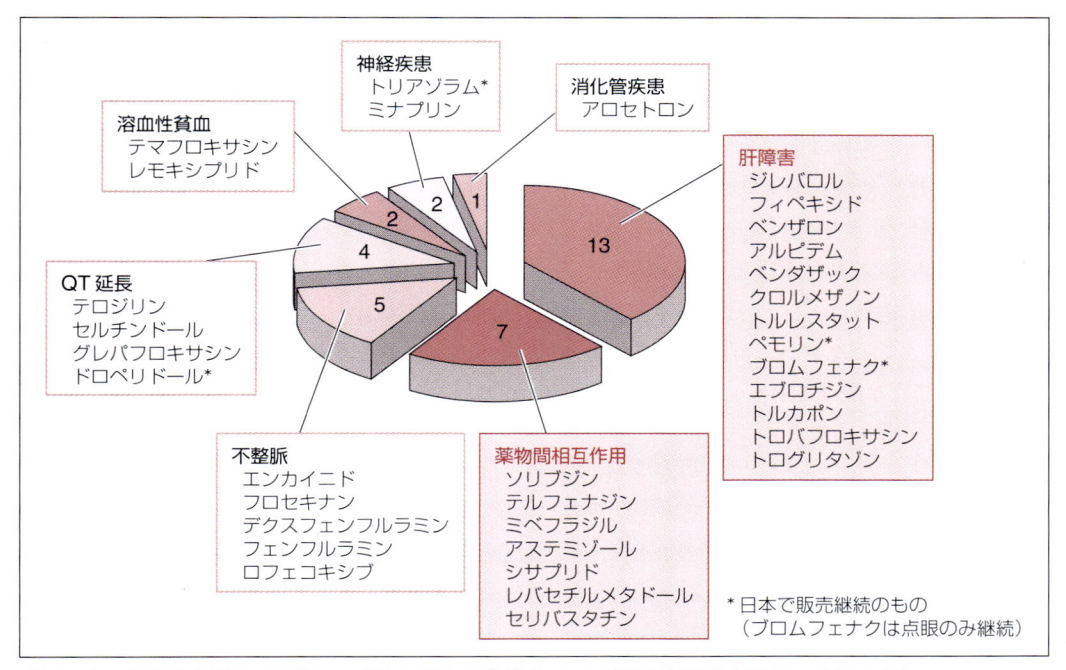

図 4–1　安全上の理由でグローバル市場から撤退した 34 種の医薬品（1990〜2004 年）
（津谷喜一郎：市場撤退した医薬品—副作用の諸相．ファルマシア 43:1097–1102, 2007 より作成）

明することにより，より高いヒトへの安全性予測を目指した新しい研究手法であるトキシコゲノミクスが注目されている．

❸ 安全性を考慮した薬物代謝試験の実際

非臨床試験において，安全性の観点から種差の予測を考慮した薬物代謝試験が行われている．一例として図 4–2 に示すように，最初に実験動物とヒトにおける代謝経路と代謝物の差異を明確にするための in vitro 試験が行われる．この試験には，ヒトおよび実験動物の肝ミクロソームを用いる．また，単一の代謝酵素を発現させた培養細胞やそのミクロソームを用いる場合も多い．次に，毒性発現は代謝酵素の酵素誘導という現象に起因する場合が多いため，培養細胞を用いて酵素誘導能を in vitro で検討する．すなわち，検査対象の酵素の遺伝子の上流配列を組み込んだベクターを使用するレポータージーンアッセイを行う．さらに近年，種差に起因する毒性を回避する目的で，臨床試験前にヒト初代培養肝細胞を用いた検討がさかんに行われる．こうしてヒトへの予測性を高める努力がなされている．

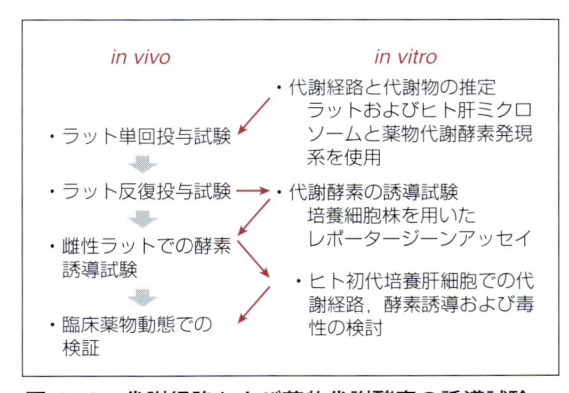

図 4–2　代謝経路および薬物代謝酵素の誘導試験

薬物の副作用の発現には，特定の薬物代謝酵素の活性や量が関わっていることがわかっている．この代謝酵素の遺伝子欠損や変異を有するヒトは薬物代謝能が低いため，投与された薬物の血中濃度が高くなり，薬の効きすぎ，すなわち副作用が発現する．しかし，前述の副作用発現とは異なった，代謝による毒性発現の場合はより複雑である．例えば，代謝物が毒性をもつ場合には，代謝酵素の活性が高いヒトに副作用が現れる．また，解毒代謝と毒性をもつ代謝物への代謝が異なる酵素に

よって触媒される場合には，解毒と毒性発現のバランスを予測することは困難となる．さらに，2次または3次代謝物が毒性を発現する場合や，毒性を発現する代謝物の量がきわめて少量でもその毒性が強い場合には，原因の特定はさらに困難になることもある．

❹ トキシコゲノミクスの原理と手法

ゲノム上の遺伝情報は，メッセンジャーRNA（mRNA）を経てタンパク質へと翻訳される．生体に起こるさまざまな事象はmRNAやタンパク質の発現変動として検出することができる．この基本的なメカニズムを毒性学に応用したものがトキシコゲノミクスである．同じメカニズムによって毒性を発現する薬物や化合物は，同じ種類のmRNAの発現変動としてとらえることができる．したがって，毒性が既知の化合物における網羅的な遺伝子発現変動プロファイルを，未知の化合物の発現プロファイルと比較検討することにより，毒性の発現の有無を予測することが可能となる．

従来の安全性試験では，肝障害として現れるALT（alanine aminotransferase），AST（aspartate aminotransferase）やLDH（lactate dehydrogenase）などのマーカー酵素の変動や，病理検査によって化合物の毒性の種類を分類してきた．これに加え，トキシコゲノミクスによる網羅的な遺伝子の発現変動プロファイルは，毒性発現のきわめて初期のわずかな動きを，さまざまな遺伝子について検出することができ，併せてメカニズムを推定できるという大きな利点がある．しかし，こうした変化が実際のラットやヒトにおける肝障害などの毒性事象と相関するかどうかについては慎重な評価が必要である．

実際の研究には，①DNAマイクロアレイ（DNA microarray）というラットやヒトの遺伝子をタイル状に敷き詰めたものを用い，数万の遺伝子の発現変動を一度に測定する．②さまざまな化合物による遺伝子発現変動プロファイルのデータの蓄積が必要である．さらに，③膨大なデータを処理して有用な情報として活用するためのインフォマティクス（情報処理手法）が必要である．

DNAマイクロアレイは，ガラスやナイロンなどの支持体の上に，ラットやヒトの遺伝子の2～5万種類に相当するcDNA，またはオリゴヌクレオチドとして支持体の表面に結合させてあるプローブ（probe）と称する小さな分画からなる．ここへ試料をハイブリダイゼーション（相補的塩基対形成反応）することにより発現の有無や強弱を解析することができる．

しかし，遺伝子の発現変動と対応するタンパク質の誘導や抑制などの変動とが一致しない場合もある．そこで，2次元ゲル電気泳動によって，網羅的にタンパク質の発現変動について検討する場合もある．これをトキシコプロテオミクス分析（toxicoproteomics）という．一致しない理由として，mRNAが機能をもつ正常なタンパク質を産生していない場合や，分解を受けやすいタンパク質が多いことなどが考えられる．生体におけるmRNAの発現変動パターンには，図4-3下に示すようにさまざまなパターンが存在するが，一般にmRNAは早い時間で反応する．これに対し，タンパク質の変動はmRNAと比べて反応が遅く，さらにタンパク質の検出感度は高くないため，トキシコプロテオミクスの手法として確立するための新たな技術改革が試みられている．

❺ トキシコゲノミクス試験の実際

典型的な肝毒性化合物として知られている5つの化合物をラットに投与し，6，12，24，48時間後の肝試料をDNAマイクロアレイで解析した例を図4-4に示す．ここでは，全ての化合物に共通して2倍以上の発現増加が認められた遺伝子のみをまとめた．投与後の時間によって発現が増減する遺伝子を網羅的に解析し，類似した発現プロファイルを示すものをパターンによって分類した．その結果，化合物に特異的な変動を示す場合や，投与後の時間によってプロファイルが著しく変動する化合物などの特徴が明確にされた．また，反復投与によって変動が大きく異なってくる遺伝子も多いため，より詳細な特徴づけができる．さらに，併用薬や病態などの影響によっても発現プロファイルは変動する．

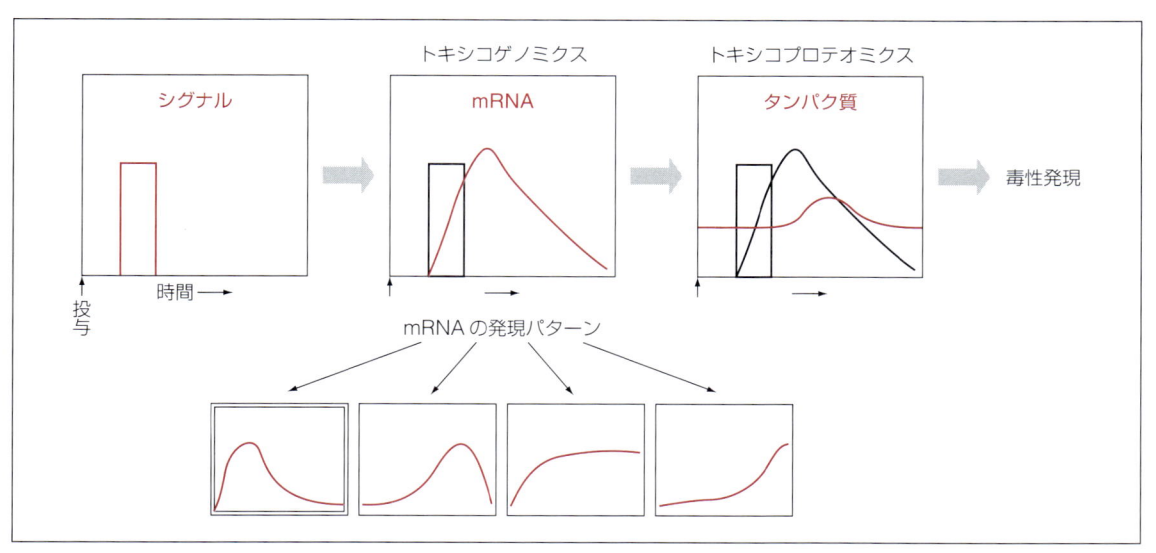

図4-3 遺伝子発現とタンパク質発現の時間差と毒作用評価

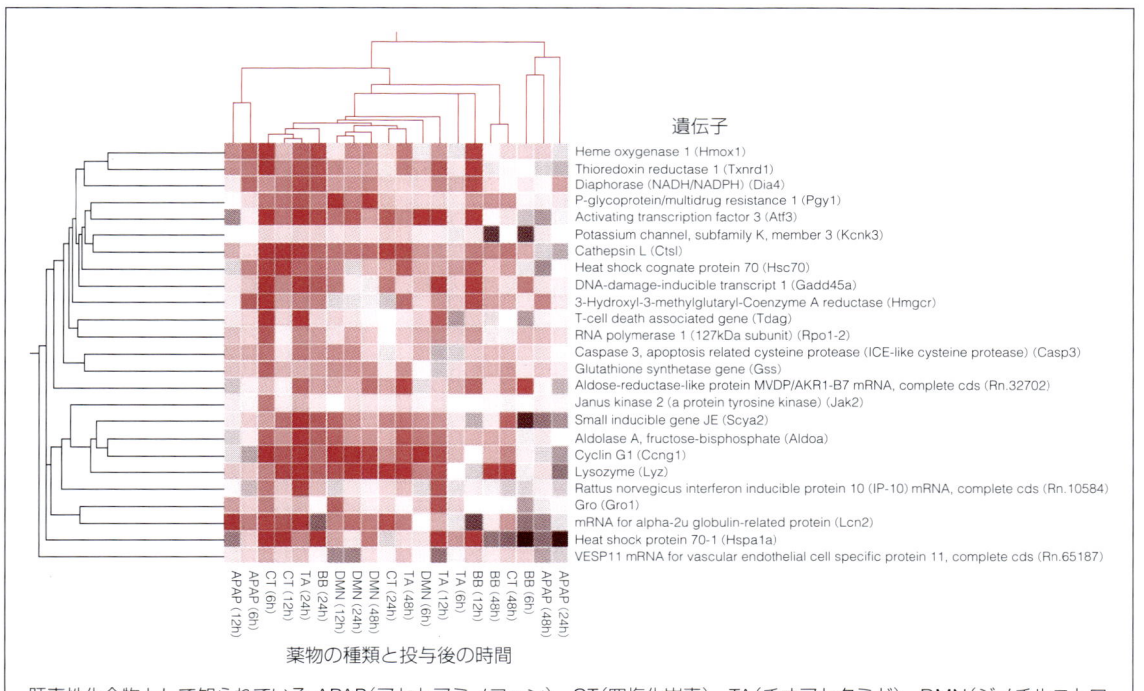

肝毒性化合物として知られている APAP（アセトアミノフェン），CT（四塩化炭素），TA（チオアセタミド），DMN（ジメチルニトロソアミン），BB（ブロモベンゼン）投与 6，12，24，48 時間後のラット肝において，発現が増加した遺伝子の変動プロファイルの類似性から分類した．色が濃いほど強い発現を意味する．図上部の分類樹は，APAP 投与群の 6 時間と 12 時間（図左端）は類似の発現変動を示したが，24 および 48 時間後（図右端）と比較すると，著しく異なっていたことを示す．また，CT 群の 12 時間と TA 群の 24 時間は類似しており，CT 群の 48 時間と BB 群の 48 時間も類似した変動を示した．

図4-4 DNAマイクロアレイのデータ例

一般に医薬品開発の実験動物としてラットが多用されるため，ラットを用いたデータが蓄積されつつある．しかし，この発現プロファイルがヒトに外そうできる保証はない．そこで最近は，ラットとヒトの初代培養肝細胞を用いて化合物を曝露後，DNAマイクロアレイによって発現プロファイルを比較し，さらにラット in vivo の結果と比較・評価することが行われる．これによって，ヒト in vivo における変化を外そうできる可能性がより高くなることが期待される．

❻ トキシコゲノミクスと臨床

毒性発現が薬効の延長線上にある場合と，そうでない場合がある．アセトアミノフェンは薬理活性と関係のない肝毒性を示す．この原因は強い親電子物質である活性中間体（N-アセチル-p-ベンゾキノンイミン）が生成されることにある．アセトアミノフェンを大量に摂取した場合には，解毒機能が不足し，細胞障害を起こす．毒性発現が化合物の投与量に依存する場合は原因を解明しやすいが，投与量に依存しない毒性も少なくない．糖尿病治療薬であったトログリタゾンは，投与量に依存せず，数千人に1人の確率で重篤な肝障害が報告されたため，市場から撤退した．トログリタゾンのみならず，タクリン，イソニアジド，トルカポン，アモキシシリン，ジクロフェナク，エタンブトールなどの多くの市販薬についても，まれに発症する肝障害のメカニズムは現在も解明に至っていない．重篤な神経疾患の発症で知られるキノホルムは，現在でも詳細な毒性発現機序は不明である．また，催奇形性で知られる鎮静薬サリドマイドは，現在では多発性骨髄腫の治療薬として見直されている．

今後は，トキシコゲノミクス手法を活用し，毒作用の発現機序が解明されることが期待される．さらに将来は，各個人のゲノム遺伝子の情報を活用し，毒性発現の予測とリスク評価が可能になり，リスク管理下で最大限の薬効を発揮する薬物の処方が可能になると期待される．

❼ 今後の展望

わが国では独立行政法人医薬基盤研究所において，2002年度から5年間，官民共同プロジェクトとして国内製薬企業17社も参加し，150の化合物について毒性学的および遺伝子発現データの集積が行われ，膨大なトキシコゲノミクスデータベースが構築された．各製薬企業において，医薬品候補化合物の毒性メカニズムの解析・評価と予測のための資源として，創薬研究に貢献することが期待されている．このデータベースは近い将来公開される予定である．

膨大なデータベースを有効に活用するためには，バイオインフォマティクス技術のさらなる発展が必須である．大規模データベースの解析結果と，数値に変換することが困難な従来の毒性判定手法を比較評価し，新たな研究展開をできる人材の育成が必要である．

トキシコゲノミクスは，副作用を回避する創薬技術として新たな研究展開が期待されている．新規のバイオマーカーとなるターゲット遺伝子の情報を活用することにより，安全性評価の質が向上し，創薬への貢献が期待されている．

▶参考文献

1) 石川智久, 堀江 透（編）：創薬サイエンスのすすめ. pp143-173, 共立出版, 2002
2) 堀井郁夫：トキシコゲノミクスの応用―医薬品安全性評価における毒性学的バイオマーカーの現状と将来展望. ファルマシア 42:37-41, 2006

（横井 毅）

5 ゲノム生物情報学に基づく新たな薬理学

われわれの身体は全身のあらゆる器官が細胞で構成され，総数60兆個，300種類にも上るさまざまな細胞からできている．その各細胞の核内にある染色体は遺伝物質DNAが折り畳まれたもので，DNAの塩基の並び方が遺伝情報として存在する．ゲノムは1セットの染色体に収納されたDNAがもつ全ての遺伝情報を指す．ヒトゲノム（ヒトのDNAの全塩基配列）を完全に解読することを目的とした，各種政府機関・民間研究機関による国際的研究プロジェクト（ヒトゲノム計画）により2003年4月にヒトゲノムの99%が解読され（データ精度99.99%），ヒトゲノム解読完了が発表された．

ヒトゲノム（遺伝子の集合体）の構造が明らかとなり，さらに第2世代のシークエンサー（遺伝子の塩基配列を解析する装置）の登場などで近未来に迅速，安価に各個人のゲノムが解析され，ヒトのゲノムから"個のゲノム（personalized genomics）"へ，またその個のゲノム情報の応用が急展開する兆しにある．この加速化する"個のゲノム"の成果の影響を最も受けるものは，病気の原因解明，診断，治療といった医療分野である．個のゲノムの成果により，診断から使用する薬物の製造の全ての過程は大きく影響を受け，"ありふれた病気"に対しても個々の患者の遺伝的体質に合わせた処方，治療計画がなされる，いわゆるテーラーメイド医療が現実のものになろうとしている．

遺伝子情報を基に，患者各人に至適個別化された薬物治療を実現するため，従来から臨床薬物動態に関連する遺伝学として発展してきた薬理遺伝学は，ヒトゲノムの解読を受けさらに薬理ゲノミクスという新たなコンセプトの登場とともに，現実的な医療への応用に加速されつつある．このテーラーメイド医療—至適個別化された薬物治療を実用的にするには，遺伝子情報に合わせた薬物の品揃えが必要となる．いわゆるゲノム情報から薬物を理論的に創る「ゲノム創薬」の戦略も，やはりヒトゲノム情報解読によりますます拍車がかかり，新たな分子標的医薬，抗体医薬の広がりはさらに個の疾患治療を加速化しつつある．

1 ゲノム薬理学（pharmacogenomics）

2003年，ヒトゲノムの全塩基配列の解読が完成した．それに先行する各種ゲノム解読プロジェクトと連動して，ゲノム情報，ゲノム技術などのゲノム関連科学を医療に積極的に応用することが現実的になってきた．ゲノム科学に基づく医療は，これまでの集団疫学から治療効果を導く医療へ，さらに個別化医療（personalized medicine，わが国ではテーラーメイド医療，オーダーメイド医療ともいわれる）へと変貌し，21世紀医療は"個の医療"といわれるに至っている．

1 ゲノム薬理学と薬物療法の個別化

個別化医療を行うための診断，治療が求められ，特にこれまでの治療をより至適個別化する方策として，ゲノム情報，ゲノムテクノロジーを活用する"ファーマコゲノミクス"（pharmacogenomics：PGx，わが国では薬理ゲノミクス，ゲノム薬理学と訳されている）が登場した．用語から明らかなように，ファーマコゲノミクスとは薬理学（pharmacology）とゲノム科学（genomics）の融合であり，医薬品と遺伝学の相互作用，すなわち個々の人の遺

伝的背景が薬物に対する生体応答にどのように影響するかを研究するものである.

❶ 薬物の効果に影響を及ぼす PK/PD

適切な薬物治療,投与法を設計するうえで,薬物の体内動態と薬理効果について,それぞれを定量的に評価する学問領域がある.すなわち,投与された薬物がどのように吸収され,組織に分布し,小腸や肝臓中の酵素により代謝され,排泄されるのかを調べ〔吸収(absorption),分布(distribution),代謝(metabolism),排泄(excretion)を総称してADMEとよぶ〕,これらの速度過程を記述する領域を薬物動態学(ファーマコキネティクス,pharmacokinetics: PK)という.一方,薬物の作用部位における薬物濃度と薬理効果を定量的に扱う領域は,薬力学(ファーマコダイナミクス,pharmacodynamics: PD)とよばれる(☞ 32頁,総論第3章参照).

PK が主に薬物の用法・用量と血中濃度との関係を定量的かつ理論的に取り扱うのに対し,PD は主に血中濃度と薬効の関係を扱う.例えば,受容体を介して薬効を発現する薬物であれば,受容体周囲の濃度は PK で予測することができ,受容体に結合してからの薬効発現は PD により解析することができる.薬物動態試験と薬力学試験の手法を組み合わせた PK/PD 試験では,血中濃度と薬力学的作用の程度および発現時間との関係を特徴づけることができる.

❷ 遺伝情報を活用した薬物療法の個別化

これら PK/PD のプロセスを担う分子実態としては,PK では薬物代謝酵素,トランスポーターなどが,また PD では受容体,イオンチャネル,トランスポーター,シグナル分子,酵素などがある.それぞれが遺伝子にコードされているタンパク質であり,ゲノム情報(塩基配列)の違いによってその構造や機能が変化しうる.

これまでの医療では,薬物の投与設計を考えるとき,患者の年齢,性別,体重(体表面積),生活習慣(喫煙,食事)や病態,他の投与されている薬物といった各種の PK, PD に影響する因子を考慮することにより至適個別化を図ってきた.今後

表 5-1 遺伝子の発現状態に関する記述(医薬品添付文書)がある薬剤

薬剤名(商品名)	適応
トラスツズマブ(ハーセプチン)	転移性乳がん
ゲフィチニブ(イレッサ)	肺がん
インフリキシマブ(レミケード)	関節リウマチ
エルロチニブ(タルセバ)	イリノテカン抵抗性の EGFR 発現転移性大腸がん
イマチニブ(グリベック)	慢性骨髄性白血病

EGFR:上皮増殖因子受容体

は,PK/PD の分子実態である各種機能分子の遺伝情報(遺伝子多型)が,薬物作用を考えるうえできわめて重要な因子であることが明らかになってきたので,ゲノム情報を活用して個々の患者に最適な薬物を選択し,最適な投与計画する"至適個別化薬物治療"が臨床で実施される.また,いくつかの薬物では,薬物代謝酵素や薬物標的分子の遺伝情報により有効かつ副作用を回避する投与設計も進められている.例えば,抗凝固薬ワルファリンの投与量設計や,ヘリコバクター・ピロリの除菌療法(プロトンポンプ阻害薬と抗生物質アモキシシリンとクラリスロマイシンの3剤併用療法)などで実際に行われつつある.また医薬品添付文書に,特定の遺伝子の発現状態により患者を選別するように記載されている抗がん剤なども登場している(表 5-1).

今後,各種の既存の医薬品,また新たに開発されている分子標的医薬では,PK, PD 両相に関連する分子の遺伝情報が,それら医薬品の至適個別化医療に大いに資すると期待されている(図 5-1).

2 個の医療へ

どのような遺伝的背景により薬効の個人差が生じるかをゲノム薬理学・薬理ゲノミクスの方法論により理解することは,新薬の探索研究から,臨床開発,臨床使用(処方),さらには医薬品の承認申請に至るまでさまざまな影響を及ぼすと考えられる.

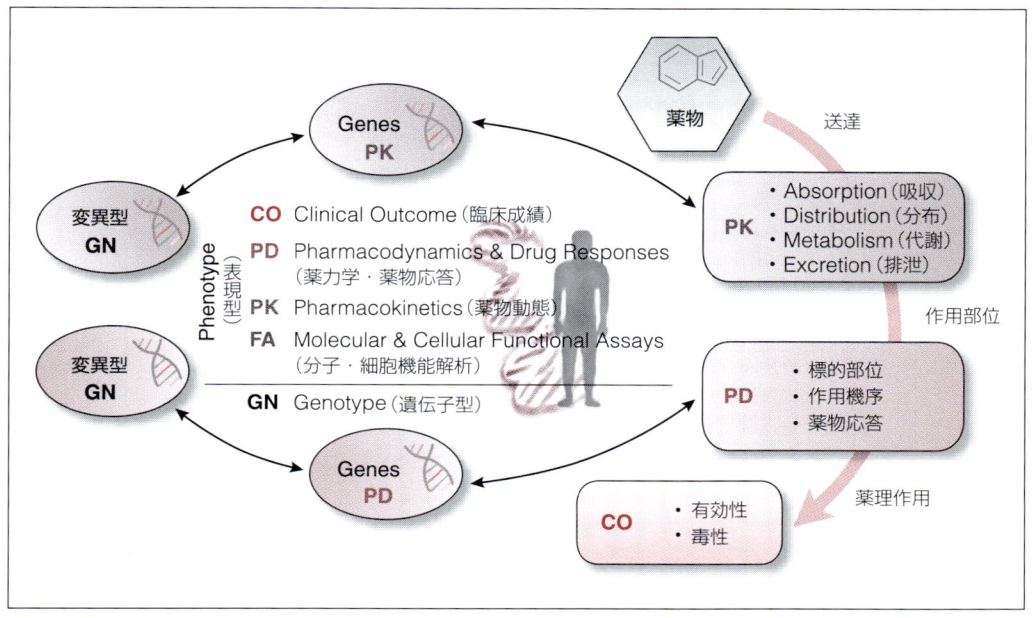

図5-1 ゲノム薬理学による薬物応答性の個人差

1 ゲノム薬理学の研究・臨床への応用

探索研究においては、ヒトゲノム情報、ゲノム解析技術により、ヒト疾患発症機構解明に基づく疾患関連遺伝子、治療関連遺伝子の絞り込みや同定、さらには、それらを標的とする低分子化合物リードの探索が期待される。また、既存薬物に対するレスポンダー、ノンレスポンダー、副作用発現群におけるゲノム解析情報から、特定の患者集団に対する新たな医薬品開発も可能となろう。非臨床段階では、各種培養細胞、疾患動物モデル、ヒトやモデル生物の比較ゲノム情報などを基に、ヒトにおける応答性や副作用発現を予測することが期待される。すでに欧米の製薬企業では、DNAマイクロアレイ（DNAチップ）によるヒト培養細胞における各種遺伝子発現プロファイル解析データベースを用いた遺伝子発現レベルの比較から、新薬の薬効、副作用を前臨床で予測し、その後の開発プランの重要な参考データにしている。また既存薬の再評価に用いることで、既存薬にて最大の益を得る患者選択もできよう。

臨床研究段階においては、治験被験者の層別化（レスポンダー、ノンレスポンダー、副作用発現群の特定化）により、臨床治験の効率化（より小規模、迅速、安全）が図れる。また薬効の最適化によって、他の同類の薬物との差別化が可能となる。臨床治療においては、安全で効果的な、至適個別化された薬物選択と投与設計（テーラーメイド医療）が期待される（図5-2）。

2 ゲノム薬理学によるEBM

臨床医学の現在目指している根拠に基づく医療（evidence-based medicine：EBM）は"信頼性の高い最新情報から得られる最善の根拠"を基に、個々の患者にとっての最適の医療を考えるものである。薬理遺伝学/薬理ゲノミクスは、このEBMを強力に推進する方法論であり、また同時に、テーラーメイド医療による効果のない薬物の使用や副作用の減少は、医療費全体の削減にも貢献するであろう。

3 ゲノム薬理学による医療経済効果

医薬品の臨床効果・副作用などで人種差・個人差があることや、動物実験においても薬効・毒性評

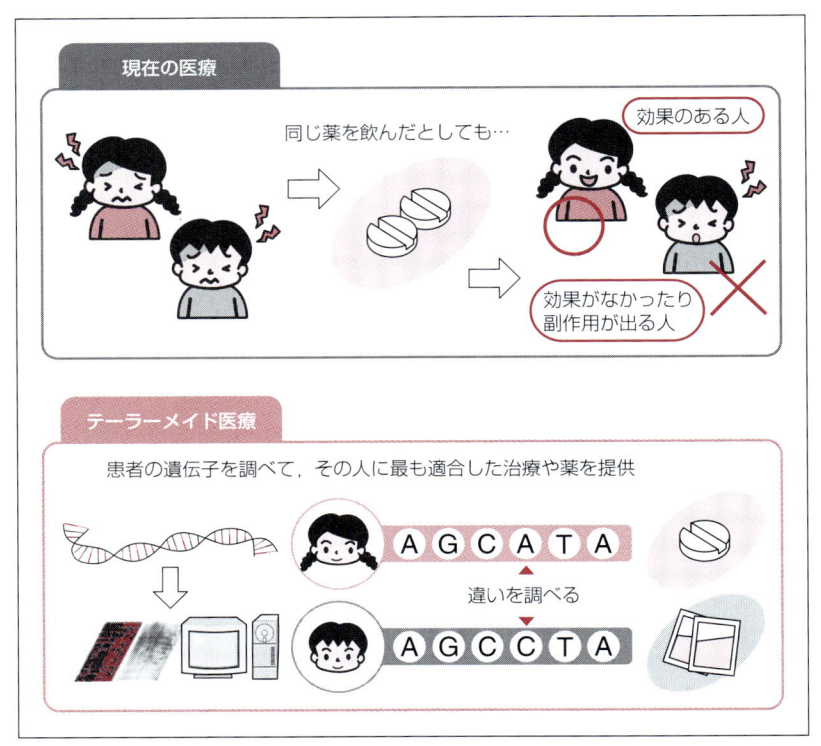

図5-2 テーラーメイド医療

価において種差があることなどがよく知られている．一般的に，既存薬の1/4～1/3では患者が応答しない，もしくは応答しにくいといわれている．米国では，「1994年に処方箋が出された約30億人に対して約200万人が副作用で入院しており，そのうち約10万人が死亡している．これは全米の死因の第4位で，副作用により派生した医療費は約8.4兆円にもなる」と報告されている．この一因として，今日の医薬品は，その開発の段階で個人差を無視した集団に対する（古典的平均を目指した）統計学的情報を（多様性に富む）個人個人に適応させていることがいわれている．このような医療経済においても非常に大きな問題である"薬物の至適個別化"の問題は，当然ながら医薬品の承認申請に関与する当局の重大な関心事でもあり，事実，米国FDAやわが国の厚生労働省もその方面への取り組みを表明しつつある．

3 テーラーメイド医療

1 バイオインフォマティクス

ヒトゲノム計画により読み取られたヒトゲノム情報30億塩基対（新聞に換算すると20万ページ，約15年分に相当）は単なる塩基配列の連続である．現在ゲノムに書かれている文字は読めているが，そこに書かれている内容（生物学的な意義）を解き明かすことがこれからの最重要課題である．膨大なゲノム情報からコンピュータを用いて生物学的な意味を探すアプローチとして"バイオインフォマティクス"（生物情報学）が生まれた．バイオインフォマティクスは，コンピュータでの演算により生命現象の解明を進めていくという「生命科学」と「情報科学」の融合分野である．

現在，ヒトゲノム情報をはじめとする，膨大で多種多様な生物学情報を効率よく整理・解析し，その生物学的・医学的意味を明らかにするために，バ

イオインフォマティクスの技術は生命科学研究では必要不可欠になってきている．

バイオインフォマティクスによる解析や実際の実験的な証拠から，現在ゲノムに存在する遺伝子の数は約22000個程度と推定されている．ショウジョウバエの遺伝子数が13600個であり，ヒトの遺伝子はその約2倍弱程度しかないにもかかわらず，どうしてハエとヒトの違いが生まれるのかは興味深い点である．いずれにしても，この遺伝子により規定されている遺伝子産物（タンパク質）が，さまざまな生命現象に直接関係している．従来"体質"とよばれている内因的要因である遺伝子の機能が低下もしくは亢進した状態に環境因子が合わさったものが"病気"と考えられ，また薬物はこの状態を元に戻すような働きかけをすると考えられる．

2 遺伝子多型とSNP

ヒトゲノムを丹念に解読すると，各個人の間で少しずつその塩基配列に違いがあることがわかってきた．ヒトのゲノム塩基配列は99.9％が同一で，個体間には約0.1％の違い（多型）があるといわれている．遺伝子に多型があることは従来わかっていたが，詳細なゲノム構造解析によって精密な遺伝子多型〔一塩基の遺伝子多型（single nucleotide polymorphism：SNP，スニップと発音）〕が見出された．全ての遺伝子多型の約85％はこのSNPであると想定されており，その数は非常に多い（30億塩基対よりなるヒトゲノムの0.1％は300万塩基に相当し，この違いのほとんどがSNP）．したがって，全ゲノムを通して均等に配置されているようなSNPを用いた詳細なゲノムのSNP地図は，各個人の遺伝的背景を個別化するのに最適であると考えられる．すなわち，SNPは各個人のゲノム上に書かれた個人認証のバーコードと考えられる．

SNPはゲノムに刻印されたバーコードのような構造上のマーカーであるが，一方，さまざまな病気や薬物の投与のような生体内の環境変化に対応した遺伝子の量的な変化も生体内の機能を考えるときには重要である．このような遺伝子の量的変動を分析するツールとしてDNAチップ（DNAマイクロアレイ）がある．細胞内でどの遺伝子が働いているかなどを1つひとつPCR（ポリメラーゼ連鎖反応）などを用いて定量分析するのは現実的ではなく，DNAチップを用いると一度に大量の遺伝子発現を分析することができる．

以上の，SNPバーコードやDNAチップによりモニターされる遺伝子の発現状況と臨床情報（発現型）を比較解析する相関研究から，"体質"（特定の病気に対する罹りやすさや薬物応答性：レスポンダー，ノンレスポンダー，副作用発現に関する遺伝子群の多型）が同定できると期待されている．これらを用いて，患者ごとの遺伝的特性に合わせて最適の薬物を選択し，投与設計を行う"テーラーメイド医療"への応用が期待されている．

4 ゲノム創薬

21世紀前半は，ゲノム科学がもたらすテーラーメイド医療を軸に医療は大きく変わるだろう．しかし，究極のテーラーメイド医療は，それぞれの遺伝的背景を基に層別化された患者集団に対応する治療の"品揃え"があって初めて完成する．また，創薬は最先端の科学と技術の融合で成立するため，その時代の最先端科学や技術に大きく影響されてきた．特に，20世紀後半からの生命科学の進歩，細胞生物学，分子生物学，さらにゲノム科学の著しい進展は創薬に大きな変革をもたらし，従来の「化学ありき」のオーソドックスな創薬から，生命科学を基盤とする新たな創薬へと生まれ変わりつつある．また，各種ゲノムデータベースやバイオインフォマティクスの急速な進展の影響は，生物学研究にとどまらず，化学と生命科学の融合であるケミカルバイオロジー（chemical biology，化学生物学）という新しい科学領域の創成にまで至っている．

このような基盤科学の進展に伴い，創薬科学に「ゲノム創薬」という新たなパラダイムシフトが生まれ，その可能性に大きな期待が寄せられている．すでにゲノム創薬の戦略はかなり確立されつつあ

り，その方法論がバイオインフォマティクスを活用するIT創薬である．

5 IT創薬（今後の課題）

わが国でもゲノム創薬の必要性は強く認識されているものの，現在，必ずしも要請に十分対応できていない．その主たる要因は，ゲノム生命科学と化学が融合した新たな学際領域の人材不足，またその背景には専門教育の欠如にあると考えられる．特にゲノム創薬プロセスは，創薬ターゲット探索から創薬リード探索を経て臨床段階に至る，広範で高度に専門化した領域からなる融合学際領域であるため，現状のオーソドックスな創薬のための単一学科のみでまとまった専門教育体制ではその修得が困難であり，横断的な教育システムが必要とされる．すなわち，急速に進展しつつある「ゲノム生命科学」（特にゲノム情報とゲノムテクノロジーからなる機能ゲノム科学），「医薬品化学」（特にケミカルゲノミクス），そして両者を連関させ革新的な創薬へと昇華させる「情報科学」（特にバイオインフォマティクス）の融合領域を基盤とするゲノム創薬科学の包括的教育とその実践的人材の輩出が，今後のゲノム創薬の発展には急務である．

インターネットによる情報グローバル化の今日，いかに効率よく，また迅速に，網羅的に必要な情報を抽出し，さらにその情報に基づき具体的な創薬研究を効率よく推進する，いわばwet biologyとdry biologyを適宜使うことが重要である．そのためには，その両者（wet biologyとdry biology）に精通した研究者が必要とされる．

国内外を問わず，基礎的なバイオインフォマティクスの研究教育が普及・定着しつつあり，その応用の可能性に機運が高まっているが，創薬に特化したバイオインフォマティクスやゲノム創薬科学の体系的教育システムは国内外ともに構築されてなかった．しかし近年，特に米国ではポスト・ゲノムの戦略的ロードマップに基づき，ゲノム情報の創薬への展開が産学官で囲い込まれようとしており，わが国のこの分野での遅れは致命的になりつつある．これら米国におけるゲノム創薬の産学官連携体制に対抗し先行するには，わが国の国家戦略としてのゲノム創薬の推進，とりわけその基盤となる独自の効率的なゲノム創薬教育システムの構築とその人材養成が急務である．また欧米先進国の創薬戦略のみならず，IT領域ではインド，中国といった経済成長著しい新興国があり，特にインドや東欧は従来より化学合成の実績が高く，さらにインド，中国などは天然物の宝庫である．今後，これらの国でそのIT力と天然物化学，化学合成が合体すれば，その創薬力は飛躍的に伸びるであろう．少子高齢化と教育制度で出遅れるわが国は，これらの国の後塵を拝する危険がきわめて高いことを危惧する．

2010年時点では，医薬製造業の研究者のかなりの部分がITのスキルを有するとみられ，現在の医薬品製造の研究者の約1～2割に相当する2000人程度の人材が必要と試算されている．また，バイオ関連の情報サービスの雇用も2010年には30万人以上に急増すると予想され，創薬とITの両方のスキルを有する人材に限定したとしても数万人レベルの雇用が想定される．さらにアンケート調査によれば，医薬製造業，情報処理業いずれにおいても，創薬インフォマティクスのスキルを有する人材は，即戦力として採用したいとの回答が2割以上を占め，自社での育成や外部人材の利用を希望する比率を大きく上回っている．このように，企業における実践的なゲノム創薬研究・開発者の人材が不足している現状において，その実践的人材の需要は高まる一方である．IT創薬という学際領域の基盤知識・技術に裏打ちされた実践的なゲノム創薬を推進できる人材は，医薬製造業，情報処理業をはじめとした多くの企業でのゲノム創薬の即戦力，あるいはベンチャー企業の創出を促し，経済発展と社会福祉に貢献できると期待される．また，IT創薬を通じて世界を先導するゲノム創薬科学を確立することにより，創薬立国としてのわが国の世界競争における優位性が獲得できよう．国家戦略としての取り組みを期待する．

〔辻本豪三〕

6 医薬品開発と薬理学

1 非臨床試験の意義

"All things are poison, and nothing is without poison（全ては毒である．毒のないものはない）"と錬金術師のParacelsusは15世紀にすでに語っている．「くすり」といえば効き目だけが注目されがちであるが，必ずしも生体に有益な作用だけではなく，用法と用量しだいで同じ作用が好ましからざる結果に，つまり「毒」としての方向に働く．

薬物を「生命の過程に何らかの影響を与える化学様物質」と定義するならば，薬理学とは「薬物の歴史，起源，物理/化学的性質，調合，生化学/生理学的効果，作用機序，吸収/分布/代謝/排泄などに関する知識」を意味することになるが，一般的には生物系と化学物質の選択的な（特異的な）相互作用を研究する学問領域と理解され，「薬理作用とは薬物の生物系に対する全ての作用」を指している．

医薬品を開発する手順として，まず多くの候補化合物を薬効スクリーニングにより選別し，大まかな薬理作用について検討する．その後，薬理効果が認められた候補化合物については，ヒトで効果を確認する前に動物を用いて毒性学的プロファイル（概要）を把握することが重要である．医薬品開発においては，前述の「薬物の生物系に対する影響」を目的とする作用（効果）と，好ましくない作用（毒性）について明確にする．すなわち，薬物としての有用性とリスクを評価することが求められる．

■**非臨床試験の評価法**　動物を用いた非臨床（安全性）評価法としては，単回投与試験から反復投与試験，遺伝毒性試験，がん原性試験，生殖発生毒性試験，安全性薬理試験，臨床投与経路によっては局所刺激性試験などの実施が必要である．いずれの試験も基本的な毒性（安全性）プロファイルを探索する試験であり，薬物によってはさらに免疫毒性試験や光毒性試験，臨床で併用投与する場合は併用毒性試験，小児に適用する場合は幼若動物を用いた試験も必要となる．それらの試験は，GLP（Good Laboratory Practice）に準拠した施設や試験計画による実施が求められ，臨床試験（治験）や承認申請時は国の審査がある．

反復投与毒性試験における投与期間は，臨床投与時の予定投薬期間を考慮して規定される．基本的にはヒトでの投与期間よりも長期に動物へ投与しプロファイル（概要）を把握するが，計画された臨床投与期間が6か月以上に及ぶ薬物の場合には，動物試験での投与期間はげっ歯類で6か月，非げっ歯類では9か月が必要である．しかし，試験の投与期間と予測性の関係は必ずしも相関せず，長期投与により新たな毒性が発現するとは限らない．Olsonらによれば，げっ歯類，非げっ歯類の安全性試験からヒトで発現する副作用の約70％は検出可能，またそのうち約95％は1か月程度の反復投与試験で詳細に検討すれば予測可能である．特に血液系，消化管系，循環器系に対する変化は予測しやすい．しかし，神経系や呼吸器系などの毒性や加齢に関連する変化の早期予測は困難で注意が必要である．

ちなみに現行ガイドラインではヒトへの初回投与前（first in man: FIM）に安全性薬理試験で中枢神経系，呼吸器系，循環器系への影響について検討することが規定されている．

■**非臨床データからの臨床効果・安全性の予測**　動物試験の結果からヒトでの有効性（治療効果）や安全性（副作用）を予測するが，必ずしも全てが外そ

（当てはまる）できるとは限らない．動物種によって生物学的特性が異なることや（種差），ヒトでの生活習慣（特に食事や環境）の違いにより反応性が異なることがある（個体差，人種差）．そのため，人種差を考慮した各国での臨床試験成績の比較も必要である．生物学的に動物とヒトの反応が同じ作用を示すことについては多くの報告があるものの，動物に特異的な反応についての報告は少ない．医薬品開発で動物に重篤な毒性が認められた場合，開発は中止されるが，ヒトでの薬害（副作用）の多くは動物試験で検出される限界を超えている．さらに，妊娠や胎児，発がんに関する予測手段は，疫学的手法を除けば動物を用いた試験のみである．したがって，これら動物試験結果のヒトへの外そう性については注意を払う必要があり，科学の進歩とともに新たな試験法の開発や既存の結果についても見直す必要がある．

2 種差，性差，系統差

以下に，現在まで得られた種々の試験結果から，動物に特異的な所見（種差，性差，系統差）のうち，がんに関連した所見について解説する．また，疫学調査結果を考慮して，種差について見直された例を挙げる．

1 α_2 ミクロ（$\alpha_2\mu$）-グロブリン腎症の種差・性差—腎臓腫瘍

❶ 雄ラットの $\alpha_2\mu$-グロブリン腎症

$\alpha_2\mu$-グロブリンは主に雄ラットの肝臓で産生される低分子タンパク質（分子量約18700）である．腎臓の糸球体を通過し，尿細管のS2分節（近位曲～近位直尿細管）で再吸収されるが，リソソーム lysosome で加水分解されにくいために細胞内に蓄積し，硝子滴状物となる．$\alpha_2\mu$-グロブリン腎症の形態学的特徴は，H-E（ヘマトキシン-エオシン）染色では近位尿細管上皮に均質な好酸性小体（eosinophilic body）として観察され，電子顕微鏡では巨大なリソソームとして観察される．

近位尿細管上皮では，$\alpha_2\mu$-グロブリン以外の物質も再吸収されて硝子滴状にみられるが，特に雄ラットの40日齢以上では $\alpha_2\mu$-グロブリン由来の硝子滴が蓄積し，加齢に伴い増加する．また，種々の化学物質の投与によっても蓄積が増強することが知られている．しばしば硝子滴が増強したときにみられる好酸性小体にも，$\alpha_2\mu$-グロブリンが含まれることが知られている．硝子体は融合して大型化し，化学物質との結合によりリソソームでの分解がますます困難となり，細胞内集積による細胞死が起こる．再生過程における細胞増殖のため，慢性投与では腫瘍形成に至る場合もある（図6-1）．しかしながら，$\alpha_2\mu$-グロブリンは雄性ホルモンであるアンドロゲン依存性の糸球体を透過するため，雄ラットでのみ認められる所見である．

■ **化学物質による $\alpha_2\mu$-グロブリン蓄積の機序** 化学物質が細胞内に入ると，リソソームに取り込まれ，リソソームの消化酵素（タンパク質分解酵素）によって分解される．一方で $\alpha_2\mu$-グロブリンの主な分解酵素はシステインプロテアーゼ（カテプシン B, H, L）とアスパラギン酸プロテアーゼ（カテプシン D）であり，これらの酵素はリソソーム内のタンパク質分解の律速酵素でもある．したがって，化学物質と $\alpha_2\mu$-グロブリンが結合したタンパク質の分解が遅くなるため，尿細管上皮内に $\alpha_2\mu$-グロブリンが蓄積する．通常 $\alpha_2\mu$-グロブリンの半減期は6.67時間であるのに対し，結合タンパク質の半減期は10時間である．

❷ 雄ラット以外の $\alpha_2\mu$-グロブリン腎症

ヒトを含めた他の動物種では $\alpha_2\mu$-グロブリンの蓄積は認められず，レバミゾールや揮発性炭化水素の一部の化学物質により $\alpha_2\mu$-グロブリン腎症が誘発されることが知られている（表6-1）．無鉛ガソリンの成分である2,2,4-トリメチルペンタン（trimethylpentane: TMP）による $\alpha_2\mu$-グロブリン腎症の誘発は，TMPが体内で酸化され，$\alpha_2\mu$-グロブリンと可逆的な結合により腎臓に沈着することによる．この結合物質は，リソソーム酵素により消化されにくいため蓄積される．その結果として，同様に近位尿細管上皮細胞の変性，壊死を引き起こし，再生増殖が亢進して最終的にDNA

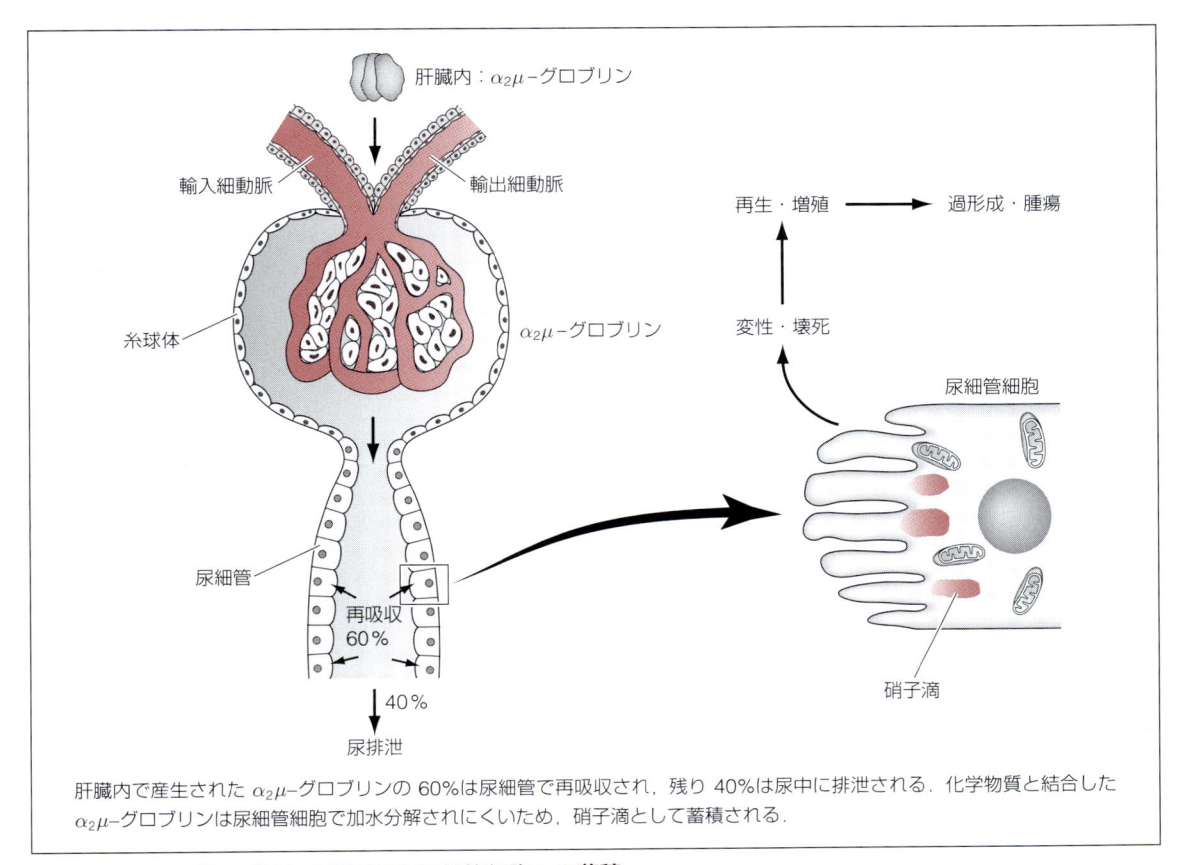

図6-1 $\alpha_2\mu$-グロブリンの再吸収と尿細管細胞への蓄積

肝臓内で産生された $\alpha_2\mu$-グロブリンの60%は尿細管で再吸収され，残り40%は尿中に排泄される．化学物質と結合した $\alpha_2\mu$-グロブリンは尿細管細胞で加水分解されにくいため，硝子滴として蓄積される．

表6-1 $\alpha_2\mu$-グロブリン腎症を誘発する化学物質

ジェット燃料：JP-4, JP-TS, JP-7, RP-7, RJ-5, JP-10
メチルホスホン酸ジメチル
ヘキサクロロエタン
イソホロン
D-リモネン
リンデン
p-ジクロロベンゼン
ペンタクロロエタン
テトラクロロエチレン
無鉛ガソリン

(Haschek WM, Rousseaux CG: f. Inducuble alpha 2uglobulin nephropathy syndrome. Fundamentals of Toxicologic Pathology, pp173-179, Academic Press, 1998 より引用改変)

表6-2 $\alpha_2\mu$-グロブリン腎症誘発物質の特徴

1. 生体異物あるいはその代謝物で，$\alpha_2\mu$-グロブリンと可逆的および特異的に結合
2. $\alpha_2\mu$-グロブリン結合物で，成熟雄性ラットの腎臓に硝子滴として蓄積（他のタンパク質は蓄積しない）
3. 雄ラットに腎障害を誘発．硝子滴を形成し，硝子状円柱が出現して慢性進行性腎症と同様の像を呈する
4. 尿細管上皮細胞の変性・壊死，再生により過形成，腎腫瘍を誘発
5. 雌ラットあるいは雌雄マウスでは発現しない
6. 外因物質あるいは代謝物に遺伝毒性を有しない

(Alison RH, Capen CC, Prentice DE: Neoplastic lesions of questionable significance to humans. *Toxicol Pathol* 22:179-186, 1994 より引用改変)

の変異が起こり，腎細胞腫が誘発される．

$\alpha_2\mu$-グロブリン腎症誘発物質の特徴を**表6-2**に示す．

2 PPARs 増殖薬の種差—肝臓腫瘍

ペルオキシソームは哺乳類をはじめとするほぼ全ての細胞にみられる小器官であり，不飽和脂肪

酸が多くなると増加する．また，げっ歯類では化学物質投与によって肝臓で増加し，このような化学物質を peroxisome proliferators（ペルオキシソーム増生物質）とよぶ．ペルオキシソームの形態は電子顕微鏡で観察することが可能だが，簡便な検出方法として生化学的に長鎖脂肪酸の代謝による測定が行われてきた．1990年初めにペルオキシソーム増殖因子活性化受容体（peroxisome proliferator-activated receptors: PPARs）である PPARα が発見されて以来，種々のサブタイプが報告されてきた．げっ歯類でのペルオキシソーム増生には性差と種差があり，代謝物の違いが原因の1つである．

PPARs は生体の糖代謝，脂質代謝，骨代謝，炎症，線維化，発がんなどに関連する生理機能を有するため，糖尿病，高脂血症，肥満の成因に深く関与している．実際に PPARγ アゴニストのチアゾリジン誘導体は糖尿病治療薬として，PPARα アゴニストのフィブラート薬は高脂血症治療薬として使われている．

PPARs（α，γ，β/δ）は類似構造を有しているが，それぞれ特異的な組織分布や標的遺伝子発現を介して生理機能（脂質代謝，糖代謝，インスリン感受性）を調節している．

PPARs の主な生理作用は表6-3，機能は表6-4のとおりである．

PPARs 増生作用を有する物質に遺伝毒性は認められないが，PPARα はラットで肝臓がんが発生し，その発現機序は図6-2のように考えられている．

ヒト型 PPARα を導入したトランスジェニック（遺伝子導入）マウスと野生型マウスに PPARα のリガンドである Wy-14643 を1年間投与したところ，野生型マウスの約70%に肝腫瘍が発現したが，ヒト型 PPARα を導入したマウスではわずか5%に発現したにすぎなかった（表6-5）．このことから，ヒトに PPARα を長期投与しても，ラットあるいはマウスと同様のメカニズムで肝腫瘍が発現する可能性は低いと考えられる．

肝腫瘍はマーモセットやモルモットでも発生しない．またげっ歯類では肝臓のペルオキシソームが3〜5倍増加するのに対し，サルやヒトでは増加しない．ラットへシプロフィブラートやクロフィブラートを投与すると，投与24時間で ACO（acyl-CoA oxidase）が15倍も増加し，細胞内酸化スト

表6-3　PPARs の主な生理作用

1. PPARα（フィブラート系薬剤など） 　1）肝臓での脂肪燃焼 　2）肝臓，骨格筋，血中中性脂肪の低下 　3）インスリン抵抗性の改善 　4）食欲抑制作用
2. PPARγ（チアゾリジン類など） 　1）脂肪細胞の分化促進 　2）脂肪細胞へのエネルギー取り込み亢進 　3）アディポカインの発現変化 　その結果，肝臓，骨格筋への脂肪取り込み減少，インスリン感受性の改善作用
3. PPARδ（EPA など） 　1）骨格筋におけるエネルギー代謝促進 　2）脂肪酸燃焼促進

EPA：エイコサペンタエン酸

表6-4　PPARs の分布と機能

種類	分布	機能	生体内リガンド（薬物）
PPARα	肝臓，骨格筋，褐色脂肪細胞，血管，マクロファージ，心臓	脂肪酸の β 酸化を亢進（脂肪酸燃焼，エネルギー消費，摂食抑制）	アラキドン酸，ロイコトリエン B_4（フィブラート系薬剤）
PPARγ	$γ^2$：白色脂肪細胞 $γ^1$：血管，マクロファージ，白色脂肪細胞，大腸，リンパ球	脂肪細胞分化，脂肪蓄積，抗炎症，コレステロール逆輸送	不飽和脂肪酸，プロスタグランジン J_2（チアゾリジンジオン類，NSAIDs）
PPARδ	骨格筋など普遍的に発現	脂肪酸燃焼，エネルギー消費，抗炎症，コレステロール逆輸送	プロスタサイクリン，EPA

（藤井 博：PPARs による細胞内シグナル伝達機構．日本臨牀 63:565-574, 2005. Boelsterli UA: 15.3.1 PPARs-dependent toxicity. In: Mechanistic Toxicology, pp326-328, CRC Press, 2007 より引用改変）

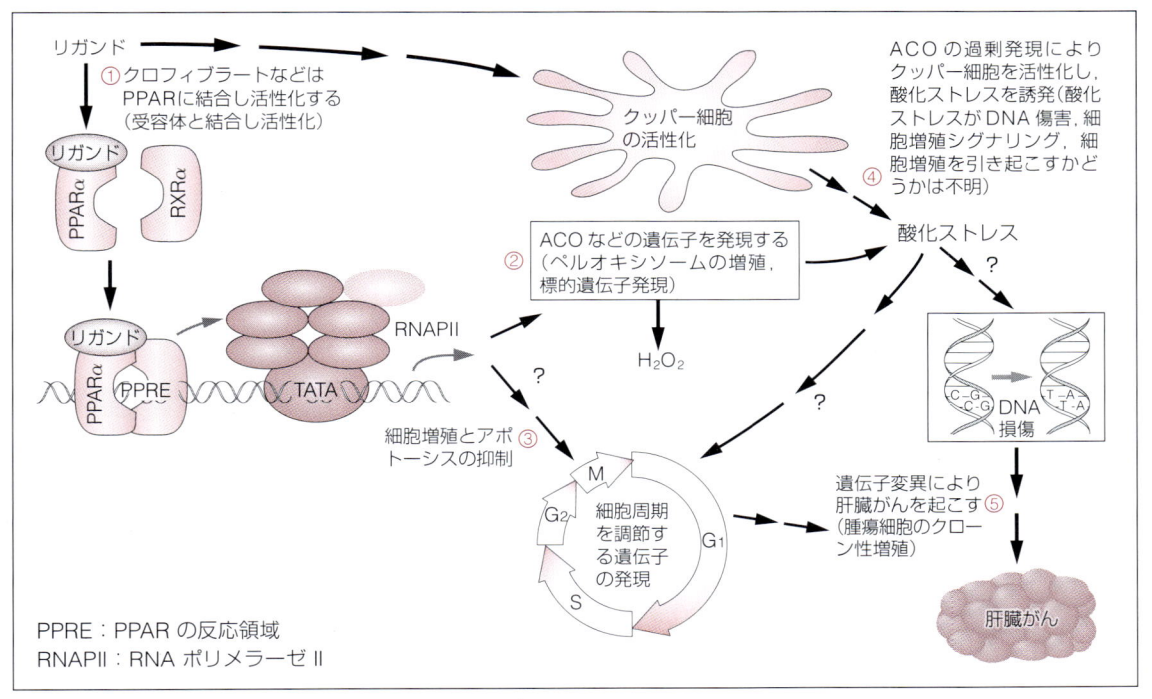

図 6-2 PPARα による肝臓がん発生のメカニズム
(Peters JM, Cheung C, Gonzalez FJ: Peroxisome proliferator-activated receptor-α and liver cancer: where do we stand? *J Mol Med* 83:774-785, 2005 より引用改変)

表 6-5 PPARα リガンド(Wy-14643)をトランスジェニックマウスに投与したときの肝臓腫瘍発生頻度

遺伝子型	群	動物数	腫瘍発生率
hPPARα1	対照	10	0(0%)
hPPARα1	Wy-14643	20	1(5%)
mPPARα2	対照	9	0(0%)
mPPARα2	Wy-14643	7	5(71%)

PPARα1：ヒト型 PPARα 遺伝子
PPARα2：野生型 PPARα 遺伝子
(Gonzalez FJ: Animal models for human risk assessment: the peroxisome proliferator-activated receptor alpha-humanized mouse. *Nutr Rev* 65:S2-S6, 2007 より引用改変)

レスに関与する．しかし，クロフィブラートは古くから高脂血症治療薬として使われており，ヒトでの肝臓内ペルオキシソーム量に変化はない．このことは，ヒトやモルモットではPPARαの発現量が少ないことや，遺伝子の反応部位の配列に種差があることが考えられる．種々の *in vivo* での検討結果を表6-6に示す．ペルオキシソームの増生は主にげっ歯類でみられ，サルではシプロフィブラート，ヒトではクロフィブラートで軽度に増加するが，それ以外のPPARsでペルオキシソームの増生はみられない．

したがって，PPARs増生作用で認められる所見は必ずしもヒトに直接外そうすることはできない．

3 抗甲状腺薬の種差と性差—甲状腺腫瘍

甲状腺ホルモンの動態には種差と性差が認められる．ヒト甲状腺ホルモンの血漿中半減期は5〜9日であるのに対しラットでは12〜24時間と極端に短く，またげっ歯類の甲状腺刺激ホルモン(TSH)はヒトの25倍高い．これは血中でのチロキシン(T_4)は主にチロキシン結合グロブリン(thyroxine binding globulin: TBG)と結合しているが，げっ歯類，鳥類，両生類には存在しないことによる(表6-7左)．

トリヨードチロニン(T_3)はヒト，サル，イヌではTBGやアルブミンと，マウス，ラット，ニワ

表 6-6 *in vivo* における代表的ペルオキシソーム増生薬に対する反応の種差

化学物質	マウス	ラット	ハムスター	モルモット	新世界サル	旧世界サル	ヒト
ベザフィブラート	++	++	±	±			−
シプロフィブラート	++					+	−
クロブザリト	+	+	−				
クロフィブラート	++	++	±		−	−	±
フェノフィブラート		+	±		−		−
ゲムフィブロジル		+(+)					−
メチルクロフェノペート		+	+	−			
ナフェノピン		+	+	−	±		
チアデノール		++		±			
トリクロロ酢酸(TCA)	+	+		−			

(Klaunig JE, Babich MA, Baetcke KP, et al: PPARα agonist-induced rodent tumors: modes of action and human relevance. *Crit Rev Toxicol* 33:655-780, 2003 より引用改変)

表 6-7 脊椎動物におけるチロキシン(T_4), トリヨードチロニン(T_3)の血清タンパク質との結合

種	T_4の血清タンパク質との結合				T_3の血清タンパク質との結合			
	T_4結合グロブリン(TBG)	ポストアルブミン	アルブミン	プレアルブミン	T_3結合グロブリン(TBG)	ポストアルブミン	アルブミン	プレアルブミン
ヒト	++	−	++	+	+	−	+	−
サル	++	−	++	+	+	−	+	−
イヌ	++	−	++	−	+	−	+	−
マウス	−	++	++	−	−	+	+	−
ラット	−	+	++	+	−	+	+	−
ニワトリ	−	−	++	−	−	−	+	−

(Döhler KD, Wong CC, von zur Mühlen A: The rat as model for the study of drug effects on thyroid function: consideration of methodological problems. *Pharmacol Ther* 5:305-318, 1979 より引用改変)

トリではアルブミンにのみ結合し，トランスサイレチンに輸送される(表 6-7 右)．T_3 は T_4 よりも輸送タンパク質への結合能が低いため，代謝回転が速く半減期が短い．また，TSH の循環血中レベルは雌よりも雄で高い．

生理学的な種差および性差による甲状腺への影響は前述のとおりであるが，その成因として図6-3のことが知られている．

❶ 直接甲状腺組織ホルモン合成の阻害(図6-3)

ペルオキシダーゼ阻害はラット＞マウス＞サルの順で強い．

❷ 甲状腺ホルモン分泌の撹乱

過剰ヨードやリチウムはリソソームプロテアーゼ活性を減少させる．また，コロイド小滴の形成阻害や TSH を介する cAMP 増加を阻害する．甲状腺への色素沈着やコロイドの変化はミノサイクリン塩酸塩などによってみられる．異常コロイドの凝集，好塩基性化が起こる．

❸ 肝臓ミクロソームの酵素誘導(図6-4)

T_4 は肝臓ミクロソームでグルクロン酸抱合，T_3 はフェノール硫酸転移酵素により硫酸抱合されて胆汁中に排泄される．げっ歯類ではフェノバルビタールなど薬物代謝酵素誘導薬により，ウリジンジホスフェート-グルクロニルトランスフェラーゼ(UDP-GT)の誘導が容易に起こり，$T_4 \cdot T_3$ の代謝が促進される．ラットなどではチロキシン結合グロブリンが欠損しているためチロキシン代謝が速い．

いずれの原因でも結果的に血中 $T_4 \cdot T_3$ の濃度が低下し，ネガティブフィードバックが作動して脳下垂体から TSH が持続的に分泌されるため，その刺激により濾胞上皮細胞の肥大および過形成が

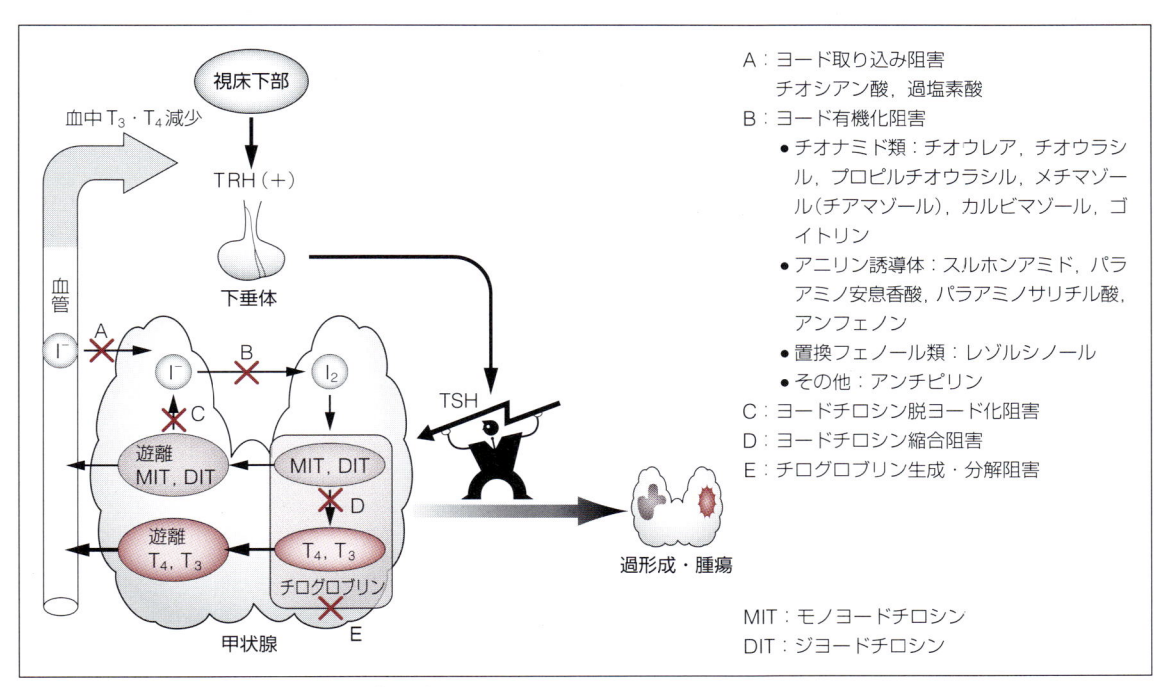

図6-3 甲状腺ホルモン合成の阻害形式

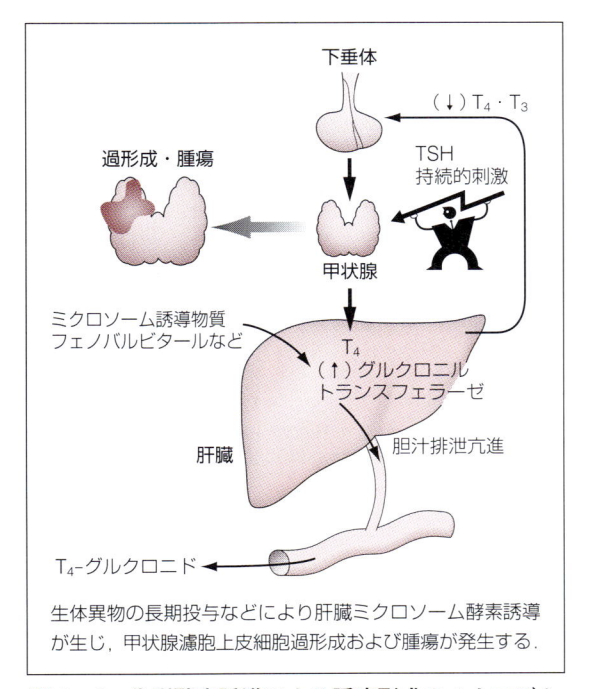

A：ヨード取り込み阻害
　チオシアン酸，過塩素酸
B：ヨード有機化阻害
- チオナミド類：チオウレア，チオウラシル，プロピルチオウラシル，メチマゾール（チアマゾール），カルビマゾール，ゴイトリン
- アニリン誘導体：スルホンアミド，パラアミノ安息香酸，パラアミノサリチル酸，アンフェノン
- 置換フェノール類：レゾルシノール
- その他：アンチピリン

C：ヨードチロシン脱ヨード化阻害
D：ヨードチロシン縮合阻害
E：チログロブリン生成・分解阻害

MIT：モノヨードチロシン
DIT：ジヨードチロシン

図6-4 代謝酵素誘導による腫瘍形成のメカニズム

生体異物の長期投与などにより肝臓ミクロソーム酵素誘導が生じ，甲状腺濾胞上皮細胞過形成および腫瘍が発生する．

生じ，甲状腺重量が増加し，最終的に甲状腺腫瘍が発生する．腫瘍発現はマウスよりもラット，雌よりも雄で容易に発生する．

4 ドパミンD_2受容体遮断薬—乳腺腫瘍増加

ドパミン受容体刺激薬あるいは遮断薬は，それぞれプロラクチン分泌を抑制あるいは亢進する．しかし，この作用はげっ歯類（ラット）特有であり，ヒトへの外そう性は低いと考えられていた．また遺伝毒性は陰性で，ラットで血清プロラクチン上昇による乳がん誘発物質は毒性学的な意義は低いか，あるいはないとされていた．

■**プロラクチンの調整と生理作用**　プロラクチンは，下垂体前葉からの分泌が過剰なときは視床下部からのドパミンによって抑制的に調節される（プロラクチン分泌抑制因子）．したがって，このコントロールがうまく機能しないと高プロラクチン血症となる．また，甲状腺ホルモン放出ホルモン（TRH）や血管作動性ペプチドもプロラクチン分泌を促進する．プロラクチンは乳腺に作用し，乳汁分泌や性腺機能にも影響を及ぼしている．

■**ドパミン受容体遮断薬のプロラクチン分泌への影響と作用**　ドパミン受容体遮断薬は視床下部ド

パミンの合成，放出，作用を抑制するため，プロラクチンの分泌抑制状態から促進状態に作用する．レセルピン，α-メチルドパ，クロルプロマジン，ハロペリドール，メトクロプラミド，スルピリド，ドンペリドンなど，頻用される降圧薬，抗潰瘍薬や多くの中枢神経薬もプロラクチン分泌に影響する．しかしながら，プロラクチンはげっ歯類でプロゲステロン分泌を維持するが，ヒトではその作用はない．また，これらの薬物がヒトで乳腺肥大や乳腺腫瘍を誘発した報告はなく，げっ歯類特異的な変化と考えられていた．また，これまでの疫学調査は一致した結果がなく，高プロラクチン状態により発現する変化については不明であった．

しかしながら，ラットの乳腺腫瘍でプロラクチンを産生していることが確認され，プロラクチンには乳腺の成長因子作用があることがわかり，ラットとヒトでの類似性についても考えられるようになった．そこで，10万人以上の女性での大規模疫学調査（ドパミン受容体遮断薬を服用した女性患者52819人を含む）を行ったところ，用量依存的に乳がんが増加しており，プロラクチンとの関係を示唆する結果が得られた．

以上のことから，げっ歯類特有と考えられていたドパミン受容体遮断薬による高プロラクチン血症に基づく乳腺肥大あるいは乳腺腫瘍は，現在ではヒトにも外そう可能であると考えられている．

▶参考文献

1) Temkin CL: Seven defensiones, the reply to certain calumniations of his enemies. In: Sigerist HE (ed), Paracelsus, Four Treatises, p22, Johns Hopkins Press, 1941
2) グッドマン・ギルマン薬理書（上）．第9版, 廣川書店, 2000
3) 非臨床に関するガイドライン. http://www.pmda.go.jp/ich/safety.htm
4) Olson H, Betton G, Robinson D, et al: Concordance of the toxicity of pharmaceuticals in humans and in animals. Regul Toxicol Pharmacol 32:56-67, 2000
5) 品質・安全性・有効性の複数の領域に関わるガイドライン：M3(R1)臨床試験のための非臨床試験の実施時期. http://www.pmda.go.jp/ich/m4.htm
6) Greaves P: IX. Urinary tract: kidney, hyaline droplets. Histopathology of Preclinical Toxicity Studies, pp532-538, Elsevier, 1990
7) 渡辺満利, 西川秋佳: 腎臓, 2. 非腫瘍性病変. 前川昭彦（編）：毒性病理組織学, pp250-254, 日本毒性病理学会, 2000
8) Lehman-McKeeman LD, Rivera-Torres MI, Caudill D: Lysosomal degradation of α2u-globulin and α2u-globulin-xenobiotic conjugates. Toxicol Appl Pharmacol 103:539-548, 1990
9) 門脇 孝：PPARs の最近の研究の動向—基礎と臨床. 日本臨牀 63:539-547, 2005
10) Reddy JK, Goel SK, Nemali MR, et al: Transcription regulation of peroxisomal fatty acyl-CoA oxidase and enoyl-CoA hydratase/3-hydroxyacyl-CoA dehydrogenase in rat liver by peroxisome proliferators. Proc Natl Acad Sci USA 83:1747-1751, 1986
11) Takayama S, Aihara K, Onodera T, et al: Antithyroid effects of propylthiouracil and sulfamonomethoxine in rats and monkeys. Toxicol Appl Pharmacol 82:191-199, 1986
12) Capen CC: Toxic responses of the endocrine system. In: Klaassen CD (eds), Casarett & Doull's Toxicology: The Basic Science of Poisons, 6th ed., McGraw-Hill, 2001
13) Gopinath C: The predictive value of pathological findings in animal toxicity studies. J Toxicol Pathol 8:89-100, 1995
14) Wang PS, Walker AM, Tsuang MT, et al: Dopamine antagonists and the development of breast cancer. Arch Gen Psychiatry 59:1147-1154, 2002
15) Harvey PW, Everett DJ, Springall CJ: Hyperprolactinaemia as an adverse effect in regulatory and clinical toxicology: role in breast and prostate cancer. Hum Exp Toxicol 25:395-404, 2006

〈小野寺博志〉

II

各論

1. 末梢神経系 ……………………………………… 76
2. 循環器 …………………………………………… 115
3. 抗炎症薬, 解熱鎮痛薬, 抗アレルギー薬, 痛風治療薬 146
4. 免疫 ……………………………………………… 169
5. 中枢神経 ………………………………………… 188
6. 呼吸器 …………………………………………… 234
7. 消化器 …………………………………………… 251
8. 腎・泌尿器系 …………………………………… 269
9. 血液 ……………………………………………… 287
10. 感覚器（眼科用薬） …………………………… 308
11. 内分泌・代謝 …………………………………… 316
12. 化学療法薬と抗感染症薬 ……………………… 351
13. 抗悪性腫瘍薬 …………………………………… 388
14. その他（子宮作用薬, 皮膚作用薬, ビタミン） …… 421
15. 診断薬 …………………………………………… 450

1 末梢神経系

A 体性神経と自律神経

末梢神経系は，体性神経系と自律神経系に大分される．末梢神経系はまた，中枢神経から末梢組織へ情報を伝える遠心性神経と，末梢から中枢へ情報を伝える求心性神経に分類される（図1-1）．

1 体性神経（運動神経）

体性神経系の遠心性神経は運動神経とよばれ，骨格筋の興奮を制御している．体性神経系による骨格筋支配は，脳あるいは脊髄からの1本の有髄神経が直接骨格筋を制御しているという特徴がある．すなわち，中枢から末梢までの神経が神経節（シナプス）を形成していない（図1-2）．また，運動神経の神経伝達物質はアセチルコリンであり，興奮は骨格筋の収縮を引き起こす．運動神経を介する応答は，意識的あるいは自発的な制御が可能である．これに対し，自律神経系を介する応答は，自分の意思で制御ができない．

2 自律神経

自律神経系は，生体機能のうち，心臓のポンプ機能，呼吸，消化や排泄など，生きていくうえで必要な機能の調節を行っており，この点からも意識的な制御ができないことがうなずける．

a 交感神経と副交感神経

自律神経系は交感神経系と副交感神経系からなっている．交感神経系および副交感神経系による効果器の興奮は，どちらか一方の刺激が常に興奮で，他方の刺激は常に興奮を抑制するというものではない．例えば交感神経系の場合，心臓では収縮力および心拍数の増加が引き起こされるものの，気管支平滑筋では弛緩が引き起こされる．運動神経による骨格筋の支配とは異なり，自律神経系では1本の神経が効果器を直接支配するのではなく，途中で神経節を形成している．中枢から神経節までを**節前線維**とよび，神経節から効果器までを**節後線維**とよんでいる．また，副交感神経は，心臓や胃などに支配が及ぶ神経を迷走神経，眼に支配が及ぶ神経を動眼神経，舌や喉に支配が及ぶ神経を舌咽神経，顔面に支配が及ぶ神経を顔面神経などとよぶので注意が必要である．交感神経および副交感神経のいずれも神経伝達物質として節前線維はアセチルコリンを使っている．これに対し節後線維では一部に例外はあるものの，副交感神経の節後線維の神経伝達物質はアセチルコリン，交感

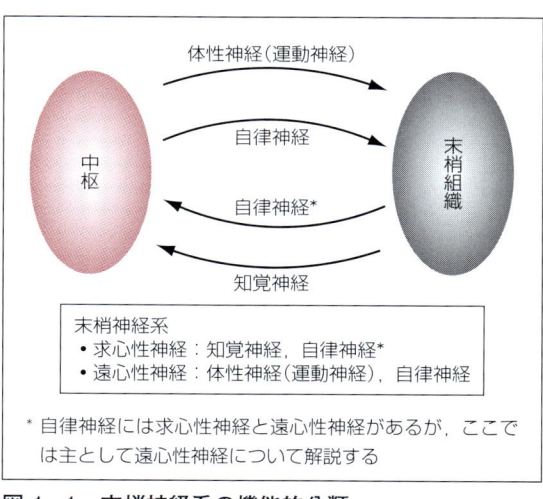

図1-1 末梢神経系の機能的分類

末梢神経系
- 求心性神経：知覚神経，自律神経*
- 遠心性神経：体性神経（運動神経），自律神経

＊自律神経には求心性神経と遠心性神経があるが，ここでは主として遠心性神経について解説する

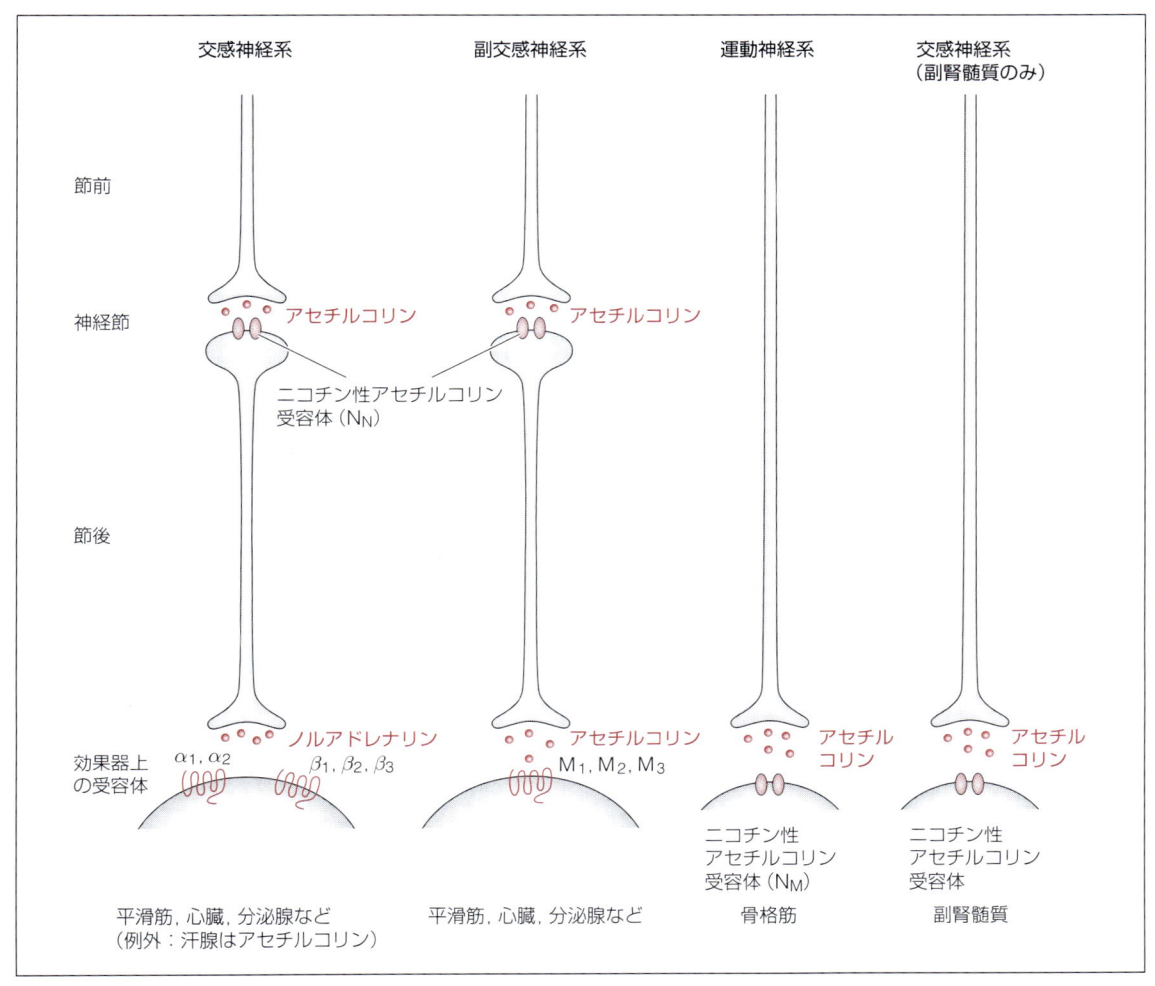

図1-2 自律神経系の神経伝達物質

神経はノルアドレナリンを使っている(図1-2).アセチルコリン,ノルアドレナリンの生合成経路については後述する(☞99頁,84頁).

交感神経と副交感神経では神経節の位置にも違いがみられる(図1-3).交感神経の神経節は脊髄の近くに位置するため,節前線維の長さは短い.また,1本の交感神経節前線維は多くの枝分かれをもち,20個以上の節後線維とシナプスを形成する(図1-3は一部簡略化してある).したがって,1本の節前線維の興奮は,多くの異なった節後線維の興奮を引き起こすことができる.このため,交感神経系は複数の組織を同時に調節できる.さらに,全身の臓器にほぼ同時に影響を与えることもできる.これに対し,副交感神経の神経節は目的とする組織の壁内あるいは近くに位置する.すなわち,副交感神経の節後線維の長さは短い.また,神経節では1本の節前線維は数本の節後線維とシナプスを形成しているのみである.したがって,副交感神経の節後線維は目的とする組織のみの活動を調節する.

b 自律神経の拮抗的二重支配

自律神経支配を受けているほとんどの組織は,交感神経と副交感神経による支配を同時に受けている(図1-3,表1-1).また,交感神経と副交感神経によって引き起こされる応答は,ほとんどの場合逆方向である.このような組織の支配を**拮抗的二重支配**とよんでいる.しかし,安静時におい

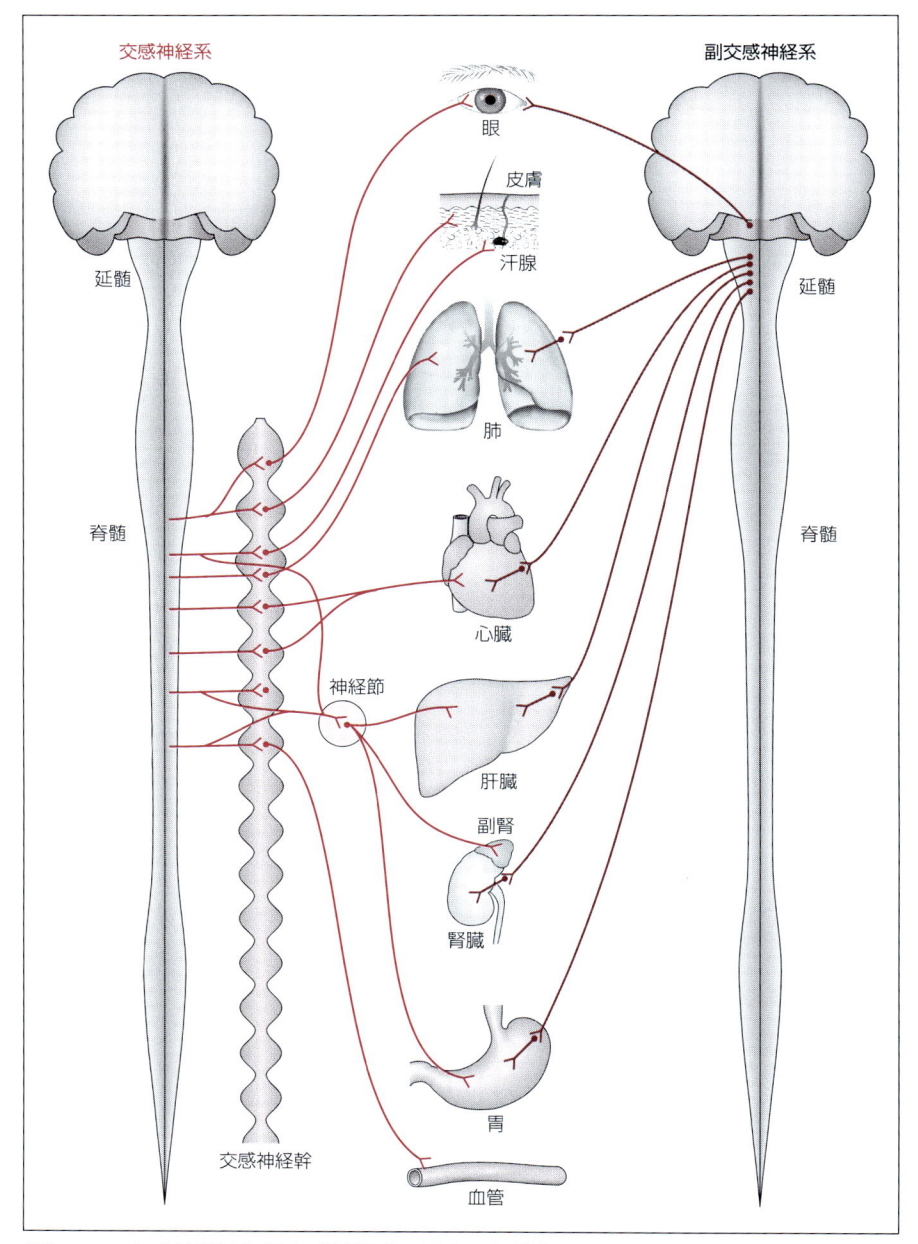

図1-3 交感神経系と副交感神経系の器官，組織支配

ても両神経系からの支配は同等ではなく，どちらかが優勢に支配している．すなわち，2つの神経系による支配は，常にプラスとマイナスが打ち消し合い，ゼロになっているわけではない．このため，神経節を遮断すると優勢でない神経系の応答が現れる（**表1-2**）．例えば心臓の洞房結節では交感神経の刺激で心拍数は増加し，副交感神経の刺激で心拍数は減少する．洞房結節は副交感神経が優位に支配しているため，神経節が遮断されると心拍数は増加する．この場合，神経節を遮断したときの応答が，交感神経系が活性化されたことによるのではないことに注意する．

拮抗的二重支配の例外的な組織として唾液腺がある．唾液腺では，交感神経および副交感神経い

表 1-1 交感神経と副交感神経を介した応答

器官，組織	交感神経（受容体サブタイプ）	副交感神経（受容体サブタイプ）
心臓 　洞房結節 　心室筋	 心拍数の増加（β_1） 収縮力の増大（β_1）	 心拍数の減少（M_2） — （ただし，心房筋では抑制作用あり，M_2）
肺 　気管支平滑筋 　気管支分泌	 弛緩（β_2，ただしノルアドレナリンを介した弛緩は β_1） 抑制（α_1），促進（α_1）	 収縮（M_3） 促進（M_3）
血管 　動脈 　静脈	 収縮（α_1），弛緩（β_2） 収縮（α_1），弛緩（β_2）	 — —
眼 　瞳孔散大筋 　瞳孔括約筋	 収縮（α_1） —	 — 収縮（M_3）
肝臓	グリコーゲン分解の促進（β_2）	—
副腎髄質	アドレナリンとノルアドレナリンの遊離を促進（ニコチン性アセチルコリン受容体 N_M）	—
皮膚 　汗腺 　立毛筋	 局所的分泌促進（α_1） 収縮（α_1）	 全身的分泌促進（M_3） —
腸 　運動性 　分泌	 減少（β_2） —	 増大（M_3） 促進（M_3）
胃	—	胃酸分泌の促進（M_1）
脂肪細胞	脂肪分解の促進（β_3） 脂肪分解の抑制（α_2）	—
膀胱 　括約筋 　排尿筋	 収縮（α_1） 弛緩（β_3）	 弛緩（M_3） 収縮（M_3）
腎臓 　レニン分泌	 促進（β_1）	 —
骨格筋	収縮力増大（β_2），グリコーゲン分解促進（β_2）	—
膵臓 　インスリン分泌	 抑制（α_2），促進（β_2）	 —

表 1-2 交感神経，副交感神経の優位性と神経筋遮断の効果

効果器	優位な神経	神経筋遮断の効果
小動脈	交感神経（収縮，α_1 作用）	血管拡張，血圧低下，末梢血流増加
静脈	交感神経（収縮，α_1 作用）	血管拡張，静脈還流量減少，心拍出量の減少
心臓	副交感神経（心拍数減少，M_2 作用）	頻脈
消化管	副交感神経（運動性増加，M_2 および M_3 作用）	便秘
膀胱	副交感神経（排尿，M_3 作用）	尿貯留
唾液腺	副交感神経（唾液の分泌，M_2 および M_3 作用）	口渇
虹彩	副交感神経（瞳孔の縮小，M_2 および M_3 作用）	散瞳

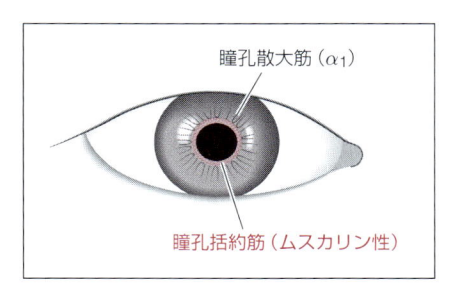

図1-4 瞳孔の調節

ずれの刺激でも分泌が促進される．副交感神経の支配を受けない，すなわち応答が交感神経の興奮の程度によって決定されている器官での応答について次に記す．

■**皮膚や粘膜の血管** 交感神経系の興奮により収縮し，血管抵抗が増大する．

■**立毛筋** 交感神経系の興奮により収縮し，いわゆる鳥肌が生じる．立毛筋が収縮することで，毛髪の作る体表面での空気層が増大し，体熱の放散が妨げられる．

■**汗腺（局所的な発汗）** 交感神経系の興奮により分泌が亢進し，発汗が促進される．ただし，節後線維の伝達物質はアセチルコリンであることに注意する．

■**脾臓** 交感神経系の興奮により収縮する．

■**副腎髄質** 交感神経系の興奮によりカテコールアミンが分泌される．

■**瞳孔の調節** コリン作動性とアドレナリン作動性の調節機構の特殊な例として，瞳孔の調節の例を挙げる．瞳孔の大きさは瞳孔散大筋と瞳孔括約筋によって調節されている．瞳孔散大筋は交感神経系のみの支配を受けており，交感神経の興奮により収縮し，瞳孔は散大する（図1-4）．これに対し瞳孔括約筋は副交感神経の支配のみを受けており，副交感神経の興奮で収縮し，瞳孔は縮小する．瞳孔散大筋は瞳孔を引っ張るような方向に伸びており，瞳孔括約筋は瞳孔を取り巻くように位置している．この違いが，異なる神経系の興奮による異なる応答を説明する．

組織には単一の受容体のみが発現しているわけではない．それでは組織の応答はどのようにして決まるのであろうか？　それぞれの受容体を介して発現される応答の強さは，発現している受容体の数，受容体と刺激薬（活性薬）との親和性ならびに受容体結合後に引き起こされるシグナリングの性質による．一般に受容体の発現量が多くなればなるほど応答も強く出現することから，発現量が応答の強さを決定していると考えてよい．

B アドレナリン受容体とアセチルコリン受容体

末梢神経系の主要な受容体はアドレナリン受容体とアセチルコリン受容体であり，それぞれにサブタイプが存在している．受容体のサブタイプとは遺伝子配列の相同性が高く，同一の活性薬に結合するものと定義されている．

アドレナリン受容体には，3種のアドレナリン α_1 受容体と3種のアドレナリン α_2 受容体，および3種のアドレナリン β 受容体が含まれる．いずれもGタンパク質を介して細胞内にシグナルを伝える．

一方，アセチルコリン受容体にはニコチン性とムスカリン性が存在している．ニコチン性アセチルコリン受容体は，イオンチャネル内蔵型でアセチルコリンの結合によりチャネルが開き，カチオン（主として Na^+）を細胞外から流入させる．これにより膜電位が脱分極し，Na^+ チャネルの活性化と活動電位の発生がもたらされる．これに対してムスカリン性アセチルコリン受容体は，アセチルコリンが結合した後，Gタンパク質の活性化を介して作用を発現する．すなわち，アドレナリン受容体と同じファミリー（Gタンパク質共役型受容体）に属する受容体である．

イオンチャネルによる応答とGタンパク質を介した応答の大きな違いは，作用発現までの時間である．イオンチャネルによる応答は，チャネルの開閉によりイオンの流れが生じるため速やかに発現する．これに対し，Gタンパク質を介した応答では時間的に遅れが出る．これはGタンパク質が

表 1–3 アドレナリン受容体サブタイプに対する刺激薬の親和性

アドレナリン受容体サブタイプ	刺激薬に対する親和性
α_1, α_2	アドレナリン ≧ ノルアドレナリン ≫ イソプレナリン
β_1	イソプレナリン ＞ アドレナリン ＝ ノルアドレナリン
β_2	イソプレナリン ＞ アドレナリン ＞ ノルアドレナリン
β_3	イソプレナリン ＞ ノルアドレナリン ＞ アドレナリン

グアノシン三リン酸(GTP)の加水分解反応やグアノシン二リン酸(GDP)–GTP交換反応により活性が調節されていること，Gタンパク質がエフェクター分子を活性化するための時間が必要なこと，さらにエフェクター分子がセカンドメッセンジャーを産生させ，セカンドメッセンジャーがさらに下流のシグナリング分子の活性を変えるという一連のカスケードが存在するためである．逆にいえば，核に移行し転写の活性化を介さない反応で，効果の発現までに時間の遅れが出る(遅れが必要な)反応には，Gタンパク質が関与しているといってもよい．

アドレナリン受容体サブタイプ(α_1, α_2, β_1, β_2, β_3)に対する3種の刺激薬(イソプレナリン，アドレナリン，ノルアドレナリン)の親和性は表1–3のように示される．刺激薬からみた受容体サブタイプ選択性は次に述べる(☞82頁，表1–4, 90頁)．

C 神経伝達物質としてのカテコールアミン

末梢系のカテコールアミンには，アドレナリン，ノルアドレナリンおよびドパミンが含まれる．このうち交感神経終末からはノルアドレナリンが放出され，効果器に作用する．ノルアドレナリンにメチル基が付加したアドレナリンは，副腎髄質で合成された後，血中に放出される．ドパミンはドパミンD_1受容体を介して腎臓の血流調節に関わっているものの，ドパミン神経が腎臓に存在するわけではない．腎臓のドパミンは近位尿細管細胞で産生された後，血中に放出され作用する．アドレナリン，ノルアドレナリンおよびドパミンによる応答は，組織に発現している受容体サブタイプの発現量および受容体に結合して活性化させる刺激薬の濃度に依存する．

1 アドレナリン(エピネフリン)

アドレナリンはアドレナリンα_1およびα_2受容体とアドレナリンβ受容体を刺激することができる(表1–4)．低用量ではアドレナリンβ_1およびβ_2受容体への作用が優位である．高用量になるとアドレナリンα_1受容体への作用が優位になる．この作用の優位性はアドレナリンのα_1およびβ_1, β_2サブタイプへの親和性だけでは説明できない．各サブタイプに対する親和性は$\beta_1 = \beta_2 > \alpha_1 = \alpha_2$である．やはり受容体サブタイプの発現量(実際の受容体の数)が大きな役割を果たしているといえる．

■薬理作用　アドレナリンによって引き起こされる応答は，「闘争か逃亡かの反応(fight or flight response)」または「防衛反応」とよばれている．循環系の応答をみてみると，闘争あるいは逃亡に必要な器官へ血液が選択的に供給されるようになっている．

アドレナリンβ_1受容体を介して心拍出量と収縮力の増加が起こり，心臓の酸素消費量の増加と収縮期圧の上昇が引き起こされる．また，アドレナリンα_1受容体を介して瞳孔が散大し，アドレナリンβ_2受容体刺激により気管支の拡張が生じる．さらに，アドレナリンα_1受容体を介した腎臓や消化管などの「闘争か逃亡かの反応」に必要でない組織での血管の収縮，アドレナリンβ_2受容体を介した骨格筋や心臓(冠動脈ではβ_1も関与)などの「闘争やエネルギー供給」に重要な組織での血管の

表 1-4 アドレナリン受容体刺激薬

一般名	構造式	受容体選択性	特性
イソプレナリン（イソプロテレノール）		β	MAO で代謝されず，ノルアドレナリントランスポーターでも取り込まれない
ノルアドレナリン（ノルエピネフリン）		α, β_1	
アドレナリン（エピネフリン）		α, β_1, β_2	
ドパミン		D_1, α_1, β_1	
フェニレフリン		α	COMT で代謝されない
ドブタミン		α_1, β_1	ドパミンよりも強い β_1 作用
メトキサミン		α_1	COMT で代謝されない
エフェドリン		α, β	作用時間が長い
アンフェタミン		α, β	カテコールアミンの遊離を介して作用を発現する
メタンフェタミン		α, β	アンフェタミンよりも中枢作用が強い
メタプロテレノール		β_2	
サルメテロール		β_2	長時間作用型
テルブタリン		β_2	短時間作用型

拡張，肝臓でのグリコーゲン分解，脂肪細胞でのトリグリセリドの分解によるアデノシン三リン酸（ATP）の供給，肝臓でのグルコースの産生なども生じる．アドレナリン β 受容体の作用のほとんどは**サイクリック AMP（cAMP）産生の増加**とそれに続くプロテインキナーゼ A の活性化により説明される．

■**適応**　アドレナリンを投与したときに注意しなければならない点は，局所に投与すると血管収縮が引き起こされ，局所麻酔薬を用いた場合にその作用が持続することである．血管の収縮により酸素供給が不足するため，指などの血流がもともと十分ではない組織への局所麻酔の際には使わない．また，アドレナリンは**アナフィラキシーショック**の治療にも使用される．

2 ノルアドレナリン（ノルエピネフリン）

ノルアドレナリンは，交感神経終末から遊離される神経伝達物質である．アドレナリン受容体の各サブタイプに対する親和性は，$\alpha_1 \geqq \alpha_2 > \beta_1 > \beta_2$ である．ノルアドレナリンはアドレナリンと異なり，β 受容体に対しては選択的 β_1 刺激薬として働く．

■**薬理作用**　全身に投与すると，アドレナリン β_1 受容体を介した心臓への作用のために**収縮期圧は上昇**する．また，心拍数の増加も引き起こす．しかし，血圧が上昇したことにより迷走神経が活性化され，増加した心拍数は迷走神経を介した抑制効果によって最終的には低下する．したがって，心拍出量（心拍出量＝心拍数×1回拍出量）はほとんど変化しない．

3 ドパミン

ドパミンは全身投与した場合，血液-脳関門を通過できないため，末梢の効果しか発現しない．また，各種のカテコールアミン受容体を活性化することができる．アドレナリン受容体サブタイプに対する親和性は $\beta_1 > \alpha_1 > \alpha_2$ である．

■**薬理作用**　低用量では，腎臓や腸間膜のドパミン D_1 受容体への作用が発現する．D_1 受容体による cAMP 産生が亢進することで，腎臓および冠動脈の血流が増加し，利尿作用が発現する．中用量ではアドレナリン β_1 受容体も活性化するようになり，陽性変力作用（収縮力の増強効果）を発揮する．さらに高用量になると血管のアドレナリン α_1 受容体に作用し，血管の収縮を引き起こす．

■**適応**　低用量から中用量は，血圧が低く尿の出が悪い**うっ血性心不全**の患者に，血圧上昇と腎動脈の拡張による利尿を目的として用いられる．また，**ショック状態**（心拍出量の低下と腎機能不全）の治療にも使われる．

D カテコールアミンの神経伝達機構

1 カテコールアミンの生合成・代謝

a ノルアドレナリンの生合成

ノルアドレナリンの生合成経路はチロシンよりスタートする（図 1-5, 1-6）．神経終末のノルアドレナリントランスポーター（輸送体）の働きでチロシンが神経終末に取り込まれる．このトランスポーターは，Na^+ の細胞内外の濃度差を利用して働く．取り込まれたチロシンは**チロシンヒドロキシラーゼ（チロシン水酸化酵素）**の働きによってドパ（L-DOPA: 3,4-dihydroxy phenylalanine）に変わる．チロシンヒドロキシラーゼによるチロシンの水酸化は，ノルアドレナリン生合成経路の律速段階である．

ドパはこの後，ドパデカルボキシラーゼ（**ドパ脱炭酸酵素**）の働きでドパミンに変わる．ドパミンは**小胞性モノアミントランスポーター**の働きで小胞内に取り込まれる．この小胞に存在するモノアミントランスポーターは，細胞膜に存在するトランスポーターとは異なり，小胞内に蓄積している H^+

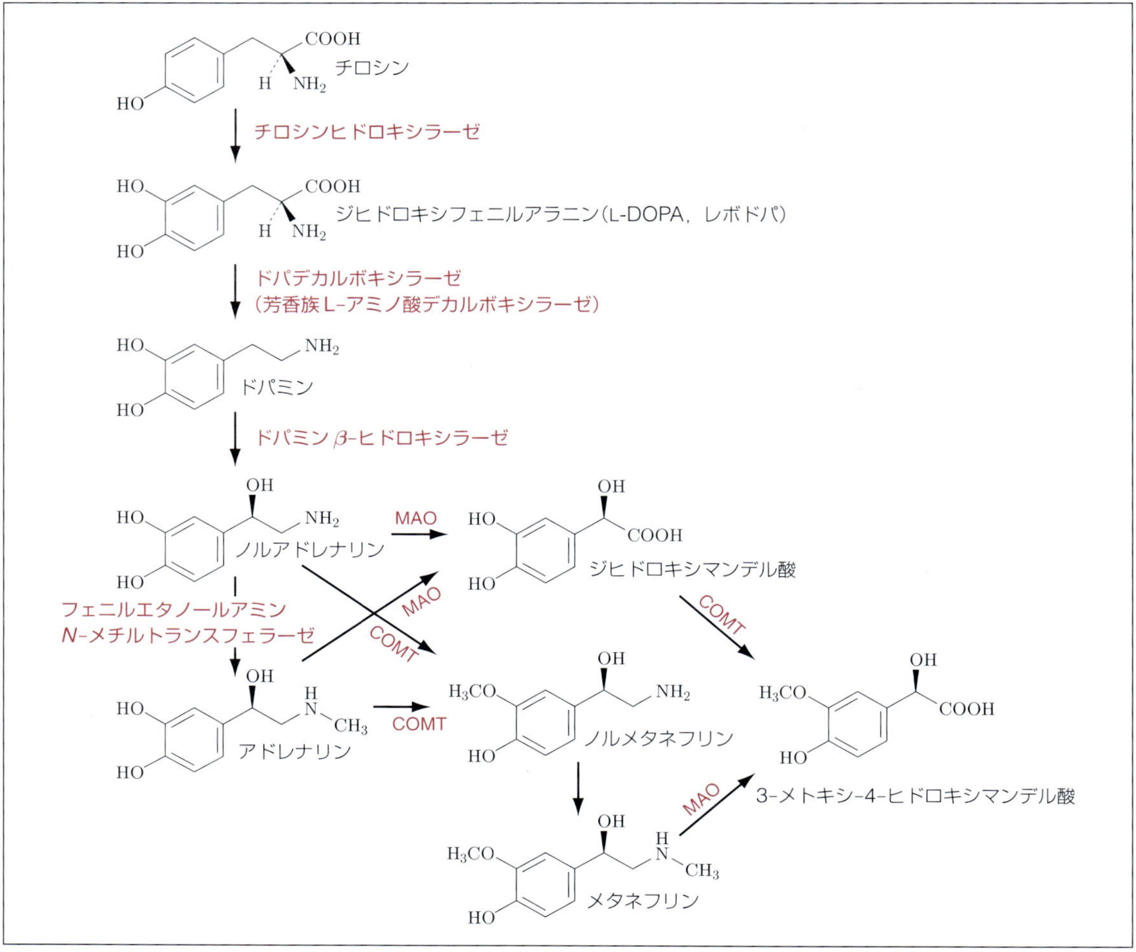

図1-5 ノルアドレナリンの生合成と代謝

により駆動する（小胞内は酸性になっている）．

小胞内に取り込まれたドパミンは，**ドパミン β–ヒドロキシラーゼ（ドパミン β–水酸化酵素）**の働きで β 位に水酸化を受けてノルアドレナリンになる．小胞中のノルアドレナリンの濃度は 100 mmol/L にもなるといわれており，凝縮を防ぐために ATP が小胞内に存在している．したがって，交感神経が興奮すると，ノルアドレナリンとともに ATP が神経終末から遊離される．一部の中枢神経および副腎髄質では，ノルアドレナリンはさらにフェニルエタノールアミン N–メチルトランスフェラーゼによりメチル化されてアドレナリンとなる．

b ノルアドレナリンの運命

神経終末よりシナプス間隙に放出されたノルアドレナリンは3つの運命をたどる．

1つ目は，効果器の細胞膜上に存在する**アドレナリン受容体（β_1，β_2 あるいは α_1）に結合する**ことである．ノルアドレナリンが結合して活性化された受容体は応答を引き起こす．

2つ目は，シナプス前に存在するアドレナリン α_2 受容体に結合し，神経終末からのノルアドレナリンの放出を低下させることである．アドレナリン α_2 受容体は**自己受容体**ともよばれており，シナプスから神経伝達物質（この場合はノルアドレナリン）の放出を抑制するように働いている．

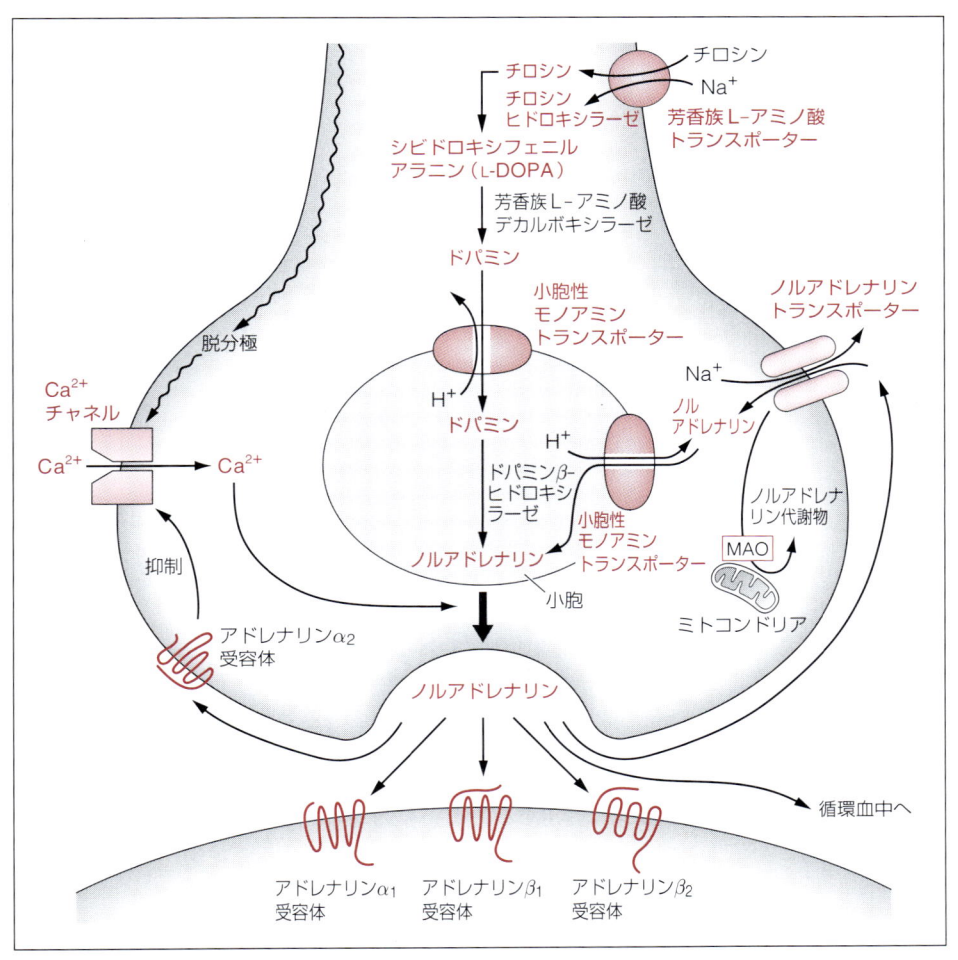

図1-6 ノルアドレナリンの生合成，貯蔵，放出，再取り込みのサイクル

　3つ目は**再利用**あるいは**代謝**である．ノルアドレナリンは神経終末に存在するノルアドレナリントランスポーターにより細胞質に取り込まれる．取り込まれたノルアドレナリンは，ミトコンドリアにある**モノアミンオキシダーゼ〔モノアミン酸化酵素（monoamine oxidase: MAO）〕**により代謝されるか，小胞性モノアミントランスポーターにより小胞に取り込まれ再利用される．MAOには末梢性のMAO$_A$と中枢性のMAO$_B$のアイソザイムが存在している．MAOによる代謝はMAO阻害薬が大きな効果を示すことから，ノルアドレナリンの作用に重要な役割をもっている．**MAOは節後線維の神経終末の細胞質に存在**している．MAOの作用により生成されたノルアドレナリンの中間代謝物はMAOを不可逆的に阻害するという性質をもつ．MAOが代謝産物による阻害を受けるために，神経終末においてノルアドレナリンの蓄積が起こり，活動電位が発生するとシナプス間隙に再び放出されるという効率的なリサイクルを行っている．また，ノルアドレナリンはシナプスから拡散し，血中を流れて肝臓や腎臓などに取り込まれ，MAOとは異なる代謝酵素である**カテコール-O-メチルトランスフェラーゼ〔カテコール-O-メチル基転移酵素（catechol-O-methyltransferase: COMT）〕**によっても代謝される．COMTはノルアドレナリンのベンゼン環の第3位に位置するヒドロキシル基にメチル基を付加させることで，ノルアドレナリンを不活性化する．

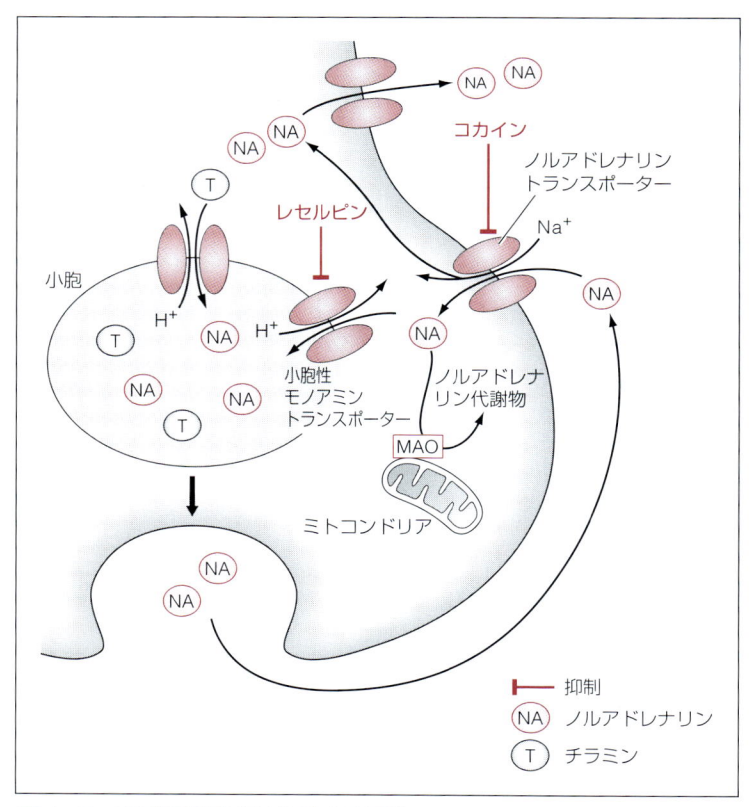

図 1-7　交感神経終末に作用する薬物

C　ノルアドレナリン生合成・代謝に作用する薬物

　生合成，代謝および取り込みで忘れてはいけない薬物群がある．カテコールアミンが蓄積する小胞に作用する薬物（レセルピン）とノルアドレナリントランスポーターに作用する薬物（コカイン）などである（図1-7）．

1）レセルピン reserpine

■作用機序　レセルピンは，小胞性モノアミントランスポーターに強く結合して機能を阻害する．低用量のレセルピンではカテコールアミンは細胞質に遊離するため，代謝酵素MAOによって代謝される．しかし，レセルピンが高用量になると，小胞からのカテコールアミンの遊離がMAOによる代謝を上回るようになる．細胞質に蓄積したカテコールアミンは細胞膜に存在するノルアドレナリントランスポーターの働きで細胞外に放出されるようになる．このように，レセルピンの高用量ではカテコールアミンが細胞外に放出されるため，交感神経は一過性に興奮するものの，やがてカテコールアミンが枯渇するため興奮は減弱していく．レセルピンによる小胞性モノアミントランスポーターの阻害は不可逆的であるため，レセルピンによる阻害からの回復には新たなトランスポーター分子の合成が必要になる．

■適応　レセルピンの作用が不可逆的であること，またノルアドレナリンのみならず，ドパミンも枯渇させ，抑うつを引き起こすことから，あまり使われない．

2）コカイン cocaine

■作用機序・薬理作用　コカインは，ノルアドレナリントランスポーターに選択的に結合して機能を阻害する．その結果，シナプス間隙におけるノルアドレナリンの濃度上昇がもたらされ，中枢では覚醒や不眠などを引き起こす．コカインが中枢で

大きな効果を引き起こすことから，ノルアドレナリントランスポーターにより神経終末へカテコールアミンが取り込まれる過程が，カテコールアミンの作用の消去に重要な役割を果たしていることがわかる．

3）チラミン tyramine

交感神経刺激薬には，アドレナリン受容体に直接結合して活性化する**直接作用型**（この型の薬物は後述する☞91頁），ならびに神経終末の小胞に貯蔵されているノルアドレナリンの放出を促進することでアドレナリン受容体を活性化する間接型に分けられる．チラミンは**間接型刺激薬**の代表例であり，赤ワインやチーズなどに高濃度に含まれている．

■**作用機序** チラミンは小胞内に存在するノルアドレナリンと置き換わるため，ノルアドレナリンを細胞質，さらには細胞外に放出させる働きがある．チラミン自体は小胞にほとんど蓄積されず，水酸化された代謝物であるオクトパミンが小胞内に蓄積される．オクトパミンは哺乳動物のアドレナリン受容体を刺激しないため，興奮によりオクトパミンが放出されてもアドレナリン受容体は活性化されない．このため，交感神経系の興奮は徐々に低下してくる．

4）アンフェタミン，メタンフェタミン，エフェドリン

■**作用機序** アンフェタミン amphetamine は，チラミンと同様にノルアドレナリンの小胞からの**減少（枯渇）**を引き起こす．また，代謝酵素の **MAO** を阻害する．さらに，アドレナリンαおよびβ受容体の刺激薬としても働く．

■**薬理作用** アンフェタミンは**強力な中枢作用**をもち，覚醒，疲労感減少，不眠などを含む行動をとらせる．アンフェタミンのメチル誘導体は**メタンフェタミン** methamphetamine とよばれ（商品名：ヒロポン），特に強い中枢作用があるため覚醒剤に指定されている．

エフェドリン ephedrine は，アンフェタミンよりも弱い混合型の交感神経刺激薬である．

5）三環系抗うつ薬

ノルアドレナリンの神経終末への再取り込みはノルアドレナリントランスポーターの働きによりなされるため，これを阻害する薬物は，シナプス間隙におけるノルアドレナリンの濃度と作用時間を延長させる．コカインは選択的にノルアドレナリントランスポーターを阻害することはすでに述べたが，コカインと同様に**イミプラミン** imipramine や**アミトリプチリン** amitriptyline などの三環系抗うつ薬もノルアドレナリントランスポーターの働きを阻害する．三環系抗うつ薬は，さらにセロトニンの再取り込みも阻害する．また，セロトニン，アドレナリンα，ヒスタミン，ムスカリン性アセチルコリンの各受容体にも結合し，それぞれの刺激薬が結合するのを阻害する．このため，三環系抗うつ薬の作用や副作用は複雑になる．

E アドレナリンα受容体

生体内に存在するアドレナリンα受容体刺激薬はノルアドレナリンとアドレナリンである（**表1-4**）．ノルアドレナリンおよびアドレナリンはα_1およびα_2受容体を刺激する．また，ノルアドレナリンはβ_1とβ_3受容体を，アドレナリンはβ_1，β_2，β_3受容体を刺激する．したがって，アドレナリンα_1，α_2，β_1，β_2，β_3受容体がともに発現している組織が刺激された場合，得られる応答はこれらのサブタイプを介した反応が組み合わさった結果になる．しかし，これらのサブタイプは発現している組織が異なることから，作用させる薬物にサブタイプ選択性をもたせることにより，組織依存性の応答を調節することができる．

1　α_1受容体刺激薬

選択的アドレナリンα_1受容体刺激薬は**血管を収縮**させ，血管抵抗の増加を引き起こす．これにより血圧は維持または上昇する．血圧の上昇は圧受容器を介した迷走神経刺激による心拍数の減少

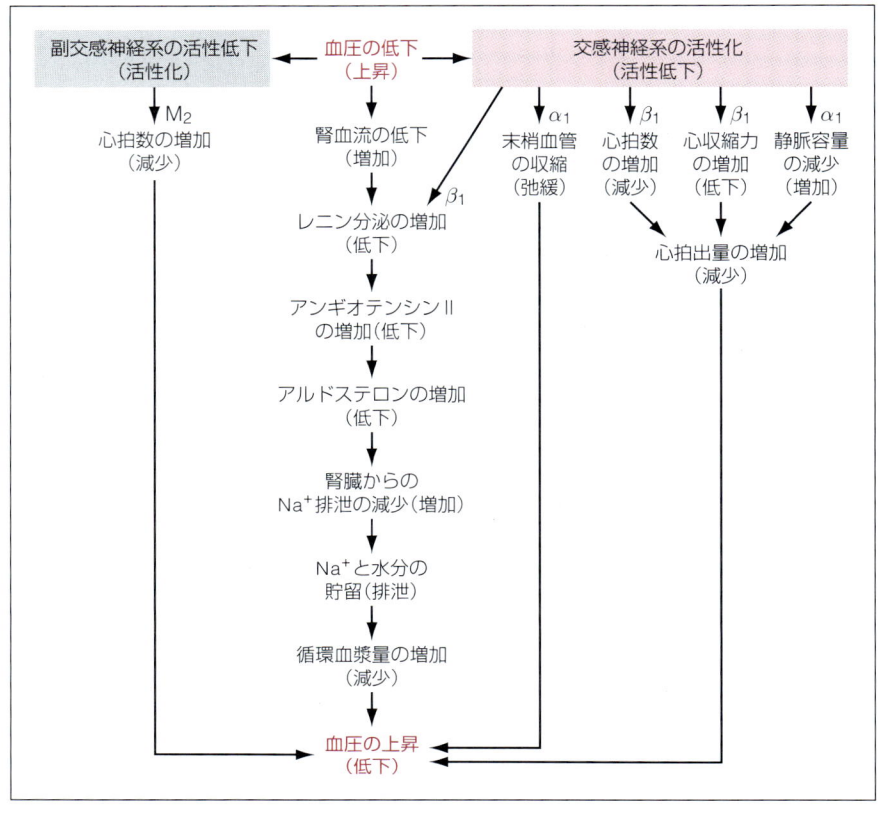

```
┌─────────────────────────────────────────────────────────────────────────┐
│  副交感神経系の活性低下        血圧の低下           交感神経系の活性化      │
│     （活性化）              （上昇）             （活性低下）            │
│        ↓M₂              ↓          ↓α₁    ↓β₁   ↓β₁    ↓α₁          │
│   心拍数の増加      腎血流の低下  末梢血管   心拍数   心収縮力  静脈容量    │
│    （減少）          （増加）    の収縮    の増加   の増加   の減少     │
│                       ↓        （弛緩）  （減少）  （低下）  （増加）    │
│                  レニン分泌の増加   ↑β₁                              │
│                    （低下）              ↓                          │
│                       ↓              心拍出量の増加                  │
│                アンギオテンシンⅡ        （減少）                      │
│                  の増加（低下）                                      │
│                       ↓                                            │
│                 アルドステロンの増加                                  │
│                    （低下）                                         │
│                       ↓                                            │
│                  腎臓からの                                         │
│                Na⁺排泄の減少（増加）                                 │
│                       ↓                                            │
│                  Na⁺と水分の                                        │
│                   貯留（排泄）                                       │
│                       ↓                                            │
│                 循環血漿量の増加                                     │
│                    （減少）                                         │
│                       ↓                                            │
│                    血圧の上昇                                       │
│                     （低下）                                        │
└─────────────────────────────────────────────────────────────────────────┘
```

図 1-8　血圧の調節

（徐脈）を引き起こす．ここで，交感神経系による制御と副交感神経系による制御が互いに密接に関連している例として，血圧調節について説明する（図 1-8）．

a 血圧の調節

血圧の上昇あるいは低下が中枢神経系を介して交感神経系を刺激する．交感神経系の刺激は，末梢血管抵抗（α_1 作用），心拍数（β_1 作用），心収縮力（β_1 作用），静脈還流（α_1 作用）およびレニン分泌（β_1 作用）を増加させる．これに対し，副交感神経系の刺激は心拍数の減少（M_2 作用）を引き起こす．

1）血圧が上昇したとき

血圧が上昇すると**圧受容器**を介して**血管運動中枢**が刺激され，副交感神経系（迷走神経）を介して心拍数が減少する．心拍数が減少すると心拍出量（心拍出量＝心拍数×1 回拍出量）が減少する．また，圧受容器から血管運動中枢を介した交感神経系の興奮によってもたらされる応答（心拍数の上昇，心収縮力の増加，静脈の収縮や末梢血管の収縮）は減少するため，血圧は低下する．さらに，長期的には腎血流量の増加によりレニン分泌とアンギオテンシンⅡ量の低下をまねく．アンギオテンシンⅡ量が低下すると，アルドステロンの分泌が減少するため，Na⁺と水分の貯留が抑制される．すなわち，Na⁺と水分が尿として体外に排泄されるため，血漿量と静脈還流量が減少し，心拍出量が低下する．これらの結果，血圧の低下がもたらされる．

2）血圧が低下したとき

血圧が下がると**交感神経系が興奮**する．交感神経系が刺激されると，心拍数の上昇，心収縮力の増加，静脈の収縮，さらに末梢血管の収縮が生じる．これにより血圧は上昇する．また，血圧が下がると腎臓の血流量が低下するため，レニン分泌が亢進する．レニンの分泌はアンギオテンシンⅡ

量を増加させ，アルドステロン量が増加する．これにより Na^+ の保持が行われる．Na^+ が保持されると浸透圧の関係で水分も保持され，結果として血液量は増加する．血液量の増加により静脈還流量が増加するため，結果として心拍出量が増加する．

血液の約80％は大動脈〜細動脈〜細静脈〜大静脈に存在し，さらにその80％が細静脈〜大静脈に存在している．血圧の変動の幅が最も著しいのは細動脈で，細動脈の収縮および拡張により血圧調節がなされる．このため，細動脈は抵抗血管とよばれている．また，保持されている血液量から循環血液量を決定しているのは静脈系であることにも注意する．

2 α_2 受容体刺激薬

選択的アドレナリン α_2 受容体刺激薬は，シナプス前膜のアドレナリン α_2 受容体を活性化し，神経終末からのノルアドレナリンの放出を阻害する．また中枢神経系の**心血管制御中枢**においてアドレナリン α_2 受容体を刺激する．これにより心臓や血管系への交感神経系を介した刺激は減弱する．選択的アドレナリン α_2 受容体刺激薬による血圧低下作用は，主として中枢を介した働きによると考えられている．

クロニジン clonidine はアドレナリン α_2 受容体刺激薬であり，高血圧の治療に用いられる．クロニジンにより交感神経系の活動が低下するため，迷走神経系の活性が上昇して徐脈が生じる．

メチルドパ methyldopa はアドレナリン α_2 受容体刺激薬であるメチルノルアドレナリンの前駆物質である．メチルドパが α-メチルノルアドレナリンに変換された後，神経終末より放出され，シナプス前のアドレナリン α_2 受容体に結合し，中枢神経系からの交感神経刺激を減弱させるように働く．また，シナプス後のアドレナリン α_2 受容体に結合し，これらの結果，血圧は低下する．メチルドパは**溶血性貧血**を引き起こすことがある．

F アドレナリン β 受容体

アドレナリン β 受容体のサブタイプには β_1，β_2，β_3 の3種が存在する．このうち現在臨床で薬物の標的になっているのは β_1 と β_2 である．β_1 および β_2 サブタイプのいずれも G_s タンパク質-アデニル酸シクラーゼ経路を活性化し，細胞内 cAMP 量を増加させる．アドレナリン β_1 受容体の主たる**発現部位は心臓**であり，刺激されると収縮力の増強や心拍数の増加が生じる．アドレナリン β_2 受容体はヒトの心臓には発現しているものの，収縮力や心拍数への関与は少ない．これは主に2つの受容体サブタイプの局在が異なるためとされている．また，**アドレナリン β_2 受容体**が刺激されると血管，気管支，消化管の平滑筋の弛緩が引き起こされる．

■**アドレナリン反転** アドレナリンを投与したときの血圧変化は**二相性の変化**をたどる．アドレナリンを投与すると，はじめ血圧は上昇し，それに続いてアドレナリンを投与する前の血圧以下に下がり，やがて元の血圧に戻る．アドレナリン α_1 受容体遮断薬の**エルゴタミン** ergotamine をあらかじめ投与しておくと，血圧が上昇する相は観察されず，血圧が下がり，やがて元の血圧に戻る．この現象はアドレナリン反転とよばれている．アドレナリンは α と β の2つのアドレナリン受容体に結合するため，アドレナリンを投与すると，はじめアドレナリン α_1 受容体を介した血管収縮により血圧が上昇する．続いてアドレナリン β_2 受容体により血管が拡張するため血圧は低下する．あらかじめエルゴタミンを加えアドレナリン α_1 受容体を遮断しておくと，アドレナリンの β 作用のみが現れ，血圧は低下するのである．この現象は1つの刺激薬〔活性薬（この場合はアドレナリン）〕に結合する受容体が2種類あり，それぞれが異なる応答を媒介していることを示す代表例である．1つの刺激薬が相異なる応答を引き起こす2つの受容体に結合するほかの例として，アセチルコリンによるニコチン受容体とムスカリン受容体への結

合がある．しかし，アセチルコリンの場合，1つはイオンチャネル内蔵型であり，もう1つはGタンパク質共役型受容体である．これに対しアドレナリンは，2つのGタンパク質共役型受容体に結合するという点が特徴的である．

■**受容体サブタイプの始まりの実験**　Ahlquistはカテコールアミン受容体の歴史を語る際に外せない人物である．彼は，刺激薬の違いが応答の違いを引き起こすのではなく，受容体の違いが異なった応答を引き起こすことを提唱した（1948年）．彼が行ったことは2つに分けられる．1つは，各種の刺激薬を使い，応答を引き起こす刺激薬の効力（potency）の順序で受容体を分類したことである．もう1つは，同じ刺激薬が異なる受容体に結合することで，違う応答（抑制性と興奮性の応答）を引き起こしうるという概念の転換を行ったことである．Ahlquistはカテコールアミン誘導体の効果について，イヌやネコなどさまざまな組織の応答を調べた．ノルアドレナリン，アドレナリン，α-メチルアドレナリン，イソプレナリンを用い，はじめに血管や子宮平滑筋に対する収縮反応を調べた．その結果，効力は，アドレナリン＞ノルアドレナリン＞メチルアドレナリン＞イソプレナリンの順になった．一方，心筋の収縮を指標とすると，効力はイソプレナリン＞アドレナリン＞メチルアドレナリン＞ノルアドレナリンの順であった．これらの結果から，Ahlquistは血管や子宮平滑筋に存在する受容体と心筋に存在する受容体は異なると提唱した．

このAhlquistの提唱より以前，Cannonは，アドレナリンには2つのシンパシン sympathin（シンパシンEとシンパシンI）が存在すると仮定すると，うまく説明づけられると提唱した（1921年）．すなわち，アドレナリンに含まれるシンパシンEが血管を収縮させ，また心臓への強心効果などの"興奮"作用を示し，シンパシンIが気管支の弛緩や腸管運動の抑制などの"抑制"作用を示すことで説明できるとした．これに対しAhlquistは，観察される現象の違いはアドレナリンに含まれるシンパシンEとシンパシンIという2つのリガンドではなく，受け取る受容体に2種類存在する（アドレナリンα受容体とアドレナリンβ受容体）ことで説明できると提唱した（1948年）．すでにDaleは，アドレナリンによって引き起こされる応答には，**麦角アルカロイド** ergot alkaloidによって阻害される応答と影響を受けない応答の2つが存在することを報告していた．Ahlquistの分類によると，麦角アルカロイドはアドレナリンα受容体を介した応答を阻害するのに対し，アドレナリンβ受容体を介した応答には影響を与えないことで説明できる．1つの刺激薬が，組織が異なると違った応答を引き起こすことができる例は，当時すでに知られていた．副交感神経系のアセチルコリン受容体である．副交感神経では，アセチルコリンがニコチン性とムスカリン性の2種の全く異なる受容体に結合し，応答を引き起こす．しかし，副交感神経刺激が組織に抑制性と興奮性の2つの応答を引き起こすにもかかわらず，決してアセチルコリンに2つの成分が存在するとは考えられていなかった．Ahlquistが用いた各種の刺激薬による応答（受容体結合実験も含む）を指標とした分類法は，その後，各種遮断薬の親和性による方法に変わった．しかし，Ahlquistによって提唱された分類法の基本概念は，遺伝子配列の相同性に基づく手法にとって代わられるまで，受容体サブタイプの分類に大きく貢献した．また，アドレナリン受容体には2つのサブタイプが存在するという説は，その後の受容体にサブタイプが存在することを示す基盤となった．

G　アドレナリン受容体刺激薬

アドレナリン作動性神経を刺激したときに起こる応答と同じ応答を引き起こす薬物である（**表 1-4**）．アドレナリン受容体にはα_1（α_{1A}, α_{1B}, α_{1D}の3種．α_{1C}は欠番），α_2（α_{2A}, α_{2B}, α_{2C}の3種），β（β_1, β_2, β_3の3種）の各種サブタイプが存在しており，それぞれの薬物で選択性が異なる．

大まかには各受容体に作用する薬物は次のような効果を期待して用いられる．

1 各受容体刺激薬の臨床適応例

a α_1 受容体刺激薬

α_1 受容体刺激薬は血管平滑筋を収縮させるため，血圧を上昇させたり，鼻閉や粘膜充血の際に血管を収縮させたりするときに用いられる．また，散瞳薬として用いられる場合もある．

■α_{1C} サブタイプが存在しない理由　アドレナリン α_1 受容体に α_{1C} サブタイプが存在しないのを不思議に思われるかもしれない．この経緯は受容体構造解析のための DNA クローニングの歴史をたどるとわかりやすい．薬理学的性質から，アドレナリン α_1 受容体には2種（α_{1A}, α_{1B}）のサブタイプの存在が示されていた．はじめに平滑筋細胞からクローニングされたアドレナリン α_1 受容体は α_{1B} サブタイプの性質を示していた．続いてクローニングされたアドレナリン α_1 受容体は α_{1A} 様の薬理学的性質を示していた．そこで，新たにクローニングした受容体を α_{1A} サブタイプとした．しかし，遺伝子クローニングを続けると，さらにもう1つのアドレナリン α_1 受容体が見つかった．これを α_{1C} サブタイプとして報告したことから混乱が始まった．最終的に α_{1C} サブタイプの薬理学的性質は α_{1A} そのものを示していたことから α_{1C} を α_{1A} とし，先にクローニングされていた α_{1A} を，混乱を避けるために α_{1C} ではなく α_{1D} とした．これがアドレナリン α_1 受容体に α_{1C} サブタイプが存在しない理由である．

b α_2 受容体刺激薬

α_2 受容体刺激薬は**血管運動中枢を抑制**し，交感神経系の興奮を阻害することで降圧作用を示す．アドレナリン α_2 受容体がもつ交感神経終末からカテコールアミンの放出を抑制する作用は，血圧の低下に対して大きな寄与をもっていない．

c β 受容体刺激薬

β_1 受容体刺激薬は心拍数と心収縮力の増加を引き起こすことから，強心薬として，また房室ブロックにも用いられる．一方，β_2 受容体刺激薬は気管支平滑筋の弛緩を引き起こすことから，気管支ぜん息や慢性閉塞性肺疾患（chronic obstructive pulmonary disease: COPD）の治療に用いられる．選択的 β_2 受容体刺激薬をぜん息治療に用いる際，エアゾール化する吸入器を用いて薬物を標的組織に伝達させることで，さらに選択性（組織選択性）を増加させることができる．しかし，投与経路を考慮しても，選択的 β_2 受容体刺激薬により骨格筋の振戦（特に経口投与の場合，骨格筋への β_2 作用を介して）や頻脈（心臓への β_1 作用による）といった副作用が生じることがある．これは投与経路を含めて選択性を高めても，薬物が血中に入り，他の組織でのアドレナリン β_1 および β_2 受容体を刺激するためである．子宮収縮に対して用いられる薬物もある．

2 アドレナリン受容体刺激薬の作用

1）イソプレナリン

イソプレナリン isoprenaline（イソプロテレノール isoproterenol）は非選択的な β 受容体刺激薬である．

■薬理作用　アドレナリン β_2 受容体の刺激作用により末梢血管抵抗と拡張期圧を低下させる．一方，アドレナリン β_1 受容体の刺激効果と血圧反射とのかけ合わせで収縮期圧は同じか上昇する．β_1 刺激作用のために収縮力と心拍数はともに増加し，心拍出量は増加する．アドレナリン（α と β 作用をもつ）ほど高血糖を引き起こさない．これは，イソプレナリンのもつアドレナリン β 受容体を介したインスリン分泌の促進作用による（アドレナリンは α_2 作用を介してインスリン分泌を抑制するため，イソプレナリン投与よりも高血糖になる）．

■適応　心筋の酸素消費量が増加するため，虚血性心疾患には用いられない．また催不整脈作用が

あるため，緊急に使用するときには心電図モニターが必要である．

2）アドレナリン

■**薬理作用** アドレナリン adrenaline（エピネフリン epinephrine）は α_1, α_2, β_1 および β_2 受容体刺激作用をもち，非常に強力な血管収縮作用と心機能亢進作用を示す．β 作用のほうが α 作用よりも低濃度で発現する．心臓に対する作用はアドレナリン β_1 受容体を介し，血管に対する作用はアドレナリン α_1 受容体を介して引き起こされる．血管収縮に伴い収縮期圧が上昇する．しかし，骨格筋の血管などは β_2 作用により拡張するため，全末梢抵抗は減少する．このため拡張期圧の低下が起こる．

■**適応** 気管支ぜん息やアナフィラキシーショックに用いる．

3）ノルアドレナリン

■**薬理作用** ノルアドレナリン noradrenaline（ノルエピネフリン norepinephrine）は同程度の β_1 と α_1, α_2 受容体の刺激作用をもつ．α 作用のほうが β 作用よりも強い．β_2 受容体の刺激作用はほとんどない．この結果，末梢抵抗が増大し，拡張期圧（α_1 作用による血管収縮）と収縮期圧（β_1 作用による収縮力の増強）を増加させる．これにより反射性に迷走神経を介して心拍数が減少する．迷走神経を介した心拍数の減少はアドレナリン β_1 受容体を介した心拍数の増加を打ち消し，徐脈を引き起こす傾向がある．しかし，収縮力に対する迷走神経の効果は小さいため，ノルアドレナリンによる収縮力の増強は反射の影響を受けない．

■**適応** ショックによる循環不全に用いる．ただし，α 作用により末梢血管抵抗が増加するため，心原性ショックには用いない．

4）メタプロテレノール，テルブタリン，サルメテロール（β_2 受容体刺激薬）

メタプロテレノール metaproterenol は選択的 β_2 受容体刺激薬である．閉塞性気道疾患や急性気管支れん縮の治療に使われる．

テルブタリン terbutaline は短時間作用型の選択的 β_2 受容体刺激薬であり，作用は数分以内に発現する．

サルメテロール salmeterol は持続性の選択的 β_2 受容体刺激薬である．

■**特徴** サルメテロールの作用持続性はアミンに脂溶性の側鎖が結合している構造による（効果はおよそ 12 時間続く）．しかし，気管支拡張作用が現れるまでにある程度時間を必要とするため，急性症状を速やかに軽減するのには適していない．

5）ドパミン

■**薬理作用** ドパミン dopamine は濃度に依存してさまざまな受容体を刺激するため，薬理作用は複雑である．低用量では腎臓のドパミン受容体を刺激し，腎動脈の拡張を介した利尿効果を示す．中用量ではアドレナリン β_1 受容体の刺激作用も加わり，高用量ではさらにアドレナリン α_1 受容体の刺激作用も加わる．この結果，血圧の上昇と心臓収縮力の上昇が引き起こされる．ノルアドレナリンに比べると α_1 および β_1 受容体刺激作用は弱い．

6）ドブタミン

■**薬理作用** ドブタミン dobutamine は選択的 β_1 受容体刺激薬である．投与したときに観察されるドブタミンの β_1 作用は，ラセミ体の混合物に含まれる 2 つの立体異性体の異なった効果によると考えられている．（−）異性体は α_1 受容体刺激薬および弱い β_1 受容体刺激薬として働き，（＋）異性体は α_1 受容体遮断薬および強い β_1 受容体刺激薬として働く．この結果，α_1 作用は打ち消され，全体として選択的 β_1 受容体刺激薬としての効果が現れる．心拍数よりも収縮力を強く増強する．ドブタミンの心収縮増強作用はドパミンの 4 倍程度であるものの，末梢血管に対する作用および催不整脈作用は少ない．

■**適応** 臨床的には心不全の緊急管理に用いられる．

7）フェニレフリン，メトキサミン

■**薬理作用** フェニレフリン phenylephrine，メトキサミン methoxamine は選択的 α_1 受容体刺激作用をもっている．血圧上昇はアドレナリンの約 1/5 である．しかし，カテコールアミンではな

いために COMT によって代謝されず，作用時間は長い．
■**適応** 麻酔時の低血圧，または各種の低血圧やショック時の補助療法に用いる．

8) エフェドリン

エフェドリンはカテコール核をもたないために代謝酵素の働きを受けず，作用時間は長い．生薬の麻黄をはじめ，種々の植物に含まれる．

■**薬理作用** アドレナリン α および β 受容体を刺激する．アンフェタミンよりも弱い作用をもつ α および β 受容体刺激薬である．中枢神経系に対して弱い興奮作用を示す．

■**適応** 腰椎麻酔時の血圧低下に対しての血圧上昇や鼻粘膜血管の収縮，気管支の拡張に用いられる．

9) アンフェタミン

■**薬理作用** アンフェタミンの薬物動態はエフェドリンに似ている．非常に速やかに中枢神経系に入り，**著しい気分の高揚と覚醒作用**を引き起こす．また食欲を抑制する．末梢での作用は神経終末からのノルアドレナリンの遊離を介して発現する．

10) メタンフェタミン

■**薬理作用** メタンフェタミンの薬理作用はアンフェタミンとよく似ているものの，末梢作用に比べて中枢作用がより強く発現する．また，**依存**を生じる．

■**作用機序** ①チラミンと同様に内因性のノルアドレナリンを神経終末内に排出する，② MAO を抑制する，③末梢神経のアドレナリン α および β 受容体の刺激薬として働く．神経終末内でのノルアドレナリンの濃度が上昇するとトランスポーターが逆向きに働き，シナプス間隙でのノルアドレナリン濃度が上昇する．中枢神経でも，同じ作用機構によりシナプス間隙でのドパミンの濃度を上昇させる．

H アドレナリン受容体遮断薬

α 受容体遮断作用のみまたは β 受容体遮断作用のみ，あるいは α 受容体遮断作用と β 受容体遮断作用を併せもつ薬物に分けられる(表 1-5，1-6)．アドレナリン α 受容体はアドレナリン α_1 受容体とアドレナリン α_2 受容体にさらに分けられ，またそれぞれに 3 種のサブタイプが存在する．アドレナリン β 受容体も 3 つのサブタイプが存在している．アドレナリン受容体遮断薬は各受容体への選択性(サブタイプ選択性も含む)の違いによって細分化されている．

1 α 受容体遮断薬

a α_1・α_2 受容体遮断薬

α 受容体遮断薬は，ノルアドレナリンやアドレナリンがアドレナリン α_1・α_2 受容体に結合するのを阻害する(表 1-5)．アドレナリン α 受容体が遮断されると，平滑筋が弛緩するため血管が拡張し，血圧低下が引き起こされる．

1) フェントラミン

α 受容体遮断薬の**フェントラミン** phentolamine は交感神経に直接的および間接的に多くの作用を発揮する．

■**薬理作用** フェントラミンは α_1 および α_2 受容体に結合し，ノルアドレナリンおよびアドレナリンの作用を阻害する．これにより末梢血管抵抗が減少する．血管抵抗が低下すると**圧受容器反射**を介して心拍出量が増加する．また，神経終末からのノルアドレナリン遊離を抑制的に制御している α_2 受容体を遮断することにより，さらに多くのノルアドレナリンを放出させる．放出されたノルアドレナリンはアドレナリン β_1 受容体を刺激して頻脈を生じる．

■**適応** 褐色細胞腫の手術前・手術中の血圧調整に用いられる．

表 1-5 α 受容体遮断薬の比較

一般名	構造式	受容体選択性	作用時間	その他の活性
フェントラミン		$\alpha_1 = \alpha_2$	非常に短い（3〜10分, 注射液）	
テラゾシン		α_1 選択的（ただし, $\alpha_{1A} = \alpha_{1B} = \alpha_{1D}$）	長時間	
ブナゾシン		α_1 選択的（ただし, $\alpha_{1A} = \alpha_{1B} = \alpha_{1D}$）	短時間	
ドキサゾシン		α_1 選択的（ただし, $\alpha_{1A} = \alpha_{1B} = \alpha_{1D}$）	長時間	
ウラピジル		α_1 選択的（ただし, $\alpha_{1A} = \alpha_{1B} = \alpha_{1D}$）	中程度	弱い α_2 作用と弱い 5-HT 作用がある
プラゾシン		α_1 選択的（ただし, $\alpha_{1A} = \alpha_{1B} = \alpha_{1D}$）	中程度	
シロドシン		α_{1A} 選択的	長時間	
タムスロシン		α_{1A} 選択的	長時間	α_{1D} にも親和性を示す
ナフトピジル		α_{1D} 選択的	長時間	

（短時間：数時間以下, 中程度：数時間〜10 時間, 長時間：10 時間以上）

b α_1受容体遮断薬

1）プラゾシン

プラゾシン prazosin は α_1 受容体選択的な遮断薬である．ただし α_{1A}，α_{1B}，α_{1D} に対するサブタイプ選択性はない．

■**薬理作用** 細動脈や静脈の α_1 受容体を選択的に遮断する．この結果，末梢血管抵抗の減少（前負荷の減少）を生じ，心臓への静脈還流量が減少して血圧が低下する．α_2 受容体遮断作用をもたないために神経終末からのノルアドレナリン遊離が増強されず，心拍数の増加はあまりみられない．心拍数の増加がみられないことと前負荷も減少することから，心拍出量も増加しない．したがって，反射的な頻脈は生じない．

■**適応** 本態性高血圧症，腎性高血圧症や前立腺肥大症に伴う排尿障害の治療に用いられる．

2）テラゾシン，ブナゾシン，ドキサゾシン，ウラピジル

■**薬理作用** テラゾシン terazosin，ブナゾシン bunazosin，ドキサゾシン doxazosin およびウラピジル urapidil は，プラゾシンと同じ選択的 α_1 受容体遮断薬である．プラゾシンと異なり持続的な降圧作用を示すのが特徴である．

■**適応** プラゾシンと同様の目的で用いられる．

c α_{1A}・α_{1D}受容体遮断薬

選択的 α_1 受容体遮断薬は排尿障害の第1選択薬である．泌尿生殖器の平滑筋にはアドレナリン α_{1A} 受容体が主に発現し，収縮を制御している．したがって，前立腺肥大症の患者で多くみられる尿が出にくい場合には，α_{1A} サブタイプに選択性を示す遮断薬を用いる．シロドシン silodosin やタムスロシン tamsulosin は α_{1A} 受容体の選択的遮断薬であり，前立腺肥大症に伴う排尿障害の治療に用いられる．

一方，尿の近さや切迫感（蓄尿症状）を感じる場合は，膀胱上皮や神経に発現している α_{1D} サブタイプに選択性を示す薬物を用いる．ナフトピジル naftopidil は α_{1D} 受容体選択性を示し，蓄尿症状を示す排尿障害に用いられる．タムスロシンとナフトピジルは作用時間が長いのが特徴である．

d α_2受容体遮断薬

ヨヒンビン yohimbine はアドレナリン α_2 受容体に選択的な遮断薬である．

■**薬理作用** シナプス前膜の α_2 受容体（自己受容体）を選択的に阻害することから，ノルアドレナリンの放出を促進させる．その結果，心臓の β_1 受容体と血管の α_1 受容体が刺激される．また，α_2 受容体は膵臓からのインスリン分泌に抑制的に働いていることから，遮断によりインスリンの放出が増加する．

■**適応** アドレナリン α_2 受容体を選択的に遮断する薬物の臨床適用はない．

e 麦角アルカロイド

湿って腐った小麦，ライ麦，大麦やエンバクなどで増殖する麦角菌によって産生されるアルカロイドをいう．麦角菌に感染された小麦などは麦角とよばれる黒い角状の硬いものを作るため，麦角アルカロイドとよばれるようになった．麦角アルカロイドには，エルゴタミン，エルゴメトリン，ジヒドロエルゴタミンなどがある．末梢神経系では，アドレナリン α 受容体，セロトニン受容体への部分活性薬あるいは遮断薬として働く．麦角アルカロイドの投与により引き起こされる応答は，麦角アルカロイドの成分による違いのみならず，作用する組織の違いでも異なる．例えば，血管ではアドレナリン α 受容体を介した持続する収縮が引き起こされる．子宮でも収縮が引き起こされ，出産予定日の近くでは特に強い収縮が生じる．これに対し脳下垂体ではドパミン受容体刺激薬として働き，プロラクチンの分泌を阻害する．また，幻覚も生じさせる．麦角アルカロイドの成分であるエルゴタミンは，アドレナリン α 受容体の部分活性薬として働き，血管を収縮させる．ジヒドロエルゴタミンは α 受容体遮断作用をもつため，血管収縮作用はない．エルゴタミンおよびエルゴメトリンは子宮収縮作用が強い．

2 β受容体遮断薬

β受容体遮断薬は，選択性，作用時間，脂溶性，部分活性薬としての活性，膜安定化作用（局所麻酔作用ともよばれている）によって分けられる（**表1-6**）．このうち膜安定化作用は，通常の臨床で使う用量では生じないことから，β受容体遮断薬の臨床効果とは関係がないとされている．

アドレナリンβ受容体には β_1, β_2 および β_3 の3種のサブタイプが存在している．ただし現時点では，臨床応用されているβ受容体遮断薬の大部分は，β_3 サブタイプに対する作用をもたないため，β_1, β_2 の2つのサブタイプに対する選択性を考慮すればよいことになる．

a 非選択的β受容体遮断薬

非選択的な遮断薬は気管支平滑筋のアドレナリン β_2 受容体を遮断するため，ぜん息や慢性閉塞性肺疾患（COPD）の患者には危険な**気管支収縮を引き起こす場合がある**．

また，糖尿病患者の低血糖症状が隠されることがある．これは，β受容体遮断薬は低血糖の際に生じる β_2 受容体を介した肝臓からのグルコース放出を阻害することから生じる．さらに，アドレナリン作動性の発汗を除く低血糖の症状（脱力，ふるえ，蒼白，頻脈など）を阻害するため，インスリンによる低血糖が見つかりにくくなる．このため，β受容体遮断薬を必要とする糖尿病患者には，β_1 受容体選択性のある薬物を処方する必要がある．

非選択的にアドレナリンβ受容体を遮断すると，β_2 受容体の遮断を介した血管拡張が抑制されるため，末梢血管抵抗が増加する傾向を示す．

b 選択的β受容体遮断薬

β_1 受容体選択性を示す薬物は選択性があるといっても，弱いながらも β_2 遮断作用をもっている（β_1 受容体遮断作用の1/50以上）．したがって**気管支ぜん息の患者には，β_1 受容体選択的な遮断薬も原則禁忌**となっている．また，β受容体が遮断されると，相対的にα受容体を介した作用が亢進すると考えられる．しかし，臨床では考慮する必要はない程度の亢進作用である．脂溶性の高い薬物は消化管からの吸収が早いものの，それが作用時間の延長にはつながらない．疎水性の高いものほど肝臓で代謝されやすく，半減期が短い（早く代謝される）傾向がある．また中枢へ移行しやすく，うつ病や悪夢などを引き起こす可能性もある．

β_2 受容体選択的な遮断薬には臨床上の有用性はない．これに対し，β_1 受容体選択的な遮断薬は循環系に作用する薬物として数多く開発されている．

c 世代別のβ受容体遮断薬の作用と特徴

β_1 受容体を遮断する薬物は，β_1 と β_2 サブタイプに選択性を示さない第1世代，β_1 サブタイプに選択性を示す第2世代，β_1 受容体選択性を示しつつ何らかの機能を併せもつ第3世代に分けられる．第1世代のβ受容体遮断薬には，プロプラノロール，ナドロール，ピンドロール，チモロールなどが含まれる．第2世代のβ受容体遮断薬には，アセブトロール，エスモロール，メトプロロール，アテノロールなどが含まれる．第3世代のβ受容体遮断薬には，ラベタロール，カルベジロール，セリプロロールなどが含まれる．

1）プロプラノロール，ナドロール，チモロール

■**適応** 非選択的なβ受容体遮断薬である**プロプラノロール** propranolol，**ナドロール** nadolol はアドレナリン β_1 受容体への効果を期待して，**高血圧，狭心症，不整脈**（プロプラノロール）の治療に使用されている．**チモロール** timolol は優れた眼圧低下作用を示すために**緑内障**に用いられている．

■**特徴** プロプラノロールは脂溶性が高いために中枢神経系に移行し，鎮静効果と性欲の減退をもたらす．また，肝臓での初回通過効果が大きいために作用時間が短い．一方，ナドロールは作用時間が非常に長い（半日～1日）．

2）ラベタロール，カルベジロール

■**薬理作用** **ラベタロール** labetalol と**カルベジロール** carvedilol は α_1, β_1, β_2 受容体を遮断する．ラベタロールは2つの異性体の混合物であり，一方が α_1 受容体遮断作用を他方がβ受容体遮断

表 1-6 β受容体遮断薬の比較

一般名	構造式	受容体選択性	半減期	脂溶性/水溶性	部分活性薬としての活性	その他
第1世代 プロプラノロール		—	短い	脂溶性	—	
ナドロール		—	非常に長い（～1日）	水溶性	—	
ピンドロール		—	長い	脂溶性	+	
チモロール		—	長い	脂溶性	—	
第2世代 アセブトロール		β_1	長い	脂溶性	+	
エスモロール		β_1	非常に短い（～10分）	水溶性	—	
メトプロロール		β_1	長い	脂溶性	—	
アテノロール		β_1	長い	水溶性	—	
第3世代 ラベタロール		α, β（β_1, β_2は区別しない）	長い	水溶性	—	α_1遮断：β遮断＝1:5

（つづく）

表 1-6 β受容体遮断薬の比較(つづき)

一般名	構造式	受容体選択性	半減期	脂溶性/水溶性	部分活性薬としての活性	その他
第3世代(つづき) カルベジロール		α_1, β(β_1, β_2は区別しない)	長い	脂溶性	−	抗酸化作用あり α_1遮断：β遮断＝1：8
セリプロロール		β_1	長い	水溶性	＋(β_2)	β_1：遮断 β_2：部分活性薬

作用を示す．その α_1 受容体遮断作用と β 受容体遮断作用の効果比は 1：5 とされている．これに対しカルベジロールの α_1 受容体遮断作用と β 受容体遮断作用の効果比は 1：8 とされており，β 受容体遮断作用に比べ α_1 受容体遮断作用は弱い．

アドレナリン α_1 受容体の遮断は血管拡張をもたらし，アドレナリン β_1 受容体の遮断は交感神経を介して反射性に生じる心拍数の増加を抑制する．これらの効果により血圧は低下する．

■**適応** カルベジロールには α および β 受容体遮断作用のほかに抗酸化作用があるといわれている．しかし，これまでのところ臨床的に意味のある作用かどうかは明らかにされていない．ラベタロール，カルベジロールともに高血圧に用いられる．また，カルベジロールは心不全の治療に有効なことが示されている．

3) ピンドロール，アセブトロール

■**薬理作用** ピンドロール pindolol, アセブトロール acebutolol は β_1 および β_2 受容体の部分活性薬である．内因性のノルアドレナリンの作用を阻害しつつ，アドレナリン β_1 受容体の部分的な活性化を引き起こす．

■**適応** ピンドロールはアドレナリン β_1 受容体を遮断したとしても，部分活性薬としての性質のために β 受容体遮断薬の副作用である徐脈や脂質代謝異常を軽減できると考えられる．しかし，重症心不全の患者には部分活性薬の作用をもつ薬物は死亡率が高いとの報告がなされている．ピンドロールとアセブトロールは洞性頻脈，狭心症，軽度～中等度の本態性高血圧症に用いられる．

4) セリプロロール

セリプロロール celiprolol は β_1 受容体遮断作用をもち，β_2 受容体選択的な部分活性薬として働く．軽度～中等度の本態性高血圧症，狭心症に用いられる．

5) エスモロール，メトプロロール，アテノロール

エスモロール esmolol, メトプロロール metoprolol, アテノロール atenolol は β_1 受容体選択的な遮断薬である．これらの薬物の違いは半減期である．エスモロールの半減期は約 10 分と非常に短いが，アテノロールの半減期は 6～9 時間と長い．メトプロロールの生体内での半減期は 3～4 時間である．

■**適応** メトプロロールは心不全に有効なことが示されている．

1 アセチルコリンの神経伝達機構と合成・分解

アセチルコリンは神経終末で合成され，分泌小胞に貯蔵される（図1-9，1-10）．神経終末の興奮により放出された後，ニコチン性あるいはムスカリン性アセチルコリン受容体に結合して作用を発揮し，アセチルコリンが**アセチルコリンエステラーゼ**により分解されることで作用が終結する．分解により生成したコリンの約半分が再び神経終末に取り込まれ再利用される．それぞれの段階の詳細を次に示す．

図1-9 アセチルコリンの生合成と分解

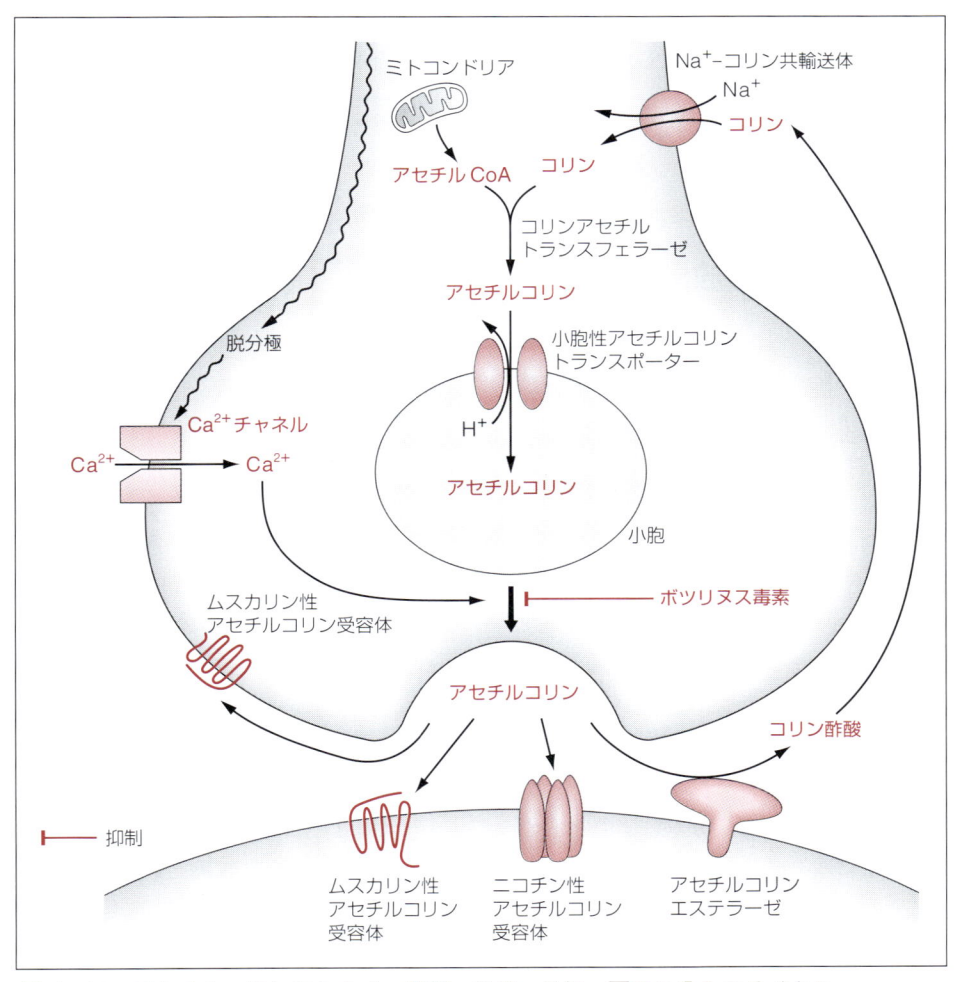

図1-10 アセチルコリンの生合成，貯蔵，放出，分解，再取り込みのサイクル

1 アセチルコリンの合成

アセチルコリンは，コリンとアセチルCoA (coenzyme A) からコリンアセチルトランスフェラーゼの働きで合成される（図1-9）．合成に使われるアセチルCoAは主に解糖系から供給される．コリンは，シナプス間隙に放出されたアセチルコリンの分解により生じたコリンが再び神経終末に取り込まれる経路により供給される．また，細胞膜のリン脂質として貯蔵されたコリンが必要に応じて利用される経路も存在する．

アセチルコリン合成の律速段階は，コリンアセチルトランスフェラーゼによる合成の段階ではなく，コリンの再取り込みの過程である．コリンの取り込みは，Na^+依存性で高親和性のシンポーター〔共輸送体（Na^+-コリン共輸送体）〕により行われる．分泌小胞の内側は酸性になっており，アセチルコリンはH^+の濃度勾配を利用したアンチポーター（H^+/アセチルコリン交互輸送体）の働きで分泌小胞に取り込まれる（図1-10）．

2 アセチルコリンの放出・分解・再取り込み

小胞内に取り込まれたアセチルコリンは高濃度になるため，アセチルコリンの正電荷を中和する必要がある．この目的のために小胞にはATPが含まれている．細胞膜が脱分極するとCa^{2+}が流入し，小胞が細胞膜と融合する．この結果，アセチルコリンがATPとともに放出される．

脱分極刺激によりATPとともに放出されたアセチルコリンは，ニコチン性あるいはムスカリン性アセチルコリン受容体に結合して応答を引き起こす．アセチルコリンの作用は，アセチルコリンがアセチルコリンエステラーゼによりコリンと酢酸に分解されることで終わる．分解により生じたコリンは神経終末に取り込まれ，再びアセチルコリンの合成に使われる．

3 アセチルコリンの作用・消失

アセチルコリンの作用は，ムスカリン性アセチルコリン受容体とニコチン性アセチルコリン受容体によって媒介される．

1) ムスカリン性アセチルコリン受容体

ムスカリン性アセチルコリン受容体は5種のサブタイプが存在しており，それぞれのサブタイプを介したシグナリングやサブタイプが発現している組織などに違いがある．

大まかにいって，M_1〜M_5まで5種のサブタイプのうち，奇数番号のM_1，M_3，M_5サブタイプは細胞を興奮するように働いている．M_1，M_3，M_5サブタイプの細胞を興奮させる働きは，これら受容体を刺激するとG_qタンパク質-ホスホリパーゼC系が活性化され，細胞内のCa^{2+}濃度が上昇することと関係がある．これに対し，偶数番号のM_2とM_4サブタイプは細胞の興奮を抑制するように働いている．これはM_2とM_4サブタイプはG_iタンパク質と共役しており，cAMP産生を下げるとともにK^+チャネルの活性化を介して細胞膜電位を過分極方向にシフトさせ，細胞の興奮を抑制するためである．M_4およびM_5サブタイプの遺伝子はクローニングされたものの，生体内での役割は正確にはわかっていない．末梢でのアセチルコリンの作用は，主にM_2とM_3によって媒介されているといってよい．

2) アセチルコリンの消失

アセチルコリンの消失に関与するのは，アセチルコリンエステラーゼとコリントランスポーターである．アセチルコリンエステラーゼについては後述する．コリントランスポーターにはヘミコリニウム-3 hemicholinium-3が作用し，取り込みを阻害する．ただし，この薬物が臨床で使われることはない．

■**筋弛緩薬と気管支収縮** 筋弛緩薬（骨格筋を弛緩させる薬物）の気管支平滑筋への直接作用はないとされている．これは骨格筋にはニコチン性アセチルコリン受容体が発現しているのに対し，気

表1-7 コリン作動薬の比較

一般名	構造式	コリンエステラーゼ感受性	ムスカリン様作用	ニコチン様作用
アセチルコリン	$H_3C-CO-O-CH_2CH_2-N^+(CH_3)_3$	あり	強	強
ベタネコール	$H_2N-CO-O-CH(CH_3)-CH_2-N^+(CH_3)_3$	—	中	—
アクラトニウム	$H_3C-CO-O-CH(CH_3)-CO-O-CH_2CH_2-N^+(CH_3)_3$	不明	不明	—
カルバコール	$H_2N-CO-O-CH_2CH_2-N^+(CH_3)_3$	—	中	強
ピロカルピン	(構造式)	—	中	—
セビメリン	(構造式)（鏡像異性体を含む）	不明	中	—

管支平滑筋には発現していないことによる．しかし，筋弛緩薬は気管支平滑筋の収縮に間接的に影響を与える場合がある．ニコチン性アセチルコリン受容体（N_M 受容体）の遮断薬であるツボクラリン tubocurarine は，マスト細胞（肥満細胞）からヒスタミンを遊離させることで気管支平滑筋を収縮させ，気管支からの分泌も増大させる．この作用は IgE を介さず直接マスト細胞に作用する結果であると考えられている．ツボクラリンと同系統のパンクロニウム pancuronium やベクロニウム vecuronium でもわずかにみられる．

J コリン作動薬

コリン作動薬は，直接アセチルコリン受容体を活性化する薬物，およびアセチルコリン受容体には結合せずアセチルコリンの分解を阻害することで間接的に受容体を活性化する薬物の2つに分けられる．

1 アセチルコリン受容体に結合する作動薬

直接受容体に結合するコリン作動薬には，アセチルコリン，ベタネコール，アクラトニウム，カルバコール，ピロカルピンなどがある（表1-7）．

■適応　アセチルコリン acetylcholine は麻酔後の腸管麻痺や急性胃拡張に用いられる．ベタネコール bethanechol は慢性胃炎，腸管麻痺，麻痺性イレウスおよび尿閉などに使われている．アクラトニウム aclatonium は平滑筋のアセチルコリン受容体に結合して消化管運動を亢進させ，また消化液の分泌を促進する．消化管機能が低下している慢性胃炎の患者に用いられる．カルバコール carbachol やピロカルピン pilocarpine は緑内障の眼圧低下や縮瞳薬として用いられている．セビメリン cevimeline は唾液腺細胞のムスカリン性アセチルコリン受容体に作用し，唾液の分泌を亢進する．シェーグレン（Sjögren）症候群の口腔内乾燥症に用いられる．

■**禁忌** コリン作動薬は，気管支ぜん息，甲状腺機能亢進症，消化性潰瘍などの患者には禁忌である．

各種コリン作動薬のニコチン性およびムスカリン性アセチルコリン受容体への選択性については表1-7にまとめた．

2 コリンエステラーゼ阻害薬

a コリンエステラーゼ

コリンエステラーゼは，アセチルコリンのみを分解するアセチルコリンエステラーゼ(真性コリンエステラーゼともよぶ)と，ほかのコリンエステルも分解できるブチリルコリンエステラーゼ(偽性コリンエステラーゼ)がある．コリン作動性神経終末にはアセチルコリンエステラーゼが存在し，偽性コリンエステラーゼは血漿や肝臓に存在している．コリン作動性神経終末に存在するアセチルコリンエステラーゼの作用により，アセチルコリンによる神経伝達はノルアドレナリンの場合に比べ短時間で終結する．

偽性コリンエステラーゼに遺伝変異をもつ人がまれに存在し，これらの人では筋弛緩薬〔アセチルコリン誘導体のサクシニルコリン succinylcholine (スキサメトニウム suxamethonium)〕の作用時間が延長する．この変異はジブカインの加水分解により評価できる．ジブカイン dibucaine は正常の偽性コリンエステラーゼを約80%阻害できるのに対し，変異型では約20%しか阻害できない．この違いを利用し，変異をもっている人かどうか調べることができる．

b コリンエステラーゼ阻害薬

1) コリンエステラーゼ阻害薬の分類

コリンエステラーゼ阻害薬は次の①〜③の3つのタイプに分けられる(表1-8)．①エドロホニウムに代表される単純アルコール類，②ネオスチグミンに代表されるカルバミン酸エステル類，③有機リン酸塩類である．

単純アルコール類の特徴は，コリンエステラーゼとの相互作用が非共有結合であるために複合体形成の時間が短く(長くても10分程度)，またコリンエステラーゼを速やかに完全に遮断することである．

カルバミン酸エステル類の分解は，コリンエステラーゼとの共有結合を介して進行する．しかし，カルバミン酸エステル類が加水分解される速度はアセチルコリンよりも遅い．したがって，単純アルコール類よりもコリンエステラーゼを長時間にわたって阻害する．

有機リン酸塩類の分解では，加水分解される際に形成されるコリンエステラーゼとの複合体が非常に安定であるため，コリンエステラーゼは長時間にわたって阻害される．有機リン酸塩類がコリンエステラーゼを阻害する過程で，**加齢または老化(aging)**とよばれる現象が起こる．加齢または老化とは，有機リン酸塩と酵素の結合が，時間の経過とともにさらに強固に結合するようになり，酵素を阻害する時間がさらに延長することをいう．したがって，コリンエステラーゼの機能を回復させるためには，加齢または老化が起こる前にプラリドキシム pralidoxime のような求核物質を作用させる必要がある．

2) 可逆性抗コリンエステラーゼ薬

前述の①単純アルコール類と，②カルバミン酸エステル類に含まれるコリンエステラーゼ阻害薬には，エドロホニウム，ネオスチグミン，アンベノニウム，ピリドスチグミン，ジスチグミンがある．

■**適応** エドロホニウム edrophonium は阻害時間が短いため，重症筋無力症の診断(治療ではない)に用いられる．これに対し，アンベノニウム ambenonium，ピリドスチグミン pyridostigmine，ジスチグミン distigmine は重症筋無力症の治療に用いられる．アンベノニウムは偽性コリンエステラーゼには作用せず，選択的に真性コリンエステラーゼを阻害することが特徴であり，ピリドスチグミンは作用がゆっくりと発現し，持続的なことが特徴である．ネオスチグミン neostigmine は手術後の腸管麻痺や排尿困難に用いられる．コリンエステラーゼ阻害薬の典型薬として有名なフィゾスチグ

表 1-8 コリンエステラーゼ阻害薬の比較

一般名	構造式	作用時間
単純アルコール類 　エドロホニウム		5〜15 分
カルバミン酸エステル類 　ネオスチグミン		0.5〜2 時間
アンベノニウム		4〜8 時間
ピリドスチグミン		3〜6 時間
ジスチグミン		2〜24 時間
フィゾスチグミン		0.5〜2 時間
アルツハイマー型認知症治療薬 　ドネペジル		コリンエステラーゼを選択的に長時間阻害する
有機リン酸塩類 　エコチオパート		100 時間
コリンエステラーゼ再賦活薬 　プラリドキシム		

ミン physostigmine は現在では使われていない．

ドネペジル donepezil は選択的にコリンエステラーゼを阻害するため（偽性コリンエステラーゼを阻害する作用は小さい），アルツハイマー病患者の認知機能を改善させる目的で用いられる．

3) 不可逆性抗コリンエステラーゼ薬

不可逆的にコリンエステラーゼを阻害する**有機リン系抗コリンエステラーゼ薬**が生体に入ると，副交感神経の興奮，骨格筋の興奮とそれに続く抑制，中枢神経作用（めまい，振戦，昏睡など）が現れる．

4) 抗コリンエステラーゼ薬使用上の注意点

コリンエステラーゼ阻害薬は重症筋無力症の治療に使われている．しかし，筋力の低下を示す患者全てに長時間作用型のコリンエステラーゼ阻害薬を投与するのは危険である．なぜなら，筋力の低下を示している全ての患者が重症筋無力症ではないからである．例えば，神経筋接合部に作用する脱分極性の筋弛緩薬であるサクシニルコリン（スキサメトニウム）による筋力低下は，コリンエステラーゼ阻害薬によっては回復せず，かえって悪化することがある．また，神経筋接合部でアセチルコリンが高濃度に増加すると，サクシニルコリンと同じような応答が引き起こされ，筋力低下を示す場合もある．

K 抗コリン薬

アセチルコリン受容体を遮断する薬物は，ムスカリン性アセチルコリン受容体遮断薬とニコチン性アセチルコリン受容体遮断薬に分けられる．通常，抗コリン薬とはムスカリン性アセチルコリン受容体遮断薬をさす．

ムスカリン性アセチルコリン受容体は節後神経に支配される効果器に発現しているので，ムスカリン性アセチルコリン受容体遮断薬は効果器の応答を遮断する．各種抗コリン薬の構造式を図1-11に示す．一方，ニコチン性アセチルコリン受容体は神経節と神経筋接合部に存在していることから，それぞれを遮断する薬物は神経節遮断薬と神経筋遮断薬とよばれている．神経節の遮断は支配する効果器ごとに異なる応答を示す．これに対し，神経筋遮断薬は骨格筋の弛緩を引き起こす．

1 抗コリン薬の作用

抗コリン薬の作用は，ムスカリン性アセチルコリン受容体を遮断すると薬理作用がどうなるかを考えることで予想することができる．ムスカリン M_2 受容体を介した作用の1つに心拍数の抑制がある．アトロピン atropine の過剰投与ではムスカリン M_2 受容体を介した抑制が働かなくなるため，心拍数の増加が観察される．

■**適応**　アトロピンは麻酔前投与，数日間続く瞳孔の散大，コリンエステラーゼ阻害薬による中毒に対する治療にも用いられる．合成薬の**トロピカミド** tropicamide は数日間続く瞳孔の散大に，**ブチルスコポラミン** butylscopolamine は鎮痙，消化性潰瘍に用いられる．

各組織での抗コリン薬の効果を次に示す．また，臨床で用いられている抗コリン薬の多くはムスカリン受容体サブタイプ M_1，M_2 および M_3 に対する選択性は高くなく，全てのサブタイプを阻害する．

2 各組織での抗コリン薬の効果

1）眼に対する効果（M_3 受容体の遮断による）

抗コリン薬は瞳孔を散大させる．また，毛様体の遠近調節を麻痺させるためにも使われる．作用時間の長い順に並べると，アトロピン＞ホマトロピン＞シクロペントラート＞トロピカミドとなる．検査の目的では作用時間の短いトロピカミドを使う．

■**禁忌**　抗コリン薬の投与で眼圧が上昇するため，緑内障など眼圧が高い患者には禁忌である．

2）気管支平滑筋に対する効果（M_3 受容体の遮断による）

イプラトロピウム ipratropium は心血管系への影響が少ないという特徴をもっている．イプラトロピウムや M_3 受容体選択性を示す**チオトロピウム** tiotropium は持続する気管支拡張作用をもつため，気管支ぜん息の治療に用いられている．また，チオトロピウムは慢性閉塞性肺疾患（COPD）の治療にも有効である．抗コリン薬は β_2 受容体刺激薬に比べて気管支拡張作用が弱く，また作用発現までに時間を要することから，気管支ぜん息治療の第1選択薬ではない．しかし，COPDの気道収縮は主に迷走神経から遊離されるアセチルコリンにより引き起こされるため，COPDの治療には効果を示す．

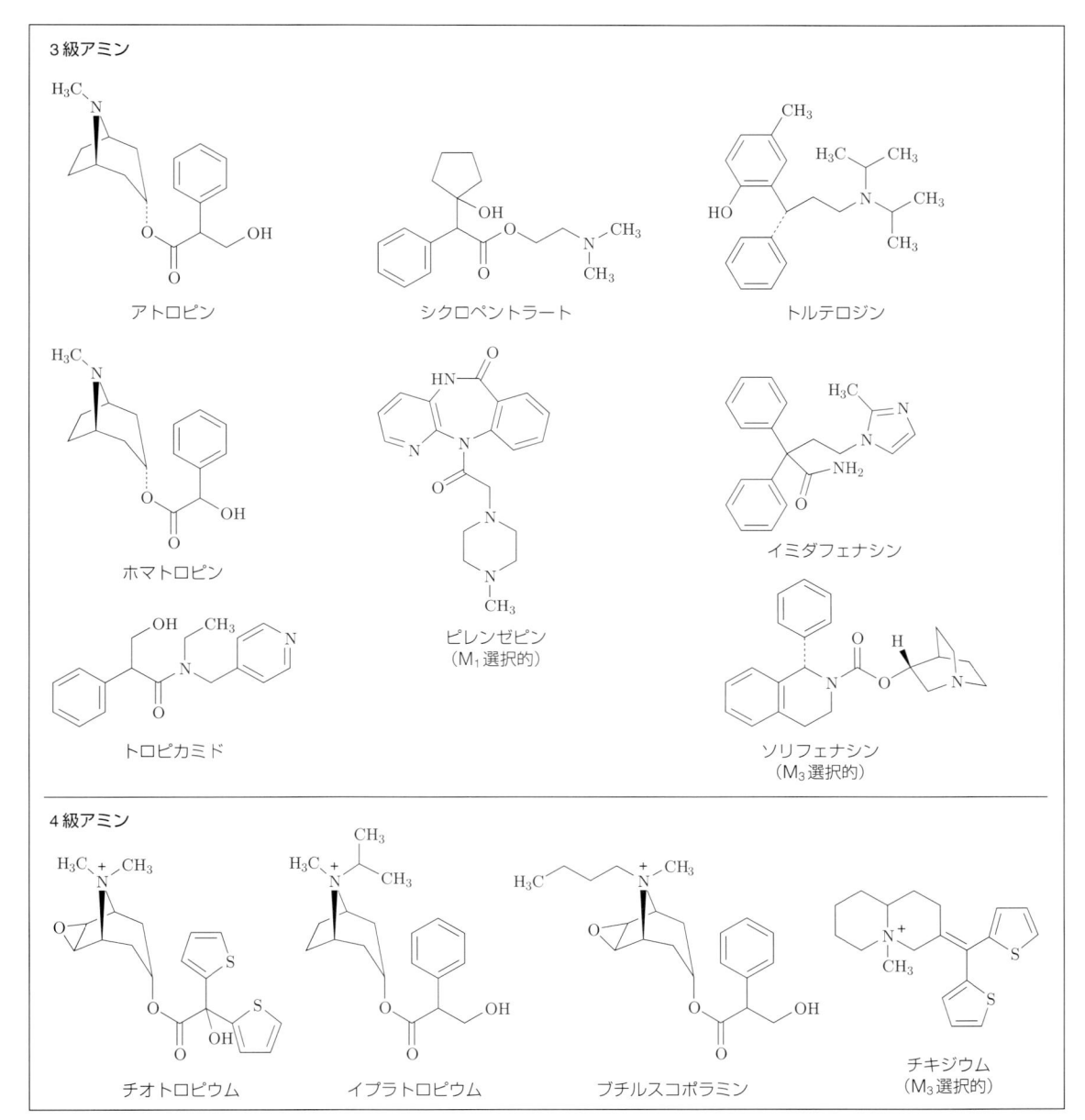

図 1-11 各種抗コリン薬の構造

■**禁忌** 抗コリン薬は眼圧上昇や排尿困難などの副作用があるため，緑内障や前立腺肥大症の患者には禁忌である．

3) 消化管に対する効果（M_1, M_3 受容体の遮断による）

ピレンゼピン pirenzepine などの M_1 受容体に選択性をもつ遮断薬は，胃酸分泌を強く抑制するとともにガストリン分泌も抑制する．また，粘膜増強効果も併せもっている．このため，胃・十二指腸潰瘍の治療に使われる．M_1 受容体に選択性をもつので，前立腺肥大症や緑内障，あるいは心疾患の患者にも用いることができる．ただし，胃・十二指腸潰瘍治療薬のヒスタミン H_2 受容体遮断薬やプロトンポンプ阻害薬ほど十分な効果を示さない．抗コリン薬の中でも M_3 受容体選択性をもつ**チキジウム** tiquizium は，消化管の運動過剰に

よる腹痛や平滑筋のれん縮に対して鎮痙作用がある．また，ピペリドレートはムスカリン受容体遮断による消化管の鎮痙作用のほか，子宮弛緩作用もある．

4）膀胱に対する効果（M_3 受容体の遮断による）

副交感神経系の興奮と交感神経系の興奮抑制により括約筋は弛緩し，排尿筋は収縮する．したがって副交感神経刺激により排尿が促される．**トルテロジン** tolterodine，**イミダフェナシン** imidafenacin および**ソリフェナシン** solifenacin がムスカリン受容体遮断薬として用いられる．これらは従来のムスカリン受容体遮断薬に比べて抗コリン薬としての副作用（口腔内乾燥，便秘，眼のかすみなど）が少ない．**プロピベリン** propiverine は膀胱において平滑筋への直接作用と抗コリン性の鎮痙作用を示す．

■**禁忌** 抗コリン薬は，前立腺肥大症，尿閉，閉塞隅角緑内障，麻痺性イレウス，重篤な心疾患，重症筋無力症などの患者には禁忌である．

■**副作用** 抗コリン薬の副作用の1つに発汗作用の抑制がある．発汗作用が抑制されると高熱（**アトロピン熱**）を生じることがある．これは抗コリン薬の最も危険な副作用であり，幼児では致死的である．

■**アトロピン** ナス科多年草のベラドンナ根（*Atropa belladonna*）より分離されたのでこの名がついた．ベラドンナに含まれる毒成分がアトロピンである．ベラドンナの搾り汁を目薬として用いると，ムスカリン受容体が遮断されるため瞳が大きくなる．古代，瞳孔の散大は美容上好ましいとされたために，ベラドンナはさかんに用いられた．しかし，使いすぎるとアトロピンが多量に吸収されて，（中毒量になると）延髄の機能が抑制され，呼吸麻痺で死亡する．

L 神経筋遮断薬・自律神経節遮断薬

1 神経筋遮断薬

クロード・ベルナール（Claude Bernard）がツボクラリンの作用点を決定した実験について説明する．ツボクラリンは，南米の先住民が狩猟のために矢の先に付ける毒（クラーレ）から単離された．

彼はカエルを実験動物として用い，電気刺激装置および輪ゴムを利用して作用部位を決めた．まず，輪ゴムで片方の足を縛り，中枢からの神経刺激は伝わるものの血液は流れない環境（足の状態）を作った．ツボクラリンを腹腔に投与すると，縛らなかった足は神経刺激による収縮を受けなかったが，縛った足は神経刺激により収縮した．また，収縮しなかった（すなわち縛らなかった）足は筋肉を直接刺激すると収縮した．これらの結果から，ツボクラリンの作用部位は神経と筋肉との間にあると結論した．

1）ツボクラリン

■**作用機序** ツボクラリンは，神経筋接合部（終板）の N_M 受容体へのアセチルコリンの結合を競合的に阻害する．

■**薬理作用** 骨格筋や呼吸筋を麻痺させる作用があるため，矢が刺さった動物は動けなくなると同時に呼吸困難に陥り，死亡する．クラーレの作用は用量に依存し，一般に横隔膜などの筋肉では効きにくく，手や足などの筋肉では効きやすい．消化管からの吸収速度は遅く（ほとんど吸収されない），また腎臓から排泄される速度は速い，すなわち吸収速度よりも排泄速度が速いため，クラーレを用いて狩った動物を食べても，人間は症状を起こさない．

■**化学構造** クラーレ作用の本体は *d*−ツボクラリン〔一般的には（＋）−ツボクラリン〕である．このツボクラリンの構造を調べると，アンモニウム基に含まれる2個の4級窒素が約 1.4 nm 離れて存在していた．この構造を基に4級窒素が約 1.4 nm 離

れた構造をもつ化合物としてデカメトニウム decamethonium やサクシニルコリン(スキサメトニウム)が作られた.

サクシニルコリンは手術時の筋弛緩や気管内に挿管するときの筋弛緩などに用いられる薬物である. サクシニルコリンの作用を理解するためには, ニコチン性アセチルコリン受容体の活性化様式を知る必要がある.

a ニコチン性アセチルコリン受容体の活性化様式

ニコチン性アセチルコリン受容体はイオンチャネル内蔵型受容体である. アセチルコリンが結合するとコンフォメーション変化が起こり, 受容体のポア(穴)を通って陽イオン(主としてNa^+)が濃度勾配に従い細胞内に流入する. これにより細胞膜電位が脱分極し, 電位依存性の Na^+ チャネルが活性化され, 応答が引き起こされる.

1) 受容体の構造

ニコチン性アセチルコリン受容体は4種のサブユニット(α, β, γ, δ, ε のうち4種)からなる5量体である. α サブユニットが2つ, β と δ サブユニットが各1つ, γ あるいは ε サブユニットが1つの5つのサブユニットからなっている. 胎児の神経筋接合部(骨格筋)では $\alpha_2\beta\gamma\delta$, 成人の神経筋接合部では $\alpha_2\beta\varepsilon\delta$ である(筋肉型:N_M). 神経節と神経筋接合部とではサブユニット構造が異なっており, 神経節は α と β のみからなっている(神経型:N_N). α〜δ サブユニットはいずれも4回細胞膜を貫通するという共通の構造をもっている. また, それぞれの第2番目の細胞膜貫通領域が中央を向いており, 5つのサブユニットの第2番目の細胞膜貫通領域が集まることで, 陽イオンを通すポアが形成される.

2) 受容体の活性化

アセチルコリンが結合すると α サブユニットに構造変化が生じ, 中央のポア(穴)を通り細胞内にイオンが流入する. 神経筋接合部および神経節に存在するニコチン受容体のいずれも活性化様式は同じである. 2つの α サブユニットそれぞれにアセチルコリンが結合して初めて活性化状態となる. ニコチン受容体はいくつかの状態をとることが知られており, アセチルコリンが結合していない静止型, 1つ結合した状態, 2つ結合した活性型の状態が存在する. アセチルコリンの受容体からの遊離が早いため, 2つ目のアセチルコリンが結合する前に1つ目が遊離することもある. また, チャネルの開口速度と閉口速度はアセチルコリンの結合よりはるかに遅い反応である.

b 神経筋遮断薬の種類

1) サクシニルコリン(スキサメトニウム)

■**作用機序** サクシニルコリンはアセチルコリンと同じように結合すると, 受容体を活性型に転換できる. しかし, アセチルコリンと異なり受容体からの解離速度が遅いため, 絶えず結合しているような状態になる. 正常な状態では活性型と静止型の周期を繰り返すのに対し, サクシニルコリンが結合した場合は活性型から移行した不活性型に固定されるため, アセチルコリンにより活性化されない. したがって, サクシニルコリンが結合した場合, はじめに興奮が起こり, それに続いて興奮の抑制が起こる.

このように, サクシニルコリンは一度脱分極を起こさせ, 続いて活性化を抑制することから, 脱分極性遮断薬とよばれている. これに対し, 通常の拮抗薬と同じようなメカニズムで抑制を引き起こす遮断薬を競合的遮断薬とよんでいる.

2) パンクロニウム, ベクロニウム

競合的遮断薬として, パンクロニウムやベクロニウムがある.

■**適応** パンクロニウムは各種手術時の筋弛緩に用いられている. ベクロニウムは麻酔や気管内に挿管するときの筋弛緩に用いられている.

3) ボツリヌス毒素

■**作用機序** ボツリヌス毒素 botulinum toxin は運動神経における神経伝達を阻害することで筋弛緩を引き起こす. これはボツリヌス毒素が神経終末で分泌小胞と細胞膜が融合する過程を阻害することによっている(図1-10).

■**適応** この筋弛緩作用の性質を用い，筋の緊張性が亢進した眼瞼麻痺の治療に使われている．米国では表情筋を麻痺させて顔のしわをとる目的にも用いられている．しかし米国と異なり，日本ではこの目的には許可されていない．

C 神経筋遮断薬の副作用

悪性高熱症は，麻酔薬や神経筋遮断薬（特にサクシニルコリン）により急激に体温が上昇し，適切な処置がとられないと50%以上が死亡する症候群である．これは骨格筋細胞内の小胞体に存在するリアノジン受容体に遺伝的な変異があり，サクシニルコリン刺激で長時間にわたってCa^{2+}が遊離するためである．治療には**ダントロレン** dantroleneが用いられる．

2 自律神経節遮断薬

自律神経筋が遮断されると，交感神経および副交感神経のいずれも抑制される．末梢血管は交感神経（α_1作用）優位であるために，神経節が遮断されると血管は拡張し，血圧は低下する．**ヘキサメトニウム** hexamethoniumは競合的に神経節を遮断する薬物であり，高血圧治療薬として最初に導入された．ただし，重篤な副作用のために現在では使用されていない．

自律神経節遮断薬は血圧を低下させるので，低血圧麻酔や急性解離性動脈瘤の初期の血圧調節に用いられる．低血圧麻酔とは，手術時に人為的に血圧を低下させ，毛細血管からの出血を減少させたり，大動脈瘤の破裂を予防したりする方法をいう．**トリメタファン** trimetaphanが代表例であったが，現在では使用されていない．

■**華岡青洲の麻酔薬** 華岡青洲（1760～1835年）は世界最初の麻酔薬を用いて乳がんの手術を行った人物である．彼は実母および妻を被験者として，新たに調合した薬の効果を調べていった．その途中，実母が死亡し，また妻が失明した．それにもめげずに，最終的に全身麻酔薬の通仙散を作り出した．調合した薬はチョウセンアサガオ（アトロピンおよびスコポラミンを含む）と草烏頭（トリカブトを含む）などからなっていた．このうち，チョウセンアサガオに含まれるアトロピンの中枢作用は，はじめに興奮が起こり，それに続いて麻痺を引き起こす．華岡青洲は通仙散を使い多くの外科手術を行った．しかし，通仙散は効果が一定ではなく，毒性も発現しやすいことなどから一般に普及しなかった．注目すべきは，通仙散を用いた麻酔による外科手術（1804年）は，ジエチルエーテルによる麻酔よりも40年前に行われていたことである．

M 非アドレナリン・非コリン作動性神経

自律神経が支配している効果器の神経線維の中には，コリン作動性やアドレナリン作動性とは異なる神経線維が存在している．

例えば，気道平滑筋には交感神経（弛緩）および副交感神経（収縮）のほかに，平滑筋を弛緩させる第3の神経線維があり，これが非アドレナリン・非コリン作動性神経である．伝達物質としてアデノシン三リン酸（ATP），サブスタンスPや血管作動性腸管ペプチド（vasoactive intestinal peptide: VIP）を含み，副交感神経系による気管支収縮や粘液分泌に対して抑制的に働いている．

腸神経系では，コリン作動性およびアドレナリン作動性のほかに，非コリン・非アドレナリン作動性神経が協調し，腸管内容物を逆流させることなく順方向に送ったり，消化管が収縮したとき括約筋を弛緩させたりするのに必要なシグナルの同期を行っている．伝達物質として一般的に存在するのはペプチド（サブスタンスPやニューロキニンAなど）である．

自律神経の伝達物質であるアセチルコリンやノルアドレナリンに応答する受容体の中には自律神経の支配を受けていないものがある．血管内皮細胞のムスカリン受容体がその例で，副交感神経の支配を受けていない．このような神経支配を受け

ていない受容体と非アドレナリン・非コリン作動性神経は別であることに注意する必要がある．

N NO作動性神経

自律神経系の伝達物質は，アドレナリンβ受容体刺激で増加するcAMP，アドレナリンα_1受容体刺激で増加するCa^{2+}やジアシルグリセロールである．これらは低分子物質あるいは無機イオンである．しかし，cAMPやCa^{2+}とは異なる伝達物質を用いている場合もある．自律神経に支配されている臓器のうち，陰茎海綿体や脳血管では一酸化窒素（NO）が伝達物質として働いている．

1) NOの産生

NOは次のように産生される．神経終末が脱分極し，神経終末内へのCa^{2+}流入が増加する．細胞内で上昇したCa^{2+}は一酸化窒素合成酵素（NO synthase: NOS）を活性化し，L-アルギニンからNOを合成する．生成したNOは細胞膜を横切り，標的組織に移行する．

2) NOの薬理作用

NOはグアニル酸シクラーゼを活性化し，グアノシン三リン酸（GTP）からサイクリックGMP（cGMP）の合成を促進する．cGMPはcGMP依存性プロテインキナーゼを活性化し，ミオシン軽鎖の脱リン酸化を介して平滑筋の弛緩を引き起こす．

3) ホスホジエステラーゼ阻害薬とNO

勃起不全（erectile dysfunction: ED）治療薬として使われている**シルデナフィル** sildenafilはcGMPの分解（cGMPをGMPにする）を行うホスホジエステラーゼの阻害薬である．

■**作用機序** シルデナフィルは，10種以上のサブタイプが存在するホスホジエステラーゼのうち，タイプ5を選択的に阻害する．NOによって陰茎海綿体（タイプ5が選択的に発現している）に産生されたcGMPの分解を抑制することで血管平滑筋を弛緩させ，海綿体への血液の流入を持続させる．

4) 血管内皮細胞で産生されるNOの役割

NOによる血管緊張性の調節もNOの重要な役割である．内皮細胞内で産生されたNOが血管平滑筋に移行し，血管平滑筋内でのcGMP産生を亢進させ，弛緩を引き起こす．内皮の損傷はNO産生を阻害するため，血管平滑筋が収縮し，血圧上昇をもたらす．また，血小板が付着しやすくなる．

O 局所麻酔薬

麻酔薬は，患者が手術などを受けるときに苦痛やストレスを除く目的で，鎮痛・無痛あるいは意識消失（痛みを含む全ての感覚を抑制すること）を生じさせる薬物である．意識には影響せず局所の感覚のみを抑制する局所麻酔薬と，意識を消失させることで痛みの記憶までを取り除く全身麻酔薬に分けられる．ここでは局所麻酔薬について述べる．

局所麻酔の始まりは，フロイト（精神分析で有名なSigmund Freud）とコラー（Carl Koller）がコカインの研究をしていた1880年代にさかのぼる．コカイン cocaineはコカの木の葉から抽出された薬物である．コラーは眼の局所麻酔に興味をもっており，コカインを経口的に服用したときに発現する口のしびれが局所麻酔作用によるものと気づいた．動物で試した後，1886年に眼科手術の局所麻酔薬として臨床に導入し，すぐに神経幹のブロックにも使用されるようになった．しかし，コカインは薬物依存性や毒性があることから，より毒性の少ない代用薬の探索が始められ，1905年にプロカイン procaineが合成された．

1 局所麻酔薬の作用機序

興奮性細胞では，細胞膜の脱分極に反応して電位依存性Na^+チャネルが活性化され，活動電位が発生することで興奮が伝導される．局所麻酔薬は**電位依存性のNa^+チャネルを阻害**することにより，痛みの中枢神経への伝達を抑制する．局所麻酔薬による神経興奮の抑制は，作用する神経線維の太さに依存している．最も細い神経（自律神経，知覚神経）がはじめに影響を受け，続いてより太い

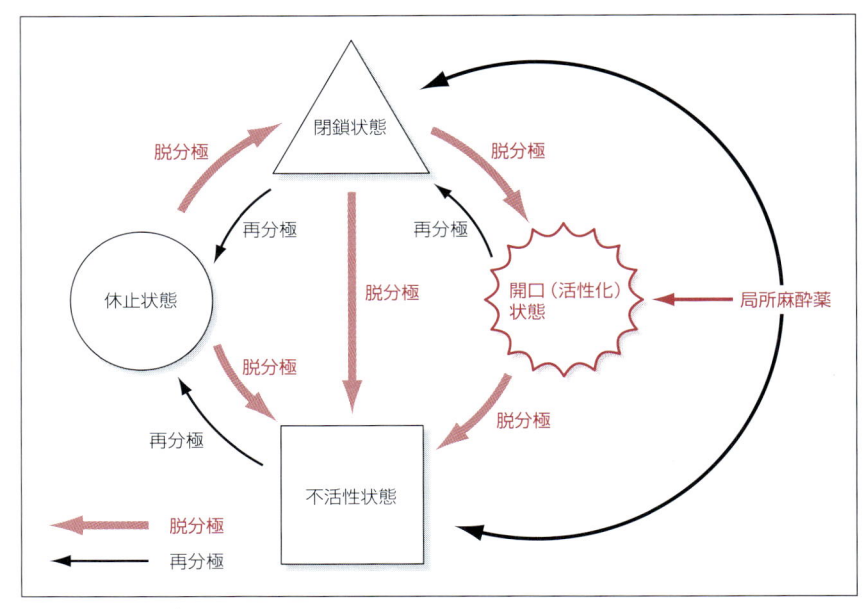

図1-12 Na$^+$チャネルの状態と局所麻酔薬の作用

線維（運動神経）が影響を受ける．その結果，求心性神経終末と知覚神経，運動神経の伝導が阻害される．

2 理想とされる局所麻酔薬の性質

局所麻酔薬は，水への溶解性，熱による消毒が可能，作用発現が早い，作用持続時間が手術に最適，全身循環に回っても毒性がない，局所的にも後遺症を残さないなどの性質をもつものが望ましいとされている．

3 局所麻酔薬の効果

局所麻酔薬の作用は，投与部位から循環血中への移行によって終わる．したがって，循環系への移行を抑制する薬物なら，いずれも局所麻酔薬の作用を延長させることができる．

■**副作用** 局所麻酔薬は，程度の違いはあるものの，中枢神経系への部分的な興奮，心臓に対するキニジン様作用をもっている．過剰に吸収されると血中濃度が一定値を超え，感覚異常や痙れんなどの局所麻酔薬中毒を起こすことがある．

■**鎮痛と麻酔** 鎮痛と麻酔について混同しないことが重要である．鎮痛薬は痛みの伝導を特異的に阻害するのに対し，局所麻酔薬は痛みを含む末梢の知覚，運動，自律神経を非特異的に阻害する．これは鎮痛薬は特異的な受容体に作用することで効果を発現するのに対し，局所麻酔薬は末梢にある全ての求心性および遠心性神経を阻害することによる．したがって，鎮痛薬では痛みの知覚が阻害されているときでも他の知覚や運動の伝達は影響を受けない．

4 Na$^+$チャネルの状態と麻酔作用

Na$^+$チャネルは，活動電位が生じると休止状態から閉鎖状態を経て開口状態になり，チャネルが開きイオンが流入する（図1-12）．続いてNa$^+$チャネルは不活性状態を経て休止状態に戻る．局所麻酔薬は休止状態を除くNa$^+$チャネルの状態に結合し，休止状態への移行を阻害する．したがって，不活性状態から休止状態に戻る前に活動電位が生じると，局所麻酔薬の結合したNa$^+$チャネルの割合が増え，活動電位の発生が阻害される．すなわち，Na$^+$チャネルの興奮の頻度に依存した抑制

（頻度依存性の抑制）が観察される．痛みを抑えようとする部位（障害部位）の神経は，他の神経よりも興奮している頻度が高いことから，障害部位の神経伝導がはじめに阻害されることになる．

Na^+ チャネルは4つの状態，開口（活性化）状態，不活性化状態，閉鎖状態，休止状態で存在する（図1-12）．局所麻酔薬は，開口（活性化）状態，不活性化状態および閉鎖状態の Na^+ チャネルに強く結合し，Na^+ チャネルへの結合は可逆的である．チャネルが休止状態に戻らないと開口（活性化）状態に移行できないため，局所麻酔薬の結合により休止状態への移行が妨げられると，不応期が延長して活動電位の伝達が抑制される．

■**末梢血管系に対する効果**　局所麻酔薬の末梢血管系に対する効果は複雑である．リドカインは初期に血管収縮を引き起こし，その後，血管拡張を引き起こす．これは血管平滑筋と抵抗血管を神経支配している交感神経に対する効果が異なることによる．初期の収縮は細胞内から Ca^{2+} の遊離を引き起こすことで生じ，その後の血管拡張は Na^+ チャネルと Ca^{2+} チャネルを阻害するためと考えられている．

5　局所麻酔薬の種類と作用

a 物理化学的性質による作用の違い

局所麻酔薬は，イオン化した第三級アミンと芳香族群およびエステル結合またはアミド結合の3つの構造からなる．エステル結合を含む局所麻酔薬をエステル型，アミド結合を含む局所麻酔薬をアミド型とよんでいる（表1-9）．エステル型は血中のエステラーゼ（偽性コリンエステラーゼ）で代謝され，アミド型は肝臓のシトクロムP450で代謝される．

■**構造と薬理作用**　局所麻酔薬に含まれる芳香族群は薬物の疎水性に，アミン群は薬物の作用発現時間と力価に，アミドあるいはエステル結合は薬物の作用時間と副作用に関係する．エステル型のほうがアミド型に比べ有害反応は多い．アナフィラキシー反応はエステル型で生じ，アミド型ではまれである．アミド型で報告されているアレルギー反応は添加剤によるものである．

■**pKaと Na^+ チャネルへの親和性**　局所麻酔薬は第三級アミンをもっているため，生体内ではイオン型と非イオン型との間で平衡状態にあり，それぞれの局所麻酔薬は固有の酸解離定数（pKa）値をもっている．pKa値によりどれくらいの局所麻酔薬がイオン型になっているのかが計算できる．したがって，pKa値は局所麻酔薬の性質を決める重要な因子である．

局所麻酔薬は細胞質側から作用するため，はじめに非イオン型が細胞膜を通過する必要がある（図1-13）．イオン型は電荷をもつために疎水性の細胞膜を通過できない．したがって，疎水性が高いものほど細胞膜を通りやすい．しかし，疎水性が高すぎると細胞膜に入った局所麻酔薬が細胞内に遊離しにくくなるため，逆に効果は低下する．さらに局所麻酔薬の Na^+ チャネルへの結合は，非イオン型よりもイオン型のほうが高い親和性をもっている．すなわち，どの程度イオン型となっているかが作用の発現に大きな意味をもっているのである．

どれだけの割合が解離しているかはヘンダーソン-ハッセルバルヒ（Henderson-Hasselbalch）の式から計算できる（図1-13）．この式から，局所麻酔薬のpKa値が大きいほど，また投与する部位のpHが酸性に傾くほどイオン型の割合が多くなることがわかる．通常，局所麻酔薬のpKa値はアルカリ側にあるため，中性条件下ではイオン型の割合のほうが多い．炎症部位で局所麻酔薬が効きにくい理由は次のように考えられている．炎症部位ではpHが酸性に傾いており，さらに局所麻酔薬のイオン型の割合が多くなる．このため，局所麻酔薬が到達しにくくなり，麻酔が効きにくくなる．

b 局所麻酔薬の麻酔様式

局所麻酔薬が感覚神経あるいは運動神経に作用することで，それぞれ感覚と運動機能が阻害される．局所麻酔には，①粘膜・角膜や創傷の表面に

表 1-9 局所麻酔薬の構造と性質

一般名	構造式	効力[1]	pKa	適用				
				表面	浸潤	伝達	脊髄	硬膜外
エステル型 コカイン		2	8.7	●	—	—	—	—
プロカイン		1	8.9	—	●	●	●[2]	●
テトラカイン		16	8.5	●	●	●	●	●
アミド型 リドカイン		4	7.9	●	●	●	●	●
ブピバカイン		16	7.8	—	—	●	●	●

1) プロカインを 1 として表示
2) 粉末を目的濃度に希釈して注射液として使用

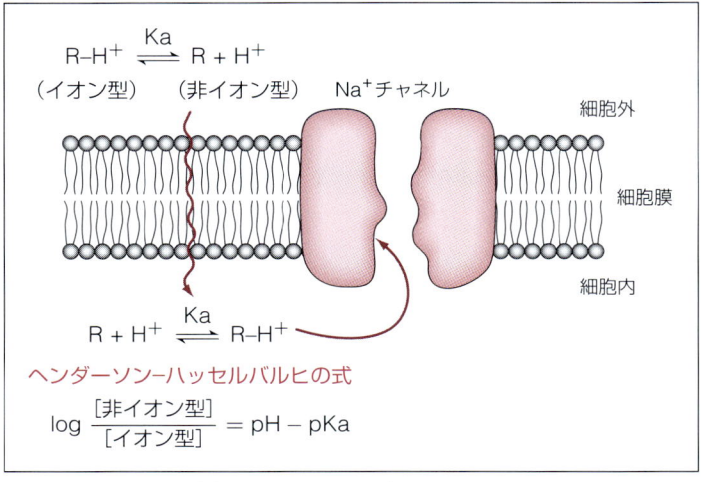

図 1-13 局所麻酔薬の作用メカニズム

ヘンダーソン-ハッセルバルヒの式

$$\log \frac{[非イオン型]}{[イオン型]} = pH - pKa$$

投与し内部に浸透させる**表面麻酔**，②手術部位の皮内から皮下あるいは粘膜内から粘膜下に投与する**浸潤麻酔**，③末梢神経近傍に投与しその神経が支配している領域の無痛を得る**伝達麻酔**，④脊髄のくも膜下腔に適用する**脊髄麻酔**（**腰椎麻酔**ともよぶ），⑤脊柱管内の硬膜外腔に投与し脊髄神経を遮断する**硬膜外麻酔**（脊椎を分節的に遮断することで，任意の脊椎間で遮断することができる）に分けられる（**表1-9**）．

局所麻酔薬にアドレナリンを添加すると局所血管が収縮するため，局所麻酔薬が局所にとどまる時間が長くなる．しかし，アドレナリンが強く血管を収縮させるため，投与した部位より下流の組織が壊死する危険性がある．このため，アドレナリンと局所麻酔薬を同時に手指，足趾，陰茎に適用するのは禁忌となっている．

c 代表的な局所麻酔薬

代表的な局所麻酔薬のうち，エステル型局所麻酔薬としてプロカイン，テトラカインおよびコカイン，アミド型局所麻酔薬としてリドカインとブピバカインについて述べる．

1）エステル型局所麻酔薬

プロカインは短時間作用型の局所麻酔薬である．疎水性が低く（すなわち親水性が高く），投与経路から血中に入りやすい．このため，投与部位での濃度が速やかに低下する．よって，主な使用法は浸潤麻酔と歯科治療での麻酔に限られている．

■**代謝産物による影響** プロカインの代謝産物の1つにパラアミノ安息香酸がある．これは，細菌が核酸合成を行う際に必要な物質である．また，抗菌性のスルホンアミドはパラアミノ安息香酸の構造類似体である．したがって，プロカインの代謝物（パラアミノ安息香酸）がスルホンアミドに拮抗するため，細菌感染を悪化させる可能性がある．また，プロカインをはじめとするエステル型局所麻酔薬が代謝されて生じるパラアミノ安息香酸誘導体は，アレルゲンにもなるので注意が必要である（アミド型ではパラアミノ安息香酸誘導体は生じない）．

■**副作用** プロカインはまれにメトヘモグロビン血症を生じることがある．プロカインが肝臓で代謝され，生成した o-トルイジンがヘモグロビンをメトヘモグロビンに変える．メトヘモグロビン濃度が10～30%になるとチアノーゼを示す．

コカインは自然界に存在する唯一の局所麻酔薬である．中程度の力価と中等度の作用時間をもっている．構造は局所麻酔薬の基本構造とは一致していない．コカインは末梢神経あるいは中枢神経でのシナプスへのカテコールアミンの取り込みを阻害するため，心毒性や興奮を引き起こす．このため，局所麻酔薬としては表面麻酔での使用に限られている．また，麻薬に指定されている．

テトラカイン tetracaine は長時間作用型で高力価をもつ局所麻酔薬である．テトラカインの示す高力価は，疎水性が高いために神経周囲組織に長時間とどまること，また Na^+ チャネルとの結合時間が長いためと説明される．局所麻酔薬として全ての局所麻酔様式で使用される．

2）アミド型局所麻酔薬

リドカインは一般的に使用される局所麻酔薬である．作用発現が早く，中等度の作用時間（1～2時間）と中程度の力価をもつ．

■**適応** リドカインは局所麻酔薬として全ての局所麻酔様式で使用される．また，クラスIb型抗不整脈薬としても使われる．

ブピバカイン bupivacaine は長時間作用型の局所麻酔薬である．疎水性が高く，力価が強い．知覚神経を遮断するのに用いられる．低濃度のブピバカインを硬膜外投与すると，運動機能に影響を与えることなく鎮痛効果を示す．しかし，高濃度のブピバカインを伝達麻酔に用いると心毒性を示す．収縮期において Na^+ チャネルを阻害し，拡張期においても解離速度が遅いため，リエントリ経路を介した不整脈を引き起こす恐れがある．この問題を回避するために**ロピバカイン** ropivacaine が単離された．ブピバカインはラセミ体〔$R(+)$ 体と $S(-)$ 体の混合〕であるが，$R(+)$ 体と $S(-)$ 体は Na^+ チャネルに対する親和性が異なっていることに着目し，$S(-)$ 体のみからなっているロピバ

カインが分離された．ロピバカインの力価と作用時間はラセミ体と変わらないものの（神経膜 Na^+ チャネルへの作用は変わらない），心毒性（心筋の Na^+ チャネルの阻害による不整脈の誘発）は軽減していた．ロピバカインは局所麻酔薬で光学活性をもつ初めての薬物になった．

6 局所麻酔薬の心毒性

局所麻酔薬の心毒性は高 K^+ 血症で増強され，高 Ca^{2+} 血症で低下する．これは局所麻酔薬の結合する Na^+ チャネルの状態によって説明される．局所麻酔薬は活性化状態やそれに続く不活性状態に強く結合することはすでに述べた．

高 K^+ 血症では静止膜電位は脱分極し，より多くの Na^+ チャネルが活動状態（活性化状態やそれに続く不活性状態）となる．このため心毒性は増強されるようになる．逆に高 Ca^{2+} 血症では静止膜電位は過分極するため，局所麻酔薬の Na^+ チャネルの遮断作用は低下する．

〔黒瀬 等〕

2 循環器

成人の死因のうち，心疾患と脳血管疾患によるものの合計はがんによるものとトップを競っており，必然的に患者数は多い．しかし悪性腫瘍とは異なり，予後は長く，有用な薬物の適切な使用により，治癒をもたらさなくとも，生活の質（quality of life: QOL）を高めることができる．

高血圧以外の疾患では薬物療法による予後の延長は難しいことが示されており，非薬物療法の進歩に注目が集まっている．一方で心臓循環器疾患の病態生理と薬物の作用機序は，臓器，細胞レベルでかなり詳細に明らかになってきており，また分子・遺伝子レベルの解析も進んできている．したがって，現在では既存の薬物を使い，理論的に患者個人に最適の薬物療法を行う基礎的な原理は確立されつつある．

A 心臓の機能

1 心筋の収縮（図2-1）

心臓は血液に流体エネルギーを与え，閉鎖系である循環系の中で，血液を動脈側から静脈側へ一方向に移動させる．それにより各臓器は血液から酸素および栄養を補給され，老廃物を排出している．また各臓器の機能は生体の状況に応じて時々刻々と変化しており，それに対応する酸素需要の変化に見合うべく，心臓の機能調節が瞬時的には自律神経系，長期的には内分泌系を介し，タンパク質合成などを変化させて行われている．

心臓の仕事は駆出する血液量〔1回当たりでは1回拍出量（L），単位時間当たりでは心拍出量（L/min）〕で表現されるが，これは球状の袋である心室から，心筋の収縮により拡張末期容積（約120 mL）の約65％の血液（駆出率）を大動脈内に押し出すことにより行っているので，収縮が終了したら必ず弛緩し，心室内圧が減少して押し出したものとほぼ同量の血液を心房から受け取らなければならない．心臓がポンプとして作用するのには，**心筋が必ず単収縮し，ついで弛緩することを繰り返すことが必要**で，その点は，**骨格筋が持続的な収縮（拘縮）ができるのとは異なる**（表2-1）．このため，収縮を開始させる信号である電気的興奮，すなわち活動電位が，骨格筋の場合は数 msec しか持続しないのに対し，心筋では数 100 msec も持続する．つまり一度収縮した心筋が弛緩し，心房から次の収縮で駆出する血液を受け取るまでは，次の電気的興奮が起こらなくなっている（**不応性**）．

心筋が骨格筋とその収縮機能において大きく異なるのは，表2-1に示す収縮力増強の機序である．骨格筋は各筋細胞が独立しており，各々に支配神経があり，神経の興奮は，その筋線維に最大の張力（筋肉の長さに依存）を発生させる．したがって，骨格筋の張力増加は，全体の中のいくつの神経・筋細胞のユニットが収縮するかに依存しており，骨格筋では薬物などによる収縮増加はほとんどなく，もし増加させるなら，長期的に収縮タンパク質の量を増加させる以外にない．これに対して，心筋は各筋細胞が合胞体を形成し，心臓の1回の収縮のたびに，全ての筋細胞が収縮する．したがって，心筋収縮力の増加は各筋細胞の張力発生の能力（収縮性）に依存しており，薬物または内因性物質が心筋の収縮力を増加させたり（**強心作用**），減少させたり（**弱心作用**）することが知られている．

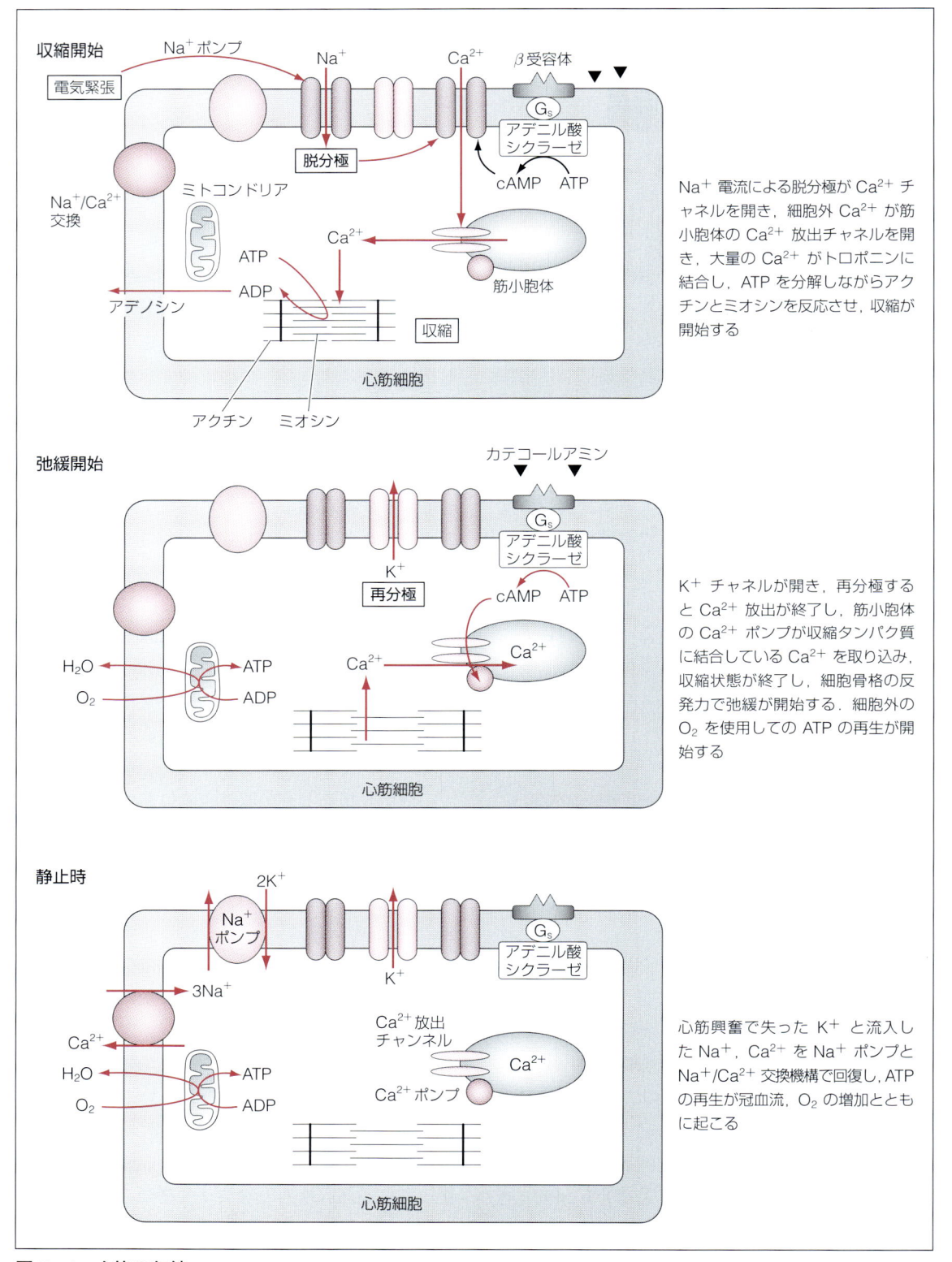

図 2−1 心筋の収縮
ATP：アデノシン三リン酸，ADP：アデノシン二リン酸，cAMP：サイクリック AMP，G_S：GTP 結合タンパク質

収縮開始

Na^+ 電流による脱分極が Ca^{2+} チャネルを開き，細胞外 Ca^{2+} が筋小胞体の Ca^{2+} 放出チャネルを開き，大量の Ca^{2+} がトロポニンに結合し，ATP を分解しながらアクチンとミオシンを反応させ，収縮が開始する

弛緩開始

K^+ チャネルが開き，再分極すると Ca^{2+} 放出が終了し，筋小胞体の Ca^{2+} ポンプが収縮タンパク質に結合している Ca^{2+} を取り込み，収縮状態が終了し，細胞骨格の反発力で弛緩が開始する．細胞外の O_2 を使用しての ATP の再生が開始する

静止時

心筋興奮で失った K^+ と流入した Na^+，Ca^{2+} を Na^+ ポンプと Na^+/Ca^{2+} 交換機構で回復し，ATP の再生が冠血流，O_2 の増加とともに起こる

表 2-1 心筋，骨格筋，血管平滑筋の特徴

	心筋	骨格筋	血管平滑筋
収縮様式	単収縮	単収縮 拘縮	単収縮 持続収縮
活動電位持続時間	長	短	短 スパイク頻発
収縮力調節	筋の長さ 電位依存性 Ca^{2+} 電流 小胞体 Ca^{2+} 貯蔵量 Ca^{2+} 感受性	筋の長さ 活性化（興奮）細胞数	筋の長さ 電位依存性 Ca^{2+} 電流 受容体作動性 Ca^{2+} 電流 小胞体 Ca^{2+} 放出量
解剖学	横紋 合胞体 心房から ANP 分泌	横紋	細胞間結合あり
Ca^{2+} 結合タンパク質	トロポニン	トロポニン	カルモジュリン
収縮速度	速	速	遅
貯蔵 Ca^{2+} 放出機構	Ca^{2+} 電流の大きさ	脱分極（Na^+ 電流）	IP_3 産出量
収縮用 Ca^{2+} 源	筋小胞体貯蔵 Ca^{2+}	筋小胞体貯蔵 Ca^{2+}	筋小胞体貯蔵 Ca^{2+} 細胞内への流入 Ca^{2+} 量
筋小胞体の Ca^{2+} 保持能力	中間	高	低

ANP：心房性ナトリウム利尿ペプチド，IP_3：イノシトール三リン酸

　細胞レベルでの心筋の収縮は，骨格筋と同様に**アクチン** actin と**ミオシン** myosin の速い相互作用で起こり，発生張力は収縮を制御している Ca^{2+} 結合タンパク質である**トロポニン** troponin に結合する Ca^{2+} 量，すなわち細胞内に遊離した Ca^{2+} 濃度，または Ca^{2+} に対するトロポニンの感受性により変化すると考えられる．もちろん，骨格筋の長さ-張力関係に対応する Starling の法則により，心内圧の上昇による筋長の増加は発生張力を増加させるが，一定の筋長に対して心筋収縮力を増加または減少させる薬物は，細胞内 Ca^{2+} 濃度を増加または減少させるか，トロポニンの Ca^{2+} に対する親和性または最大結合能を変化させる．

　心筋の収縮は活動電位で開始する．**活動電位**は細胞膜のイオンチャネルの開口度が変化し，濃度勾配に従ってイオンが動くことにより発生し，心筋では必ず細胞内への Ca^{2+} 流入を伴う．細胞内 Ca^{2+} 濃度は，静止時の心筋では 10^{-7} mol/L 以下なのに対し細胞外では $2\sim3\times10^{-3}$ mol/L もあり，大きな濃度勾配が存在する．収縮は細胞内 Ca^{2+} 濃度が 10^{-7} mol/L 以上に上昇すると起こり，その Ca^{2+} の大部分は細胞内 Ca^{2+} 貯蔵部位である筋小胞体のリアノジン受容体を有する Ca^{2+} 遊離チャネルを開口して放出される（Ca^{2+} による Ca^{2+} 放出）．この筋小胞体からの Ca^{2+} 放出量は，Ca^{2+} 電流で流入した Ca^{2+} 量に比例する．

　細胞内のサイクリック AMP（cyclic AMP：cAMP）の増加は**A** キナーゼを活性化させ，Ca^{2+} の流入路である L 型 Ca^{2+} チャネルを開かせて Ca^{2+} 電流を増加させるので，強心作用を示す．cAMP は，ATP から生成させる**アデニル酸シクラーゼ**（adenylate cyclase）の活性化でも，また cAMP を分解する**ホスホジエステラーゼ**（phosphodiesterase）の抑制でも上昇しうるので，多くの薬物が cAMP，A キナーゼ，Ca^{2+} 電流を介して心筋収縮力に変化を与えうる（上流機序）．弛緩は，筋小胞体の ATP 依存性に Ca^{2+} を取り込むホスホランバン（PL）によって調節される Ca^{2+} ポンプにより，心筋の細胞内 Ca^{2+} 濃度が減少して起こるが，Ca^{2+} は筋小胞体に取り込まれるほかに，細胞外への汲み出しが常時行われている．この Ca^{2+} の細胞外への移動は濃度勾配に逆らうが，Na^+ の

3分子とCa^{2+} 1分子が脱分極を伴い細胞膜を介して交換するNa$^+$/Ca^{2+}交換機構により行われる．この交換のエネルギー源はNa$^+$の高い濃度差である．このNa$^+$濃度差はNa$^+$ポンプともいわれる細胞膜のNa$^+$, K$^+$-ATPaseがエネルギーを消費して，活動電位により細胞内で増加したNa$^+$と細胞から失われたK$^+$を交換することにより維持される．

生化学的には，心筋の収縮はアクチンとミオシンがATPの高エネルギーを機械的エネルギーに変換して起こり，分解産物のADP, AMP, さらにアデノシンは速やかにATPに戻す必要がある．このATPの再生は好気的代謝，すなわちミトコンドリアの電子伝達系とTCAサイクルを介して効率よく行っている．好気的代謝のための酸素は，全て冠動脈を介して動脈血から運ばれてくるが，心筋では動脈血中の酸素を最大限に摂取するので，心臓の仕事量が増加すれば，それに応じて冠動脈は安静時の数倍もの血流量を供給する．もし心筋への酸素供給が断たれると（**心筋虚血**），冠動脈は概ね終末動脈なので，支配領域の心筋ではpHの低下やATP依存性K$^+$チャネルの開口による活動電位の短縮，さらにK$^+$の細胞外への流出による脱分極や自動能発生などが起こり，収縮力が著しく減少する．嫌気的代謝ではADPからATPの産生は著明に減少し，心筋からはアデノシンや嫌気的代謝の産物である乳酸が放出される．

心筋，特に左心室の心筋では収縮のたびに心筋内の冠血管の枝が圧排され，また左心室内圧の上昇による組織圧上昇により心筋血流はほぼ遮断される．したがって，大部分の心筋血流は主に拡張期に認められる．心臓の仕事は心拍出量で表される．これは心筋収縮力の関与する1回拍出量と心拍数の積で示されるので，心拍数の増加も心機能の亢進にとって重要である．しかし，心拍数の増加は心周期を短縮し，特に拡張期を短縮するので，心室への血液の充満と心筋への酸素供給が犠牲になる．このため，ヒトでは毎分約150以上の心拍数になれば心拍出量は上昇しなくなる．臨床的には，心拍数と収縮期血圧の積はdouble productとよばれ，心筋の酸素消費量，すなわち心仕事量とよく比例するパラメーターとして使用されている．そのほか，心筋の酸素消費量は心室容積や心筋収縮性の増加などで増える．

2 心臓の興奮

心臓が効率よく血液を駆出するためには，興奮が規則正しく行われる必要があるとともに，心拍数が必要に応じて変化することが重要である．心臓の電気現象は**体表面心電図**や**心腔内心電図**などで記録されるが，これらは**図2-2**に示す種々の性質の異なる**心筋活動電位**を総合したものである．

心電図のP波は，**洞房結節**で発生した興奮波（微小すぎて心電図上は記録できない）が心房筋を興奮させたことを示し，それにより心房が収縮し，静脈系との間には弁がないので逆流もするが，心室へ血液を充満させる．心房細動により心房の収縮がなくなると心室充満が障害され，心拍出量を減少させうる．心房の収縮が終了してから心室が収縮することにより，能率よく血液が移動するが，この興奮のずれは，心房と心室の唯一の連絡路である**房室（田原）結節**（約2 mm）を約0.2 secという長い時間をかけて伝わる遅い伝導（1 cm/sec）による．房室結節では洞房結節と似た活動電位が発生するが，体表面心電図では何も記録されない．

房室結節を興奮波が通過した後は，心室内特殊伝導系の**ヒス束**（His bundle）〔組織学的には筋原線維が少なく，グリコーゲン含量が多い**プルキンエ細胞**（Purkinje cell）からなる〕の**右脚**および**左脚**を心基部から心室中隔にかけて下行し，さらに自由壁を上行する．この間約20 cmをQRS幅である0.08 secの間に，すなわち心臓内では最も速い2.5 m/secという速度で興奮波が伝播する．この時間は単収縮に要する約0.3 secに比べれば短いので，心室筋はほぼ同期して収縮することになる．ヒス束は細胞量としては少ないが，速い電位変化が同期して起こるため，心腔内心電図であるヒス束電位は小さな速い振幅H波として記録される．

活動電位が発生している間は次の活動電位は発

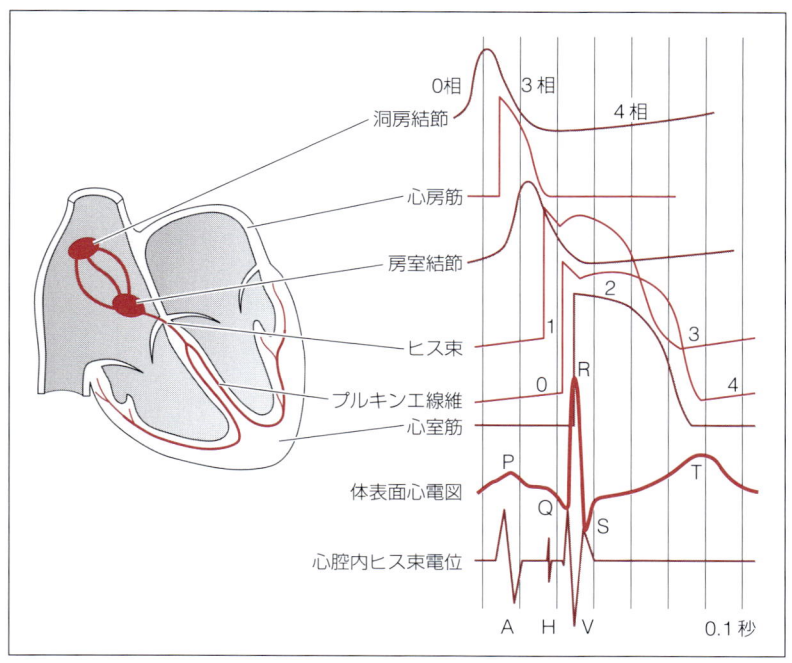

図2-2 心筋活動電位と体表面および心腔内ヒス束電位の関係

生できないが(**不応期**),心室の興奮伝播速度と不応期の積である興奮している回路の距離(2.5 m/sec × 0.3 sec = 0.75 m)は左心室周径よりはるかに長いので,すなわち QRS 幅の時間内で心室筋を興奮させた後には,それ以上興奮性をもつ心筋がなくなり,洞房結節から発生した興奮波は消滅する.したがって,心臓が絶え間なく血液を送り出すには,洞房結節が興奮波を発生し続ける必要がある.もし心臓が非常に大きければ,球状の心室を伝播した興奮波が再び興奮を終了した心筋を興奮させ,毎回発生する洞房結節の興奮が消失しないことが起こりうる(**リエントリ**).

図2-3では心筋内の性質の異なる活動電位を3つに分け,その発生機序になるイオン電流の変化を示した.

洞房結節と房室結節型の細胞 A(図2-3A)は静止電位が浅く(−50〜−60 mV),0 相の脱分極は L 型 Ca^{2+} チャネルを通る Ca^{2+} の細胞内流入で起こる.脱分極によりしだいに増加する K^+ 電流のうち I_K が再分極に重要な役割を果たす.これらのイオン電流は,各イオンに選択性のある,膜を2〜7回貫通する巨大なチャネルタンパク質が形成する穴を,細胞内外のイオン勾配に従ってイオンが移動することにより発生する.このイオンチャネルの開閉は膜電位に依存して変化し,Ca^{2+} 電流は膜電位が −40 mV より正の側にあると開くが〔活性化(activation)〕,時間が経つと閉じ始める〔不活性化(inactivation)〕.また,K^+ チャネルには**表2-2**に示すように6〜7種類に及ぶチャネルの存在が知られており,このうち再分極に関与するチャネルは,−50 mV より正の側でゆっくりと活性化するが,不活性化はない I_K チャネルである.このように,電位に依存してチャネルの開閉状態が決まるとともに,その開閉速度が各チャネルで異なっている.洞房結節の自動能は,Ca^{2+} などによる正の電荷の細胞内流入により自動的かつ振動性に膜電位が脱分極し(4相),閾値に達して,心房に伝導しうる 0 相の脱分極が起こることによる.L 型 Ca^{2+} チャネルは,cAMP 依存性の A キナーゼの活性化によってリン酸化を受けると開口確率が増加し,また $I_{K(ACh)}$ はアセチルコリンにより増加し,膜電位を深くするので(過分極),交

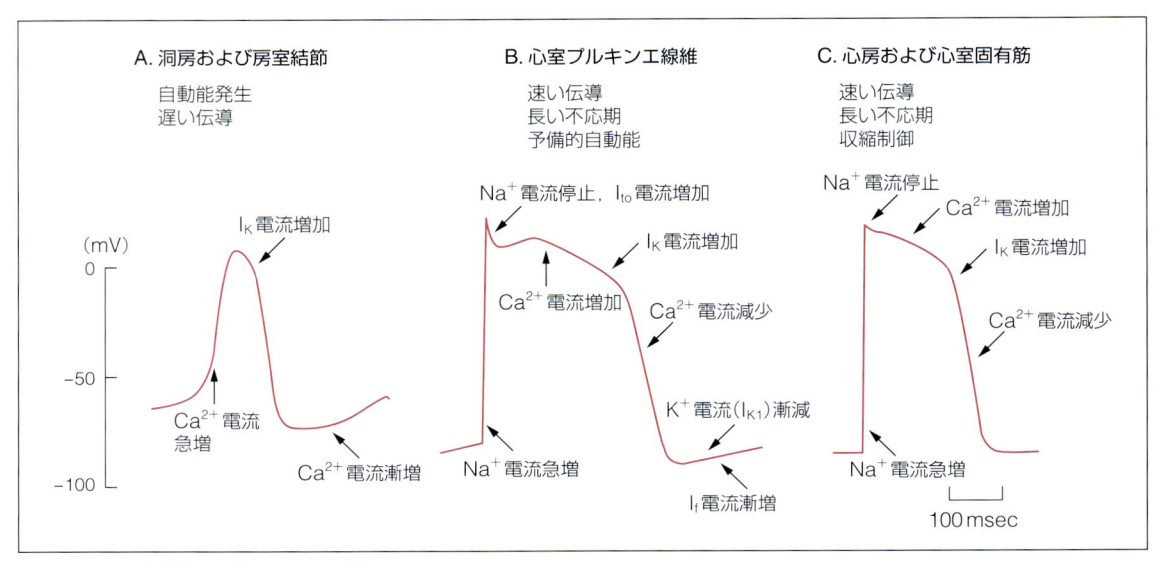

図 2-3 活動電位発生のイオン機序

表 2-2 心筋のイオンチャネル

	心筋における分布	開口する電位	活性化因子	抑制物質
Na$^+$ チャネル	心房筋，心室筋，プルキンエ線維	−60 mV より正		Na$^+$ チャネル遮断薬
L 型 Ca^{2+} チャネル	全ての細胞	−40 mV より正	カテコールアミン	β受容体遮断薬，Ca^{2+} チャネル遮断薬，Cd^{2+}，Mn^{2+}
T 型 Ca^{2+} チャネル	洞房結節，その他	−60 mV より正		Ni^{2+}
遅延外向き K$^+$ チャネル(I_K) 　ultrarapid(I_{Kur})(Kv 1.5) 　rapid(I_{Kr})(HERG) 　slow(I_{Ks})(KvLQT1 + hminK)	心房筋 心房筋，心室筋 心房筋，心室筋	−40 mV より負		K$^+$ チャネル遮断薬
内向き整流 K$^+$ チャネル(I_{K1})	心房筋，心室筋，プルキンエ線維	−50 mV より正		
一過性外向き K$^+$ チャネル(I_{to})	心房筋，結節細胞，プルキンエ線維	−40 mV より正		4-AP(4-アミノピリジン)
G タンパク質制御 K$^+$ チャネル($I_{K,G}$)	心房筋，結節細胞	電位非依存	アセチルコリン，アデノシン	
ATP 感受性 K$^+$ チャネル(I_{ATP})	全ての細胞	電位非依存	ニコランジル	グリベンクラミド(スルホニル尿素薬)
Na$^+$ 誘発 K$^+$ チャネル($I_{K,Na}$)	心室筋	電位非依存		
過分極活性化内向き電流チャネル(I_f)	結節細胞，プルキンエ線維	−60 mV より負	カテコールアミン	ザテブラジン
細胞内 Ca^{2+} 誘発陽イオンチャネル	心房筋，心室筋，プルキンエ線維	電位非依存	細胞内 Ca^{2+} 過負荷	

感神経興奮で頻脈，迷走神経興奮で徐脈が起こる．洞房結節と房室結節は自律神経支配が密で，薬物や自律神経反射の影響を受ける．

図 2-2 の B，C の細胞は深い膜電位をもち，0 相の脱分極は Na$^+$ 電流により起こる．Na$^+$ 電流は Na$^+$ チャネルが活性化して開くと流れるが，速や

かに不活性化するため，活動電位の最初の数 msec しか流れない．しかし活動電位は数 100 msec も持続する．この長い活動電位の持続は，Na^+ 電流の後に流れる Ca^{2+} 電流がゆっくり不活性化することと，心筋に特有な遅い活性化，さらに膜電位の減少（脱分極）では K^+ イオンが流れにくくなる整流特性をもつ I_K チャネルのために起こる．この長い活動電位の間に Ca^{2+} 流入が起こり，収縮を開始させる．図 2-3B のプルキンエ線維が C の心房筋や心室筋細胞と異なるのは，1 相の I_{to} とよばれる不活性化をする（一過性）K^+ チャネルの存在と，I_f とよばれる静止膜電位レベルで陽イオン（主に Na^+）を流入させて脱分極や自動能の発生を起こさせるチャネルの存在で，もし洞房結節の自動能や，その興奮の心室への伝導が障害されたときには，洞房結節のバックアップ機構として興奮を発生できる．心室の自動能はカテコールアミンで増加するが，アセチルコリンの受容体はないので，ほとんど作用がない．

3 血管系

心臓から駆出された血液を，その**機能に応じて各臓器に分配する**のは血管系であり，自律神経の調節と臓器の代謝などを介して細かな調節を受けている．**血管を支配する自律神経は主として交感神経**であり，交感神経を修飾することは血液分布や血圧に大きな影響を与えることになる．ただし，副交感神経の支配はなくとも，アセチルコリンのムスカリン受容体は血管内皮細胞に存在するので，外から与えたアセチルコリンなどは一酸化窒素（NO）を介して血管を拡張させ，血圧を低下させる．

動脈系は自身の弾性で開在しているが，**血管平滑筋**は図 2-4 に示すようにいろいろな物質に対する受容体をもち，特に各臓器の特徴的な機能に関連した代謝物，ホルモンやオータコイドにより収縮または弛緩をする．例えば，心筋の機能亢進は ATP の分解を伴い，その分解産物のアデノシンが遊離され，これにより冠血管は拡張し，冠血流を増加させることにより，心筋への血液供給が自動的に調節される（自己調節）．各臓器は，その機能や安静時の血流量が異なるのに対応して，血管平滑筋の受容体の分布，種類が異なる．例えば，脳血管，冠血管は安静時の数倍も血流が増加できるように安静時の血流は少なく，腎，腸管，皮膚などでは，安静時も正常血流量の数分の 1 に血流が減少しうるようになっている．

血管平滑筋細胞の収縮は，**表 2-1** にあるように収縮タンパク質が骨格筋や心筋とは異なっており，**収縮が遅い**だけでなく，揃った収縮タンパク質の配列による**横紋がみられない**．また血管内皮が種々の物質を分泌し，緊張度（トーヌス）を調節している．さらに Ca^{2+} 貯蔵部位である小胞体の発達は悪く，細胞膜はイオンを通しやすくなっている．

平滑筋は細胞内 Ca^{2+} 濃度により収縮状態が変化するが，特に細胞外液の Ca^{2+} 濃度による影響をより強く受けるとともに，Ca^{2+} チャネルによっても細胞内 Ca^{2+} 濃度が変化する．この Ca^{2+} チャネルには，膜電位に関連する電位依存性チャネルと，化学物質に関連し電位変化を伴わない受容体活性化チャネルの存在が考えられている．細胞内の Ca^{2+} は Ca^{2+} 結合タンパク質である**カルモジュリン**と結合した後，ミオシン軽鎖キナーゼ（MLCK）の活性化，ミオシン軽鎖（MLC）のリン酸化という一連の化学反応を経て筋の収縮が起こる．

また血管平滑筋は部位により，活動電位を発生しない細胞もあり，同じアデノシンであっても，冠血管は拡張しても，腎血管では収縮するように，反応が異なる．心筋では収縮力を増加させる cAMP も，平滑筋では**ホスホランバン**に調節される Ca^{2+} ポンプの活性化によって Ca^{2+} 濃度の減少を介し，またはミオシン軽鎖キナーゼを不活性化させ，収縮力を減少させる．血管平滑筋の収縮状態が，いろいろな物質で変化し，それにより血管抵抗が変化することは，多様な薬物が臓器血流や血圧を変化させ，高血圧や循環障害などの血管疾患を治療できることを示す．ただし，生体には血圧を一定に保つために自律神経を介する圧受容体反射や，レニン-アンギオテンシン-アルドステロン系が発達している．特に**圧受容体反射**は時々刻々と変化

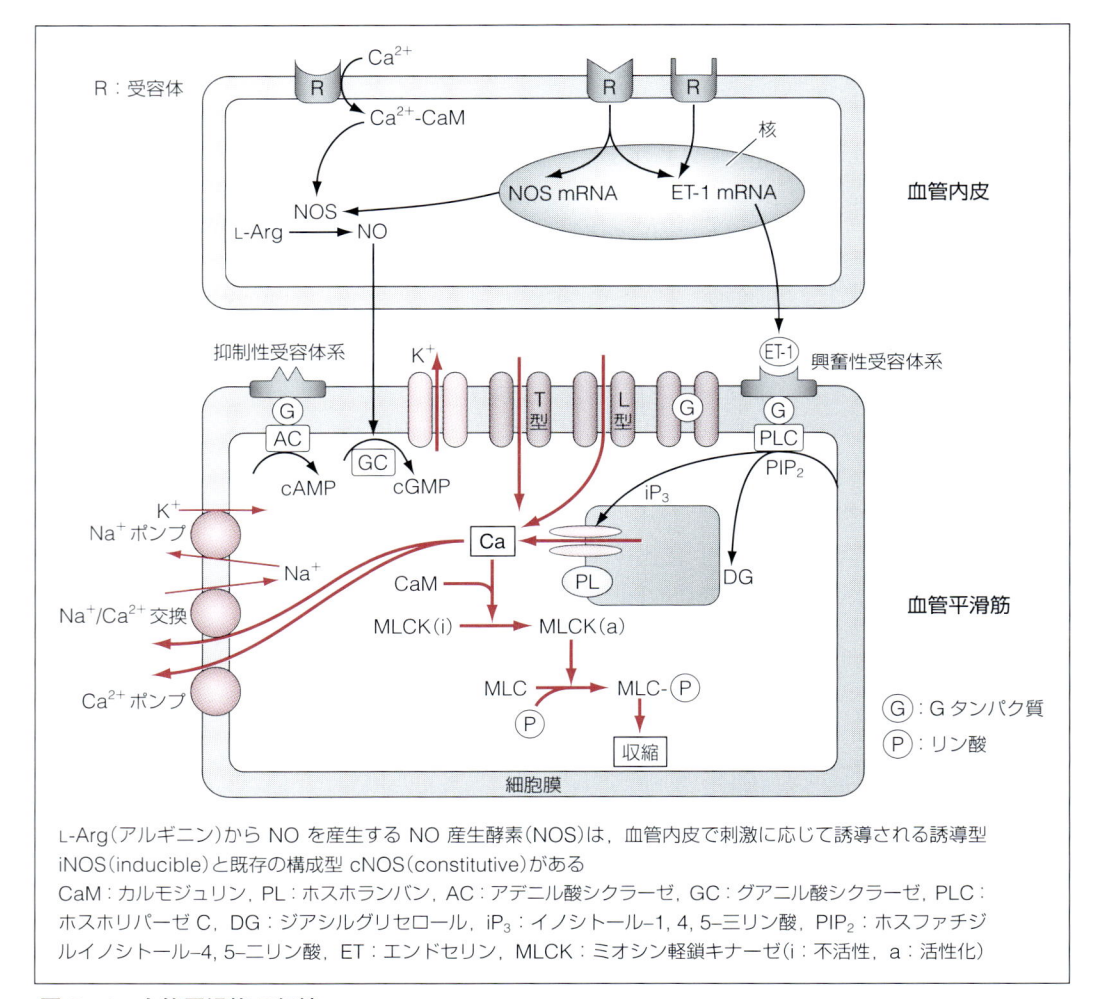

図2-4 血管平滑筋の収縮

L-Arg(アルギニン)から NO を産生する NO 産生酵素(NOS)は，血管内皮で刺激に応じて誘導される誘導型 iNOS(inducible)と既存の構成型 cNOS(constitutive)がある

CaM：カルモジュリン，PL：ホスホランバン，AC：アデニル酸シクラーゼ，GC：グアニル酸シクラーゼ，PLC：ホスホリパーゼC，DG：ジアシルグリセロール，iP_3：イノシトール-1, 4, 5-三リン酸，PIP_2：ホスファチジルイノシトール-4, 5-ニリン酸，ET：エンドセリン，MLCK：ミオシン軽鎖キナーゼ(i：不活性，a：活性化)

する生体の循環状態を感受し，中枢を介して血管緊張度を調節している．したがって，薬物による直接血管平滑筋への作用は，しばしば間接的な反射を介する作用で修飾されるので，血管拡張薬は頻脈を起こしやすい．血管の平滑筋細胞は，動脈硬化症のときや冠血管直達の拡張法などを施行した後に管腔内方向に増殖し，管腔の狭小化を起こすことが知られており，この増殖にもアンギオテンシンⅡが関与する．

血管平滑筋の収縮・弛緩は血管内皮細胞からの物質の遊離を介しても大きく影響され，アセチルコリンによる血管拡張は血管内皮細胞の存在下のみで起こり，血管内皮では NO の合成酵素により NO が合成され，それが血管平滑筋のグアニル酸シクラーゼを活性化し，サイクリック GMP(cyclic GMP: cGMP)を増加させて弛緩を起こす．また，血管内皮細胞はエンドセリンのように血管を収縮させる物質も生成する．

B 心臓作用薬

1 強心薬(cardiotonic agent)

a 心不全

心不全は，心筋自身または弁や血管系の異常のため，必要とされる心拍出量が出せない状態で，循

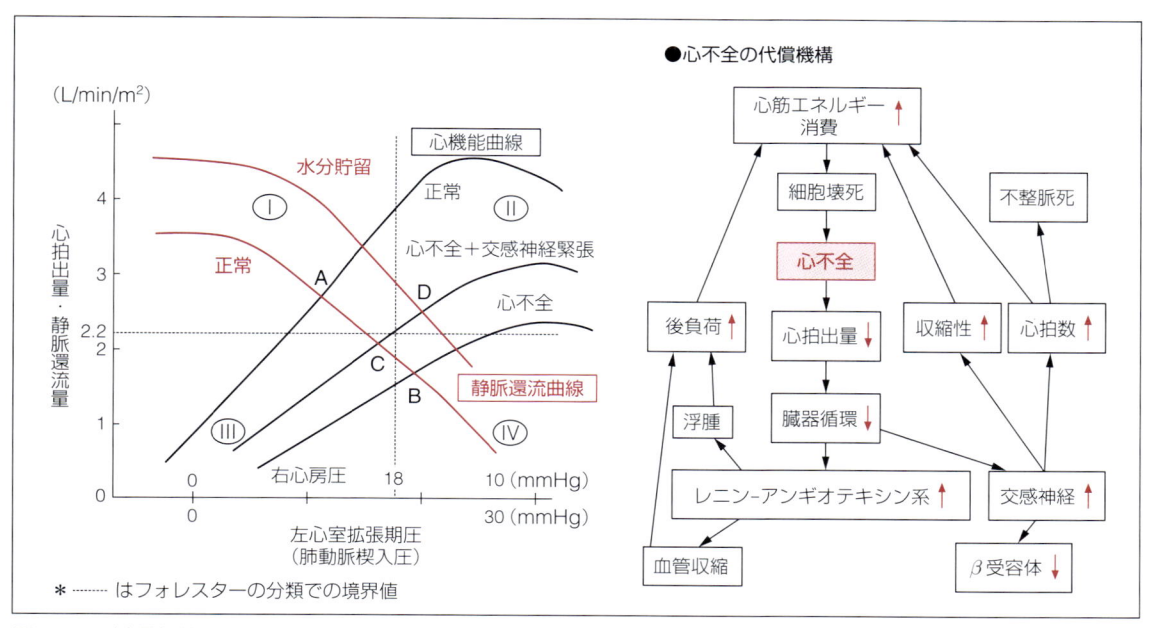

図2-5　循環状態と心不全による変化

環系の状態は，図2-5に示す心機能曲線と静脈還流曲線から理解できる．

心機能曲線は心筋の長さ-張力関係（Starlingの法則）を示しており，心室拡張期内圧が高く，心筋が伸展されるほど発生張力が大きくなり，心拍出量が増える関係である．**静脈還流曲線**は心臓に戻ってくる血液量（定常状態では心拍出量と等しい）と静脈圧の関係を示し，静脈平滑筋の緊張や循環血液量が極端に変わらなければ，右心房圧が低いほど血液は心臓に戻りやすいことを示している．ある時点の循環状態はこの2つの曲線の交点で示され，心不全は心機能曲線が下方に移行した状態と考えられる．したがって，図2-5左の交点Aの正常状態からBの循環状態に移行し，心拍出量低下と静脈圧，心室拡張期圧の上昇が起こり，心臓は拡大する．

静脈圧の上昇は，左心不全では肺のうっ血，右心不全では全身浮腫を生じる．生体には心拍出量低下や血圧低下を交感神経の緊張で代償する機構が備わっており，心拍数の増加と心筋収縮性の増加が起こり，循環状態は図2-5左のCにまでは回復するが，さらに交感神経緊張による腎血液量減少や，レニン-アンギオテンシン-アルドステロン系を介して体内循環量が増加することで静脈還流曲線が上方に移行し，心拍出量を正常状態に近い心拍出量のDにまで戻している．

臨床的には，**フォレスター（Forrester）の分類**が心不全の循環動態を区別するのに用いられ，左心室拡張期圧の指標として平均肺動脈楔入圧 18 mmHg，心係数（体表面当たりの心拍出量）2.2 L/min/m^2 を境界値にとり，4つの状態を定義している．

心不全の治療には，静脈圧を低下させる薬物と，心拍出量を増加して心機能曲線を上方に移行させる薬物を使うが，後者には**強心薬**と**動脈系拡張薬**があり，前者は**利尿薬**などがある．血管拡張薬を使用すると心臓の血液駆出抵抗（後負荷）が減少し，心臓の仕事量が減少するとともに末梢臓器の循環が改善する．心不全の薬物治療では，まず心筋収縮力を増強するものを用いるが，心不全状態ではすでにカテコールアミンが心筋に作用しており，β受容体の感受性も低下しているので，さらにカテコールアミン系の薬物を用いても効果は少ないばかりか，かえって腎臓の血液量の減少や心拍数の上昇により，全身循環や心機能に悪影響を与える．慢性心不全時のβ受容体の感受性低下に対し

ては，β受容体遮断薬を使う逆説的な治療も行われる．

b 強心薬の作用機序と分類

強心薬は心筋内遊離 Ca^{2+} 量を増加し（上流機序），心筋収縮性を上昇させるか，Ca^{2+} に対する感受性を上昇させる（下流機序）．細胞内 Ca^{2+} の増加は Ca^{2+} 電流の増加によるものと，細胞外への Ca^{2+} 流出の減少によるものがある．前者は細胞内 cAMP を増加させる薬物で，直接または交感神経β受容体を介してアデニル酸シクラーゼを活性化するか，ホスホジエステラーゼを阻害することにより cAMP を増加させる．cAMP は A キナーゼを介してホスホランバンをリン酸化し，筋小胞体の Ca^{2+} 取り込みを促進するので，カテコールアミンなどでは収縮時間は短縮する．ただし，cAMP の増加は心拍数も増加させるので，心筋収縮力だけを増加させる理想的なものは少ない．強心薬の代表であるジギタリスは Na^+，K^+-ATPase の阻害薬で，Na^+ ポンプの機能を抑制して間接的に Ca^{2+} 流出を抑えるので，心拍数には無関係に，また収縮時間を変化させずに心筋収縮力を増強する．このポンプは 3 分子の Na^+ と 2 分子の K^+ を交換するので膜電位を過分極させるが（膜電位発生的），ジギタリスがこの酵素を抑制すると，細胞内 Na^+ が増加して Na^+ の細胞内外の濃度勾配が減少し，Na^+ と Ca^{2+} の交換が抑えられ，Ca^{2+} の細胞外流出が減少し，二次的に細胞内 Ca^{2+} が増加する（Ca^{2+} 過負荷）．ジギタリスは，細胞の K^+ 濃度に依存する静止膜電位の脱分極と Ca^{2+} 過負荷による異常自動能亢進により不整脈を引き起こす．

以上の作用機序から，強心薬は**表 2-3** のように分類される．

1）ジギタリス（図 2-6）

■**化学構造と起原** ジギタリスは**強心配糖体**とよばれ，ステロイド骨格を有し，強心作用発現に重要な無糖体アグリコン aglycon またはゲニン genin に糖が結合した，自然界から得られる化合物である．William Withering により 200 年も前から強心薬，浮腫治療薬として使われている．ジギタリス

表 2-3 強心薬の分類

1. Na^+ ポンプを抑制する薬物
   ジギタリス（ジゴキシン）
2. 細胞内 cAMP を増加する薬物
   ⓐ交感神経β受容体刺激薬
     アドレナリン，ノルアドレナリン，イソプレナリン，ドパミン，ドブタミン，デノパミン
   ⓑアデニル酸シクラーゼ直接活性薬
     コルホルシンダロパート
   ⓒホスホジエステラーゼ阻害薬
     キサンチン誘導体，ブクラデシン，アムリノン，ミルリノン，ベスナリノン，プロキシフィリン
3. Ca^{2+} 感受性を増加させる薬物
   ピモベンダンはホスホジエステラーゼ阻害作用に加えて，この作用がある．

1～3 のうち，心不全の治療薬として重要なものは，ジギタリスと心拍数増加作用の少ない交感神経β受容体刺激薬である

という多年草の *Digitalis lanata* や *Digitalis purpurea* の葉から，現在使われている代表的なジゴキシン digoxin，そのほかにジギトキシン digitoxin が得られる．また，夾竹桃の *Strophanthus gratus* からは動物実験でよく使われる **G-ストロファンチン** G-strophanthin（ウアバイン ouabain）が得られ，ほかにもさまざまな植物から強心配糖体が得られる．

■**作用機序** 124 頁，強心薬の作用機序と分類参照
■**薬理作用** ジギタリスは**心筋収縮性を高める**ので，心室拡張期圧の減少，心室収縮期圧の微分〔圧上昇速度（dP/dt）〕の上昇，静脈圧の減少を起こす．臨床的には超音波エコーでの心拍出量，駆出率の増加がみられ，浮腫が減少し，肺うっ血が改善する．循環状態の改善は亢進していた交感神経緊張を解き，心拍数の減少と腎血管を拡張させ，利尿をつける．ジギタリスは強心作用以外にも，直接副交感神経系の緊張を高めるので，徐脈や房室伝導抑制（PQ 延長）を起こす．したがって，心電図上は ST 下降と徐脈，PQ 間隔の延長が認められる．胸部 X 線では増加していた心胸郭比の減少や，肺うっ血改善の像がみられる．また，房室伝導抑制作用を利用して，心房細動のときの心室拍動数を減少させる．

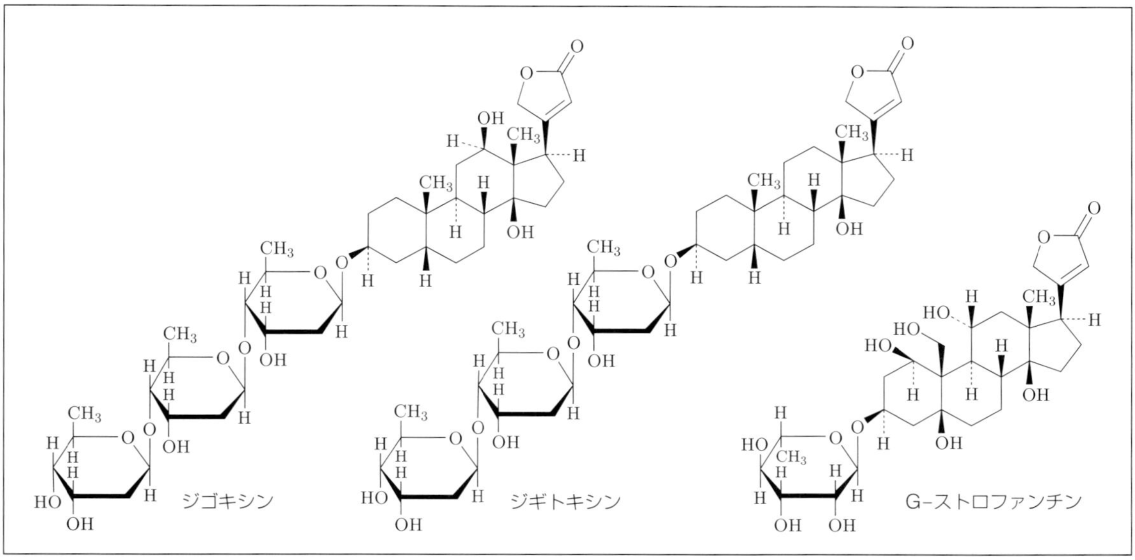

図 2-6　強心配糖体

　ジギタリスの自律神経に対する作用は，中枢性に交感神経・副交感神経を興奮させる．血管平滑筋には直接収縮性に作用し，中枢を介する交感神経系の緊張を高めることでも血管抵抗を増加させるが，心不全時は治療によって交感神経の緊張を解くので，血管抵抗は減少する．

　強心作用はジゴキシンの血中濃度に依存するうえ，副作用を起こす**中毒濃度（2.5 ng/mL 以上）**と**有効濃度（0.8～2.0 ng/mL）**がきわめて近い，安全域の狭い薬物であるので，薬物動態学を応用し，血中濃度モニタリングをしながら適切な使用をするのが望ましい．

■**吸収，分布，排泄**　ジゴキシンの経口投与時の吸収は 60～80％とよいが，静注でも使いうる．主として腎臓から排泄されるので，腎クレアチニンクリアランスによる投与量の補正が必要になる．ジゴキシンの半減期（$t_{1/2}$）は 42 時間と長いが，ジギタリスの中では短く，治療効果の発現や中毒からの回復が速い．

■**適応**　ジギタリスは心筋収縮力を増強させ，心不全の治療における第 1 選択の薬物とされてきたが，予後を改善する効果を示すエビデンス（科学的な根拠）は少なく，心筋の再生医療や補助，または全置換人工心臓による治療の研究がさかんになっている．そのほかの重要な応用としては，前述した心房細動時の心室拍動数を減少させる目的で使われる．

■**各薬物の特徴**　ジゴキシンが短い半減期，経口でも使え，用量調節がしやすい利点で汎用される．ジギトキシンは腎障害などでジゴキシン排泄に障害があり，用量設定がしにくい場合に，肝代謝であることを利点に使われる．他のジギタリス製剤を積極的に選択すべき利点はない．

■**副作用**　安全域が狭く，中毒症状とその治療法に精通する必要がある．心臓での中毒症状の大部分は Na^+，K^+-ATPase の過度の抑制によるもので，静止膜電位の脱分極が起こり，遅延後脱分極といわれる異常自動能が発生して，**頻脈性不整脈**が心房でも心室でも起こる．しばしばみられるのは心室性の期外収縮が正常調律と連結している**二段脈**であるが，比較的軽度なこの心室性不整脈でも，致死性の重篤な心室頻拍に移行する危険がある．また，強い房室結節抑制による **A-V ブロック**などの**徐脈性不整脈**が発生することもある．ジギタリス不整脈が出現した場合には，通常は投薬を中止すればよいが，緊急な治療が必要な場合は抗不整脈薬を使用する．ジギタリスは Na^+，K^+-ATPase の K^+ との結合部位で競合するので，低 K^+ 血症

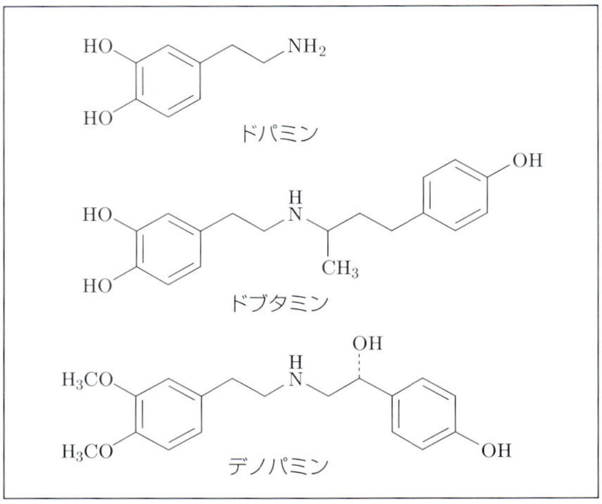

図2-7 β受容体刺激薬

ではジギタリスによるATPaseの阻害が増強され，中毒症状を出しやすい．心不全の治療で利尿薬を使うとK^+が低下するので，注意が必要である．Na^+, K^+-ATPaseは心臓以外にも全身の細胞に広く存在し，腎臓でも尿のNa^+をK^+と交換して再吸収する役割を果たしていることから，ジギタリスによるNa^+吸収の抑制が利尿作用にいくらかは関与しているが，大部分の利尿作用は循環改善による二次的な作用である．そのほかにジギタリスは，悪心，嘔吐などの消化管症状や頭痛，視覚異常などの神経症状を起こす．

2）β受容体刺激薬（図2-7）

■**化学構造と活性** ドパミンdopamine，ドブタミンdobutamine，デノパミンdenopamineが急性の心不全の治療に使われる．ドブタミンはカテコール核をもつ合成化合物で$β_1$受容体選択的な刺激薬である．ドパミンはノルアドレナリンの前駆物質で，中枢，腎血管などではドパミンを伝達物質とする神経系が存在する．デノパミンは$β_1$受容体選択的な部分活性薬で，心拍数が高い場合は減少させ，また経口投与が可能である．

■**薬理作用** 心不全の治療には，心拍数を上昇させるβ受容体刺激薬のうち，心収縮力の増加に選択性のあるものが使われる．ドパミンは心収縮力の増加以外に腎血管を拡張させ，尿量を増加させる作用がある．

■**吸収，分布，排泄** ドパミン，ドブタミンは非経口的にのみ使用される．作用時間が短いので，持続点滴をしたり，繰り返し投与が行われる．デノパミンは経口的に有効で，作用時間も長い．

■**臨床応用および各薬物の特徴** 以上に述べた薬理学的性質から，心臓手術後や心筋梗塞後などの急性ショックである急性心不全などの急性増悪時だけに使われる．アドレナリンadrenaline, ノルアドレナリンnoradrenaline, イソプレナリンisoprenalineは作用時間が短いが，緊急時に選択する場合では特に優劣はない．デノパミンは経口投与できるので，ドブタミンなどの点滴静注投与後の離脱にも使われる．

■**副作用** 時に交感神経α受容体刺激作用により血圧を上昇させる．

3）新しい強心薬（図2-8）

現在，Na^+, K^+-ATPaseの抑制がなく，β受容体を刺激させず，また慢性的に経口投与可能な薬物として，**cAMP誘導体**がある．このうちdibutyric cAMPである**ブクラデシン** bucladesineや，**アムリノン** amrinone, **ミルリノン** milrinone, **ベスナリノン** vesnarinone, **プロキシフィリン** proxyphyllineなどのホスホジエステラーゼ阻害薬やフォルスコリン誘導体の**コルホルシンダロパート** colforsin daropateなどの静注薬が主に急性心不全に対して使われるが，長期の慢性心不全に使えるものはない．また，どれを優先的に使うかなどのガイドラインや有効性を比較したエビデンスもない．

心不全の治療薬としては，前述のように利尿薬の使用，**心房性ナトリウム利尿ペプチド（カルペリチド）**を含む血管拡張薬の使用が非常に有効であり，現在，強心薬はそれらの薬物療法での主流とはいえなくなっている．

2 抗不整脈薬（antiarrhythmic drugs）

a 不整脈

不整脈は正常の調律，すなわち洞房結節で発生した興奮が心房と心室の収縮を引き起こし，その

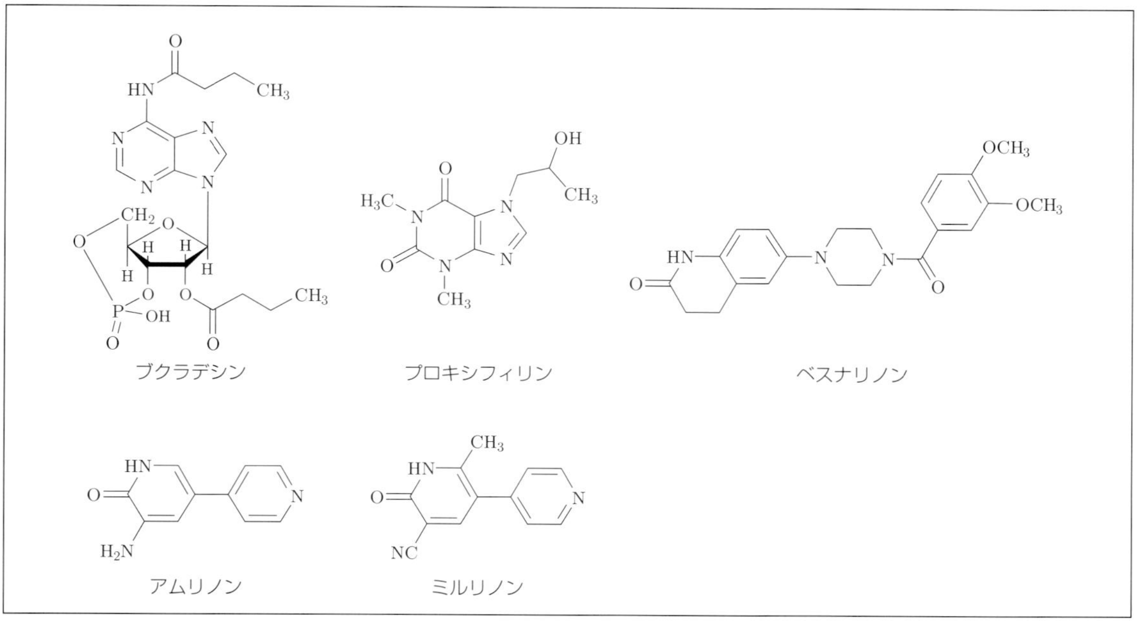

図2-8 新しい強心薬

後，興奮波が消失するという，一連の電気現象に何らかの異常が生じたもので，大別すると**興奮数が減少する徐脈性不整脈**と**興奮数が増加する頻脈性不整脈**に分けられる．徐脈性不整脈はもっぱら電気的ペースメーカで治療され，薬物治療の対象ではない．したがって，**抗不整脈薬は頻脈性不整脈の治療に用いるもの**をいう．

頻脈性不整脈では，心室充満と心筋への血流が不十分になり，心機能が低下する．また，心室細動の場合は心拍出量が0になるので，数分以内に脳障害を起こす．致死的である危険な不整脈なので，心室細動に移行する恐れがある場合には薬物治療の対象になる．心室細動を起こした場合は，電気的に全心筋細胞を強制的に興奮させ，いったん心臓を停止させる除細動しか効果がない．頻脈性不整脈は，心筋に何らかの病的変化を起こしている可能性があるので，抗不整脈薬による治療とともに，その原因についての対策が必要である．

頻脈性不整脈は，発生機序により**自動能不整脈**とリエントリ不整脈の2つに分けられる（表2-4）．

1）自動能不整脈

洞房結節以外（異所性）の自動能が亢進するもので，洞房結節が機能不全になったときのバックアッ

プ機構として，心臓がもつ特殊伝導系の自動能発生能力が異常に亢進することによると考えられる．

正常自動能は電気刺激などで速い頻度で興奮させると抑制され，4相の脱分極速度が減少する〔高頻度駆動抑制（overdrive suppression）〕．このため興奮発生頻度が低い房室結節，心室プルキンエ線維などの異所性自動能は通常は抑制されており，洞房結節の興奮発生能力が減少した場合のみ興奮発生部位になる．したがって，自動能不整脈の発生のためには，異所性の自動能が洞房結節のものより亢進するか，または洞房結節からの興奮が自動能発生個所へ侵入しないためoverdrive suppressionをかけられないが，その興奮は周囲の心筋が不応期でなければ外に向かって伝導しうるという一方向性ブロック，あるいは侵入ブロックという伝導障害部位に囲まれている必要がある．

異常な自動能はoverdrive suppressionを受けず，逆に興奮頻度が高いと誘発される撃発活動（triggered activity）の遅延後脱分極（DAD：細胞内Ca^{2+}過負荷がジギタリスや虚血などによって上昇したことによる）か，もしくは早期後脱分極（EAD：徐脈に伴ってQTまたは活動電位持続時間の著明延長を伴う）から発生する．また，4相の

表 2-4 臨床不整脈の種類と発生機序

発生機序で分類した不整脈	抑制機序	有効な薬物
正常自動能亢進		
過度の洞性頻脈	4相脱分極↓	β受容体遮断薬
特発性心室頻拍	4相脱分極↓	Na^+チャネル遮断薬
異常自動能		
異所性心房性頻拍	最大拡張期電位↓ 4相脱分極↓	M_2受容体刺激薬 Ca^{2+}またはNa^+チャネル遮断薬，M_2受容体刺激薬
頻脈性心室調律	4相脱分極↓	Ca^{2+}またはNa^+チャネル遮断薬
EAD（早期後脱分極）による撃発活動		
トルサード ド ポアンツ（torsades de pointes）	活動電位持続時間↓ EAD↓	β受容体刺激薬，迷走神経遮断薬（心拍数↑） Ca^{2+}チャネル遮断薬，Mg^{2+}，β受容体遮断薬
DAD（遅延後脱分極）による撃発活動		
ジギタリス不整脈	Ca^{2+}過負荷 DAD↓	Ca^{2+}チャネル遮断薬 Na^+チャネル遮断薬
自律神経依存性心室頻拍の一部	Ca^{2+}過負荷 DAD↓	β受容体遮断薬 Ca^{2+}チャネル遮断薬，アデノシン
Na^+チャネル依存性リエントリ（興奮間隙：長）		
心房粗動，I型	伝導↓，興奮性↓	心房：Na^+チャネル遮断薬（リドカイン，メキシレチン以外）
WPW症候群における旋回性頻拍（PSVT）	伝導↓，興奮性↓	Na^+チャネル遮断薬（リドカイン，メキシレチン以外）
持続性単形性心室頻拍（SVT）	伝導↓，興奮性↓	心室：Na^+チャネル遮断薬（リドカイン，メキシレチン以外）
Na^+チャネル依存性リエントリ（興奮間隙：短）		
心房粗動（AF），II型	不応期↑	K^+チャネル遮断薬
心房細動（Af）	不応期↑	K^+チャネル遮断薬
WPW症候群における旋回性頻拍	不応期↑	アミオダロン，ソタロール
多形性および持続性単形性心室頻拍	不応期↑	キニジン，プロカインアミド，ジソピラミド
脚部リエントリ	不応期↑	キニジン，プロカインアミド，ジソピラミド
心室細動（VF）	不応期↑	除細動器
Ca^{2+}チャネル依存性リエントリ		
房室結節リエントリ性頻拍	伝導↓，興奮性↓	Ca^{2+}チャネル遮断薬
WPW症候群における旋回性頻拍	伝導↓，興奮性↓	Ca^{2+}チャネル遮断薬
ベラパミル感受性心室頻拍	伝導↓，興奮性↓	Ca^{2+}チャネル遮断薬

EAD: early afterdepolarization, DAD: delayed afterdepolarization, WPW: Wolff-Parkinson-White, SVT: supraventricular tachycardia, PSVT: paroxysmal SVT, AF: atrial flutter, Af: atrial fibrillation, VF: ventricular fibrillation

脱分極速度を上昇させるカテコールアミンは自動能不整脈を起こしやすくする．薬物の作用としては自動能を抑制するか，正常な心筋が異所性興奮に反応しにくくすればよい．

2）リエントリ不整脈

正常では消失する洞房結節の興奮が，一部の心筋の不応期や伝導障害のため消失しないと，2度以上心筋を興奮させ，興奮旋回が起こる．正常興奮は心室筋まで到達すると長い不応期のため消失する．しかしリエントリ不整脈では，心筋の一部に虚血や病的変化により伝導障害が発生し，興奮伝導がブロックされると，合胞体の他の部分から興奮波が廻り道をして到達し，ブロックされた遠位側の心筋を興奮させる．さらにブロック部位が逆方向に伝導可能な一方向性ブロックになっていれば，すでに不応期を過ぎて興奮性を回復してい

表 2-5 シシリアン・ガンビットにおける抗不整脈薬の分類

薬剤	チャネル							受容体			クラス
	Na⁺			Ca^{2+}	K⁺			α	β	M_2	
	速	中間	遅		i_K	i_{to}	i_{K1}				
リドカイン	中, 不活性化										Ib
メキシレチン	中, 不活性化										Ib
プロカインアミド		強, 活性化			弱						Ia
キニジン		強, 活性化			弱			弱		弱	Ia
プロパフェノン		強, 活性化							弱		Ia/c
アプリンジン		強, 不活性化		弱							I
ジソピラミド		強, 活性化			弱					弱	Ia
ピルメノール		強, 活性化			弱					弱	I
シベンゾリン		強, 活性化		弱							Ia
フレカイニド			強, 活性化		中						Ic
ピルジカイニド			強, 活性化							弱	Ic
ベプリジル	中, 不活性化			強	中						IV
ベラパミル	弱			強					中		IV
ジルチアゼム				中							IV
ソタロール					強				強		III
アミオダロン	中, 不活性化			中	強		弱	中	中		III
ニフェカラント					強	弱					III
プロプラノロール	弱								強		II
ランジオロール									強		II

る分枝部手前の心筋に興奮が到達し，再び興奮させる（再侵入）ため回路が形成され，興奮波が残存して旋回し，期外収縮を発生し続けることになる．したがって，リエントリ不整脈は一方向性のブロックを悪化させて，これを完全なブロックにしたり，また正常心筋の不応期を延長しても抑制される．逆に薬物が伝導を障害し，興奮回路内の伝導を遅くするか不応期を短縮させると，リエントリ不整脈を誘発する．

b 抗不整脈薬の作用機序と分類

　抗不整脈薬はイオンチャネルを抑制して，**自動能や伝導を抑制し，または不応期を延長する**．不整脈の発生機序は理論的には前述のように分類できても，臨床での診断は電気刺激法や多極心表面心電図を使っても難しいうえ，直ちに薬物治療が必要になる場合が多い．また不整脈の発生機序が混在していることが多いので，機序の診断なしに薬物を選択して治療が行われることが多い．抗不整脈薬は正常の調律にも関与するイオンチャネルを抑制するので，過量投与では心拍数減少，ブロック発生やリエントリ性頻脈性不整脈を誘発しうる**安全域の狭い薬物**である．したがって，血中濃度モニタリング下に薬物の投与を行うことが望ましい．

　抗不整脈薬の分類は，活動電位波形に対する作用を基礎にしたヴォーン・ウィリアムズ（Vaughan Williams）のものが広く使われていたが，より詳細なチャネルや受容体に対する作用の有無を基にした**シシリアン・ガンビット**（Sicilian Gambit）（表 2-5）のものがより理論的である．

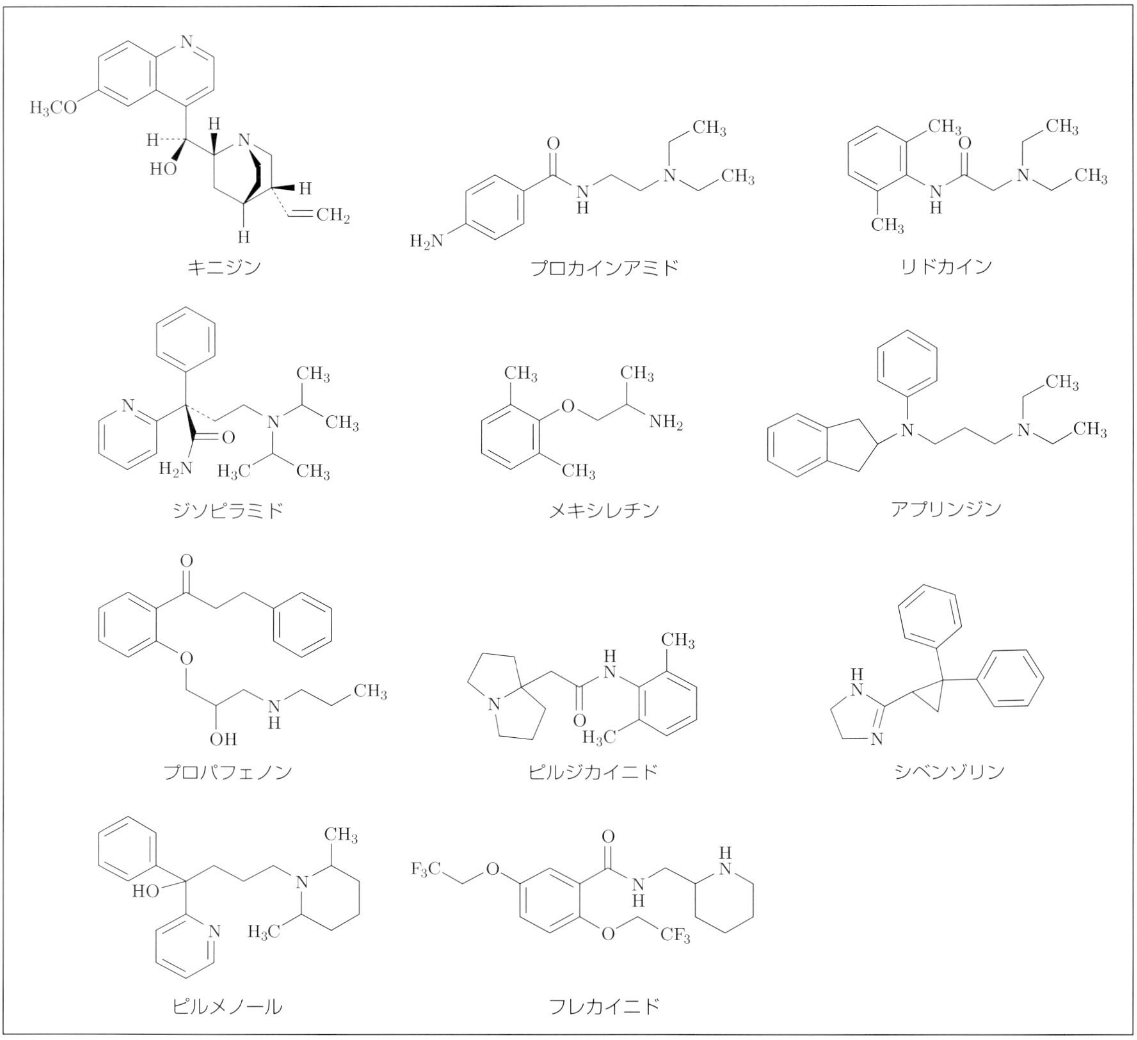

図2-9　Na$^+$チャネル遮断薬

1) Na$^+$チャネル遮断薬(図2-9)

　クラスIともよばれ，活動電位の立ち上がり速度(max dV/dt, V_{max})を抑制する．神経の興奮などにも抑制作用を示すので，局所麻酔作用，膜安定化作用をもつともいわれる．キニジン quinidine, プロカインアミド procainamide, リドカイン lidocaine, ジソピラミド disopyramide, メキシレチン mexiletine, アプリンジン aprindine, プロパフェノン propafenone, ピルジカイニド pilsicainide, シベンゾリン cibenzoline, ピルメノール pirmenol など，頻脈性不整脈に用いられる薬物が含まれている．

2) 交感神経β受容体遮断薬

　クラスIIともよばれ，cAMPの減少を介し，Ca^{2+}チャネルを抑制する．自律神経の影響を受けやすい上室性頻脈(洞房結節，房室結節，心房筋などに原因のあるもの)や，日中に発生しやすいカテコールアミンが関与する心室性不整脈に使われる．

3) K$^+$チャネル遮断薬(図2-10)

　クラスIIIともよばれ，心筋の再分極に関与する電流系(特にI$_K$電流)に作用し，Na$^+$チャネルの抑制なしに不応期を延長する．経口，静注で使えるアミオダロン amiodarone, 経口のソタロール sotalol や静注のニフェカラント nifekalant が使

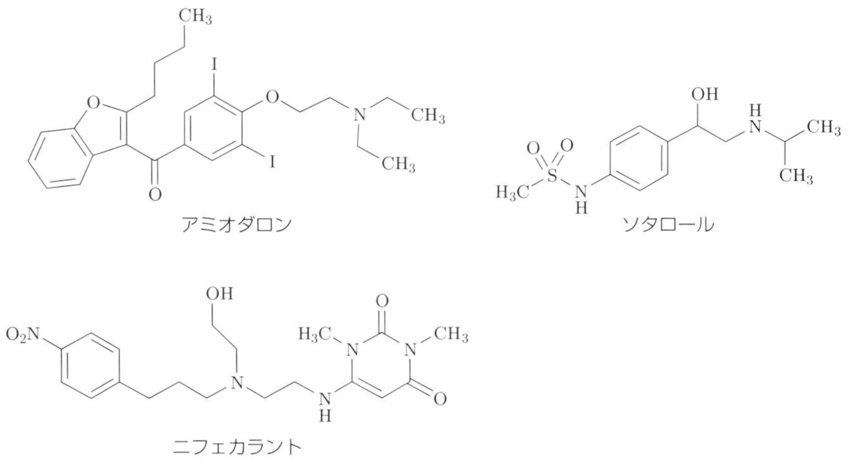

図 2-10 　K$^+$ チャネル遮断薬

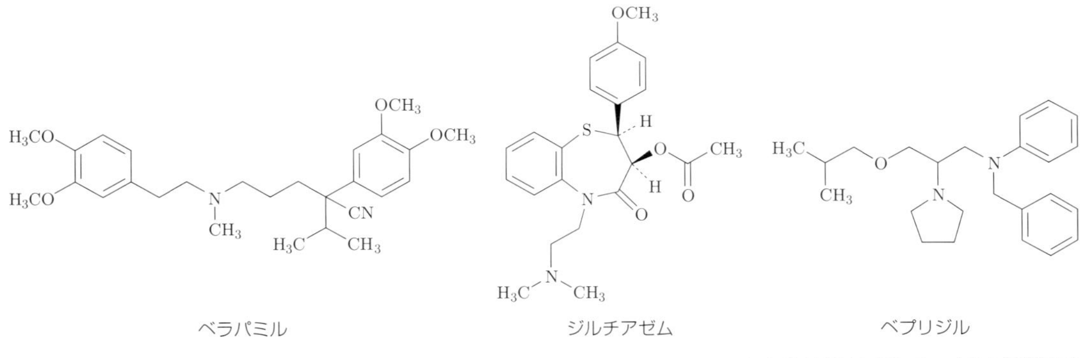

図 2-11 　Ca^{2+} チャネル遮断薬
*ベプリジルは K$^+$ チャネルも遮断する

4) Ca^{2+} チャネル遮断薬(Ca^{2+} 拮抗薬)(図 2-11)

クラスIVともよばれ，L型Ca^{2+} チャネルを遮断し，主として上室性不整脈に用いられる．Ca^{2+} 拮抗薬のうちでも心筋抑制の強いベラパミル verapamil，ジルチアゼム diltiazem が使われる．

C Na$^+$ チャネル遮断薬

■**化学構造**　リドカインは局所麻酔薬でもあり，多くが肝臓で代謝されるため(初回通過効果：約70％)作用時間が短く，経口投与ができない．ジソピラミドは抗コリン薬の誘導体であり，プロパフェノンはβ受容体遮断薬の誘導体で，これらの間に特に共通する構造は認められない．

■**薬理作用**　Na$^+$ チャネルに薬が結合するとNa$^+$ イオンを通さなくさせる作用を現す．Na$^+$ チャネルタンパク質の構造が明らかになり，これらの抗不整脈薬の結合部位が想定されるようになった．電気生理学的研究から，これらの薬物はNa$^+$ チャネルが活性化状態にあるか，不活性化状態にあるかで薬物の結合のしやすさが異なり，また，その結合ないしは解離の速度に差があることから細分類されている．この受容体の状態で結合性が変わる modulated receptor(変調受容体)モデルに対す

る作用を含めて薬物の作用点を分類したのが，シシリアン・ガンビットの表である（表2-5）．これは実験的に刺激間隔，パターンや脱分極時間などを制御した結果，分類可能となったもので，slow drug（結合・解離の速度が遅いもの）には**ピルジカイニド**，medium drug（結合・解離の速度が中間のもの）には**キニジン，プロカインアミド，ジソピラミド，プロパフェノン，アプリンジン，シベンゾリン，ピルメノール**，fast drug（結合・解離の速度が速いもの）には**リドカイン，メキシレチン**がある．

これらの薬物は1990年代初めの臨床試験（Cardiac Arrhythmia Suppression Trial: CAST）での成績で，細分類と無関係に，催不整脈作用により生命予後を短縮させることが明らかになっている．

■**吸収，分布，排泄** リドカインは静注（まれに大量筋注）でしか使われないが，ほかのものは経口的にも吸収される．リドカインの半減期は短いので，持続点滴により血中濃度を一定に保つことが容易である．

プロカインアミドは肝臓で代謝され，代謝物にも抗不整脈作用が認められるが，個人間にばらつきの多いアセチル化による代謝・分解のため，経口投与後の効果にもばらつきが生じやすい．

■**臨床応用および各薬物の特徴** 上室性頻脈にはリドカイン以外の薬物が有効であり，特に**フレカイニド** flecainide，ジソピラミドなどが使われる．しかし**心房細動**では，心房で起こる多数の興奮波の一部が心室に伝導しており，抗コリン作用により房室結節での副交感神経支配が抑制されると，心房の興奮波が心室に伝導しやすくなる．その結果，心室拍動数が増加し，心機能の低下を起こすので，ジギタリスやβ受容体遮断薬と併用する必要がある．したがって，心房細動の治療としては，まずジギタリスの副交感神経興奮作用により心室拍動数を抑制し，心筋収縮力増強とともに心機能を改善させた後にフレカイニドなどを用いるのが普通である．

心室頻拍に対しては，ピルジカイニド，メキシレチン，ジソピラミド，フレカイニドなどがよく使われ，またアプリンジン，プロパフェノン，シベンゾリンも有効である．ただ，これらの薬物のうち，どれもが有効という不整脈は少なく，各患者に最適な薬物を選択するために，いくつかの薬物を次から次へと使ってみる場合も多い．

表2-5を基本にしたシシリアン・ガンビットの抗不整脈薬分類は，各薬物を特徴づけ，どの薬物も同じではないことがわかるようにしてある．これに臨床不整脈の表2-4の発生機序や患者背景を組み合わせ，現在の知識から最善の薬物選択をするパソコン上のプログラムも存在している．

■**副作用** 過量または長期投与が不整脈を誘発することは，すでに述べた（☞129頁）．Na^+イオンチャネルはほかの興奮性細胞にも存在するので，神経系，血管平滑筋に対する作用があり，リドカイン，メキシレチン，アプリンジンなどは，中枢神経系の副作用として興奮や痙れんを起こすことがある．血圧低下や心収縮低下もほとんどの薬で起こりうる．

イオンチャネルが関与しないと思われる副作用として，キニジンには**シンコニズム**（cinchonism）といわれる消化管症状（嘔吐，下痢など），神経系症状（めまい，視覚障害など），プロカインアミドには**紅斑性狼瘡**（lupus erythematosus）様症状の発現などがある．キニジン，プロカインアミド，ジソピラミドには抗コリン作用があり，頻脈，房室伝導改善などが起こることもある．また，特にジソピラミドでは排尿障害が起こりやすい．

d β受容体遮断薬（図2-12）

クラスⅡのβ受容体遮断薬のうち，**プロプラノロール** propranolol などは強い**膜安定化作用**を示す．しかし，この作用が臨床使用量で抗不整脈機序となることはほとんどない．また，β受容体刺激作用をもつ**ピンドロール** pindolol や**カルテオロール** carteolol を用いても，ほかのβ受容体遮断薬と同様，上室性頻拍に対する有効性に大きな差はない．適応は，上室性頻拍や交感神経緊張が関与している心室性期外収縮である．**ランジオロール** landiolol は血漿中のエステラーゼで加水分解され

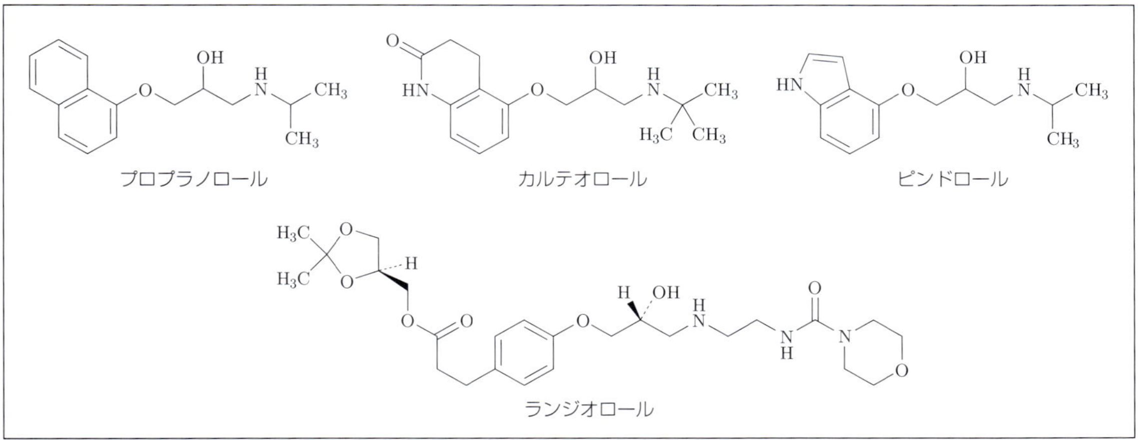

図 2-12　β 受容体遮断薬

るため，きわめて作用時間は短いが，注射で洞房結節および房室結節を短時間抑制することで上室性頻拍を止めるのに有効である．

e K⁺ チャネル遮断薬

アミオダロンは，**心室性および上室性不整脈**に有効性の高い薬物である．経口投与では作用発現に数日以上かかるといわれている．電気生理学的な作用機序の検討では Na^+ や Ca^{2+} チャネルを抑制し，さらに K^+ チャネルを抑制して活動電位の持続時間と不応期を延長させ，リエントリ不整脈を起こさせなくするので，現在の致死性不整脈での第1選択薬である．心臓以外の副作用として，肺線維症の発生や甲状腺機能低下などの重篤なものが知られている．

ソタロールやニフェカラント，さらにベプリジルも使われるが，トルサード ド ポワンツ（torsades des pointes: TdP）とよばれる危険な心室頻拍を誘発する危険が指摘されている．

f Ca²⁺ チャネル遮断薬（Ca²⁺ 拮抗薬）

Ca^{2+} チャネル遮断薬のうち，特に心筋に対する作用の強いベラパミル，ジルチアゼムは Ca^{2+} 電流が興奮発生に寄与している洞房結節と房室結節への作用が強いので，上室性頻拍に有効である．しかし，心筋の Ca^{2+} チャネルに対する作用と同様，またそれ以上に血管平滑筋に対する作用も強いので，特に静注では血圧低下に対する反射性交感神経緊張が起こる．この場合，目的と正反対の頻脈などが起こることがあるので注意が必要である．心筋虚血に関連した不整脈に対しては，血流改善による作用も期待できるが，すでに発生して緊急治療が必要な心筋梗塞不整脈などには無効なことが多い．**硫酸マグネシウム**も Ca^{2+} チャネル遮断薬に似た作用で抗不整脈作用を示す．

3 抗狭心症薬（antianginal drugs）

a 狭心症

冠血管拡張薬（coronary vasodilator）ともよばれる抗狭心症薬の適応は狭心症であり，同じ虚血性疾患でも心筋が壊死する心筋梗塞とは治療法が異なる．狭心症を誘発する冠動脈の狭窄病変には**経皮的冠動脈インターベンション**（percutaneous coronary intervention: PCI）で狭窄部位を拡張し，再狭窄の起こらない**ステント留置**などの治療が行われる．また，心筋梗塞時には発症直後に PCI により血栓溶解を図ったうえで，**モルヒネによる胸痛の軽減**，ヘパリンなどによる**抗凝固療法**，組織プラスミノーゲン活性化因子（tissue plasminogen activator: t-PA）などによる**抗血栓療法**，**不整脈**，**心不全に対する薬物治療**が補助的に行われる．狭心症では心臓の仕事量が増加する場合に，それに

見合う動脈血からの酸素供給が不十分なため，嫌気的代謝産物が遊離されることにより冠血管または心筋の求心性線維が刺激され，前胸部に圧迫感または痛みが生じる病態である．したがって狭心症の治療は，心仕事量の減少または心筋血流量の増加を目的とする．心仕事量およびそれに比例する心筋酸素需要の増加は，通常全身の仕事量の増加に見合う最小必要量よりも大きいので，狭心痛を発生させた全身の運動をβ受容体遮断薬などで減少させた心仕事量でまかなうことは可能である．

狭心症の発生原因は，冠動脈の心表面を走行する太い部分に動脈硬化による**器質的狭窄**が起こったり，一時的に局所的な強い収縮（スパズム）による**機能的狭窄**が起こるためである．冠動脈の器質的な狭窄による狭心症は，一定以上の心仕事量に達すると痛みが発生し，運動負荷によって誘発できるので，労作性狭心症といわれる．それに対しスパズムは，自律神経のバランスの乱れなどで発生すると考えられ，就寝中にも発生するので，安静時狭心症といわれる．

冠動脈狭窄が起こると，それに支配される心筋は酸素不足になり，嫌気的代謝に移行してアデノシンなどATPの分解産物が遊離され，虚血部では栄養血管である心筋内血管は，ほぼ最大限に拡張する（図2-13）．アデノシン作用増強薬などでは，正常部の栄養血管に作用して，拡張させるため，正常心筋へ血流を集め，虚血部の血流を相対的に減少させることもある（**スチール現象**）．したがって，虚血部心筋への血流を増加させるには，①PCIまたは薬物で太い血管を拡張させて側副血管からの血流を増加させる，②スパズムを寛解させる，③心筋内血流の駆動圧を心室拡張期圧を減少させることにより増加させる，④拡張期を延長させることなどが必要になる．そのほか，長期的には側副血行路の再生を図ったり，冠動脈の粥状硬化を治療することによっても血流増加は可能であるが，狭窄部位が局在し，それも右冠動脈と左冠動脈など多枝にわたるものは，PCIまたは外科的に大動脈と冠動脈狭窄末梢部の間にバイパス手術をする方法が行われる．

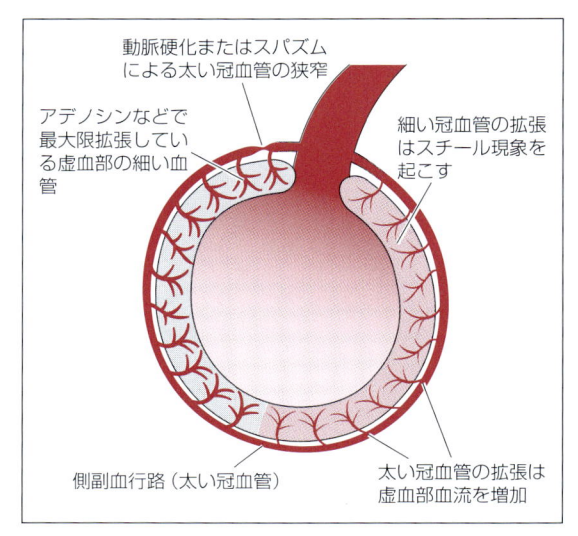

図2-13 狭心症の冠血管とスチール現象

b 抗狭心症薬の作用機序と分類

狭心痛を抑える薬物は，急激に仕事量を減少させるか，虚血部血流を増加させるものであり，長期的に狭心痛の発生を予防するには，過剰な心仕事量増加を起こさなくするか，スパズムが起きにくくすればよい．さらに長期的には，動脈硬化を治療または予防する高脂血症治療薬（脂質異常症改善薬）が有効である．

1）硝酸薬（図2-14）

ニトログリセリンnitroglycerinを代表とする硝酸薬は急激に全身の静脈系血管を拡張し，静脈還流量を減少させ，心仕事量を減らす．また，心室拡張期圧の減少，冠血管の太い部分の拡張，スパズムを寛解させるので，虚血部心筋血流を増加させる．硝酸薬の血管平滑筋の弛緩は，フリーラジカルである**NO**を供給し，**cGMP**を増加させることによる．

2）Ca^{2+}チャネル遮断薬（Ca^{2+}拮抗薬）（図2-15）

血管平滑筋の収縮に重要な，**電位依存性L型Ca^{2+}チャネル**の開口を抑制し弛緩させる．心筋の細い栄養血管も拡張させるが，スパズムの原因と考えられる太い血管へのCa^{2+}の急激な流入をよく抑えて，その発生を抑制する．

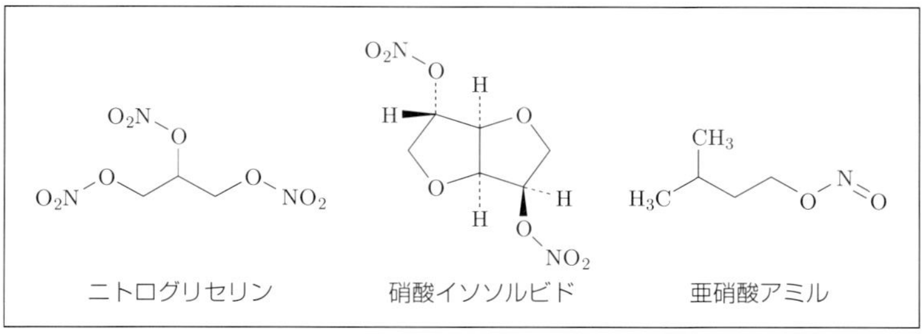

図 2-14 硝酸薬

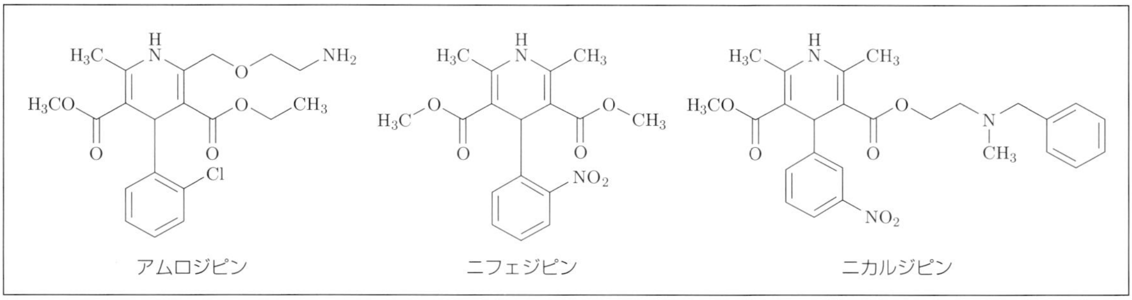

図 2-15 Ca²⁺ チャネル遮断薬

3) β 受容体遮断薬

β 受容体遮断薬は，心拍数減少，心筋収縮力低下などにより心仕事量を減少させるが，α 受容体優位を起こし，スパズムを誘発する恐れもある．

4) K⁺ チャネル開口薬（図 2-16）

ニコランジル nicorandil は K⁺ チャネルを開口させ，平滑筋の過分極を起こすので，間接的に膜電位依存性 L 型 Ca²⁺ チャネルを抑制し，冠血管を拡張させる．ニコランジル分子中に存在する硝酸基も有用に作用する可能性がある．

C 硝酸薬（図 2-14）

■**化学的性質** 硝酸化合物の代表はニトログリセリンで，揮発性なので密閉しないと効力が減少する．

■**薬理作用** 硝酸化合物は NO を供給し (NO donor)，cGMP を増加させて全ての平滑筋を拡張させるが，骨格筋や心筋への直接作用はない．狭心症に対する治療効果は，特に静脈系と太い冠動脈に対する直接作用による．したがって，ニトログリセリンは安静時および労作性の狭心症に対し，発生した発作を速やかに寛解する．冠動脈造影中にみられるスパズムは局所投与でも改善するが，一般に舌下投与が有効なので，静脈還流減少がその作用機序の主なものと考えられる．血圧低下が著しいと反射性の頻脈が起こり，心仕事量を増加させてしまうこともある．

■**吸収，分布，排泄** 硝酸化合物は肝臓で分解されるので，ニトログリセリンの経口投与はほとんど無効である．したがって，舌下投与または軟膏やテープ剤による経皮投与など，門脈系を通らない投与経路が用いられるが，**硝酸イソソルビド** isosorbide dinitrate は経口投与可能である．**亜硝酸アミル** amyl nitrite はアンプルを割って吸入する．

■**適応と各薬物の特徴** ニトログリセリンは狭心症の病型によらず有効で，特に発作時にはニトログリセリンの舌下投与か亜硝酸アミルの吸入しか効かないが，後者を使うことはほとんどない．スパズムの寛解作用が強いので，アセチルコリンやエルゴノビン（エルゴメトリン）などの薬物を用いた冠動脈撮影時のスパズム誘発試験時には不可欠である．硝酸イソソルビドは発作予防に用いる．

■**副作用** 主として，強い平滑筋拡張作用による低血圧や頭痛，反射性頻脈が起こる．ほかにメトヘモグロビン血症が起こりうる．頻回使用は耐性

を生じるが，休薬により直ちに元に戻る．

d Ca^{2+} チャネル遮断薬（Ca^{2+} 拮抗薬）
（図2-15）

■**作用と化学構造** スパズムの発生を抑えることが臨床的に認められる．臨床的にはPCIの適応がなく，狭窄病変もない狭心症に対して用いられ，心筋より冠血管平滑筋に強い選択性をもつものが特に有用である．ジヒドロピリジン dihydropyridine 系の**アムロジピン** amlodipine，**ニフェジピン** nifedipine や**ニカルジピン** nicardipine は特に冠血管拡張作用が強い．作用発現が遅いが作用時間が長く，特に高血圧にも有用な**アムロジピン**は，反射性の頻脈が起こりにくいとされている．

■**薬理作用** L型 Ca^{2+} チャネルを抑制し，平滑筋では弛緩，心筋では収縮力減少を起こすが，骨格筋にはほとんど作用しない．ほかに興奮分泌連関にも関与して，ホルモン分泌や神経伝達なども抑制しうる．通常の使用量では，ジヒドロピリジン系では血管平滑筋に対する作用しか認められないが，**ジルチアゼム**や**ベラパミル**には同時に心臓作用，特に洞房結節と房室結節に対する抑制作用が加わり，徐脈や房室伝導時間延長が起こる．しかし，血圧低下による交感神経を介する反射で，Ca^{2+} チャネル遮断薬の心臓への直接抑制作用が認められない場合もある．

■**適応と各薬物の特徴** Ca^{2+} チャネル遮断薬は，狭心症治療薬として，血管のスパズムが関与する安静時狭心症にきわめて有効であり，高血圧，心不全の補助的治療である血管拡張療法にも用いられる．ジヒドロピリジン系薬剤は，作用時間の短いものより長いものが発作予防に用いられ，**アムロジピン**などが汎用されている．しかし，ニフェジピンやニカルジピンも徐放製剤が開発されており，各薬物間に臨床的に差があるというエビデンスはない．また，L型以外にN型 Ca^{2+} チャネルにも作用し，実験的には反射性頻拍を起こしにくいとされる**シルニジピン**も，L型 Ca^{2+} チャネル選択性のジヒドロピリジン系薬剤に比べて臨床的に優位性を明確に示したものはなく，両者にはっ

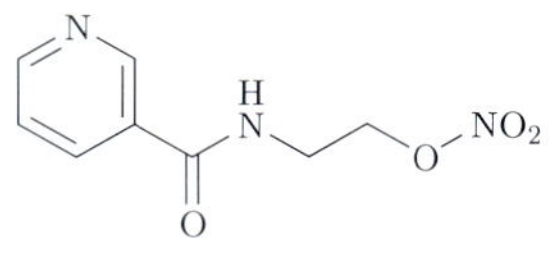

図2-16 K$^+$ チャネル開口薬

きりとした差はないと考えられている．

■**副作用** 危険なものとして，心臓の徐脈，ブロックが**ジルチアゼム，ベラパミル**で起こり，またジヒドロピリジン系薬剤では過度な血圧低下や反射性頻拍が起こりうる．消化管平滑筋に対する作用のために便秘が認められることがある．

e β受容体遮断薬

β受容体遮断薬は心臓の仕事量を減らすため，冠血管の狭窄が固定している**労作性狭心症に有効**である．しかし，冠血管のα受容体刺激による間接作用によって冠血管を収縮させる可能性があり，**安静時狭心症には不適当**である．心仕事量の減少は，心拍数，心収縮性および血圧の低下によるもので，この作用はβ受容体遮断薬共通に認められ，どのβ受容体遮断薬を用いても有効である．

また，現在では狭窄病変を伴う労作性狭心症に対しては，PCIによる治療とスタチン系高脂血症治療薬による抗動脈硬化治療を行うことが多い．

f K$^+$ チャネル開口薬（図2-16）

K$^+$ チャネルを開口する**ニコランジル**は，その化学構造から考えられる亜硝酸薬としての作用と，ニコチン酸の血管拡張作用を併せもつが，各作用の和では説明できない独自の作用機序による冠血管拡張作用をもつ．さらにスパズムを抑えることにより狭心症発作の予防に有効である．

新しい作用機序をもち，臨床的に有効なエビデンスも確立していることから，ほかの類似薬についても試験が行われたが，臨床で用いられるまでに至らなかった．

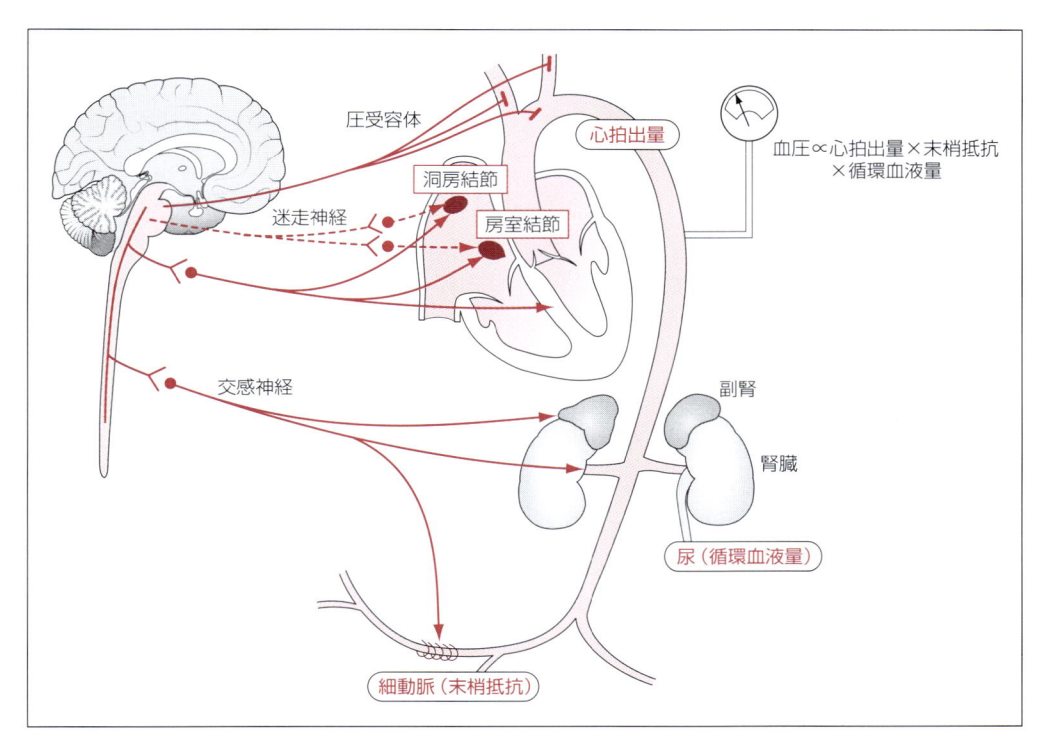

図 2-17 心血管系の自律神経調節

C 降圧薬

a 高血圧症

　高血圧症は収縮期血圧の 130 mmHg 以上，または拡張期圧の 80 mmHg 以上の状態が，主として全身の抵抗血管の緊張により起こっている病態である．このうち二次性高血圧といわれる腎血管の閉塞や狭窄，副腎の褐色細胞腫，アルドステロン血症（aldosteronism）など，外科的に完治できる可能性のある約 1 割を除くものが**本態性高血圧**である．そして，薬物による血圧の正常化により将来起こりうる心臓，脳，腎臓などの臓器障害の発生を抑制することが臨床的に証明されている．

　血圧は**図 2-17** に示すように，血管系の緊張度により決定される末梢抵抗，心拍出量と循環血液量に比例する．通常は，高血圧症患者の心拍出量と循環血液量は健常者と大差なく，血圧の上昇はもっぱら血管抵抗の上昇によるものと考えられる．血管は交感神経系による緊張性の支配だけを受けているので，本態性高血圧は遺伝的，食事的，精神的要素などが交感神経系を緊張させていると考えてよく，歴史的には交感神経の抑制薬が降圧薬として重要な地位を占めてきた．しかし，血圧の調節には①**血管，心臓に対する交感神経系の調節**のほかに，②**レニン-アンギオテンシン-アルドステロン系を介する体内水分量調節**も重要な役割をしている．高血圧患者では，血圧を一定に保つ設定値が時間をかけて徐々に正常より高くなっており，治療により血圧が下がると，これら①，②の 2 つの調節機構が元の血圧に戻す（上昇させる）ように作動し，体液量増加，心拍数増加などが薬物の副作用として現れることが多い．

b 降圧薬の作用機序と分類

　血圧を下げるには，**心拍出量か循環血液量を減らすか，または直接血管平滑筋を弛緩させて血管抵抗を減少させるか，交感神経系の抑制またはカ**テコールアミン以外の**昇圧物質の作用を抑制**すれ

ばよい．現在使われている降圧薬は以下のようなものであり，作用機序の異なった薬物が存在する．降圧効果を増すとともに，副作用を軽減させる目的で作用機序の異なった薬剤の多剤併用療法を行うのが一般的である．

1）中枢性交感神経遮断薬

交感神経系の求心性入力から遠心性緊張までを含む全体の機能を中枢神経内で適度に抑制すると，末梢の交感神経は影響を受けず正常のままなので，生体が必要とする中枢を介する強い交感神経反射（例えば起立時や運動時）は保たれ，起立性低血圧は起こしにくい．また，中枢では末梢と異なり，α_2 受容体の刺激が血圧を下げることが知られている．**メチルドパ** α-methyldopa は中枢内でα メチルノルアドレナリンになり，これは**クロニジン** clonidine とともに中枢 α_2 受容体刺激薬である．血圧を下げるものの，精神状態をうつ状態にしやすい．

2）末梢性交感神経遮断薬

交感神経系を末梢で抑制するには，交感神経節での伝達を節遮断薬で切断するか，交感神経節後線維末端からのノルアドレナリンの分泌を止めるか，血管平滑筋 α 受容体を遮断して，ノルアドレナリンの作用を遮断すればよい．また，β 受容体遮断薬は心抑制により心拍出量を減少させる．ノルアドレナリンの分泌を抑制するには，**グアネチジン** guanethidine のように活動電位の作用を抑えても，交感神経末端内のノルアドレナリン貯蔵顆粒を**レセルピン** reserpine のように枯渇させてもよい．強い降圧が期待できるが，起立性低血圧を起こしやすい．

3）血管拡張薬

主として細動脈を，またはそれに加えて静脈系を拡張させると末梢抵抗が下がり，同時に心拍出量が減少する．反射性の頻脈が起こりやすいので β 受容体遮断薬との併用が有用である．

4）降圧利尿薬

体内水分量は Na^+ と水を再吸収する腎臓で調節されているため，利尿薬により循環血液量を減少させると血圧が下がる．日本人は特に食塩摂取量が多いことから，軽症高血圧の治療では第1選択の地位を占めてきた．また，ほかの降圧薬の副作用である体内水分量の増加を抑制する目的で，併用薬としてもよく使われる．

5）アンギオテンシン抑制薬

レニン-アンギオテンシン-アルドステロン系が血圧を上昇させていると考えられる高レニン型の本態性高血圧の頻度は，少ないにもかかわらず，アンギオテンシンⅡの受容体遮断薬やアンギオテンシンⅠからⅡへの**変換酵素**（angiotensin converting enzyme: ACE）阻害薬が著効を示すので，現在では汎用されている．

C 中枢性交感神経遮断薬（図2-18）

■**化学構造と作用**　メチルドパはドパの α 位をメチル化したものである．脳内に移行すると，中枢交感神経内で α メチルノルアドレナリンになり，神経末端顆粒内に伝達物質として貯蔵される．

■**薬理作用**　メチルドパは α メチルノルアドレナリンとなり，クロニジンと同様，**中枢の α_2 受容体を興奮させて血圧を下げる**．レセルピンは末梢の交感神経節後線維末端にも作用し，生体内アミンなどを顆粒内に取り込むアミンポンプを阻害することにより，中枢と末梢でカテコールアミン，セロトニン，ヒスタミンをそれぞれの顆粒から枯渇させる．これらの降圧薬は中枢性に作用し，強い交感神経反射が残るので，起立性低血圧などは起こしにくく，インポテンツなどの副作用も少ないものの，降圧作用は強くない．

■**吸収，分布，排泄**　いずれの薬物も経口的に有効である．メチルドパとクロニジンは腎臓より排泄されるので，腎機能が低下しているときには減量する必要がある．メチルドパは生体内で代謝を受けてから作用し，レセルピンは交感神経系に変化を与えてから作用を現すため，作用発現と消失に時間がかかる．クロニジンは α 受容体に直接作用するため，血中濃度と降圧効果が比例する．

■**臨床応用**　中等度または第1選択の利尿薬や β 受容体遮断薬などで降圧が不十分な高血圧に追加的に用いられるのみである．水分貯留が起こるの

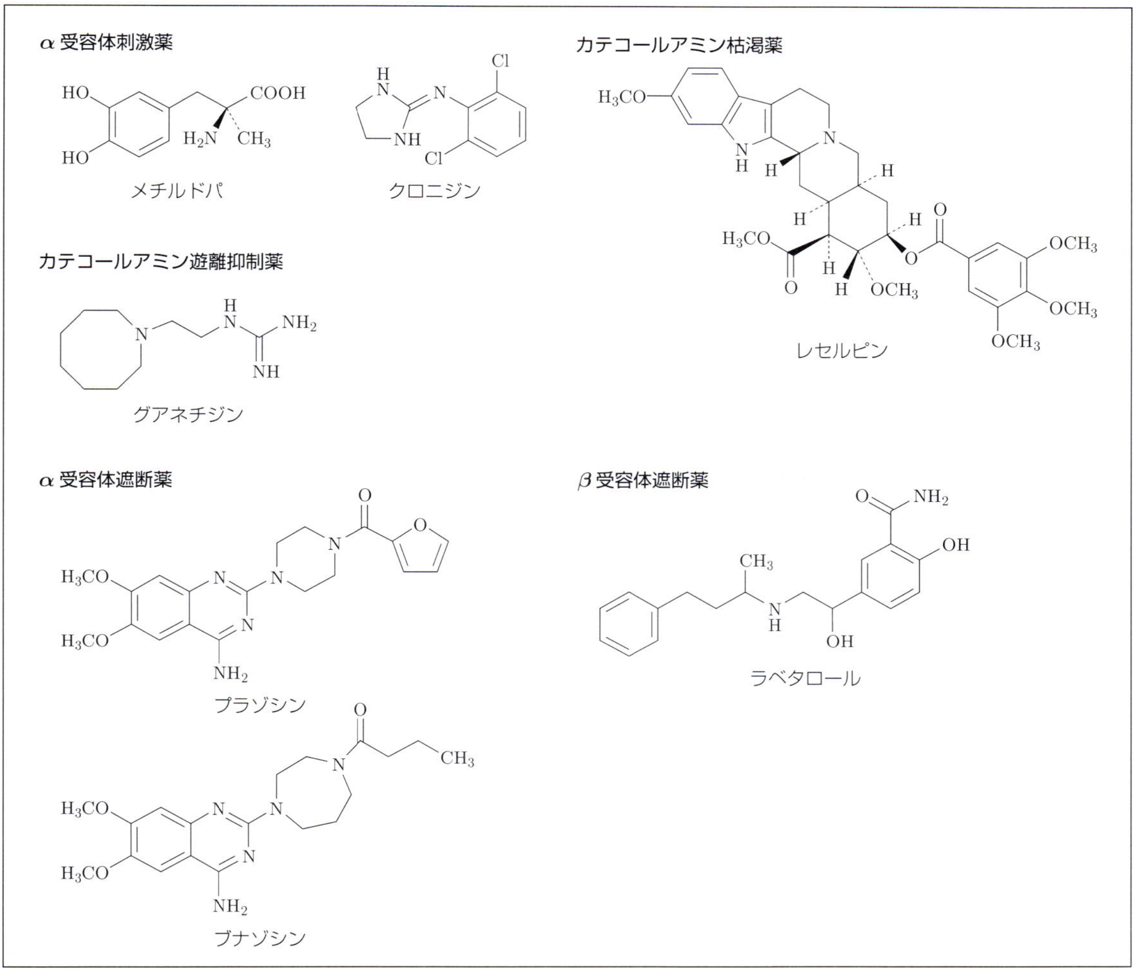

図 2-18 交感神経に作用する降圧薬

で，利尿降圧薬と併用するのは理にかなっている．
■**副作用** 降圧に対する生体の反応として体内水分量が増加する．また，中枢神経作用として鎮静，抑うつなどが起こりやすく，自殺を企てることもあるので注意が必要である．末梢血管の拡張により鼻閉も起こしやすい．

メチルドパに特有なものとして，発熱，肝障害，クームス(Coombs)試験陽性化(血液交差適合試験ができなくなる)，溶血性貧血などが起こりうる．クロニジンに特有なものとして，中枢性と考えられる口渇と投薬中断による強い昇圧(反転)がある．後者(昇圧)は降圧薬にある程度共通に認められるにしても，クロニジンで特に強い．レセルピンは末梢でも交感神経を抑制して副交感神経優位を起こし，胃液分泌上昇，下痢などを起こしやすいので，ほとんど使われない．

d 末梢性交感神経遮断薬(図 2-18)

これらの薬物は自律神経系全体に作用を及ぼすが，本項では高血圧治療薬としての特徴だけに触れる．一般に，末梢性に交感神経が強く抑制されると血圧調節として重要な交感神経反射が十分起こらなくなり，起立性低血圧を起こしやすい．また，交感神経α受容体刺激作用で起こる射精などが抑制され，インポテンツなどが起こりやすい．重症な高血圧であっても十分に降圧が期待できる

ものが多い．

1）自律神経節遮断薬

歴史的には高血圧の薬物治療として古くから使われたが，末梢交感神経のみならず，副交感神経系も遮断するため，全身に及ぶ種々の副作用が強い．現在では主として悪性高血圧，昇圧発作などで二次的に脳出血などを起こす恐れのある場合，解離性大動脈破裂などに，点滴静注などによって短時間，低血圧を維持する目的にだけ使用される．

2）グアネチジン

カテコールアミンと化学構造が似ているので，**交感神経末端に取り込まれ，その後に活動電位によるカテコールアミンの分泌を抑制する**．中枢神経系には入らないが，末梢交感神経末端では顆粒に取り込まれてカテコールアミンを遊離させる作用もあるので，急速に作用を現す**静注ではかえって昇圧を起こす**．

長期投与では顆粒からカテコールアミンを枯渇させるので，レセルピンの作用と似てくる．降圧作用は強く，重症の高血圧に使用する．グアネチジンは交感神経末端に取り込まれて作用するので，作用発現に時間がかかり，また三環系抗うつ薬などのカテコールアミンの取り込み抑制薬はグアネチジンの作用を減弱させる．消化管の吸収は悪く，吸収率にばらつき（3〜50％）がある．

3）α受容体遮断薬

血管平滑筋の収縮はα受容体を介するので，α受容体遮断薬は血圧の確実な低下をもたらすが，起立性低血圧を起こしやすい．また，降圧に拮抗的に起こる交感神経反射に対しては，β受容体の作用が抑制されないので頻脈を起こしやすく，降圧薬としては有用ではなかった．しかし，$α_1$受容体だけ選択的に遮断し，$α_2$受容体の作用を抑制しない**プラゾシン prazosin** やブナゾシン bunazosin は，ノルアドレナリン放出を抑制するネガティブフィードバック機構は保ったまま不必要なアドレナリンの放出は抑えるので，反射性頻脈の少ない有用な降圧薬である．ただし，体内水分貯留は起こるので，利尿薬と併用したほうがよい．吸収はよいが，肝臓で代謝されるので，初回通過効果を受けやすく，体内利用率は50％くらいと考えられる．

4）β受容体遮断薬

β受容体遮断薬は，急性動物実験ではα受容体優位になり血管抵抗を増加させ，血圧を上昇させるため当初は降圧目的に臨床使用されることはなく，不整脈や狭心症での臨床使用がされてから降圧作用が認められるようになった．この降圧作用機序は心臓抑制による心拍出量の減少によると考えられるが，長期投与では末梢血管抵抗が減少し，心拍出量は投与前値に戻るといわれており，そのほかの作用機序として，中枢交感神経に対する作用，β受容体を介するレニン分泌の抑制作用なども考えられている．降圧作用は比較的弱いが，起立性低血圧などはなく，軽症高血圧治療の第1選択薬で，交感神経遮断薬で汎用されている唯一のものである．

β受容体遮断薬には交感神経刺激様作用や局所麻酔作用などを同時にもつものが知られており，心臓選択性のあるもの，中枢に移行しないものなどで分類されるが，どのβ受容体遮断薬にも降圧作用が認められる．副作用としては，β受容体遮断薬に共通の心抑制，気管支収縮，血糖下降などに注意する．β受容体遮断薬でもα受容体遮断作用を併せもつラベタロール labetalol なども有用な降圧薬として使われている．

e 血管拡張薬（図2-19）

交感神経受容体を介さないで血管平滑筋の拡張を起こす薬物は，確実な血圧降下を起こすため，降圧薬として重要な位置を占めている．静注で緊急治療にも使えるが，交感神経反射性頻脈を起こしやすい．ヒドララジン hydralazine のように心

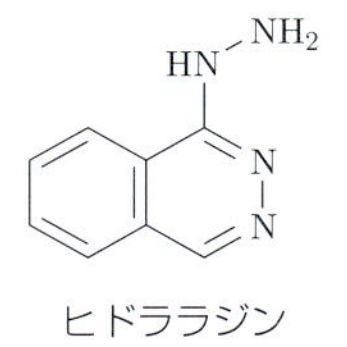

ヒドララジン

図2-19 血管拡張薬

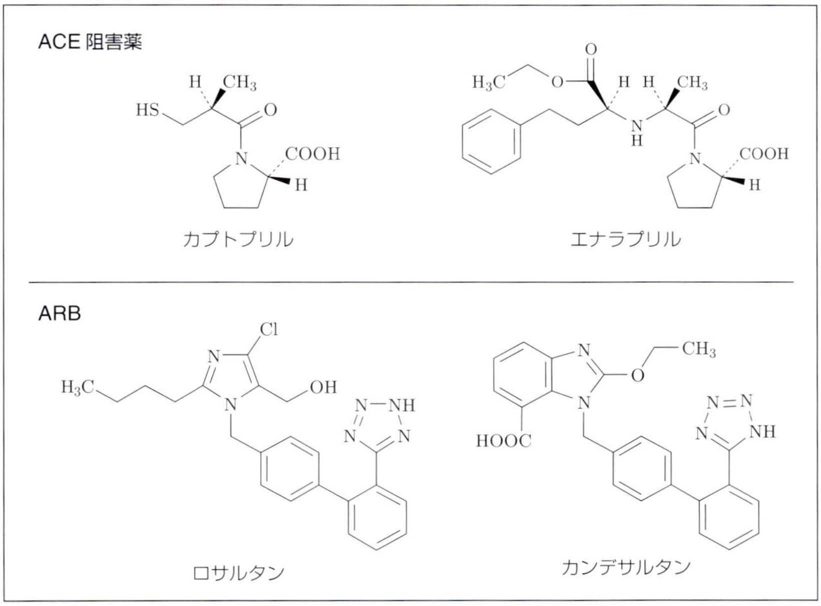

図 2-20 レニン-アンギオテンシン-アルドステロン系に作用する薬剤

筋に対する作用の少ないものには頻脈による狭心症誘発の危険もあり，臨床使用上の短所であった．さらにβ受容体遮断薬との併用で頻脈が抑制され，高血圧治療における血管拡張薬の中では代表的な薬であったが，現在ではほとんど使われていない．

現在の血管拡張薬の代表は Ca^{2+} チャネル遮断薬で，用量に比例した血圧低下を起こすため臨床上重要な地位を占める．特にジヒドロピリジン系のニフェジピンやニカルジピンといった長期間持続型剤型のものや，アムロジピンなどの新世代のジヒドロピリジン系薬剤は頻脈が起こりにくいという利点もあり，本態性高血圧治療での有用性は確立している．また術中の血圧調節にも有用である．

f 降圧利尿薬（☞ 272 頁）

チアジド系利尿薬とループ利尿薬や K^+ 保持性利尿薬が高血圧に使われ，Na^+ 利尿により体内水分量を減少させる．交感神経遮断薬や血管拡張薬が降圧に対する生体の反応として水分貯留を起こさせるので，高血圧薬物療法の併用薬としては重要な地位を占めている．単独では軽症の高血圧に用いられ，日本人に多い食塩の過剰摂取に対し Na^+ 排泄を促進させることから，減塩療法と同じ意味で使用される．したがって，高血圧の薬物治療を開始する場合の第 1 選択薬として，β受容体遮断薬とともに重要である．比較的長期に使用しても副作用は少ないが，低 K^+ 血症，高血糖，高尿酸血症などには注意が必要である．

g アンギオテンシン抑制薬（図2-20）

レニン-アンギオテンシン-アルドステロン系は，血圧調節の主要な機構の1つである．この機構の異常が本態性高血圧の原因かどうかは，必ずしも高血圧症患者において血中レニンが高くないことから疑問がある．

1) ACE 阻害薬

レニンよりアンギオテンシン I が生成され，さらにアンギオテンシン変換酵素（ACE）の作用でアンギオテンシン II が生成され，このアンギオテンシン II が血管平滑筋を収縮させ，アルドステロンの分泌を促して，体内水分量を増加させる．カプトプリル captopril やエナラプリル enalapril は ACE を阻害するが，この酵素は，内因性血管拡張物質であるブラジキニンの不活性化も起こす（ACE とキニナーゼ II は同じ酵素）．したがって ACE 阻害薬は昇圧物質の生成を抑えるのに加え，降圧物質の

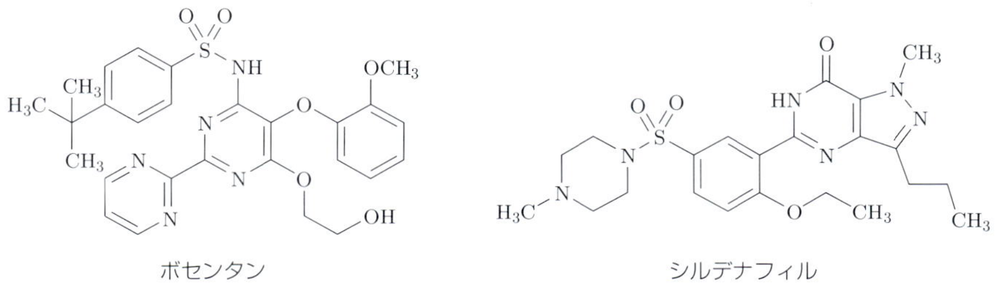

図2-21 肺高血圧症治療薬

不活性化を抑えることも降圧作用に関連している可能性があるが，一方で副作用の**空咳**の原因にもなっている．

ACE阻害薬は，高レニン性高血圧患者以外にも有効で，経口投与ができるので，広く高血圧治療に使われるようになり，さらに心不全の治療にも応用され，血管平滑筋の増殖や心肥大の抑制効果も証明されている．副作用としては，先に述べた空咳のほか造血障害やタンパク尿が知られているが，投薬中止により改善する．

2）AT$_1$受容体遮断薬

アンギオテンシンⅡ受容体のうち，AT$_1$受容体を遮断するアンギオテンシン受容体遮断薬（angiotensin receptor blocker：ARB）の**ロサルタン** losartan，**カンデサルタン** candesartan などはACE阻害薬にみられた空咳などの副作用がなく，有用な高血圧治療薬であり，さらに心不全や心肥大の治療にも有効である．AT$_2$受容体刺激作用が残っているARBとACE阻害薬の降圧作用に差があるかは不明であるが，両薬剤とも血圧の下降による有用性に加えて，二次的な心筋の肥大や動脈硬化による血管狭窄の進展を抑えることが示されており，アンギオテンシンを抑制する薬物の特徴と考えられる．

h 肺高血圧症（図2-21）

肺循環系でも血管抵抗が上昇すると，右心室肥大を伴い肺高血圧症を起こすことがある．非観血的には肺動脈圧は測りにくいが，頸部の静脈圧が上昇して怒張したり，腹水貯留や全身浮腫が出現する．心臓内血流シャントによるものなどは手術の適応であるが，肺血管床に変化がある場合は重症で，血管拡張薬による治療が行われる．

プロスタグランジンE$_1$，E$_2$，プロスタサイクリン製剤の静脈内投与やエンドセリン受容体遮断薬の**ボセンタン** bosentan は有効性が認められており，さらにホスホジエステラーゼ5型特異的阻害薬の**シルデナフィル** sildenafil も有効である．これらの薬物は他の末梢循環障害の治療にも試みられており，プロスタグランジン製剤は間欠性跛行，シルデナフィルは陰茎の勃起障害に対する有効性が証明されている．エンドセリンの病態における役割とその受容体遮断薬の作用は今後の循環器病における適応の拡大を予測させるが，今のところ承認された適応症は肺高血圧症だけである．

D 高脂血症治療薬

a 高脂血症（脂質異常症）

狭心症，心筋梗塞，脳血管障害は血管の**動脈硬化**を基礎疾患としている場合が多い．その動脈硬化は高脂血症と関連の深い**アテローム硬化**によるものが多く，高脂血症の治療で改善が期待できる．すなわち，高脂血症治療薬でアテローム硬化の退縮または進行の停止に導くことができるので，家族的・遺伝的な疾患以外の高脂血症の治療でも，食餌療法とともに長期間にわたる薬物療法が必要になる．

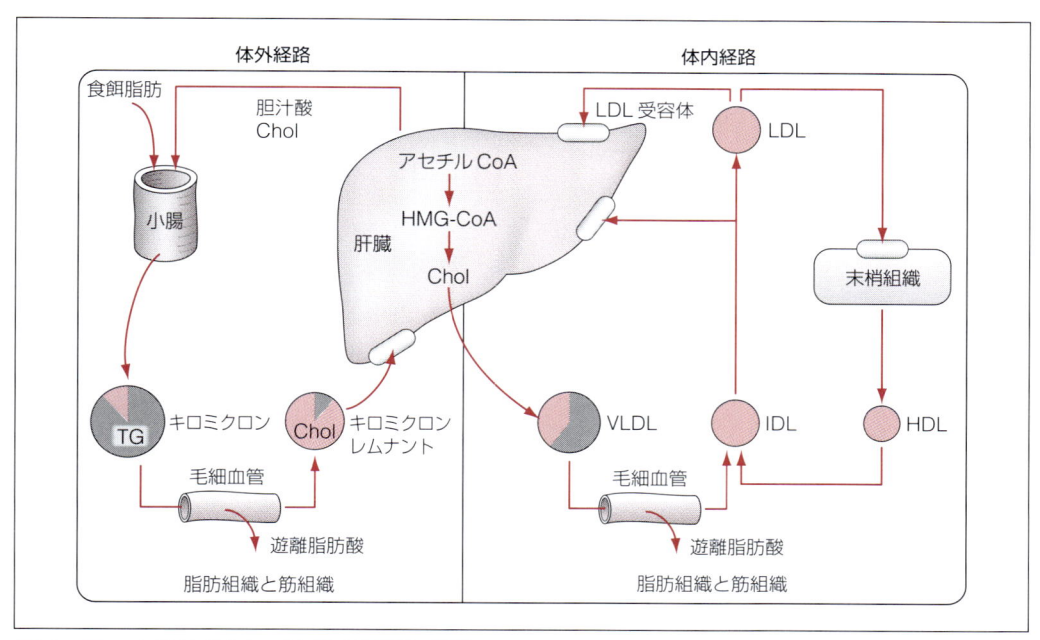

図 2-22 血漿リポタンパク質の種類と代謝
TG：トリグリセリド，Chol：コレステロール，VLDL：very low density lipoprotein（超低比重リポタンパク質），IDL：intermediate density lipoprotein（中間比重リポタンパク質），LDL：low density lipoprotein（低比重リポタンパク質），HDL：high density lipoprotein（高比重リポタンパク質）

血中のコレステロールやトリグリセリドなどの定量が簡便に行われているが，実際の血液中では脂質はリポタンパク質として，親水性のタンパク質に覆われた形で存在する．消化管で吸収されて肝臓へ，また肝臓で合成された脂質はエネルギー源などとして必要とする組織に運搬される．リポタンパク質には**図2-22**のような種類があり，電気泳動法による移動度などにより分類される．このうち**LDL**はコレステロールの含量が多く，また血中のコレステロールの60～75％を占め，アテローム硬化症の発生と高い比例関係にあり，悪玉コレステロールともよばれる．**HDL**はコレステロール含量が高いにもかかわらず，末梢からコレステロールを運び出す役割をしている．このHDL中のコレステロールは善玉コレステロールともよばれ，HDL値が高い人にはアテローム硬化症は少ないとされている．高脂血症は，これらのリポタンパク質の合成亢進か消失機序の抑制で起こると考えられ，遺伝的なものと，糖尿病やネフローゼなどに起因する二次的なものがあり，高脂血症の治療としては，LDLの減少，HDLの増加，コレステロール合成抑制を目標とする．

LDLは，肝臓で合成されたトリグリセリドを大量に含むVLDLが脂肪組織や筋肉の毛細血管でリポタンパク質リパーゼの作用を受け，トリグリセリドが遊離脂肪酸として取り除かれた後，コレステロール含量の高いLDLになる．LDLは特異的に結合するLDL受容体により血管などの組織に取り込まれ，コレステロールの沈着を起こす．HDLは，コレステロールをホルモン合成に必要な副腎などの部位に輸送するとともに，組織の過剰のコレステロールを除去し，運び出す．

b 高脂血症治療薬の作用機序と分類

高脂血症の治療は食餌療法が第一に行われるが，補助手段として用いられる高脂血症治療薬には，作用機序として**表2-6**のものがある．

このほかに，多くの薬物が高脂血症の治療，動脈硬化症の予防や治療に有効といわれているが，長期投与が安全かつ有効に行われるべきである．

c スタチン系薬物(図2-23)

コレステロール合成は,アセチル CoA から HMG-CoA (3-hydroxy-3-methylglutaryl-coenzymeA)を経て肝臓で行われる.HMG-CoA に類似したプラバスタチン pravastatin,シンバスタチン simvastatin などのスタチン系薬物は,この **HMG-CoA 還元酵素を競合的に阻害する**.このため肝臓には LDL 受容体の増加が起こり,LDL の取り込みと分解が亢進し,LDL の濃度が減少する.特に**コレスチラミン**との併用で,コレステロールの胆汁酸への合成が促進された場合は有効である.

副作用として特に重篤なものはないが,**筋肉融解(横紋筋融解症)**が起こることがある.

d ニコチン酸(図2-23)

ニコチン酸 nicotinic acid は水溶性ビタミン B 群の1つであり,VLDL の分泌を抑制する.したがって,血中トリグリセリド濃度を下げるとともに VLDL の代謝産物である LDL を下げ,また脂肪組織での脂肪分解を低下させ,肝臓からの VLDL 分泌を抑制するとも考えられ,その機序は不明な部分も多い.そのほか HDL の分解を抑えて,その濃度を上昇させるといわれている.

副作用としては血管拡張作用があり,皮膚の発赤,痒みなどを起こす.また悪心,下痢を起こすため,消化性潰瘍では注意が必要である.そのほかに肝障害や血中尿酸値上昇,痛風誘発などの危険もある.

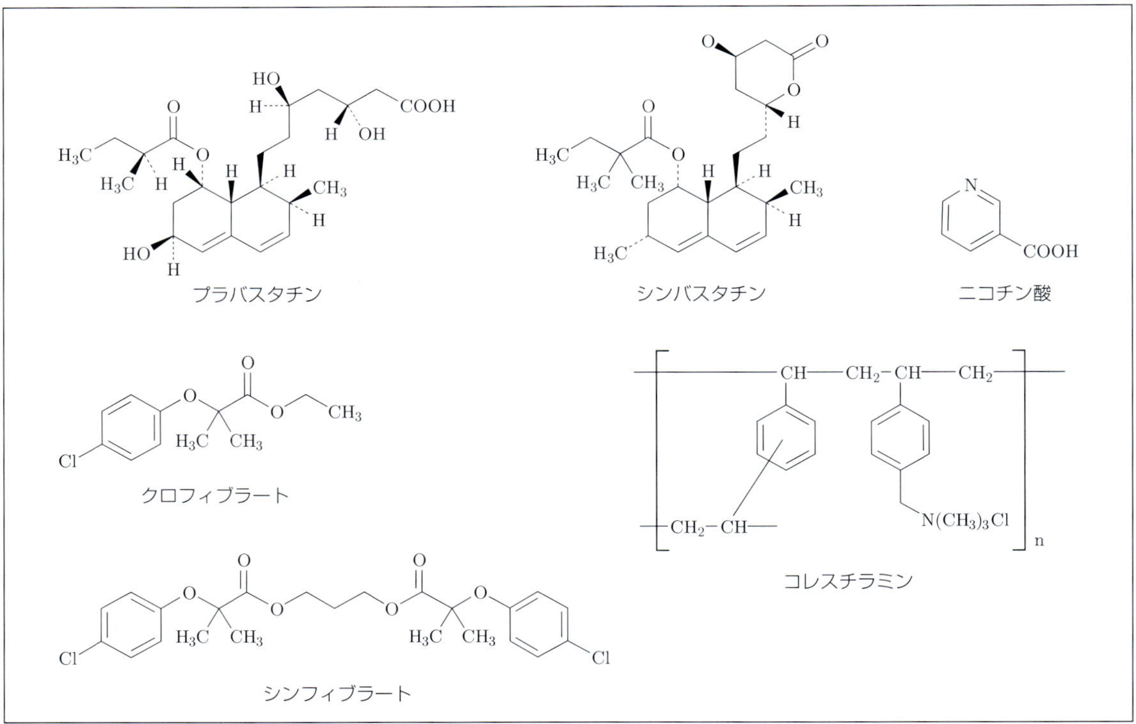

表2-6 高脂血症治療薬の作用機序による分類

1. リポタンパク質合成阻害をする薬物
   ニコチン酸,ニコチン酸誘導体など
2. 血管内でのリポタンパク質代謝に影響する薬物
   クロフィブラート系薬物など
3. リポタンパク質の血中からの除去を促進する薬物
   コレスチラミン(陰イオン交換樹脂)など
4. コレステロールの肝臓での合成を抑制する薬物
   スタチン系薬物など

図2-23 高脂血症(脂質異常症)治療薬

e フィブラート系薬物（図2-23）

フィブラート系薬物の**クロフィブラート** clofibrate は VLDL と LDL を低下させる．したがって血中コレステロールも減少させるが，VLDL の低下のほうが強い．その機序は，肝臓でのコレステロール合成を抑制し，VLDL の LDL への分解をリポタンパク質リパーゼを活性化することにより促進し，血中からの消失を促進するといわれており，シンフィブラート，ベザフィブラート，フェノフィブラートなど類縁の化合物も用いられている．

副作用としては，悪心，下痢などの消化管症状のほかに，筋肉痛，痙れんが起こり，クレアチンホスホキナーゼ値の上昇を伴うことがある．また胆石を発生しやすくしたり，悪性腫瘍の発病率を上げるともいわれている．

f その他

コレスチラミン cholestyramine は胆汁酸と結合する**陰イオン交換樹脂**で，経口しても吸収されず，腸内で再吸収されるはずの胆汁酸と結合して大便中に排泄させる．したがって，肝臓内の胆汁酸が減少するため，コレステロールから胆汁酸の合成を促進させるとともに，一方で食餌からのコレステロール吸収は胆汁酸が少ないため低下する．このため LDL 受容体の合成が増加し，肝臓での LDL の取り込みが促進され，コレステロールの濃度が減少すると考えられる．

副作用としては，便秘や悪心などの消化管障害を起こし，また脂肪の吸収が悪くなるため，脂溶性ビタミンの補給が必要になることもある．ほかの薬物，例えばフェニルブタゾン，フェノバルビタール，抗凝固薬，ジギタリスと結合して吸収を悪くすることがある．

そのほかに，β-シトステロール β-sitosterol は消化管からのコレステロール吸収を抑制する薬物として使われる．

▶参考文献

1) ベネット PN，ブラウン MJ（著），大橋京一，小林真一，橋本敬太郎（監訳）：ローレンス臨床薬理学．西村書店，2006
2) Katz AM: Physiology of the Heart. Lippincott Williams & Wilkins, 2005
3) Endoh M: Signal transduction and Ca^{2+} signaling in intact myocardium. *J Pharmacol Sci* 100:525-537, 2006
4) 小川 聡：抗不整脈薬の選び方と使い方．改訂第3版，南江堂，2005
5) Brunton LL, et al: Goodman & Gilman's The Pharmacological Basis of Therapeutics. McGraw-Hill, 2005

〈橋本敬太郎〉

3 抗炎症薬，解熱鎮痛薬，抗アレルギー薬，痛風治療薬

　抗炎症薬は，炎症を抑制するとともに，炎症により生じる痛みや機能障害を緩和するために用いられ，ステロイド性抗炎症薬と非ステロイド性抗炎症薬に分類される．解熱薬は，体温調節中枢に働いて熱の放散を促進し，解熱作用を示す薬物であるが，鎮痛作用も示すので，一般に解熱鎮痛薬とよばれている．解熱鎮痛薬の抗炎症作用はあまり強くない．抗アレルギー薬はアレルギー・炎症の治療薬全てを含むが，ここでは主に花粉症およびアトピー性皮膚炎に有用な薬物について述べる．痛風治療薬の項では，痛風発作に有効な薬物のみならず，高尿酸血症治療薬も取り扱う．

A 炎症とケミカルメディエーター

1 炎症の病態生理

　炎症は，生体外からの侵襲，すなわち異物や有害物に対する防御反応であり，臨床的には**発赤**（rubor，血管拡張による），**熱感**（calor，血管拡張による），**疼痛**（dolor，内因性発痛物質による），**腫脹**（tumor，血管透過性の亢進による）を示す．これを炎症の4大徴候というが，機能障害（function laesa，4大徴候ならびに肉芽形成による）を加えて5大徴候ともいう．

　炎症を起こす原因としては，①細菌，ウイルスなどの微生物による感染，②物理的因子（外傷，熱傷，凍傷，放射線，紫外線など）および③化学的因子（強酸，強アルカリ，その他の有害物質など）が挙げられる．組織学的には組織の損傷，血管拡張，血管透過性亢進，白血球などの浸潤および肉芽形成などの組織増殖からなる．

　炎症反応は，生体に対する警告反応であると考えられるので，むやみに炎症を抑制することが生体にとって望ましいか否かについては議論がある．しかし，炎症の程度が過剰である場合には，薬物による治療は不可欠である．

　炎症は大きく，第1期，第2期および第3期に分けられる（**図3-1**）．第1期は**血管透過性亢進**期で，ヒスタミン，セロトニン，ブラジキニン，プロスタグランジンおよびロイコトリエンなどの炎症の初期反応に関与するケミカルメディエーターが遊離され，微小血管に作用して血管拡張および血管透過性亢進を引き起こし，発赤，発熱および浮腫が形成される．第2期は**細胞浸潤**期で，第1期の血管障害に引き続いて白血球の遊走，すなわち白血球が血管外に滲出し，組織内を移動する．白血球は異物や壊死組織を貪食するとともに活性酸素を産生遊離する．これが組織障害を引き起こし，炎症をさらに悪化させる．第3期は**修復期**または増殖期とよばれ，コラーゲンや酸性ムコ多糖類の合成が促進され，線維芽細胞の増殖・血管新生をはじめとする結合組織の増殖，すなわち肉芽増殖が起こり，治癒へと向かう．

2 発熱の機構

　発熱は何らかの原因で体温が高くなった状態で，**体温調節中枢**において体温の調節点が通常より高くセットされ，筋肉のふるえにより熱の産生が増加し，皮膚血管収縮によって熱の放散が抑制される状態である．

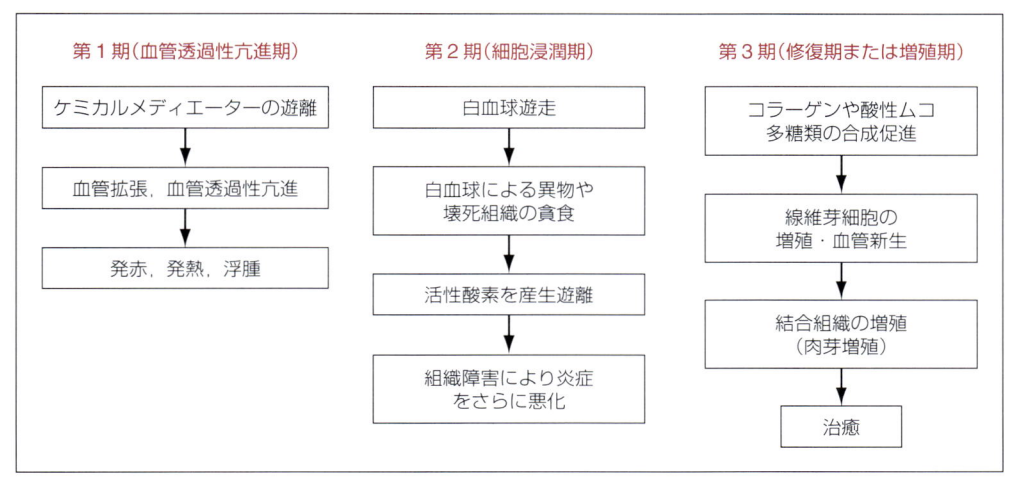

図 3-1　炎症反応の経過

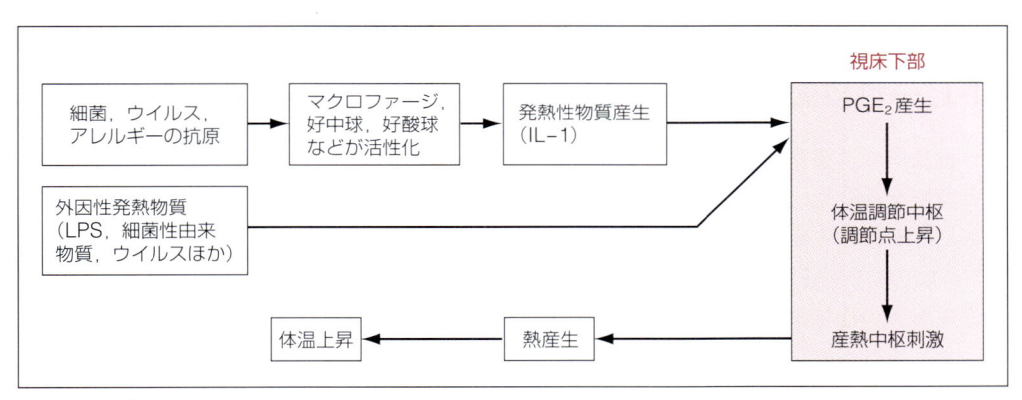

図 3-2　発熱の機構

　視床下部には体温調節中枢が存在し，温熱の産生と放散に関与している．また，この部位の付近には体温調節機構に関係の深い血管，呼吸および汗分泌に関与する中枢もある．

　発熱の機構は以下の通りである（図 3-2）．細菌やウイルス感染もしくはアレルギーの抗原によって，マクロファージ，好中球および好酸球などが活性化され，発熱性物質，すなわちインターロイキン–1（IL-1）が産生される．産生された IL-1 により，視床下部またはその近傍でプロスタグランジン E_2（PGE_2）が産生される．この PGE_2 が体温調節中枢に作用し，体温の調節点を上昇させる．その結果，産熱中枢が刺激され，筋肉のふるえなどを起こして熱産生が促進され，体温が上昇する．

外因性発熱物質，例えば，グラム陰性桿菌由来リポ多糖類（LPS），その他の細菌性由来物質，ウイルスおよび真菌由来物質は，視床下部の体温調節中枢に直接働いて PGE_2 を産生する．

3　花粉症の病態生理

　Ⅰ型アレルギー疾患は花粉症，アトピー性皮膚炎および気管支ぜん息に大別される．気管支ぜん息については各論第 6 章の呼吸器（☞ 234 頁）を参照のこと．

　花粉抗原（例えばスギ花粉）が鼻の粘膜から体内に侵入すると，その抗原は貪食細胞に貪食されたり抗原提示細胞に取り込まれる．抗原提示細胞は

T細胞と結合し，その結果，活性化したT細胞がヘルパーT細胞へ分化する．次いで，ヘルパーT細胞のうちTh2細胞がIL-4を放出し，その働きによってB細胞からIgE抗体が産生されマスト細胞（肥満細胞）上に結合する．花粉抗原が再度侵入，すなわち特異的IgE抗体と花粉抗原との反応が起こると，細胞内のCaストアからのCa^{2+}遊離が生じる．その結果，マスト細胞からヒスタミンやロイコトリエンなどのケミカルメディエーターが遊離して知覚神経終末のヒスタミン受容体を刺激し，くしゃみ，鼻の痒み，またヒスタミンを介した神経反射と分泌腺に対する作用により鼻水が生じる．鼻閉はロイコトリエンを介した鼻粘膜の腫脹による．

4 アトピー性皮膚炎の病態生理

アトピー性皮膚炎は瘙痒のある湿疹を主病変とし，増悪と寛解を繰り返す疾患である．バリアー機能が低下した皮膚から侵入した抗原（例えばダニ抗原）によって皮膚でⅠ型アレルギーが起こると，アトピー性皮膚炎の症状が現れる．

つまり，ダニ抗原が侵入すると抗原提示細胞がヘルパーT細胞に抗原情報を提示し，ヘルパーT細胞のうちTh2細胞がサイトカインIL-4，IL-5およびIL-6を放出する．これらサイトカインがB細胞を活性化し，活性化されたB細胞は抗体産生細胞へと分化・増殖してIgE抗体を産生する．

IgE抗体が皮膚のマスト細胞の表面に付着し，再び抗原が侵入すると抗原抗体反応が起こり，マスト細胞からヒスタミンやロイコトリエンが放出される．これらの物質が紅斑を起こし，また感覚受容器および求心性C線維を刺激して痒みを起こす．

5 痛風の病態生理

痛風とは，尿酸の代謝や排泄が障害されることにより生じる，**高尿酸血症**が原因で関節炎が起こったり腎臓が障害されたりする疾病である．食物中ならびに体内で産生された尿酸が体内で増加し，血清尿酸値が7.0 mg/dL以上になると尿酸の溶解度を超える．これが高尿酸血症である．急性の痛風発作は，関節組織に沈着した尿酸塩結晶に顆粒球が浸潤し，活性酸素やリソソーム酵素が遊離するために生じる．

6 ケミカルメディエーター

a ヒスタミン

ヒスタミンは1910年に強力な血管作用物質として発見された．アレルギーに関与するヒスタミンは主にマスト細胞（肥満細胞）に貯蔵されており，抗原抗体反応により遊離され，**Ⅰ型アレルギー**（アトピー性皮膚炎，アレルギー性鼻炎，結膜炎，気管支ぜん息）を引き起こす．ヒスタミンはマスト細胞と好塩基球内でヘパリンやコンドロイチン硫酸と結合して貯蔵されており，皮膚や粘膜（呼吸器，消化器，生殖器）に多く含有されている．ヒスタミンは胃粘膜や中枢神経内にも存在しているが，これらは非マスト細胞性である．

ヒスタミンの生合成と分解過程を**図3-3**に示す．ヒスタミンはヒスチジンから**ヒスチジン脱炭酸酵素**により脱炭酸されてヒスタミンに変換する．その後はジアミン酸化酵素またはヒスタミン–N–メチル転移酵素により分解される．

1) ヒスタミン受容体

ヒスタミン受容体は，H_1，H_2，H_3およびH_4の4つの受容体が存在することが判明している．**炎症と関連するのはH_1受容体**で，H_2受容体は胃液の塩酸分泌や陽性変力作用に関連する．H_3受容体はヒスタミン含有ニューロンの前シナプスに存在し，ヒスタミンの合成と遊離のフィードバックに関与するオートレセプター（自己受容体）である．H_4受容体はH_3受容体に類似しており，造血細胞系に発現している．

ヒスタミンの受容体はいずれもGタンパク質共役型受容体である．H_1受容体は$G_{q/11}$と結合し，ホスホリパーゼC–イノシトール3リン酸–Ca^{2+}（PLC–IP_3–Ca^{2+}）経路，それに続くプロテインキ

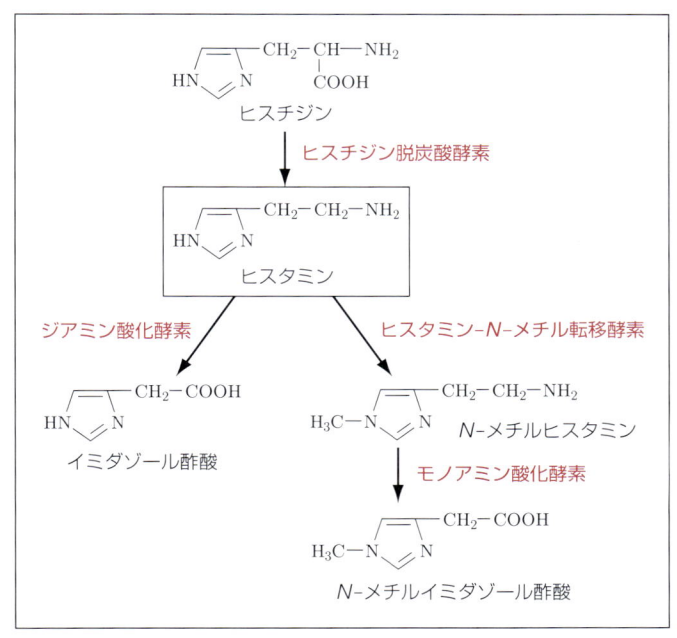

図 3-3 ヒスタミンの生合成と分解

ナーゼ C（PKC），Ca^{2+}-カルモジュリン依存性酵素とホスホリパーゼ A_2（PLA_2）を活性化する．G_s と関連している H_2 受容体はアデニル酸シクラーゼ-cAMP-タンパク質キナーゼ A（PKA）経路を活性化する．H_3 と H_4 の受容体は $G_{i/o}$ と共役しており，アデニル酸シクラーゼを阻害する．

2）薬理作用

■**平滑筋に対する作用** ヒスタミンは H_1 受容体を介して**気管支平滑筋を収縮させる**．したがって，ぜん息と関連すると考えられる．小腸平滑筋はいずれの動物種でも収縮させる．子宮筋，膀胱平滑筋は動物種により異なり，一定しない．特に，子宮筋に関しては妊娠，非妊娠によっても異なる．

■**心血管系に対する作用** ヒトの皮内にヒスタミンを投与すると局所に発赤，膨疹および紅斑が観察される．これは**ヒスタミンの三重反応**とよばれている．この反応はヒスタミンにより生じる血管透過性の亢進および軸索反射によって生じると考えられている．ヒスタミンは H_1 受容体を介して小血管を拡張させる．その結果，血圧の下降，皮膚の紅潮および頭痛が生じる．また，血管透過性の亢進が認められるが，これは血管内皮細胞を収縮させる結果，内皮細胞の間隔が広がり，血管基底膜が露出して血漿成分が組織内に浸潤するために生じる．ヒスタミンは H_2 受容体を介して心収縮力（陽性変力作用）や房室結節の伝導性（陽性変時作用）を高める．

■**痒みに対する作用** 感覚受容器および求心性 C 線維に働き，痒みを起こす．ヒスタミンを点鼻するとアレルギー性鼻炎様の痒みが誘発され，また，皮内に注射するとアトピー性皮膚炎様の痒みが誘発される．ヒスタミン遊離を誘発する**コンパウンド 48/80** を皮内に投与しても痒みが誘発される．

■**胃液分泌作用** H_2 受容体を介して壁細胞から大量の胃液の分泌を起こす．ヒスタミンはペプシンや内因子の分泌も刺激する．H_2 受容体を遮断するとヒスタミンによる胃液分泌のみならず，ガストリンや迷走神経による反応も完全に抑制する．

■**中枢神経系に対する作用** ヒスタミンは H_1 受容体を介して覚醒状態を増加させる．これは，古典的な抗ヒスタミン薬が強力な鎮静作用を示すことからも理解できる．また，学習や記憶，痙れん，食欲などに関与すると考えられている．

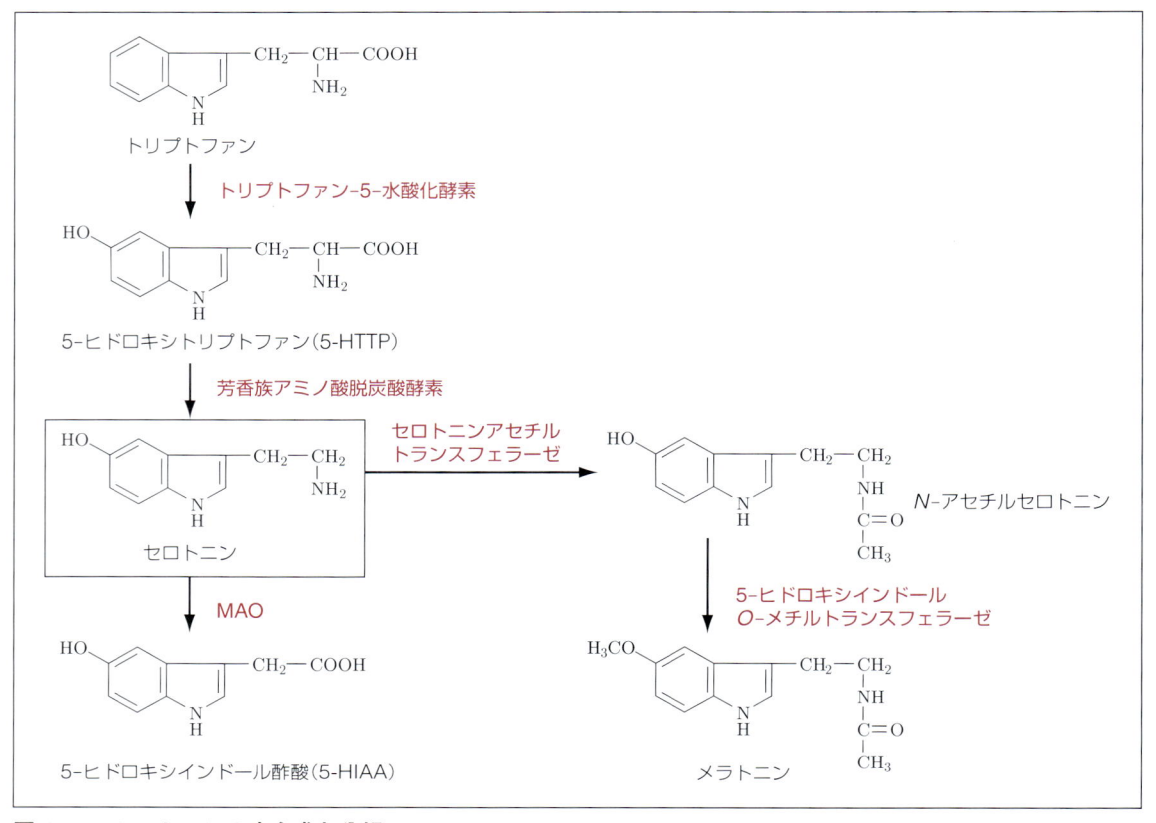

図 3-4 セロトニンの生合成と分解

b セロトニン

5-ヒドロキシトリプタミン（5-HT）の化学構造をもつ活性アミンの1つで，血管や子宮などの平滑筋を収縮する作用を示す物質として発見された．セロトニンの大部分は消化管粘膜のエンテロクロマフィン細胞（腸クロム親和性細胞）に存在するが，血小板，脳にも存在する．セロトニンの生合成と分解を図 3-4 に示す．セロトニン（5-HT）は，トリプトファンから**トリプトファン-5-水酸化酵素**と**芳香族アミノ酸脱炭酸酵素**により生成する．その後，MAO（モノアミン酸化酵素）により 5-ヒドロキシインドール酢酸（5-HIAA）に，もしくはセロトニンアセチルトランスフェラーゼと 5-ヒドロキシインドール O-メチルトランスフェラーゼによりメラトニンに代謝される．

1) セロトニン受容体

セロトニン受容体は $5\text{-}HT_1$ から $5\text{-}HT_7$ までの 7 種類が知られている．$5\text{-}HT_3$ は陽イオンチャネル受容体であるが，残りの6つの受容体はGタンパク質共役型である．$5\text{-}HT_1$ 受容体は $G_{i/o}$ を介して cAMP を減少させるが，$5\text{-}HT_4$ 受容体は G_s と共役して cAMP を増加させる．$5\text{-}HT_2$ 受容体は $G_{q/11}$ を介してカルシウム動員を刺激する．

2) 薬理作用

■**消化管に対する作用**　セロトニンは $5\text{-}HT_2$ 受容体を介して消化管，気管支および血管平滑筋を収縮させる．また，消化管の壁内神経叢の節細胞にある $5\text{-}HT_4$ 受容体が刺激されるとアセチルコリンが遊離し，消化管運動の亢進が起こる．腸管では $5\text{-}HT_{2A}$，胃では $5\text{-}HT_{2B}$，食道では $5\text{-}HT_4$ 受容体が刺激されて平滑筋の収縮が起こる．

■**神経系，呼吸器系に対する作用**　$5\text{-}HT_{1A}$ 受容体は情動に関与する海馬および扁桃核に高密度に分布しており，セロトニンの生合成が阻害されると不眠になる．またセロトニンは，徐波脳波のみ

ならず REM 睡眠の発生にも関与している．

呼吸器系の化学受容器や求心性迷路神経を介した呼吸反射は 5-HT_3 受容体を介している．また，5-HT_3 受容体は，精神疾患，不安および摂食行動にも関与する．

■**循環器系に対する作用**　セロトニンを投与すると血圧に対して三相性の変化を示す．まず最初は，迷走神経求心路に局在する 5-HT_3 受容体刺激を介する冠血管化学反射によって一過性の徐脈と血圧下降を起こす．次に 5-HT_2 受容体を介する血管平滑筋収縮作用により血圧上昇，最後に骨格筋での 5-HT_1 受容体を介した血管拡張による血圧の持続的な低下を起こす．このほか，5-HT_2 受容体を介して血小板凝集反応を促進させる．

C プロスタグランジン類

1933 年に Goldblatt がヒトの精液内に，また 1934 年に von Euler がヒツジの精液および副生殖腺の分泌液に平滑筋を収縮させ，血圧を下降させる作用があることを見出した．von Euler は，この物質が前立腺(prostate gland)由来であると考えられたことからプロスタグランジン(PG)と命名した．1962 年に Samuelson と Bergström らにより PGE_1 と $PGF_{1\alpha}$ が，そして 1964 年に Bergström らにより PGE_2 の化学構造が明らかにされた．その後トロンボキサン A_2(TXA_2)，PGI_2 およびロイコトリエン(LT)類が発見された．

PG の生合成経路は**図 3-5** に示すように，まず **PLA_2** によって細胞膜のリン脂質から**アラキドン酸**が遊離されることから始まる．PLA_2 の活性は Ca^{2+} に依存し，細胞内遊離濃度を高める刺激は PLA_2 を活性化し，アラキドン酸供給が高まる．

1) シクロオキシゲナーゼ代謝(図 3-5)

① アラキドン酸はシクロオキシゲナーゼ(COX)により触媒され，$PGG_2 \rightarrow PGH_2$ へと代謝される．この COX には COX-1 と COX-2 の 2 種類のアイソザイムが存在する．

COX-1 は全身のほとんどの組織で発現しているが，COX-2 は炎症刺激により誘導され，単球，血管内皮および線維芽組織で発現する．

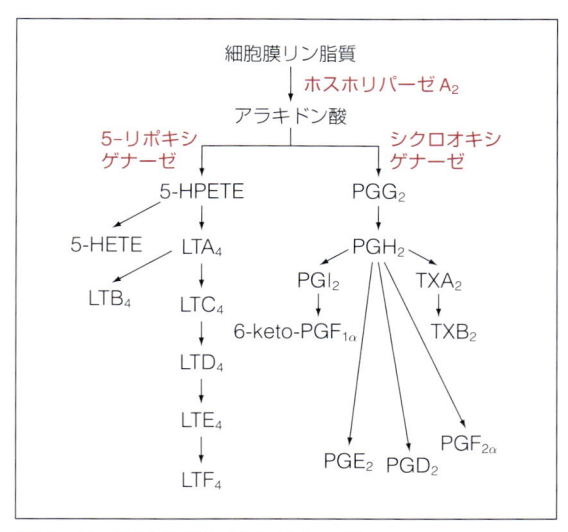

図 3-5　アラキドン酸カスケード

COX-1，COX-2 の触媒反応はアスピリンやインドメタシンで阻害される．COX-2 の誘導はステロイド性抗炎症薬で抑制される．

② PGG_2/PGH_2 は種々の PG 類や TXA_2 へと代謝される．

③ PGI_2 はプロスタサイクリン合成酵素により生合成され，直ちに酸化されて 6-keto-$PGF_{1\alpha}$ となる．

④ TXA_2 は TX 合成酵素により生合成され，非酵素的に TXB_2 へと分解し，酸化されて不活性化される．

2) 薬理作用

代表的な PG 類の化学構造を**図 3-6** に，そして生理・薬理作用の要約を**表 3-1** に示す．

■**心血管系に対する作用**　PG 類は PGE_2 受容体の活性化により血管拡張を起こし，血圧を低下させる．PGD_2 をヒトに静注すると，発赤，鼻閉および血圧を上昇させる．PGI_2 を静注すると血管平滑筋は弛緩し，血圧は下降する．PGI_2 の作用は $PGE_1 \cdot E_2$ よりさらに強力である．一方，$PGF_{2\alpha}$ はヒトの血圧には影響しないが，実験動物では血管収縮を起こし，血圧は上昇する．TXA_2 も強力な血管収縮作用を示す．

■**血小板に対する作用**　PGE_2 は低濃度で血小板の凝集能を高めるが，高濃度では逆に凝集を抑制

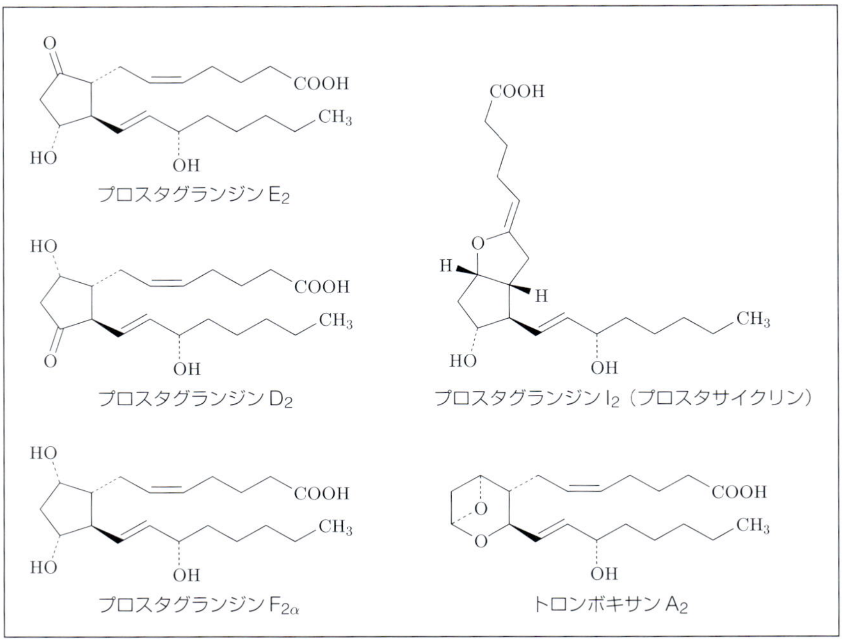

図3-6 代表的なプロスタグランジン類

表3-1 プロスタグランジン類の生理・薬理作用

PG類	生理・薬理作用
PGE_2	血管拡張，気管支筋拡張，疼痛，発熱
PGD_2	血圧下降，睡眠，血小板凝集抑制
PGI_2	血管拡張，気管支筋拡張，疼痛，血小板凝集抑制
$PGF_{2\alpha}$	血管収縮，気管支筋収縮，子宮筋収縮
TXA_2	血管収縮，気管支筋収縮，子宮筋収縮，血小板凝集

する．PGD_2 と PGI_2 は in vitro でヒトの血小板の凝集を抑制する．

■**炎症と免疫に対する作用** PGE_2 および PGI_2 は痛覚受容器の化学的または機械的刺激に対する閾値を下げる．その結果，求心性神経の感受性を高め，侵害刺激を増幅する．アスピリンなどの非ステロイド性抗炎症薬は PG 産生阻害により鎮痛作用を示す．

PGE_2 は抗体分泌形質細胞への B 細胞の分化を抑制することにより液性抗体の反応を抑制する．また，T 細胞に働いてリンホカイン産生も抑制する．

■**平滑筋に対する作用** TXA_2 と $PGF_{2\alpha}$ は気管支筋および気管筋を収縮させ，一方，PGE_2 と PGI_2 は気管支筋を拡張させる．PGI_2 は多くの動物種で気道を弛緩させるとともに，他の薬物に対する収縮を抑制する．

ヒトの非妊娠子宮は $PGF_{2\alpha}$ と TXA_2 で収縮するが，PGE 類では弛緩する．ヒトの妊娠摘出子宮片は $PGF_{2\alpha}$ もしくは低濃度の PGE_2 で収縮するが，PGI_2 と高濃度の PGE_2 は弛緩を起こす．妊娠中の女性に PGE_2 もしくは $PGF_{2\alpha}$ を点滴静注すると，子宮の周期的な収縮を起こす．したがって，陣痛や分娩を促進させる．

胃から結腸までの縦走筋の収縮は PGE 類および PGF 類により刺激される．一方，PGI_2 および TXA_2 は胃腸管平滑筋の収縮を惹起するが，PGE 類や PGF 類よりは弱い．輪状筋は一般に PGE 類で弛緩するが，$PGF_{2\alpha}$ では収縮する．

■**泌尿器系に対する作用** PGE_2 および PGI_2 は腎血流量を増加し，Na^+ 利尿および K^+ 利尿を起こす．TXA_2 は腎の血流と糸球体ろ過率を減少させる．PGE_2 はウサギのヘンレ係蹄（ループ）の上行脚において Cl^- の再吸収を阻害する．さらに，PGI_2，PGE_2 および PGD_2 は，糸球体細胞に直接作用することによって腎皮質からのレニン分泌を引き起こす．

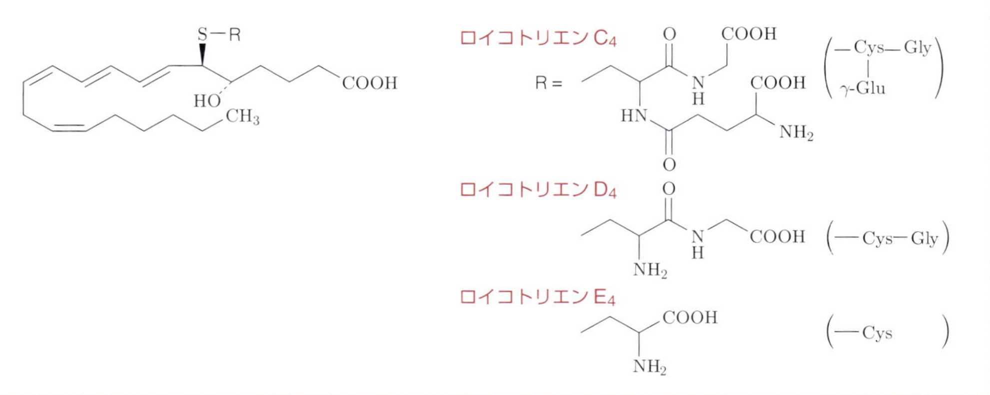

図3-7 LTC$_4$，LTD$_4$ およびLTE$_4$

■**胃酸分泌抑制作用** PGE$_2$ およびPGI$_2$ は，粘液分泌の増加（細胞保護），酸分泌の抑制およびペプシン含量の減少に関与している．PGE類の効果は，胃粘膜の血管を拡張させて血流を高めることに起因していると考えられている．したがって，PGE類は多くの潰瘍誘発物質によって引き起こされる胃障害を抑制し，胃や十二指腸の潰瘍の治癒を促進する．

■**中枢神経系に対する作用** PGE$_2$ は内因性の発熱物質による発熱に関連すると考えられている．また，外因性のPGF$_{2\alpha}$ とPGI$_2$ は熱を産生することが知られている．

PGD$_2$ は細胞外アデノシンの増加を介して睡眠を誘発する．PGE$_2$ は末梢のみならず，中枢神経系で脊髄における痛みの神経伝達における興奮性を増加させる．

d ロイコトリエン類

1938年，FeldbergとKellawayによってモルモットの回腸を緩徐に収縮させる物質が見出され，アナフィラキシー遅延反応物質（slow reacting substance of anaphylaxis：SRS-A）と名付けられた．この物質は気管支ぜん息に関わる重要なメディエーターとして注目されていた．長い間構造は不明であったが，近年，LTC$_4$，LTD$_4$ およびLTE$_4$ の混合物であることが明らかになった．LTC$_4$，LTD$_4$ およびLTE$_4$ の化学構造を図3-7に示す．

1）リポキシゲナーゼ代謝（図3-5）

① アラキドン酸はリポキシゲナーゼによりヒドロペルオキシエイコサテトラエン酸（HPETE）へと酸化される．

リポキシゲナーゼのうち，好中球は5-リポキシゲナーゼを，血小板は12-リポキシゲナーゼをもつが，5-リポキシゲナーゼによる場合がLT産生につながる．

② 5-HPETEは，LTA合成酵素によりLTA$_4$，LTB$_4$，LTC$_4$，LTD$_4$ およびLTE$_4$ に代謝される．

2）薬理作用

■**心血管系に対する作用** LTC$_4$ およびLTD$_4$ は血管平滑筋，特に冠動脈，肺動脈の平滑筋を収縮させる．また，毛細血管透過性亢進作用を示す．LTC$_4$ とLTD$_4$ はヒトで血圧下降作用を示す．

■**炎症と免疫に対する作用** LTB$_4$ は白血球粘着，白血球（好中球）遊走および多形核白血球凝集作用を示すほか，スーパーオキシド（活性酸素）の生成と分解を促進する．

■**平滑筋に対する作用** LTC$_4$，LTD$_4$ およびLTE$_4$ は，ヒトを含む多くの動物種で気管支平滑筋を強力に収縮させる．この作用はヒスタミンの約1000倍強力である．

e PAF（血小板活性化因子）

1971年，Hensonは白血球から遊離される可溶性因子が血小板を凝集させることを見出し，

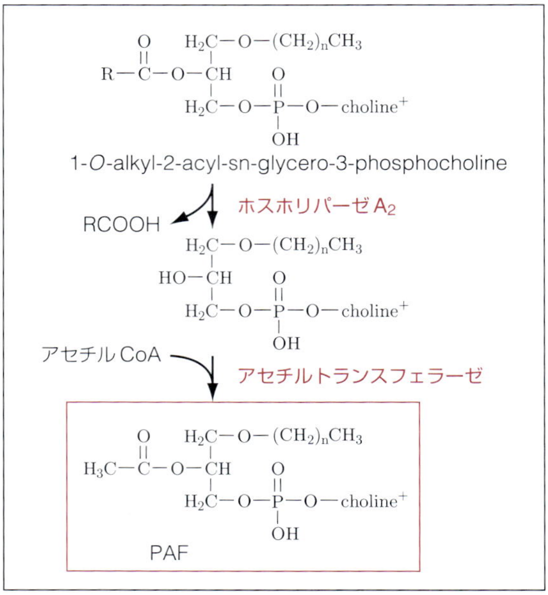

図 3-8　PAF の生合成と分解

Benveniste らはこの物質を血小板活性化因子（platelet activating factor：PAF）と命名した．PAF はコリングリセロリン酸の一種で，刺激により好中球，単球，好酸球および内皮細胞によって生合成され，I 型アレルギー，ぜん息および炎症に関与する重要な因子の 1 つである．1-O-alkyl-2-acyl-sn-glycero-3-phosphocholine がホスホリパーゼ A_2 により脱アシル化され，ついでアセチルトランスフェラーゼによりアセチル化されて生合成される．化学名は 1-O-alkyl-2-acetyl-sn-glycero-3-phosphocholine である（図 3-8）．

1）薬理作用

■**心血管系に対する作用**　PAF は強力な血管拡張作用を示し，静脈内に投与すると全ての動物種で末梢血管抵抗と全身血圧を下げる．皮内投与により最初血管収縮が起こるが，その後発赤と腫脹が生じる．PAF の血管透過性亢進作用はヒスタミンやブラジキニンの約 1000 倍強力である．

■**血小板に対する作用**　*in vitro* で血小板凝集を刺激するほか，静脈内投与により血管内での血小板凝集塊の形成と血小板減少症を起こす．血小板は活性化されて強力な血管収縮物質である TXA_2 を遊離する．

■**炎症と免疫に対する作用**　血管内皮細胞に働いて強力な血管透過性亢進，浮腫惹起作用を示すほか，多形核白血球を刺激し，凝集を起こす．また，単球の凝集や好酸球の脱顆粒反応を促進する．PAF は，好酸球，好中球および単球に対する化学遊走因子であり，好中球の血管内皮細胞への粘着や血管外への遊走活性を促進する．

■**平滑筋に対する作用**　消化管の平滑筋および肺の平滑筋を収縮させる．子宮平滑筋に対しても急速かつ同期的に収縮させる．気管支平滑筋には作用しないが，気道平滑筋を収縮させる．PAF をエアゾールで吸入させると気道抵抗は増大し，他の気管支収縮物質に対する反応性を上昇させる．

■**泌尿器系に対する作用**　動物の動脈内に投与すると，腎血流量，糸球体ろ過量，尿量および Na^+ の排泄の減少が生じる．

f　ブラジキニン

1957 年，Armstrong らはヒトの炎症性滲出液や血漿中に強力な**発痛物質**が存在することを見出した．一方，1949 年に Rocha e Silva らによって，ヘビ毒の中に血中グロブリン分画に作用させると血圧を下降させたり，腸管をゆっくりと収縮させるという薬理作用を示す物質があることが報告されていたが，1959 年，Rocha e Silva が両者は同様の物質であることを発見した．この物質はモルモット回腸をゆっくり（brady）と収縮（kinin）させることから，これを意味するギリシャ語をとってブラジキニンと名付けられた．

ブラジキニンは，高分子キニノーゲンに，膵臓に多く存在するカリクレインが作用して生成する，**9 個のアミノ酸からなるペプチド**である．ブラジキニンはキニナーゼⅠとキニナーゼⅡ（アンギオテンシン変換酵素）によって分解される（図 3-9）．

1）キニン受容体

キニン受容体には B_1 受容体ならびに B_2 受容体があり，両受容体は cDNA クローニングにより分子レベルで構造が確認されている．ブラジキニンとキニジンは B_2 受容体の刺激薬であり，一方，これらの des-アルギニン体（des-Arg[9] ブラジキニ

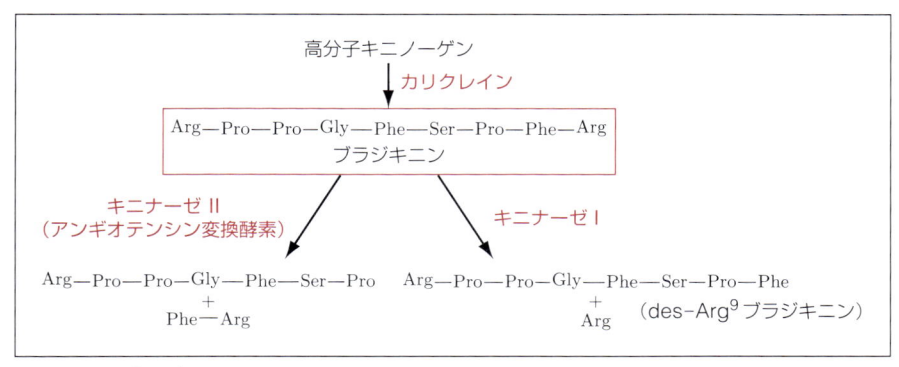

```
高分子キニノーゲン
    ↓ カリクレイン
┌─────────────────────────────────────────┐
│ Arg—Pro—Pro—Gly—Phe—Ser—Pro—Phe—Arg      │
│              ブラジキニン                 │
│                                         │
│  キニナーゼⅡ              キニナーゼⅠ    │
│（アンギオテンシン変換酵素）                │
│      ↓                        ↓         │
│ Arg—Pro—Pro—Gly—Phe—Ser—Pro   Arg—Pro—Pro—Gly—Phe—Ser—Pro—Phe │
│         +                         +           (des-Arg⁹ブラジキニン) │
│      Phe—Arg                    Arg        │
└─────────────────────────────────────────┘
```

図 3-9　ブラジキニンの生合成と分解

ン）は B_1 受容体の刺激薬である．

2）薬理作用

■**疼痛に対する作用**　ブラジキニンは末梢感覚神経の痛覚受容器を直接刺激する**強力な発痛物質**である．この発痛作用は PGE_2 や 5-HT（セロトニン）により増強され，ブラジキニンを皮内に投与すると灼けるような痛みを引き起こす．ブラジキニンは PLA_2（ホスホリパーゼ A_2）を活性化し，PGE_2 産生を高める．また，一次知覚神経を興奮させ，サブスタンス P，ニューロキニン，カルシトニン遺伝子関連ペプチドの遊離を起こす．

■**平滑筋に対する作用**　子宮筋や回腸筋はブラジキニンにより収縮する．この作用は B_2 受容体刺激，PLC（ホスホリパーゼ C）活性化および細胞内遊離 Ca^{2+} の濃度増加に基づく．

■**炎症に対する作用**　ブラジキニンを注射すると，発痛，血管拡張による発赤，血管透過性亢進による浮腫などの炎症症状が発現する．血管透過性亢進を起こすとともに，血漿成分や白血球の組織浸潤を惹起する．また，痛風，播種性血管内凝固症候群，関節リウマチおよびぜん息に重要な関わりがある．

■**呼吸器系に対する作用**　健常者では，ブラジキニンを吸入させたり，静脈内に注射しても気道収縮を起こさないが，ぜん息患者では気道収縮を起こす．ブラジキニンにより生じる気管支収縮は COX（シクロオキシゲナーゼ）阻害薬や抗ヒスタミン薬では抑制できないが，抗コリン薬では抑制できる．アレルギー性鼻炎患者にブラジキニンを点鼻すると，くしゃみや重篤な腺分泌を起こす．

■**心血管系に対する作用**　ヒトや動物にブラジキニンを点滴静注すると血管拡張を起こし，血圧は下降する．この血管拡張作用は，内皮細胞上の B_2 受容体の活性化と，それに続く NO の生成亢進によるものである．また，血管内皮細胞の PLA_2 活性を上昇させ，PGE_2 を介しても血管拡張を起こす．大動脈や静脈の多くでは，ブラジキニンが B_2 受容体を介して血管を収縮する．

■**泌尿器系に対する作用**　ブラジキニンは腎血流量を増加させ，皮質集合管での Na^+ 再吸収を抑制することにより Na^+ 排泄量の増加を起こす．

g 補体（C3a，C5a）

補体は，免疫反応に関与する 20 種以上の血中タンパク質からなる．また，感染防御や炎症などの生体防御に重要な役割をもつ．補体の成分は C1〜C9 で表され，C1 には C1q，C1r，C1s の 3 つのタイプをもつ．C1 以外は，C3a，C3b，C5a，C5b というように 2 つのサブタイプをもつ．これらのタンパク質が順次活性化して免疫反応に関与する（☞ 170 頁）．

h インターロイキン（表 3-2）

インターロイキン（interleukin: IL）はサイトカインの一種で，白血球によって分泌され，細胞間相互作用の機能を果たしている．現在では 30 種以上の IL が同定されている．IL は免疫系，すなわち自己免疫疾患や免疫不全などの多くの難病に

表 3-2　主要な IL とその作用

IL-1	発熱，リンパ球活性化，他のサイトカイン（IL-2, IL-4, IL-8 など）の産生誘導，炎症メディエーター産生，肝の急性期タンパク質合成促進
IL-2	T 細胞増殖
IL-3	免疫幹細胞分化誘導（マクロファージ，顆粒球，好酸球，マスト細胞などへの分化誘導作用，破骨細胞増殖
IL-4	B 細胞の活性化，IgE および IgG_1 産生誘導
IL-5	B 細胞分化誘導（IgM, IgA, IgG の分化）および好酸球分化誘導
IL-6	B 細胞分化，抗体産生誘導および肝の急性相タンパク質合成促進作用
IL-8	白血球（好中球）遊走作用

関与している（☞ 178 頁，サイトカインの項参照）．

i TNF-α

腫瘍壊死因子（tumor necrosis factor-α: TNF-α）は，主にマクロファージなどの細胞から産生されるサイトカインである．1974 年，Carswell らによって当初はがん細胞に特異的に傷害作用を有する因子として報告されたが，現在は免疫系・炎症系への作用などが知られている．すなわち，発熱，サイトカイン（IL-1, IL-6, IL-8 など）の産生誘導，接着分子発現増加作用などである（☞ 181 頁，腫瘍壊死因子の項参照）．

B 抗炎症薬，解熱鎮痛薬

1 ステロイド性抗炎症薬

■**作用機序**　副腎皮質ホルモンは糖質コルチコイドと鉱質コルチコイドに分類されているが，**抗炎症作用ならびに免疫抑制作用を示すのは糖質コルチコイドである**．

ステロイド性抗炎症薬は，細胞内に入り標的細胞内の特異的受容体と結合し，複合体となり核内へ移行し，特定の DNA を鋳型にして mRNA が合成される．その結果，リポコルチンの産生が抑制される．リポコルチンは，PLA_2 の活性化を阻害するタンパク質で，この産生が増加すると，細胞膜のリン脂質からアラキドン酸の遊離が抑制される．その結果，プロスタグランジンの産生が減少するので，炎症反応が抑制される．

抗炎症薬は前記のプロスタグランジンのほかに，炎症で発現・誘導される酵素群やサイトカインの産生を抑制する．

■**薬理作用**　炎症のいずれのステージに対しても強力な抑制作用を示す．すなわち血管透過性亢進，白血球遊走および肉芽形成を抑制する．また，種々の炎症性サイトカイン産生を抑制するとともに，アラキドン酸代謝に関与する PLA_2，COX-2 および膜結合型 PGE 合成酵素-1 を阻害する．

■**適応**　適応となる疾患は，急性・慢性の副腎機能不全を示すアジソン（Addison）病，内分泌疾患，関節リウマチ，変形性関節症，膠原病，全身性エリテマトーデス，潰瘍性大腸炎，皮膚炎などのアレルギー疾患，ぜん息重積症，白血病，紫斑病，再生不良性貧血などの血液疾患，自己免疫疾患，重篤な感染症，ネフローゼ症候群およびリンパ腫（悪性腫瘍）などである．

■**副作用**　重篤な副作用として，感染症の誘発・増悪，肉芽形成の抑制や胃酸分泌亢進による消化性潰瘍，骨形成の抑制と骨からのカルシウム流出による**骨粗鬆症，糖尿病の発現と増悪**，高脂血症による動脈硬化症の悪化，副腎皮質不全および精神異常などがある．比較的軽い副作用として，満月様顔貌，多汗・多尿，食欲不振，食欲異常亢進，皮膚症状，皮下うっ血，浮腫，高血圧，心悸亢進，頻脈，頭痛，不眠，興奮，脱力感，腹痛および月経異常などがある．

また，ステロイドを急に減量あるいは中断すると，原疾患の悪化をきたす反跳現象や原疾患以外の症状（脱力感，悪心，頭痛，発熱，精神異常など）が現れる離脱症状が観察される．

1）コルチゾン cortisone

主として全身投与用のステロイドで，生体内のコルチゾンと同一の糖質コルチコイド作用を示す．活性体であるヒドロコルチゾンの前駆体で，抗炎

症作用，抗アレルギー作用を示す．短時間作用型で，半減期は 8〜12 時間である．ヒドロコルチゾンの力価を 1.0 とした場合，抗炎症作用は 0.6，抗リウマチ作用は 0.6〜0.8 である．

2）ヒドロコルチゾン hydrocortisone

内因性ステロイドであり，医薬品としては主として全身投与で用いられる．抗炎症作用，抗アレルギー作用を示し，コルチゾンより作用はやや強力であるが，他のステロイドと比較すると効力は弱い．しかし抗ショック作用は強力である．電解質代謝に対する副作用がある．短時間作用型で，半減期は 8〜12 時間である．

3）プレドニゾロン prednisolone

ヒドロコルチゾンより約 4〜5 倍強力な抗炎症作用，および約 4 倍強力な抗リウマチ作用を示す．ヒドロコルチゾンと異なり，電解質代謝に対する副作用は少ない．主として全身投与に用いられるステロイドである．中間作用型で，半減期は 12〜36 時間である．

4）メチルプレドニゾロン methylprednisolone

プレドニゾロンとほぼ同等の抗炎症作用を示す．中間作用型で，半減期は 12〜36 時間である．

5）トリアムシノロン triamcinolone

ヒドロコルチゾンより強力な抗炎症作用を示す．ヒドロコルチゾンの力価を 1.0 とした場合，抗炎症作用は約 7 で，抗リウマチ作用は約 5 である．浮腫および Na^+ の蓄積は少ない．主として全身投与用であるが，口腔用軟膏製剤もある．中間作用型で，半減期は 18〜36 時間である．

6）ベタメタゾン betamethasone

トリアムシノロンより約 5〜10 倍強力な抗炎症作用，抗リウマチ作用を示す．出血性ショックにおける急患および術中，術後のショックに用いる．主として全身投与用であるが，点眼薬，点鼻用製剤もある．長時間作用型で，半減期は 36〜54 時間である．

7）デキサメタゾン dexamethasone

ベタメタゾンと同程度もしくはより強力な抗炎症作用，抗リウマチ作用を示す．ヒドロコルチゾンと比較すると約 25〜30 倍強力である．抗悪性腫瘍薬投与に伴って生じる悪心・嘔吐に点滴静注で用いる．長時間作用型で，半減期は 36〜54 時間である．

8）クロベタゾールプロピオン酸エステル clobetasol propionate

ステロイド外用薬で，強力な抗炎症作用がある．長期に大量を投与すると全身作用を示す．軟膏，クリーム剤として湿疹，皮膚炎，虫さされおよび薬疹などに用いる（☞ 425 頁，皮膚作用薬の項参照）．

ステロイド性抗炎症薬の化学構造を図 3–10 に示す．

2 非ステロイド性抗炎症薬（NSAIDs）

非ステロイド性抗炎症薬の代表はアスピリンである．本薬物は鎮痛，解熱および抗炎症作用を示すが，その作用機序はシクロオキシゲナーゼ（COX）を阻害することによるプロスタグランジン生合成の抑制であることが見出された．現在では COX は 2 種類あることがわかっており，COX-1 はほとんどの細胞内に常に存在して生理的なプロスタグランジン産生を行い，COX-2 はサイトカインやストレスによって誘導され，単球，血管内皮細胞などから新たに発現される．現在用いられている非ステロイド性抗炎症薬のほとんどは COX-1 と COX-2 の両酵素を阻害する．COX-1 は胃内皮の細胞保護作用と関連しており，COX-2 は炎症やがんにおけるプロスタノイド（プロスタグランジン類とトロンボキサン類）の主なソース（出所）である．

非ステロイド性抗炎症薬の代表的な副作用は胃障害，胃潰瘍および十二指腸潰瘍であるが，血液障害，薬物アレルギー（アスピリンぜん息）などにも注意すべきである．

a サリチル酸誘導体（図 3–11）

1）アスピリン aspirin

紀元前 400 年頃，古代ギリシャの医聖ヒポクラテスは，ヤナギの樹皮を発熱や痛みの軽減に用い

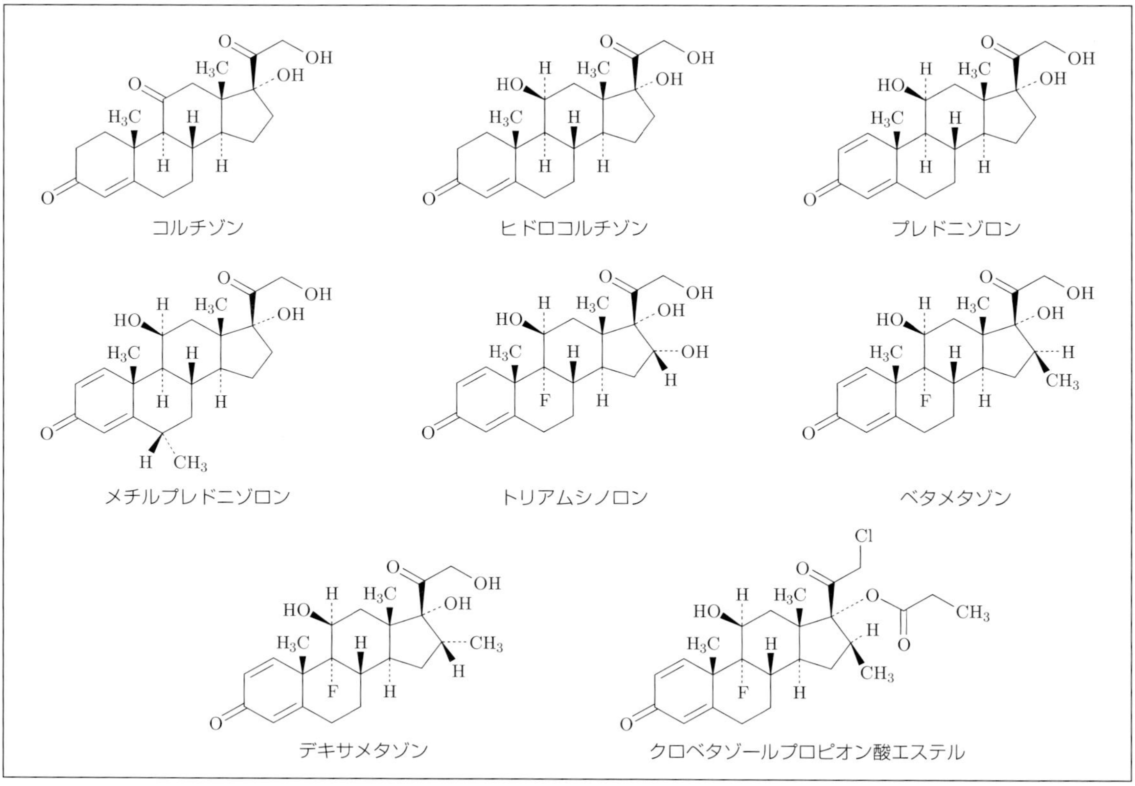

図 3-10　ステロイド性抗炎症薬

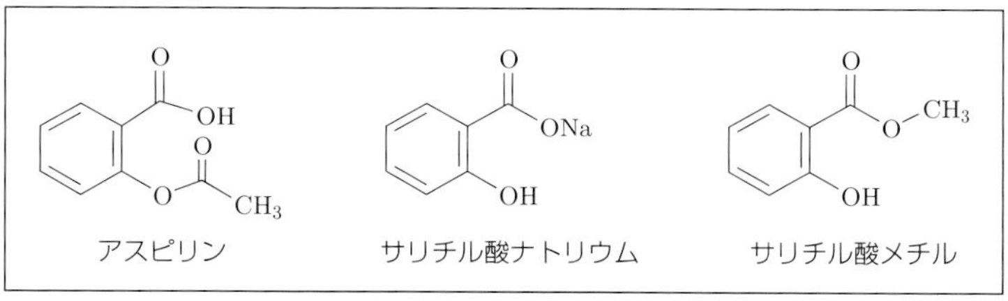

図 3-11　サリチル酸誘導体

た．中国の文献でも唐の時代に楊柳白皮が歯痛に用いたとの記載がある．18世紀にはヤナギのエキスが抽出され，19世紀にはそれから配糖体のサリシン，ついでサリチル酸が得られた．サリチル酸は局所刺激作用が強いので，胃腸障害，悪心，耳鳴りなどの副作用が強かった．バイエル社（ドイツ）のホフマン（Hofmann）は，父親が関節リウマチの治療に用いたサリチル酸による副作用で苦しんでいたのを目のあたりにし，アスピリンを合成・開発した．

■**薬理作用**　PGE_2 の合成阻害ならびに白血球性発熱物質の放出阻止により解熱作用を発揮する．また，視床下部の体温調節中枢に作用し，血管拡張を介して熱放散を増加させる．鎮痛作用は COX の阻害により PGE_2 合成を抑制し，感覚受容器の痛覚過敏状態を除去することにより発揮する．アスピリンは，リウマチ熱や関節リウマチに有効であるが，これは PG の合成阻害と炎症部位での ATP 産生抑制作用によると考えられている．1日5g以上のアスピリンを服用すると尿細管での尿酸再吸収を抑制し，尿酸排泄作用を示す．また，アスピリンは**血小板凝集抑制作用**も示すが，これは COX

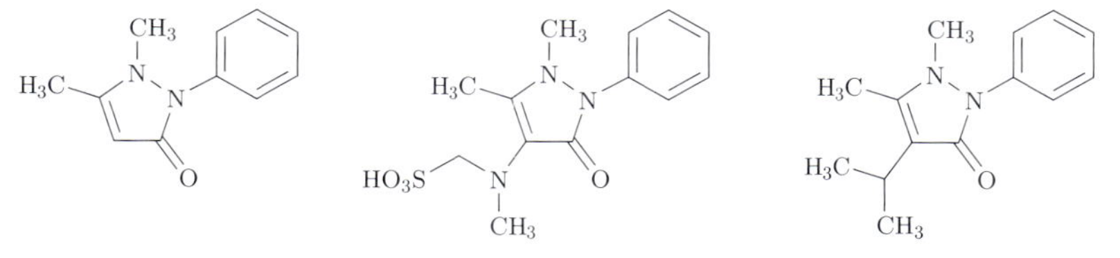

図 3-12　ピラゾロン誘導体

をアセチル化して酵素活性を非可逆的に阻害し，TXA_2 の合成を抑制するためである．

■**適応**　急性上気道炎の解熱・鎮痛，関節リウマチ，リウマチ熱，変形性関節症，関節周囲炎，術後疼痛，歯痛，関節痛，腰痛，筋肉痛，打撲痛，頭痛，月経痛などに用いられる．

■**副作用**　サリチル酸中毒といわれる頭痛，めまい，耳鳴り，難聴，昏睡および呼吸困難をきたす．また，小児のインフルエンザや水痘などのウイルス性疾患に用いた場合には，激しい嘔吐，意識障害，痙れんなどをきたして死亡することがあるので[ライ(Reye)症候群]，注意が必要である．

2) サリチル酸ナトリウム sodium salicylate

アスピリンと同様，鎮痛，解熱，抗リウマチ作用を示すが，効力はアスピリンより弱い．副作用・適応はアスピリンに同じ．

3) サリチル酸メチル methyl salicylate

もっぱら外用薬として鎮痛・消炎を目的に，関節痛，筋肉痛，打撲，捻挫に用いられる．

b ピラゾロン誘導体（図3-12）

1) アンチピリン antipyrine

■**薬理作用**　解熱作用および鎮痛作用はアスピリンと同様の作用機序であると考えられている．すなわち，視床下部に存在する体温調節中枢に作用して熱放散を増大させることにより解熱作用を示す．鎮痛作用は視床に作用し，痛覚の閾値を上昇させる．アンチピリンの解熱・鎮痛作用はアスピリンより強力で，緩和な抗炎症作用がある．尿酸排泄作用，胃腸管刺激作用はほとんどない．

■**適応**　頭痛，片頭痛，関節痛，感冒(急性上気道炎)の解熱に用いる．

■**副作用**　重篤な副作用は，白血球減少症および無顆粒球症である．臨床症状としては，口内および咽頭粘膜に潰瘍が発生し，頭痛，悪寒，発熱，黄疸，ピリン疹などがみられる．敗血症を合併して死に至ることがある．

2) スルピリン sulpyrine

作用機序はアンチピリンと同様である．解熱効力はアンチピリンの約3倍強力で，経口投与以外に坐剤で用いることがある．坐剤では投与後3時間半で平熱になる．

副作用はアンチピリンと同様である．

内服ではアンチピリンと同様，注射は緊急に解熱を必要とする際に用いる．坐剤は小児科領域で用いられる．

3) イソプロピルアンチピリン isopropylantipyrine

解熱効力はアンチピリンとほぼ同様である．副作用もアンチピリンと同様である．

他の解熱薬，鎮痛薬，抗ヒスタミン薬と配合して，関節リウマチ，神経痛，頭痛，歯痛に用いる．

c アニリン系薬物（図3-13）

1) アセトアミノフェン acetaminophen

■**薬理作用**　アスピリンと同様の作用機序により解熱・鎮痛作用を示す(☞157頁，アスピリンの項参照)．作用の強さはアスピリンと同等もしくは少し弱い．抗炎症作用は弱い．フェナセチンの主な代謝物である．

■**適応**　頭痛，耳痛，月経痛，歯痛，筋肉痛，咽頭痛，感冒の解熱などに用いる．

■**副作用**　副作用としてメトヘモグロビン血症と溶血性貧血が挙げられる．メトヘモグロビン(酸素

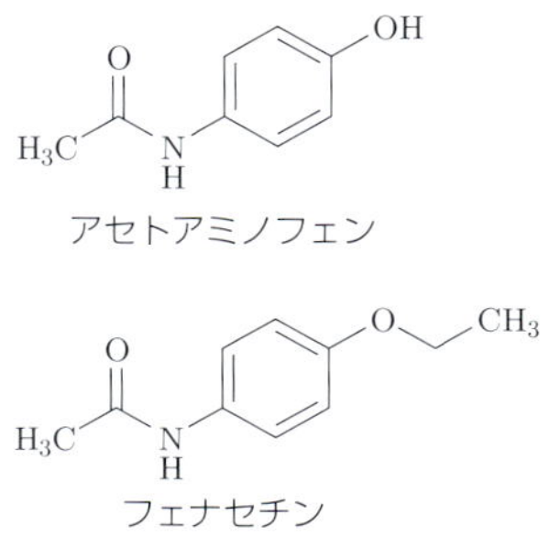

図3–13 アニリン誘導体

運搬能を失ったヘモグロビン）が形成されると，チアノーゼ，呼吸困難，頻脈，冷汗などの低酸素血症様の症状がみられる．その他，ぜん息発作の誘発，肝機能障害などもある．

2）フェナセチン phenacetin

アセトアミノフェンと同様の薬理作用がある．フェナセチンは代謝されアセトアミノフェンとなって効果を示す．

副作用としては，溶血性貧血，血小板減少，大量投与による呼吸停止，心停止がある．

アセトアミノフェンと同じ目的で使用される．

d アントラニル酸誘導体（図3–14）

1）メフェナム酸 mefenamic acid

■薬理作用　アスピリンと同程度の鎮痛，解熱および抗炎症作用を有する．解熱，抗炎症作用に比較すると鎮痛作用が強力である．PGに対する直接的な拮抗作用を有する．

■適応　頭痛，歯痛，上気道炎の解熱・鎮痛，手術後・外傷後の炎症および腫脹寛解，変形性関節炎，腰痛などに用いられる．

■副作用　下痢，消化器性潰瘍の発生や増悪，および消化器出血などがみられる．ショック，溶血性貧血，白血球減少症，血小板減少症，骨髄形成不全，急性腎不全などがみられることもある．

e フェニル酢酸誘導体（図3–14）

1）ジクロフェナクナトリウム
　　diclofenac sodium

■薬理作用　強い鎮痛効果ならびに抗炎症作用を有するが，作用持続は短い．ジクロフェナクはCOXの阻害作用のみならず，リポキシゲナーゼの阻害作用も示す．

■適応　変形性関節炎，筋肉痛，腰痛，外傷後の腫脹・疼痛の鎮痛・抗炎症，上気道炎の解熱・鎮痛などに用いられる．

■副作用　眠気，ショック症状，発疹，血液障害，胃腸障害，腎障害および肝障害がある．

f インドール酢酸誘導体（図3–14）

1）インドメタシン indometacin

■薬理作用　強力なCOX阻害作用を有し，PG生合成を阻害する．解熱・鎮痛はアスピリンの20〜30倍強力である．抗炎症作用，抗リウマチ作用も有する．

■適応　変形性関節炎，腰痛，上気道炎の解熱・鎮痛，術後・外傷後の鎮痛・抗炎症，痛風発作などに用いられる．

■副作用　ショック，アナフィラキシー症状，消化性潰瘍，再生不良性貧血，骨髄抑制，無顆粒球症などがある．

g プロピオン酸誘導体（図3–14）

1）ナプロキセン naproxen

■薬理作用　プロピオン酸誘導体の中で最も強力な作用を有する．COX阻害作用はアスピリンの約20倍で作用持続も長い．また，リソゾーム系の組織分解酵素活性の抑制と肉芽組織成分の構造的安定化作用を有する．

■適応　関節リウマチ，変形性関節リウマチ，腰痛，急性上気道炎，月経困難症，痛風発作などに用いる．

■副作用　ショック，再生不良性貧血，溶血性貧血，胃腸管出血，無顆粒球症，消化性潰瘍，糸球体腎炎などがある．

2）ロキソプロフェンナトリウム
　　loxoprofen sodium

■薬理作用　プロドラッグで，活性代謝物（trans-OH体）になって作用を発現する．強力な鎮痛作用を有するのが特徴で，現在，国内で最も繁用され

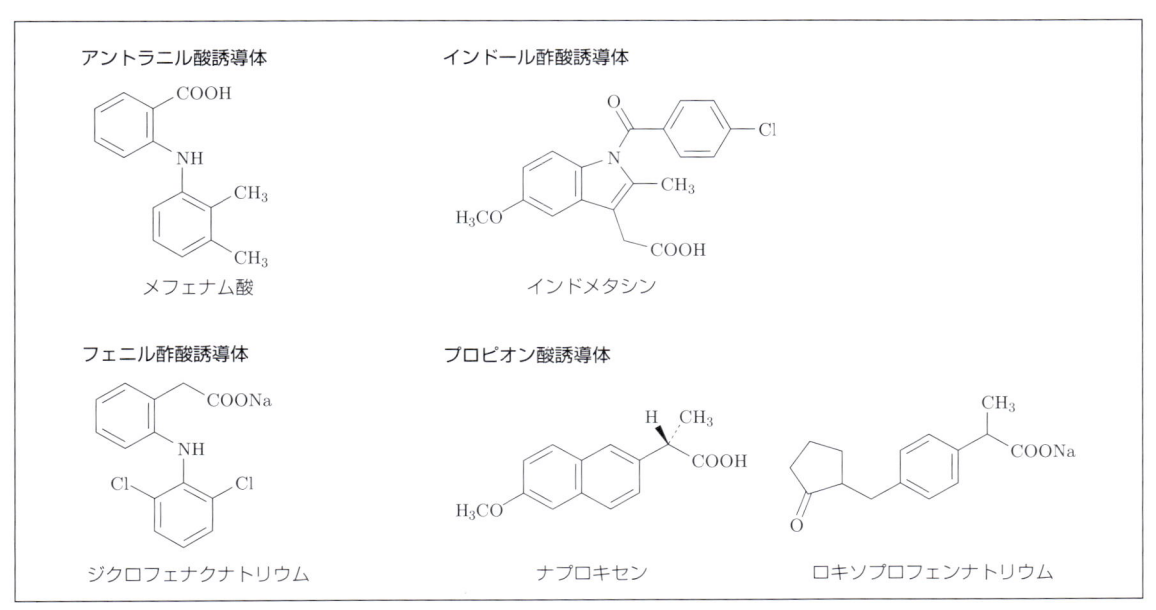

図 3-14　その他の抗炎症薬

ている抗炎症薬である．
■**適応**　関節リウマチ，変形性関節炎，腰痛，肩関節周囲炎，上気道炎，歯痛，手術後・外傷後・抜歯後の抗炎症・鎮痛に用いられる．
■**副作用**　消化器障害が少ないのが特徴であるが，ショック症状，アナフィラキシー様症状，発疹，眠気，血液障害，肝障害，ネフローゼ症候群，肝機能障害などが報告されている．

C 抗アレルギー薬

1 ケミカルメディエーター遊離抑制薬

　マスト細胞（肥満細胞）や好塩基球表面上でのⅠ型アレルギー反応によって遊離されるヒスタミン，セロトニン，ロイコトリエンなどの遊離によりアレルギー症状が起こる．ケミカルメディエーター遊離抑制薬はⅠ型アレルギー反応によって生じる鼻炎，結膜炎，じん麻疹，気管支ぜん息などに有効である．マスト細胞（肥満細胞）や好塩基球からのケミカルメディエーター遊離抑制作用以外に，血球遊走抑制，副交感神経抑制および咳嗽反射抑制作用なども有する．
　ケミカルメディエーター遊離抑制薬の化学構造を図3-15に示す．

1）クロモグリク酸ナトリウム sodium cromoglicate

■**薬理作用**　マスト細胞（肥満細胞）の膜安定化作用により，ヒスタミン，ロイコトリエンなどがマスト細胞（肥満細胞）から遊離するのを抑制する．ケミカルメディエーターに対する拮抗作用はない．ケミカルメディエーターの遊離抑制作用は細胞外から細胞内へのCa^{2+}流入の抑制による．
■**適応**　食物アレルギーに基づくアトピー性皮膚炎，気管支ぜん息，アレルギー性鼻炎に用いられる．
■**副作用**　気管支痙れん，アナフィラキシー様症状，発疹，下痢，腹痛などがある．

2）トラニラスト tranilast

■**薬理作用**　アセチルコリン，ヒスタミン，セロトニンなどに対する拮抗作用はないが，マスト細胞（肥満細胞）からのケミカルメディエーターの遊離を抑制する．また，ケロイド・肥厚性瘢痕由来線維芽細胞のコラーゲン合成抑制作用を有する．
■**適応**　気管支ぜん息，アトピー性皮膚炎のほか，

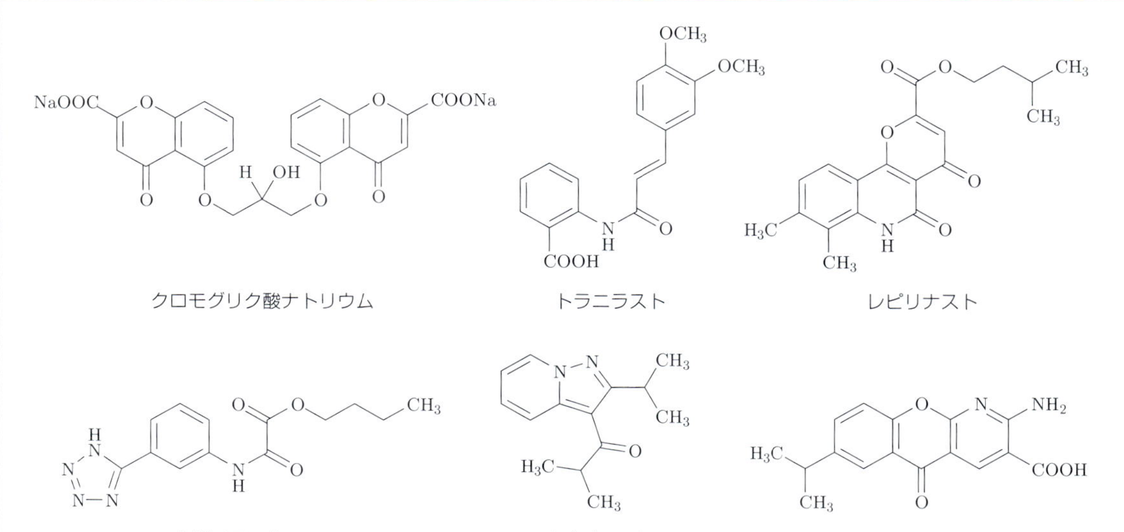

図3-15 ケミカルメディエーター遊離抑制薬

アレルギー性鼻炎，ケロイド・肥厚性瘢痕などにも用いられる．
■副作用　膀胱炎様症状，肝機能障害，黄疸，腎機能障害，白血球減少，血小板減少などがある．

3）レピリナスト repirinast
　経口投与により脱エステル化され，活性代謝物となって効果を発揮する．活性代謝物を経口投与しても，ケミカルメディエーター遊離抑制作用は発現しない．
　副作用として悪心，発疹，腹痛，肝障害，尿蛋白などがあり，気管支ぜん息に用いられる．

4）タザノラスト tazanolast
　ヒスタミン，ロイコトリエンの遊離抑制作用を有し，気管支ぜん息に用いられる．
　副作用として皮疹，発疹，悪心，嘔吐，消化器障害，肝障害などがある．

5）イブジラスト ibudilast
■薬理作用　ロイコトリエンの遊離抑制およびロイコトリエン，PAFによる気道収縮を抑制する．PGI_2増強作用を有し，脳循環改善効果を示す．
■適応　気管支ぜん息のほか，脳梗塞後遺症に伴う慢性脳循環障害によるめまいの改善に用いられる．
■副作用　血小板減少，肝機能障害，黄疸，発疹，めまいなどがある．

6）アンレキサノクス amlexanox
■薬理作用　ヒスタミン遊離抑制作用を示す．抗ヒスタミン作用（H_1受容体拮抗作用）はない．ロイコトリエン生成抑制・拮抗作用を有する．
■適応　気管支ぜん息，アレルギー性鼻炎に用いられる．
■副作用　過敏症，悪心・嘔吐・肝機能障害，頭痛，眠気，好酸球増加などがある．

2 トロンボキサンA_2抑制薬

　トロンボキサンA_2合成阻害薬とトロンボキサンA_2受容体遮断薬に分類される．トロンボキサンA_2抑制薬の化学構造を図3-16に示す．

a トロンボキサンA_2合成酵素阻害薬

　トロンボキサンA_2の合成酵素を阻害することより，トロンボキサンA_2産生を抑制して気道過敏性ならびに気道収縮を抑制する．

1）オザグレル ozagrel
■薬理作用　トロンボキサン合成酵素を選択的に阻害し，気道過敏性・気道収縮を抑制するほか血小

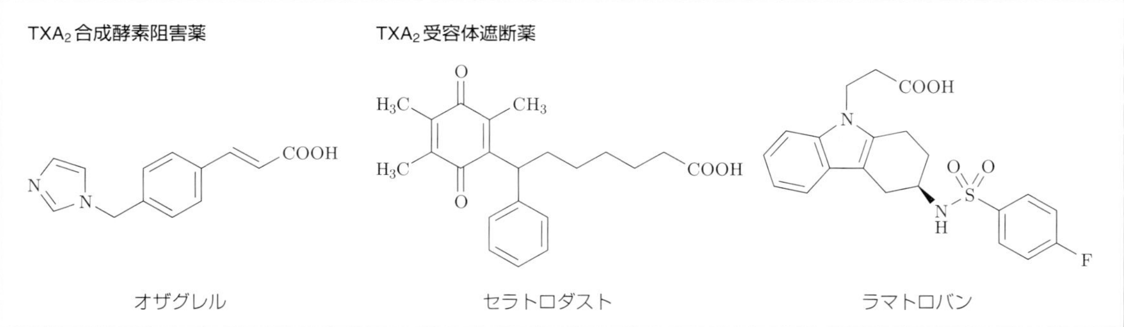

図3-16 トロンボキサン A_2 抑制薬

板凝集も抑制する．また，PGI_2 産生を亢進する．
■**適応** 経口投与（オザグレル塩酸塩）は気管支ぜん息に，注射（オザグレルナトリウム）は脳虚血症状の改善・脳血栓症に用いられる．
■**副作用** 発疹，瘙痒，悪心，胃・腹部不快感，腹痛，食欲不振などがある．

b トロンボキサン A_2 受容体遮断薬

1) セラトロダスト seratrodast
■**薬理作用** トロンボキサン A_2 受容体を持続的に遮断する．即時型，遅発型ぜん息反応ならびに気道過敏性の亢進を抑制する．
■**適応** 気管支ぜん息に用いられる．
■**副作用** 肝機能障害，劇症肝炎，発疹，悪心，食欲不振などがある．

2) ラマトロバン ramatroban
■**薬理作用** TXA_2 受容体遮断作用により TXA_2 による血管透過性亢進作用を抑制する．また，非特異的に平滑筋収縮抑制および炎症性細胞浸潤を抑制する．
■**適応** アレルギー性鼻炎に用いられる．
■**副作用** 発疹，瘙痒，肝障害，肝炎，黄疸，下痢，腰痛などがある．

3 ロイコトリエン受容体遮断薬

■**薬理作用** ロイコトリエン受容体に選択的に結合して，ロイコトリエンに対する拮抗作用を示す．気道収縮反応，気道の血管透過性亢進，気道粘膜の浮腫および気道過敏症の亢進を抑制し，気管支ぜん息の臨床症状および肺機能を改善する．

ロイコトリエン受容体遮断薬の化学構造を図3-17に示す．

1) モンテルカスト montelukast
■**薬理作用** システイニルロイコトリエンタイプ1受容体に選択的に結合し，ロイコトリエンなどの炎症メディエーターの作用を強力に抑制する．また，気道収縮抑制作用も示す．
■**適応** 気管支ぜん息，アレルギー性鼻炎に用いられる．
■**副作用** アナフィラキシー様症状，血管浮腫，肝機能障害，黄疸，皮疹，瘙痒，頭痛，傾眠などがある．

2) ザフィルルカスト zafirlukast
■**薬理作用** 強力かつ選択的なロイコトリエン受容体遮断作用を有する．気道平滑筋収縮抑制作用，抗炎症作用および肺機能低下改善効果を示す．
■**適応** 気管支ぜん息に用いられる．
■**副作用** 劇症肝炎，肝機能障害，黄疸，無顆粒球症，好酸球性肺炎，頭痛などがある．

3) プランルカスト pranlukast
■**薬理作用** 選択的なロイコトリエン受容体遮断作用を有する．気道収縮抑制作用，気道の血管透過性亢進作用を抑制する．
■**適応** 気管支ぜん息，アレルギー性鼻炎に用いられる．
■**副作用** ショック，アナフィラキシー様症状，白血球減少，血小板減少，肝機能障害，横紋筋融解症などがある．

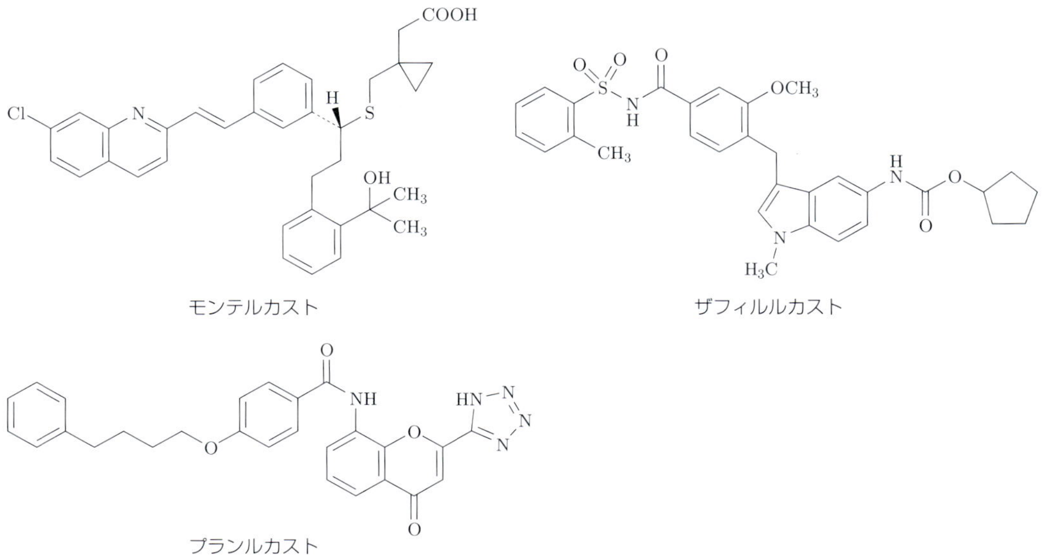

図 3-17　ロイコトリエン受容体遮断薬

4　第1世代ヒスタミン H_1 受容体遮断薬

　強力な抗ヒスタミン作用以外に，抗ムスカリン作用を有する．作用機序はヒスタミン H_1 受容体に対する阻害である．中枢抑制作用，特に眠気や倦怠感を示す．また，抗動揺病作用を示す薬物もある．第1世代ヒスタミン H_1 受容体遮断薬の化学構造を図 3-18 に示す．

a　エタノールアミン誘導体

1) ジフェンヒドラミン diphenhydramine
■**薬理作用**　強力な抗ヒスタミン作用を有する．すなわち，ヒスタミンにより生じるモルモット回腸平滑筋収縮作用に対し特異的な拮抗作用を示す．抗ムスカリン作用および抗動揺病作用も示す．また，強力な止痒作用を示す．すなわち，ヒスタミンもしくはマスト細胞（肥満細胞）からヒスタミン遊離を起こすコンパウンド 48/80 で誘発した痒みを抑制する．
■**適応**　じん麻疹，アレルギー性鼻炎，皮膚疾患に伴う瘙痒，急性鼻炎，春季カタルに伴う瘙痒に用いられる．また，副作用である眠気を利用した睡眠改善薬（ドリエル® 一般用医薬品）にも応用されている．
■**副作用**　めまい，倦怠感，神経過敏，頭痛，眠気，胃腸障害がある．

b　エチレンジアミン誘導体

1) ピリラミン pyrilamine
　最も特異性が高い H_1 拮抗薬である．鎮静作用や抗ムスカリン作用は弱い．日本では販売されていない．
　ジフェンヒドラミンと同じ目的で使用される．副作用として眠気，鎮静，倦怠感がある．

c　アルキルアミン誘導体

1) クロルフェニラミン chlorpheniramine
■**薬理作用**　抗ヒスタミン作用，抗ムスカリン作用ともジフェンヒドラミンより弱い．抗動揺病作用はなく，中枢作用は比較的弱い．
■**適応**　アレルギー性鼻炎，じん麻疹，枯草熱（季節性鼻アレルギー），上気道炎によるくしゃみ・鼻汁などに用いられる．
■**副作用**　ショック，痙れん，錯乱，頭痛，神経過敏症などがある．

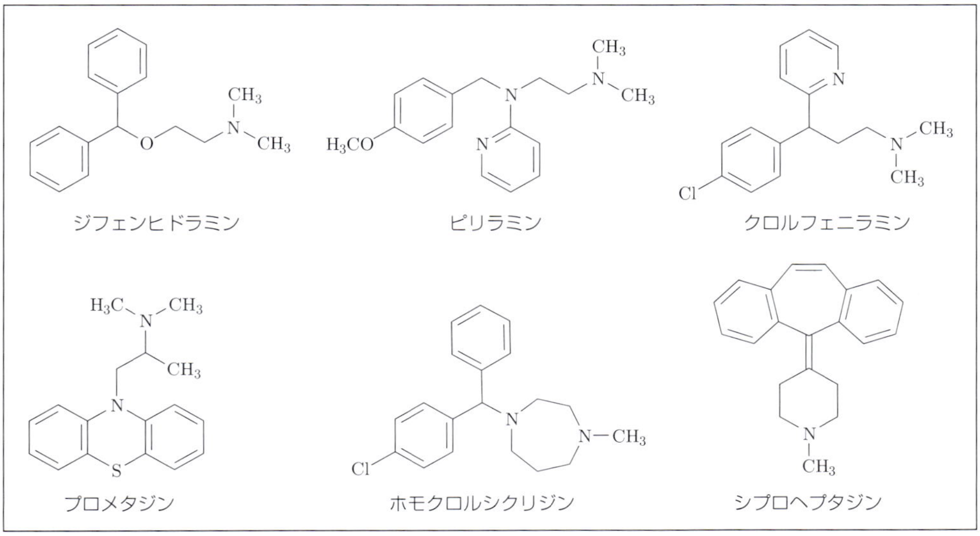

図 3-18　第 1 世代ヒスタミン H_1 受容体遮断薬

d フェノチアジン誘導体

1) プロメタジン promethazine

■**薬理作用**　強力な抗ヒスタミン作用，抗ムスカリン作用および抗動揺病作用を有し，抗制吐作用も強力である．また，強い鎮静作用を示す．抗パーキンソン作用もある．

■**適応**　アレルギー性鼻炎，枯草熱，じん麻疹，上気道炎によるくしゃみ，鼻汁，動揺病などに用いる．

■**副作用**　悪性症候群，光線過敏症，眠気，めまい，悪心・嘔吐，肝障害，顆粒球減少症などがある．抗アレルギー薬（☞ 250 頁），中枢神経（☞ 211 頁）の項も参照のこと．

e ピペラジン誘導体

1) ホモクロルシクリジン homochlorcyclizine

■**薬理作用**　抗ヒスタミン作用以外に，強力な抗セロトニン作用および抗ブラジキニン作用を示す．また，抗ムスカリン作用もある．鎮静，催眠作用は比較的強い．

■**適応**　皮膚疾患に伴う瘙痒，じん麻疹，アレルギー性鼻炎に用いる．

■**副作用**　発疹，頭痛，めまい，眠気，悪心，嘔吐などがある．

f その他

1) シプロヘプタジン cyproheptadine

■**薬理作用**　抗ヒスタミン作用以外に，抗セロトニン作用，抗アセチルコリン作用を示す．中枢抑制作用は比較的強い．

■**適応**　皮膚疾患に伴う瘙痒，じん麻疹，枯草熱，アレルギー性鼻炎に用いられる．

■**副作用**　錯乱，幻覚，痙れん，無顆粒球症，眠気，注意力低下などがある．

5 第 2 世代ヒスタミン H_1 受容体遮断薬（図 3-19）

抗ヒスタミン作用以外に，マスト細胞（肥満細胞）からのヒスタミン遊離抑制作用を示す．抗ムスカリン作用は弱い．中枢抑制作用は弱いか，もしくはほとんど認められない．

1) ケトチフェン ketotifen

■**薬理作用**　抗ヒスタミン作用，抗ロイコトリエン作用以外に，ヒスタミンおよびロイコトリエンなどのケミカルメディエーター遊離抑制作用を示す．また，好酸球活性化を抑制する．気道・鼻粘膜などの過敏性の減弱作用，抗 PAF 作用もある．

■**適応**　気管支ぜん息，アレルギー性鼻炎，湿疹，

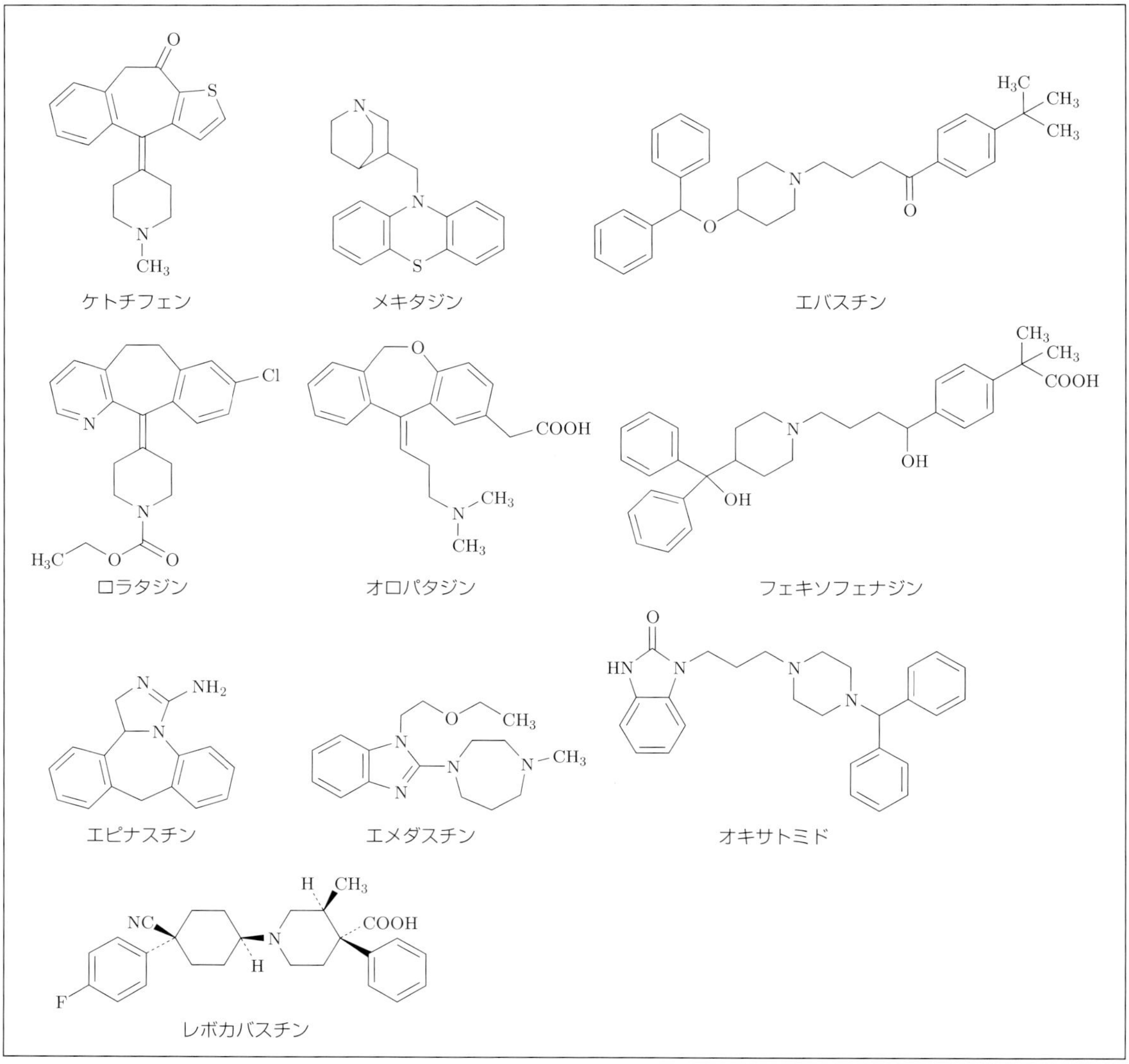

図 3-19 第 2 世代ヒスタミン H_1 受容体遮断薬

皮膚炎，じん麻疹などに用いる．
■**副作用** 痙れん，興奮，肝機能障害，過敏症，眠気，倦怠感などがある．

2）メキタジン mequitazine （フェノチアジン誘導体）

■**薬理作用** 抗ヒスタミン作用以外に，抗コリン作用，抗セロトニン作用，抗ブラジキニン作用を示す．マスト細胞（肥満細胞）からのケミカルメディエーター遊離作用を示す．フェノチアジン誘導体であるが，中枢神経系に移行しないので催眠作用は弱い．

■**適応** 気管支ぜん息，アレルギー性鼻炎，じん麻疹，皮膚疾患に伴う瘙痒に用いられる．
■**副作用** ショック，アナフィラキシー様症状，肝機能障害，黄疸，血小板減少などがある．

3）エバスチン ebastine

■**薬理作用** ヒスタミン遊離抑制作用を示す．体内で活性代謝物カレバスチンとなって作用する．眠気，鎮静作用は少ない．
■**適応** 気管支ぜん息，じん麻疹，皮膚炎，皮膚瘙痒症，アレルギー性鼻炎などに用いられる．
■**副作用** 肝機能障害，黄疸，血小板減少，口渇

などがある．

4）ロラタジン loratadine
■**薬理作用**　抗ヒスタミン作用以外に，LTC_4 遊離抑制作用をもつ．また，好酸球浸潤抑制作用を示す．効果発現は比較的早い．
■**適応**　アレルギー性鼻炎，じん麻疹，湿疹，皮膚炎，皮膚炎に伴う瘙痒に用いられる．
■**副作用**　ショック，てんかん，肝機能障害，黄疸などがある．

5）オロパタジン olopatadine
■**薬理作用**　選択的な抗ヒスタミン作用以外に，ケミカルメディエーターの遊離抑制作用を示す．また，タキキニンの遊離抑制作用も有する．
■**適応**　アレルギー性鼻炎，じん麻疹，皮膚疾患に伴う瘙痒に用いられる．
■**副作用**　肝機能障害，黄疸，倦怠感，口渇，腹痛，腹部不快感などがある．

6）フェキソフェナジン fexofenadine
■**薬理作用**　選択的な H_1 受容体遮断作用以外に，炎症性サイトカイン産生抑制作用を有する．催眠作用は少ない．
■**適応**　アレルギー性鼻炎，じん麻疹，皮膚疾患に伴う瘙痒に用いられる．
■**副作用**　ショック，肝機能障害，黄疸，睡眠障害，頭痛，めまいなどがある．

7）エピナスチン epinastine
■**薬理作用**　選択的な H_1 受容体遮断作用以外に，LTC_4，PAF およびセロトニンに対する拮抗作用を有する．眠気が少ない．
■**適応**　気管支ぜん息，アレルギー性鼻炎，皮膚疾患に伴う瘙痒に用いられる．
■**副作用**　肝機能障害，黄疸，血小板減少，口渇，倦怠感などがある．

8）エメダスチン emedastine
■**薬理作用**　抗ヒスタミン作用以外に，サブスタンス P によって誘発されるヒスタミンの遊離を抑制する．好酸球遊走阻止作用を有する．
■**適応**　アレルギー性鼻炎，じん麻疹，湿疹・皮膚炎，皮膚瘙痒症に用いられる．
■**副作用**　眠気，倦怠感，頭痛，しびれ感，ふらつき，耳鳴り，口渇，悪心がある．

9）オキサトミド oxatomide
■**薬理作用**　細胞内での Ca^{2+} 制御作用（アレルギー反応によって生じる Ca^{2+} 濃度上昇を抑える）を介して，ヒスタミンならびにロイコトリエン遊離抑制作用を示す．また，抗 PAF 作用を有する．
■**適応**　アレルギー性鼻炎，じん麻疹，湿疹・皮膚炎，アトピー性皮膚炎に用いられる．
■**副作用**　肝炎，肝機能障害，黄疸，ショック，アナフィラキシー様症状がある．

10）レボカバスチン levocabastine
強力な H_1 受容体遮断作用を有する．眼科用，耳鼻咽喉科用剤としてアレルギー性結膜炎に用いられる．

副作用として眼瞼炎，眼脂，眼球乾燥感，頭痛，眠気などがある．

D 痛風治療薬（図3-20）

1 発作予防・治療薬

1）コルヒチン colchicine
■**薬理作用・作用機序**　コルヒチンは微小管タンパク質（チュブリン）に作用して，顆粒球や他の運動性細胞の脱重合を起こし，炎症部位への顆粒球の遊走，貪食，リソソーム酵素の放出を抑制する．これにより**痛風性炎症**を抑制するが，鎮痛作用，抗炎症作用および尿酸排泄作用はない．
■**適応**　痛風発作の寛解および予防に用いる．
■**副作用**　悪心，嘔吐，下痢，腹痛などがある．また，連用により再生不良性顆粒球減少，白血球減少などの重篤な血液障害がある．

2 尿酸産生抑制薬

a キサンチンオキシダーゼ阻害薬

1）アロプリノール allopurinol
■**薬理作用・作用機序**　ヒポキサンチン→キサン

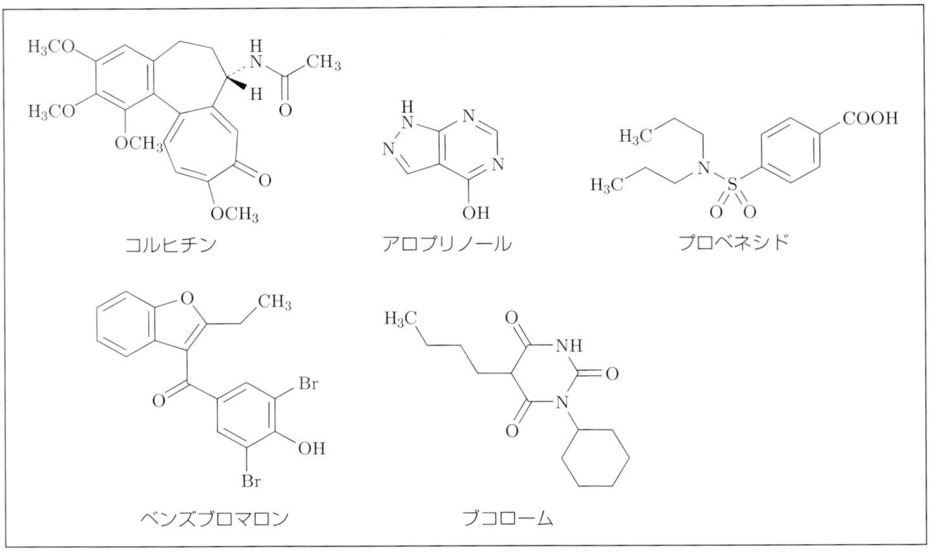

図 3-20 痛風治療・発作予防薬

チン→尿酸への代謝過程を触媒するキサンチンオキシダーゼを阻害して尿酸産生を抑制する．アロプリノールそのものも酸化されてオキシプリノールに変化し，このオキシプリノールもキサンチンオキシダーゼを阻害する．
- ■**適応**　痛風，高尿酸血症の改善に用いる．
- ■**副作用**　皮膚粘膜眼症候群，中毒性皮膚壊死症，剥脱性皮膚炎，過敏性血管炎，再生不良性貧血，無顆粒球症，血小板減少，腎不全，ショック，アナフィラキシー様症状などがある．

3 尿酸排泄促進薬

a 尿酸再吸収抑制薬

1）プロベネシド probenecid
- ■**薬理作用・作用機序**　尿細管における尿酸の再吸収を抑制し，尿酸の尿中排泄を促進する．
- ■**適応**　痛風に用いる．ペニシリンやパラアミノサリチル酸の尿中排泄を抑制するため，これらの血中濃度維持を目的に使用されることもある．
- ■**副作用**　溶血性貧血，再生不良性貧血，アナフィラキシー様症状，肝壊死，ネフローゼ症候群，皮膚炎，食欲不振，頭痛などがある．

2）ベンズブロマロン benzbromarone
- ■**薬理作用**　プロベネシドと同様，尿細管における尿酸の再吸収を抑制し，尿酸の尿中排泄を促進する．他剤との相互作用が少なく，半減期が長いのが特徴である．
- ■**適応**　痛風，高尿酸血症の改善に用いられる．
- ■**副作用**　重篤な肝障害，腎結石や高度の腎障害，瘙痒感，発疹，胃腸障害，下痢などがある．

b 尿酸排泄薬

1）ブコローム bucolome
- ■**薬理作用・作用機序**　尿酸排泄作用以外に，抗炎症作用を有する．
- ■**適応**　高尿酸血症の改善のほか，手術後・外傷後の炎症・腫脹の寛解，膀胱炎，関節リウマチ，変形性関節症などに用いられる．
- ■**副作用**　血液障害，過敏症，胃腸障害，胸部灼熱感，口渇，頭痛，眠気がある．

（亀井千晃）

4 免疫

A 免疫応答のしくみ

　免疫とは，一度病気にかかると二度と同じ病気にかからないようになる現象である．病原体の侵入を防ぐために，生体は非特異的防御機構と特異的防御機構を備えている．非特異的なものには，皮膚や粘膜などの機械的防御壁，リゾチーム，プロパジン，オプソニンなどの液性因子，マクロファージ，好中球などの細胞性因子がある．一方，特異的防御機構としては免疫（immunity）がある．免疫には**自然免疫**（innate immunity）と**獲得免疫**（acquired immunity）がある（図4-1）．

　生体は抗体産生がなくても病原体に対する防御機構をもっており，自然免疫とよばれる．**自然免疫**において，**マクロファージ，好中球，好塩基球，好酸球**が病原体に対して**貪食細胞**として働き，感染を防いでいる．感染が成立すると，補体の活性化や急性反応期タンパク質の産生の亢進が引き起こされる．補体は細菌の融解を引き起こし，一方で急性反応期タンパク質であるCRP（C反応性タンパク）は細菌と補体の結合を助け，オプソニン作用による細菌の貪食作用を促進させる．また，感染による炎症が引き起こされ，炎症部位に動員されたマクロファージや好中球は，細胞表面のToll様受容体（Toll-like receptor: TLR）を介して細胞成分病原体に共通の分子構造〔パターン認識受容体（pattern recognition receptor: PRR）〕を認識し，サイトカイン産生を亢進させる．

　それに対して，抗原刺激による免疫応答が起こり，**抗体産生や感作リンパ球の誘導が起こる場合を獲得免疫**とよぶ．自然免疫と獲得免疫はそれぞれ独立したものではなく，協調し合って生体の防御機構を形成している．獲得免疫で抗体産生が関与するものを**体液性免疫**，感作リンパ球が関与するものを**細胞性免疫**とよぶ．この2つの免疫も生体内で独立してではなく，同時に起こることが多い．抗体や感作リンパ球を誘導するのは抗原であり，抗原が抗体や感作リンパ球と結合することにより免疫反応が引き起こされる．獲得免疫において最も重要なことは，抗原と抗体および感作リンパ球の間に特異的結合が起こることである．

1 免疫担当細胞

　免疫担当細胞は抗体産生や感作リンパ球の誘導など，直接免疫に関与する細胞であり，**リンパ球，マクロファージ**が含まれ，骨髄で産生される．そして，脾臓，胸腺，リンパ節およびリンパ組織などが免疫機能を担当する重要な器官である．

　リンパ球は骨髄で産生され，胸腺に行くものとブルサ（嚢）相同器官に行くものに分かれる．**胸腺に行くものはTリンパ球**になり，**ブルサ（嚢）相同器官に行くものはBリンパ球**になる．ヒトのブルサ（嚢）相同器官は扁桃，虫垂，パイエル（Peyer）板などであると考えられている．

　Tリンパ球は**ヘルパーTリンパ球（Th），細胞傷害性Tリンパ球（キラーTリンパ球：Tc），サプレッサーTリンパ球（Ts）**などのサブセットに分かれる．また，Tリンパ球でもBリンパ球でもない**ナチュラルキラー細胞（NK細胞）**がある．ヒトのリンパ球を形態学的に区別するのは難しい．そこで，白血球分化抗原（cluster of differentiation: CD）およびその他の細胞表面抗原により同定する．

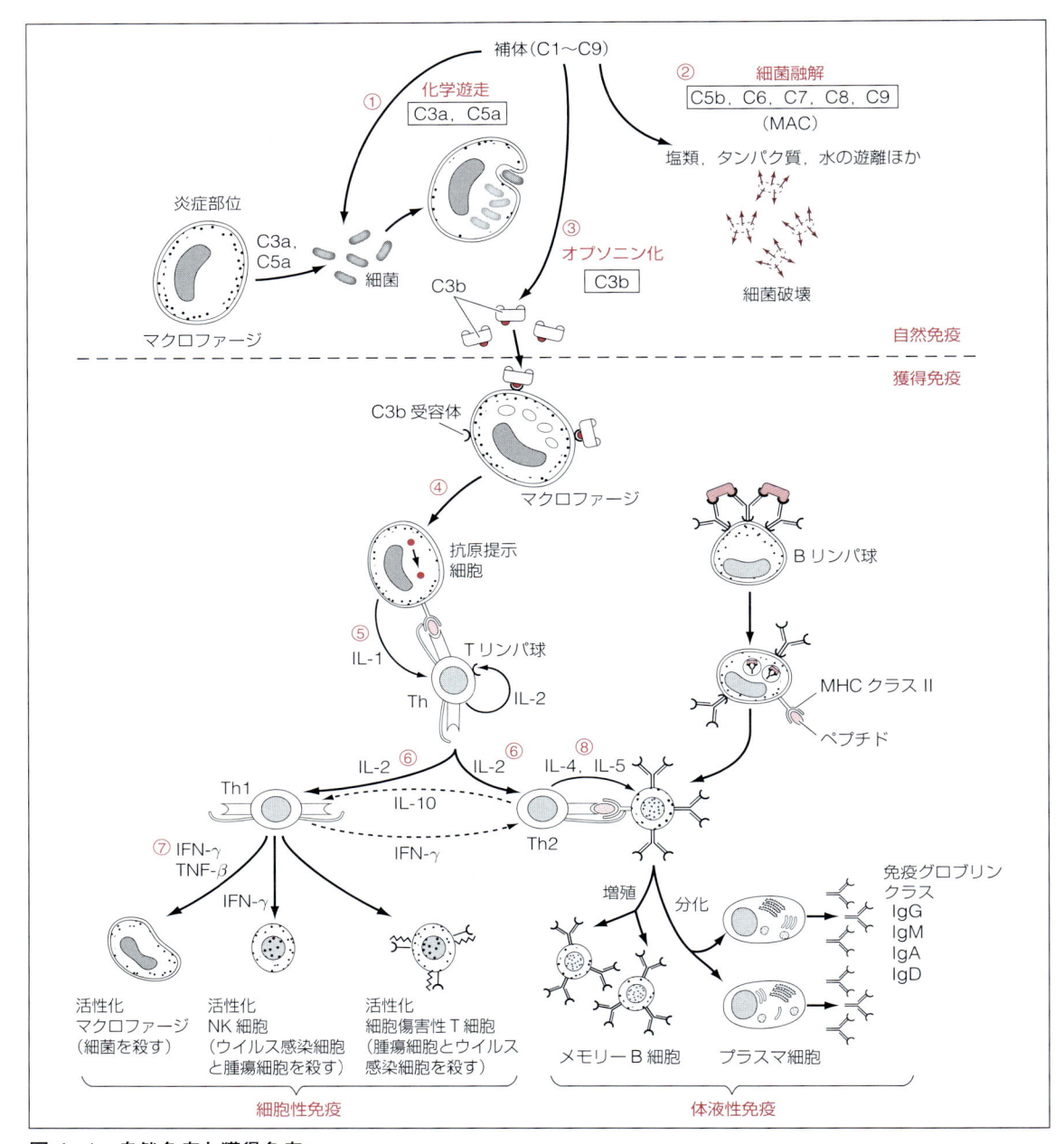

図 4-1　自然免疫と獲得免疫

自然免疫において，9 種類のタンパク質（C1〜C9）からなる補体が活性化される．①C3a, C5a はマクロファージを炎症部位へ遊走させ，細菌を貪食させる．②C5b, C6, C7, C8 および C9 は会合して膜攻撃複合体（MAC）を形成し，細胞融解を起こす．③C3b はオプソニンとして貪食細胞による細菌の貪食と消化を促進する．

獲得免疫は体液性免疫と細胞性免疫に分かれる．体液性免疫の経路では，④まず，マクロファージなどの APC により抗原の貪食と消化が行われる．⑤ついで，処理を受けた抗原ペプチドが HMC クラス II 抗原と複合体を形成し，ヘルパー T リンパ球に提示される．ヘルパー T リンパ球は T 細胞受容体（TCR）を介して抗原情報を受け取り，活性化される．そして，⑥IL-2 の分泌により，Th1 リンパ球，Th2 リンパ球の増殖，活性化を通じて細胞性免疫を引き起こす．⑦Th1 リンパ球は IFN-γ，TNF-β を産生し，マクロファージ，NK 細胞などを活性化する．⑧Th2 リンパ球は IL-4, IL-5 を産生し，メモリー B リンパ球の増殖などを促進し，体液性免疫を引き起こす．

〔Katzung BG（著），柳澤輝行，飯野正光，丸山 敬ほか（監訳）：カッツング・薬理学．原書 9 版，丸善，2005 より引用改変〕

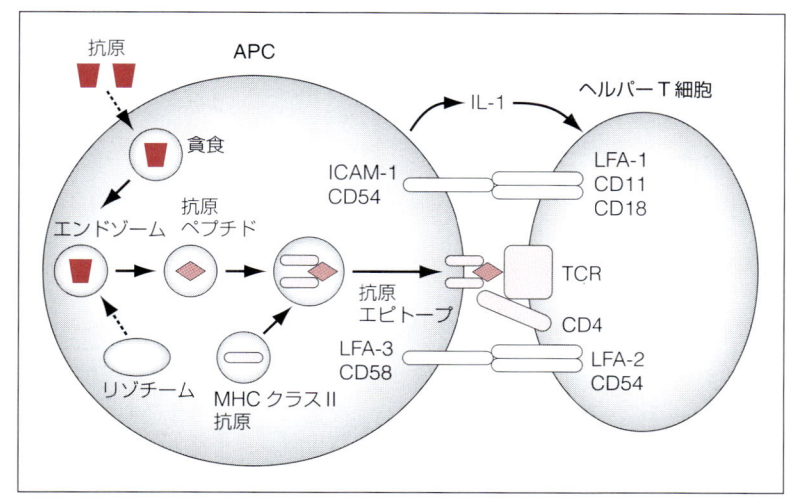

図4-2 マクロファージによる抗原提示とTリンパ球による抗原認識
マクロファージなどの抗原提示細胞（APC）による抗原の貪食により，エンドゾームに取り込まれた抗原はリゾチームから遊離されるタンパク質分解酵素により分解される．分解産物のペプチド抗原はMHCクラスⅡ抗原と複合体を形成し，細胞膜上に抗原エピトープが提示される．抗原エピトープはヘルパーTリンパ球のT細胞受容体とCD4により認識される．同時に種々の接着分子とIL-1の助けを得て抗原認識が確実に行われる．

Thリンパ球にはCD4が，TcとTsリンパ球にはCD8が発現する．その他，種々の抗原によってリンパ球サブセットの識別がなされる．

マクロファージは**単球・マクロファージ**と総称され，血液中では単球として存在し，組織においてマクロファージとして存在する．特に結合組織に存在するマクロファージを**組織球**とよび，肝臓に存在するものを**クッパー（Kupffer）細胞**，肺のものを**肺胞マクロファージ**，骨のものを**破骨細胞**とよぶ．これらの細胞は異物の取り込み（ピノサイトーシス，ファゴサイトーシス）を行い，異物を抗原として処理し，免疫応答を開始させる．好中球，好酸球，好塩基球は直接的に関与しないが，免疫調節に関与する．

2 抗体産生機構（体液性免疫）

マクロファージ系細胞は抗原を取り込んで消化し，ヘルパーTリンパ球に抗原情報を提示する（図4-2）．この機能を果たすマクロファージ系細胞を**抗原提示細胞**（antigen-presenting cell: APC）とよぶ．ヘルパーTリンパ球に提示する抗原情報は，消化されたペプチド抗原と（抗原断片と結合する）MHC（**主要組織抗原複合体**）クラスⅡ抗原の複合体である．

ペプチド抗原・MHCクラスⅡ抗原複合体はヘルパーTリンパ球の**T細胞抗原受容体**（TCR）により認識される．同時に種々の接着タンパク質が架橋され，情報伝達を強化する．その際に，CD3，CD4，CD45を介するチロシンキナーゼやホスホリパーゼC-γの活性化が引き起こされ，ヘルパーTリンパ球細胞内への情報伝達が行われる．

ヘルパーTリンパ球からBリンパ球への情報伝達も，APCからヘルパーTリンパ球への情報伝達と類似のMHCクラスⅡ抗原複合体の関与する機構で行われる（図4-3）．Bリンパ球はヘルパーTリンパ球との接着刺激とヘルパーTリンパ球の産生するサイトカインの刺激により，増殖・分化・クラススイッチが誘導される．サプレッサーTリンパ球は，ヘルパーTリンパ球の機能抑制を介して免疫応答を抑制する．

ブドウ球菌，連鎖球菌などの外毒素は，ペプチド

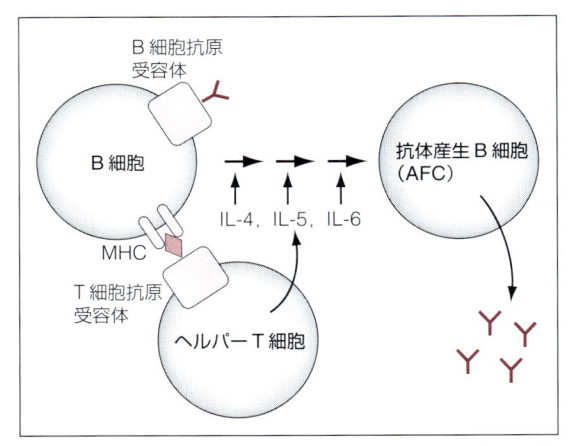

図 4-3 ヘルパー T リンパ球から B リンパ球への抗原情報伝達と B リンパ球の増殖・分化

まず抗原が B リンパ球の B 細胞抗原受容体と結合する．その結果，B 細胞はペプチド抗原と MHC クラス II 抗原複合体を B リンパ球細胞膜表面に提示する．複合体はヘルパー T リンパ球細胞膜上の T 細胞抗原受容体と結合し，ヘルパー T リンパ球が活性化される．そして，ヘルパー T リンパ球はサイトカインを産生し，B リンパ球の刺激により抗体産生 B 細胞(AFC)に増殖・分化する．

抗原・MHC クラス II 抗原複合体を形成することなく MHC クラス II 抗原と直接結合し，APC とヘルパー T リンパ球を結合させることができる．このような抗原をスーパー抗原とよび，免疫学的特異性を越えて T リンパ球刺激が行われる．

3 細胞性免疫

細胞性免疫は，①遅延性過敏症，②感染防御，③腫瘍免疫，④免疫拒絶，⑤自己免疫疾患などに関与する．標的細胞の抗原が **MHC クラス I 抗原**と複合体を形成し，細胞傷害性 T リンパ球の T 細胞抗原受容体により認識され，リンパ球の活性化が引き起こされる．それと同時に，標的細胞抗原・MHC クラス II 抗原複合体によるヘルパー T リンパ球の活性化も引き起こされる．活性化された 2 種のリンパ球を感作リンパ球とよぶ．

4 サイトカインネットワーク

免疫系は 100 種類を超えるサイトカインにより

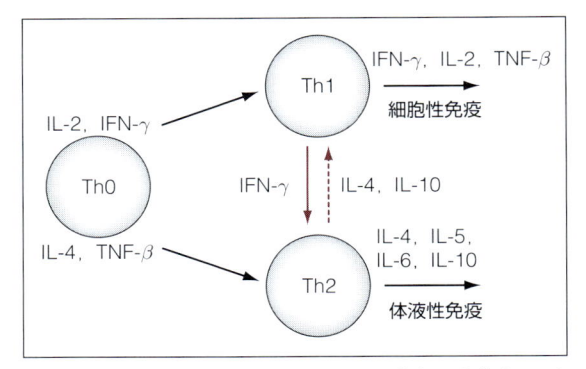

図 4-4 Th1 リンパ球，Th2 リンパ球の分化とサイトカインネットワーク

IL-2，IFN-γ は Th0 リンパ球を Th1 リンパ球に分化させ，IL-4，TNF-β は Th0 リンパ球を Th2 リンパ球に分化させる．Th1 リンパ球は IL-2，IFN-γ，TNF-β を産生し，Th2 リンパ球の活性化を抑制して細胞性免疫を活性化する．一方，Th2 リンパ球は IL-4，IL-5，IL-6，IL-10 を産生し，Th1 リンパ球の活性化を抑制して体液性免疫を活性化する．

調節を受ける．それぞれのサイトカインどうしは相互的に作用し，サイトカインネットワークを形成する．特に，ヘルパー T リンパ球は Th1 リンパ球(I 型ヘルパー T リンパ球)と Th2 リンパ球(II 型ヘルパー T リンパ球)に分化し，それぞれ細胞性免疫と体液性免疫に関与する(図 4-4)．Th1 リンパ球分化には IL-2 および IFN-γ が作用し，Th2 リンパ球の分化には IL-4 および TNF-β (tumornecrosis factor β) が作用する．Th1 リンパ球は IFN-γ，TNF-β，IL-2 などの Th1 サイトカインを産生し，Th2 リンパ球は IL-4，IL-5，IL-10 などの Th2 サイトカインを産生する(☞ 178 頁，サイトカインの項参照)．

B 免疫抑制薬

1 コルチコステロイド

分子レベルでは，コルチコステロイド(コルチコイド)は細胞質のコルチコステロイド受容体とコルチコステロイド・細胞質受容体複合体を形成し，核内に移行する．複合体は遺伝子プロモーター上

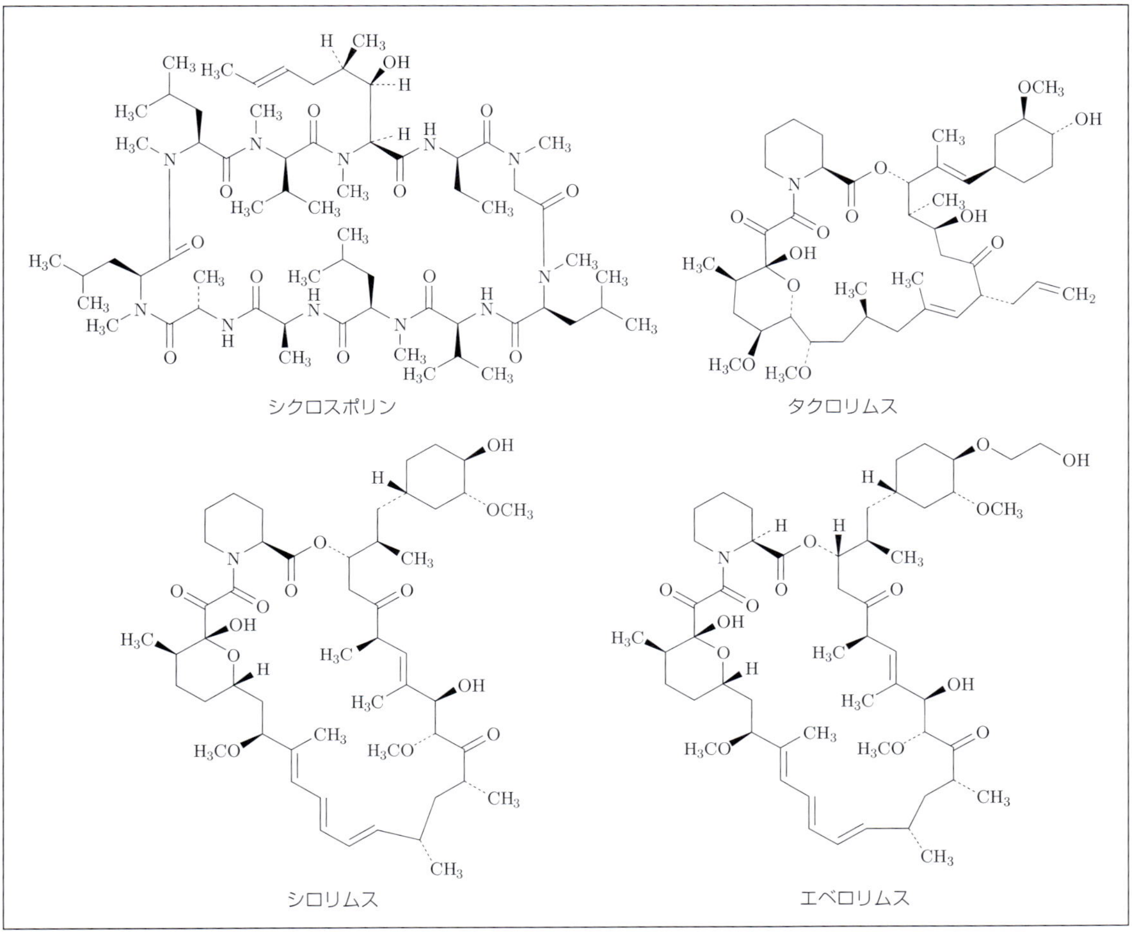

図 4-5 T リンパ球特異的免疫抑制薬

の糖質コルチコイド応答配列(glucocorticoid response element: GRE)，あるいは鉱質コルチコイド応答配列と結合し，遺伝子発現を促進させる(総論 ☞ 22 頁，各論 ☞ 156 頁)．遺伝子発現を抑制するコルチコステロイド応答配列もあり，ヒスタミン，ロイコトリエン，血小板活性化因子(PAF)，ブラジキニンなどの炎症メディエーターに関連する遺伝子，サイトカインなどの免疫応答遺伝子の発現を抑制する．

細胞レベルでは，T リンパ球の増殖を抑制(細胞性免疫を抑制)する．細胞性免疫より弱いが，体液性免疫に対しても抑制作用をもつ．

■**適応** 慢性副腎不全〔アジソン(Addison)病〕，急性副腎不全(ショック，外傷，感染)，免疫異常関連疾患(気管支ぜん息，臓器移植拒絶反応，自己免疫疾患)，悪性新生物(急性および慢性リンパ性白血病，悪性リンパ腫)などである．

■**副作用** 副腎萎縮，筋肉萎縮，骨粗鬆症，精神症状などがある．

2 T リンパ球特異的免疫抑制薬

シクロスポリン ciclosporin，タクロリムス tacrolimus(FK506)，シロリムス sirolimus(別名：ラパマイシン)，エベロリムス everolimus があり，T リンパ球の増殖を特異的に抑制する(図 4-5)．

カルシニューリン calcineurin はホスファターゼ活性をもち，T リンパ球の活性化により核内因子〔T 細胞活性化因子(nuclear factor of activated T cell: NFAT)〕を脱リン酸化し，脱リン酸化され

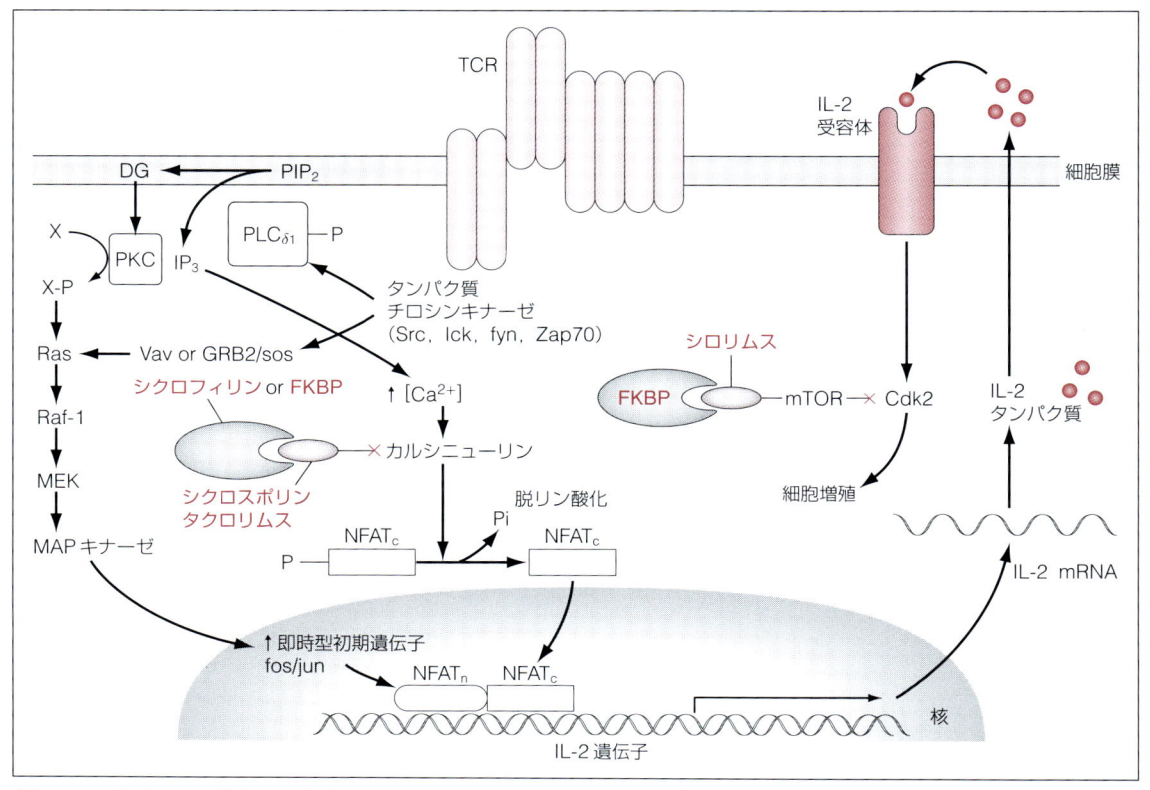

図4-6 シクロスポリン，タクロリムス，シロリムスのTリンパ球に対する作用機構

シクロスポリン，タクロリムスはそれぞれシクロフィリン，FK結合タンパク質(FKBP)に結合し，カルシニューリンのホスファターゼ活性を阻害する．その結果，転写因子NFATの核内移行が阻害され，IL-2遺伝子プロモーターの転写活性の増加が抑制される．シロリムスはFKBP-12との複合体がmTORに結合し，IL-2受容体のシグナルの下流においてサイクリン依存性キナーゼ2(cyclin-dependent kinase 2: Cdk2)を阻害し，Tリンパ球の増殖を抑制する．

PIP_2：ホスファチジルイノシトール-4,5-二リン酸，PLC：ホスホリパーゼC，DG：ジアシルグリセロール，IP_3：イノシトール-1,4,5-三リン酸，PKC：プロテインキナーゼC，FKBP：FK結合タンパク質，NFAT：T細胞活性化因子($NFAT_c$：細胞質NFAT，$NFAT_n$：核内NFAT)，mTOR：哺乳類ラパマイシン標的タンパク質

〔Brunton LL, Lazo JS, Parker KL, et al (eds): Goodman & Gilman's The Pharmacological Basis of Therapeutics. 11th ed., McGraw-Hill, 2005 より改変〕

たNFATが細胞質から核内に移行してIL-2などのサイトカイン遺伝子プロモーターに結合し，遺伝子発現を促進させる．シクロスポリンはシクロフィリンと結合し，タクロリムスは**FK結合タンパク質**(FK506 binding protein: FKBP)と結合し，それぞれの複合体が**カルシニューリンを阻害する**ので，シクロスポリン，タクロリムスはこれらの遺伝子発現機構を抑制する．シクロフィリン，FK結合タンパク質を合わせてイムノフィリンとよぶ．

シロリムス，エベロリムスはFKBP-12と複合体を形成し，ラパマイシン標的タンパク質(mammalian target of rapamycin: mTOR)を阻害する(図4-6)．その結果，Tリンパ球のサイトカイン応答，Bリンパ球の増殖および抗体産生などを抑制する．

■**適応** シクロスポリンは実質臓器移植と骨髄移植における**移植片対宿主病**(graft versus host disease: GVHD)に用いられる．タクロリムスは肝移植，腎移植に用いられる．また，シロリムスは腎移植と心臓移植に用いられる(国内未承認)．シクロスポリンは肝臓における代謝速度が遅く，併用する種々の薬物の影響を受けるため，バイオア

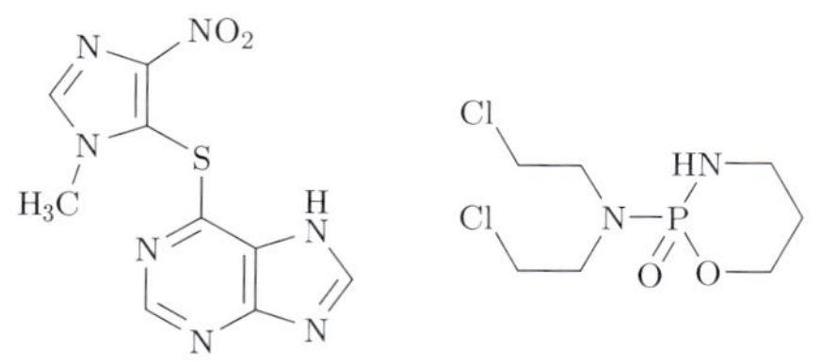

図 4-7 プリン代謝拮抗薬，アルキル化薬

ベイラビリティーの変動が著しい．そこで，薬物治療モニタリング(TDM)は不可欠である．
■**副作用** シクロスポリン，タクロリムスの頻度の高い副作用は**腎障害**，高血圧，神経障害である．シロリムスの副作用は高脂血症，白血球減少症，血小板減少症がある．

3 細胞毒薬

細胞周期の特定の時期に作用するもの(プリン代謝拮抗薬)と，非特異的なもの(アルキル化薬)がある(図 4-7)．いずれの場合も，細胞の増殖に依存して増殖抑制作用を示す．細胞の種類に対して非選択的である．免疫応答成立過程におけるリンパ球の急激な増殖，分化の時期に作用する．

1) プリン代謝拮抗薬
■**アザチオプリン azathioprine** 肝臓で分解され，活性体である 6-メルカプトプリン 6-mercaptopurine(6-MP)を生成する．6-MP より副作用は少ない．プリン代謝拮抗薬としてヌクレオチド合成を阻害する．自己免疫疾患，臓器移植における拒絶反応の抑制に用いられ，ステロイドと併用することが多い．

2) アルキル化薬
■**シクロホスファミド cyclophosphamide** 肝臓で分解され，中間体の 4-ヒドロキシシクロホスファミド 4-hydroxycyclophosphamide およびアルドホスファミド aldophosphamide が活性体である．アルキル化薬であり，B 細胞に作用して抗体産生を抑制する．関節リウマチ，小児ネフローゼ，特発性血小板減少性紫斑病などの治療に用いられる．

4 免疫抑制薬としての抗体

抗体産生技術により，まず抗体産生細胞と不死化細胞とのハイブリドーマを作成し，大規模培養することで，純度と特異性の高い抗体を大量に作成することが可能となった．最近は，分子生物学的手法を用いてモノクローナル抗体の産生が行われている．

a 抗リンパ球抗体

ヒトの胸腺細胞をウマに免疫して作成される**抗ヒト胸腺細胞ウマ免疫グロブリン**(antihuman thymocyte immunoglobulin, equine: ATG)は T リンパ球の破壊，不活化を引き起こし，遅延型過敏反応および細胞性免疫を抑制する．骨髄移植の際の移植片対宿主反応予防のための前投与や，骨髄移植，心臓移植，腎臓移植の維持療法に用いられる．

b Rho(D)免疫グロブリン

赤血球の Rho(D)抗原に対する抗体を含む IgG 濃縮溶液である．Rh 陰性の母親が Rh 陽性の子供を出産後，24〜72 時間以内に Rho(D)免疫グロブリンを投与することにより，外来性 Rho(D)抗原に対する B 細胞をもたなくなり，**新生児の Rh 溶血性疾患を防ぐ**ことができる．

c 免疫グロブリン静注剤

多くの健常者の血清から分離・精製されたポリクローナル免疫グロブリンの静脈注射用製剤であり，患者の免疫系を正常化させる．

d 過免疫グロブリン

ウイルスや毒素に対する高力価抗体を含む免疫グロブリン静注製剤であり，呼吸器合胞体ウイルス(RSV)，サイトメガロウイルス，帯状疱疹ウイルス，単純ヘルペスウイルス，B 型肝炎ウイルスや，狂犬病，破傷風，ガラガラヘビ，珊瑚ヘビに対する抗血清がある．

e モノクローナル抗体

1）トラスツズマブ trastuzumab

ヒト上皮増殖因子受容体 2 型（human epidermal growth factor receptor type 2: HER2）細胞外ドメインに対するモノクローナル抗体であり，転移性乳がん治療に用いられる．

2）リツキシマブ rituximab（RTX）

CD20 に対するモノクローナル抗体であり，CD20 陽性 B 細胞非ホジキン（Hodgkin）リンパ腫の治療に用いられる．

3）ダクリズマブ daclizumab

CD25 に対するモノクローナル抗体であり，IL-2 拮抗作用をもつ．腎臓移植の急性拒絶反応に対して用いられる（国内未承認）．

4）バシリキシマブ basiliximab

IL-2 受容体 α 鎖に対するモノクローナル抗体である．ダクリズマブと同様に IL-2 拮抗作用をもち，腎臓移植の急性拒絶反応に対して用いられる．

5）アブシキシマブ abciximab

インテグリン受容体に対するモノクローナル抗体であり，フィブリノゲン，フォン ウィルブランド（von Willebrand）因子のほか，いくつかの接着分子の作用を阻害し，血液凝集阻害作用をもつ（国内未承認）．

6）パリビズマブ palivizumab

RSV に対するモノクローナル抗体であり，新生児の RSV 感染予防に用いられる．

7）インフリキシマブ infliximab

TNF-α に対するモノクローナル抗体であり，TNF-α に結合し，IL-1，IL-6 などの炎症性サイトカインの作用を抑制する．大腸クローン（Crohn）病，関節リウマチの治療に用いられる．

5 免疫調節薬

a インターロイキン interleukin（IL）

セルモロイキン celmoleukin，テセロイキン teceleukin は組換え IL-2 であり，腎細胞がんの治療に用いられる．

b インターフェロン interferon（IFN）

IFN-α-2a は細胞増殖抑制作用をもち，慢性骨髄性白血病，悪性黒色腫，カポジ肉腫，B 型および C 型肝炎の治療に用いられる．IFN-β-1b は多発性硬化症の再燃予防に用いられ，IFN-γ-1b は TNF 産生亢進作用が強く，慢性肉芽腫症の治療に用いられる．

c サイモシン thymosin

サイモシンは胸腺ホルモンであり，T リンパ球への分化を促進させる．サイモシン α_1，サイモペンシンなど，サイモシン由来のペプチドも同様の作用がある．胸腺形成不全〔ディジョージ（DiGeorge）症候群〕の治療に用いられる（国内未承認）．

d レバミゾール levamisole

最初，寄生虫感染症治療薬として開発されたが，遅延型過敏反応や T リンパ球の関与する免疫反応を増強することが明らかとなった．フルオロウラシルの増強作用をもち，大腸がん，直腸がんの治療に用いられる（国内未承認）．

e BCG（bacillus Calmette-Guérin）およびその他のアジュバント
（☞ 177 頁，BRM の項参照）

BCG はウシ結核菌の生菌であり，結核の予防免疫に用いられるほか，膀胱がんの治療にも用いられる．

その他，菌体およびその抽出物が免疫調節薬として用いられる．ピシバニール（溶連菌抽出物），レンチナン（シイタケ熱水抽出物，β グルカン），パキマラン（ブクリョウ由来，β グルカン）などがある．これらの薬物は免疫賦活作用をもち，マクロファージを活性化して IL-1，コロニー刺激因子（CSF），TNF-α の産生を亢進させる．悪性腫瘍の治療に用いられる．

C BRM

　米国国立衛生研究所（NIH），米国国立がん研究所（NCI）のBRM委員会により，BRM（Biological Response Modifier；**生物反応修飾剤，生物学的応答調節剤**）とは「腫瘍細胞に対する宿主（患者）の生物学的応答を修飾することによって，治療効果をもたらす物質または方法」と定義されている．

　BRMの評価法として，①単独での抗腫瘍効果を評価する方法と，②単独ではなく，他の確立された治療法との併用における効果を評価する方法があり，現時点では統一されていない．**細菌製剤，真菌製剤，放線菌製剤，サイトカイン**などがある．がんの免疫療法は，①能動免疫療法，②受動免疫療法，③その他の免疫療法（生きがい療法，音楽療法など）に分類されるが，BRMは能動免疫療法の主要な薬剤である．

1 細菌製剤

　ピシバニール（溶連菌製剤），BCG（結核菌製剤），丸山ワクチン（Specific Substance Maruyama：SSM，結核菌製剤）がある．

　ピシバニールは弱毒性溶連菌の乾燥菌体製剤である．好中球，マクロファージ，リンパ球を活性化し，IL-1，IL-2，IFN-γ，TNF-α などの産生増強による免疫機能の増強を通じて効果を発現すると考えられる．種々の悪性腫瘍に治療適応であるが，多くの不純物を含む乾燥菌体製剤であるため，アナフィラキシーショック，間質性肺炎などの重篤な副作用がある．

　BCGは結核予防に用いる生ワクチンであるが，膀胱がんの治療にも用いられる．

　丸山ワクチンはヒト結核菌から抽出した多糖体，アラビノマンナンを主成分とする．白血球の活性化作用，増殖作用をもち，副作用のないことが特徴である．悪性腫瘍のほか，ハンセン病に対する有効性もある．

2 真菌製剤

　クレスチン（PSK），レンチナン，シゾフィラン（SPG）がある．

　クレスチン krestin はサルノコシカケ科カワラタケの菌糸体から得られた糖タンパクを主成分とする．がん抗原として知られるHLAクラスⅠ抗原発現促進作用，IL-12産生増強作用をもつ．消化器がん（胃がん，大腸がん，直腸がん），小細胞性肺がんなどに化学療法との併用療法として用いられる．

　レンチナン lentinan はシイタケの子実体より抽出した多糖体を主成分とする．胃がんに用いられる．副作用としてショックがある．

　シゾフィラン sizofiran はスエヒロタケから抽出される多糖類である．β-1,3-グルカン構造を骨格とし，側鎖にグルコースが結合する．核酸と複合体を形成する．種々の悪性腫瘍に用いられるが，副作用にショックがある．

3 放線菌製剤

　ウベニメクス ubenimex は，成人急性非リンパ性白血病に対する完全寛解導入後の維持強化化学療法において併用剤として用いる．副作用はほとんどない．

4 サイトカイン

　免疫反応に対する活性化作用をもつ生理活性物質を，体外から大量に投与する治療法である．IL-2，IFN-α，β および γ などが用いられる．腎細胞がん，悪性黒色腫（メラノーマ），脳腫瘍（膠芽腫），血管肉腫などの治療に用いられる．しかし，大量投与による重篤な副作用として，ショック，肺水腫などがある（☞178頁，サイトカインの項参照）．

D サイトカイン

サイトカインは分子量8000～50000の**タンパク性の情報伝達物質**であり，**免疫，炎症**に関係したものが多く，細胞の増殖，分化，細胞死，創傷治癒などをはじめとした，多彩な生物活性に関係する．最初に発見されたものはインターフェロンであり，ついで上皮増殖因子（EGF），CSFが発見された．

多くのサイトカインはリンパ球系細胞，マクロファージ系細胞，上皮系細胞，線維芽細胞，神経系細胞，肥満細胞（マスト細胞）など，種々の細胞において産生される．また，サイトカインどうしが相互に増強作用あるいは抑制作用をもち，**サイトカインネットワークを形成する**．サイトカインネットワークは免疫調節機構を介して生体防御や種々の病態形成に関与する．

現在，100種類以上が発見されており，次のように分類される（表4-1）．

1 インターロイキン（IL）

主として白血球系により分泌される免疫調節物質で，30種類以上ある．IL-2は転移性腎細胞がん，悪性黒色腫の治療に用いられる．

2 ケモカイン

白血球遊走活性（走化性）をもつサイトカインを総称してケモカインとよぶ．分子構造として，よく保存された4つのシステイン残基をもつ．N末端側の2個のシステイン残基が形成するモチーフにより，①CXCケモカイン，②CCケモカイン，③Cケモカイン，④CX3Cケモカインの4つのサブファミリーに分類される．代表的なケモカインのうち，IL-8，Groα，GroβはCXCケモカインに，MCP-1，MCP-2，RANTES，eotaxin，MIP-1αはCCケモカインに分類される．ケモカイン受容体は全てGタンパク質共役型受容体（GPCR）である．

3 インターフェロン（IFN）

ウイルス増殖および細胞増殖の抑制物質，免疫系および炎症の調節物質である．ウイルスに対する受容体（Toll様受容体：TLR）のTLR3，TLR7，TLR9刺激およびサイトカイン（IL-1，IL-2，IL-12，TNF，CSFなど）刺激により誘導される．細胞内主要シグナルはJAK-STAT経路を介して伝達される．

タイプⅠインターフェロンには**IFN-α**および**IFN-β**などがあり，IFN-αは13種のサブタイプが存在する．TおよびBリンパ球，マクロファージ，血管内皮細胞，線維芽細胞，骨芽細胞などで産生される．**IFN-α**は腎がん，毛様細胞白血病，慢性骨髄性白血病，B型およびC型肝炎の治療に用いられる．**IFN-β**は多発性硬化症，悪性黒色腫，神経腫瘍（グリオーマ，アストロサイトーマなど）の治療に用いられる．最近，長時間作用型のポリエチレングリコール付加型IFN-α（PEG化IFN-α：ペグインターフェロンα）が開発されている．

一方，タイプⅡインターフェロンには**IFN-γ**があり，活性化Tリンパ球で産生される．Th1リンパ球が産生するTNF-γによりTh2リンパ球の機能を調節する．IFN-γは慢性肉芽腫症の治療に用いられる．

■**副作用** インターフェロンで頻発する副作用には発熱，倦怠感，筋肉痛などがあるが，重要なものは小柴胡湯との併用で起こりやすい**間質性肺炎**である．

4 造血因子

血球の分化・増殖の促進物質である．マクロファージコロニー刺激因子（M-CSF），顆粒球コロニー刺激因子（G-CSF），顆粒球・マクロファージコロニー刺激因子（GM-CSF），エリスロポエチン（EPO）などがある．骨髄中の各種血球の前駆細胞に働いて分化誘導および増殖を促し，産生された

表 4-1 サイトカインの性質と適応

サイトカイン	産生細胞	性質	適応
インターフェロン α (IFN-α)		抗ウイルス作用，NK細胞活性化，発熱，食思不振，倦怠感	慢性骨髄性白血病，B型およびC型肝炎
IFN-β		抗ウイルス作用，NK細胞活性化，発熱，食思不振，倦怠感	多発性硬化症，悪性黒色腫
IFN-γ		抗ウイルス作用，Th1リンパ球活性化，NK細胞活性化，マクロファージ活性化，キラーTリンパ球活性化，発熱，食思不振，倦怠感	慢性肉芽腫症
インターロイキン-1 (IL-1)	マクロファージ	Tリンパ球活性化，Bリンパ球増殖・分化	受容体抗体による敗血症，潰瘍性大腸炎，関節リウマチ，骨髄性白血病
IL-2	Tリンパ球	Tリンパ球増殖，Th1リンパ球活性化，NK細胞活性化，発熱，食思不振，倦怠感	転移性腎細胞がん，悪性黒色腫
IL-3	Tリンパ球	造血前駆細胞増殖・分化，肥満細胞増殖誘導	
IL-4	Th2リンパ球，肥満細胞	Th2リンパ球活性化，キラーTリンパ球活性化，Bリンパ球増殖，肥満細胞増殖におけるIL-3との相乗作用，IgEとIgG$_4$の産生亢進	
IL-5	Th2リンパ球，肥満細胞	好酸球増殖・分化，Bリンパ球増殖・分化，IgA産生亢進	
IL-6	Tリンパ球，Bリンパ球，マクロファージ，線維芽細胞，グリア細胞，腎メサンギウム細胞	Th2リンパ球増殖・分化，キラーTリンパ球増殖・分化，Bリンパ球増殖・分化	
IL-7	骨髄ストローマ細胞，胸腺ストローマ細胞	NK細胞増殖，キラーTリンパ球増殖，Bリンパ球増殖，プロBリンパ球・プレBリンパ球・未熟胸腺細胞の増殖誘導	
IL-8	マクロファージ，線維芽細胞，血管内皮細胞	好中球遊走	
IL-9	Th2リンパ球	Thリンパ球増殖，肥満細胞増殖	
IL-10	Tリンパ球，Bリンパ球，肥満細胞	Th1リンパ球抑制，Th2リンパ球への転換，キラーTリンパ球活性化，Bリンパ球増殖および抗体産生亢進，肥満細胞刺激	
IL-11	骨髄ストローマ細胞，線維芽細胞	巨核球増殖，Bリンパ球分化	
IL-12	Bリンパ球，マクロファージ	Th1細胞増殖・分化，キラーTリンパ球増殖・分化	
IL-13	Tリンパ球	マクロファージ調節，Bリンパ球増殖，IgE分泌亢進，IL-1・IL-8・TNF-α産生抑制	
IL-14	Tリンパ球，Bリンパ球	Bリンパ球増殖・分化	
IL-15	単核球，胎盤，骨格筋，腎臓，肺，肝臓，心臓，骨髄ストローマ細胞	Th1リンパ球活性化，NK細胞増殖・分化・活性化，キラーTリンパ球活性化	
IL-16	Tリンパ球，気管支上皮細胞，好酸球	Tリンパ球活性化・遊走，好酸球遊走	

（つづく）

表 4-1 （つづき）

サイトカイン	産生細胞	性質	適応
IL-17	Tリンパ球	ストローマ細胞・血管内皮細胞・IL-6産生	
IL-18	マクロファージ，ケラチノサイト，小腸上皮細胞，脳下垂体，副腎皮質	Th1リンパ球応答促進，NK細胞活性化，IFN-γ誘導，Fasリガンド発現，GM-CSF産生誘導	
IL-19	マクロファージ？	炎症誘発	
IL-20		皮膚分化	
IL-21	Tリンパ球？	Bリンパ球調節	
IL-22	Tリンパ球？	炎症誘発	
IL-23	マクロファージ，樹状細胞，Tリンパ球，胸腺細胞，腸管パイエル板	Tリンパ球増殖，Th1リンパ球分化，細胞性免疫活性化，IFN-γ産生	
IL-24		アポトーシス誘発，Th1細胞応答促進	
IL-25	Th2リンパ球	好酸球増殖，IL-4・IL-5・IL-13産生促進，IgE産生	
IL-26	Th1リンパ球		
IL-27	マクロファージ，樹状細胞，胎盤合胞体栄養細胞	Tリンパ球増殖，Th1リンパ球分化，細胞性免疫活性化，IFN-γ産生	
腫瘍壊死因子-α（TNF-α）		血管内皮傷害，微小血栓形成，ミトコンドリア障害，アポトーシス誘導，発熱，食思不振，倦怠感	
TNF-β（リンホトキシン）		細胞傷害	
顆粒球コロニー刺激因子（G-CSF）		顆粒球産生	がん化学療法および再生不良性貧血による好中球減少症
顆粒球・マクロファージコロニー刺激因子（GM-CSF）		顆粒球・単球・好酸球産生	
マクロファージコロニー刺激因子（M-CSF）		単球産生，マクロファージ活性化	白血球減少症
エリスロポエチン（EPO）		赤血球産生	腎性貧血
チモポエチン（TPO）		血小板産生	

〔Lake DF, Akporiaye ET, Hersh EM: Immunopharmacology. In: Katzung BG (ed), Basic & Clinical Pharmacology, 挿入図 p978, McGraw Hill, 2001 より改変および加筆〕

血球の末梢血への流出を促進し，さらに分化誘導された各種血球の機能を高める．

1）M-CSF

M-CSFは**単球産生**を促進し，単球・マクロファージに作用して **G-CSF** および **GM-CSF** の産生を促進する．がん化学療法に伴う顆粒球減少症の治療に用いられる．

2）G-CSF

G-CSFは骨髄細胞および感染などの炎症時にはマクロファージから分泌される．**顆粒球産生促進**

作用，好中球の機能を高める作用がある．遺伝子組換え G-CSF は，がん化学療法や再生不良性貧血に伴う好中球減少症の治療に用いられる．

3）GM-CSF

GM-CSF は顆粒球，単球・マクロファージの産生促進作用がある．また好酸球には IL-5 が，好塩基球には IL-4 がそれぞれ産生促進作用をもつ．血小板にはトロンボポエチン（TPO）が産生促進作用をもつ．

4）EPO

EPO は赤血球の産生を促進するホルモンで，主に腎臓で生成される．遺伝子組換え EPO 製剤は腎性貧血の治療に用いられる．

5 細胞増殖因子

特定の細胞に対する増殖および分化促進物質である．上皮増殖因子（EGF），塩基性線維芽細胞増殖因子（bFGF），血小板由来成長因子（PDGF），肝細胞増殖因子（HGF），形質転換増殖因子（TGF），インスリン様成長因子（IGF），血管内皮増殖因子（VEGF），神経成長因子（NGF），脳由来神経栄養因子（BDNF），M-CSF，G-CSF，GM-CSF，EPO，TPO などがある．

1）EGF 受容体

1 本鎖膜タンパクのチロシンキナーゼであり，遺伝子発現と細胞増殖に働く．EGF 受容体の変異はがんの発生原因となりうる．

2）bFGF

FGF-2 ともよばれ，FGF-1 から FGF-9 のファミリーの一員である．bFGF 受容体は 1 本鎖の膜タンパクで，チロシンキナーゼである．

3）PDGF

PDGF は血小板をはじめ，単球・マクロファージ，内皮細胞，血管平滑筋細胞，神経細胞など，種々の細胞で産生される．PDGF 受容体も 1 本鎖膜タンパクのチロシンキナーゼである．

4）HGF

肝障害，腎障害において顕著に増加し，細胞増殖，血管新生などの作用がある．HGF 受容体も分子内チロシンキナーゼ活性をもつ．

5）TGF

TGF は TGF-β ファミリー，アクチビン・インヒビンファミリー，骨形成因子ファミリー，ミュラー（Müller）管抑制物質，グリア細胞由来神経栄養因子（GDNF）の 5 群のファミリーを形成している．TGF ファミリーの受容体構造は多岐にわたる．細胞増殖抑制，免疫抑制などの作用がある．

6）VEGF

発生，子宮内膜，炎症，腫瘍増殖などに重要な役割を果たす．VEGF 受容体は 1 本鎖膜タンパクであり，分子内チロシンキナーゼ活性をもつ．

6 腫瘍壊死因子（TNF）

TNF は腫瘍細胞を壊死させる作用のある物質として発見された．TNF には，主として活性化マクロファージ（単球）により産生される TNF-α と，活性化 T リンパ球により産生される TNF-β がある．

TNF-α は IFN-γ，IL-6，IL-8 の産生を亢進させる．また，細胞膜表面の TNF 受容体に結合して，炎症を起こした細胞のアポトーシスを誘発し，炎症を収束させる．さらにリンパ球に作用して，T リンパ球や B リンパ球の増殖，T リンパ球表面の IL-2 受容体発現の増強，HLA クラス I 分子や HLA クラス II 分子発現の増強を引き起こす．

■TNF-α の作用

1）TNF-α は好中球エラスターゼ産生を亢進させる．そして，血管内皮の傷害，血管内皮の透過性亢進，微小循環障害，組織の虚血を経て，臓器機能不全が引き起こされる．また，微小血栓の形成も引き起こされ，臓器不全の原因となる．

2）TNF-α は TNF 受容体を介してミトコンドリア内膜の透過性亢進を引き起こし，ミトコンドリアの膜間スペースからのシトクロム c 放出とカスパーゼ 3（caspase-3）の活性化により，アポトーシスが誘導される．

3）血管内皮細胞から産生されるプロスタグランジン（PG）I_2 や PGE_2 はマクロファージなどの

TNF-α産生を抑制する．ところが，NSAIDs（非ステロイド性抗炎症薬）を発熱時に使用するとPGによるTNF-α産生抑制作用を解除し，好中球による血管内皮細胞傷害を増悪させる恐れがある．

4）敗血症やショック状態では，過剰に産生されたTNF-αが微小血栓を形成し，DIC（播種性血管内凝固症候群）やSIRS（全身性炎症反応症候群）を引き起こす原因となる．

7 アディポサイトカイン

アディポサイトカインは脂肪細胞から分泌される生理活性タンパク質の総称である．アディポサイトカインにはアディポネクチン，レプチン，TNF-α，HB-EGF（ヘパリン結合性EGF様増殖因子），PAI-1（プラスミノーゲン活性化抑制因子1），MCP-1（monocyte chemoattractant protein-1）がある．

内臓脂肪蓄積に伴い，アディポネクチン，レプチンの低下と，TNF-α，HB-EGF，PAI-1，MCP-1の上昇が引き起こされる．アディポネクチンは小型脂肪細胞より分泌され，インスリン感受性を増強する．レプチンは白色脂肪細胞から分泌され，視床下部の満腹中枢に働き，食欲を抑制する．TNF-αはマクロファージのほかに大型脂肪細胞からも分泌され，血管平滑筋の遊走・増殖を引き起こす．HB-EGFおよびPAI-1も大型脂肪細胞から分泌され，それぞれ血管平滑筋の遊走・増殖作用がある．また，PAI-1は肝細胞からも分泌され，プラスミノーゲン活性化因子を抑制し，線溶活性を低下させ，血栓形成を引き起こす．MCP-1は単球・マクロファージ，血管内皮，平滑筋，線維芽細胞，心筋，脂肪細胞などで産生され，動脈硬化に関係する．

8 神経栄養因子

1）神経成長因子（nerve growth factor: NGF）

NGFは角化細胞，線維芽細胞，CD4$^+$Tリンパ球，マクロファージ，肥満細胞，シュワン（Schwann）細胞において産生され，NGFの受容体であるトロポミオシン受容体キナーゼA（TrkA）は分子内チロシンキナーゼであり，神経，肥満細胞などに発現する．

TrkA刺激はテトロドトキシン抵抗性Na$^+$チャネルの発現を増加させ，活動電位の持続時間を長くする．NGFは胎生期の交感神経と1次感覚ニューロンの軸索伸長に関与するほか，痛みや炎症にも関係する．侵害受容線維の末梢終末部に発現するTrkAの刺激とTrkAを介するブラジキニンB$_1$受容体の発現を促し，痛覚過敏を引き起こす．また，肥満細胞のTrkAを刺激し，セロトニン，ヒスタミン，ロイコトリエン，プロスタグランジン，カリクレイン，IL-6などを遊離し，炎症と痛覚過敏を助長する．痛みを感じない先天性無痛無汗症（全身無汗無痛症）患者はTrkA遺伝子に変異をもつ．炎症はNGFの産生を増加させ，悪循環を生じる．

2）脳由来神経栄養因子（brain-derived neurotrophic factor: BDNF）

BDNFは後根神経節ニューロンの細胞体で作られ，脊髄後角の浅層部にある侵害受容線維の脊髄内終末部のシナプス小胞の中に貯えられる．そして，侵害受容線維の神経伝達物質として働くと考えられる．

BDNFの受容体はトロポミオシン受容体キナーゼB（TrkB）である．後根神経節ニューロンはTrkAを発現し，NGFの刺激によりBDNFの産生が亢進する．その結果，脊髄後角侵害受容ニューロンが過敏化されると考えられる．

3）グリア細胞由来神経栄養因子（glial cell line-derived neurotrophic factor: GDNF）

GDNFは脊髄後根神経節（DRG）のIB4陽性小型ニューロンに発現する．GDNF受容体はリガンド結合タンパク質のGFRα$_1$とチロシンキナーゼ受容体c-Retとの二量体である．生後1週間でDRGのTrkAを発現する細胞が減少し，約半数がc-Ret陽性となり，NGF依存性からGDNF依存性にスイッチする．DGNF含有ニューロンは神経障害性疼痛の発症に関与すると考えられる．

E ワクチンとトキソイド

ワクチンとは，毒性をなくしたか，あるいは弱めた病原体をヒトなどの動物に接種することで体内に抗体を作り(**能動免疫**)，感染症の予防に用いる医薬品である．経験的事実として，多くの感染症は一度感染すると二度と罹らないということが知られていた．ジェンナーによる種痘はこの経験を活かしたワクチンの最初の成功例である．後に，パスツールによりワクチンの理論的裏づけがなされた．ワクチンには生ワクチンと不活化ワクチンの2種がある．

最近，種々のがん抗原が同定されており，これらのがん抗原を樹状細胞などに取り込ませ，それを摂取することにより生体内免疫機能の活性化を引き起こす療法が行われている．能動的免疫療法のワクチン療法とよばれる(☞ 177 頁，BRM の項参照)．

1 生ワクチン

生きている細菌，ウイルスなどをワクチンとして用い，免疫を獲得させるのが特徴である．体液性免疫と細胞性免疫の両者が獲得できるため，強力な免疫力を長期に持続させられる．しかし，生ワクチンは生きている細菌やウイルスを用いているため，感染による副反応を引き起こす可能性がある．

以下の病原体の生ワクチンが開発されている．結核(BCG)，小児マヒ(ポリオウイルス)，麻疹，風疹，水痘，流行性耳下腺炎(おたふくかぜ)，黄熱病，ロタウイルス(未承認)，帯状疱疹(未承認)．

2 不活化ワクチン(死ワクチン)

細菌，ウイルスの抗原部分をワクチンとして用いる．遺伝子工学的に作成することも可能である．体液性免疫のみが獲得されるため，免疫獲得期間が不十分なことがあり，反復した免疫獲得を必要とする．副反応は生ワクチンに比べ少ない．

以下の病原体の不活化ワクチンが開発されている．百日咳，コレラ，狂犬病，日本脳炎，インフルエンザ，A 型肝炎，B 型肝炎，腸チフス(未承認)，炭疽菌(未承認)，肺炎球菌(未承認)，髄膜炎菌(未承認)，パピローマウイルス(未承認)．

3 トキソイド

ジフテリア，破傷風のように，**外毒素の抗原性のみを残して毒性を消失させ，不活化ワクチンとしたもの**を指す．類毒素ともよぶ．菌体外成分である外毒素をワクチンとして用いるため，狭義のワクチンの定義には入れない．

F 抗リウマチ薬

抗リウマチ薬の治療対象疾患である rheumatoid arthritis(RA)の和名は慢性関節リウマチであったが，2002 年に日本リウマチ学会により**関節リウマチ**に変更された．関節リウマチの主症状は関節炎であるが，全身の関節の滑膜が慢性に炎症を起こし，関節が破壊される．全人口の1％に発症し，圧倒的に女性が多く(約80％)，30～40 歳で発病することが多い．遺伝的素因をもつ人が何らかの原因で免疫異常を起こし，発病すると考えられている．関節リウマチは，7つの診断基準のうち4つの基準が陽性であることにより診断される．

抗リウマチ薬は疾患修飾性抗リウマチ薬(disease-modifying antirheumatic drug: DMARD)のほかに種々の生物学的製剤が開発されている．治療は，①炎症の沈静化，②関節の腫脹，疼痛症状の沈静化，③免疫異常の是正を目的として行われる．少量から開始し，ゆっくり増量させるのが原則である．さらに抗炎症薬，関節機能改善薬が用いられる．

1 DMARD

関節リウマチの免疫異常を是正し，症状の沈静

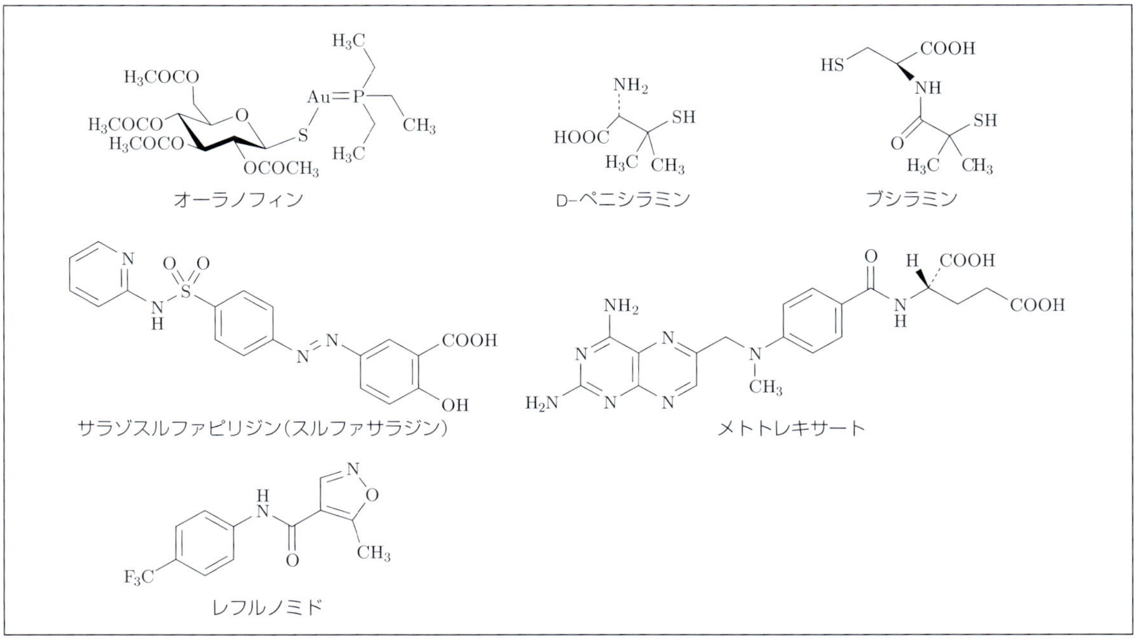

図 4-8 代表的な抗リウマチ薬

化を促す作用をもつ．治療効果発現には 3～6 か月を必要とし，遅効性抗リウマチ薬ともよばれる．DMARD には金化合物，D-ペニシラミン，ブシラミン，サラゾスルファピリジン（スルファサラジン），ロベンザリット，アクタリット，メトトレキサート，ミゾリビンなどがある（図 4-8）．

a 金化合物 gold compounds

筋注製剤として**金チオリンゴ酸ナトリウム** gold sodium thiomalate（GST），脂溶性経口製剤として**オーラノフィン** auranofin がある．いずれも一価の金が硫黄と結合した構造をもち，体内で硫黄に対して高親和性の一価の金が SH 酵素を阻害して治療効果を示す．関節症状，赤沈，CRP の正常化，リウマチ因子，γ-グロブリン値の改善などの作用がある．

副作用として，皮疹，口内炎，膜性糸球体腎炎による血尿，タンパク尿がある．

b SH 基製剤

分子内に SH 基（チオール基）をもつ抗リウマチ薬として，**D-ペニシラミン** D-penicillamine，**ブシラミン** bucillamine がある．

D-ペニシラミンは 19S リウマトイド因子の S-S 結合の解離・小分子化により凝集力を失わせることで，リウマトイド因子活性を低下させる．また，ヘルパー T 細胞をはじめとするリンパ球機能抑制作用，活性酸素の除去・産生阻害作用，コラーゲン線維架橋の阻害作用，線維芽細胞の増殖抑制作用がある．さらに，ウィルソン（Wilson）病，水銀中毒，シスチン尿症の治療に用いられる．

一方，**ブシラミン**は 2 個の SH 基を有し，サプレッサー T 細胞比の増加作用，免疫グロブリンおよびリウマトイド因子活性低下作用，マクロファージの貪食能や NK 細胞活性の増加作用をもつ．

両者に共通した副作用として，皮疹（痒みを伴う），口内炎，下痢・悪心・嘔吐，腎障害（タンパク尿，ネフローゼ症候群）がある．

c サラゾスルファピリジン salazosulfapyridine（スルファサラジン sulfasalazine）

潰瘍性大腸炎の治療薬として開発された．分子内にサリチル酸基をもつが鎮痛作用はない．副作用として，消化器症状（悪心・嘔吐など）がある．

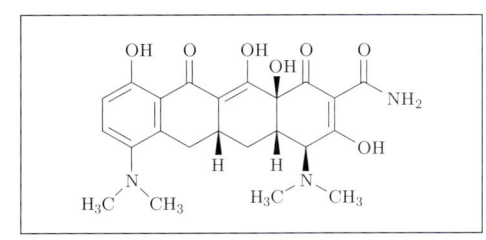

図 4-9　ミノサイクリン

d 免疫抑制薬

メトトレキサート methotrexate, アザチオプリン azathioprine, レフルノミド leflunomide, タクロリムス, ミゾリビン mizoribine がある. シクロスポリンはリウマチに対して保険適用外である. シクロホスファミドも有効であるが, 毒性が高いので用いられない.

レフルノミドの作用は, その活性代謝産物がピリミジン合成系を阻害し, リンパ球の増殖を抑制する(レフルノミド以外の薬物の作用は ☞ 172 頁, 免疫抑制薬の項参照).

e その他の DMARD

1) ロベンザリットニナトリウム, アクタリット

両薬剤はともにわが国で開発された. 治療の有効性は強くない.

2) ミノサイクリン塩酸塩 minocycline hydrochloride

テトラサイクリン系抗生物質には抗炎症作用が認められていた. 最近, 特に早期発症関節リウマチに対する治療薬として, ミノサイクリンの有効性が再評価されている(図 4-9).

3) サリドマイド

TNF-α 産生抑制, T リンパ球活性化抑制, 血管新生抑制などの抗炎症作用が確認され, 関節リウマチ治療薬として再評価されている.

2 生物学的製剤(バイオ製剤, ナチュラルインヒビター)

a 抗 TNF-α モノクローナル抗体製剤

1) 抗 TNF-α モノクローナル抗体

TNF-α は, 関節リウマチにおいて中心的役割をもつ炎症性サイトカインである. 抗ヒト TNF-α モノクローナル抗体製剤は炎症性サイトカインの TNF-α に結合することにより, TNF-α と TNF-α 受容体結合を阻害する. その結果, IL-1, IL-6 および接着因子の産生が減少し, 白血球の活性化および遊走が抑制される.

インフリキシマブはヒト定常領域(Fc)とマウス可変領域からなるキメラ IgG_1 モノクローナル抗体である. 関節リウマチ以外にクローン病の治療に用いられる. 副作用として, リンパ腫の発生率が上昇する.

アダリムマブ adalimumab はヒト TNF-α IgG_1 モノクローナル抗体である. インフリキシマブがヒトとマウスのキメラタンパクであるという問題点(異種タンパクに対する抗体産生による治療効果の減弱)の解決のために開発された.

2) エタネルセプト etanercept

ヒト TNF 受容体とヒト IgG_1 抗体の定常領域の融合タンパクであり, TNF-α および TNF-β(lymphotoxin α: LTα)に結合する.

b その他の生物学的製剤

1) 抗 IL-6 受容体抗体

トシリズマブ tocilizumab, アトリズマブ atlizumab(MRA)はいずれも IL-6 受容体に結合し, IL-6 受容体と IL-6 の結合を阻害する. その結果, IL-6 のシグナルが遮断される. 関節リウマチにおける IL-6 の関与する以下の①~⑤の症状を抑制する.

①リウマチ因子誘導および高 γ-グロブリン血症, ②T リンパ球の活性化, ③CRP(C 反応性タンパク)および赤沈の亢進, ④VEGF(血管内皮細胞増殖因子)産生による滑膜血管新生, ⑤破骨細胞

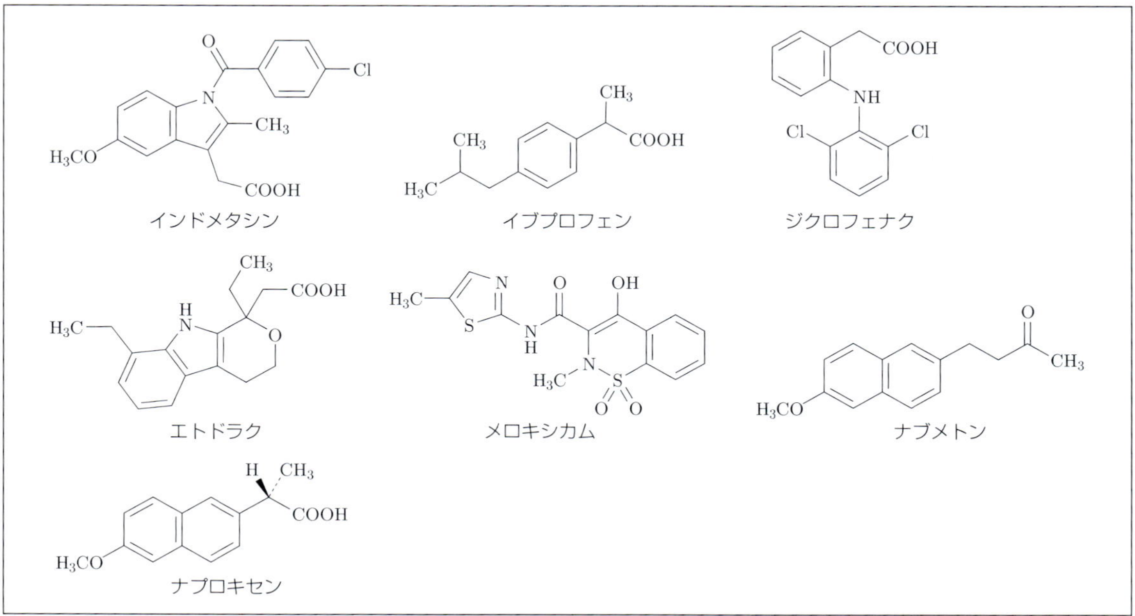

図 4-10 シクロオキシゲナーゼ(COX)阻害薬

の活性化.

2) 抗 IL-1 受容体モノクローナル抗体

わが国では承認されていないが，アナキンラ anakinra がある．炎症性サイトカインの IL-1 が IL-1 受容体へ結合することを阻害する．

3) 抗 CD20 モノクローナル抗体

CD20 は B リンパ球の表面抗原であり，リツキシマブは CD20 陽性 B リンパ球を傷害する．B リンパ球を標的とする新たな生物学的製剤である．本製剤は悪性リンパ腫の治療薬として開発された．

4) 細胞傷害性 T リンパ球抗原 4(CTLA4)免疫グロブリンキメラタンパク

アバタセプト abatacept はヒト CTLA4 の細胞外ドメインとヒト IgG の Fc ドメインから構成されており，抗原提示細胞の CD80 や CD86 に結合し，CD80 や CD86 が T 細胞上の CD28 と結合することを阻害し，T リンパ球の活性化を抑制する．

3 抗炎症薬

関節炎の活動性が高く，症状を抑制するために用いられる．非ステロイド性抗炎症薬(non-steroidal anti-inflammatory drugs: NSAIDs)とステロイド性抗炎症薬が症状に応じて用いられる．疾患の進行を抑えるのではなく，症状緩和を目的として用いられる．即効性抗リウマチ薬ともよばれる．

a 非ステロイド性抗炎症薬(NSAIDs)

関節リウマチの治療にはシクロオキシゲナーゼ(cyclooxygenase: COX)阻害薬(酸性抗炎症薬)が用いられる．インドメタシン indometacin, イブプロフェン ibuprofen, ジクロフェナク diclofenac, エトドラク etodolac, メロキシカム meloxicam, ナブメトン nabumetone, ナプロキセン naproxen などがある(図 4-10)．これらは 2 種の COX アイソザイム(COX-1 および COX-2)を阻害する．COX-2 は誘導性の酵素であり，細菌のエンドトキシン，炎症性サイトカインや妊娠，分娩時に誘導される．

疾患に関係するプロスタグランジンが COX-2 の誘導によるという考えから，COX-2 特異的阻害薬が開発されており，セレコキシブ celecoxib, ロフェコキシブ rofecoxib がある(図 4-11)(☞ 157 頁，非ステロイド性抗炎症薬の項参照).

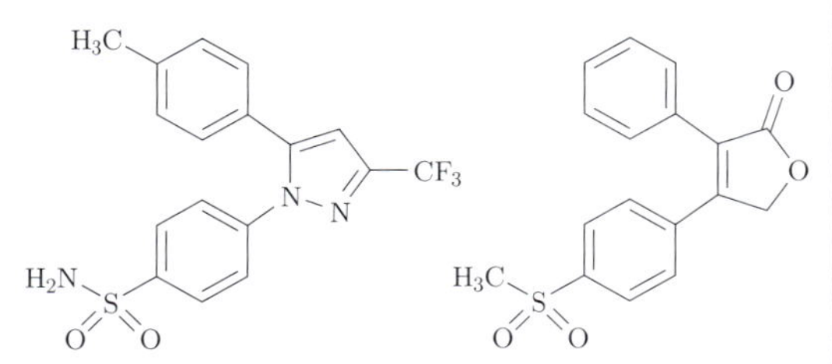

図 4-11 COX-2 特異的阻害薬

b ステロイド性抗炎症薬

糖質コルチコイドは細胞内で核内受容体と結合し，種々の遺伝子発現の誘導および抑制を引き起こす．抗炎症作用は種々の炎症関連遺伝子の発現抑制を介することによる．炎症関連遺伝子にはIL-1, IL-2, IL-3, IL-4, IL-5, IL-6, IL-8, TNF-α などのサイトカインおよびケモカイン，ホスホリパーゼ A_2, COX-2 など多くの遺伝子が含まれる．経口糖質コルチコイドとしてプレドニゾロン，メチルプレドニゾロン，ベタメタゾン，デキサメタゾン，トリアムシノロンがある（☞ 156 頁，ステロイド性抗炎症薬の項参照）．

4 関節機能改善薬

ヒアルロン酸ナトリウム hyaluronate sodium は細胞外マトリックスの主成分であり，また関節液の主成分でもある．化学構造は D-グルクロン酸-β-1,3-D-N-アセチルグルコサミン-β-1,4- の繰り返しによる塩基性ポリマーである．関節リウマチでは関節内ヒアルロン酸が低下する．ヒアルロン酸は**関節機能障害を改善**させるために関節内注入剤として用いられる．

▶参考文献
1) Katzung BG（著），柳澤輝行，飯野正光，丸山 敬ほか（監訳）：カッツング・薬理学. 原書 9 版，丸善, 2005
2) Brunton LL, Lazo JS, Parker KL, et al (eds): Goodman & Gilman's The Pharmacological Basis of Therapeutics. 11th ed., McGraw-Hill, 2005

（福井裕行）

5 中枢神経

A 脳・脊髄の構造と機能

　脳は神経細胞とグリア細胞が相互関係を保持した神経系の集合体であり，神経伝達物質を介して機能をしている．脊髄は末梢神経と脊柱の区分に応じて，頸髄，胸髄，腰髄，仙髄に分けられ，脳と末梢神経の間の情報伝達を上行路と下行路で行う．

1 脳の各領域における機能（図5-1）

a 大脳皮質

　大脳皮質は，情報処理を行う機能的な分類（例えば，体性知覚，運動および連合感覚など）と解剖学的な分類（前頭，側頭，頭頂など）で区別される．抽象的な思考，記憶，意識，随意運動などに関与し，これらの情報処理能力は無限の可能性がある．自律神経の機能を統合している．

b 大脳辺縁系

　大脳皮質の深部で境界を接する大脳基底核や線条体，海馬，中隔などの脳領域の集合体を示すが，系統（システム）としての機能は確認されていない．機能としては，不随意運動を制御する錐体外路系の制御や新しい記憶形成などに関与している．

c 間脳

　視床および視床下部の領域である．視床下部は自律神経系全体（☞78頁，図1-3）に対する主要統合領域であり，体温，血圧，性周期，日内周期，下垂体の機能制御，睡眠，情動などを調節する．視

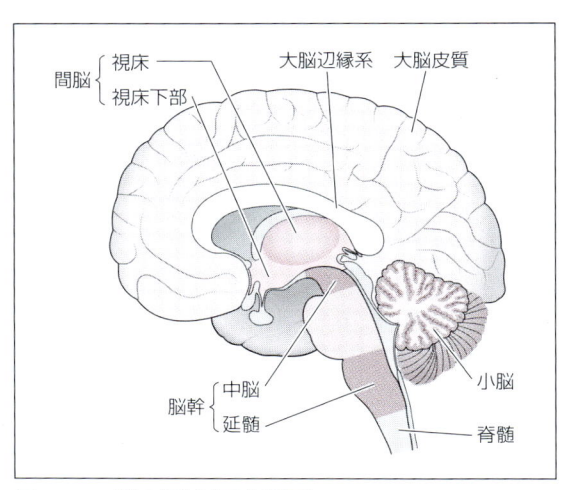

図5-1　脳の領域（正中断面）

床は視床下部と大脳辺縁系および大脳皮質とを中継する機能を果たしている．

d 脳幹

　大脳皮質と視床および視床下部を脊髄に結ぶ"橋の部位"である．脳に分布するモノアミン系の神経細胞体の起始核（細胞体）が存在し，大脳と脊髄からの情報の入出力経路が集中している．嚥下や嘔吐および呼吸器系の反射反応を制御する部位でもある．

e 小脳

　小脳は，その構成細胞が層状化された構造を呈する．脳幹に存在する細胞体が視床を経由して大脳運動皮質に投射する神経や，前庭機能（姿勢保持機能）に関与する神経を制御する結果，身体の運動機能の協調と微調整を行う．また，筋緊張を統合する部位でもある．

2 神経細胞とグリア細胞の機能

a 神経細胞の特徴

　神経細胞は，神経細胞体で生合成した伝達物質を軸索輸送により神経終末部に運搬して貯蔵し，遊離させることにより情報を伝達することができる．したがって，分泌細胞としての大きな核，滑面および粗面小胞体やゴルジ（Golgi）複合体を有している．また，遠く離れた細胞にも情報を送るため，長い軸索を有する場合がある．

　中枢組織の神経細胞間の連絡部位は**シナプス**とよばれる．シナプスの前膜（軸索の終末部）の小胞には伝達物質が貯蔵されており，神経が興奮した場合，電位依存性およびCa^{2+}依存性の伝達物質がシナプス小胞から遊離する．遊離された伝達物質は，シナプス間隙で情報を受ける側の神経細胞に存在する受容体に結合し，作用する．作用した伝達物質は受容体から速やかに解離し，再利用のためシナプス前部に位置する取り込み部位（トランスポーター）を介して，送り側の神経終末部に取り込まれる．しかし，シナプス付近に存在する分解酵素で不活性化される場合もある．また，ペプチド性の伝達物質は，一般に再び取り込まれない．

b グリア細胞

　グリア細胞は形態上の特徴から，アストログリア，オリゴデンドログリアそしてミクログリアに分類される．グリア細胞の名称は，glue（糊）に由来する．神経細胞の周りに存在し，神経細胞の固定と神経細胞間の不要な接触を防ぎ，また神経細胞の機能維持のため，神経細胞へのエネルギーの供給や代謝による老廃物の処理などの支持的な機能を有すると考えられてきた．

　しかし最近は，グリア細胞が積極的に脳機能に関与する可能性が示唆されており，神経細胞との協調的な役割が注目されている．特にアストログリアは種々の神経伝達物質の受容体を有しており，刺激に応じて神経細胞と同様に伝達物質（グリオトランスミッター）を分泌する．また，ミクログリアは脳内での炎症や神経変性に関与すること，脊髄では痛みの伝達に関与することが報告されている．

B 中枢神経系の神経伝達物質

　中枢神経間での情報交換は，基本的に神経伝達物質の遊離により，遊離された化学物質の受容体を有する神経が反応を引き起こすことにより成立する．この方法による神経伝達は，1種類の伝達物質により行われるという仮説が考えられてきた．しかし，中枢神経系の伝達物質の同定についての分子生物学的，免疫組織化学的研究が発達するにつれ，脳と脊髄の多くのシナプスに1種類以上の伝達物質が含まれていることが示唆された．

1 中枢神経系の伝達物質の同定の歴史

　アセチルコリンとノルアドレナリンは運動神経系および自律神経系での伝達物質として認められていたので，中枢神経系の伝達物質としても最初に考えられた．1960年代になり，ドパミン，アドレナリンそしてセロトニンも中枢神経伝達物質として研究された．1970年代になり，脳内に多量に存在するγ-アミノ酪酸，グルタミン酸およびグリシンが伝達物質として認められた．1980年代には，神経ペプチドが伝達物質として作用することを示唆する研究成果が，免疫組織化学的，生化学的，薬理学的に証明されてきた．

　一方，神経伝達物質の受容体に結合する内因性の伝達物質の研究の展開から，エンケファリンなどのペプチド性伝達物質の同定が進んだ．さらに，大麻の成分が脳で作用することがヒントになり，カンナビノイドとよばれる内因性の脂質アミド類が伝達物質として考えられている．

　中枢神経のシナプス伝達に関わる化学物質として，ATPやアデノシンなどのプリン類，一酸化窒素（NO）や硫化水素（H_2S）などのガス状伝達物質類，

2 アミノ酸中枢神経伝達物質

中枢組織はγ-アミノ酪酸やグルタミン酸を高濃度に含有しており，他の神経伝達物質に認められるような脳内の含有量の不均一な分布がないことから，両アミノ酸は伝達物質として疑問視された．しかし，両アミノ酸に対する選択的な拮抗薬が開発され，受容体の同定と分類が進み，中枢神経の神経伝達物質として重要な役割を果たしていることが明らかになった．

a γ-アミノ酪酸（GABA）

GABA（γ-aminobutyric acid）は抑制性伝達物質として，脳内の局所介在神経の作用に関与している．また，大脳皮質内および尾状核から黒質への抑制神経の伝達物質として利用されている．

b グルタミン酸およびアスパラギン酸

両アミノ酸は中枢神経組織の神経細胞に対して強力な興奮作用を有している．近年，興奮性アミノ酸の受容体サブタイプがクローニングされた．その結果，各受容体サブタイプに対する選択的拮抗薬が開発され，興奮性アミノ酸伝達物質としての解析も進んだ．

3 カテコールアミン類，セロトニン

脳には，主にドパミン，ノルアドレナリン，アドレナリン，セロトニンの神経系が，別々に機能的な役割を果たしている．

a ドパミン

中枢組織の全カテコールアミンの50%以上がドパミンとして存在しており，大脳基底核（尾状核），側坐核，嗅結節，扁桃中央核，正中隆起および大脳皮質の一部に見出される．特に，黒質-線条体系，腹側被蓋-大脳皮質および大脳辺縁系への投射系が，統合失調症やパーキンソン病の病態生理に重要である．

b ノルアドレナリン

ノルアドレナリンは視床下部，扁桃中央核，海馬の歯状回に存在する．また，青斑核から大脳皮質および皮質下領域に神経投射が認められる．感情や情動行動の制御に関わっている．

c アドレナリン

アドレナリン含有神経は延髄網様体に存在し，橋および間脳の一部に投射しているが，詳細な機能はまだ確定していない．

d セロトニン

セロトニン含有神経起始核は，主に橋および縫線核に認められる．脳内では，セロトニン受容体は多くのサブタイプが存在，分布しており，精神機能に重要な役割を担っている．各受容体拮抗薬が治療薬として用いられている．

C 全身麻酔薬

全身麻酔薬は，中枢神経系の機能を可逆的に抑制することで意識消失と知覚鈍麻を誘導し，手術などの侵襲的な処置により患者が動かないこと（不動化），過剰な自律神経反応（血圧，心拍数）を起こさないこと（自律神経反射の抑制），手術による不快な記憶を残さないこと（健忘）を主作用に，外科手術で使用される薬物である．全身麻酔薬の意識消失を誘導する脳部位は明らかでないが，視床の神経細胞の興奮を抑制し，その結果，視床と皮質の連絡が阻害されるため鎮静作用が発現するとも考えられる．さらに麻酔薬により海馬機能を抑制するため，健忘作用を誘発する可能性がある．

全身麻酔薬を大別すると，吸入麻酔薬と静脈麻酔薬に分類できる．

■**全身麻酔薬の作用機序** 全身麻酔薬の分子および細胞レベルでの作用機序は，まだ十分に解明され

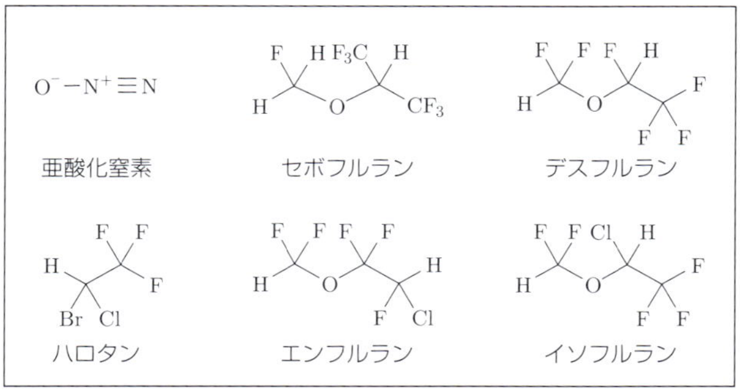

図 5-2　吸入麻酔薬

ていない．歴史的には 1846 年に Morton によってエーテル麻酔が公表され，エーテル麻酔における諸症状に対して第 1 期（導入期），第 2 期（興奮期），第 3 期（手術期），第 4 期（延髄麻酔期，中毒期）などに分類された．

1　吸入麻酔薬

1）亜酸化窒素 nitrous oxide

室温では無色・無臭の気体である．麻酔器の流量計を介して投与され，20％で鎮痛作用が得られる．本剤は他の吸入麻酔薬の補助的な役割で用いられる．通常，**亜酸化窒素と酸素を 4：1 の割合で用いる**．亜酸化窒素を与えると，笑ったような顔つきを示すので笑気ガスとよばれる．

2）セボフルラン sevoflurane

気道刺激性が少なく麻酔導入にも適している．本剤は直接的な骨格筋弛緩作用があり，他の筋弛緩薬の効果を増強させる．

3）デスフルラン desflurane

空気や酸素と混合しても引火性や爆発性がない．本剤は代謝されにくく，吸収されたデスフルランの 99％以上が肺から排泄される．したがって，麻酔の導入・回復が早いので外科手術に用いられる．

4）ハロタン halothane

■**薬理作用**　麻酔作用が強く，血圧を下げる作用があるので，大出血を伴いがちな手術に用いられる．

■**副作用**　エピネフリンの心筋に対する不整脈誘発作用を増加させるので，注意が必要である．肝毒性があるので，肝機能障害のある患者への使用は避ける．

5）エンフルラン enflurane

■**薬理作用**　作用はハロタンに類似しているが，エピネフリンと併用しても不整脈を起こしにくく，筋弛緩作用がある．

■**副作用**　脳波上，痙れん発作を起こす場合があるので，てんかん患者には使用しない．

6）イソフルラン isoflurane

■**薬理作用**　イソフルランはエンフルランの異性体である．本剤による麻酔の導入・覚醒は比較的速やかである．

■**代謝**　吸入された 99％以上のイソフルランは代謝を受けずに肺から排泄され，およそ 0.2％はシトクロム P450 CYP E1 で代謝されるが，分解産物は微量であるため，ほかの臓器への有害作用は少ない．

2　静脈麻酔薬

静脈内麻酔薬は低分子の疎水性芳香族化合物，あるいはヘテロ環式化合物である．これらの薬物は親油性の高い脳や脊髄組織に優先的に分布するため，1 回の体循環の間に麻酔作用が現れる．続いて血中濃度が急速に低下するため，麻酔薬の脳・脊髄組織から血中への再分布が生じる．したがって単回静脈内麻酔薬投与後の麻酔作用の消失は，薬物代謝よりも，主として中枢組織からの再分布による組織内濃度の低下に基づく．

1）チオペンタール thiopental

使用直前に注射用水に溶解して使用する．麻酔

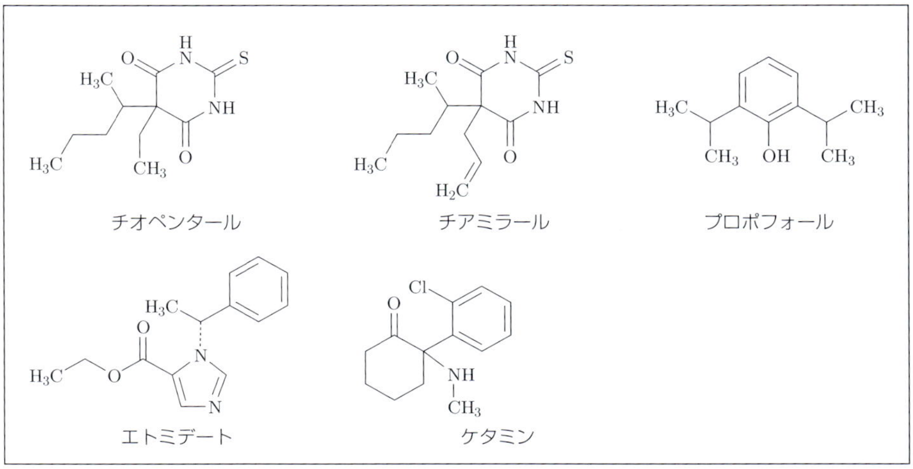

図 5-3 静脈麻酔薬

導入量(3〜5 mg/kg)では、10〜30 秒以内で意識消失をもたらし、1 分くらいで麻酔作用が発現して 5〜8 分間持続する。

中枢神経系の $GABA_A$ 受容体 Cl^- チャネル複合体に作用し、Cl^- チャネルを開口させ、GABA の作用を増強させる(☞ 194 頁、図 5-6 参照)。

2) チアミラール thiamylal

麻酔作用はチオペンタールよりもやや強力であるが、麻酔中に喉頭痙れん、舌根沈下を起こすことがあるので注意を要する。

3) プロポフォール propofol

難溶性のため、10%のトリグリセリドを含んだ懸濁液として使用する。本剤はチオペンタールと類似した麻酔作用の発現時間と持続効果を有している。麻酔の導入と維持を目的として、酸素・亜酸化窒素混合ガスと併用する場合もある。覚醒が早いので、日帰り手術に用いられる。呼吸抑制がチオペンタールよりも生じやすいが、制吐作用を有するため、悪心・嘔吐などの危険性が高い患者に対する鎮静や麻酔に適している。

4) エトミデート etomidate

主として低血圧の危険がある患者の麻酔導入に用いられ、循環動態の不安定な患者には特に有効である。

5) ケタミン ketamine

作用発現および持続時間は、ほかの静脈内麻酔薬と同様に、分布・再分布の機序で決定される。ケタミンは肝臓において代謝され、尿や胆汁中に排泄される。小児麻酔や血圧低下・気管支れん縮の危険性が高い患者に有用である。覚醒時にせん妄状態(幻覚、夢想、錯覚など)などが生じる場合があり、それが患者の強い不満となって、術後管理を困難にさせる場合がある。

ケタミンはグルタミン酸の NMDA 受容体の拮抗薬として作用する。NMDA 受容体は記憶・学習などの重要な役割を担っている。ケタミンを投与した場合、脳波上、大脳皮質では徐波化するが、大脳辺縁系では覚醒波を示すので、**解離性麻酔薬**ともよばれる。最近、麻薬に指定された。

D 催眠薬

わが国の成人の約 20%が不眠の症状(不眠症)を有しているといわれる。不眠症はさまざまな要因(ストレス、悩み、精神疾患など)が引き金になっていると考えられ、まずこれらを取り除くことが治療の最優先事項である。しかし、日中の眠気や集中力低下などにより社会的活動に影響を及ぼす場合は、夜間に催眠薬を服用することで治療を行う必要がある。

催眠薬は睡眠への導入と維持を目的とし、脳波

上，自然睡眠に類似した脳波を誘発し，容易に覚醒可能な睡眠をもたらすことが望まれる．

1 睡眠の分類

健常者は一般に，睡眠促進物質を介した恒常性維持機構（ホメオスタシス）により睡眠と覚醒を繰り返しており，体内時計により正確に調節されている．睡眠は脳波パターンより次の2種類に分けられる．

a 徐波睡眠（slow wave sleep）

non-REM睡眠〔急速な眼球運動（rapid-eye-movement）を伴わない睡眠〕ともよばれ，脳波上，徐波が多いのが特徴である．徐波睡眠時は，心拍数，呼吸数，血圧はやや低下した状態となる．睡眠深度から4つのステージ（入眠期，浅眠期，中程度睡眠期，深眠期）に分類される．

b 速波睡眠（fast wave sleep）

REM睡眠（rapid-eye-movement sleep）ともよばれ，全睡眠時間の20～30％くらいがREM睡眠である．特徴は，急速な眼球運動を伴い，脳波上低振幅の速波を示し，自律神経機能の変動（筋弛緩，脳血流の増加，呼吸の乱れ，瞳孔散大，陰茎勃起など）が認められ，夢体験が高頻度に現れる．

通常，睡眠はnon-REM睡眠から始まってしだいに睡眠深度を増していき，約1時間後にREM睡眠へと移行する．そのあと約10～20分後に再びnon-REM睡眠となり，このnon-REM睡眠–REM睡眠サイクルを約90分周期で一晩に4～6回繰り返す．non-REM睡眠の睡眠深度はサイクルを経るごとに浅くなっていき，しだいに覚醒へと向かう（図5-4）．

2 不眠症の分類

不眠とは，睡眠の導入と維持が困難となった状態であり，症状により表5-1の4タイプに分類できる．

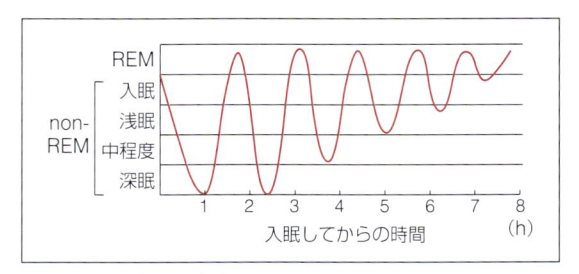

図5-4 睡眠深度とサイクル

表5-1 不眠症の分類とその症状

分類	症状
入眠障害	寝つきが悪く，入眠まで1時間以上要する
中途覚醒	夜中に何度も目が覚め，その後なかなか入眠できない．高齢者に多い
早期覚醒	朝早く目が覚め（通常より2時間以上早く），その後再度眠ることができない．うつ病の特徴的な症状である
熟眠障害	十分な睡眠時間をとっているにもかかわらず，眠りが浅く，熟眠感が得られない．夢を高頻度でみる

こうした症状が1か月以上続く長期不眠のうち，社会生活に障害がある場合を不眠症とする診断基準がある．睡眠覚醒機構の全容はいまだ完全に明らかとなっておらず，不眠症の根本的な治療法もまた確立されていない．したがって，現在行われている治療は催眠薬を用いた対症療法が主である．

3 催眠薬

現在臨床で用いられている催眠薬は，化学構造によりベンゾジアゼピン系，非ベンゾジアゼピン系，バルビツール酸系，非バルビツール酸系に分類される．この中でもベンゾジアゼピン系催眠薬は，**REM睡眠にあまり影響を及ぼさず**，より生理的睡眠に近い睡眠をもたらし，また副作用が少なく安全性が高い薬物として汎用されている．さらに最近は，非ベンゾジアゼピン系催眠薬も副作用が少ないという理由で多用されるようになってきている．

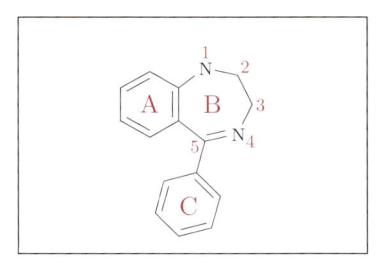

図5-5 ベンゾジアゼピン骨格

a ベンゾジアゼピン系催眠薬

ニトラゼパムが最初の催眠薬として使用されて以来，数多くのベンゾジアゼピン系催眠薬が開発されてきた．ベンゾジアゼピンは，7員環であるジアゼピン環（B環）の1,4位に窒素原子をもち，5位にアリール基（C環）およびベンゼン環（A環）が融合した5-アリール-1,4ベンゾジアゼピンを指す（図5-5）．

ベンゾジアゼピン系催眠薬はベンゾジアゼピン誘導体とチエノジアゼピン誘導体に細別されるが，基本的な薬理作用および作用機序は同様である．ベンゾジアゼピン系催眠薬は，側鎖の有無や長さ，置換基の種類などに依存する脂溶性や血漿タンパク結合率，受容体への結合親和性の差異により催眠作用の強さ，持続時間に違いが生じ，このことが不眠症の各タイプへの使い分けを可能にしている．また，後述するバルビツール酸系催眠薬や他の催眠薬と比較して，①REM睡眠の抑制が少ない，②副作用や薬物依存性が少ない，③連用による耐性が生じにくい，④過量による致死毒性がきわめて少ないこと，が催眠薬として汎用される理由である．

■**薬理作用・作用機序** ベンゾジアゼピン系催眠薬の薬理作用は**催眠作用**のほか，抗痙れん，抗不安，筋弛緩作用が挙げられ，その作用機序は中枢神経系の抑制性伝達物質 γ-アミノ酪酸（GABA）受容体サブタイプの1つである $GABA_A$ 受容体機能を亢進させることによる．$GABA_A$ 受容体サブユニット間に存在するベンゾジアゼピン結合部位（ベンゾジアゼピン受容体ともいう．図5-6）にベンゾジアゼピンが結合することで，GABAによる

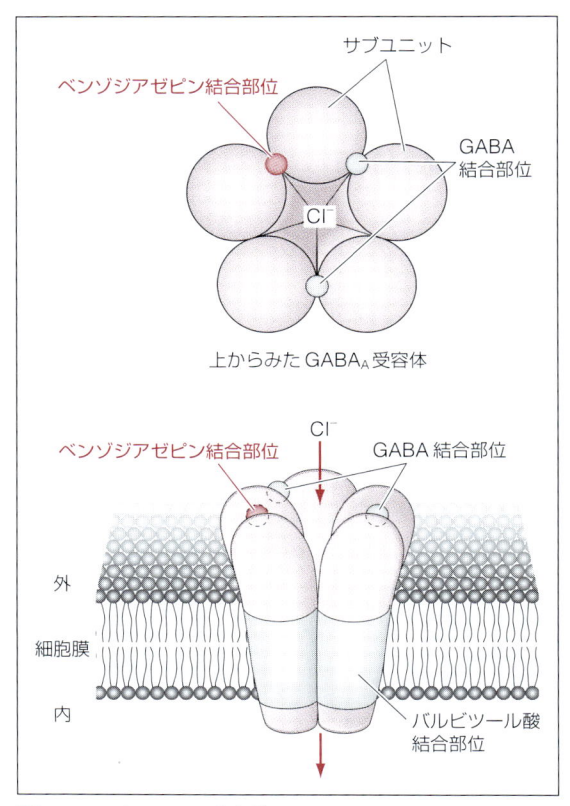

図5-6 $GABA_A$ 受容体

Cl^- チャネル開口頻度が増大し，シナプス膜が過分極され，神経抑制機能が促進される．$GABA_A$ 受容体は大脳皮質，大脳辺縁系，間脳，脳幹網様体に多く分布しており，催眠作用は主に大脳辺縁系や視床下部に作用することにより誘発される．また，大脳皮質，辺縁系のベンゾジアゼピン結合部位は抗不安作用と関係が深い．

■**副作用ならびに注意点** ベンゾジアゼピン系催眠薬は，ほかの催眠薬と比較して重篤な副作用は少ない．しかしながら**筋弛緩作用**があるため，重症筋無力症患者には禁忌である．また，ベンゾジアゼピン系には弱い抗コリン作用があるといわれており，緑内障患者が服用すると症状を悪化させるため，使用してはならない．過量ではREM睡眠に影響を及ぼすので用量に注意する．また，アルコールにより作用が増強されるため，服用の際は飲酒を控える．タバコにより作用が減弱する．

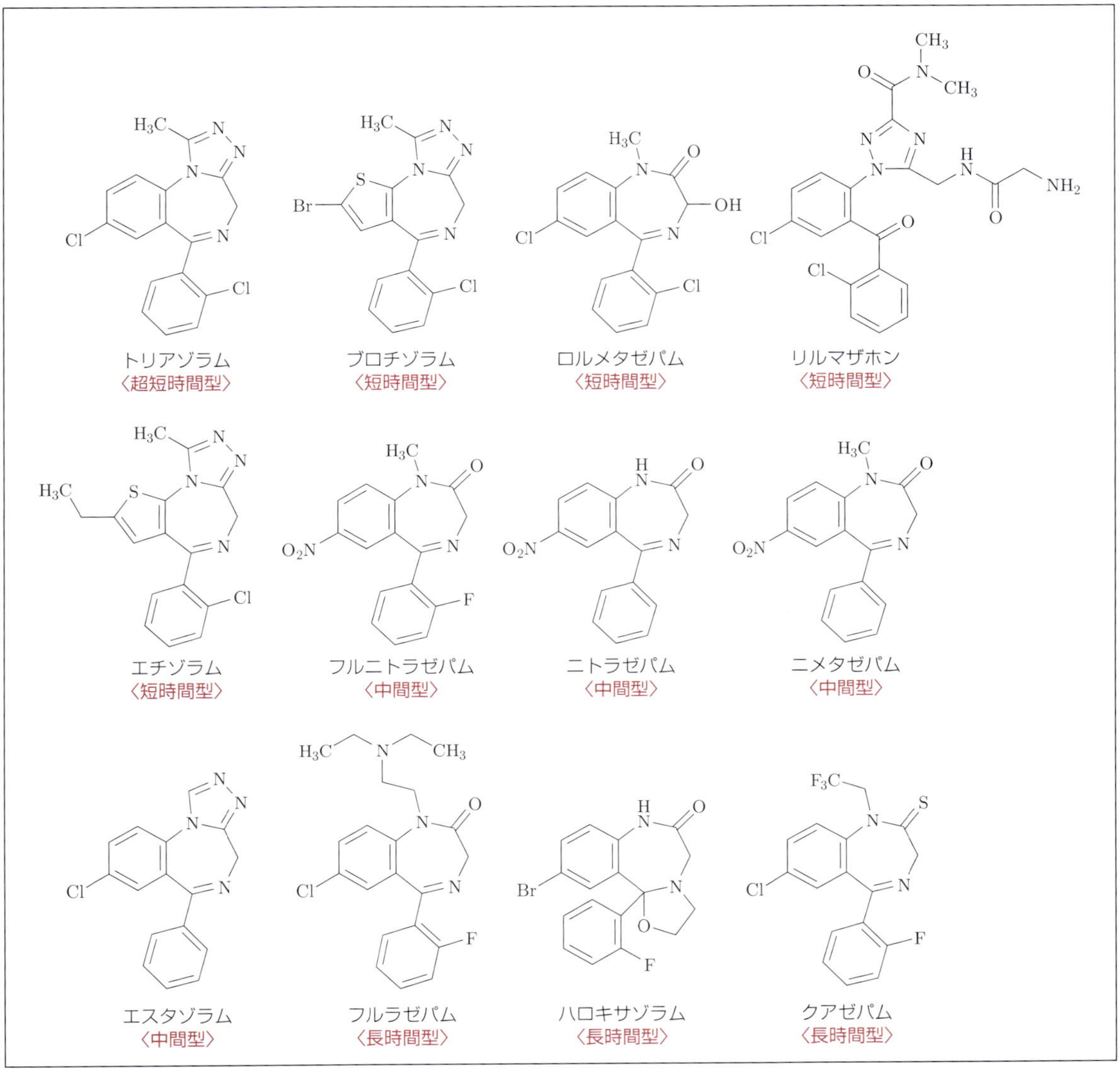

図5-7 ベンゾジアゼピン系催眠薬

1) 超短時間型（図5-7）

トリアゾラム triazolam が該当し，入眠障害に適している．血中半減期が短い（2.9時間）ため，翌朝への**持ち越し効果**（眠気，ふらつき，倦怠感など）が少ないのが利点である．一方で，長期間の連用では依存を形成しやすく，急に服用を中止すると**反跳性不眠**（服用以前よりも強い不眠症状）を起こすので注意が必要である．また，投与後一定期間の出来事を覚えていない健忘作用（**前向性健忘**）を起こしやすい．

2) 短時間型（図5-7）

ブロチゾラム brotizolam，ロルメタゼパム lormetazepam，リルマザホン rilmazafone，エチゾラム etizolam が該当する．ロルメタゼパム，リルマザホンはベンゾジアゼピン誘導体であるが，ブロチゾラム，エチゾラムはチエノジアゼピン誘導体である．入眠障害に適しているが，血中半減期が超短時間型に比べて若干長い（6～10時間）ため，中途覚醒を伴う場合にも用いられる．連用による蓄積が軽度であり，持ち越し効果も比較的少ない．また高齢者の不眠には，ふらつきが少ない

3）中間型（図5-7）

フルニトラゼパム flunitrazepam，ニトラゼパム nitrazepam，ニメタゼパム nimetazepam，エスタゾラム estazolam が該当する．血中半減期が15〜30時間であるため，中途覚醒，早期覚醒，熟眠障害に用いられる．フルニトラゼパムは翌朝への持ち越し効果が比較的少ないものの，全般的に注意が必要である．また連用による蓄積もある．超短時間・短時間型に比べ反跳性不眠は起こしにくい．

4）長時間型（図5-7）

フルラゼパム flurazepam，ハロキサゾラム haloxazolam，クアゼパム quazepam が該当する．中途覚醒，早期覚醒，熟眠障害に用いられる．フルラゼパムおよびハロキサゾラムはそれ自身の血中半減期は短いが，代謝物（半減期：2〜5日）が催眠作用を有するため，実質の作用時間は長時間に及ぶ．クアゼパムの血中半減期は約32時間と長いが，筋弛緩作用はない．長時間型催眠薬は，翌日への持ち越し効果に注意が必要である．退薬（服薬中止または減量）による反跳性不眠は起こらない．

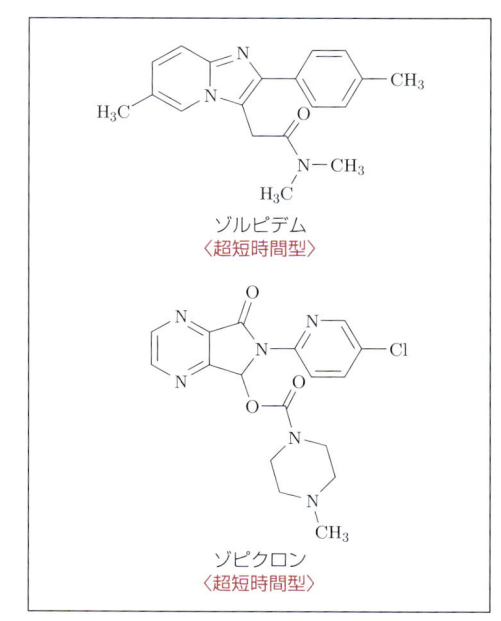

b 非ベンゾジアゼピン系催眠薬（図5-8）

最近，非ベンゾジアゼピン系の超短時間型催眠薬が，ベンゾジアゼピン系催眠薬とは化学構造が異なるものの，$GABA_A$ 受容体のベンゾジアゼピン結合部位に作用することでGABA機能を亢進し，催眠作用を発揮することがわかってきた．

1）ゾルピデム

ゾルピデム zolpidem は $GABA_A$ 受容体のベンゾジアゼピン結合部位の1つである ω_1 受容体に結合する活性を有している．ω_1 受容体は主に睡眠導入作用に関与しており，もう1つの ω_2 受容体は抗不安，筋弛緩，抗痙れん作用に関与している．多くのベンゾジアゼピン系催眠薬は ω_1/ω_2 受容体選択性を示さないが，ゾルピデムは ω_1 受容体に選択性を示すため，筋弛緩作用に基づくふらつきや転倒の危険が少ないという利点があり，高齢者などに多用される．入眠障害に用いられ，REM睡眠に影響を及ぼさないことから，自然な睡眠をもたらす．また，翌日への持ち越し効果や反跳性睡眠が比較的少ない．抗不安作用がないため，統合失調症やうつ病に伴う不眠症には用いられない．

2）ゾピクロン

ゾピクロン zopiclone はシクロピロロン系薬物であり，ω_1/ω_2 受容体に非選択的に作用する．催眠作用に加え，抗不安，筋弛緩，抗痙れん作用を有しているが，筋弛緩作用は弱い．入眠障害に用いられ，REM睡眠には影響せず，深睡眠（中程度睡眠期，深眠期）を増大させる．超短時間型ベンゾジアゼピン系催眠薬と同様の副作用が生じるので注意する．また，服用時に苦味を感じることがある．

図5-8 非ベンゾジアゼピン系催眠薬

c バルビツール酸系催眠薬（図5-9）

バルビツール酸誘導体は，上行性網様体賦活系および視床に作用することで，全般的に強く中枢神経機能を抑制する．その作用は用量依存的に鎮静・催眠・麻酔・昏睡を起こし，さらに呼吸および心循環器調節の致死的な抑制に至る．全体に安全性が低いうえ，耐性や依存を形成しやすく，ま

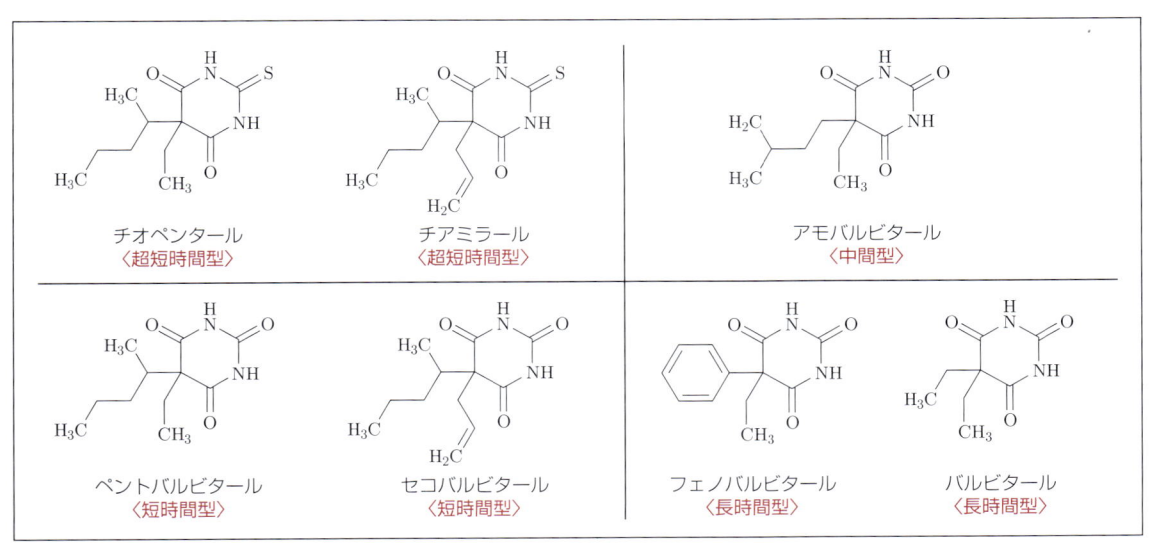

図 5-9 バルビツール酸系催眠薬

たREM睡眠を著しく抑制するため，自然睡眠とは大きく異なる睡眠を誘発する．それゆえ，現在催眠薬としてはほとんど用いられていない．催眠薬として用いる場合は，急性または短期間で改善が期待できる不眠に限定する．

■**薬理作用** バルビツール酸誘導体は，$GABA_A$受容体に存在するピクロトキシン結合部位に結合することでGABAによる細胞内Cl^-流入を増大させ，シナプス膜を過分極し，神経抑制機能を亢進する．ベンゾジアゼピン系がCl^-チャネルの開口頻度を増大させるのに対し，バルビツール酸系はCl^-チャネルの開口を延長させる点が異なる．催眠作用のほかに，用量に依存して鎮静，抗不安，麻酔，抗痙れん作用を発揮する．麻酔作用は致死量の1/2，鎮静作用は麻酔量の1/4，催眠作用は麻酔量の1/3であり，抗痙れん作用は麻酔量で現れる．

■**副作用ならびに注意点** バルビツール酸系催眠薬は治療量と中毒量が接近しているため，わずかな過量で**呼吸抑制**や**血圧低下**といった急性中毒が現れ，昏睡，呼吸麻痺となり死に至る．また**身体的・精神的依存**が強く，連用により耐性が生じやすいので，慢性中毒にも注意する．

1) 超短時間型

チオペンタールナトリウム thiopental sodium，チアミラールナトリウム thiamylal sodium が該当する．いずれも分子内にS(硫黄)を含み，高い脂溶性を示すため，急速に脳へ移行する．**静脈麻酔**および**麻酔導入**に用いられる．

2) 短時間型

ペントバルビタールカルシウム pentobarbital calcium，セコバルビタールナトリウム secobarbital sodium が該当する．速やかに効果が現れ，1〜2時間持続する．麻酔前投与や鎮静薬として用いられる．入眠薬・熟眠薬として用いることもある．

3) 中間型

アモバルビタール amobarbital が該当する．約30分で効果が現れ，3〜6時間効果が持続する．不安緊張状態での鎮静を目的として用いられる．また入眠薬・熟眠薬として用いる．

4) 長時間型

フェノバルビタール phenobarbital が該当する．低脂溶性であり組織移行が悪いため，効果発現が遅い．しかしながら血中半減期は60〜120時間であるため，効果は持続する．フェノバルビタールは熟眠薬としても用いられるが，抗てんかん薬としての用途のほうが重要である．フェノバルビタールの抗てんかん(抗痙れん)作用は鎮静作用量以下で現れる．

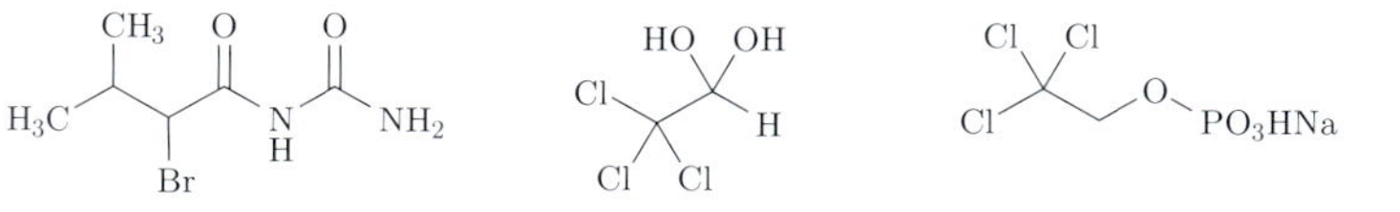

図 5-10　非バルビツール酸系催眠薬

d 非バルビツール酸系催眠薬(図 5-10)

これらに含まれる薬物には，ベンゾジアゼピン系およびバルビツール酸系催眠薬と比較して優れた利点は見当たらず，現在ほとんど臨床で用いられていない．

1) ブロモバレリル尿素

ブロモバレリル尿素 bromovalerylurea は催眠作用発現が速く，持続時間が短い催眠薬である．鎮静，抗痙れん，麻酔増強作用がある．血液中において Br^- を遊離することで鎮静，催眠作用をもたらす．Br^- は体内において Cl^- と置換し，脳内へ移行した後，大脳の興奮を抑制することで作用を発揮する．不眠症や不安緊張時の鎮静に適応がある．依存性があるので注意する．

2) 抱水クロラール，トリクロホス

生体内において，抱水クロラール chloral hydrate，トリクロホスナトリウム triclofos sodium はいずれも**トリクロルエタノール**に変化し，これが活性物質として中枢神経抑制作用を発揮する．また，抱水クロラール自身にも中枢抑制作用があるため，作用は速やかに現れる．抱水クロラールは比較的自然睡眠に近い状態が得られるため，不眠症に用いられる．また，静注困難な痙れん重積状態においては直腸内に投与する．連用で依存性が現れる．

E 鎮痛薬

鎮痛薬(analgesics)は，意識や痛み以外の諸感覚には影響を及ぼすことなく，痛覚のみを消失あるいは鈍麻させる薬物であり，麻酔薬とは異なる．鎮痛薬は麻薬性鎮痛薬と解熱性鎮痛薬に大別される．非ステロイド性抗炎症薬(NSAIDs)に代表される**解熱性鎮痛薬**は主に末梢部位に作用し，プロスタグランジン産生に関連する痛み(炎症性疼痛など)に限局して効果を発揮するのに対して，**麻薬性鎮痛薬**は主に**中枢性**に作用し，一部の神経因性疼痛を除いたほとんどの痛みに対して優れた鎮痛作用をもたらす．

1 痛みとその伝達

a 痛みの種類

痛みの発生は，生体の生命維持における重要な警告反応であるが，持続的かつ過度な痛みは生活の質(quality of life: QOL)を保つためにも積極的に取り除く必要がある．痛みは，圧，熱，化学的刺激などを一次知覚神経の末梢端(自由終末)に存在する侵害受容器(ポリモーダル受容器)が受容することにより発生する．

痛みにはさまざまな種類があり，強く叩く，あるいは刃物で傷つけられた場合などに生じる**即時痛**，組織傷害や熱傷などにより生じる**炎症性疼痛**，がんおよび糖尿病，あるいは神経が傷害されたときに生じる**神経因性疼痛**などがある．これら炎症性・神経因性疼痛時には，軽微な痛み刺激が激しい痛みに感じられる**痛覚過敏**(hyperalgesia)や，痛みを起こさないはずの触刺激を痛みと感じる**アロディニア**(allodynia)を伴うことが多い．さらに切断した部位への痛みを感じる**幻肢痛**(phantom limb pain)も存在する．

b 痛みの伝達経路

痛みの伝達に関わる**一次知覚神経**は，直径 1〜5 mm の有髄神経である **Aδ 線維**と直径 0.3〜1 mm

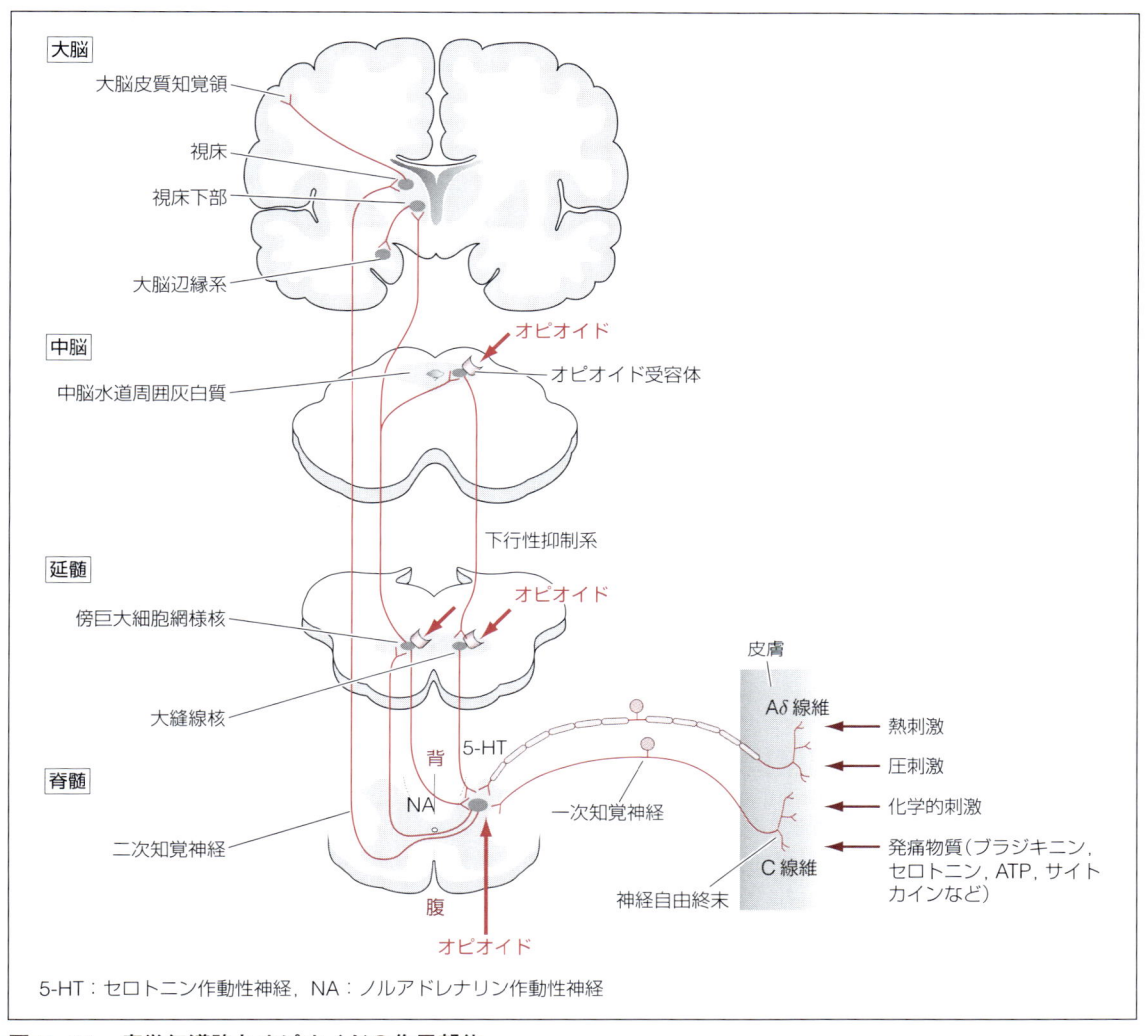

図 5-11 痛覚伝導路とオピオイドの作用部位

の無髄神経である **C 線維**に分類される．Aδ 線維は（伝達速度 10〜25 m/sec），鋭く明らかな痛み（即時痛）を伝達する一方，C 線維は（伝導速度 0.5〜2.5 m/sec），ズキズキするような痛み（遅延痛）を伝達する．

一次知覚神経は末梢組織に発生した発痛刺激によって活性化され，その後，痛み情報は脊髄後角でのシナプスを経て二次知覚神経へと伝達される．さらに痛み情報は，直接視床の中継核を介して大脳皮質知覚領へと伝達される系と，延髄網様体–中脳水道周囲灰白質–視床下部–大脳辺縁系へと伝達される系により最終的に痛みとして認識される．前者はさらに視床腹側基底核や外腹側核に投射する新脊髄視床路（即時痛を伝える経路）と，視床髄板内核や後核群に投射する旧脊髄視床路（遅延痛を伝える経路）に分類できる．また，延髄網様体–大脳辺縁系へと伝達される系は，遅延痛，痛みに伴う不安などの情動反応や血圧変動などの自律神経反応，内臓痛の発生に関与している（図 5-11）．

頸部から上位で発生する痛み（歯痛など）は，主に三叉神経から視床を経由して大脳皮質へと伝達されることにより発生する．

2 痛みの受容と発痛物質（因子）

ヒトにおける痛みの受容には，ポリモーダル受容

器が重要な役割を果たしていると考えられている．ポリモーダル受容器は，圧（機械刺激）や熱に反応するイオンチャネルや，さまざまな生理活性物質に対する受容体により構成されている．圧や熱刺激に反応するイオンチャネルとしてはTRP（transient receptor potential）チャネルファミリーが挙げられる．またこれらのファミリーの一部には，組織損傷や炎症による酸性化（H^+産生）に反応するイオンチャネルも存在する．

侵害刺激により組織損傷が生じることで，さまざまな生理活性物質（発痛物質）が産生され，痛みの発生に関与している．これらにはブラジキニン，セロトニン，ATP，サイトカイン，プロスタグランジン，ヒスタミン，神経栄養因子などが挙げられ，それぞれ単独で一次知覚神経を活性化する場合もあれば，いくつかの物質が相互作用して反応を増強する場合もある．

表5-2 内因性オピオイドとその一次構造式

名称	一次構造式
メチオニンエンケファリン	H-Tyr-Gly-Gly-Phe-Met-OH
ロイシンエンケファリン	H-Tyr-Gly-Gly-Phe-Leu-OH
β-エンドルフィン（ヒト）	H-Tyr-Gly-Gly-Phe-Met-Thr-Ser-Glu-Lys-Ser-Gln-Thr-Pro-Leu-Val-Thr-Leu-Phe-Lys-Asn-Ala-Ile-Ile-Lys-Asn-Ala-Tyr-Lys-Lys-Gly-Glu-OH
ダイノルフィンA	H-Tyr-Gly-Gly-Phe-Leu-Arg-Arg-Ile-Arg-Ile-Arg-Pro-Lys-Leu-Trp-Asp-Asn-Gln-OH
エンドモルフィン-1	Tyr-Pro-Trp-Phe-NH_2
エンドモルフィン-2	Tyr-Pro-Phe-Phe-NH_2
キョートルフィン	H-Tyr-Arg-OH
ノシセプチン	H-Phe-Gly-Gly-Phe-Thr-Gly-Ala-Arg-Lys-Ser-Ala-Arg-Lys-Leu-Ala-Asn-Gln-OH

3 痛みの内因性抑制機構

生体内には過剰な痛みを抑制する生理的機構が存在している．麻薬性鎮痛薬の薬理作用発現においても，内因性疼痛抑制機構が関与している．つまり，中枢の中脳水道周囲灰白質から延髄大縫線核を経由して脊髄後角に至る下行性セロトニン（5-HT）作動性神経系と，延髄傍巨大細胞網様核から脊髄後角へ至る下行性ノルアドレナリン（NA）作動性神経系を，内因性オピオイドや麻薬性鎮痛薬により活性化することで，脊髄後角における一次・二次知覚神経シナプスでの痛覚情報伝達を抑制的に調節する（下行性抑制系神経）．

4 内因性オピオイド（オピオイドペプチド）と受容体

a オピオイド

麻薬性鎮痛薬や関連合成薬物および内因性モルヒネ様物質を総称してオピオイド opioid と称する．オピオイドには麻薬性鎮痛薬と非麻薬性鎮痛薬があり，いずれもオピオイド受容体を介して機能し，中枢性に強い鎮痛作用を発揮する．

内因性オピオイドは，脳内で最初に発見されたメチオニンエンケファリン，ロイシンエンケファリンを始めとして，エンドルフィンやエンドモルフィンなど約20種類が存在する（表5-2）．これら内因性オピオイドは中脳水道周囲灰白質，延髄傍巨大細胞網様核，脊髄後角に高濃度に存在しており，扁桃核，線条体，視床下部，大脳辺縁系にも存在する．

b オピオイド受容体

オピオイド受容体は4つのサブタイプに分類される．モルヒネやメチオニンエンケファリンが作用するMOP受容体（μ受容体），ロイシンエンケファリンが作用するDOP受容体（δ受容体），内因性オピオイドの1つであるダイノルフィンや合成麻薬のケトシクラゾシン ketocyclazocine が作用するKOP受容体（κ受容体）および近年，脳内から単離されたノシセプチン nociceptin が作用するNOP（ORL1）受容体が存在する．

いずれの受容体サブタイプもGタンパク質共役

表5-3 オピオイド受容体の分類

サブタイプ	局在	内因性リガンドペプチド	生理機能
MOP (μ)	中脳水道周囲灰白質、内側視床	エンドルフィン、メチオニンエンケファリン	鎮痛, 縮瞳, 腸管運動減少, 多幸感, 依存, 呼吸抑制
DOP (δ)	脊髄, 辺縁系	ロイシンエンケファリン	鎮痛, 血圧低下
KOP (κ)	脊髄	ダイノルフィン	不快感, 精神異常作用, MOP (μ) 受容体の鎮痛作用に拮抗（脳幹）
NOP (ORL1)	脊髄, 辺縁系, 視床	ノシセプチン	抗不安作用, 痛覚過敏

オピオイド受容体のサブタイプの名称は特異的なアゴニストや発現部位の頭文字から付けられている。
MOP：morphine, DOP：mouse vas deferens（マウス輸精管）, KOP：ketocyclazocine, NOP：nociceptin

型の7回膜貫通型の受容体であり、G_i を介したアデニル酸シクラーゼ活性の抑制、$G_{i/o}$ を介した K^+ チャネルの開口や電位依存性 Ca^{2+} 電流の抑制を誘導する（表5-3）。

5 麻薬性鎮痛薬

a アヘンアルカロイド（図5-12）

1) モルヒネ

ケシ（*Papaver somniferum*）の未熟果実に傷をつけ、得られた乳液を乾燥させたものが阿片（アヘン）である。モルヒネ morphine はアヘンに含まれる最も含有量の多いアヘンアルカロイドであり（約10%）、ギリシア神話に登場する「夢の神モルペウス（Morpheus）」が夢のように痛みを取り去る効力に由来している。

■**薬理作用** モルヒネは主に MOP(μ)受容体に作用し、強力な鎮痛作用を示す。またそれ以外にも、鎮静、鎮咳、呼吸抑制などの中枢抑制作用、催吐、縮瞳などの中枢興奮作用、消化管運動抑制などの末梢作用と、非常に多彩な薬理作用を有している。モルヒネは麻薬性鎮痛薬の基本形であり、ほかの麻薬性鎮痛薬の薬理作用も差異はあるものの、質的には同様である。

①**鎮痛作用** モルヒネはオピオイド受容体（MOP、KOP、DOP）に作用するが、鎮痛効果発現には主に MOP(μ)受容体への作用が重要である。モルヒネは、中脳水道周囲灰白質、延髄大縫線核および延髄傍巨大細胞網様核に存在するオピオイド受容体

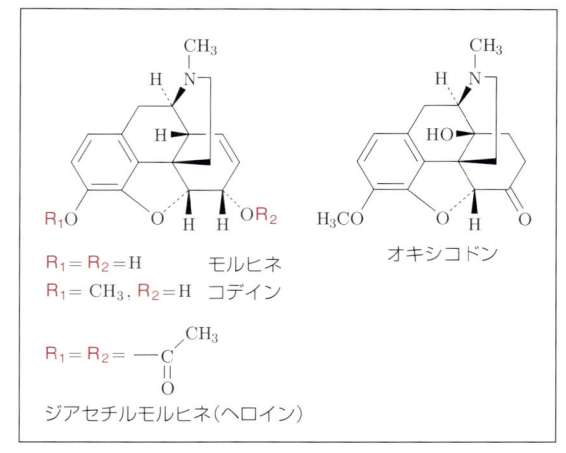

図5-12 アヘンアルカロイド類

に作用することで、痛みの内因性抑制機構（下行性抑制系神経）を賦活させ、鎮痛作用を発揮する。また、脊髄後角において知覚神経の伝達も抑制することで、痛覚伝達を抑制する。さらに、大脳皮質、視床などにも作用して痛覚情報伝達を抑制する。

②**鎮静作用** モルヒネ投与により**多幸感（陶酔感）**が生じ、不安や不快、緊張が消失する。また**眠気**を引き起こす。モルヒネ慢性中毒の原因となる。

③**呼吸抑制作用** 延髄呼吸中枢にある MOP(μ)受容体に作用することで呼吸を抑制する。これは、血液中における炭酸ガス（CO_2）分圧に対する反応性が低下することに起因する。モルヒネ急性中毒の一因となり、高用量の投与で無呼吸相と呼吸亢進相が交互に出現する**チェーン・ストークス（Cheyne-Stokes）呼吸**を引き起こす。呼吸抑制作用は比較的低用量で現れる。

④**鎮咳作用** 延髄孤束核の咳中枢を抑制すること

で，鎮咳作用をもたらす．
⑤催吐作用　延髄第4脳室底の化学受容器引金帯(chemoreceptor trigger zone: CTZ)にあるMOP受容体に作用することで，悪心・嘔吐を引き起こす．
⑥中枢性縮瞳作用　中脳第3脳神経(動眼神経)核を興奮させることで，副交感神経を介して瞳孔括約筋を収縮させ，縮瞳を起こす．したがって，モルヒネの点眼では縮瞳は起こらないが，モルヒネ投与による縮瞳作用はアトロピンの点眼により抑制される．また，この縮瞳作用には耐性が生じないことから，モルヒネ慢性中毒の診断に応用される．禁断時(服用中止，減量時)には散瞳が認められる．
⑦脊髄反射亢進作用　マウスにモルヒネを投与するとS字状の挙尾反応〔ストラウプ(Straub)の挙尾反応〕を示す．これは脊髄反射亢進作用による．肛門括約筋の緊張を上昇させることに起因しており，大量のモルヒネを投与するとストリキニーネ様の痙れんを誘発する．
⑧消化管運動抑制作用　モルヒネ投与により最も顕著に現れる副作用が便秘である．この効果は，モルヒネが腸管神経叢でのMOP(μ)受容体に作用することで，アセチルコリン遊離が抑制されることに起因する．その結果，消化管平滑筋の収縮が抑制され，消化管運動が妨げられて発症する．

■**適応・留意事項**　モルヒネは難治性疼痛には無効であるが，一般的に疼痛の緩和に有効である．臨床での使用は，**がん性疼痛，術後疼痛，心筋梗塞時の疼痛**などに限局され，麻酔前投与や鎮静，鎮痙などにも用いられることがある．

モルヒネ静脈注射により皮膚の痒み，紅潮を引き起こす．また，オッディ(Oddi)括約筋を収縮させることで胆汁分泌を抑制する．尿道および膀胱括約筋を収縮することにより排尿困難となる．さらに，肝グリコーゲンの減少，血糖上昇，体温低下などが認められる．心血管作用としては，末梢血管の拡張や圧受容器反射の抑制により起立性低血圧を引き起こすことがある．

■**急性中毒**　120mg以上の内服あるいは30mg以上の静脈内注射により急性中毒が現れる．深い昏睡状態となり，血圧および体温の低下や呼吸抑制が生じ，最終的には呼吸麻痺となり死に至る．モルヒネ急性中毒時には縮瞳が認められ，この現象が催眠薬などほかの中枢抑制薬中毒との識別に応用される．急性中毒の治療には麻薬拮抗薬(ナロキソン)を用いる．

■**慢性中毒**　薬物依存の形成が最も重要である．精神・身体的に依存が形成され，モルヒネ投与の中止により発熱・発汗・下痢・散瞳・不眠・血圧上昇などの禁断症状(退薬症状)が現れる．依存形成時に麻薬拮抗薬を投与すると，逆に禁断症状を悪化させる．したがって，治療薬としては比較的禁断症状を形成しにくいメサドン(麻薬性鎮痛薬)をモルヒネの代替として使用し，徐々にメサドンの用量を減量していく方法が用いられる．

2) コデイン

コデイン codeine はモルヒネと同様にアヘンに含まれるアヘンアルカロイド(約0.5％)であり，軽度〜中程度の鎮痛効果を示すが，主に**鎮咳薬**として臨床応用されている．コデインは直接オピオイド受容体には結合せず，肝臓にて代謝を受けてモルヒネに変換されることにより鎮痛作用を発揮する．それゆえ，鎮痛，呼吸抑制，便秘，依存性はモルヒネの1/4〜1/6程度である．

3) オキシコドン

オキシコドン oxycodone は MOP 受容体の作用薬であり，経口投与によりモルヒネの約2倍の鎮痛作用を発揮する．モルヒネに比べてバイオアベイラビリティー(モルヒネ：約24％，オキシコドン：約60％)が高い．

4) ジアセチルモルヒネ

ジアセチルモルヒネ diacetyl morphine はヘロインともよばれ，モルヒネの4〜8倍の鎮痛作用を発揮する．一方で，呼吸抑制作用や依存形成も強力であるため，現在臨床では用いられていない．

b 合成鎮痛薬(図5-13)

アヘンアルカロイドを基本骨格として合成された鎮痛薬であり，麻薬指定されている薬物と非麻

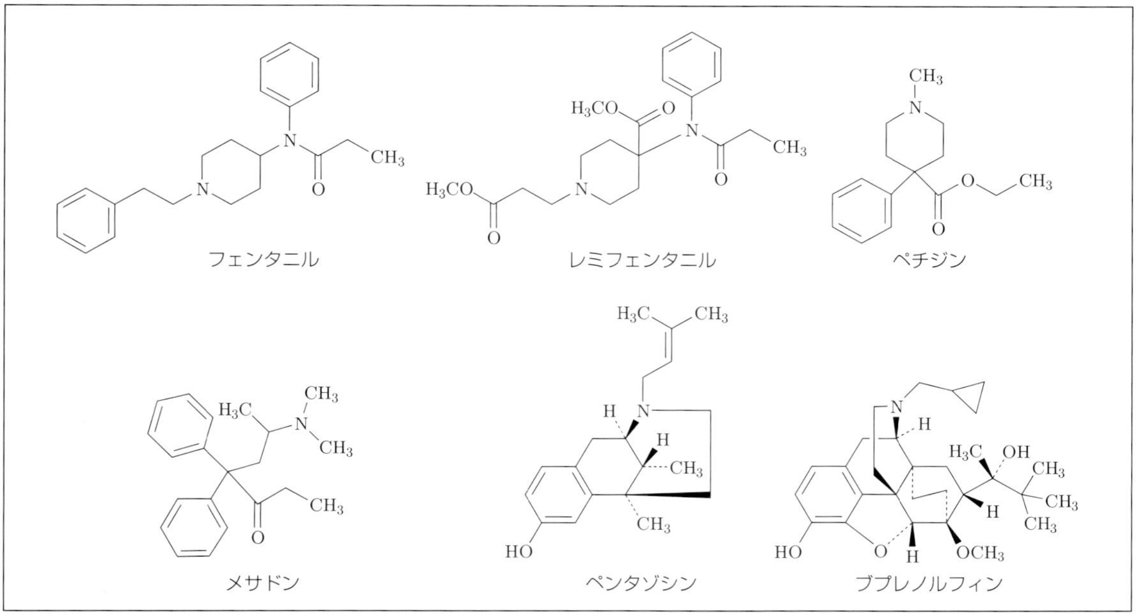

図 5–13　合成鎮痛薬

薬性薬物がある．

1）フェンタニル（麻薬）

フェンタニル fentanyl は MOP 受容体の作用薬であり，鎮痛作用はモルヒネの約 80 倍である．モルヒネと比較して高い脂溶性（約 160 倍）を示し，バイオアベイラビリティーが非常に高い（約 90％）．しかしながら，モルヒネに比べて悪心や眠気が少ないとされる．また皮膚からの吸収に優れており，オピオイドの中で唯一，経皮吸収薬としても用いられる．

2）レミフェンタニル（麻薬）

レミフェンタニル remifentanil は MOP 受容体の作用薬であり，フェンタニルと同等の鎮痛作用をもつ．作用発現が速やか（約 1 分）であり，消失も速い（約 5～10 分）．全身麻酔用鎮痛薬として用いられる．

3）ペチジン（麻薬）

ペチジン pethidine は MOP 受容体に作用することで鎮痛作用を発揮する．鎮痛効果はモルヒネの約 1/10 である．モルヒネと比較して，鎮静，便秘作用や依存形成は軽微である．また鎮痙作用を有している．麻酔前投与，無痛分娩などに用いられる．

4）メサドン（麻薬）

メサドン methadone はモルヒネと同程度の鎮痛効果を有しているが，依存形成能が弱いので**モルヒネ慢性中毒患者への置換療法**に用いられる．また，ほかの副作用もモルヒネに比べて軽微である．

5）ペンタゾシン（非麻薬）

ペンタゾシン pentazocine は KOP（κ）受容体作用薬であるが，MOP（μ）受容体に対しては弱い遮断作用を有している．したがって，モルヒネと併用した場合はモルヒネの鎮痛作用を減弱させるが，単独で使用した場合は KOP 受容体に作用することで弱い鎮痛作用を示す．鎮痛効果はモルヒネの 1/3 である．薬物依存形成能はモルヒネに比べて弱く，麻薬に指定されていないが，大量連用により依存を形成することがある．

6）ブプレノルフィン（非麻薬）

ブプレノルフィン buprenorphine は MOP（μ），DOP（δ）受容体作用薬であり，KOP（κ）受容体には遮断作用を示す．モルヒネに比べて 20～50 倍の鎮痛作用を有しており，効果持続時間も長いのが特徴である．またモルヒネに比べて便秘を起こしにくく，さらに依存も形成されにくい．非麻薬性である．

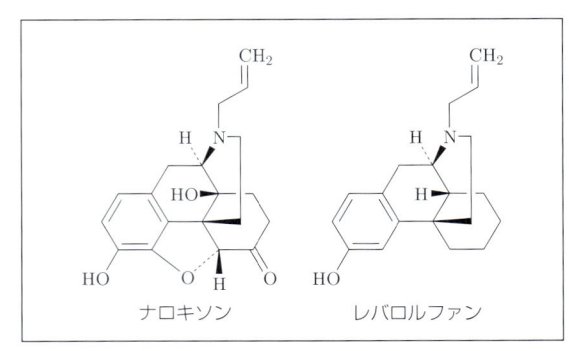

図 5-14　麻薬拮抗薬

7) ブトルファノール（非麻薬）

ブトルファノール butorphanol は KOP 受容体作用薬であるが，MOP 受容体に対しては弱い遮断作用を有している．鎮痛作用はモルヒネの 4～5 倍である．非麻薬性であるが，長期連用により依存を形成することがある．

C 麻薬拮抗薬（図 5-14，☞ 237 頁）

1) ナロキソン

ナロキソン naloxone は MOP（μ）受容体に対して比較的高い親和性を有する遮断薬であるが，鎮痛作用は全く示さない．モルヒネなどの MOP（μ）受容体作用薬の鎮痛作用を遮断する．また，DOP（δ），KOP（κ）受容体に対しても弱いながら遮断作用を有している．アヘンアルカロイドおよび合成鎮痛薬による急性中毒，特に呼吸抑制に対する治療目的に用いられる．一方で，**薬物依存を形成している慢性中毒患者には禁断症状（退薬症状）を誘発するので用いてはならない**．

2) レバロルファン

レバロルファン levallorphan はモルヒネの鎮痛作用に影響を及ぼすことなく，呼吸抑制作用のみを改善する．無痛分娩時に麻薬性鎮痛薬とともに投与され，麻薬性鎮痛薬による新生児の呼吸抑制を予防する目的で使用される．反復投与した場合，効力が減少して呼吸抑制を生じることがある．また，幻視，もうろう状態を引き起こすこともある．ナロキソン同様，薬物依存を形成している慢性中毒患者には禁断症状を誘発するので用いてはならない．

F 片頭痛治療薬

片頭痛は，前兆を伴わない片頭痛（普通型片頭痛）と前兆を伴う片頭痛（古典型片頭痛）に大別される．前兆は痛みの開始 24 時間前くらいに始まり，羞明，聴覚過敏症，多尿，下痢，気分と食欲の障害をよく伴う．片頭痛の発作は何時間も何日も続き，長引く痛みのない間隔を伴うこともある．片頭痛の発作の頻度はさまざまであり，1 年に 1～2 回から 1 か月に 1～4 回くらいの割合である．

片頭痛の病態生理学的な特徴として，血管収縮の後に続く血管拡張（神経性インパルスの拡延性抑制）があり，これにセロトニンが関与している可能性が示唆されたが，頭痛患者で観察されることが多い局所的な浮腫と病巣の圧痛は説明できない．しかし，セロトニンが片頭痛の病態発生の主要なメディエーターであるという仮説から，5-HT 受容体作動薬は片頭痛の急性治療の中心となった．

1　5-HT$_1$ 受容体作動薬（トリプタン系薬物 triptans）（図 5-15）

片頭痛の治療における**スマトリプタン** sumatriptan，**ゾルミトリプタン** zolmitriptan，**ナラトリプタン** naratriptan，および**リザトリプタン** rizatriptan の導入により，片頭痛に関する前臨床および臨床研究は著しい進歩がみられた．トリプタンとよばれるこれらの薬物の 5-HT$_1$ 受容体に対する選択的な薬理作用は，片頭痛の病態生理の解明に役立った．また臨床上，急性の片頭痛に有効な薬物であり，さらに片頭痛の悪心と嘔吐を悪化させずむしろ減少させることができるということが重要な進歩である．

トリプタンの薬理作用は 5-HT$_1$ ファミリー受容体（5-HT$_{1D}$ と 5-HT$_{1B}$ 受容体）に，麦角アルカロイドより選択的に相互作用する．しかし，アドレナリン α_1，α_2 作動性，アドレナリン β 作動性，ドパミン，ムスカリン性コリン作動性およびベンゾジアゼピン受容体には作用しない．

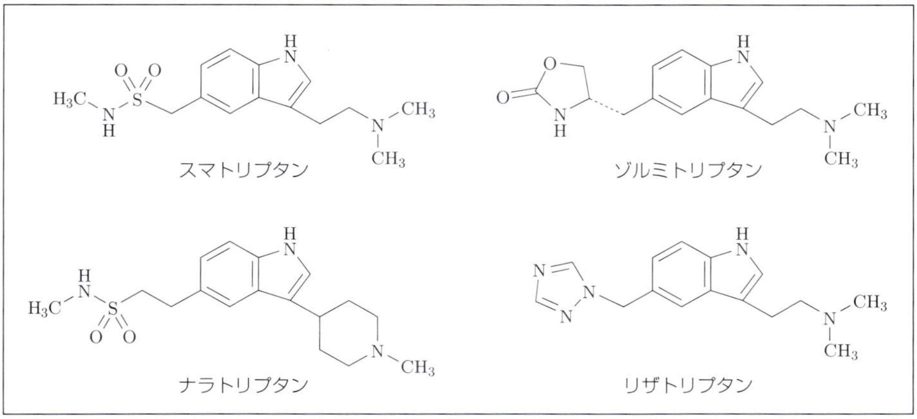

図 5-15 5-HT$_1$ 受容体作動薬（トリプタン系）

1）スマトリプタン sumatriptan

皮下注射により，約 12 分後に血漿濃度はピークに達する．経口投与では，血漿濃度のピークは 1～2 時間以内である．皮下投与によるバイオアベイラビリティーは約 97%，経口投与あるいは点鼻では，それぞれ 14%，17% にすぎない．排泄半減期は約 1～2 時間である．スマトリプタンは主に MAO-A によって代謝され，尿に排出される．

2）ゾルミトリプタン zolmitriptan

経口投与の 1.5～2 時間後に血漿濃度はピークに達する．経口投与時のバイオアベイラビリティーは約 40% である．ゾルミトリプタンは活性型の脱メチル化（N-desmethyl）代謝物に変換され，それは 5-HT$_{1B}$ と 5-HT$_{1D}$ 受容体に対する親和性がゾルミトリプタン（親薬物）に比べ数倍高い．代謝物と親薬物の半減期は，両方とも 2～3 時間である．

3）ナラトリプタン naratriptan

経口投与時，2～3 時間で血漿濃度は最大に達し，そのバイオアベイラビリティーは約 70% である．トリプタンの中で最も作用時間が長く，半減期は約 6 時間である．ナラトリプタンは投与量の 50% は尿で未変化型として排出され，約 30% は CYP による酸化産物として排出される．

4）リザトリプタン rizatriptan

経口投与時のバイオアベイラビリティーは約 45% であり，錠剤で経口摂取した場合 1～1.5 時間以内に血漿濃度が最大に達する．経口で崩壊させる剤形では，いくらか吸収速度が遅く，投与後 1.6～2.5 時間で血漿濃度は最大に達する．リザトリプタンの主要な代謝経路は MAO-A による酸化的脱アミノ化である．

トリプタンの血漿タンパク質結合率は，およそ 14%（スマトリプタン，リザトリプタン）から 30%（ナラトリプタン）までである．

2 麦角アルカロイド

麦角アルカロイド類は複数の薬理作用をもつために急性の片頭痛治療における正確な作用機序は決定できない．しかし麦角アルカロイド類の急性片頭痛に対する効果は 5-HT$_{1B/1D}$ 受容体を介した作用である．

G てんかん治療薬

てんかん（epilepsy）とは，発作性・反復性に起こる慢性の大脳疾患であり，皮質・皮質下神経細胞で突発的かつ無秩序に起こる電気的異常発射による脳機能異常が原因の精神・身体症状（てんかん発作）を主徴とする．病因不明の特発性と，脳腫瘍，酸素欠乏，高熱，熱射病，脳損傷，高血糖，低血糖などにより起こる原因が明らかな症候性とがある．

表 5-4 てんかんの国際分類と薬理学的分類の対応

ILAE による国際分類（1981 年）	薬理学的分類
部分（焦点・局所）発作	
単純部分発作	皮質焦点発作
複雑部分発作	精神運動発作
二次性全般発作	大発作
全般発作	
欠神発作	小発作
ミオクローヌス発作	精神運動発作
強直発作	大発作
間代発作	大発作
強直間代発作	大発作
脱力発作	大発作
その他未分類のてんかん発作	

1 てんかんの症状と分類

a 分類

多様なてんかん発作に対して，1981 年に承認された国際抗てんかん連盟（International League Against Epilepsy: ILAE）による臨床的・脳波学的分類（表 5-4）が最も一般的である．薬理学的には，治療薬選択のために，以下のような病型分類が使用されている．

1）大発作（grand mal）

意識消失とともに強直間代発作（tonic-clonic seizure）が生じ，頭部を後方に仰け反らせて眼球を上転して倒れ，続いて四肢の間代性痙れんが生じる．

2）小発作（petit mal）

痙れんを伴わない数秒間の意識障害発作．顔面，四肢の異常運動，無動，行動中断を伴う．眼球はやや上転．不応答．発作終了とともに意識は回復するが記憶はない．

3）精神運動発作（psychomotor seizure）

精神性，精神感覚性および自律神経性の症状．無意識の自動行動（徘徊など）から軽度の痙れんに至るまで，広範で多彩な症状が出る．

4）皮質焦点発作（cortical focal seizure）

大脳皮質運動野に起こる局所性の病変，損傷によって，てんかん性焦点が形成され，そこに対応した身体各部に部分性痙れんをきたす．

b 症状

①**痙れん**　骨格筋の不随意性収縮が現れる．

②**部分発作**　異常が脳の一部に限られ，その脳部位が関与する機能である意識・感覚・運動の一部に変化を起こす．脳のごく限局した部位の異常で意識を保っている場合は単純部分発作で，ある範囲を巻き込んで意識が障害される場合は複雑部分発作である．脳の一部に起こった異常が脳全体に拡大すると二次性全般発作となる．多様な感覚，変形視，錯覚，幻覚，身体失認，既視感（déjàvu），自動症，自律神経症状，恐怖感，下腹部不快感など，多彩な発作症状がある．

③**全般発作**　神経細胞の電気的異常が同時に全脳に及んで起こる発作である．

④**精神感覚性**　視覚，聴覚，嗅覚などの体性感覚の障害を訴える感覚性症状が現れる．

⑤**自律神経症状**　心窩部不快感，顔面蒼白，紅潮，冷汗，立毛が現れる．

⑥**ミオクローヌス発作**　上下肢の筋（myo）が痙れん（clonus）する状態である．

⑦**強直性痙れん**　持続的な筋収縮により手足をつっぱる痙れんである．

⑧**間代性痙れん**　筋の収縮・弛緩の繰り返しにより，手足をばたばたと動かす痙れんである．

⑨**てんかん発作重積症**　意識の回復なしにてんかん発作が繰り返し生じる状態である．

⑩**脱力発作**　突然の筋緊張が起こり，意識を消失する状態である．緊張消失により転倒することから転倒発作ともいう．

2 てんかん治療薬（図 5-16，5-17）

てんかん治療薬は，てんかん発作の分類型と副作用を考慮して選択する．作用には複数の機序が関わることもある．

てんかんの原因として中枢神経組織での Na^+ チャネルと K^+ チャネルの異常が考えられている．また，アセチルコリン受容体や GABA 受容体を

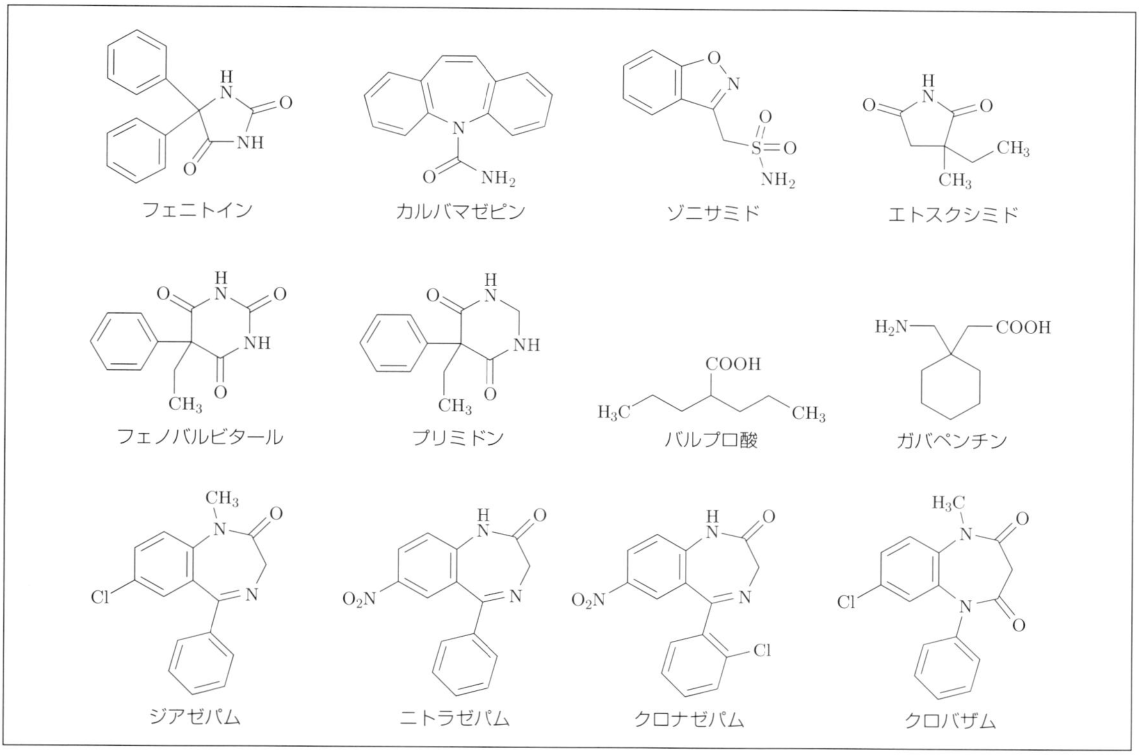

図 5-16 てんかん治療薬

コードする遺伝子の異常もみつかっている．

a Na⁺ チャネルに作用するてんかん治療薬

Na^+ チャネル機能を抑制することにより，神経細胞膜の安定性を増大し，発作伝播を阻止する．

1）ヒダントイン誘導体

フェニトイン phenytoin（ジフェニルヒダントイン）は大発作，皮質焦点発作，てんかん発作重積症に有効である．鎮静作用がなく，抗痙れん作用は強いが，小発作には無効である．$GABA_A$ 受容体 Cl^- チャネルに作用し，受容体機能を亢進する作用もある．血中濃度に依存した中枢症状としてフェニトイン毒性（複視，めまい，運動失調，構語障害など）が現れるので，血中薬物濃度が治療域の範囲内にあるかを測定する必要がある．また，にきび，**歯肉増生**，多毛などの副作用があり，催奇形性もあるので注意が必要である．長期投与により，ビタミン代謝障害（ビタミン D 代謝障害による骨軟化症，ビタミン K 抑制による胎児，新生児への出血傾向）や葉酸吸収抑制による悪性貧血などを起こすことがある．

2）イミノスチルベン誘導体

カルバマゼピン carbamazepine は小発作以外のてんかんに有効であり，精神運動発作（複雑部分発作）の第 1 選択薬である．$GABA_A$ 受容体 Cl^- チャネルに作用し，受容体機能を亢進する作用もある．三叉神経痛，統合失調症，躁病にも使用される．副作用はフェニトインと類似しているものの，比較的少ない．

3）ベンズイソキサゾール誘導体

ゾニサミド zonisamide は大発作，異型小発作，皮質焦点発作，精神運動発作に有効である．

4）フェニル尿素誘導体

アセチルフェネトライド acetylpheneturide は他剤に無効な精神運動発作，大・小発作に有効であるが，重篤な過敏症，白血球減少，肝腎障害，発疹などの副作用が起こりうるので，最近はあまり用いられない．

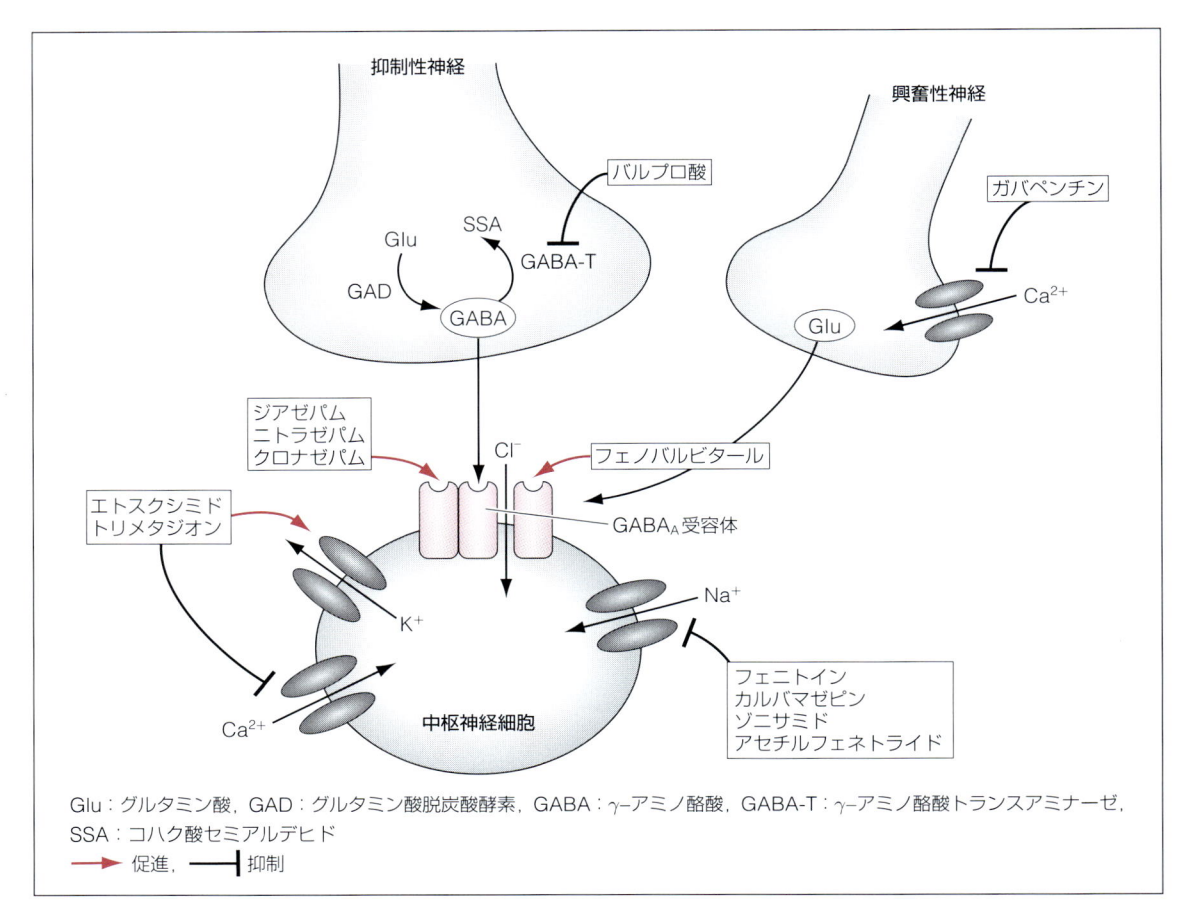

図 5-17 てんかん治療薬の作用点

b Ca^{2+}(K$^+$)チャネルに作用するてんかん治療薬

Ca^{2+}チャネルを遮断して，あるいはK$^+$チャネルの透過性亢進による過分極により，神経細胞膜興奮性を抑制する．

1) スクシミド系

エトスクシミド ethosuximide は小発作の第1選択薬であるが，大発作に用いると増悪する．眠気，頭痛，運動失調などの副作用がみられる．

2) オキサゾリン系

トリメタジオン trimethadione は小発作，ミオクローヌス発作に有効だが，大発作には無効あるいは増悪させる．また，長期投与により骨髄障害や腎障害がみられ，催奇形性，骨髄障害もあり，最近はあまり用いられない．

c GABA系に作用するてんかん治療薬

GABA$_A$受容体Cl$^-$チャネル（バルビツール酸結合部位）とベンゾジアゼピン結合部位複合体，またはGABA代謝酵素であるGABAトランスアミナーゼ（アミノ基転移酵素）などに作用し，抑制性のGABA神経系の機能を亢進させて抗てんかん作用を示す．

1) バルプロ酸

バルプロ酸 valproate は，GABAトランスアミナーゼ阻害による抑制性シナプスでのGABA量の増加，またNa$^+$，Ca^{2+}チャネルの遮断，およびK$^+$チャネルの機能亢進により，神経細胞の異常興奮を抑制する（図5-17）．全ての型のてんかんに有効であるが，特に小発作に対してはエトスクシミドと同程度有効であり，**大発作の合併する**

小発作の第1選択薬である．

2) ベンゾジアゼピン系

ジアゼパム diazepam，**ニトラゼパム** nitrazepam，**クロナゼパム** clonazepam，**クロバザム** clobazam は，$GABA_A$ 受容体のベンゾジアゼピン結合部位に結合し，GABA の受容体への結合を増大し，$GABA_A$ 受容体機能を亢進する．

ジアゼパムは静注によりてんかん発作重積症に有効であり，**第1選択薬である**．ニトラゼパム，クロナゼパムは精神運動発作，ミオクローヌス発作，小発作に有効である．副作用として，催眠，抗不安，筋弛緩作用がある．

3) バルビツール酸系

フェノバルビタール phenobarbital，**プリミドン** primidone は $GABA_A$ 受容体 Cl^- チャネル複合体のバルビツレート結合部位に結合し，Cl^- チャネルを開口して Cl^- の流入を促進する．大発作，皮質焦点発作に有効だが，小発作には無効である．

d その他

1) 炭酸脱水酵素阻害薬

アセタゾラミド acetazolamide は炭酸脱水酵素阻害作用をもつ利尿薬であり（☞ 273 頁），他のてんかん治療薬の効果が不十分のときに付加的に用いる．小発作，精神運動発作に有効である．

2) ガバペンチン gabapentin

GABA の誘導体であるが，GABA 受容体には結合せず，GABA の再取り込みや分解にも影響を与えず，Ca^{2+} チャネル機能を抑制し，グルタミン酸などの興奮性神経伝達物質の遊離を抑制することにより抗てんかん作用を発現する．ほかのてんかん治療薬で効果が十分に認められない患者に対して，部分発作のてんかん治療薬と併用して用いる．重篤な副作用はほとんどなく，安全性が高い．

H 向精神薬

向精神薬とは，中枢神経に作用し，精神機能（心の働き）に影響を及ぼす薬物の総称で，抗精神病薬，抗不安薬，抗うつ薬，気分安定薬（抗躁薬）などがある．濫用の危険性および医療上の有用性の程度により第一種から第三種まで3種類に分類され，⑲ の表示がある．

1 抗精神病薬（図 5–18）

統合失調症などの精神疾患の治療に用いる薬物である．**統合失調症は最も一般的な機能性精神病**であり，患者の数だけ臨床症状がある．2002 年まで精神分裂病と称されていたが，この病気は「分裂した性格」を意味しないことから変更された．

統合失調症の病態は，幻覚（特別な声を聞く），妄想（間違った思い込み），感化（自分の行動が外部によって制御されるという考え）である．思考はまとまりが悪く（連合弛緩），論理的な会話が不可能で（談話不能），同時に相反する考えをもつ（両価性）場合がある（陽性症状）．患者の感情が平坦であったり（感情鈍麻），不安定だったりする．患者は内向的で，内部に閉じこもる（自閉）こともある（陰性症状）．また，現実を誤認知し，それゆえ協力的でなかったり，敵意をもったり，言葉や身体的暴力がみられたりもする．多くの患者は陽性症状，陰性症状の両方を示し，陰性症状の患者は認知機能障害，学業成績の低下，予後全体の悪化を伴うことがある．

a 統合失調症の原因（ドパミン仮説）

1958 年，神経伝達物質としてのドパミン（dopamine: DA）の働きが明らかにされ，抗精神病薬はシナプス後ドパミン受容体の遮断薬であるということが報告されて以来，統合失調症のドパミン仮説に興味がもたれている．

臨床的に有効な抗精神病薬は，基本的にドパミン D_2 受容体の遮断作用があり，前脳でのドパミン神経活動を低下させる．効果の強い抗精神病薬では，より有害な錐体外路系神経障害〔パーキンソン症候群，アカシジア（静止が保てない状態），ジスキネジア（顔面の痙れん）〕を現すことがある．また，DA はプロラクチンの分泌を抑制するので，DA 受

定型抗精神病薬
フェノチアジン系

クロルプロマジン　レボメプロマジン　フルフェナジン　プロメタジン

ブチロフェノン系　　　　　　　ベンザミド系

ハロペリドール　　　　　　　　スルピリド

非定型抗精神病薬
SDA

リスペリドン

MARTA

オランザピン　　　クエチアピン　　　クロザピン

ドパミンD_2受容体部分活性薬

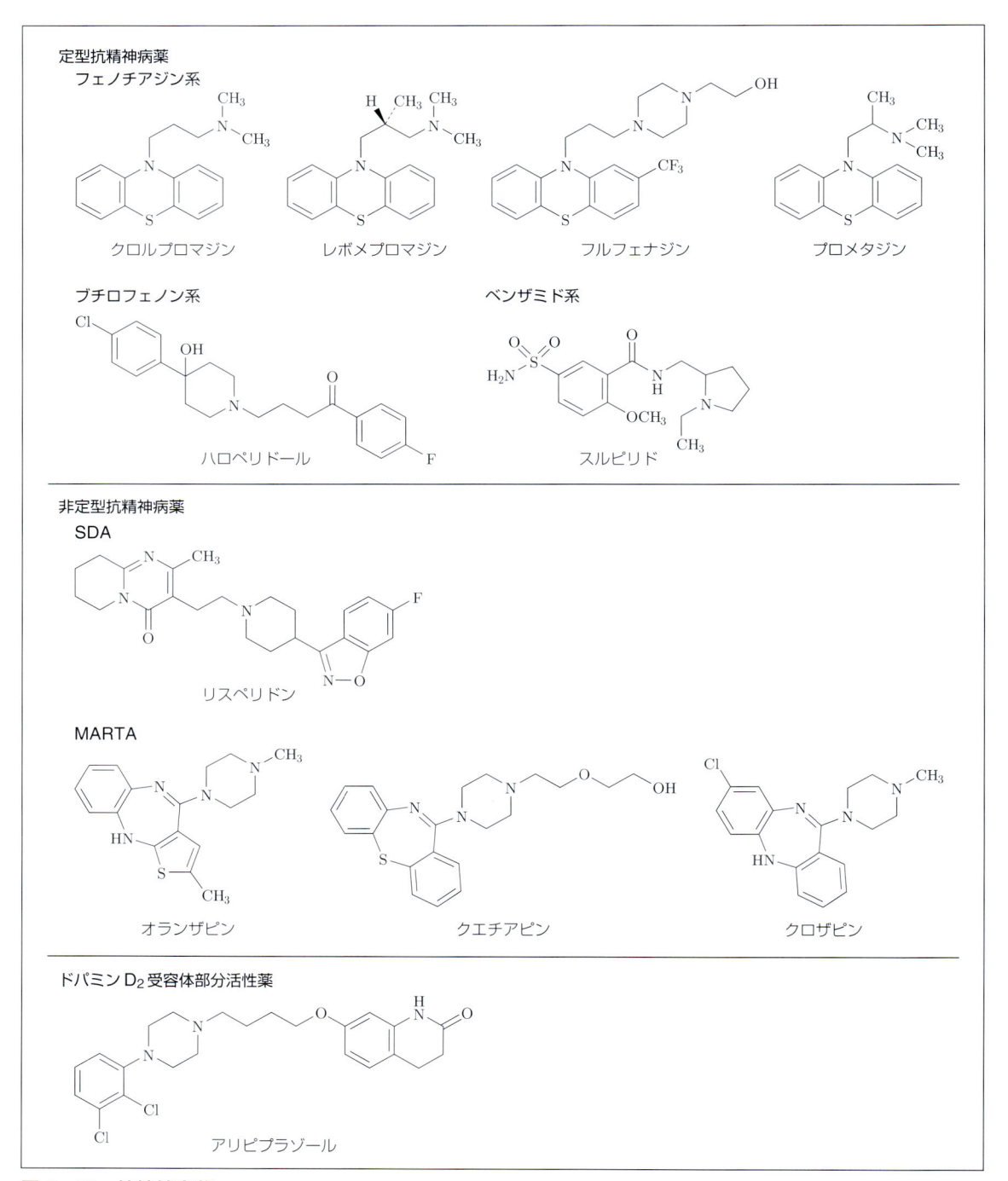

アリピプラゾール

図 5-18　抗精神病薬

容体遮断薬による副作用として，高プロラクチン血症に注意が必要である．

b 定型抗精神病薬

1）フェノチアジン系

クロルプロマジン chlorpromazine は最も代表的な抗精神病薬である．感情の制御に関与する大

脳辺縁系のドパミン D_2 受容体を遮断することにより，情緒の安定化作用を発揮する．催奇形性があるので妊婦には投与しない．

レボメプロマジン levomepromazine は鎮静作用が強いため，統合失調症以外にも躁病や不安・焦燥・緊張・希死念慮などに用いられる

フルフェナジン fluphenazine は抗精神病薬としての力価が高く，制吐作用もあるが，錐体外路系の神経障害作用が強い．

プロメタジン promethazine もフェノチアジン系の薬物であるが，その中枢性抗コリン作用と抗ヒスタミン作用から，パーキンソン病やアレルギーに用いられる(☞ 165, 263 頁)．

2) ブチロフェノン系

ハロペリドール haloperidol は作用が強力なため，急性精神疾患の治療に用いる．幻覚や妄想を抑える作用に優れている．コンプライアンス不良な患者には，デカン酸ハロペリドールの筋肉内注射も可能であるが，昏睡状態の場合は使用しない．

3) ベンザミド系

スルピリド sulpiride はドパミン D_2 受容体の遮断作用があり，低用量(50〜150 mg)では抗うつ作用が，大用量(300 mg 以上)では抗精神病作用が認められる．また，50 mg 以下の投与量では抗潰瘍薬として用いられ，これは消化管のドパミン D_2 受容体の遮断によって，アセチルコリンの遊離が促進されることによる(ドパミン D_2 受容体はアセチルコリンの遊離を抑制している)．

c 非定型抗精神病薬

1) セロトニン・ドパミン受容体遮断薬

リスペリドン risperidone は錐体外路系の神経障害の発生率が低く，セロトニン受容体の遮断作用もあるので，非定型の抗精神病薬に分類される．平均的に使用する用量は 4〜6 mg/日であり，再発防止効果も期待できる．セロトニン・ドパミンの作用に拮抗することから，SDA (serotonin-dopamine antagonist) ともよばれる．

2) 多元受容体標的化抗精神病薬(multi-acting receptor targeted antipsychotics: MARTA)

弱いドパミン D_2 受容体遮断作用と強いセロトニン受容体(特に 5-HT$_{2A}$ 受容体)遮断作用のほかに，アセチルコリン，ヒスタミン，アドレナリン各受容体の遮断作用を示し，治療抵抗性の統合失調症の治療に推奨される．MARTA は錐体外路系神経障害やプロラクチン値上昇も少ない．

オランザピン olanzapine は，通常用量の 10〜20 mg/日で使われるときには，錐体外路系神経障害の発生率はとても低い．

クエチアピン quetiapine は MARTA の中でドパミン D_2 受容体結合性が最も低い．300〜600 mg/日の量でも，ドパミン D_2 受容体結合率は 0〜27%である．

クロザピン clozapine は，治療抵抗性の患者に対して症状の改善が認められている．しかし，クロザピンの突然の中止は，不眠症，悪夢，頭痛，胃腸症状(例えば，腹部の痙れん，胃痛，悪心，嘔吐，下痢)，落ち着きのなさ，唾液の増加，発汗などの禁断症状を引き起こす場合があるので，徐々に投与量を減らしていき，その後中止しなければならない(日本ではまだ使用されていない)．

d ドパミン D_2 受容体の部分活性薬

アリピプラゾール aripiprazole は，ドパミン神経が低下している状態では機能的な部分活性薬として，ドパミン神経が活性化している状態では弱いドパミン受容体遮断薬として作用していることが明らかにされている．

2 抗不安薬(図 5-19)

不安は一般的な人間の情動であり，生活するうえで目標や目的の成就のために必要である．しかし，過剰な不安が原因(精神的原因)となり，集中力の低下，筋の緊張，睡眠障害などの身体症状が現れることがある．その中でもパニック障害は，突然に発現する強い恐怖とともに，激しい動悸，窒息感や現実感消失，死への恐怖などを特徴とする．

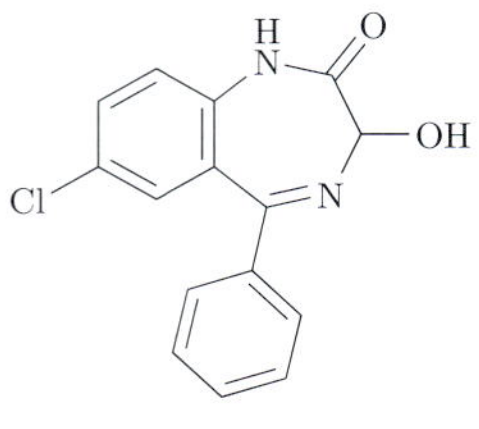

図 5-19 抗不安薬

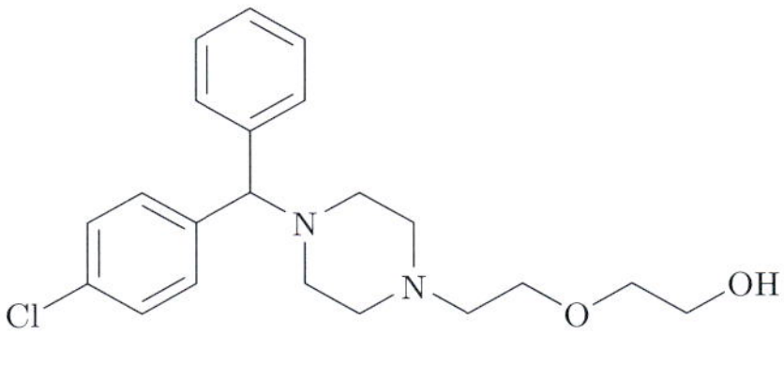

さらに，大きなストレスに適応できないために，身体的症状が誘発される場合もある（適応障害）．

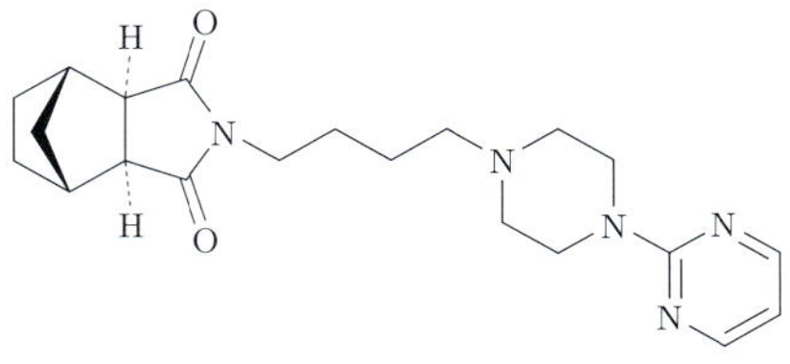

これらの原因は，中枢神経系でのアドレナリン作動性神経の過剰活動と，セロトニン作動性神経の調節不全によるものと考えられている．今までは，ベンゾジアゼピン系薬物が抗不安薬として最も利用されていたが，現在では選択的セロトニントランスポーター阻害薬(selective serotonin reuptake inhibitor: SSRI)が第 1 選択薬としてすすめられる．

a ベンゾジアゼピン系抗不安薬

主としてベンゾジアゼピン系薬物が治療に用いられ，情動に関与する大脳辺縁系のベンゾジアゼピン受容体に作用し，抗不安効果を発揮する．非特異的な不安に対して，ベンゾジアゼピン系薬物はほとんど差異を示さない．高齢者や肝機能障害の患者では，少量のオキサゼパムの分割投与が作用時間も短く，直接抱合されて排泄されるため使用される場合がある．比較的急性の不安反応を示す患者の場合，プラセボに対して高い反応率を示す場合もある．

ベンゾジアゼピン系催眠薬の薬理作用は抗不安作用のほか，催眠作用，抗痙れん，筋弛緩作用が挙げられ，その作用機序は中枢神経系の抑制性伝達物質γ-アミノ酪酸(GABA)受容体サブタイプの1つである．$GABA_A$ 受容体機能を亢進させることによる(☞ 194 頁，ベンゾジアゼピン系催眠薬の項参照)．

オキサゼパム oxazepam　ベンゾジアゼピン系薬物は CYP3A4，CYP2C19 などにより代謝されるが，オキサゼパム系薬物は，直接グルクロン酸抱合されるため酵素による代謝を受けない．

ジアゼパム diazepam　脊髄反射を抑制し，筋の緊張を除く作用が強いので，脳脊髄神経障害による筋痙れんを抑える作用もある．

b 非ベンゾジアゼピン系抗不安薬

ヒドロキシジン hydroxyzine は抗ヒスタミン作用があり，視床，視床下部，大脳辺縁系に作用し，神経症での不安・緊張・焦りなどの症状に有効である．また，動揺病(酔い止め)，湿疹，痒みに対しても有効である．

タンドスピロン tandospirone は，脳内のセロトニン受容体のうち，$5-HT_{1A}$ 受容体に選択的に作用して抗不安作用を示す．

3 抗うつ薬（図 5-20）

うつ病は，気分(mood)の落ち込みから，極度の悲哀感，絶望感，精神状態の緩慢化，集中力の低下，楽しみの欠如，自責感などともに，不眠または睡眠過剰，食欲不振，体重減少，また時には過食などの食事パターンの変化など，身体的な異常が発現する．うつ病患者の 10〜15% が生涯の間に自殺行動を図る場合があり，発病期だけでなく回復期にも多いため，外来治療の場合は家族同伴の通院が望ましい．発病率は女性のほうが高い．

抗うつ薬は，うつ状態に伴う気分減退に対して用いる治療薬であり，①うつ状態だけが現れるもの(**反応性うつ病**)，②うつ状態と躁状態を繰り返すもの(**双極性障害**)，③躁状態だけが現れるもの(**単極性躁病**)がある．

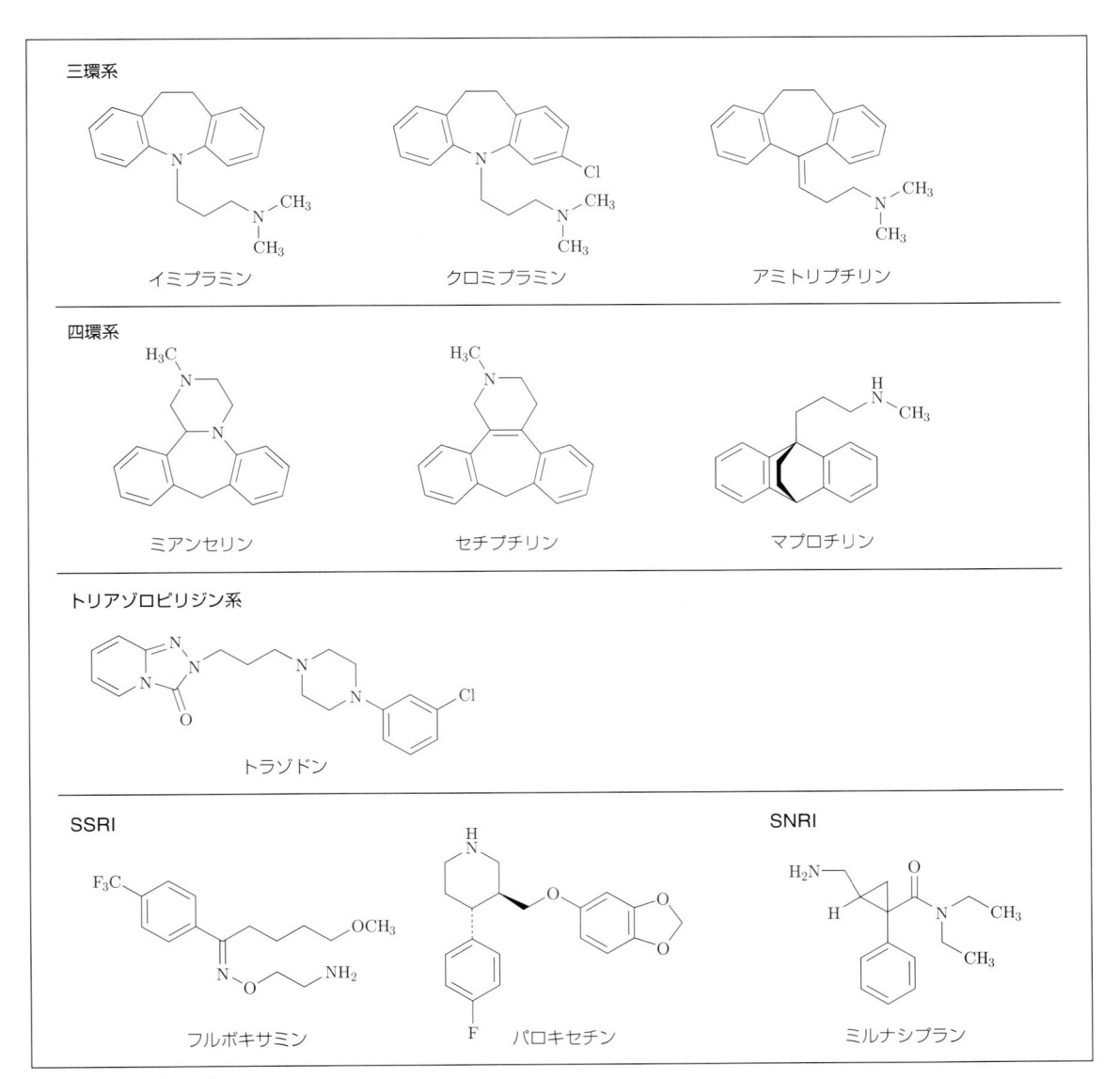

図 5-20 抗うつ薬

a 三環系抗うつ薬

脳内のノルアドレナリントランスポーター（再取り込み部位）とセロトニントランスポーターを阻害することにより，数週間の治療後に抗うつ作用が現れる．大部分の三環系抗うつ薬は，アドレナリン α_1 受容体および α_2 受容体を遮断する作用もある．副作用として抗ムスカリン作用に起因する，口渇，胃部不快感，便秘，頻脈，動悸，緑内障の危険を伴う視力障害などに加えて，起立性低血圧などがある．

イミプラミン imipramine は代表的な三環系抗うつ薬であり，脳内のノルアドレナリントランスポーターを阻害（再取り込み阻害）することにより気分を高揚させる．イミプラミンはシトクロム P450（CYP）酵素により脱メチル化されてデシプラミン desipramine になる．デシプラミンもイミプラミンと同様に抗うつ作用がある．

クロミプラミン clomipramine はセロトニントランスポーターを阻害する効果が強いので，強迫

症状や不安・焦燥に有効である．速効性が期待でき，点滴も可能である．

アミトリプチリン amitriptyline は鎮静作用がすぐれており，不安焦燥や自殺念慮が目立つような症状の場合などに用いる．夜尿症にも有効である．

b 非三環系抗うつ薬

1）四環系抗うつ薬

ミアンセリン mianserin は四環構造を有し，薬理学的には，脳内のアドレナリン α_2 受容体を遮断することによりノルアドレナリン遊離量の増加が期待され，さらにヒスタミン H_1 受容体にも親和性を有する．イミプラミンに比べて速効性がある．催眠・鎮静作用が強く，睡眠薬としても使用可能である．抗ムスカリン作用は三環系抗うつ薬より弱いが，緑内障，前立腺肥大，心伝導障害などの患者には慎重に投与する．

マプロチリン maprotiline, セチプチリン setiptiline はうつ病のほか，パニック障害や過食症などの症状にも適用される．脳内のノルアドレナリン神経系の活性化作用による．

2）トリアゾロピリジン系

トラゾドン trazodone の薬理作用は，脳内のセロトニン神経系の活性化によると考えられている．抗コリン作用などの副作用が少ない．

c SSRI と SNRI

1）SSRI（selective serotonin reuptake inhibitor）

フルボキサミン fluvoxamine, パロキセチン paroxetine は選択的セロトニン再取り込み阻害薬ともよばれ，セロトニンの取り込みを阻害することにより意欲の向上が期待できる．長期間の投与が可能な薬物であるが，薬物代謝酵素（CYP）を阻害する．

2）SNRI（serotonin noradrenaline reuptake inhibitor）

ミルナシプラン milnacipran はセロトニン・ノルアドレナリン再取り込み阻害薬ともよばれ，セロトニントランスポーターとノルアドレナリントランスポーターの両取り込み部位に作用する．SSRIに比較して抗うつ作用が強い．

4 気分安定薬（抗躁薬）

双極性障害は，以前は躁うつ病といわれ，躁の状態とうつの状態が区別できる場合（I型）と，明確でない場合（II型）がある．II型では，うつ状態だけが目立つ場合があり，このようなときに気分安定薬でなく，抗うつ薬の長期投与で用いても治癒しない場合がある．抗躁作用を有する薬物は，以前は抗躁薬と称していたが，抗躁効果のみならず，うつ病相の予防効果も認められるため最近では気分安定薬とよび，**炭酸リチウム**や抗痙れん薬の**カルバマゼピン**，**バルプロ酸**などが該当する．

躁うつ状態を1年に1～2回繰り返す症例では，**炭酸リチウム** lithium carbonate の長期投与によって再発を予防できる場合がある．リチウムの過量による中毒症状には，嘔吐，食欲不振，ふるえ，運動障害，めまいなどがある．減量しないと中毒症状が進行し，頭痛，耳鳴り，情動不安から，意識障害・痙れん発作や腎障害も起こる．中毒を避けるため，血中リチウム濃度を測定（有効血中濃度：0.4～1.2 mEq/L）する必要がある．

バルプロ酸 valproate の抗躁作用は炭酸リチウムと同等以上である．効果発現は炭酸リチウムより早いので，速やかなコントロールが必要な重症例にも有効であるが，抗うつ効果は炭酸リチウムよりやや劣る．

カルバマゼピンについては，てんかん治療薬の項参照（☞ 207 頁）．

I 中枢性筋弛緩薬

骨格筋は神経からのインパルス（信号）を受けて収縮し，骨を動かす．筋弛緩薬はその収縮経路に働き，過剰な筋緊張を抑制する薬である．すなわち，骨格筋を弛緩させるには，①運動系上位中枢，②末梢神経筋接合部，③骨格筋に直接，あるいは

④脊髄反射に作用する方法がある．

中枢性筋弛緩薬は，延髄レベルおよび筋収縮反射中枢である脊髄レベルに作用して骨格筋の収縮を抑制し，①中枢神経障害（脳血管障害，脳性麻痺，痙性脊髄麻痺，多発性硬化症，外傷・術後後遺症などの脳性疾患）による痙性麻痺，局所性筋緊張亢進，筋痙れんなど，また②運動器疾患に伴う局所性筋緊張亢進，有痛性痙縮（頚肩腕症候群，腰背痛症，変形性脊椎症，椎間板ヘルニアなど）の治療に用いる．

1 骨格筋緊張度調節機構（図5-21）

a 反射中枢（脊髄）を介した筋収縮機構

脊髄反射とは，外部からの刺激が脳まで伝わらず，脊髄レベル（反射中枢）で折り返して反応が起こる現象である．刺激に対して生体がみせる合目的的，不随意な応答で，反射中枢で統合されている．

1）伸張反射

骨格筋が伸張すると伸展受容器（筋紡錘）が刺激され，求心性神経（Ia群線維）がその情報を脊髄で直接α運動神経に伝えて筋収縮が起こる．介在するシナプスが1つの**単シナプス反射**である．この機構で筋肉の長さを一定に維持することができる．

2）屈筋反射

四肢の皮膚に疼痛刺激が加わると，皮膚神経，紡錘筋Ⅱ群線維，筋膜のⅢ群線維，関節内の求心性神経が脊髄後角に情報を伝え，介在神経を介して運動神経に情報を伝える**多シナプス反射**である．四肢の屈筋には興奮性神経情報が入力されて収縮し，伸筋には抑制性神経情報が入力されて（相反神経支配）屈曲反射となる．生体を侵襲から防ぐうえで重要な役割を果たしている．

b γ環（γループ）機構

上位中枢からの入力の一部は，γ運動神経を介して筋紡錘の両端に付いている錘内筋を収縮させ，筋紡錘の中央部分が引き延ばされる．その結果，Ia群線維が伸展信号を脊髄に発信し，α運動神経

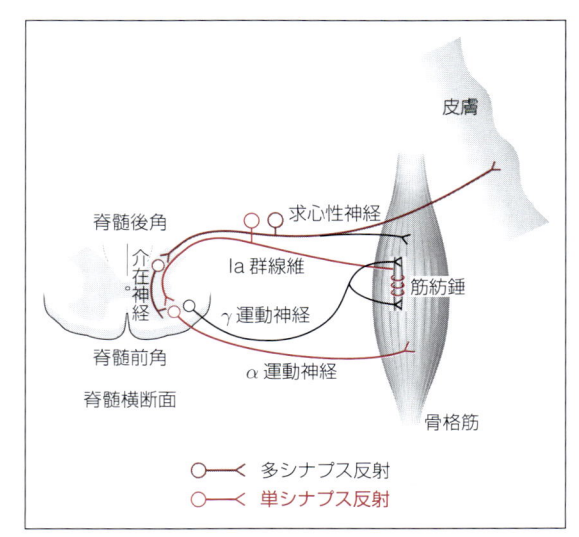

図5-21 脊髄反射とγ環による筋緊張調節

が興奮して，引き延ばされた筋紡錘が元の長さに戻るまで収縮する．この機構と収縮状態での伸張反射機構により，筋を収縮状態に維持することができる．

c ストリキニーネの痙れん作用

ストリキニーネ strychnine は，脊髄において運動神経に対する介在神経による**シナプス後抑制を遮断**する（☞230頁，図5-43）．介在神経の神経伝達物質は抑制性のグリシンであり，ストリキニーネはグリシン受容体の競合的アンタゴニストである．運動神経に対する抑制を遮断することで反射興奮性を高め，わずかな刺激に対して反射性筋収縮を誘発する．

2 中枢性筋弛緩薬（図5-22）

中枢性筋弛緩薬は，主に**脊髄単シナプスおよび多シナプス反射を抑制**して骨格筋の収縮を抑制する．服薬中は反射運動能の低下，眠気，脱力感，注意力の低下が生じるため，自動車の運転などの危険な操作を避けるよう服薬指導する．

1）メフェネシン mephenesin

■**薬理作用** 上位中枢神経系には作用せず，脳幹，脊髄レベルの**多シナプス反射を抑制**して筋収縮を

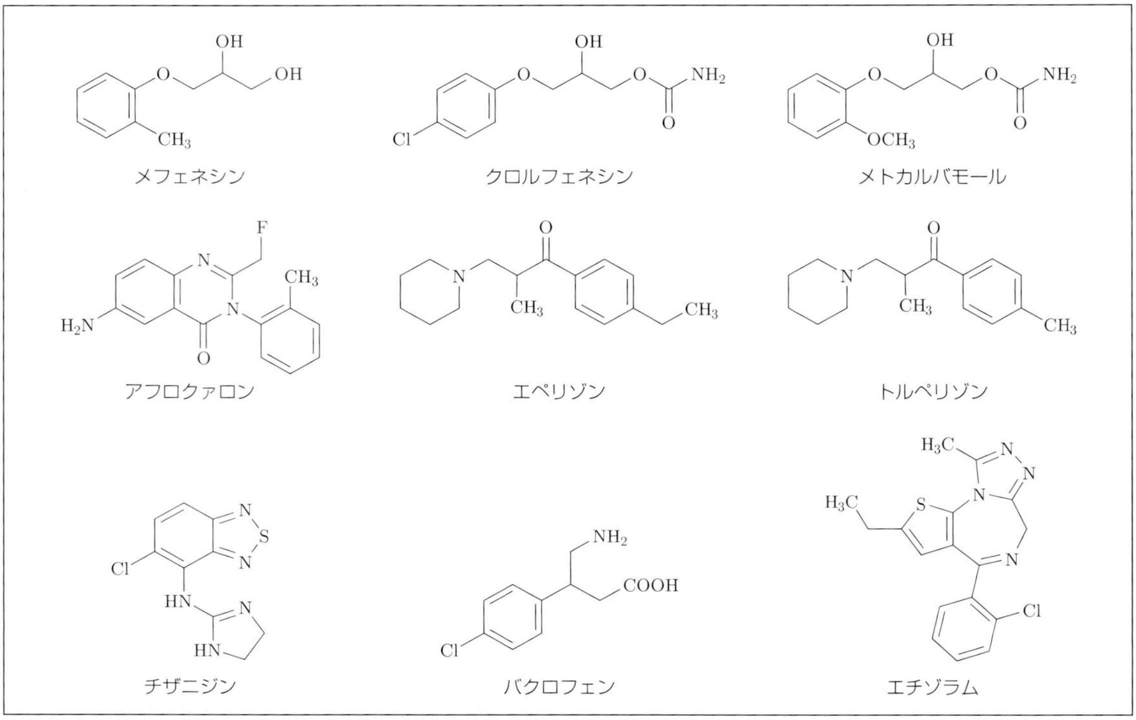

図 5-22 中枢性筋弛緩薬

抑制する．単シナプス反射は抑制せず，抗ストリキニーネ作用をもつ．現在では臨床で使用されていない．

2）クロルフェネシン chlorphenesin，メトカルバモール methocarbamol

■**薬理作用・作用機序** メフェネシン様の抗ストリキニーネ作用を示す．膜安定化作用により脊髄の介在神経活動度を抑制することで，多シナプス反射を遮断する．

■**副作用** 発疹，眠気，めまい，悪心，嘔吐などがある．中枢神経抑制薬，MAO 阻害薬，アルコールにより作用が増強する．

3）アフロクァロン afloqualone

■**薬理作用** 脊髄の単シナプスおよび多シナプス反射を抑制して筋緊張を改善する．

■**副作用** ふらつき，めまい，眠気，悪心，嘔吐などがある．

4）エペリゾン eperisone

■**薬理作用** 脊髄の単シナプスおよび多シナプス反射を抑制する．筋紡錘からの求心性神経(Ia 群線維)を抑制して筋緊張亢進を緩和する．また血管拡張作用もある．

■**副作用** メトカルバモールとの併用で視調節障害が現れる．

5）トルペリゾン tolperisone

■**薬理作用** 脊髄多シナプス反射を抑制し，またγ運動神経に投射する脳幹からの下行性経路を遮断して筋を弛緩させる．

■**副作用** 肝障害，ショック，胸内苦悶，呼吸障害などがある．また，メトカルバモールとの併用による視調節障害や，アミノグリコシド系抗生物質との併用による呼吸抑制の増強に留意する．

6）チザニジン tizanidine

■**薬理作用・作用機序** α_2 受容体刺激薬である．上位運動中枢に作用するとともに脊髄多シナプス反射を抑制し，またγ運動神経を抑制して筋緊張を緩和する．

■**副作用** 血圧低下，眠気，脱力感などがある．降圧利尿薬との併用で低血圧，徐脈が現れるので注意する．中枢神経抑制薬，アルコールにより副作

用が増大することがある．

7）バクロフェン baclofen
■**薬理作用・作用機序**　GABA$_B$受容体刺激薬である．神経末端のGABA$_B$受容体に作用して脊髄の単シナプスおよび多シナプス反射を抑制し，運動神経の興奮を緩和する．
■**副作用**　急に中止すると幻覚，眠気，脱力感などが出現する．血圧降下薬，中枢神経抑制薬，アルコールにより作用が増強する．

8）エチゾラム etizolam
■**薬理作用**　ベンゾジアゼピン誘導体で，GABA様の作用を介して骨格筋を強く弛緩する．主に脊髄よりも上位の脳幹網様体に作用する．抗不安作用，抗うつ作用なども併せもつ．
■**適応**　破傷風，てんかんなどの急激な筋異常収縮抑制に用いられる．
■**副作用**　鎮静作用のほか，眠気，ふらつき，倦怠感，脱力感，呼吸抑制などがある．

J　パーキンソン病治療薬

1　パーキンソン病の病態と発症の要因

a　症状・病理的変化

パーキンソン病は，1817年に英国人医師のParkinsonが「振戦麻痺」として報告したことに由来する疾患である．日本では現在，約12万人の罹患者が存在するとされる．主症状として振戦，筋固縮，無動，姿勢反射障害を示すことが特徴である．

パーキンソン病発症は，**大脳基底核における黒質から線条体に投射しているドパミン神経が変性・脱落**し（軽症70～80%，重症90%以上），線条体に遊離されるドパミンが著明に減少することに依存している．不随意運動の調節は，線条体のドパミン神経が抑制性に作用する一方，同じく線条体に投射するアセチルコリン神経がムスカリン受容体を介して興奮性に作用している．したがって，パーキンソン病においては，ドパミン神経活性の減退によりアセチルコリン神経活性が異常に興奮した状態になっていると考えられる（図5-23）．

b　発症要因

パーキンソン病発症の要因は正確には明らかにされていない．しかしながら，近年の研究からドパミン神経細胞内でのタンパク質機能異常（ユビキチン-プロテアソーム系の異常）が原因であるという説が主流である．本来，不要になったあるいは異常形成されたタンパク質はユビキチン化された後，プロテアソームにて分解される．しかしながら，何らかの原因でユビキチン-プロテアソーム系に異常が発生すると，タンパク質除去機能が正常に作動せず，異常タンパク質が神経細胞内に蓄積する．その結果，神経細胞機能に何らかの障害が発生し，細胞死に至ると考えられている．

c　家族性パーキンソン病

パーキンソン病発症の約90%は孤発性であり，残りの10%には遺伝的要因が示唆されている（家族性パーキンソン病）．現在，家族性パーキンソン病の原因遺伝子としては，αシヌクレイン（α-synuclein）[*1]やParkin[*2]の遺伝子をはじめとして12種類が報告されている．

[*1]：α-synuclein　パーキンソン病患者の脳における黒質のドパミン神経細胞内には，レビー（Lewy）小体といわれる異常タンパク質蓄積物が存在しており，その成分の1つがα-synucleinである．家族性パーキンソン病の原因である変異α-synucleinは，ユビキチン-プロテアソーム系を阻害するため凝集・蓄積能が高く，パーキンソン病発症を誘発しやすいと考えられる．また正常α-synucleinも，過剰に産生されるとパーキンソン病の原因となる可能性が示唆されている．

[*2]：Parkin　*Parkin*遺伝子に変異があると，比較的若年においてパーキンソン病を発症するリスクが高いとされる．Parkinはユビキチン-プロテアソーム系において，異常タンパク質にユビキチンを結合させるユビキチンリガーゼとして機能していることが明らかとなった．

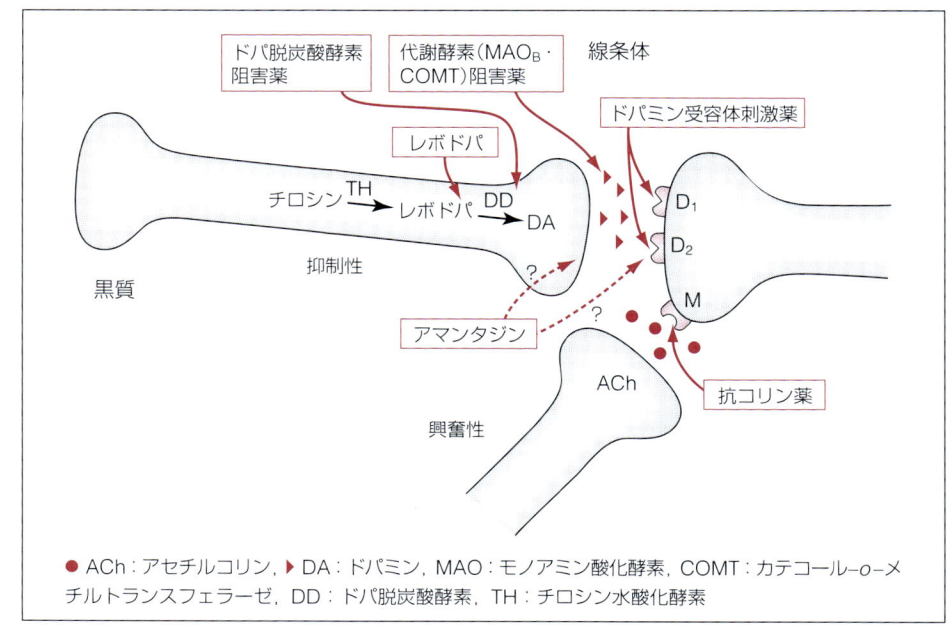

図 5-23　パーキンソン病治療薬の作用部位

図 5-24　MPTP の代謝

d 神経毒説

孤発性パーキンソン病の発症には，黒質のドパミン神経を選択的に死滅させる外因性・内因性神経毒が関与している可能性が指摘されてきた．その一例が MPTP（1-methyl-4-phenyl-1,2,3,6-tetrahydropyridine）である．MPTP は米国で使用されていた合成麻薬内の不純物であり，MPTP の常習者がパーキンソン病様症状を示すことから注目，発見された物質である．MPTP は脂溶性が高いことから容易に体内に吸収され，脳内に入りグリア細胞内の MAO_B（モノアミン酸化酵素）により代謝を受け，MPP^+ へと変換される（図 5-24）．さらに MPP^+ はドパミントランスポーターを通ってドパミン神経内へと取り込まれ，ミトコンドリア電子伝達系の complex I（NADH 脱水素酵素複合体）を阻害することでドパミン神経細胞死へと導く．MPTP は体内に存在しない物質であるため，パーキンソン病発症の原因物質とは考えにくいが，MPTP の構造類似化合物が体内に存在しており，それがドパミン神経細胞死を誘発させることが動物モデルで確認されている．また，疫学的研究や動物実験により，ロテノン rotenone やパラコート paraquat，マンネブ maneb といった殺虫剤や除草剤，殺菌剤がパーキンソン病様症状を誘発することも知られている．

2 パーキンソン病治療薬

現在使用されているパーキンソン病治療薬としては，欠乏したドパミンを補う**ドパミン補充療法（ドパミン刺激薬）**と**ドパミン受容体刺激薬**が主となる．しかしながら，これらの薬物は症状を軽減させることが目的であり，病態の根本的な治療や

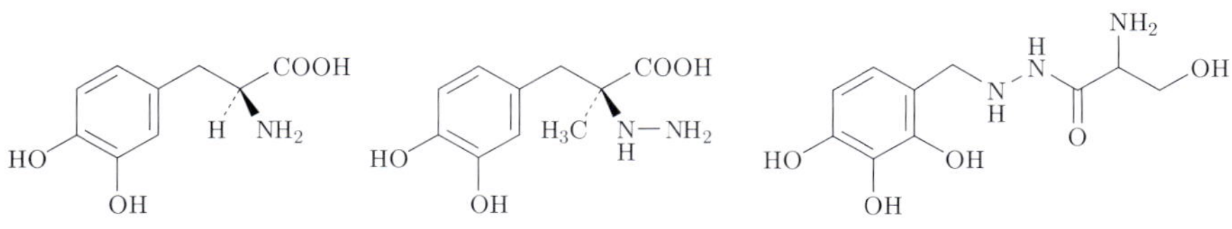

図 5-25 ドパミン刺激薬，AADC 阻害薬

予防をもたらす薬物は現存しない．

a ドパミン補充療法（ドパミン刺激薬）
（図 5-25）

パーキンソン病においては，減少した脳内のドパミンを補うことが治療上の最重要課題となる．しかしながら，補充の目的でドパミン自身を投与しても，ドパミンは血液-脳関門を通過できないため，脳内に到達させることができない．したがって，ドパミンの前駆物質であるレボドパを用いることが基本である．またレボドパは，末梢組織に広く分布している芳香族 L-アミノ酸脱炭酸酵素（aromatic L-amino acid decarboxylase: AADC）により 90％以上が末梢内にてドパミンに変換されるため，脳内に移行できるレボドパは 5％以下である．そこで，末梢組織でのレボドパからドパミンへの変換を防ぐ目的で AADC 阻害薬（ドパ脱炭酸酵素阻害薬）を併用することが一般的であり，レボドパ＋AADC 阻害薬の合剤が用いられる．

1）レボドパ levodopa
■薬理作用・作用機序　L-ドパとも呼ばれ，L-チロシンよりチロシン水酸化酵素（tyrosine hydroxyrase: TH）により生合成されるドパミンの前駆物質である．レボドパを単独で使用することはまれであり，前述の理由から AADC 阻害薬と併用する．レボドパ＋AADC 阻害薬の服用により筋固縮と無動は急速に改善され，また連用で振戦も徐々に改善される．
■副作用　長期服用により，しだいに薬効持続時間が短縮したり（wearing-off 現象），あるいは効果が認められず，または発現に時間を要する（no-on/delayed on 現象）ようになったり，服薬時間と無関係に急激な症状の改善と悪化を繰り返す（on-off 現象）ようになる．また，不随意運動も出現する．その他の副作用としては，脳内においてドパミン変換後に延髄の嘔吐中枢の化学受容器引金帯（CTZ）のドパミン D_2 受容体に作用することによる悪心・嘔吐がある．さらに，末梢組織でレボドパから変換されたカテコールアミンによる，起立性低血圧，不整脈などが挙げられる．近年，レボドパ投与によって細胞毒性が生じる可能性も示唆されている．

2）AADC 阻害薬（ドパ脱炭酸酵素阻害薬）
カルビドパ carbidopa，ベンセラジド benserazide などの AADC 阻害薬は血液-脳関門を通過できないため，末梢組織に存在する AADC を阻害する．したがって，AADC 阻害薬とレボドパを併用することでレボドパの服用量を減量（レボドパ単剤使用時の 1/4〜1/5 量）することができ，レボドパによる末梢性の副作用を軽減できる利点がある．

AADC 阻害薬は単独で用いることはなく，レボドパ：カルビドパ＝10：1，レボドパ：ベンセラジド＝4：1 の割合で合剤として使用する．一方で，ジスキネジアは単剤投与より出現しやすい．

b ドパミン受容体刺激薬

ドパミン受容体刺激薬は，線条体におけるドパミン受容体（D_1 および D_2 受容体）を直接刺激することでパーキンソン病症状を改善する．効果安定性が高く，持続時間も長いが，レボドパよりも効果は弱い．麦角アルカロイド誘導体（ブロモクリプチン，ペルゴリド，カベルゴリン）と，非麦角アルカロイド誘導体（タリペキソール，プラミペキソール，ロピニロール）がある．

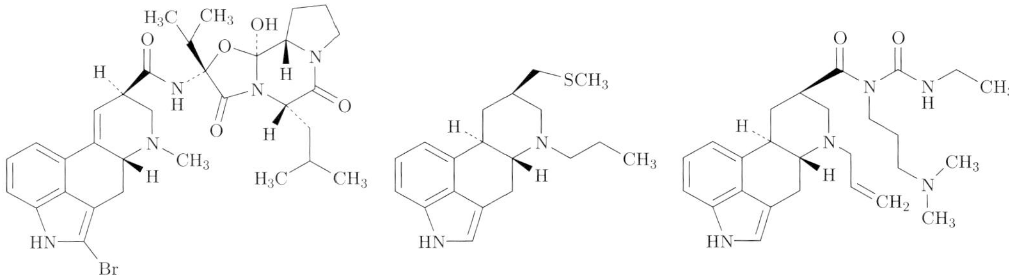

ブロモクリプチン　　ペルゴリド　　カベルゴリン

図 5–26　ドパミン受容体刺激薬—麦角アルカロイド誘導体

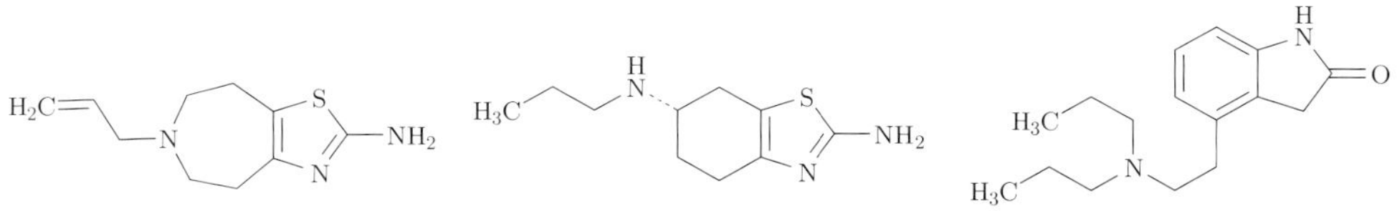

タリペキソール　　プラミペキソール　　ロピニロール

図 5–27　ドパミン受容体刺激薬—非麦角アルカロイド誘導体

1) 麦角アルカロイド誘導体(図 5–26)

ブロモクリプチン bromocriptine は **D_2 受容体刺激薬**である．半減期は約 3 時間であり，1 日 1 回から始めた後，1〜2 週間ごとに少しずつ増量して維持量を決定し，1 日 2〜3 回服用する．脳下垂体前葉に存在する D_2 受容体に作用することで**プロラクチンおよび成長ホルモンの分泌抑制作用を示す**ため，高プロラクチン血症や先端巨大症，下垂体性巨人症の治療にも用いられる．

ペルゴリド pergolide，**カベルゴリン** cabergoline は D_1，D_2 受容体に対して刺激作用を有している．半減期が長いのが特徴で(ペルゴリド 15〜42 時間，カベルゴリン 43 時間)，1 日 1 回投与が可能である．ペルゴリドは通常レボドパと併用して用いる．

■副作用　麦角アルカロイドに共通の副作用としては，服用量の急激な減量や中止によって悪性症候群(高熱，発汗，振戦，頻脈など)が起こることがある．また，悪心・嘔吐，食欲不振といった消化器症状や，めまい，幻覚などがある．

2) 非麦角アルカロイド誘導体(図 5–27)

タリペキソール talipexole はアゼピン誘導体であり，**D_2 受容体刺激作用**を有する．パーキンソン病における諸症状に対して著効を示し，またレボドパ服用でみられる wearing-off 現象(☞ 219 頁)を改善する．**5-HT_3 受容体遮断作用**も有することから，D_2 受容体作用薬に特有の副作用である嘔吐が起こりにくい．

プラミペキソール pramipexole はベンゾチアゾール誘導体であり，**D_2 受容体刺激作用**を有する．パーキンソン病における諸症状に対して効果を示す．また D_3 受容体への親和性が高い．

ロピニロール ropinirole は D_2 受容体刺激により抗パーキンソン病作用を示す．臨床試験において，wearing-off 現象や on-off 現象(☞ 219 頁)での off 時間を短縮する効果が認められている．

■副作用　非麦角アルカロイド誘導体に共通の副作用としては，比較的消化器症状が少ないものの，傾眠作用が強く現れることがあり，自動車の運転などに注意する必要がある．また，悪性症候群を誘発することがある．妊婦には禁忌であるので投与してはならない．

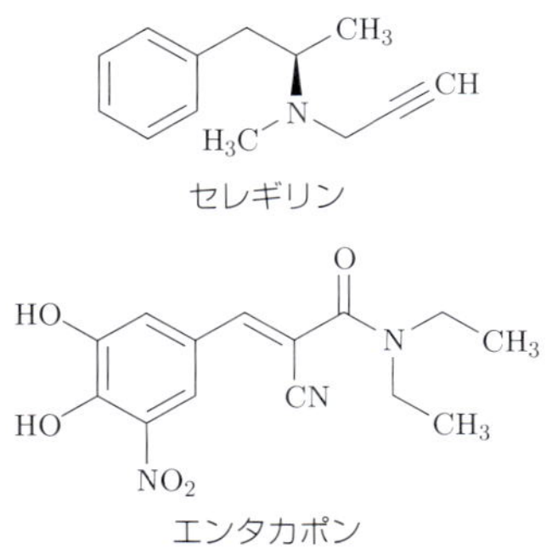

図 5-28　代謝酵素阻害薬

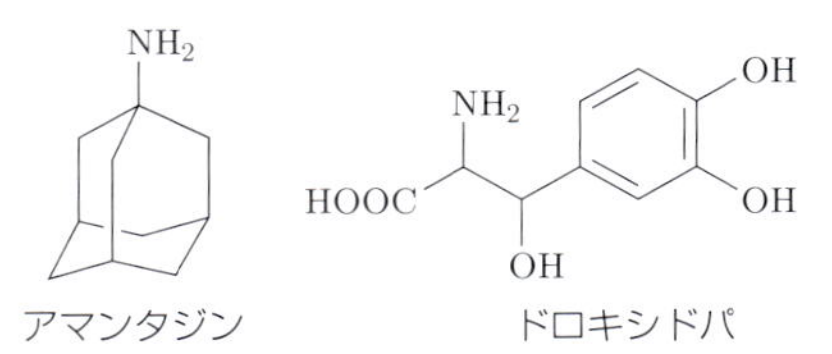

図 5-29　その他のパーキンソン病治療薬

c 代謝酵素阻害薬（図5-28）

1）モノアミンオキシダーゼ（MAO）阻害薬

MAOは生体内においてMAO_AとMAO_Bが存在しており，ドパミンはMAO_Bによって主に代謝を受ける．セレギリン selegiline は選択的MAO_B阻害薬であり，線条体のシナプスに放出されたドパミンの分解を抑制することで，ドパミン神経伝達を賦活させる作用がある．レボドパとの併用により，レボドパから生成されるドパミンの分解効率を低下させることで，レボドパの服用量を減量させ，またその治療効果を増強・延長させることができる．

三環系抗うつ薬やSSRI，SNRIとの併用は，生体内でのカテコールアミン作用増強をもたらすため禁忌となっている．

2）カテコール-O-メチルトランスフェラーゼ（COMT）阻害薬

末梢組織において，レボドパはAADCだけではなく，COMTによっても 3-O-methyldopa へと代謝される．したがって，COMT阻害薬であるエンタカポン entacapone は，AADC阻害薬同様，末梢におけるレボドパの代謝効率を低下させ，脳内へのレボドパの移行を高める作用がある．エンタカポンは，主にレボドパ＋AADC阻害薬により十分薬効が得られない患者に対して使用し，また wearing-off 現象を有するパーキンソン病患者でのレボドパの薬効発現時間を延長させる作用がある．エンタカポンは，悪性症候群，横紋筋融解症患者には禁忌であり，また副作用としてジスキネジアや傾眠，起立性低血圧などがある．

d その他のパーキンソン病治療薬（図5-29）

1）アマンタジン amantadine

もともとA型インフルエンザに対する抗ウイルス薬として用いられてきた薬物である．1960年代にインフルエンザの予防目的でパーキンソン病患者に投与したところ，パーキンソン病症状が改善することが明らかとなった．

■薬理作用　従来の動物実験から，アマンタジンは線条体におけるドパミンの遊離促進作用により抗パーキンソン病効果を発揮すると考えられてきた．しかしながら，通常使用量では脳内ドパミン量に影響を及ぼさないことから，アマンタジンはドパミン遊離とは異なった薬理作用を介して抗パーキンソン病作用をもたらすと予想されている．これについての詳細は不明である．

■適応　アマンタジンは単独で用いる場合もあるが，治療効果はレボドパより弱いので，併用して投与する．

■副作用　レボドパや抗コリン薬に比べて少ないが，悪性症候群，幻覚，精神錯乱などの精神症状や，便秘，下痢などの消化器症状がある．また，てんかん患者に対しては発作を誘発または悪化させることがあるため，注意が必要である．

2）カテコールアミン系薬物

■薬理作用　ドロキシドパ droxidopa は，生体内において，AADCによりノルアドレナリンに変換される合成前駆物質である．血液-脳関門を通過できるため，脳内へ移行してノルアドレナリンとなる．パーキンソン病では脳内の一部においてノル

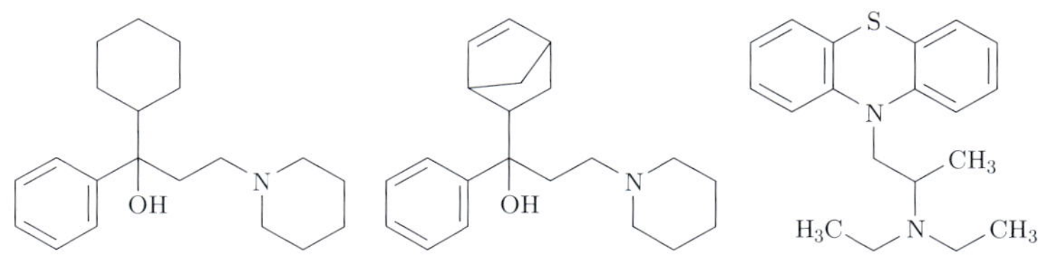

図5-30 中枢性抗コリン薬

アドレナリン欠乏が起こっており，これがパーキンソン病でのすくみ足や立ちくらみに関係している．ドロキシドパはこれらの症状に有効であるが，レボドパでは無効である．

■副作用　悪性症候群，過度の昇圧反応が現れることがある．

e 中枢性抗コリン薬（図5-30）

パーキンソン病患者の線条体では，ドパミン神経活性低下に対してアセチルコリン神経活性が相対的に亢進しており，錐体外路症状の一因となっている．したがって，ムスカリン受容体を遮断する抗コリン薬がパーキンソン病症状（筋固縮，振戦）改善に有効である．**トリヘキシフェニジル** trihexyphenidyl，**ビペリデン** biperiden，**プロフェナミン** profenamine，**プロメタジン** promethazine が臨床的に用いられているが，種々の副作用により国際的に使用頻度は低くなっている傾向にある．また，近年アルツハイマー（Alzheimer）病や老年性認知症においてアセチルコリン神経活性低下が原因であることが示されていることから，高齢者への抗コリン薬の投与はできるだけ控える傾向にある．

■副作用　末梢性ムスカリン受容体遮断による症状（口渇，視力障害，胃腸運動障害，排尿困難など），および中枢性ムスカリン受容体遮断による幻覚や記憶障害などが挙げられる．緑内障，尿路閉塞性疾患（前立腺肥大症など），重症筋無力症患者には禁忌である．

K 脳循環改善薬

脳梗塞やくも膜下出血などの脳血管障害により引き起こされる脳循環代謝障害は，急速に脳機能を不全化させ，最悪の場合死に至る．したがって，速やかな脳機能保護を目的として，脳循環改善薬を使用する．

1 急性期の脳循環障害治療薬

a くも膜下出血治療薬（図5-31）

1）ファスジル fasudil

くも膜下出血後の脳血管は出血した血液成分により刺激され，痙れんするように収縮（れん縮）することがある．この現象は出血後約1週間で認められ，その後脳梗塞に移行し，さまざまな脳虚血性障害を引き起こす原因となる．

■薬理作用　ミオシン軽鎖キナーゼの活性化を阻害する作用を有しており，ミオシン軽鎖のリン酸化を抑制することで血管平滑筋の収縮を妨げ，血管を拡張させる．その結果，脳血管れん縮を防ぎ，脳虚血に伴う諸症状の改善を行う．

■副作用　臨床試験において頭蓋内出血の発現が認められているので，注意が必要である．

2）ニゾフェノン nizofenone

■薬理作用　くも膜下出血（軽度〜中等度）後の脳虚血による脳機能障害を改善する作用を有する．抗トロンボキサン A_2（TXA_2）作用，プロスタサイクリン（PGI_2）産生促進作用により脳血管を拡張さ

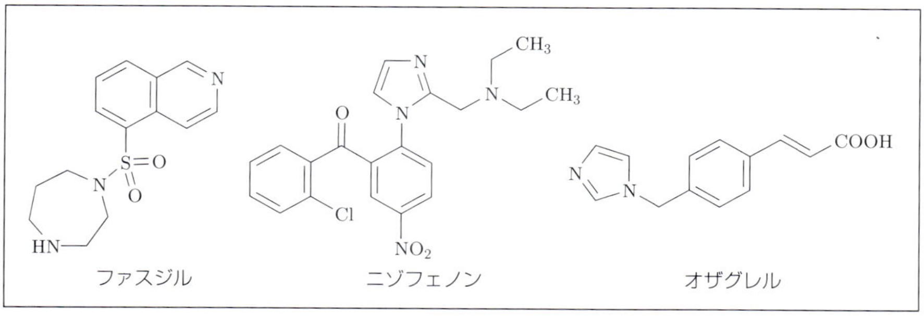

図 5-31 くも膜下出血治療薬

せる．また，抗過酸化作用，脳酸素消費量低下作用および抗脳浮腫作用も有しており，虚血性脳障害症状を改善させる．

■**副作用** 重症（意識障害が出現，Hunt Grade[*3] ⅣおよびⅤ）の患者には禁忌である．

3）オザグレル ozagrel

くも膜下出血後の脳血管れん縮およびこれに伴う脳虚血症状を改善する．TXA_2 合成酵素を選択的に阻害することで TXA_2 産生を抑制し，TXA_2 による脳血管収縮を妨げる．また，TXA_2 による血小板凝集作用を阻害することで，脳血栓症（脳梗塞）に対しても適応がある．

b 血栓溶解薬

超早期での脳血栓症における血栓溶解を目的として使用される．**組織プラスミノーゲン活性化因子（t-PA），尿プラスミノーゲン活性化因子（u-PA）**が用いられる．脳梗塞発症後，それぞれを速やかに静脈内投与する（t-PA 発症3時間以内，u-PA 発症6時間以内）．

c 抗凝固薬（図 5-32）

アルガトロバン argatroban は合成アルギニン誘導体であり，トロンビンがもつセリンプロテアーゼ活性を阻害することで，フィブリノーゲンからのフィブリン産生を抑制し，抗血栓作用を示す．また，血管収縮抑制作用も有している．発症後 48

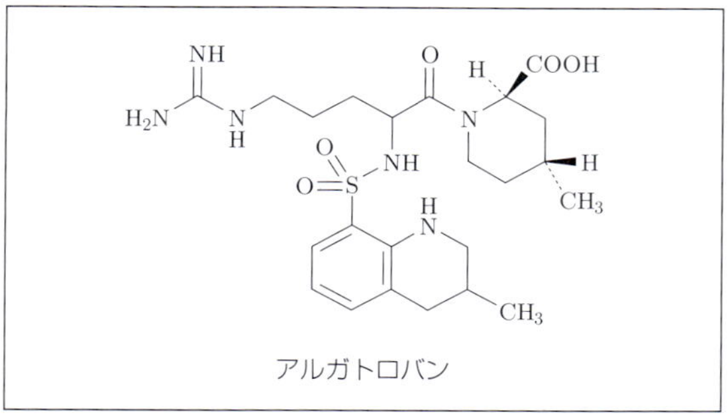

図 5-32 抗凝固薬

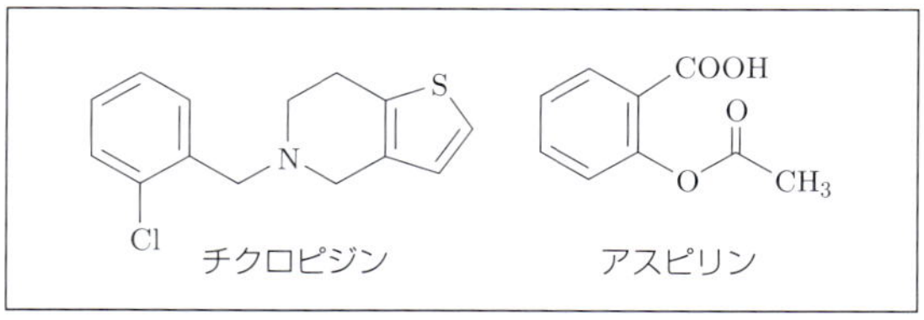

図 5-33 抗血小板薬

時間以内の脳血栓症急性期の神経症候（運動麻痺）や日常生活動作障害（歩行，起立，座位保持，食事など）を改善する．

ヘパリン heparin は，心原性脳梗塞急性期の再発予防や進行型脳梗塞に用いられる．

d 抗血小板薬（図 5-33）

チクロピジン ticlopidine は ATP 受容体である **$P2Y_{12}$ 受容体（$G_{i/o}$ 共役型受容体）遮断作用**を有しており，血小板上の同受容体を遮断することで細胞内サイクリック AMP（cAMP）産生を高める．その結果，血小板凝集の抑制が起こり，抗血栓作用を示す．また，くも膜下出血後の脳血管れん縮に

[*3]：虚血性脳障害の重症度の評価尺度で，Ⅰ〜Ⅴに分類される．数字が大きくなるほど重症．

伴う血流障害の改善効果もある．一方で，重篤な肝機能障害を引き起こすことがあるので注意が必要である．

アスピリン aspirin は，血小板におけるシクロオキシゲナーゼ-1 を阻害することで TXA_2 産生を抑制し，血小板凝集抑制作用を示す．脳梗塞時の血栓形成を阻害する作用があり，脳梗塞の治療ならびに再発を予防する目的で使用される．

e 脳保護薬（図 5-34）

1) エダラボン edaravone

■**薬理作用** 活性酸素をはじめとするフリーラジカルは，虚血時における脳血管障害の増悪因子である．フリーラジカルは細胞膜の不飽和脂肪酸を過酸化することで細胞障害を引き起こす．エダラボンは，フリーラジカルを消去することで脳細胞の酸化的障害を抑制する作用がある．脳梗塞急性期に使用し，脳浮腫，脳梗塞などの脳血管障害に伴う神経症候や日常生活動作障害を改善する．

■**副作用** 使用早期に腎不全を起こすことがあるため，重篤な腎機能障害患者には禁忌であり，高齢者に投与する場合も注意が必要である．

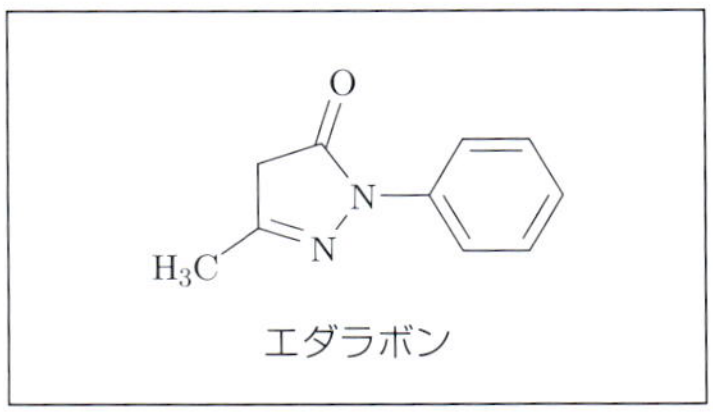

2 慢性期の脳循環障害治療薬（図 5-35）

慢性期の脳循環障害，あるいは脳梗塞・脳出血後の後遺症の治療においては，脳血流を賦活することで脳循環を改善する薬物が用いられる．

1) アマンタジン amantadine

抗パーキンソン病薬（☞ 221 頁）でもあるアマンタジンは，慢性脳血管障害時における意欲・自発性の低下を改善する作用を示す．従来，これらの作用はドパミン神経系の賦活作用に関連することが示唆されていたが，現在は否定的であり，詳細な作用機序は不明である．

2) イフェンプロジル ifenprodil

イフェンプロジルは，脳梗塞・脳出血後の後遺症に伴うめまいや頭痛を抑制し，抑うつや不安といった精神症状を改善する．これらの効果は，血管平滑筋直接弛緩作用ならびに非選択的な交感神経 α 受容体遮断作用により血管を拡張させ，脳循環を改善することによる．また，脳虚血時の代謝異常を改善し，さらに血小板凝集抑制作用も有している．

3) ニセルゴリン nicergoline

ニセルゴリンはエステル型麦角アルカロイド誘導体であり，虚血領域での脳血流を改善し，さらに脳エネルギー代謝に対しても改善作用がある．慢

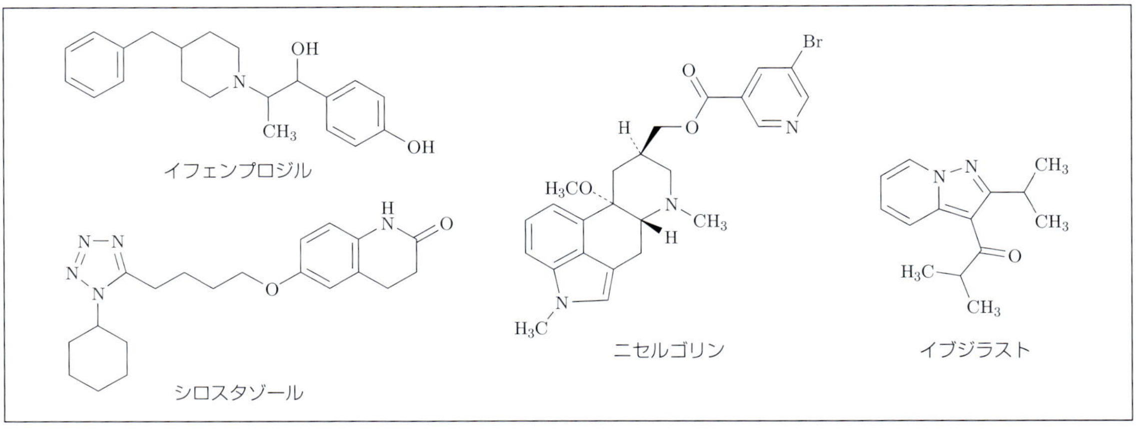

図 5-34 脳保護薬

図 5-35 慢性期の脳循環障害治療薬

性脳梗塞の後遺症における認知障害や自発性低下の改善を期待して用いる．

4) シロスタゾール cilostazol

選択的ホスホジエステラーゼⅢ阻害作用を有しており，細胞内 cAMP 量を上昇させる働きがある．その結果，血小板凝集を抑制して抗血栓作用を示し，また血管平滑筋を弛緩して血管拡張を起こす．脳梗塞発症後の再発抑制を目的として使用される．うっ血性心不全患者には症状を悪化させる可能性があるので禁忌である．

5) イブジラスト ibudilast

ピラゾロピリジン誘導体であるイブジラストは，PGI_2 による血管拡張作用を増強し，またホスホジエステラーゼ活性を阻害することにより血小板凝集抑制作用を示し，脳血流を増大させる．脳梗塞後の後遺症に伴う慢性脳循環障害によるめまいの改善に用いられる．

3 その他

1) シトクロム C

シトクロム C は，細胞での酸化還元系を賦活することで細胞呼吸を円滑にする働きがあるため，脳血管障害患者の脳血流量，脳酸素供給量を増大させる効果を示す．頭部外傷後の後遺症における頭痛および頭重感の改善に用いられる．

2) ATP

血管拡張作用により血流量を増加させ，また脳代謝活性も亢進させる．頭部外傷後の後遺症に用いられる．

L アルツハイマー病治療薬

1 アルツハイマー病とは

アルツハイマー（Alzheimer）病は，知的機能の低下や人格の変化を伴う認知症の一種であり，持続的に進行することが特徴である．老年期に発症する**老年性認知症**も合わせてアルツハイマー病（アルツハイマー型認知症）とよぶ．一方で，遺伝的背景を有する（常染色体優性遺伝）**家族性アルツハイマー病**[*4]も存在し，比較的若年齢（30～60歳代）で発症する．

アルツハイマー病では大脳皮質および海馬の神経細胞数が著明に減少しており，また病理学的には脳内に老人斑（senile plaque），神経原線維変化（neurofibrillary tangle）が多数認められる．アルツハイマー病の発病機序はいまだ完全に解明されていない．

2 臨床症状

アルツハイマー病の臨床症状としては，**記憶障害**（食事の有無，約束事の失念など）が最初に認められる．その後，**思考力**および**遂行力**に影響が現れ，しだいに周囲との**コミュニケーションが困難**となる．最終的には自分自身のケアができなくなるほどの**高度認知障害**を引き起こし，介護を必要とする．また，暴言，暴力，徘徊，不潔行為などの社会的障害が認められることもあり，介護上の問題となっている．

3 病理的変化

a 老人斑

老人斑とは，アルツハイマー病患者の大脳皮質や海馬に顕著に認められる直径 100～150 μm ほどのしみ状の斑点であり，**中心部に β アミロイドで構成されるアミロイド沈着**がみられる．β アミロイドは，膜タンパク質である β アミロイド前駆体タンパク質から β–，γ–セクレターゼとよばれる

[*4]：**家族性アルツハイマー病** 常染色体優性遺伝形式で発症する家族性アルツハイマー病は日本に約 100 家系存在しており，すでに複数の遺伝子変異が同定されている．アミロイド β 前駆体タンパク質遺伝子変異，プレセニリン 1 およびプレセニリン 2 変異，アポリポプロテイン E4 変異などが報告されている．臨床症状や病理的変化はほかのアルツハイマー病と同様である．

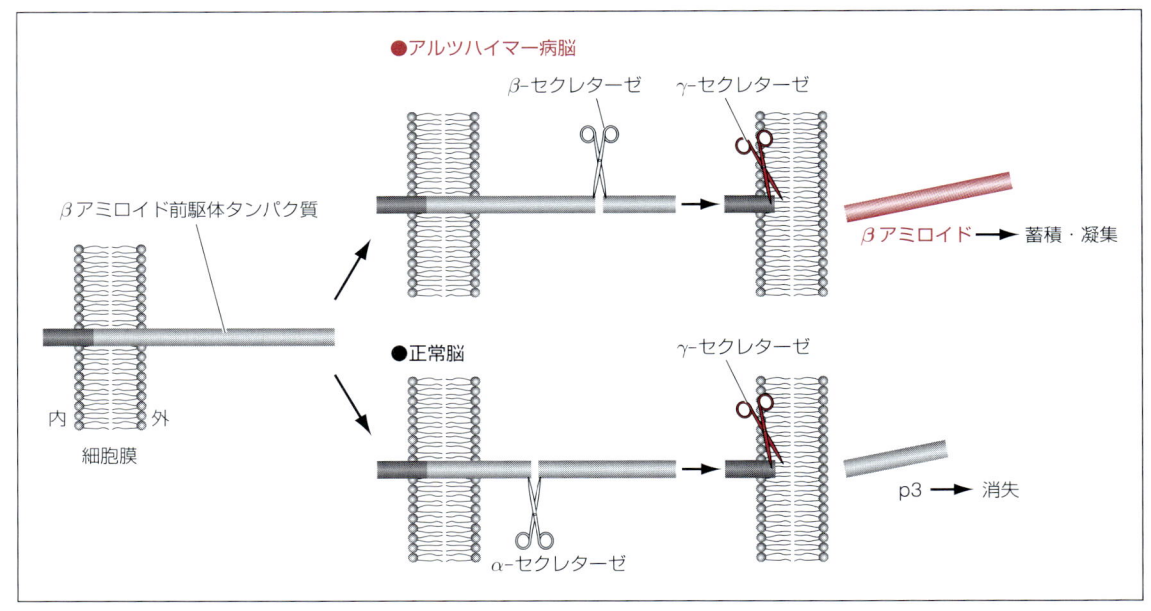

図5-36 βアミロイド沈着のメカニズム

プロテアーゼによって切り出される．産生されたβアミロイドは，神経細胞間隙で凝集・沈着することで神経細胞機能を抑制（カルシウムホメオスタシスの障害，フリーラジカルの産生亢進など）し，結果的に細胞死へと誘導する（図5-36）．

老人斑発生メカニズムに関しては，いまだ不明な点が多い．また，正常脳においてもアミロイド沈着が認められることがあり，したがって，アルツハイマー病発症にはβアミロイドの産生亢進および分解抑制による異常なβアミロイドの蓄積が密接に関わっていると推測されている．

b 神経原線維変化

神経原線維変化は，神経細胞内に2本の糸が互いにらせん状に巻きついたものが蓄積したような状態を示しており，これらは異常にリン酸化されたタウタンパク質から構成されている．元来，**タウタンパク質**は細胞内微小管を形成するチュブリンに結合する性質を有しており，神経軸索における微小管安定化に寄与している．しかしながら，異常リン酸化によりタウタンパク質の性質に変化が生じ，このことがタウタンパク質の過剰な細胞内蓄積をもたらし，結果的に神経機能に障害をもたらすと考えられている．

神経原線維変化は海馬傍回前部の嗅内野で最初に認められ，その後，海馬，マイネルト（Meynert）基底核や扁桃体といった大脳辺縁系にも現れ，さらに大脳新皮質へと広がる．また，老人斑がアルツハイマー病にかなり特異的な病理学的変化であるのに対して，神経原線維変化はアルツハイマー病以外の神経変性疾患（タウオパシー）においても認められることから，疾患特異性は低いと考えられている．

4 アルツハイマー病治療薬（図5-37）

アルツハイマー病患者の死後脳においては，海馬や大脳皮質に投射しているアセチルコリン作動性神経の起始核であるマイネルト基底核の神経細胞が脱落している．また，この領域におけるアセチルコリン合成酵素であるコリンアセチルトランスフェラーゼ（ChAT）活性が異常に低下しており，さらにChAT活性低下と記憶障害には相関が認められた．

以上の知見より，アルツハイマー病における記憶障害は，脳内のアセチルコリン量低下に起因す

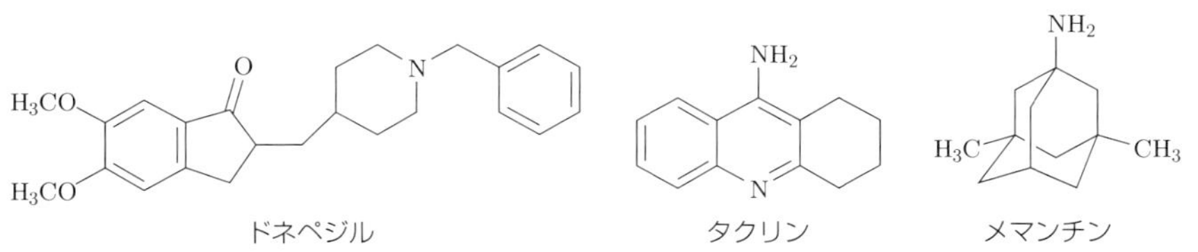

図 5-37 アルツハイマー病治療薬

る可能性が示され(コリン仮説),その後,アセチルコリンを補充する目的でアセチルコリンエステラーゼ(AChE)阻害薬に注目が集まった.

1) ドネペジル donepezil

■**薬理作用** ドネペジルは日本で開発されたアルツハイマー病治療薬である.ピペリジン骨格を有する**アセチルコリンエステラーゼ(AChE)可逆的阻害薬**であり,脳内におけるアセチルコリンの分解を防ぐことで,アセチルコリン神経伝達活性を賦活させる.

■**適応** 軽度から中等度のアルツハイマー病患者にはドネペジル1日1回3mgから開始し,1～2週間後に5mgに増量する.1日3mgの投与は有効用量ではなく,消化器系副作用の発現を抑制する目的がある.また,高度のアルツハイマー病患者には1日1回5mgを4週間以上投与後,10mgに増量する.ドネペジルは知的機能(認知,記憶,言語および計算能など)における障害の改善あるいは進行の抑制作用を発揮する.また,血中半減期が70～90時間と長いことが1日1回投与を可能にしている.

一方で,ドネペジルは病態そのものの進行を妨げることはできないため,根本的な治療薬ではない.また,投薬を中止すると症状の改善は失われる.ドネペジルは脳内移行性に優れており,末梢組織に多い偽性コリンエステラーゼに比べて比較的高いAChE阻害活性を発揮することから,末梢コリン性副作用(消化器および肝機能障害)が少ないのが特徴である.

■**副作用** 心臓機能抑制,消化性潰瘍などがあり,特に心疾患を併発する患者に投与する場合には十分な観察を要する.さらにピペリジン誘導体(エペリゾン,フェンタニル,ピルメール)に過敏症の既往歴のある患者には禁忌である.

2) タクリン tacrine

タクリンは世界で初めて発売されたアルツハイマー病治療薬である.フィゾスチグミン physostigmineと類似した構造を有しており,**可逆性かつ非特異的コリンエステラーゼ阻害作用**をもっている.劇的な知的機能の改善作用を発揮する反面,AChEに対する選択性が低く,偽性コリンエステラーゼも抑制してしまうため,末梢コリン性副作用が現れやすい.また,半減期が短いという欠点もある.現在,日本では用いられていない.

3) メマンチン memantine

ドイツで開発された中等度から高度のアルツハイマー病に対する治療薬である.現在のところ国外でしか認可されていないが,日本でも臨床試験が進行中である.アルツハイマー病においては,脳内における過剰なグルタミン酸活性が神経細胞に損傷を与えていることが知られている.メマンチンは**グルタミン酸受容体の1つであるNMDA受容体の遮断作用**を有しており,脳内における過剰なグルタミン酸興奮作用を抑制することで神経細胞を保護し,神経の脱落を防ぐ働きがある.しかしながら,メマンチンも症状の改善および進行を妨げる効果があるものの,病態そのものを治癒する作用はない.

4) その他

現在,根本的なアルツハイマー病治療薬を目指して,さまざまな角度から研究開発が行われている.βアミロイドの産生を妨げる可能性があるβ-,γ-セクレターゼ阻害薬や,βアミロイドに対する抗体を用いたワクチン療法などの開発や臨床試験が

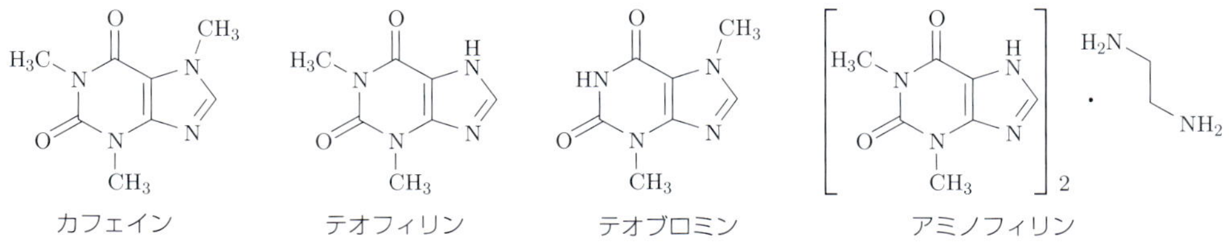

図 5-38 中枢興奮薬―キサンチン誘導体

行われている．

M 中枢神経興奮薬

中枢神経興奮薬(central stimulants)とは，中枢神経系に作用し，その機能を活発化させる薬物の総称である．中枢神経興奮薬の作用点は限局されず，中枢神経系全体を興奮させるが，薬の主なる作用部位によって，大脳型興奮薬，脳幹型興奮薬，脊髄型興奮薬に大別できる．

1 大脳型興奮薬

主として大脳皮質に作用し，また延髄の興奮を起こし，覚醒，不穏，精神緊張，知覚機能や運動機能の亢進を生じる．精神刺激薬ともよばれる．

1) キサンチン誘導体(図 5-38)

カフェイン caffeine，テオフィリン theophylline，テオブロミン theobromine，アミノフィリン aminophylline がある(☞ 248 頁)．

■**薬理作用** cAMP の分解酵素であるホスホジエステラーゼ(phosphodiesterase)を阻害し，cAMP を増す．cAMP はセカンドメッセンジャーとして細胞内機能タンパク質を活性化する結果，細胞を興奮させて神経伝達を亢進する．また，アデノシン A_1 受容体(Gタンパク質共役型受容体 G_i および $G_{q/11}$ に連関している)のアンタゴニスト(遮断薬)として作用し，中枢興奮作用(大脳皮質を興奮させて，眠気・疲労の消失作用が期待できる．延髄の血管運動中枢を興奮させて血管拡張を起こす)を生じる．中枢興奮作用のほかに，末梢作用として強心作用による心拍出量，腎血流量増大と腎血管拡張による利尿作用，筋小胞体からの Ca^{2+} 遊離による骨格筋収縮作用，平滑筋(末梢血管，気管支筋)拡張・弛緩作用がある．中枢神経興奮作用および骨格筋収縮作用は，カフェイン＞テオフィリン＞テオブロミンの順に強く，強心，利尿，平滑筋弛緩作用については，テオフィリン＞テオブロミン＞カフェインの順に強い．

■**適応** カフェインは眠気，倦怠感，頭痛などに効果がある．テオフィリンは気管支拡張薬として気管支ぜん息に適応される．

■**副作用** cAMP 増加によって胃液分泌が増加し，胃潰瘍を起こす(特にカフェイン)．中枢興奮作用には耐性は生じないが，利尿作用や平滑筋弛緩作用には耐性が生じる．不眠，不穏，精神興奮，感覚障害，骨格筋緊張，振戦，頻脈，呼吸促進などの副作用もある．

2) 覚醒アミン(図 5-39)

アンフェタミン amphetamine，メタンフェタミン methamphetamine，メチルフェニデート methylphenidate がある．アンフェタミンとメタンフェタミンは「覚醒剤取締法」で規制を受け，メチルフェニデートは「麻薬及び向精神薬取締法」で規制される．

■**薬理作用** 中枢神経系において，ドパミン，ノルアドレナリンの遊離を促進し，またモノアミンオキシダーゼ(MAO)を阻害することにより，シナプスでのカテコールアミン濃度を上昇させ，中枢神経興奮作用を示す．中脳辺縁系ドパミン作動性神経は脳内報酬系といわれ，活性化により快感を引き起こす．

■**適応** メタンフェタミンは，ナルコレプシー[*5]，

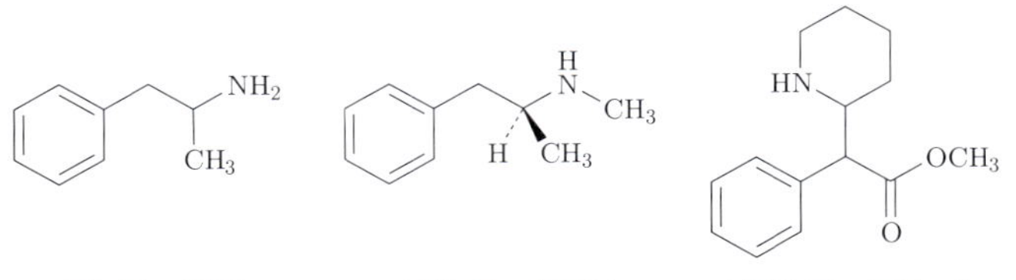

図 5-39 中枢興奮薬—覚醒アミン

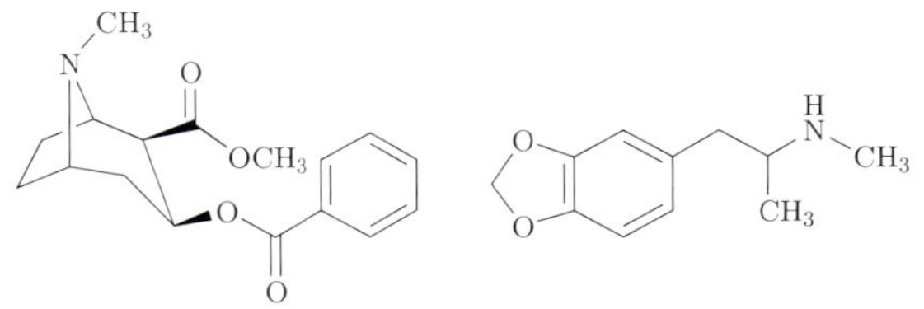

図 5-40 中枢興奮薬—その他

うつ病などの適応で製造されているが，使用されることはほとんどない．メチルフェニデートは注意欠陥/多動性障害[*6]やナルコレプシー，慢性疲労症候群に対して用いられる．

■**副作用** **耐性**（タキフィラキシー），**精神的依存**，不眠，統合失調様症状，食欲減退などがある．

3) その他（図 5-40）

コカイン，MDMA はドパミンを再取り込みするトランスポーターの機能を抑制することにより，シナプス間隙のドパミン量を増加させて中枢神経興奮作用を生じ，快感を感じたり，爽快な気分になることができる．

コカイン cocaine は，知覚神経において**電位依存性 Na^+ チャネルを阻害**することにより神経の興奮性を抑えるため，局所麻酔薬の原型となっている．「麻薬及び向精神薬取締法」により規制される．

3,4-メチレンジオキシメタンフェタミン（3,4-methylenedioxymethamphetamine: MDMA）は，ドパミン以外に**セロトニンを過剰に遊離**することにより，多幸感，他者との共有感などを生じる．過去には米国で心的外傷後ストレス障害（PTSD）[*7]に用いられていたが，現在では使用されていない．

2 脳幹型興奮薬（図 5-41）

脳幹，特に延髄の呼吸中枢を興奮させて呼吸運動を促進する．また，血管運動中枢も興奮させるため，血圧上昇作用が生じる．

1) ジモルホラミン dimorpholamine

蘇生薬として催眠薬や麻酔薬の中毒による呼吸抑制や仮死の治療に用いられるが，モルヒネ急性中毒には不適である．痙れん誘発の副作用がある．

2) ペンテトラゾール pentetrazol

ベンゾジアゼピン結合部位に作用して $GABA_A$

[*5]：ナルコレプシー（narcolepsy） 時間，場所を選ばず起こる強い眠気の発作を主な症状とする睡眠障害．脳視床下部から分泌される神経伝達物質オレキシンの欠乏が原因であることがわかっている．

[*6]：注意欠陥/多動性障害（attention-deficit hyperactivity disorder: ADHD） 多動性，不注意，衝動性を主症状とする疾患．学童期の男児に多く発症するが，成人になっても残る可能性がある．遺伝的な要因が指摘されている．

[*7]：心的外傷後ストレス障害（post-traumatic stress disorder: PTSD） 災害，人災，虐待などの犯罪などにより受けた強い衝撃が心的外傷（トラウマ）となり，後にさまざまなストレス障害（感情麻痺，頭痛，不眠，悪夢など）を引き起こす疾患．

図5-41 脳幹型興奮薬

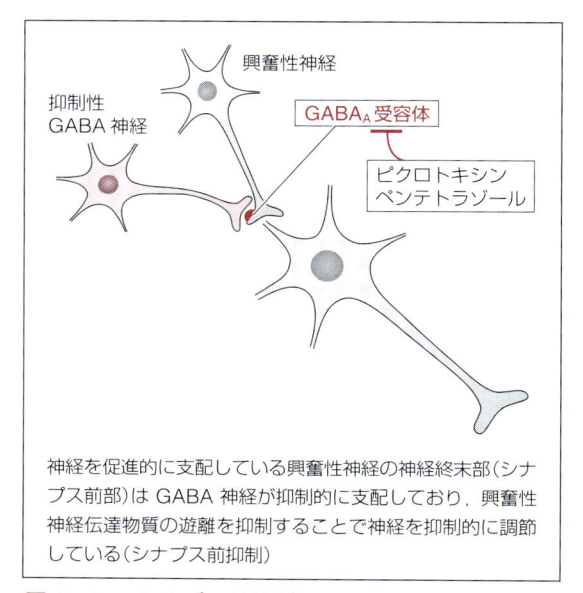

図5-42 シナプス前抑制

受容体の活性を抑制し，Cl⁻チャネルを遮断して中枢の広い部位に神経興奮作用を示す．その結果，強直性，間代性痙れんを誘発する．過去には催眠薬や麻酔薬の中毒による呼吸抑制に治療薬として用いられていた．

3) ピクロトキシン picrotoxin

GABA_A受容体のCl⁻チャネル内のピクロトキシン結合部位に結合してチャネルを遮断し，GABA_A受容体の機能を抑制する（シナプス前抑制の抑制，図5-42）．GABA系が抑制的に支配している興奮性神経の抑制性調節を解除した結果，興奮性神経の標的神経を興奮させる．その結果，延髄の呼吸中枢に興奮作用を示し，海外では呼吸促進薬として用いられる．また，大量投与では脊髄の神経にも同様に興奮作用を示し，初期の間代性痙れんを特徴とする痙れんを誘発する．ピクロトキシン痙れんにはバルビツール酸およびジアゼパムが有効である．

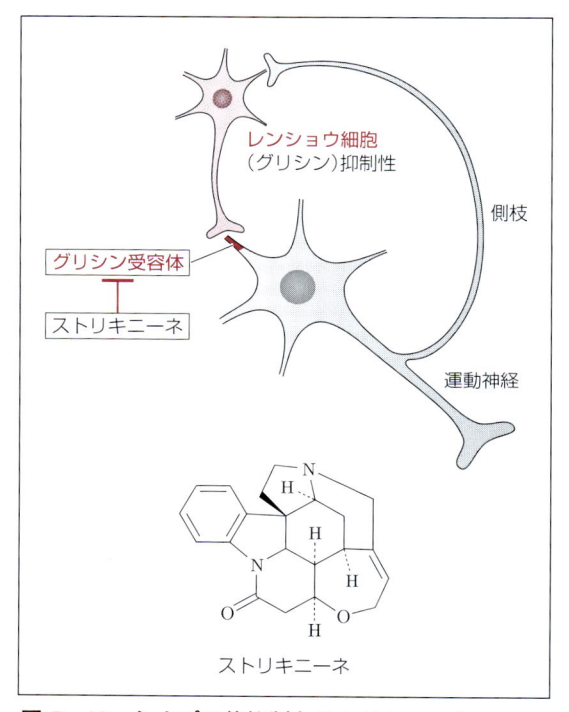

図5-43 シナプス後抑制とストリキニーネ

3 脊髄型興奮薬（図5-43）

脊髄運動神経を興奮させることにより痙れんを誘発する．

1) 脊髄運動神経に対するシナプス後抑制

運動神経を神経支配している脊髄介在神経〔レン

ショウ(Renshaw)細胞]は抑制性神経伝達物質のグリシンを有しており，運動神経を抑制的に調節している(シナプス後抑制)．レンショウ細胞は運動神経の側枝により支配されており(反回抑制)，運動神経の過度の興奮を抑えるしくみになっている．

2) 痙れん薬

ストリキニーネ strychnine は脊髄に作用し，抑制性グリシン受容体のアンタゴニストとして働き(シナプス後抑制の抑制)，外来性の刺激によって強直性痙れんを誘発する．ストリキニーネ痙れんにはジアゼパム，メフェネシンが有効である．

N その他

1 食欲抑制薬(anorectic drugs)

a 食欲(摂食調節機構)

食欲は，脳内視床下部にある食欲中枢に種々の神経伝達物質，ホルモン，サイトカインなどの生理活性物質が作用し調節されている．視床下部腹内側核に摂食を停止させる満腹中枢があり，視床下部外側野に摂食を誘発する摂食中枢がある．

脳内では，食前や食中には快感を生じる神経伝達物質であるドパミンの濃度が高く，食事の摂取とともに視床下部腹内側核(満腹中枢)神経活動を促進し，また，視床下部外側野(摂食中枢)の神経活動を抑制することで食欲は抑制される．食後にはセロトニンの濃度が上昇することから，セロトニンを投与すると食欲は抑制される．脳内セロトニン量はストレスによって上昇する．これはストレスによる食欲不振の原因の1つであるかもしれない．また，ノルアドレナリンにも視床下部外側野の神経活動を抑制して，食欲を抑制する作用があることが知られている．

b 食欲抑制薬の作用(図5-44)

食欲抑制薬は食欲中枢に作用を及ぼして摂食行動を抑制する．これには，視床下部腹内側核およ

図5-44 食欲抑制薬

び外側野への直接作用，神経終末部でのモノアミン再吸収抑制によるシナプス部でのモノアミン量の増加が関与すると考えられている．

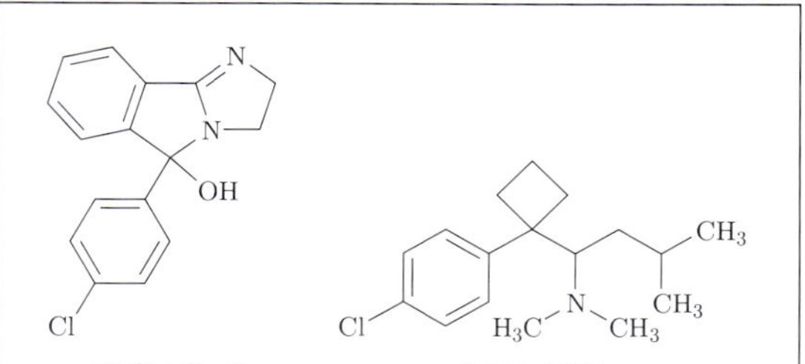

1) マジンドール mazindol

■**薬理作用** 選択的ドパミントランスポーター(DAT)阻害薬で，ドパミンの取り込みを阻害してシナプス部でのドパミン量を上昇させる．

■**適応** 食事療法や運動療法の効果が不十分な高度肥満症(body mass index: BMI 35以上)の人の治療の補助に用いる．

■**副作用** 精神依存(薬理学的特性はアンフェタミン類と類似している)，肺高血圧症などがある．MAO阻害薬との併用は禁忌である．

2) シブトラミン sibutramine

■**薬理作用** セロトニン，ノルアドレナリンの取り込みを阻害して食欲中枢に作用する．

■**副作用** 口渇，頭痛，便秘，不眠などがある．MAO阻害薬との併用は禁忌である．

2 めまい治療薬

a めまい

めまいとは，安静時または運動中に，自分自身の体と周囲の空間との相互関係・位置関係が乱れていると感じ，不快感を伴う症状である．患者の表現する症状により分類すると，天井(目)がぐるぐる回るという**回転性のめまい**，頭がふらふらするという**動揺性のめまい**，眼の前が真っ暗になり失神感のある**失神型めまい**がある．

b 病変部位，原因によるめまいの分類(図5-45)

内耳は耳の側頭骨内深部にある領域で，骨半規管，前庭，蝸牛という3つの空間からなる．内耳にある特殊な機械的受容器が活性化すると，前庭神経と蝸牛神経が合流した内耳神経(第8脳神経)を介して，小脳および延髄に聴覚または平衡感覚を伝達する．前庭神経は延髄の前庭神経核でシナプスを形成し，二次神経が前庭神経核から小脳に連絡し，さらに神経インパルスは大脳皮質に伝達される．

1) 前庭性めまい

内耳から小脳に至る前庭神経系に障害があるもの．障害部位により末梢性と中枢性がある．

①末梢性めまい　内耳疾患〔良性発作性頭位性めまい，メニエール(Ménière)病，内耳炎，中耳炎など〕や聴神経障害(聴神経腫瘍，耳性帯状疱疹)，前庭神経炎により，あるいは薬物中毒(アミノ配糖体系抗生物質，鎮痛薬，シスプラチン，ループ利尿薬など)により，内耳から脳幹前庭神経核までの間に生じた障害によるものである．

- 良性発作性頭位性めまい　頭の位置によって一過性に生じる回転性のめまい．難聴や耳鳴りはなく，予後はよい．半規管内に沈着した耳石の移動によって起こると考えられる．
- メニエール病　耳鳴りと難聴を伴う回転性のめまい発作を繰り返す疾患．強い発作では，悪心・嘔吐も生じる．ストレス，自律神経障害，血行障害などにより，内耳の内リンパ腔が水腫状になるのが原因と考えられている．水腫除去の目的で，浸透圧性利尿薬(グリセロール，イソソルビド)を用いる．

②中枢性めまい　脳幹部の梗塞，小脳出血，くも膜下出血などの脳血管障害，脳腫瘍などにより，あるいは薬物中毒(フェニトイン，カルバマゼピンなど)により，脳幹前庭神経核から小脳の経路に障害があるものである．大脳側頭葉に由来するてんかん発作(大脳病変)により生じるものもある．

2) 非前庭性めまい

低血圧，貧血，低血糖，酸素欠乏，心因性など

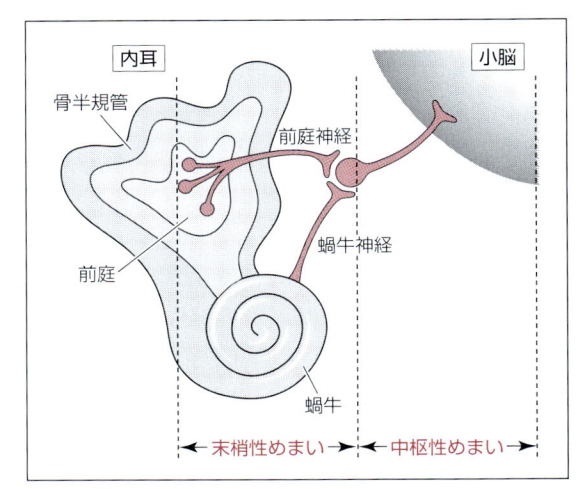

図5-45　内耳神経による内耳から中枢への伝達

が原因で起こるものをいう．

①貧血　自律神経障害による起立性低血圧と，そのときに起こる脳貧血のため，眼の前が真っ暗になるように感じられるめまいである．

②心因性　内耳や脳に病変がないにもかかわらず，めまいの症状が持続するものである．不安感などの心因性の原因による．自律神経調整薬(ビタミンB_{12}製剤のメコバラミン mecobalamin)が有効である．

c めまい治療薬

めまいの治療はその原因によって異なる．中枢性めまいには脳循環改善薬，抗血小板薬が有効で，その他のめまいには血管拡張薬，抗ヒスタミン薬，精神安定薬(めまい発作中に発生する不安感を軽減する)，利尿薬(浮腫除去のため)を用いる．めまいに伴う嘔吐には制吐薬を用いる．そのほか，脳梗塞，高血圧，低血圧，貧血，うつ病などの原因疾患に対する薬物療法がある．

1) 抗ヒスタミン薬

メクリジン meclizine，ジフェンヒドラミン・ジプロフィリン diphenhydramine・diprophylline，ジメンヒドリナート dimenhydrinate がある．

脳内(脳幹)のヒスタミンH_1受容体を遮断することで，めまいや嘔吐を抑制する．前庭神経核を遮断することによる動揺病(車酔い)に用いる．

2）フェノチアジン系

ペルフェナジン perphenazine，プロクロルペラジン prochlorperazine がある．

ドパミン D_2 受容体遮断により嘔吐中枢（CTZ）を抑制して，あらゆる種類のめまい，嘔吐を抑制する．

3）血管拡張薬

イソプレナリン isoprenaline，ジフェニドール difenidol，ベタヒスチン betahistine がある．

脳血管，内耳血管，内頸動脈を拡張し，血流量を増加させ，内耳障害によるめまいに適応される．また，内耳毛細血管の透過性を調整して内リンパ水腫を除去する．

4）脳循環改善薬

ニコチン酸誘導体（トコフェロールニコチン酸エステル tocopherol nicotinate），カルシウム拮抗薬（ニルバジピン nilvadipine），イフェンプロジルが用いられる．

5）抗血小板薬 （☞ 293 頁）

アスピリン，チクロピジン，ジピリダモール dipyridamole が用いられる．

6）起立性低血圧治療薬

ミドドリン midodrine は選択的に α_1 受容体を刺激し，末梢血管を収縮させて低血圧を改善する．副作用として，悪心・嘔吐，頭痛，ほてり感などがある．

アメジニウム amezinium は，ノルアドレナリンの取り込み阻害と不活性化抑制により血圧を上昇させる．副作用として，動悸，頭痛，ほてり感などがある．

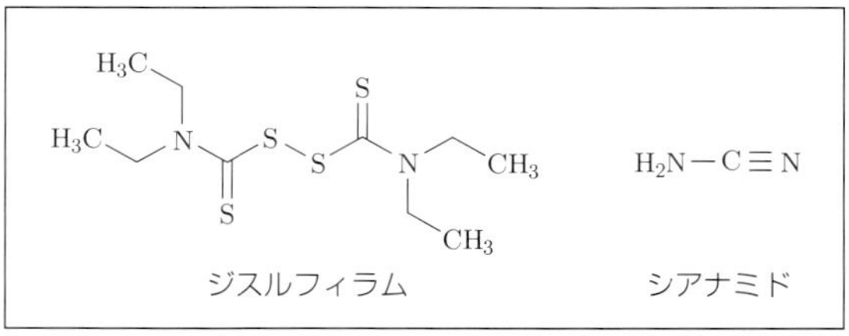

図 5-46 嫌酒薬

3 アルコール依存症治療薬（嫌酒療法）

酒量が著しく増大すると，アルコールへの耐性や中止した際に離脱，つまり身体的依存が形成される．また，飲酒をやめられず，強迫的に繰り返し飲酒する精神的依存も生じる（アルコール依存症）．このようなとき，酒量を抑制させるために嫌酒薬が用いられる．

アルコールは肝臓でアルコール脱水素酵素（alcohol dehydrogenase：ADH）によりアセトアルデヒドに代謝され，さらにアルデヒド脱水素酵素（aldehyde dehydrogenase：ALDH）によって酢酸に代謝される．嫌酒薬はこれらの酵素を阻害することによって作用を現す．

嫌酒薬にはシアナミド cyanamide，ジスルフィラム disulfiram があり，いずれも ALDH を阻害することによって体内のアセトアルデヒドが酢酸に代謝されることを防ぎ，飲酒時の血中アセトアルデヒド濃度を上昇させる．アセトアルデヒド濃度の上昇は不快感を生じさせるため，患者は飲酒しにくい状態になる．シアナミドの作用は ADH の阻害作用も関与しているといわれる．

また，N-メチルチオテトラゾール基を有する薬剤も同様の作用を示す．

（仲田義啓，井上敦子[*]，森岡徳光[**]）

[*]項目 G・I・M・N 執筆協力者
[**]項目 D・E・J・K・L 執筆協力者

6 呼吸器

呼吸器は，生命の維持に必要な酸素を取り入れ，物質代謝により生じた二酸化炭素を排出する器官である．肺胞内の空気と血液の間の**ガス交換**（**換気**）を**外呼吸**または**肺呼吸**といい，血液と組織細胞の間のガス交換を**内呼吸**または**組織呼吸**という．

A 呼吸器官の構造と機能

1 呼吸器官の構造

呼吸器系は，空気の通り道となる気道，肺，呼吸運動を行うための筋肉と，その動きを調節するための神経系などから構成されている．気道は鼻腔に始まり，咽頭から喉頭を経て気管になり，これが左右に枝分かれして気管支となって肺の中に入り，さらに細気管支，終末細気管支，呼吸細気管支，肺胞管，肺胞嚢と分岐を重ね，最終的に肺胞に達している．

2 呼吸器官の機能

a 鼻腔，咽頭，喉頭

鼻腔の内部は呼吸器粘膜に特有の**線毛上皮**で覆われる．気道の線毛上皮は口腔咽頭や喉頭の一部を除いて鼻腔から終末細気管支まで続いている．線毛上皮細胞の間には多細胞腺や杯細胞が存在し，それぞれ漿液や粘液を分泌して粘膜の表面を潤し，吸入される空気に対する加湿効果をもつとともに粉塵を捕捉し，線毛上皮の線毛運動により咽頭のほうへ運ぶ働きをしている（粘液線毛輸送系）．鼻腔粘膜の炎症時には，それらの分泌が亢進して鼻水や鼻汁の主体となる．また，粘膜下組織は静脈に富み，多量の血液が流れているので，吸入される冷気に対する加温効果ももつ．

咽頭は呼吸気道の一部であるとともに，食物の通路としての消化器系の一部ともなっている．声帯ひだなど一部を除いては，粘膜下組織には粘液・漿液を分泌する混合腺がある．またリンパ小節も散在しており，特に咽頭扁桃には多数のリンパ小節が集まっている．

b 気管，気管支

気管は，U形の軟骨とそれをつなぐ**平滑筋**によって囲まれており，平滑筋が収縮すると気管の内径が狭くなり，呼吸困難となる．気管の粘膜上皮細胞は数も多く，線毛運動によって気道壁からの分泌物やそれに付着した異物などを気道上部へ運び出している．**気道分泌液**には**リゾチーム，インターフェロン，IgA**が含まれており，細菌やウイルスの侵入を防いでいる．また，終末細気管支以下の気道およびガス交換領域においては，肺胞マクロファージによる貪食などの細胞性の防御機構が存在する．

c 肺胞

肺胞の周りには毛細血管が網目状に走行していて，肺胞上皮細胞，基底膜，肺胞毛細血管内皮細胞を介して**ガス交換**（**換気**）が行われる．酸素は酸素ガス分圧（P_{O_2}）の高い肺胞側から血管側に拡散し，一方，二酸化炭素は二酸化炭素分圧（P_{CO_2}）の高い血管側から肺胞側に拡散する．

肺胞上皮細胞にはⅠ型とⅡ型細胞があり，前者

は呼吸上皮細胞ともいい，肺胞内の空気と毛細血管内の血液との間でガス交換を行っている．後者は分泌細胞で，肺表面活性物質（肺サーファクタント）を分泌することによって肺胞の表面張力を低下させ，肺虚脱を防いでいる．**肺サーファクタント**はリン脂質のホスファチジルコリンが主成分であり，未熟児ではこの生成が不十分であるため肺は虚脱を起こし，呼吸不全となる（新生児呼吸窮迫症候群）．

d 呼吸筋

肺胞における換気は呼吸運動（呼息と吸息）の結果，肺を包む胸郭の容積変化により受動的に起こる．肺は胸郭（胸骨，胸椎，肋骨，横隔膜で囲まれた空間）に収まっており，吸息時には**吸息筋（横隔膜，外肋間筋）** の収縮によって胸郭が広がり，肺内が陰圧になって肺胞内に空気が流入する．呼息時には吸息筋の弛緩，呼息筋（内肋間筋）の収縮によって胸郭が狭まり，胸郭内圧が上がり肺胞内の空気が流出する．

e 呼吸中枢

換気は，呼吸中枢の自発的かつ周期的な興奮により繰り返される呼吸運動によって行われる．呼吸中枢は特定の神経核ではなく，**延髄網様体に散在する呼息中枢と吸息中枢の総称**である．吸息中枢は吸息筋を支配する運動性ニューロンに興奮性インパルスを送り，吸息筋を収縮させる．呼息中枢は呼息筋を支配する運動性ニューロンに興奮性インパルスを送り，呼息筋を収縮させる．両者はきわめて密接に線維連絡し，相反的に働き，吸息中枢が興奮しているときは呼息中枢は抑制される．呼吸調節中枢は橋に存在し，ペースメーカー的な働きはもたないが，呼吸中枢の興奮性をネガティブフィードバック機構により制御し，周期的な呼吸運動のリズムを生じさせる．

呼吸運動は末梢からの神経インパルスによっても影響を受ける．吸息時の肺の拡張により肺の伸張受容器が興奮し，そのインパルスが肺迷走神経を介して呼吸中枢に達し吸息を抑制，逆に呼息により肺が縮小すると，同様に迷走神経を介して吸息を促進する反射が起こる〔ヘーリング・ブロイヤー（Hering-Breuer）反射〕．また，頸動脈洞および大動脈反射などの神経性調節や，脳幹，頸動脈小体および大動脈小体の化学受容器（chemoreceptor）を介する化学的調節を受けるほか，気道粘膜刺激，運動などによる筋，腱および関節などの受容体からの反射や痛覚刺激によっても呼吸が促進する（図6-1）．

B 呼吸興奮薬

呼吸興奮薬（呼吸促進薬）は，麻酔薬・睡眠薬中毒による呼吸中枢の抑制や虚脱に起因する換気能低下に対し，**呼吸中枢を直接あるいは間接的に刺激**することにより換気量を増加させ，血液ガスの改善を図ることを目的に用いられる．最近は蘇生薬として用いられることはあまりなく，救急処置としてはより確実な人工呼吸，酸素吸入などが主となっている．

1 呼吸中枢刺激薬（図6-2）

ジモルホラミン dimorpholamine，ジメフリン dimefline，レジブフォゲニン resibufogenin は延髄刺激薬ともよばれ，延髄の呼吸ニューロンを直接刺激することにより呼吸興奮を引き起こす．

ジモルホラミンとレジブフォゲニンは延髄の血管運動中枢にも作用し，また，アドレナリンα受容体刺激薬様の末梢性血管収縮作用により強い血圧上昇作用を示す．さらに心筋収縮力の増強作用もあり，減弱した循環機能を賦活する．

ジモルホラミンは，麻酔からの覚醒や睡眠短縮作用は弱いが，呼吸興奮作用は強く，速効的で持続も長い．麻酔薬使用時，新生児仮死などの呼吸障害および循環機能低下時に筋注，静注で用いられる．急速静脈注射あるいは大量投与により痙れん，振戦などが現れることがあり，てんかん患者などに投与する際は注意を要する．

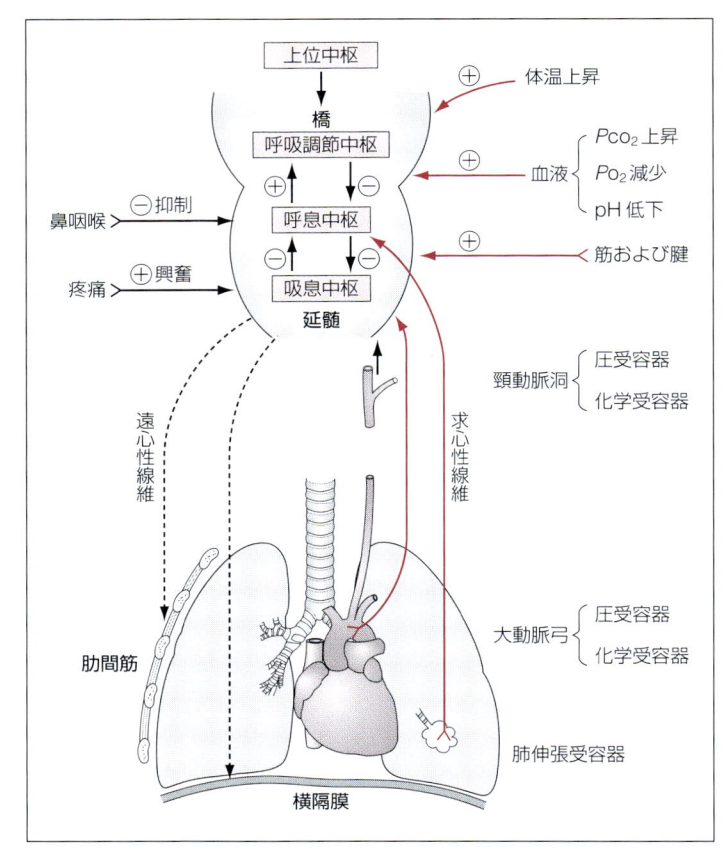

図 6-1　呼吸の調節機序

図 6-2　呼吸中枢刺激薬

ジメフリンは，バルビツール酸誘導体のみならず，モルヒネで起こる呼吸抑制に対しても著明な呼吸興奮作用をもつ．治療量では大脳皮質に対する興奮作用や覚醒作用は認められず，循環系に対してもほとんど影響を与えない．慢性呼吸不全に用いられる．

2　反射性呼吸中枢刺激薬（図6-3）

ドキサプラム doxapram とロベリン lobeline は，主として頸動脈小体と大動脈小体の化学受容器を刺激し，反射性に呼吸を興奮させる．

ドキサプラムは覚醒促進作用ももち，麻酔時や

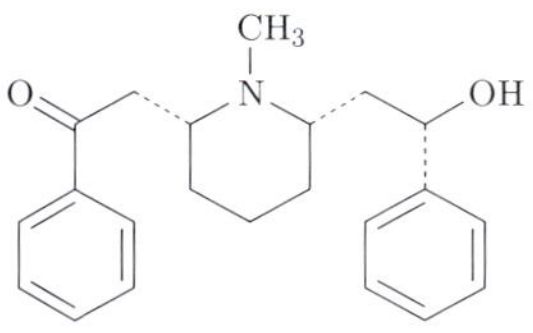

図 6-3　反射性呼吸中枢刺激薬

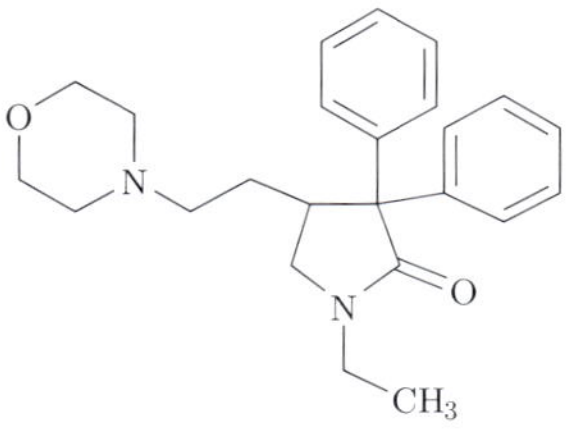

中枢神経系抑制による中毒時における呼吸興奮および覚醒促進の目的で用いられる．興奮状態，振戦，間代性痙れんが現れることがあり，てんかん患者には禁忌である．また，循環器症状（頻脈，不整脈，血圧上昇）が現れることがあり，重症高血圧症，脳血管障害，冠動脈疾患の患者には禁忌である．

ロベリンはキキョウ科植物ロベリア草の主要アルカロイドで，ニコチン類似の作用をもつ．呼吸興奮のほか，**嘔吐中枢の化学受容器引金帯（chemoreceptor trigger zone: CTZ）**を刺激して嘔吐を起こし，迷走神経中枢を興奮させて徐脈，血圧下降，気管支筋収縮をきたす．以前は新生児仮死の治療によく用いられたが，体内での分解および排泄が速いため作用持続が短く，後に強い抑制をきたすことがあるので，現在はあまり使われない．

二酸化炭素 carbon dioxide は強い呼吸興奮作用をもつ．2%二酸化炭素吸入により明らかに呼吸の数と深さが増すが，大量（20〜30%）ではかえって抑制する．作用部位は中枢性および末梢性の化学受容器である．前者は延髄上部の腹側の表面にあり，脳脊髄液と受容器周辺の細胞外液の水素イオン濃度 $[H^+]$ の変化に鋭敏に反応する．末梢の化学受容器（頸動脈小体と大動脈小体）は主として酸素不足に鋭敏に反応し，動脈血二酸化炭素分圧（P_aCO_2），$[H^+]$ の変化にそれほど鋭敏でない．臨床的には，酸素吸入時に酸素ガス中に 15%になるように二酸化炭素を混合して吸入させる．

3　麻薬拮抗性呼吸刺激薬

ナロキソン naloxone とレバロルファン levallorphan はモルヒネと類似構造をもつ合成麻薬拮抗薬であり，麻薬性鎮痛薬の過剰投与，分娩時麻薬投与によって起こる新生児の呼吸抑制などの治療や予防に用いる（☞ 204 頁）．

■**薬理作用・作用機序**　オピオイド μ 受容体の競合的拮抗により，麻薬による呼吸中枢の二酸化炭素に対する感受性の低下を回復させる．呼吸抑制に対する拮抗作用の強さは，鎮痛作用に対する拮抗作用の強さに比べ 2〜3 倍強力であり，臨床上，麻薬性鎮痛薬の鎮痛作用を減弱させることなく呼吸抑制を寛解しうる．これは μ_1 受容体（鎮痛に関与）における拮抗作用より，μ_2（呼吸に関与）における拮抗作用が強く現れるためと考えられる．鎮痛作用はほとんどなく，ナロキソンはレバロルファンの約 3 倍の拮抗作用を示す．

■**副作用**　バルビツール酸系薬物などの非麻薬性中枢抑制薬による呼吸抑制に対する作用は確実とはいえず，病的原因による呼吸抑制については無効である（禁忌）．麻薬依存患者への投与は禁断症状を起こすことがある．

4　その他の呼吸刺激薬

気管支拡張薬のテオフィリン，アミノフィリン（☞ 228 頁），炭酸脱水酵素阻害薬のアセタゾラミド（☞ 273 頁）は，腎細尿管での HCO_3^- の再吸収を抑制して代謝性アシドーシスをもたらし，血液の pH を低下させる．その結果，化学受容器を介して呼吸が促進する．アセタゾラミドは睡眠時無呼吸症候群にも適応が認められている．

呼吸筋疲労（横隔膜収縮力の低下）による呼吸不全には，呼吸筋の収縮力を増大させるアミノフィリンまたはテオフィリン，アドレナリン β_2 受容体刺激薬が用いられる．

フルマゼニル flumazenil は，ベンゾジアゼピン受容体を遮断することによってベンゾジアゼピン系薬物による呼吸抑制を改善する．また，同薬物による鎮静作用も解除する．

C 呼吸鎮静薬

浅迫呼吸や努力呼吸を除き，呼吸を平静にする薬物をいう．心臓性ぜん息時のように酸素摂取が妨げられた場合，高熱で酸素消費が多い場合，また，脳感染やその他の疾患で呼吸中枢が刺激され興奮性が異常に高まっている場合には，呼吸の数は著しく増加するが，振幅が浅くなるため換気量はかえって減少し，呼吸不全をきたす．このような場合，酸素欠乏には酸素を吸入させ，また適量のモルヒネにより呼吸中枢の異常興奮を鎮静させると，呼吸はゆっくりと深くなり，換気量は増大する．

1）モルヒネ morphine
■**薬理作用**　少量で特異的な**呼吸中枢抑制作用**をもつ．
■**作用機序**　鎮痛効果の現れる量以下で呼吸中枢の興奮性が低下し始め，増量とともに抑制は強くなる．呼吸数は減少するが，振幅は深くなるため，呼吸数が極端に減少しない限り換気は完全で，酸素は十分摂取される．この用量では循環には変化を与えない．
■**適応**　特に心臓性ぜん息のように異常に呼吸中枢が興奮している場合には劇的な効果を現す．また，患者の不安，恐怖感を取り除く効果もあり，末期がんなどのぜん鳴には必須とされる．
■**副作用**　主なものとして依存性がある．

2）酸素 oxide
■**薬理作用**　吸入により，呼吸の緩和な抑制が直ちに現れる．
■**作用機序**　頸動脈小体の化学受容器からのインパルスを減少させ，その後緩和な呼吸興奮が起こり，それに伴って血中 Pco_2 は低下する．動静脈 Po_2 は酸素吸入によって増加するが，正常の場合は著しい影響はない．しかし，肺水腫など動脈血の酸素飽和が不十分な場合には，酸素吸入により血中 Po_2 は著しく増加する．

循環系では酸素吸入で心拍数はわずかに減少し，拍出量も減少する．血圧にはほとんど変化がないが，高圧の酸素は肺血管を拡張させ，肺動脈圧を低下させる．
■**適応**　ショック時の全身性循環障害，急性肺水腫，一酸化炭素（CO）中毒，嫌気性菌感染などによる呼吸機能障害の改善に用いられる．
■**副作用**　特に1気圧以上で吸入させた場合にみられる．肺胞の空気が純酸素で置換され，窒素ガスが排除された場合，気道が閉塞すると酸素は完全に吸入されるため，肺胞は萎縮して無気肺となる．二酸化炭素過剰または酸素不足の状態が長期間続いているような場合（慢性肺疾患），モルヒネやバルビツール酸の急性中毒，呼吸中枢を含めた脳損傷などのように，二酸化炭素の呼吸刺激作用が低下しているような場合に酸素を吸入させると無呼吸が起こる．

D 鎮咳薬

咳と痰（粘液分泌）は，本来，免疫性機序とともに気道クリアランスに必須の生体防御機構である．一方，慢性気管支炎，慢性肺気腫，気管支ぜん息などの慢性閉塞性肺疾患においては，濃厚かつ粘稠な分泌物が気道内に膠着し，換気障害と喀痰を伴う異常咳嗽発作を惹起し，苦痛を与えるのみならず，時には死に至らしめる原因となることもある．このような湿性咳嗽に対して鎮咳薬を使うと，気道内分泌物，異物の体外排出という咳本来の生体保護機能を阻害し，感染増悪やさらなる呼吸困難をきたす．しかし，上気道の炎症や，胸膜炎，心臓疾患，あるいは心因性によるものなど喀痰を伴わない乾性の咳は，本来の生体防御反応から逸脱し，諸種の生体機能に障害を与えるので，鎮咳薬を用いて抑制する．

咳を止めるには，反射経路のうち**咳中枢を抑制**

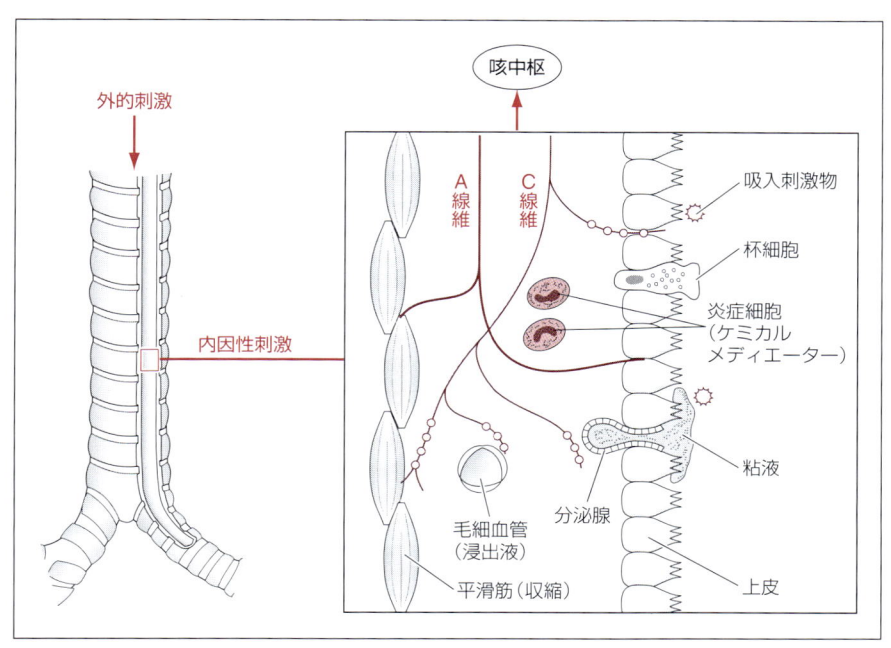

図 6-4　気道の咳刺激受容器と修飾因子

するか(**中枢性鎮咳薬**)，求心性あるいは遠心性経路を末梢のどこかで遮断するか(**末梢性鎮咳薬**)，または調節機構を変化させればよい．

1 咳のメカニズム

呼吸器には3種の感覚受容器があり，気道の平滑筋層内に分布する**肺伸張受容器**，鼻腔，咽頭，喉頭，気管，気管支の上皮細胞近傍に存在する**刺激受容器**，肺の間質，肺胞壁に存在する**C線維末端**がある．咳は，これらの受容器が機械的刺激や化学的刺激を受けることによって発現する．

刺激受容器は有髄の **A 線維**，また末端は無髄の **C 線維**を介して延髄の孤束核に入り，延髄の咳反射の統合回路を経て各種の遠心性神経に伝えられる．刺激受容器の興奮は気道収縮と速く浅い呼吸を誘発し，侵害物質が肺の奥深くに侵入するのを防いでいる．C 線維末端受容器は肺結合組織の機械的な変形や，ヒスタミン，ブラジキニン，セロトニンなどの内因性物質によって興奮し，無呼吸，低血圧，徐脈に続いて速く浅い呼吸を誘発し，気管支収縮や気道分泌を亢進する(図 6-4)．

咳反射の主な調節機構は大脳皮質，肺伸張受容器，気管支筋，呼吸筋である．

心因性の咳，ヒステリー性の咳は通常，激しい情動変化に起因し，大脳辺縁系が大きな影響を与えている．ぜん息患者では精神的要因が発作発現の大きな因子になる．

吸息により肺が拡げられると，肺胞にある伸張受容器が刺激され，そこから発するインパルスが迷走神経の求心性線維を経て呼吸中枢に至り，吸息性運動ニューロンを抑制し，呼息性運動ニューロンを興奮させることにより反射性に呼息を起こさせる(**ヘーリング・ブロイヤー反射**)．この反射は咳にも関係し，先行する吸息が大きく，伸張受容器の興奮が大きければ大きいほど，それに続く積極的呼息である咳も強くなる．したがって，伸張受容器の興奮を抑制すれば咳の強さは弱くなる．

気管支筋は，咳の排出相においてきわめて重要な役割を果たす．咳の際の気管内腔の断面積は正常呼吸時の約 1/6 になり，呼気流は強く加速され，喀出効果を増す．一方，気管支筋収縮は咳を誘発するための刺激として重要であり，咳の引き金としての役割を果たす．咳が次の咳を誘発する(咳込

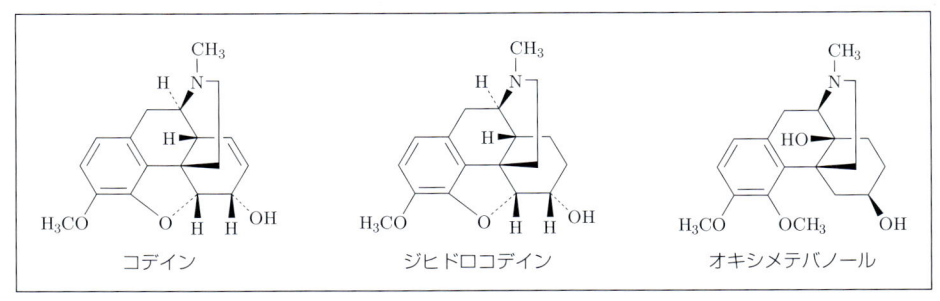

図 6-5 中枢性鎮咳薬(麻薬)

む)こともあり，気道過敏性を伴う気管支ぜん息などの場合には，咳の誘因の1つとして考えてよい．気管支筋緊張の寛解は咳を軽減させうるという事実は重要である．

2 中枢性鎮咳薬

中枢性鎮咳薬は咳中枢を抑制する．麻薬性のものと非麻薬性のものに分けられる．

a 麻薬性鎮咳薬(図6-5)

1) コデイン codeine (☞ 202頁)
■**薬理作用** 鎮咳作用のほかに，鎮痛作用，鎮静作用および催眠作用をもつ．モルヒネと化学構造上，きわめて類似しているが，鎮痛作用はモルヒネの約 1/6，鎮静作用は約 1/4，催眠作用も約 1/4 程度である．鎮咳作用はモルヒネの約 1/6 である．また，腸管蠕動運動を抑制して止瀉作用を現す．
■**作用機序** 延髄の咳中枢を抑制する．鎮咳作用に関与する受容体は μ_1，κ 受容体などとは別の非立体選択的なオピオイド受容体で，レバロルファンにより拮抗されるが，ナロキソンによる拮抗は比較的弱い．
■**適応** 各種呼吸器疾患における鎮咳のほかに，鎮痛，鎮静，激しい下痢症状の改善にも用いる．特に痛みを伴う咳の軽減に有効である．
■**副作用** 依存性や，呼吸抑制，錯乱，眠気，便秘がある．また，延髄の化学受容器引金帯(CTZ)刺激による悪心，嘔吐もみられる．

2) ジヒドロコデイン dihydrocodeine
■**薬理作用** 鎮咳・鎮痛作用はコデインの約2倍で，鎮静・催眠作用はコデインと同等である．腸管蠕動運動を抑制して止瀉作用を現す．
■**作用機序** コデインと同様である(前項1)を参照).
■**適応** コデインと同様である(前項1)を参照).
■**副作用** コデインの約2倍の鎮咳・鎮痛作用をもつが，副作用はコデインより少ない．

コデイン類は咳中枢の抑制作用は強いが，気道に炎症を生じている場合には気道粘膜の被刺激性を亢進させ，逆に末梢性に咳閾値を低下させる．また，気道分泌を抑制するため痰は粘稠になり，さらに気管支収縮を起こすので気管支ぜん息患者には禁忌である．痰を伴う湿性の咳には，痰の喀出の妨げにならないよう，激しい咳の回数と苦痛を減少させる程度に控え目に用い，必ず去痰薬を併用する．

3) オキシメテバノール oxymetebanol
■**薬理作用** コデインの約10倍の鎮咳作用がある．また鎮痛作用はコデインの2倍以上である．
■**作用機序** 延髄の咳中枢を抑制することにより鎮咳作用を示す．
■**適応** 肺結核，急性・慢性気管支炎，肺がん，塵肺，感冒に伴う咳嗽に用いられる．
■**副作用** 依存性や，眠気，悪心，便秘などがある．

b 非麻薬性鎮咳薬(図6-6)

1) ノスカピン noscapine
■**薬理作用** 速効性の鎮咳作用があり，また鎮痙作用および軽い気管支拡張作用もある．痙れん性の咳に効果的である．呼吸中枢刺激作用を有する

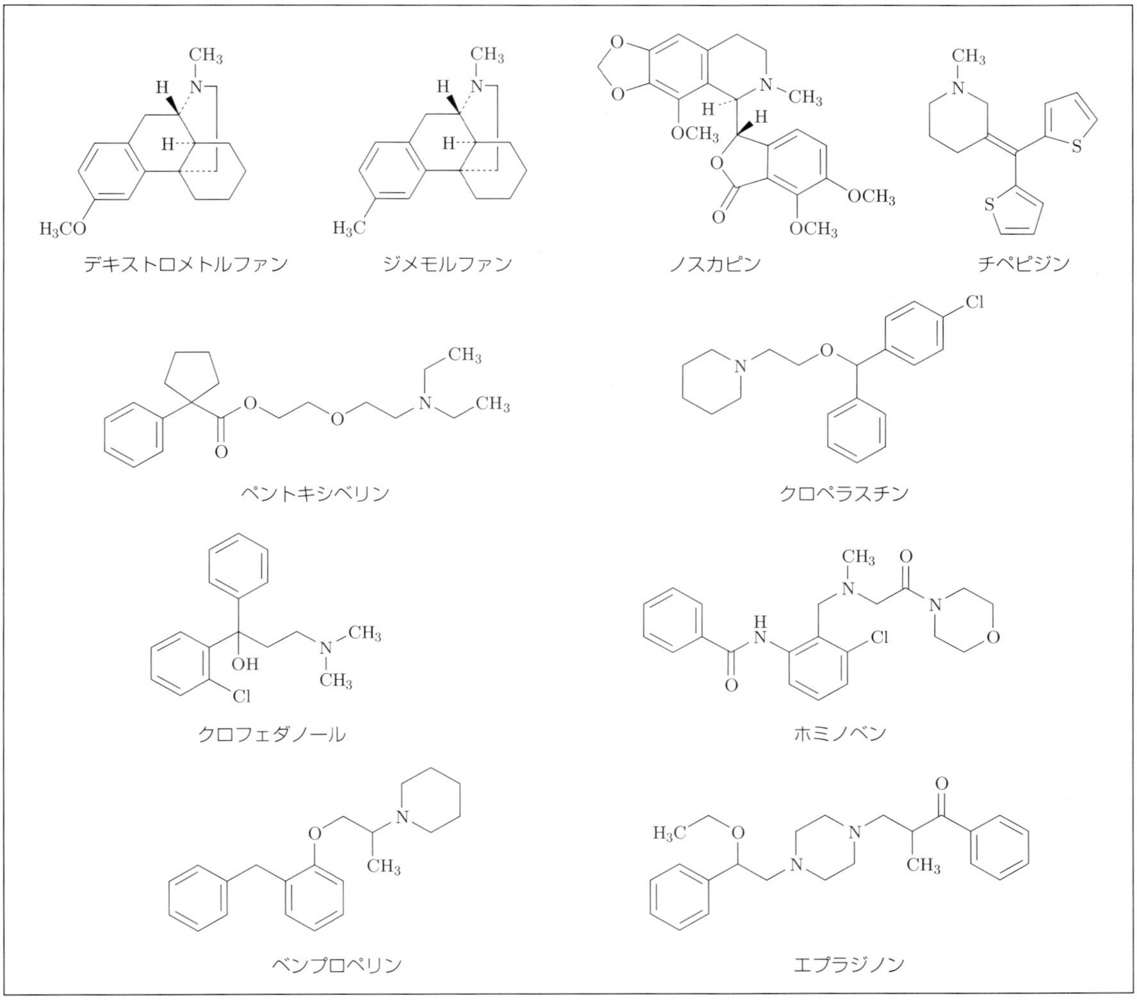

図6-6 中枢性鎮咳薬（非麻薬）

が，鎮痛・鎮静作用はなく，耐性の発現や依存性もない．
■**作用機序** 咳中枢を抑制する．気道分泌を抑制しないので，痰の排出は妨げない．
■**適応** 感冒，気管支ぜん息，慢性気管支炎，気管支拡張症に伴う咳嗽に用いられる．
■**副作用** 眠気，悪心，食欲不振，便秘がある．

2) ジメモルファン dimemorfan
■**薬理作用** 鎮咳作用をもつが，コデイン投与時にみられるような腸管輸送能の抑制作用（便秘作用）は示さない．
■**作用機序** 延髄の咳中枢に直接作用して鎮咳作用を現す．

■**適応** 上気道炎，肺炎，急性・慢性気管支炎，肺結核，珪肺および珪肺結核，肺がんに伴う鎮咳に用いられる．
■**副作用** 食欲不振，口渇，悪心，眠気，めまいなどがある．

3) デキストロメトルファン dextromethorphan
■**薬理作用** 左旋性のレボメトルファン levo-methorphan が鎮痛，呼吸抑制，鎮咳作用をもち，麻薬性であるのに対して，右旋性のデキストロメトルファンは鎮咳作用のみ強く，麻薬としての作用はもたない．
■**作用機序** 延髄の咳中枢を抑制し，コデインと

同等もしくは，それ以上の鎮咳効果を示す．気道分泌を抑制することなく，むしろ去痰を助長する．
■**適応**　感冒，急性・慢性気管支炎，気管支拡張症，肺炎，肺結核，上気道炎，百日咳の咳嗽に用いられる．
■**副作用**　呼吸抑制，アナフィラキシー様作用，眠気，めまい，便秘，過敏症などがある．

4) チペピジン tipepidine
■**薬理作用**　鎮咳作用のほか，気管支腺分泌促進作用，気道粘膜線毛上皮運動促進作用ももつ．
■**作用機序**　延髄の咳中枢を抑制する．また，気管支腺分泌を亢進し，気道粘液線毛上皮運動を亢進することにより去痰作用を示す．
■**適応**　感冒，上気道炎，急性・慢性気管支炎，肺炎，肺結核，気管支拡張症に伴う咳嗽および喀痰喀出困難に用いられる．
■**副作用**　咳嗽，腹痛，嘔吐，発疹，呼吸困難などを伴うアナフィラキシー様症状のほか，眠気，めまい，便秘，食欲不振などがある．

5) ペントキシベリン pentoxyverine
■**薬理作用**　鎮咳作用のほか，鎮痙，局所麻酔作用ももつ．
■**作用機序**　延髄の咳中枢を抑制し，その作用はコデインの約1.5倍の効果がある．弱いアトロピン様作用をもち，気管支平滑筋を弛緩させ，気道分泌を抑制する．
■**適応**　感冒，ぜん息性気管支炎，気管支ぜん息，急性・慢性気管支炎，肺結核，上気道炎に伴う咳嗽に用いられる．
■**副作用**　眼圧が上昇する恐れがあるため，緑内障患者には禁忌である．そのほか，眠気，食欲不振，便秘，口渇，喀痰喀出困難，瞳孔調節障害などがある．

6) クロペラスチン cloperastine
■**薬理作用**　鎮咳作用のほか，パパベリンと同程度の気管支筋弛緩作用と緩和な抗ヒスタミン作用を示す．
■**作用機序**　延髄の咳中枢を抑制し，その作用はコデインと同程度である．
■**適応**　感冒，急性・慢性気管支炎，気管支拡張症，肺結核，肺がんに伴う咳嗽に用いられる．
■**副作用**　眠気，悪心，食欲不振，口渇がある．

7) クロフェダノール clofedanol
■**薬理作用**　鎮咳作用のほか，気管筋痙れん寛解作用，呼吸興奮作用ももつ．
■**作用機序**　延髄の咳中枢を抑制し，その作用はデキストロメトルファンの約2倍である．
■**適応**　急性気管支炎，急性上気道炎に伴う咳嗽に用いられる．
■**副作用**　ショック・アナフィラキシー様症状，スティーブンス・ジョンソン(Stevens-Johnson)症候群，多形滲出性紅斑，嘔吐，便秘，口渇などがある．

8) ベンプロペリン benproperine
■**薬理作用**　鎮咳作用のほか，気管筋痙れん寛解作用ももつ．
■**作用機序**　咳中枢興奮性の低下と，一部は肺伸張受容器からのインパルスの低下および気管支筋弛緩により鎮咳作用を示す．
■**適応**　感冒，急性・慢性気管支炎，肺結核，上気道炎に伴う咳嗽に用いられる．
■**副作用**　眠気，めまい，食欲不振，口渇，胸やけなどがある．

9) エプラジノン eprazinone
■**薬理作用**　鎮咳作用のほか，去痰作用ももつ．
■**作用機序**　延髄の咳中枢を抑制し，その作用はコデインと同程度である．また，酸性ムコ多糖類線維・DNA高含有線維溶解作用，喀痰粘稠度低下作用，気道内分泌液増加作用により，気管支の分泌物を増やして痰の粘りをとり，痰を喀出しやすくする．
■**適応**　肺結核，肺炎，気管支拡張症，気管支ぜん息，急性・慢性気管支炎，上気道炎，感冒時の鎮咳および去痰に用いられる．
■**副作用**　過敏症，食欲不振，胃部不快感，頭痛などがある．

10) ホミノベン fominoben
■**薬理作用**　鎮咳作用のほか，呼吸興奮作用および気道内分泌液増加作用ももつ．
■**作用機序**　延髄の咳中枢を抑制して鎮咳作用を

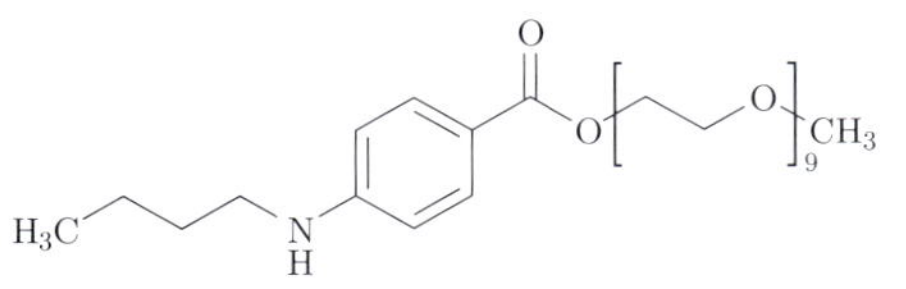

図 6-7　末梢性鎮咳薬

示す一方で，呼吸中枢に作用して呼吸興奮作用を示す．

■**適応**　急性・慢性気管支炎，肺結核，上気道炎，塵肺，肺がんの鎮咳に用いられる．
■**副作用**　食欲不振，下痢，悪心，嘔吐，眠気などがある．

3 末梢性鎮咳薬

気道への刺激を除去し，受容器の興奮性を低下させることにより咳は鎮まる．麻薬性鎮咳薬の鎮咳作用の一部は，気道のオピオイド受容体を介して発現することが示唆されている．湿性咳の場合は去痰薬で痰を除くと軽快することが多く，気道分泌促進作用をもつ薬物では炎症粘膜面を被覆保護することによって鎮咳効果をもたらす．気管支拡張薬も去痰薬とともに有用な末梢性鎮咳薬で，特にアドレナリンβ受容体刺激薬，抗コリン薬，ステロイド剤の吸入はケミカルメディエーターに対する抑制効果なども期待できる．

1) ベンゾナテート benzonatate（図 6-7）

局所麻酔薬テトラカインから誘導されたもので，麻酔作用により**主に肺伸張受容器を抑制する**ほか，**咳中枢，気管粘膜の知覚受容器を抑制**し，コデインと同程度の鎮咳効果を示す．一般の咳に有効であり，特に気管支ぜん息に伴う呼吸困難感，胸のしめつけられる感じを消失させ，また気管支筋痙れんを寛解し，肺活量を増す．

2) 漢方鎮咳薬

約 20 種類存在し，多成分製剤であるため，いずれも気管支筋収縮寛解作用，抗炎症作用，去痰作用など複合的な作用による末梢性の鎮咳効果をもたらす．臨床で妊婦や高齢者に繁用される**麦門冬湯**は，正常な動物を用いた動物実験では全く鎮咳作用は認められないが，気管支炎罹患動物では著効を示す．アンギオテンシン変換酵素（ACE）阻害薬の副作用として起こる咳嗽は中枢性鎮咳薬では抑制され難いが，麦門冬湯はよく奏効する．ケミカルメディエーターに対する拮抗作用と産生・遊離抑制作用が関与し，過敏状態にある侵害受容器および C 線維末端受容器の興奮性を低下させる．

E 去痰薬

1 気道クリアランス

元来，気道粘膜は生理的な気道分泌液で潤っている．気道分泌液のほとんどは粘膜下組織の気管支分泌腺と多列線毛上皮内に散在する杯細胞からのもので，特に前者が主である．さらに，気道液にはクララ（Clara）細胞，II型肺胞細胞から分泌される**肺サーファクタント**（lung-surfactant）が含まれており，気道全域のクリアランスに重要である．新生児呼吸窮迫症候群の治療薬であるウシ肺由来の**肺サーファクタント製剤**は，気管内に注入することによりヒト肺サーファクタントの生理的役割を代償し，肺胞の気-液界面の表面張力を低下させて肺の虚脱を防止し，肺の安定した換気能力を維持する．

気道粘膜を覆う分泌液は 2 層を形成している．すなわち，表面にある濃厚なゲル状の層と深部にある希薄なゾル状の層である．線毛はゾル層の中に漬かっており，線毛の運動に伴って，その上層のゲル層は移動していき，その上に乗っている異物を運ぶ（**粘液線毛輸送**）．粘液の粘度が著しく高い場合も，反対に著しく低い場合も，輸送能は低下する．このように，粘液線毛輸送系では気道液の量，性状が適当であるときにだけ，その機能を十分発揮することができる．

機能障害の原因となるのは，主として，①線毛上皮細胞の脱落，化生（扁平上皮細胞化，杯細胞化）による線毛運動減弱，②肺サーファクタントの分泌

あるいは機能低下，③粘液分泌亢進および炎症時滲出液(細胞成分を含む)による粘稠性の増加，④炎症に伴う線毛輸送抑制性リン脂質の産生増加である．粘稠性(粘度)に寄与する因子としては，ムコタンパク質，酸性ムコ多糖，DNA などで，痰の分子マトリックスとそれに伴うレオロジカルな性状を大きく左右する．正常な気道粘液中の酸性ムコ多糖はコンドロイチン硫酸，ヘパラン硫酸，ヒアルロン酸が主であり，気道液に適度の粘弾性を与える．量的，質的に異常をきたした気道分泌液が痰である．

　去痰障害(気道クリアランス不全)は多くの原因が複雑に関与し合って起こるが，基本的には痰の気道壁への膠着と粘液線毛輸送機能の不全である．したがって，去痰効果には痰またはその前駆物質に作用して粘稠度を低下させる粘液溶解作用，気道液量および構成成分の産生・分泌に影響を与えて粘液の性状を正常に近づける粘液修復作用，気道を潤滑にし，粘液に膠着している痰を気道壁から離れやすくして粘液線毛による輸送を促進する作用などが関係する．気道における過敏症，炎症の除去が重要なことは明白である．粘稠な痰の除去には去痰薬だけでなく，水分の補給が大切である．例えば重症のぜん息発作時には，水分摂取不能と発汗のため脱水症状に陥り，気道液の水分は減少して痰の粘度が増し，線毛運動も著しく阻害される．このような場合，十分な量の輸液を点滴静注すると，去痰薬の効果は顕著になる．

2 気道分泌促進薬(図6-8)

　アンモニウム塩，ヨード塩，トコンの主成分のエメチン，セネガやオンジの成分のサポニンは，咽頭粘膜，上部消化管粘膜を刺激して，反射性に気道分泌を促進する．グアイフェネシン guaifenesin，グアヤコールスルホン酸カリウム potassium guaiacolsulfonate，ユーカリ油は防腐殺菌作用により粘膜の炎症に抑制的に働き，粘膜修復の結果，気道粘液の産生・分泌の低下が起こると考えられている．いずれも最近はほとんど使用されない．

　桜皮エキスは末梢性に作用し，気管支の蠕動運動を促進して気道粘膜の分泌を高め，痰を薄める作用がある．急性気管支炎，肺炎，肺結核に伴う咳嗽および喀痰喀出困難時に使用される．

3 気道粘液溶解薬(図6-9)

　痰の粘稠性の低下は必ずしも去痰の効果につながるとは限らず，いわゆる至適粘弾性が存在する

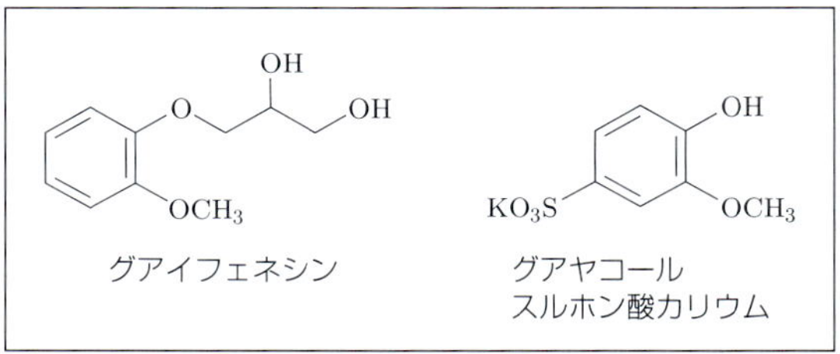

図6-8 気道分泌促進薬

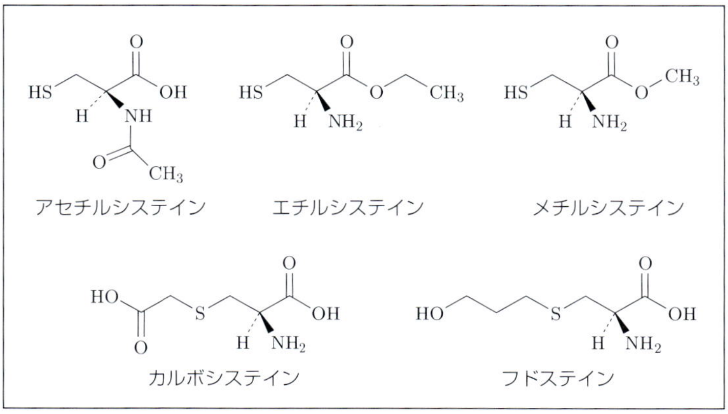

図6-9 気道粘液溶解薬

が，気道壁に膠着している粘稠性の高い痰には粘液溶解薬が用いられる．**セラペプターゼ** serapeptase，**トリプシン** trypsin などの**タンパク質分解酵素**は，ムコタンパク質を多量に含有する粘性痰，炎症細胞や細菌の分解産物であるDNA線維を含有する膿性痰に有効である．血液凝固因子阻害作用があり，出血性素因のある患者には禁忌である．ムコ多糖分解酵素のリゾチーム lysozyme は，止血効果があるので血痰によく用いられる．卵白由来のタンパク質を成分としているので，卵白アレルギー患者には禁忌である．

天然のアミノ酸L-システインの誘導体である**アセチルシステイン** acetylcysteine，**エチルシステイン** ethylcysteine，**メチルシステイン** methylcysteine も粘液溶解作用をもつ．ムコタンパク質のペプチド鎖を連結するジスルフィド(-S-S-)結合を開裂して2つの-SH基にするため，ムコタンパク質はペプチド鎖に分断されて分子が小さくなり，粘度は低下する．ペニシリン系抗生物質を不活化するので併用を避ける．

カルボシステイン carbocysteine は，他のシステイン誘導体と異なり-SH基が遊離していないため，直接-S-S-結合を開裂する作用はなく，間接的に粘液溶解作用を現すと考えられている．喀痰中のフコムチンを減少させてシアロムチンを増加させる作用，粘液分泌細胞の大きさと数を減少させる作用など，粘液修復薬としての性質をもつ．

フドステイン fudosteine は，カルボシステインのカルボキシル基を修飾してヒドロキシエチル基を導入したもので，気道上皮杯細胞の過形成抑制作用，粘液修復作用，漿液性気道分泌亢進作用，気道炎症抑制作用をもち，粘液過分泌を抑制する．

4 気道粘液修復薬（図6-10）

■**薬理作用・作用機序** **ブロムヘキシン** bromhexine とその代謝活性体の**アンブロキソール** ambroxol は気道の漿液性分泌を促進し，また，喀痰の粘度に大きく関与する酸性ムコ多糖を溶解・低分子化することにより気道粘液溶解作用を現し，気

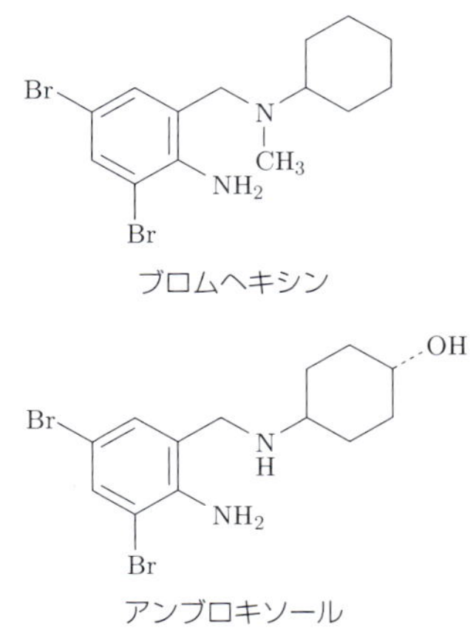

図6-10 気道粘液修復薬

道粘液層を正常な状態に近づけ，粘液線毛輸送機能を改善する．さらに，肺サーファクタントの分泌促進作用により気道壁を潤滑にすることで，粘稠な痰の粘着力を無効にする．アンブロキソールは気道潤滑薬と称されることがある．

F 気管支ぜん息治療薬

1 病態生理と治療

a 病態生理

気管支ぜん息は，気道の反応性の亢進（**過敏症**）に基づく広範な気道の狭窄によって起こる呼吸困難を主徴とし，喘鳴や咳を伴う．気道の狭窄（閉塞）は，①気管支平滑筋の痙れん性収縮，②血管の拡張および透過性の亢進による気管支粘膜の浮腫，白血球などの遊出による粘膜の腫脹，③粘液腺細胞の分泌活動亢進による気管支内腔への粘稠分泌物の貯留（粘液栓形成）によって発生し，この変化が可逆的に繰り返されるのが特徴である．

ぜん息患者には気道過敏症がみられる．これは健常者では全く作用を現さない微量のアセチルコリンやヒスタミンによって，容易に気道狭窄を起こすことから明らかである．この状態に，①アレ

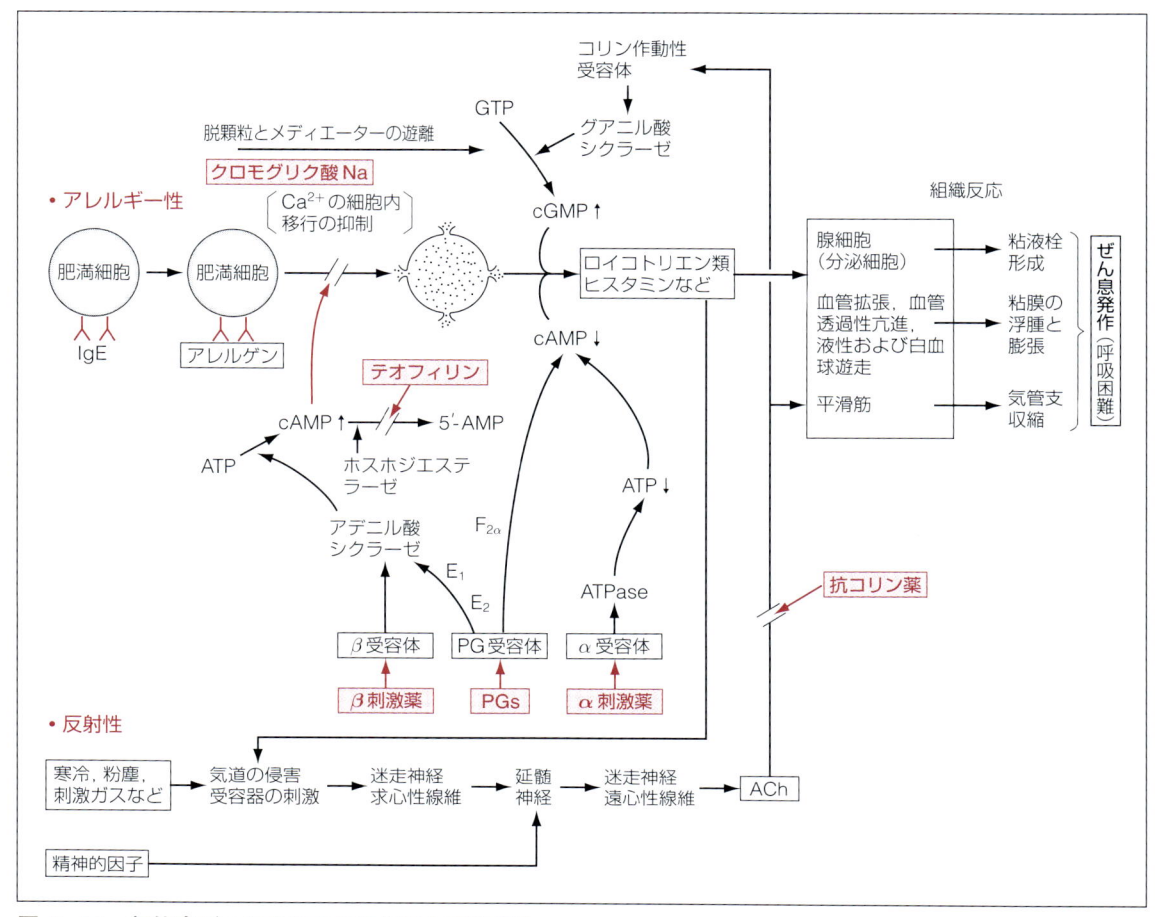

図 6-11　気管支ぜん息発作の発現機構と薬物療法

ルゲンによる特異的な刺激，あるいは，②寒冷，粉塵，刺激性ガス，気道感染，精神的因子，過度の運動などの非特異的な刺激が働いて発作が起こる．このうち，主役を演じているのはアレルギー反応で，I 型（アナフィラキシー型，レアギン型）が主であるが，III 型〔Arthus（アルサス）型〕，IV 型（遅延型）も関与している．

一般にぜん息患者の 70〜80％ は IgE 抗体をもっており，気管支粘膜固有層に豊富に存在する肥満細胞（マスト細胞）や血液中の好塩基球などの細胞膜表面に結合している．この抗体に対応する抗原が反応すると，**一次性（貯蔵性）メディエーター** であるヒスタミン，セロトニン，好酸球遊走因子（eosinophil chemotactic factor: ECF）や **二次性（非貯蔵性）メディエーター** であるトロンボキサン A_2（TXA_2），血小板活性化因子（platelet activating factor: PAF），ロイコトリエン類（LTs），プロスタグランジン類（PGs）など，種々のケミカルメディエーターが遊離する．これが気管支に働いて **図 6-11** に示すような多彩な変化を起こし，気道の狭窄をきたす．メディエーターによる気道の刺激受容器の刺激は迷走神経反射を起こし，狭窄をさらに増強する．

脱顆粒とメディエーター遊離には Ca^{2+} の細胞内移行を必要とするが，これは細胞内のサイクリックヌクレオチドによって調節されている．サイクリック AMP（cAMP）の増加は遊離を抑制し，サイクリック GMP（cGMP）の増加は遊離を促進する．

また，アレルゲン以外の非特異的刺激によって惹起される発作の場合は，感受性が亢進している気

道粘膜内の侵害受容器が刺激され，迷走神経反射を介するコリン作動性効果によって気道狭窄を起こす．このような気道への直接作用のほか，cGMPの増加，脱顆粒とメディエーター遊離促進という機序も加わってくる．全般的には，今日のぜん息の病理は好酸球由来のメディエーターを主因とする一種の気道炎症（慢性剥離性好酸球性気管支炎）として把握されている．

b 治療法

気管支ぜん息の治療には次の方法がある．治療薬として繁用されるのは，①気管支拡張薬，②抗アレルギー薬，③副腎皮質ステロイドである．

(1) アレルギー状態の改善　①特異的アレルゲンがわかっていれば除去し，接触を避ける．②抗体産生の抑制（免疫抑制薬，糖質コルチコイドなど）．③減感作療法（微量のアレルゲンエキスの反復投与による減感作）．④ケミカルメディエーターの作用阻止〔これには遊離阻止（抗アレルギー薬），リソソーム膜安定化（糖質コルチコイド），作用部位での拮抗（抗ヒスタミン薬，ロイコトリエン拮抗薬，PAF拮抗薬，トロンボキサン拮抗薬）などがある〕．⑤アレルゲン不明の場合の非特異的療法（金製剤，免疫グロブリン製剤，ワクチンなど）．

(2) 気管支筋収縮の寛解をもたらす薬物の応用（気管支拡張薬）　①アドレナリンβ受容体刺激薬．②抗コリン作動薬．③メチルキサンチン系薬物．

(3) 気道の血管拡張，透過性亢進，浮腫の除去など炎症過程の抑制（糖質コルチコイド）．

(4) 補助的療法　痰粘度の低下（多量の水分の補給，輸液，去痰薬），咳の抑制（気管支収縮を起こさない鎮咳薬），酸素補給（補助的手段として間欠性陽圧呼吸使用），感染防止（抗生物質など）．

2 アドレナリンβ受容体刺激薬

アドレナリン作動性受容体には$\alpha(\alpha_1, \alpha_2)$，$\beta(\beta_1, \beta_2, \beta_3)$が存在する．$\alpha_1$受容体の興奮は，気管支筋収縮，血管収縮，子宮収縮，インスリン分泌抑制，腸管弛緩を，α_2はノルアドレナリン（ノルエピネフリン），アセチルコリン遊離量の減少を，β_1受容体の興奮は，心拍数増加，心収縮力増加，腸管弛緩，脂肪分解促進を，β_2は気管支筋弛緩，骨格筋血管拡張，子宮弛緩，骨格筋痙縮持続時間減少，骨格筋K^+取り込み促進，グリコーゲン分解促進，解糖分解促進，インスリン分泌促進を，β_3は脂肪分解促進，心筋収縮抑制，血管弛緩をきたす．したがって，ぜん息治療薬としてはα，β_1作用をもたないか，あるいはきわめて弱く，β_2作用の強いことが望ましい．アドレナリンβ受容体刺激薬は，気管支ぜん息発作時の第1選択薬として長年にわたって用いられている．

■薬理作用・作用機序　エピネフリン epinephrine は同程度のα受容体刺激作用とβ受容体刺激作用をもち，β_2作用により気管支筋収縮を寛解するだけでなく，上部気道粘膜血管を収縮させて充血，透過性亢進，浮腫を抑制する．皮下投与または吸入により速効性で容易に発作を寛解させるが，作用持続が短く，また，α_1，β_1作用による循環器系への副作用があるため，今日ではほとんど用いられない（☞81頁）．

エフェドリン ephedrine，メチルエフェドリン methylephedrine は同程度のα作用とβ作用をもつ．α作用は交感神経終末からノルアドレナリン（ノルエピネフリン）遊離を介したものである．エピネフリンと比較して作用持続が長く，経口投与が可能であるが，抗ぜん息効果はエピネフリンに劣り，重症のぜん息患者には無効である．血清K^+低下，心臓興奮などの副作用がある．

l-イソプレナリン isoprenaline（別名：l-イソプロテレノール，☞82頁）はα作用をほとんどもたず，β_1作用による気管支筋弛緩作用はエピネフリンの約10倍強力であるが，一方でβ_2作用による心臓興奮作用も強い．また，血管を拡張して血圧を降下させる．効果は速効性で持続性は短い（☞90頁）．

オルシプレナリン orciprenaline，プロカテロール procaterol，テルブタリン terbutaline（☞82頁），サルブタモール salbutamol，ピルブテロール pirbuterol，ビトルテロール bitolterol などの

アドレナリン β_2 受容体刺激薬は，β_1 受容体に対する刺激作用が少なく，主に気管支平滑筋の β_2 受容体に作用して気管支平滑筋を弛緩する．

閉塞あるいは気道クリアランスに関与する要因に対して種々の作用を現すプロカテロール，オルシプレナリン，クロルプレナリン，サルブタモールなどは，cAMP 系を介して，ケミカルメディエーターの遊離を強く阻害することが知られている．

気管支拡張作用に加え，アドレナリン β_2 受容体刺激薬は，気道閉塞あるいは気道クリアランスに関与する要因に対して種々の作用を表す．

l-イソプレナリンを基本骨格にしたアドレナリン β 受容体刺激薬，特にピルブテロール以降のいわゆる第3世代アドレナリン β 受容体刺激薬では，β_1 作用がほとんどなくなっているのみならず，構造上の特性からモノアミンオキシダーゼ(MAO)やカテコール-O-メチルトランスフェラーゼ(COMT)などの酵素的分解を受けにくく，生物学的に安定である．

マブテロール mabuterol では，肺サーファクタントの分泌促進，粘液溶解，線毛運動賦活など，粘液線毛系クリアランスを亢進することが見出されている．

ツロブテロール tulobuterol の貼付剤は世界初の β_2 受容体刺激性経皮吸収薬である．作用時間が長く，持続する気道狭窄や夜間発作の予防に有効である．

サルメテロール salmeterol(☞ 82 頁)とホルモテロール formoterol は強力な選択的 β_2 受容体刺激薬である．その高い脂溶性により気管支平滑筋の細胞膜に取り込まれて高濃度となり，隣接する β_2 受容体に持続的に薬物を供給する．したがって長時間持続型(12時間以上)の性質をもつ．

■**副作用** アドレナリン β_2 受容体刺激薬は不穏，悪心・嘔吐がみられることがあり，骨格筋のれん縮，振戦，低 K^+ 血症も発現頻度の高い副作用として問題になる．心臓作用は明らかに弱くなっているが，頻脈，動悸，血圧上昇を起こすことがあり，高血圧，冠動脈疾患，うっ血性心不全，甲状腺機能亢進，糖尿病の患者への投与は特に慎重を要する．

β_1 受容体と β_2 受容体は同じ臓器に共存し，その割合が臓器によって異なっている．心臓においては，心室部には β_2 受容体はほとんど存在しないが，洞結節を含む右心房部には多いことが知られており，これがアドレナリン β_2 受容体刺激薬による頻脈(心悸亢進)の一因となる．

3 キサンチン誘導体

■**薬理作用・作用機序** テオフィリン theophylline やアミノフィリン aminophylline などのキサンチン誘導体は，サイクリックヌクレオチドの分解酵素であるホスホジエステラーゼ(PDE)を阻害する(☞ 228 頁)．PDE は cAMP および cGMP を分解し，それぞれ 5′-AMP および 5′-GMP にする．PDE の阻害は cAMP および cGMP の蓄積を引き起こし，それによってこれらの過程を通るシグナルトランスダクション(情報伝達信号)を増強させる．したがって，PDE 阻害薬はメッセンジャーであるサイクリックヌクレオチドを介して信号を送る体内のオータコイド，ホルモンおよび神経伝達物質の活性を増強する薬物と考えることができる．このことは，キサンチン誘導体が試験管内で観察されるよりも，生体内でより強い効力をもつことで説明できる．

また，キサンチン誘導体はアデノシン受容体の競合的拮抗薬でもある．アデノシン adenosine はきわめて多くの生物学的作用をもったオータコイドおよび伝達物質として作用する．アデノシンはぜん息患者の気管支筋収縮を引き起こし，ヒト肺肥満細胞からの免疫学的メディエーター遊離を増強するので，キサンチン誘導体の作用機序にはアデノシンの作用の阻害も関与していると考えられる．

気管支拡張作用とともに，粘液線毛輸送促進，肺サーファクタント分泌亢進，肺活量増大，肺循環改善作用が認められるため，気管支ぜん息のみならず，慢性気管支炎，肺気腫などの閉塞性肺疾患の諸症状を改善する．その他の薬理作用としては，カフェインやテオブロミンなど，ほかのキサンチ

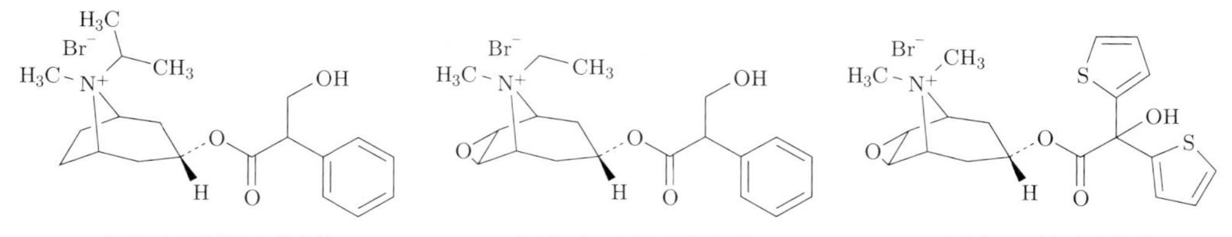

図6-12 抗コリン薬

ン誘導体と同様，強心，血管拡張，脳血流増加，利尿，胃酸分泌亢進，中枢興奮，骨格筋刺激，呼吸興奮作用をもつが，特に強心作用と利尿作用が強い．

強心作用は細胞内cAMPの増加による心筋の興奮によるものであり，うっ血性心不全に用いられる．利尿作用はアデノシン受容体遮断作用で説明され，循環改善による腎血流の増加，糸球体ろ過量の増加，腎尿細管における再吸収の抑制などが関係する．

■**副作用** 悪心，嘔吐，腹痛，下痢などの消化器症状，また，頭痛，不眠，興奮，不安のほか，大量に用いると振戦，痙れんなどの神経精神症状が現れることがある．循環器症状はアミノフィリンの急速静注時に多く，心悸亢進，さらに不整脈や血管運動性虚脱を起こすこともある．ぜん息は深夜から早朝にかけて増悪することが多いが，夜間発作防止に用いられる場合には，利尿作用が睡眠を妨げることがある．

4 抗コリン薬（図6-12）

気道過敏症はぜん息発症機序の一因であり，ぜん息患者ではムスカリン受容体の機能亢進が起こっている．気道粘膜や肺胞に存在する侵害受容器の感受性が高まると，種々の刺激に敏感に反応して気道収縮と咳発作を誘発する．

一般に急性ぜん息発作ではアドレナリンβ_2受容体刺激薬のほうが有効であるが，心因性や運動誘発性ぜん息など，発作予防の目的にはβ_2受容体刺激薬よりも用いやすいと考えられる．アドレナリンβ_2受容体刺激薬との併用は抗ぜん息効果を著明に増強する．ぜん息以外では慢性閉塞性気管支炎患者で望ましい効果が得られることがある．

1) イプラトロピウム，オキシトロピウム

■**薬理作用** アトロピンのイソプロピルアンモニウム塩である**イプラトロピウム** ipratropium，また，スコポラミンのエチルアンモニウム塩である**オキシトロピウム** oxitropium は，吸入によりアトロピンより強い持続的な気管支収縮寛解作用をもつ．

■**作用機序** ムスカリン受容体にはM_1, M_2, M_3の3種のサブタイプが存在する．気管支筋の収縮に関与するのはM_3受容体であり，抗コリン薬の抗ぜん息効果は主としてM_3受容体遮断による．M_3受容体はGタンパク質共役型受容体（$G_{q/11}$，☞15頁参照）で，気管支平滑筋の収縮反応にはイノシトール三リン酸（IP_3）を介したCa^{2+}放出に続いて細胞内Ca^{2+}貯蔵部位のCa^{2+}量が枯渇することによって活性化される細胞外Ca^{2+}の流入機構も関与する．これらの細胞外液からのCa^{2+}流入機構は，主として気管支平滑筋の収縮作用の持続相に寄与する．

■**適応** 気管支ぜん息，慢性気管支炎，肺気腫に基づく諸症状の寛解のため，吸入薬として用いる．

■**副作用** 副作用は比較的少なく，頻脈，口渇，排尿困難，便秘など，アトロピン系薬物特有の症状はあまり現れない．これは吸入による局所効果にとどまり，たとえ口腔および咽頭粘膜に付着した薬物粒子を嚥下しても，4級アンモニウム塩であるために消化管からの吸収が悪いためである．前立腺肥大症や緑内障の患者には禁忌である．長期連用でもβ受容体刺激薬と異なり効果は減弱せず，

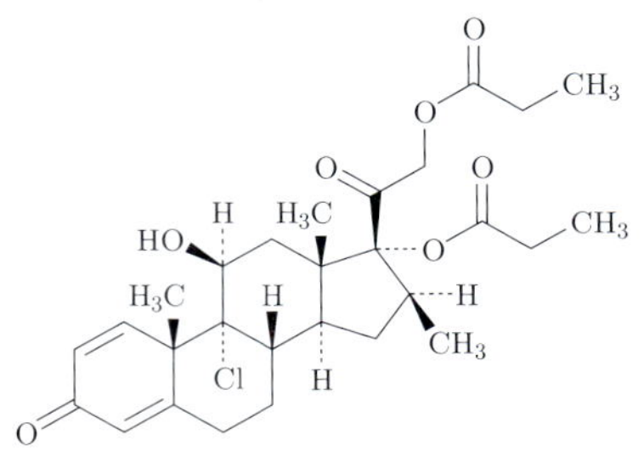

図 6–13　副腎皮質ステロイド

少数例に口渇，口内炎，咽頭部刺激感，目の乾燥などが現れるだけである．気道分泌，粘液線毛輸送に対する影響は常用量ではほとんど認められないが，長期連用時には痰の粘稠化など，気道分泌機能への影響について留意しておく必要がある．

2）チオトロピウム tiotropium

■**薬理作用・作用機序**　ムスカリン M_3 受容体を選択的に阻害し，気管支収縮寛解作用を表す．

■**適応**　慢性気管支炎，肺気腫の気道閉塞性障害に基づく諸症状の寛解のため，吸入薬として用いる．

■**副作用**　緑内障，前立腺肥大などによる排尿障害には禁忌である．そのほか心不全，心房細動，期外収縮がある．

5　副腎皮質ステロイド（図 6–13）

　副腎皮質ステロイドは中等症以上の気管支ぜん息，特にぜん息重積状態の治療には不可欠である．即効型（short acting）の薬物としてヒドロコルチゾン hydrocortisone，中間型（intermediate acting）としてプレドニゾロン prednisolone，メチルプレドニゾロン methylprednisolone，強力持続型（long acting）としてデキサメタゾン dexamethasone，ベタメタゾン betamethasone などがある．プレドニゾロンは経口ステロイドであり，ほかは急性発作時に静脈内投与を行う．

　ステロイドには多様な作用があるが，気道炎症に対する抗炎症効果において最も重要視されているのは T 細胞，マスト細胞（肥満細胞），血管内皮細胞，気道上皮細胞などの種々の細胞のサイトカイン抑制作用，マスト細胞・好酸球減少誘導作用である．その他，血管透過性亢進抑制作用，粘液分泌抑制作用も認められる（☞ 156 頁）．

　これらの経口・静注用ステロイド（全身性ステロイド）を長期間投与すると，骨粗鬆症，満月様顔貌，不眠症，多毛症，成長抑制，副腎機能不全などの副作用が現れるので，これに代わって吸入ステロイドの有用性が強調されている．吸入ステロイドとして，ベクロメタゾン beclomethasone，フルチカゾン fluticasone，ブデソニド budesonide がある．すでに起きている発作を速やかに軽減する薬ではなく，発作の再発を防ぐために定期的に用いる．また，全身性ステロイド依存性患者がステロイドを減量したり，離脱するためにも用いる．吸入ステロイドは，通常量であれば副腎機能不全などの全身性副作用はみられない．

6　抗アレルギー薬

　I 型アレルギー反応に関与するケミカルメディエーターの遊離ならびに作用を調節する薬物と，Th2 サイトカイン阻害薬を総称して抗アレルギー薬と呼び，ぜん息に対しては**発作止めではなく，予防薬**として用いる．クロモグリク酸ナトリウム sodium cromoglicate，トラニラスト tranilast，アンレキサノクス amlexanox などのメディエーター遊離抑制薬，ケトチフェンフマル酸塩 ketotifen fumarate，アゼラスチン azelastine，オキサトミド oxatomide，メキタジン mequitazine などの H_1 受容体拮抗薬，トロンボキサン A_2 阻害薬のオザグレル ozagrel，トロンボキサン A_2 拮抗薬のセラトロダスト seratrodast，ロイコトリエン拮抗薬のプランルカスト pranlukast，ザフィルルカスト zafirlukast，モンテルカスト montelukast，Th2 サイトカイン阻害薬のスプラタスト suplatast がある（☞ 161 頁，抗アレルギー薬の項参照）．

〔宮田 健，横溝和美*〕

*執筆協力者

7 消化器

A 消化管の機能と調節

食物は物理的な磨砕・溶解と加水分解を主とする化学反応によって低分子化合物に消化され，主として小腸から吸収されて身体の発育，栄養の補給および再生などに供される．消化は口腔，胃および小腸で行われるが，この際，食物の質に応じて分泌される消化液とそれに含有される多数の消化酵素が重要な役割を果たす．このような消化活動のためには，自律神経による神経性調節と消化管ホルモンによる体液性調節が緊密に関連して働くことが必要である．

1 神経支配

消化管は交感神経と副交感神経の二重支配を受けている．副交感神経の節前線維は筋層間のアウエルバッハ（Auerbach）神経叢と粘膜下マイスネル（Meissner）神経叢に達して副交感神経節を形成し，その節後線維が平滑筋と粘膜に分布している．交感神経の節後線維は，そのほとんどが副交感神経節に終わり，副交感神経の機能を調節し，一部は平滑筋や局所の血管にも分布している．

消化管の運動や分泌は主として副交感神経が促進的に支配し，交感神経は抑制的に作用するが，唾液腺に対しては両神経とも促進的に作用する．

2 ホルモン支配

消化器の機能を調節しているほかの因子は消化管ホルモンである．消化管ホルモンは消化管の粘膜に存在し，摂取した食物や自律神経系の刺激により分泌され，消化管における分泌や運動を調節している．消化管ホルモンの分泌細胞は，ほかの内分泌臓器のような腺構造を形成せずに細胞が粘膜内に散在している．最近，消化管ホルモンは消化管以外に脳および神経組織にも存在することが明らかとなり，脳－腸ホルモンとよばれている．代表的な消化管ホルモンとしては，ガストリン，セクレチン，コレシストキニン（cholecystokinin: CCK）が挙げられる．

■**ガストリン**　酸分泌に対して促進的に作用し，特に摂食に伴う酸分泌反応において重要な役割を演じている．

■**セクレチン**　膵液分泌（HCO_3^-）を促進するが，酸分泌に対しては抑制的に作用する．

■**コレシストキニン（CCK）**　CCK は膵液分泌（酵素）を促進する以外に，酸分泌に対しても腸クロム親和性様細胞（enterochromaffin-like cells: ECL 細胞）あるいはソマトスタチン分泌細胞（D 細胞）を介して影響を与えている．

■**その他**　モチリンは消化管の運動機能を調節するホルモンとして知られている．

3 胃液分泌

胃液は噴門腺，幽門腺，胃固有腺などの胃腺から分泌される．分泌細胞には主細胞，副細胞などがあり，このうち主細胞からはペプシノーゲン，壁細胞からは塩酸が分泌され，ペプシノーゲンは塩酸により活性化されてペプシンとなる．副細胞からは粘液が分泌される．

胃液分泌は迷走神経による神経性調節に加えて，

タンパク質などの消化産物によって刺激を受けた幽門部粘膜からのガストリン遊離を介した体液性調節の支配も受けている．

4 胃酸分泌

1）胃酸の生成

胃酸分泌細胞である壁細胞には炭酸脱水酵素が多量に存在し，血中の CO_2 から HCO_3^- と H^+ が作られ，HCO_3^- は血中の Cl^- と交換されて再び血中に入り，Cl^- と H^+ から HCl が生成される．

2）受容体による調節

壁細胞上にはムスカリン受容体（M_3），ヒスタミン受容体（H_2）およびガストリン受容体（CCK2/ガストリン）が存在しており，迷走神経による神経性支配，ガストリンによる体液性支配およびヒスタミンによるパラクリン性（☞26頁参照）の支配を受けている．また，胃粘膜にはヒスタミン産生細胞（ECL細胞）が存在し，この細胞上にもムスカリン受容体（M_1）[*1]やガストリン受容体が存在する．

壁細胞 M_3 受容体は CCK-B/ガストリン受容体と同様に，G タンパク質を介してホスホリパーゼ C（PLC）と共役し，PI 代謝回転を刺激する．PI 回転の刺激により生成したイノシトールリン酸とジアシルグリセロールは，それぞれ細胞内 Ca^{2+} 濃度の上昇および C キナーゼの活性化を促す．一方，ヒスタミン H_2 受容体の刺激は G タンパク質を介してアデニル酸シクラーゼと共役し，細胞内 cAMP の上昇を誘起し，プロテインキナーゼ A を活性化する．このような複雑な調節系を経た壁細胞の刺激は，最終的には壁細胞の頂端膜に存在するプロトンポンプ（H^+/K^+-ATPase）の活性化を通して，胃酸分泌の促進につながる．

[*1]：ECL 細胞にはこれまでムスカリン M_1 受容体が存在するものと考えられてきたが，最近の研究では，ムスカリン受容体の存在そのものに対して否定的な見解が多い．迷走神経興奮による ECL 細胞からのヒスタミン遊離は，神経ペプチドである pituitary adenylate cyclase activating polypeptide（PACAP）によって仲介されるものと考えられている．

5 ペプシノーゲン分泌

ペプシノーゲンは分子量 35000～40000 のタンパク質であり，主細胞から分泌される．分泌刺激は迷走神経を介し，アセチルコリンによるムスカリン M_3 受容体刺激とガストリンおよびコレシストキニンによる刺激により促進される．これら受容体刺激は PLC 活性化による細胞内 Ca^{2+} の増加を介してペプシノーゲン分泌を刺激する．セクレチンもペプシノーゲン分泌を促進するが，これらの刺激は細胞内 cAMP の増大を介した A キナーゼの活性化によるものである．胃腔内に分泌されたペプシノーゲンは酸（pH 4.0～4.5 以下）によって活性化され，ペプシンとなり酵素活性を発揮する．

以上に解説した消化器の機能が低下または逆に亢進した場合，食欲減退，消化不良，胃炎，潰瘍，下痢または便秘などが発生する．これら機能的不全，器質的損傷に対しては，以下に解説する薬物が使用される．

B 健胃・消化薬

健胃・消化薬の適応は食欲不振，消化不良であるが，これらはさまざまな疾患に伴って起こる可能性がある．このうち，消化管の運動，緊張，分泌などによる胃粘膜の器質的変化は，大脳皮質との関係が深いといわれている．

1 健胃薬（stomachics）

健胃薬は，胃運動，唾液，胃酸分泌の低下に伴う食欲不振，消化不良に使用される薬物である．また，胃機能亢進に基づく続発的な効果を期待して，貧血，疾病回復期および単純腸カタルなどにも臨床応用される．

a 苦味健胃薬（bitter stomachics）

■薬理作用　苦味健胃薬には苦味を有する生薬が主として使用されるが，味覚を刺激して唾液，胃

液，膵液分泌を亢進し，胃運動を促進する．口腔を経由せず，直接胃内に投与しても効果は発現しない．食前に服用するのが効果的である．

苦味成分としては配糖体に属するものとアルカロイドに属するものがあり，苦味配糖体を有するものとしてはゲンチアナ，センブリ，リュウタン，ニガキなど，アルカロイドを含有するものとしてはオウバク，オウレン，キナ，ホミカなどが知られている．

b 芳香性健胃薬（aromatic stomachics）

■**薬理作用**　芳香性健胃薬は精油または辛味成分を含有し，内服により胃腸粘膜が刺激され，また，その芳香により消化管の運動，分泌，吸収などの機能亢進が生じる．防腐効果も若干認められるため，健胃薬としての効果は苦味薬より大きい．精油の作用は腸にも及び，蠕動を亢進するために腸内ガスも駆出されるので駆風薬（carminative）としても使用される．

芳香を有するものとしてはウイキョウ，ケイヒ，ハッカ，トウヒ，メントールなどがあり，辛味成分を有するものとしてはコショウ，サンショウ，ショウキョウ，トウガラシなどが知られている．

2 消化薬（digestants）

食物中に含まれる炭水化物・タンパク質・脂質は，唾液，胃液，膵液および腸液に含まれている消化酵素によって消化され，腸管上皮から吸収されうる低分子物質にまで分解される．消化液の分泌は食物摂取意欲や食物摂取によって神経性および体液性に引き起こされるが，消化器疾患や全身性疾患がある場合には消化液の分泌が低下して消化不良を起こすことがある．このような症状の軽減を目的として**消化酵素剤**が用いられる．消化酵素はタンパク質であり，至適 pH を有するために，各酵素に適したアルカリ薬または酸性薬と混合して液性を調節した後に投与することが望ましい．

消化酵素製剤としては，動物の消化管から得られたもの（ペプシン pepsin，パンクレアチン pancreatin）と，植物やカビ類から得られたもの（麦芽ジアスターゼ diastase，タカジアスターゼ Taka-diastase，パパイン papain など）がある．

C 胃腸機能調節薬

消化管運動，特に胃運動の遅延は胃排出能の遅れにつながり，悪心，嘔吐，胃のもたれなどの症状として出現し，一般的に胃炎症状の悪化に関わる．また，器質的疾患を認めず，症状を訴える上腹部不定愁訴なども胃運動の遅延が原因といわれている．このような症状を軽減するために，胃腸運動を軽度に刺激させる薬物が用いられる（表7–1）．1つは鎮吐薬として用いられていた**ドパミン受容体遮断薬**であり，もう1つは**セロトニン受容体遮断薬**である．

1 ドパミン受容体遮断薬

■**薬理作用**　メトクロプラミド metoclopramide，スルピリド sulpiride，ドンペリドン domperidone は鎮吐作用と胃排出促進作用を示す．

■**作用機序**　ドパミン D_2 受容体遮断薬は胃の副交感神経節後線維（コリン作動性）に存在する D_2 様受容体を遮断して，アセチルコリン遊離に対するドパミンの抑制作用を除去することにより，胃運動を促進するとも考えられている．しかし，胃粘膜内にドパミンが存在することは知られているが，ドパミン神経の存在については明らかでなく，また，胃のドパミンの起源もわかっていない．生体の状況によってドパミンによる胃運動の抑制が起こっている場合には，ドパミン受容体遮断薬の効果が期待される．メトクロプラミドはドパミン D_2 受容体遮断作用に加えて，セロトニン 5-HT_3 受容体の遮断と 5-HT_4 受容体の刺激作用も有しており，これら全ての作用が胃腸運動の改善効果に関連するものと考えられている．

表 7-1 主な胃・腸運動改善薬および鎮痙薬

薬物名		作用・特徴
ドパミン受容体遮断薬	メトクロプラミド	胃運動の低下した状態に対して，運動性，透過性亢進，十二指腸・回腸の運動性亢進作用（胃液分泌，酸度には影響を与えない） 中枢性・末梢性嘔吐に対して制吐作用
	ドンペリドン	上部消化管ならびに化学受容器引金帯に作用して，胃運動促進，胃・十二指腸協調促進，胃排出能正常化，下部食道括約筋圧上昇および制吐作用 中枢神経系には作用しない
トリメブチンマレイン酸塩		消化管運動を症状に応じて抑制または亢進（調律薬），消化管連動運動誘発，胃排出能改善，末梢性鎮吐作用など
メペンゾラート臭化物		抗コリン薬で，胃，小腸，結腸などの自動運動ならびに迷走神経刺激による消化管のれん縮の寛解作用
ジメチコン ジメチルポリシロキサミン		シリコン化合物で，界面活性作用により，小さなガス気泡の表面張力を低下させて気泡を破裂させ，1つの遊離気体に合体させて強力な消泡作用を示す 胃内有泡性粘液の除去作用

2 セロトニン受容体遮断薬

生体内の全セロトニン量の約 90% は消化管粘膜の腸クロム親和性細胞（enterochromaffin cells: EC 細胞）で生合成貯蔵されており，消化管の生理機能におけるセロトニンの役割が注目されている．胃腸管のセロトニン受容体は 4 種類のタイプに分類されており，$5\text{-}HT_1$，$5\text{-}HT_3$，$5\text{-}HT_4$ 受容体はコリン作動神経上に，$5\text{-}HT_2$ 受容体は平滑筋上に存在すると考えられている．セロトニンの胃腸運動に対する作用は複雑であり，$5\text{-}HT_1$ 受容体に結合するとアセチルコリン遊離を抑制して運動は低下し，$5\text{-}HT_3$，$5\text{-}HT_4$ 受容体に結合するとアセチルコリン遊離を促進して運動が亢進する．

セロトニン受容体に結合してアセチルコリン遊離を促進する薬として**シサプリド** cisapride があり，胃排出能の促進や腸運動改善の目的で用いられている（シサプリドは現在臨床で用いられていない）．これは $5\text{-}HT_1$ 受容体の遮断作用と $5\text{-}HT_4$ の受容体の刺激作用によるものと考えられている．

同じように $5\text{-}HT_4$ 受容体を刺激してアセチルコリン遊離を促進することによって消化管運動を促進するものに**モサプリド** mosapride がある．

D 消化性潰瘍治療薬

消化性潰瘍（peptic ulcer）とは，上部消化管，特に胃・十二指腸粘膜に円形または線状の損傷が発生する疾患である．病理学的には，損傷が粘膜の上層部に限局する場合には**びらん**（erosion）とよばれ，損傷が粘膜筋板に達し，さらに筋層を穿通する場合を**潰瘍**（ulcer）とよぶ．

通常，胃・十二指腸の粘膜恒常性は攻撃因子（胃酸，ペプシン，胆汁酸など）と防御因子（粘液，HCO_3^-，粘膜血流など）との平衡関係により維持されている（図 7-1）．しかし，何らかの理由（精神的・身体的ストレス，炎症，局所循環障害，薬物など）によりその平衡に破綻が生じ，胃液分泌の増加，粘膜血流の低下などが起こると，びらんまたは潰瘍が発生すると考えられている．したがって，この破綻した平衡を回復するために，次に述べるような薬物が使用される．最近，消化性潰瘍についても，攻撃・防御の均衡破綻に加えて，胃内に棲息するヘリコバクター・ピロリ（*Helicobacter pylori*: Hp）も関与していることが示唆されており，少なくとも Hp 陽性の潰瘍患者では，積極的な除菌処置を含む新たな治療法も展開されつつある．

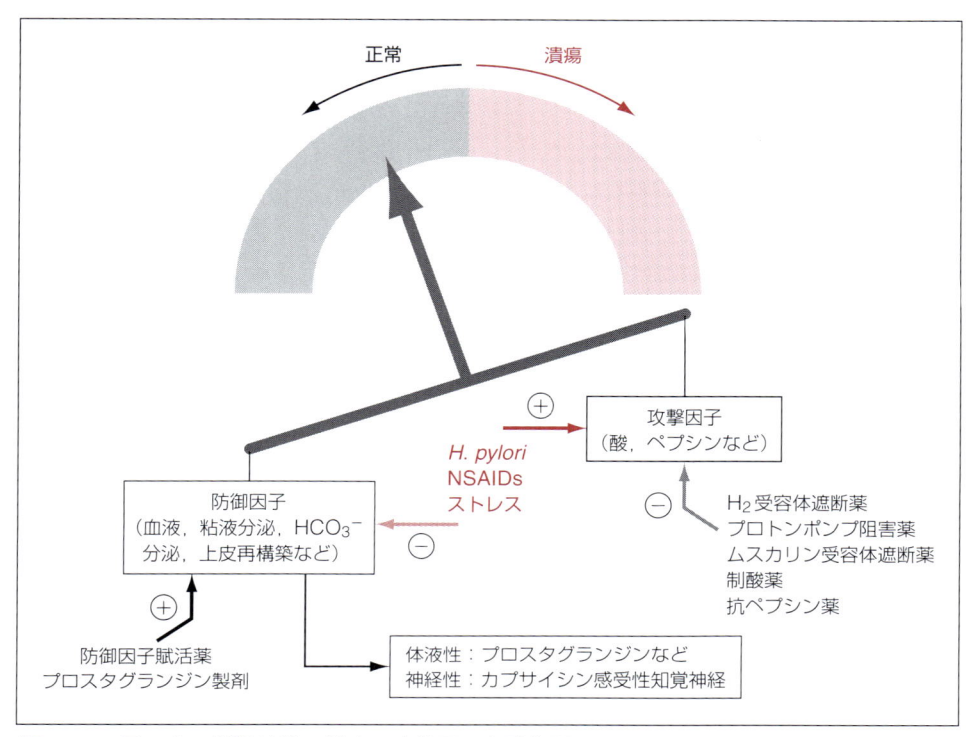

図7-1 胃・十二指腸粘膜に対する攻撃因子と防御因子

1 攻撃因子抑制薬

"酸なきところに潰瘍なし"(no acid, no ulcer)といわれるように，消化性潰瘍の発生と胃酸とは密接な関係にある．それゆえ，潰瘍治療の目的の1つは胃酸の影響を軽減して胃内pHを上昇させることであり，そのために制酸薬や酸分泌抑制薬が使用される．

a 制酸薬(antacids)

制酸薬は胃内に分泌された**塩酸を中和**し，その結果**ペプシンの消化作用も軽減**する．ペプシンを不活性化させるために，さまざまなアルカリ化剤が併用される場合もある．制酸薬による中和はpH 4.0〜5.5で十分であり，作用時間の長い薬物ほど臨床効果が高い．胃内pHが上昇すると幽門前庭部よりガストリンが分泌され，血行に移行した後に胃底腺領域にある壁細胞を刺激することにより胃酸が分泌される．したがって，胃内の液性を若干酸性側に保つのが理想的な制酸薬の使用法である．制酸薬には，酸の中和・緩衝作用のほかに粘膜への吸着・被覆などの作用を有するものも多く，潰瘍面の物理的な保護という点からも意義がある．その作用機序から吸収性制酸薬と局所性制酸薬に分類される．

1) 吸収性制酸薬

炭酸水素ナトリウム，クエン酸ナトリウム，酢酸ナトリウムなどのナトリウム塩は速効性であるが持続は短い．酸を中和した後，吸収されて血液のアルカリ予備(酸を中和する血液中の炭酸水素ナトリウム)を増大するので，大量を用いた場合にはアルカローシスを引き起こす．炭酸水素ナトリウムは酸を中和することによりCO_2を放出し，このCO_2は胃粘膜を刺激して二次的に胃液分泌を増加させ，また胃の膨満により潰瘍の悪化，穿孔をまねくことがあるので，投与に際しては注意を要する．

2) 局所性制酸薬

炭酸カルシウム，酸化マグネシウム，水酸化アルミニウム，合成ヒドロタルサイトなどは，いず

れも消化管から吸収されにくい化合物であるため，血液の酸塩基平衡にはほとんど影響することなく，強い制酸効果を発揮する．水酸化アルミニウムゲルについては，塩酸と反応して生じる $AlCl_3$ が収斂作用を有しているため潰瘍治療に好都合であり，続発性の胃酸分泌も認められない．一般に，カルシウム化合物およびアルミニウム化合物は便秘を誘起する傾向があり，逆にマグネシウム化合物は下痢を引き起こす傾向があるため，使用においては両者を併用することが多い．アミノ酸は両親媒性であり，緩衝作用が強いため，水酸化アルミニウムの水酸基1個とグリシンが結合したアミノ酸ジヒドロキシアルミニウムが使用されている．また，陰イオン交換樹脂もアミノ基を有する高分子重合体であり，希酸・希アルカリ水にはほとんど溶けないが，胃酸と反応して水に不溶の塩を作ることにより制酸効果を示す．

b 抗ペプシン薬（antipeptics）

胃内pHが4.0〜4.5以上になるとペプシン活性は失われるので，制酸薬は酸中和と同時に間接的に抗ペプシン作用も発揮する．抗ペプシン薬は酸中和能を有していないが，直接的にペプシンに結合してこの活性を抑制するほか，基質タンパクにも作用してペプシンによる消化から粘膜を保護する．デキストラン硫酸エステル dextran sulfate，ショ糖硫酸エステルアルミニウム塩 aluminum sucrose sulfate（スクラルファート sucralfate）あるいはアミロペクチン硫酸エステル amylopectin sulfate などの多糖硫酸エステルが抗ペプシン薬として使用されている．

c 胃酸分泌抑制薬（antisecretory drugs）

胃酸分泌細胞である壁細胞上にはムスカリン受容体（M_3），ヒスタミン受容体（H_2）およびガストリン受容体（CCK2/ガストリン）が存在しており，迷走神経による神経性支配，ガストリンによる体液性支配およびヒスタミンによるパラクリン性の支配を受けている．胃粘膜にはヒスタミン産生細胞（ECL細胞）が存在し，この細胞上にもムスカリン受容体（M_1）やガストリン受容体が存在する．このような複雑な調節系を経た壁細胞への刺激は，最終的には壁細胞の頂端膜に存在する**プロトンポンプ（H^+/K^+-ATPase）**の活性化を通して胃酸分泌の促進につながる（図7-2）．酸分泌抑制薬としては，それぞれのステップにおいて作用する薬物が開発され，臨床応用されている．

1）抗コリン薬（☞ 104頁）

■**薬理作用・副作用** 抗コリン薬はムスカリン受容体に作用して酸分泌を抑制する．また，抗コリン薬は酸分泌抑制とともに胃排出能も抑制するため，制酸薬との併用では制酸効果を持続させるなどの治療効果もある．しかし，一般的なムスカリン受容体遮断薬は非選択的な薬であり，唾液腺（M_3），胃腸平滑筋（M_3），心臓（M_2）など，ほかの臓器のムスカリン受容体による効果も同時に抑制するため，口渇，排尿困難，便秘，散瞳および頻脈などの副作用が認められる．

■**三級アミン系化合物** 抗コリン作用のほかにパパベリン様鎮痙作用を示したり，また，血液-脳関門を通過して中枢興奮作用を示すものが多い．オキシフェンサイクリミン oxyphencyclimine，ジサイクロミン dicyclomine，ジフェニルピペリジノブタノール diphenylpiperidinobutanol，アミノペンタミド aminopentamide などがある．

■**四級アンモニウム系化合物** 副交感神経遮断作用を示すものが多く，抗コリン作用は強力である．また，パパベリン様鎮痙作用も顕著に認められる．メタンテリン臭化物 methantheline bromide，プロパンテリン臭化物 propantheline bromide，ベナクチジン臭化物 benactyzine bromide，ブチルスコポラミン臭化物 scopolamine butylbromide，グリコピロニウム臭化物 glycopyrronium bromide，ブトロピウム臭化物 butropium bromide などがある．

■**三環系化合物** M_1 受容体はヒスタミン産生細胞および神経節に存在しており，酸分泌生理においては主として粘膜内ヒスタミンの遊離を介する．また，M_3 受容体は壁細胞上に存在し，アセチルコリンの壁細胞への直接的な刺激を仲介している．

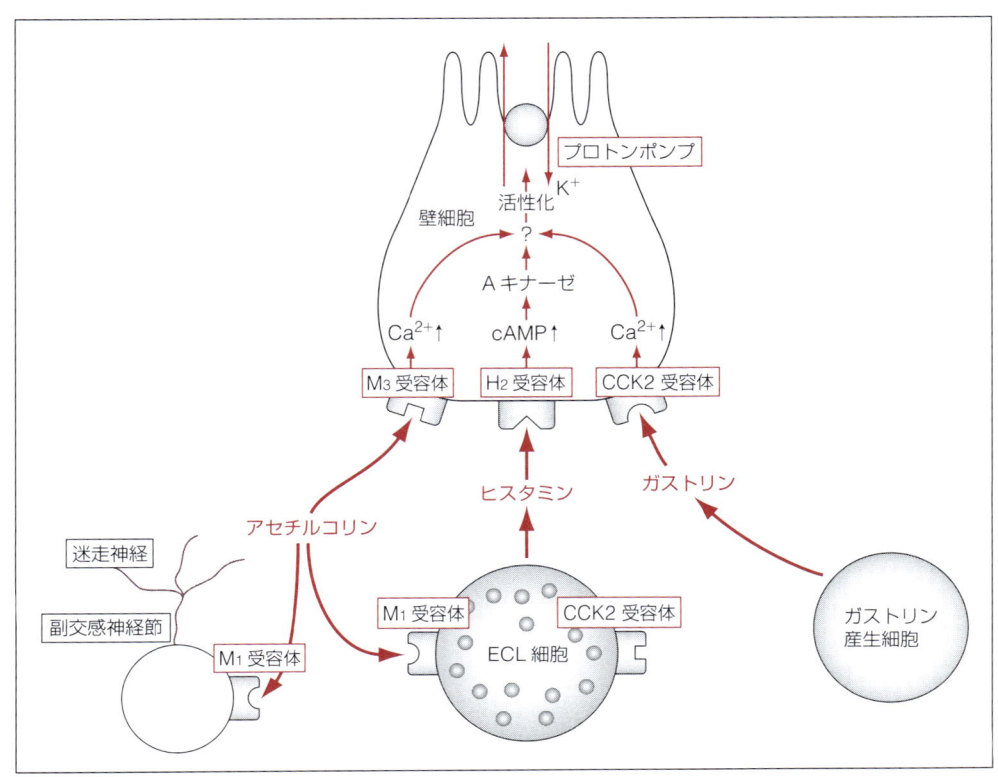

図7-2 胃酸分泌機構ならびに各種薬物の作用点

三環系化合物である**ピレンゼピン** pirenzepine(☞105頁)および**テレンゼピン** telenzepine は **M_1 受容体の選択的な拮抗薬**であり，迷走神経刺激による酸分泌を強力かつ選択的に抑制する．従来の抗コリン薬と比較して，胃液分泌抑制用量では口渇，散瞳などの副作用の発現は少なく，また中枢作用もない．

2) ヒスタミン H_2 受容体遮断薬

ヒスタミン histamine の受容体には H_1，H_2，H_3 の3種類のサブタイプが知られているが，一般の平滑筋には H_1 受容体が，壁細胞，子宮，心臓には H_2 受容体が存在する．また，H_3 受容体はヒスタミン産生細胞や神経上に存在し，ヒスタミンの遊離などに関与している．

■**薬理作用** H_2 受容体遮断薬は，胃酸分泌の調節系における複雑な相互作用のために，ヒスタミンのみならず，ガストリンあるいはアセチルコリンによって刺激される酸分泌に対しても抑制作用を示す．

Black らは，ヒスタミンの側鎖を置換することにより H_2 受容体に選択的に作用する**ブリマミド** burimamide，**メチアミド** metiamide を開発した．両薬物ともに残念ながら臨床応用には至らなかったが，引き続き開発された**シメチジン** cimetidine および**ラニチジン** ranitidine は副作用も少なく，現在臨床で使用されている．さらに，**ファモチジン** famotidine，**ロキサチジン** roxatidine，**ニザチジン** nizatidine などが開発されている．構造的には，メチアミドおよびシメチジンは分子中にイミダゾール環を有するが，ラニチジンはフラン環を，ファモチジンやニザチジンはチアゾール環を有している(**図7-3**)．

3) プロトンポンプ阻害薬

壁細胞のミクロソーム分画に存在し，酸分泌機構の最終段階に位置する H^+/K^+-ATPase(プロトンポンプ)が発見されて以来，この酵素を抑制する薬物が開発されてきた．

■**薬理作用** 代表的なプロトンポンプ阻害薬とし

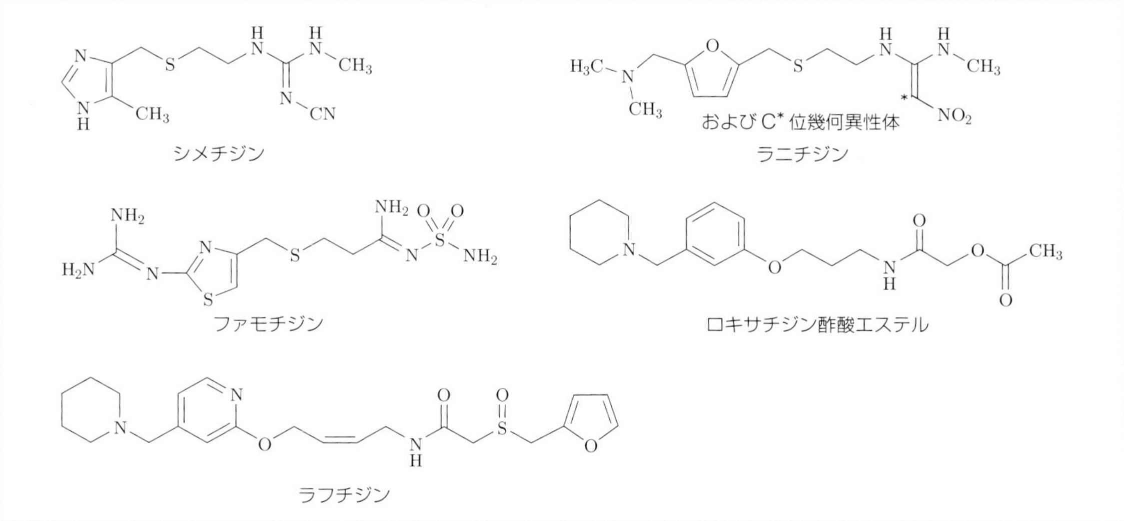

図 7-3 ヒスタミン H_2 受容体遮断薬

てオメプラゾール omeprazole があり，経口および非経口のいずれの投与経路においても，本薬物の 1 回投与は 24 時間以上にわたって胃酸分泌を強力に抑制する．
■**作用機序** オメプラゾールは吸収された後，血液中から壁細胞内に入り，そこで管状小胞または分泌細管中に移行する．小胞内および細管中は酸性であるために，塩基性化合物であるオメプラゾールはイオン化し，細管中に蓄積される（図 7-4）．イオン化したオメプラゾールは平面構造（スルフェンアミド sulfenamide）をとり，これが H^+/K^+-ATPase の SH 基と共有結合することにより酵素活性を抑制する．これは酵素と薬物との結合が非可逆的であるため，持続的な酸分泌抑制が得られるからである．このような酸性状態下での活性体への変換は，本薬物の高い組織選択性の確保につながっている．

プロトンポンプ阻害薬は構造上，ベンズイミダゾール骨格，スルフィニル基およびピリジン環を有することが知られており，これら 3 つの構造が酵素阻害に必須であるとされている．オメプラゾールのほかに，**ランソプラゾール** lansoprazole，**ラベプラゾール** rabeprazole および**パントプラゾール** pantoprazole が現在，臨床で使用されている

（図 7-5）．

そのほか，H^+/K^+-ATPase の K^+ 高親和性部位において，K^+ と競合的に拮抗することによりプロトンポンプを阻害する薬物（SCH28028，SCH32651）もあるが，毒性の点においてまだ開発途上であり，臨床応用には至っていない．

4）抗ガストリン薬

ガストリンの遊離を抑制する薬物と，ガストリンの作用を受容体レベルで拮抗し遮断する薬物がある．

■**ガストリン遊離抑制薬** 幽門部粘膜に存在しているガストリンの産生・遊離細胞（G 細胞）に働きかけて，ガストリンの分泌を抑制する．この種の薬物には，**オキセサゼイン** oxethazaine，**ピペリジノアセチルアミノ安息香酸エチル** ethyl piperidinoacetylaminobenzoate のような局所麻酔薬がある．また，消化管ホルモンの 1 つである**セクレチン** secretin も，G 細胞からのガストリン遊離を抑制する目的で使用されている．セクレチンに関しては，アルカリ性の膵液分泌促進作用を有するため，十二指腸潰瘍の治療にも使用されている．

■**ガストリン受容体遮断薬** コレシストキニン受容体は，末梢での CCK1 受容体と中枢系に存在する CCK2 受容体に分類されているが，中枢系の脳

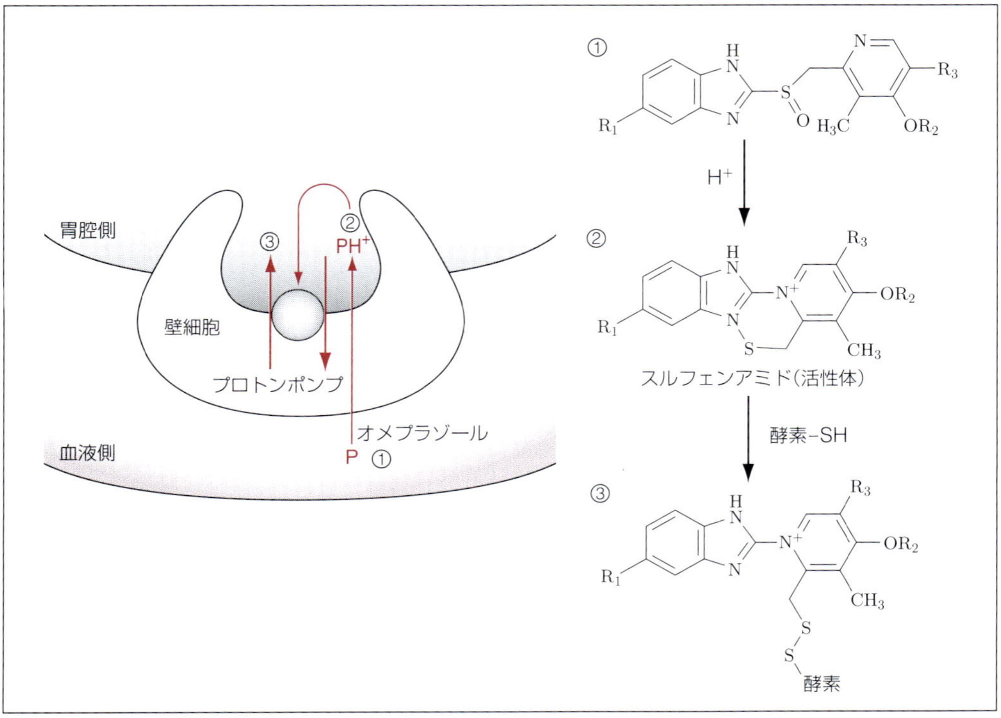

図7-4 プロトンポンプ阻害薬の構造と酸存在下での構造変換

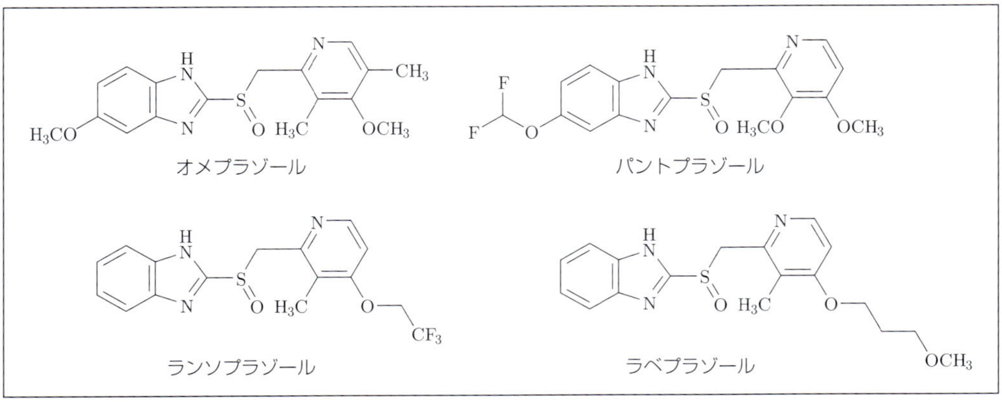

図7-5 プロトンポンプ阻害薬

型CCK2受容体がガストリン受容体と同一のものであることが明らかにされて以来,ガストリン受容体遮断薬の開発が推進されてきた.壁細胞およびヒスタミン産生細胞上に存在するガストリン受容体はCCK2受容体であり,現在,種々の非ペプチド性のガストリン受容体遮断薬が開発途上にある.構造的には,ベンゾジアゼピンbenzodiazepine,ウレイドアセトアミドureidacetamideあるいはジペプチドdipeptide系の薬物が開発されつつある.CCK2受容体はコレシストキニンの脳型受容体でもあるため,ガストリン受容体遮断薬の一部は酸分泌抑制作用以外に,中枢系での抗不安作用などを有するものもある.

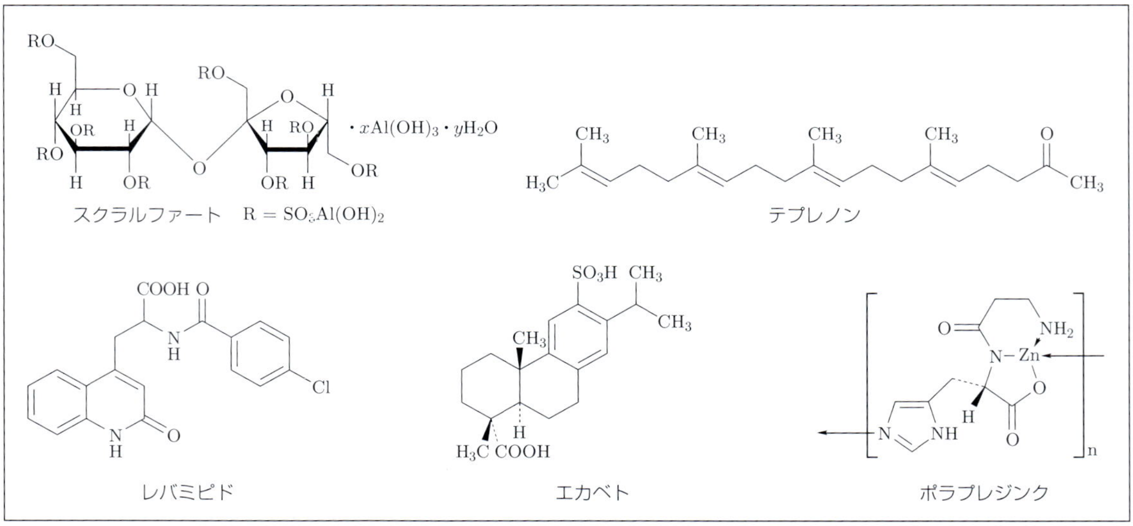

図 7-6 防御因子賦活薬

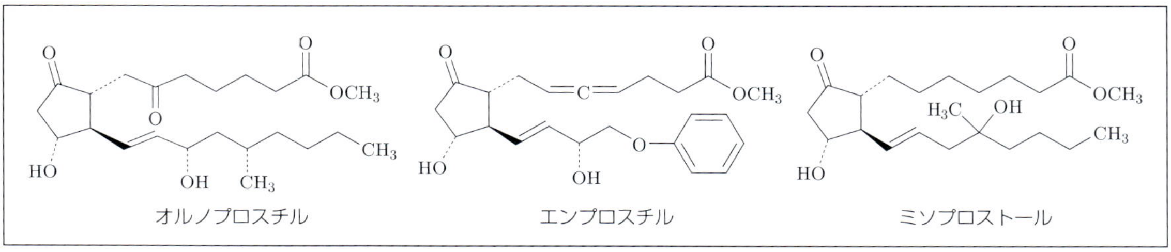

図 7-7 プロスタグランジン誘導体

2 防御因子賦活薬

一般に，攻撃因子に対する作用が弱いか，または認められない薬物で，粘膜血流，粘液分泌，HCO_3^- 分泌および粘膜成長などのいわゆる "防御因子" を賦活させることにより，損傷の修復・治癒を促進させるような薬物である．代表的な薬物としては，**スクラルファート** sucralfate，**テプレノン** teprenone，**エカベト** ecabet，**ポラプレジンク** polaprezinc，**プラウノトール** plaunotol，**レバミピド** rebamipide などがある（図 7-6）．しかし，防御因子賦活薬のうち，真に作用機序が明確になっているものは数少ない．

3 プロスタグランジン製剤

アスピリン aspirin やインドメタシン indo-metacin などの非ステロイド性抗炎症薬（non-steroidal antiinflammatory drugs: NSAIDs）は，解熱，鎮痛，抗炎症，抗リウマチなど，さまざまな用途で広く用いられている薬物であるが，副作用として胃・腸管障害を惹起することでも知られている．現在ではこのような副作用に対して，NSAIDs 投与時にプロスタグランジン製剤を併用する試みがなされている．消化管粘膜に対して保護的に働くプロスタグランジン類として，プロスタグランジン E_1（PGE_1）および E_2（PGE_2）製剤が臨床応用されている．PGE_1 製剤としては**オルノプロスチル** ornoprostil，**ミソプロストール** misoprostol，**リオプロスチル** rioprostil などがあり，PGE_2 製剤としては**アルバプロスチル** arbaprostil，**エンプロスチル** enprostil などがある．わが国ではミソプロストール，エンプロスチルが抗潰瘍薬として認可されている（図 7-7）．

4 中枢神経抑制薬

消化性潰瘍が種々のストレスを背景因子としていることはよく知られている．したがって，個々の患者の治療に当たっては，まず精神的安定を図る必要がある．**クロルジアゼポキシド** chlordiazepoxide, **ジアゼパム** diazepam, **オキサゼパム** oxazepam などのマイナートランキライザー（minor tranquilizer），**スルピリド** sulpiride のようなメジャートランキライザー（major tranquilizer）などの**感情調整薬**が使用されている（☞ 209 頁）．

5 Helicobacter pylori（Hp）除菌薬

Hp はグラム陰性のらせん状短桿菌であり，特徴として**強いウレアーゼ活性**を有している．胃粘膜表面に棲息するこのらせん菌は胃炎および胃・十二指腸潰瘍などとの関連性が注目されており，特に潰瘍については，再発相での Hp の関連性が指摘されている．それゆえ，消化性潰瘍の薬物療法においても Hp を重要なターゲットとして考え，積極的な除菌療法が行われている．Hp に対する強い抗菌作用を有する薬物としては，ペニシリン系抗生物質の**アモキシシリン** amoxicillin や抗原虫薬の**メトロニダゾール** metronidazole および**ビスマス製剤**（**次硝酸ビスマス** bismuth subnitrate, **次没食子酸ビスマス** bismuth subgallate）などがある．これらの薬物単独では除菌が不十分であるため，欧米ではこれら 3 つの薬の併用療法（triple therapy）が行われており，80〜90％の高い除菌率が得られている．わが国では，副作用の点からビスマス製剤は認可されていないが，プロトンポンプ阻害薬である**オメプラゾール**や**ランソプラゾール**，あるいは防御因子賦活薬の**プラウノトール**などに Hp に対する抗菌作用のあることが明らかになり，**アモキシシリン**（☞ 356 頁）および**クラリスロマイシン**（☞ 362 頁）などの抗菌薬との併用療法が行われている（3 剤併用療法）．そのほか，エカベトなど防御因子賦活薬にも強いウレアーゼ阻害作用を有するものが知られてきており，Hp に対する除菌作用が期待されている．

E 催吐薬，制吐薬

悪心・嘔吐は，消化器，泌尿器，生殖器などの腹部臓器疾患，尿毒症，糖尿病，肝炎などの際の有害代謝産物や感染時の細菌毒素あるいは食品，薬物などによる中毒，迷路系疾患，脳腫瘍，脳出血時の脳内圧亢進などのさまざまな原因によって誘発される．嘔吐は延髄の外側網様体に存在する嘔吐中枢の協調を必要とする複雑な過程を経て生じ，胃内容を排除しようとする生理防御機能の 1 つであり，悪心期，吐出期，虚脱期よりなる．この嘔吐中枢は，**延髄の第 4 脳室の最後野にある化学受容器引金帯**（chemoreceptor trigger zone: CTZ）や，前庭器官およびより高位の脳幹や皮質領域からの刺激を受け入れ，さらに内臓求心性神経を伝わってくる刺激を受け入れる．嘔吐中枢が興奮すると，迷走神経，横隔神経，腹筋支配の脊髄神経などの遠心性経路を経て嘔吐が起こる（図 7-8）．

嘔吐中枢とその求心性および遠心性連絡網の神経生理学的な詳細はいまだ明らかにされていない．しかし，CTZ にはドパミン，ヒスタミンおよびアセチルコリンの受容体が豊富に存在しており，**アポモルヒネ** apomorphine のようなドパミン受容体刺激薬は嘔吐を起こし，ドパミン受容体遮断薬，ムスカリン受容体遮断薬あるいはヒスタミン受容体遮断薬などは程度の差こそあれ，それぞれ鎮吐作用を有している．コリン作動性およびヒスタミン作動性線維は前庭器官から嘔吐中枢までの伝達に関与するものと考えられている（図 7-8）．

1 催吐薬（emetics）

催吐薬とは，嘔吐を起こす薬物を意味し，**胃内の有害物質を吐出させる目的**で用いる．催吐薬には，中枢性に嘔吐中枢を興奮させる**中枢性催吐薬**と，胃粘膜を刺激して反射的に嘔吐中枢を興奮さ

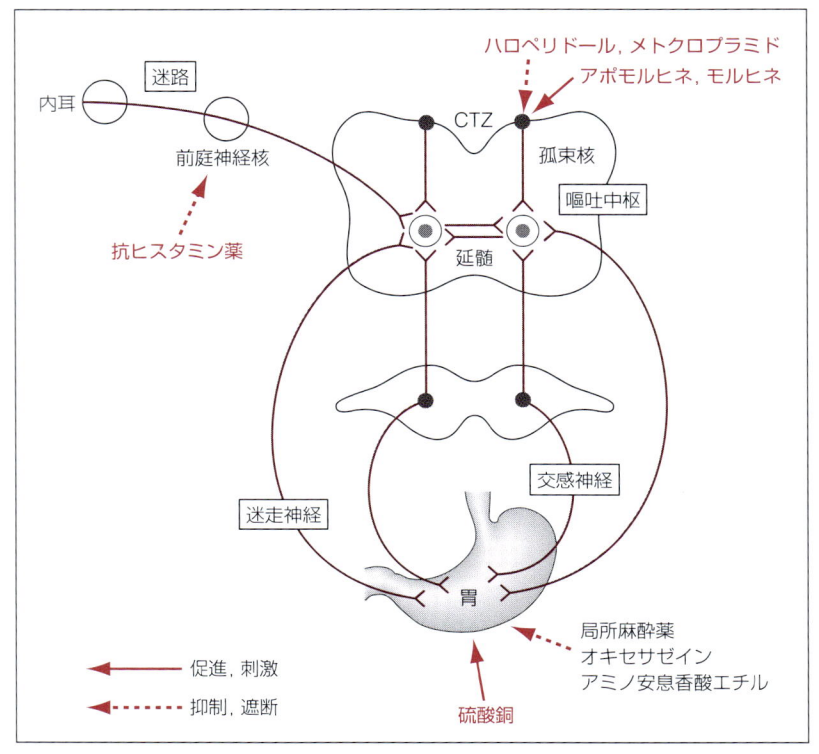

図 7-8　催吐薬および鎮吐薬の作用点

せる末梢性(反射性)催吐薬がある．CTZ は中枢性催吐薬が第 1 に作用する部位と考えられる．催吐薬は心疾患，妊娠，脱腸のほか，一般的衰弱状態，腐食性薬物内服時には禁忌である．

a 中枢性催吐薬

モルヒネ morphine およびその誘導体は CTZ のドパミン受容体を刺激する．レボドパ levodopa もドパミンに代謝された後，CTZ を刺激するので，嘔吐や悪心が副作用として現れやすい．強心配糖体も CTZ を刺激する．

b 末梢性催吐薬

トコン(吐根) ipecac およびトコンアルカロイド(セファエリン，エメチンなど)は強い局所刺激作用を有し，内服すれば胃粘膜を刺激して悪心・嘔吐を発する．吐酒石(酒石酸カリウムアンチモン)も内服により反射的に嘔吐を起こすが，作用が不確実であり，また吸収されるとヒ素類似の急性中毒を発するため，催吐薬としては適当ではない．**硫酸銅**($CuSO_4$)および**硫酸亜鉛**($ZnSO_4$)も胃粘膜を刺激して反射的に嘔吐を起こす．硫酸銅は急性リン中毒の際，胃中のリンを吐出させるだけでなく，リンと結合して難吸収性のリン化銅を作るので，解毒薬として用いられる．

2　鎮吐薬(antiemetics)

嘔吐そのものは独立した疾患ではなく，一定疾患の一症状として現れ，その原因も多様である．それゆえ，その原因を突き止めて，それぞれ適切な処置を講じるべきであるが，反復する嘔吐は不快であり，栄養障害をまねく恐れも多いので，鎮吐薬を用いて防止するほうがよい．鎮吐薬には，嘔吐中枢の興奮を鎮静する**中枢性鎮吐薬**と，反射性嘔吐を抑圧する**末梢性鎮吐薬**があり，後者には局所麻酔薬や副交感神経抑制薬が使用される．

a 中枢性鎮吐薬

1) フェノチアジン誘導体
■**薬理作用** クロルプロマジン chlorpromazine（☞ 210 頁），ペルフェナジン perphenazine は，アポモルヒネおよびモルヒネなどによるものも含むほとんど全ての嘔吐に有効であるが，乗り物酔いには無効である．作用点は CTZ および嘔吐中枢にあると考えられている．

2) 抗ヒスタミン薬
ジフェンヒドラミン diphenhydramine（☞ 164 頁），ジメンヒドリナート dimenhydrinate（ジフェンヒドラミンの 8-クロロテオフィリン塩），プロメタジン promethazine（☞ 165, 211 頁），メクリジン meclizine なども鎮吐薬として用いられる．
■**薬理作用** モルヒネ，手術後による嘔吐，メニエール（Ménière）症候群，乗り物酔いに有効である．作用点は嘔吐中枢および迷路の抑制であると考えられている．

3) その他
■**薬理作用・作用機序** トリメトベンズアミド trimethobenzamide は，CTZ および嘔吐中枢に作用して鎮吐作用を示す．抗ヒスタミン作用は弱い．ドンペリドン，メトクロプラミド，スルピリドはドパミン D_2 受容体遮断作用を有し，強い鎮吐作用を発揮する．

b 末梢性鎮吐薬

1) 局所麻酔薬
アミノ安息香酸エチル ethyl aminobenzoate は，胃の知覚神経終末を麻酔して反射性嘔吐を抑制する．

2) 抗コリン薬
アトロピン atropine などの抗ムスカリン薬は，反射性嘔吐を抑制するとともに，胃壁筋を弛緩させ，また酸分泌も抑制するため，鎮吐薬として優れている．

3) 抗セロトニン薬
胃の機能に関与するセロトニン $5-HT_3$ 受容体は，胃から低位脳幹部（延髄の孤束核，最後野，迷走神経背側核など）に達する求心性迷走神経終末や CTZ に存在し，セロトニンによりこの受容体が刺激されると，嘔吐中枢の興奮を介して嘔吐が発現すると考えられている．

シスプラチン cisplatin（☞ 413 頁）に代表される抗悪性腫瘍薬の副作用に悪心・嘔吐がある．従来，ドパミン D_2 受容体遮断薬あるいは抗ヒスタミン薬などがこのような場合の嘔吐抑制のために用いられていた．

メトクロプラミドはドパミン D_2 受容体遮断作用に加えて，$5-HT_3$ 受容体に対する遮断作用も併せもつことがわかってきた．

グラニセトロン granisetron，オンダンセトロン ondansetron などの $5-HT_3$ 受容体遮断薬も鎮吐作用を発揮することが知られている．

F 瀉下薬，止瀉薬

腸疾患で最も頻繁に認められるものに便秘と下痢がある．

便秘には，腸管の狭窄や閉塞といった器質性便秘を別にすると，機能的には弛緩性便秘（高齢者，虚弱体質に多い），痙れん性便秘（下部大腸の緊張上昇），直腸性便秘（直腸の弛緩による常習性便秘）がある．便秘に用いられる下剤（瀉下薬）とは，便を軟化し，便の排出を促進する薬物を指す．瀉下作用を決定するものは腸管腔内の水分蓄積であり，腸蠕動運動が補助的な因子として関与する．

一方，消化管の管腔は種々の異物に直接さらされているために，有害物質を排除する自己防衛機能としての下痢がある．下痢は腸管腔内の水分蓄積と腸運動亢進との相互作用の結果起こるが，水分蓄積がより決定的な要因となる．腸管腔内の水分含量の増大は，腸の漿膜側から粘膜側への水分分泌過多か，腸粘膜での水分吸収の抑制によって起こる．水分分泌過多は，腸内腔の浸透圧上昇や能動的分泌の亢進などにより生じる．能動的な分泌亢進の多くは腸粘膜のアデニル酸シクラーゼ（adenylate cyclase）の活性化によるサイクリック AMP

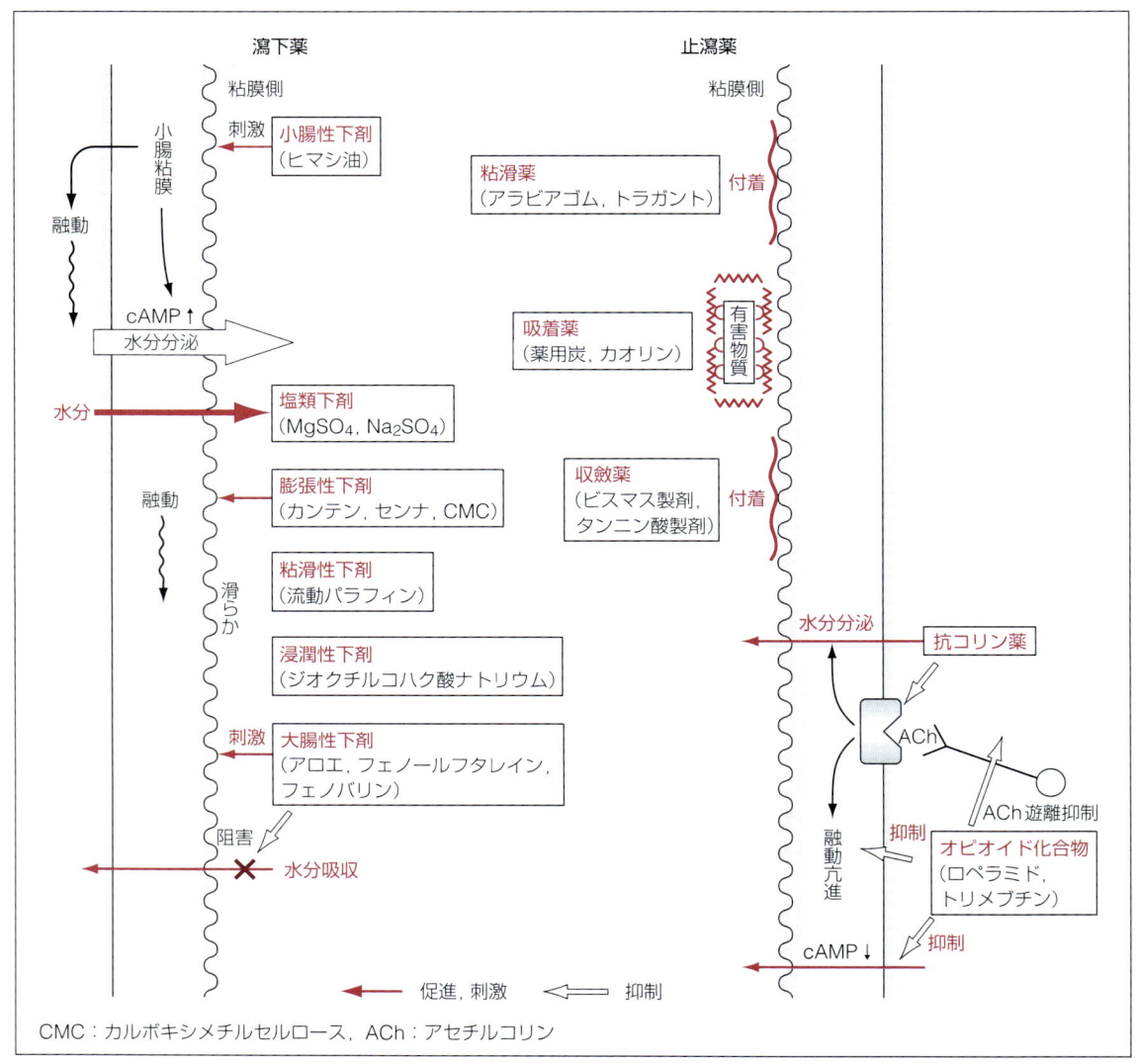

図 7-9 瀉下薬および止瀉薬の作用点

(cAMP)の増大(コレラ毒素 cholera toxin，胆汁酸塩など)に起因する(図 7-9).

1 瀉下薬(cathartics)

腸管の運動をさかんにして排便を促す，あるいは便を柔軟にする目的に使用する薬物を瀉下薬とよぶ．その作用の強さから**軟下剤，緩下剤，峻下剤**があり，また，作用部位から**小腸性下剤**と**大腸性下剤**に分けられる．食中毒，自家中毒，手術前処置，分娩前などには急速に排泄させる峻下剤を，便秘には緩下剤を使用する．虫垂炎，腹膜炎，妊娠，月経時には禁忌である．作用機序によって分類すると，以下のようになる．

a 物理的刺激によるもの

■**作用機序** それ自身，不消化，非吸収性物質であるか，あるいは腸管の水分吸収を阻止して腸内容を増加させ，その物理的刺激によって生理的蠕動を促し，排便を誘発する．

1) 膨張性下剤

カンテン agar，センナ senna，メチルセルロー

ス methylcellulose などは消化吸収されず，腸内で水分をとって膨潤し，腸粘膜に物理的刺激を与え，反射的に腸運動を高めて排便を促す．生理的排便機序に近いので危険が少ない．

2) 浸潤性下剤

界面活性剤を内服すると糞塊への水分浸潤が容易となり，便を柔らかくする．ジオクチルコハク酸ナトリウム dioctyl sodium sulfosuccinate などがある．

3) 粘滑性下剤

流動パラフィンは消化されずに腸壁に粘滑性を付与し，かつ水分の吸収を阻止するので緩下作用がある．痙れん性便秘に用いられる．ただし，消化を障害し，ビタミン A，D，K，Ca^{2+}，リン酸塩などの吸収を阻害する欠点もある．

4) 塩類下剤

難吸収性の塩類は腸内水分および分泌液の吸収を阻止する．濃厚液内服の際は，体液と等張になるまで体水分を逆に吸収する．これによって腸内容は流動性を保ち，容積も増大するため，反射的に蠕動亢進して水様便を排泄する．イオンの吸収は，陰イオンでは $PO_4^{3-} < SO_4^{2-} < NO_3^- < Br^- < Cl^-$，陽イオンでは $Mg^{2+} < Ca^{2+} < Na^+ < K^+$ の順に吸収されにくいため，$MgSO_4$ は著しく難吸収性であり，NaCl は吸収されやすい．塩類下剤としては，難吸収性の $MgSO_4$ や Na_2SO_4 などが使用される．そのほか，肝性脳症の治療に用いられるラクツロース lactulose も，腸内で乳酸・酢酸の生成を介して浸透圧的に水分泌を促すことにより，下剤として作用する．

b 化学的刺激によるもの

■**作用機序** 有効成分が腸粘膜を刺激して反射的に蠕動を促進し，排便を促す．

1) 小腸刺激下剤

小腸刺激下剤は瀉下作用が速く現れ，有害物質を迅速に，かつ全腸管にわたって排除するのに適する．しかし，小腸吸収が妨げられることから常習便秘には不適当である．一般に腹痛は軽いが腹鳴を伴う．これに属するものにヒマシ油 castor oil があり，膵液のリパーゼにより加水分解されてリチノール酸 ricinoleic acid となり，腸粘膜に緩和な刺激を与える．メンマ，サントニンなどの駆虫薬と併用すると中毒を起こす危険がある．また，骨盤内充血を起こすので妊婦への使用はできない．

2) 大腸刺激下剤

大腸刺激下剤は，作用の発現は遅いが常用しても栄養吸収に支障はなく，常習便秘に適当である．腹鳴はないが腹痛を伴う．また骨盤内充血をまねき，月経過多，子宮出血，流早産を起こすことがある．

■**アントラキノン配糖体含有生薬** アロエ，センナ，ダイオウなどはアロエエモジン，エモジンなどのアントラキノン誘導体を配糖体として含有する．これらの配糖体は全て直接刺激作用はないが，胆汁，腸液の作用を受けて徐々に加水分解され，アントラキノンを遊離するため，大腸に至って初めて作用が現れる．一部は吸収されて尿中に排泄されるので，アルカリ尿では紅色に，酸性尿では黄色に尿が着色する．

■**フェノールフタレインおよび関連化合物** フェノールフタレイン phenolphthalein は腸に至って可溶性のナトリウム塩となり，大腸を刺激して緩下作用を呈する．フェノールフタレインの OH 基をアシル化すると副作用が弱くなることから，フェノバリン phenovalin が常用された．腹痛はなく，軟便を排泄することができる薬物である．di-(p-dihydroxyphenyl)-isatine のジアセチル体はビサチン bisatine（ジアセトキシフェニルイサチン）であり，少量で有効で，無害の緩下剤として使用される．トリサチン trisatine（トリアセトキシフェニルイサチン）も類似の作用を有している．

■**イオウ** イオウ自身には瀉下作用はない．大腸で腸内細菌によって還元されて H_2S となり，これが腸蠕動を高めて緩下作用を呈する．作用は緩和で疝痛を伴わない．

c 浣腸薬

直腸粘膜の興奮性が低下した場合は，便意を催さず，排便運動も起こらず，便秘をまねく．この

ような際には，直腸を物理的あるいは化学的に刺激する浣腸薬を肛門より直腸に与えて排便を促す．**薬用石けん，グリセリン液，生理食塩水**などが浣腸薬として使用される．直腸性便秘，腹圧不足の患者，小児自家中毒，手術前処置などに応用される．

2 止瀉薬(anti-diarrheal drugs)

下痢は腸内毒物排除の意味をもつこともあるので，原因によってはむしろ瀉下薬を与え，かえってこれを助長するほうがよい場合もある．しかし，重篤な下痢は体内の水分，無機質を喪失させるため，血液は濃縮され，中枢興奮などが現れるとともに，栄養障害をまねく．また腸壁に創面があったり，腹膜に炎症がある場合にも下痢をまねく．このような場合には下痢によってますます治癒が遅延するため，下痢を抑制する必要がある．

下痢を抑制する薬物を止瀉薬とよぶ．

a 腸粘膜に対する刺激を緩和する薬物

1）粘滑薬

粘膜は粘液によって被覆保護されているが，粘滑薬も水分を吸収して膨潤し，粘稠な仮性溶液となって粘膜面を被覆し，外来刺激を緩和する．疼痛は和らぎ，腸運動は抑制される．**アラビアゴム末** powdered acacia, **トラガント末** powdered tragacanth および**トロロアオイ** aibika などがある．

2）吸着薬

薬用炭 medicinal carbon, **カオリン** kaolin および**ケイ酸アルミニウム** aluminum silicate などは表面活性を有し，腸内の有毒物質，殊に腐敗物質，細菌毒素，細菌そのものまでも吸着して炎症の悪化を防ぎ，中毒を防止する．

3）腸収斂薬

腸粘膜に対する保護作用あるいは炎症の発現を抑制するための収斂薬としては，不溶解物質で胃内はそのまま通過し，腸に至って徐々に作用を発揮するものが望ましい．胃腸の上部でタンパク質と結合してその作用を失うものは効果がない．

■**ビスマス製剤**　ビスマス塩のうち水に不溶性のもの(**次硝酸ビスマス** bismuth subnitrate, **次没食子酸ビスマス** bismuth subgallate など)は，内服によって胃酸中和，胃腸粘膜の被覆保護などの作用を呈するほか，全腸管にわたって収斂作用を現す．ビスマス製剤はまた腸内の H_2S と結合し，その蠕動刺激も除くので，確実な制瀉の効果を奏する．種々のビスマス製剤(次硝酸ビスマス，次没食子酸ビスマス，**次サリチル酸ビスマス** bismuth subsalicylate など)が用いられる．

■**タンニン酸製剤**　**タンニン酸** tannic acid は胃粘膜に収斂作用を及ぼし，食欲減退，消化不良をまねき，かつ腸の上部において加水分解されて没食子酸となるので，全腸管にわたって収斂効果を発現させることができない．**五倍子，アセンヤク(阿仙薬)，ゲンノショウコ**などのタンニン酸含有生薬では，タンニン酸がコロイド状物質に包まれて存在するため，胃の消化機能も障害せず，有効な状態で消化管下部まで到達して収斂作用を現す．**アセチルタンニン，タンニン酸アルブミン**などの人工タンニン酸製剤は水に溶解せず，腸に至って初めて徐々に分解してタンニン酸を遊離するため，全腸管に緩和な作用を及ぼし，しかも胃障害も惹起しない．

b 腸運動を抑制する薬物

モルヒネはその末梢作用によって強い便秘をまねく．幽門部括約筋の収縮による内容移動の遅延，胃腸その他の消化腺分泌の減退，蠕動運動の鎮静，脱糞反射の抑制などの諸因子が関与するものと考えられている．臨床的には**アヘン末** powdered opium, **アヘンチンキ** opium tincture などが使用される．

そのほか，アトロピン製剤も抗ムスカリン作用によって，消化管平滑筋を弛緩させるとともに分泌を抑制するため，止瀉の効果がある．**ロートエキス** scopolia extract, **ベラドンナエキス** belladonna extract などのアトロピン含有生薬製剤が応用されている．

G その他の腸疾患治療薬

1 潰瘍性大腸炎治療薬

潰瘍性大腸炎（ulcerative colitis）は原因不明の難病であり，**厚生労働省の特定疾患に指定され**，治療法はいまだ確立されていない．大腸粘膜にびらんや潰瘍を形成し，直腸，S状結腸より始まり，次第に全結腸に進展していく原因不明の非特異的炎症である．粘膜の病変は，びらん，潰瘍のほか，出血，膿性粘膜，偽ポリープなど多彩である．臨床症状には，長期にわたる粘血下痢便，腹痛，発熱がある．病状が進行すると貧血，栄養状態不良となる．治療の基本は炎症を軽度に抑え，重症に陥らないように維持していくことである．

軽・中等症には，**サラゾスルファピリジン** salazosulfapyridine，**副腎皮質ステロイド**の投与で症状を寛解させ，ステロイドを徐々に減量させてサラゾスルファピリジンによる維持療法にもっていく．そのほか，抗トリコモナス薬の**メトロニダゾール**は潰瘍性大腸炎の寛解維持に効果が期待されている．また，消化性潰瘍治療薬の**スクラルファート**も潰瘍性大腸炎に効果があり，臨床試験が試みられている．

重症になれば，入院・安静の状態で抗炎症薬や輸液の点滴といった対症療法を行う．ステロイドや免疫抑制薬などの強力な薬物治療で寛解に努めるが，難治例に対しては外科手術も試みられる．

a サラゾスルファピリジン

■**薬理作用**　内服後，大部分は大腸で腸内細菌により **5-アミノサリチル酸** 5-acetylsalicylic acid (5-ASA) と**スルファピリジン** sulfapyridine (SP) に分解される．抗炎症作用，抗菌作用，プロスタグランジン合成低下，免疫抑制作用を有する．

■**臨床適応**　主に潰瘍性大腸炎に用いられるが，そのほか，**クローン（Crohn）病**，限局性腸炎，非特異性大腸炎にも使用される（図7-10）．

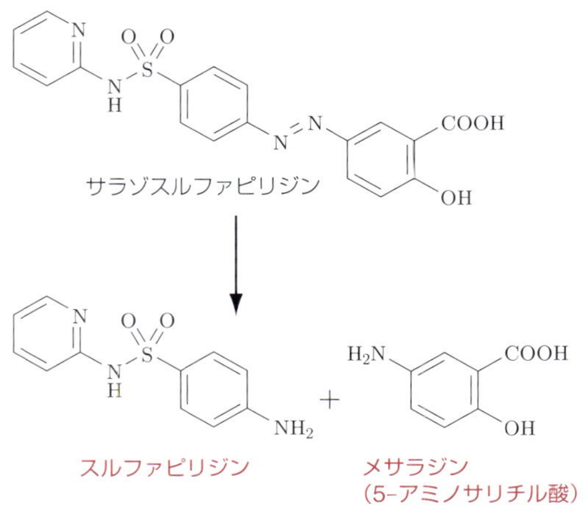

図7-10　炎症性腸疾患治療薬

b 副腎皮質ステロイド

潰瘍性大腸炎，クローン病，その他の大腸炎に対して主に用いられるものはプレドニゾロンであるが，ヒドロコルチゾン，デキサメタゾンも使用される．サラゾスルファピリジンのみで治療不能な症例や重症の潰瘍性大腸炎が対象となる．大量のプレドニゾロンで改善しない場合は，副腎皮質刺激ホルモン（adrenocorticotropic hormone: ACTH）を投与する場合が多い．抗炎症作用，免疫抑制作用があり，発熱，下痢，腹痛などに速効性の効果がある．

2 クローン病治療薬

クローン病（Crohn disease）は，回腸，盲腸付近に好発する，消化管全体（口腔から肛門まで）を侵す原因不明の肉芽腫性炎症性病変であり，がん化しやすい．原因は不明であるが（細菌・ウイルス感染などが疑われている），免疫系の異常に基づく自己免疫疾患の可能性が考えられている．

肉芽腫性炎症は腸壁全層に及ぶため，粘膜全層に強い浮腫，リンパ球浸潤，さらには線維化，リンパ管拡張などが認められ，病変部位では他の部位との癒着，穿通・穿孔などもみられ，腸管は狭窄したり短縮する．典型的症状は腹痛（回盲部痛），慢

性下痢，肛門部病変(痔瘻)である．特に肛門部裂孔は本症の特徴であり，消化管病変に先駆けてみられることがある．発熱は微熱程度であるが，病変自体は増悪と寛解を繰り返す．全身合併症として関節炎や肝障害も起こりうる．

クローン病は難治性の腸疾患であり，**特定疾患(難病)** に指定されている．薬物療法としては，**サラゾスルファピリジン**(対象症例：大腸型，小腸・大腸型)や**副腎皮質ステロイド**(対象症例：全身合併症例)が使用される．

H 利胆薬

利胆薬は，肝臓からの胆汁分泌を促す**胆汁分泌促進薬(催胆薬)** と，十二指腸内への胆汁排出を促す**胆汁排出促進薬(排胆薬)** に分類される．

胆汁分泌促進薬は胆汁分泌および排出量を増大させるが，その質的変化を伴う薬物もある．すなわち，分泌される胆汁成分のうち，固形成分の増加は少なく，希薄胆汁の分泌増大をきたす水利胆薬と，固形成分の増加も伴いほぼ正常成分に近い胆汁の分泌を促す狭義の利胆薬とに分けられる．

排胆薬は主として胆石，腫瘍などによる胆道閉塞，胆道系の炎症および機能異常などに起因する胆汁うっ滞などの胆道系疾患に対して使用され，催胆薬は主として肝疾患に用いられるが，肝病変の急性期や肝実質障害の強い場合には，かえって悪影響を及ぼす恐れがある．

1 催胆薬

a 胆汁酸

胆汁酸は胆汁分泌を促進するが，胆汁酸のうちコール酸 cholic acid の酸化により得られる**デヒドロコール酸** dehydrocholic acid は水利胆作用が強い．クマの胆汁成分である**ウルソデオキシコール酸** ursodeoxycholic acid は正常成分に近い胆汁成分を促進する．

b ウコンおよびカルビノール系利胆薬

ウコンの地下茎は精油成分である**クルクミン** curcumin，**ターメロン** turmeron，**シネオール** cineol を含有し，肝細胞の刺激による胆汁分泌の増大，胆嚢収縮作用を有している．また，ウコンの成分の1つである p-**トリルメチルカルビノール** p-tolylmethylcarbinol が強力な胆汁分泌促進作用を有することが判明し，p-**トリルイソプロピルカルビノール** p-tolyl-isopropylcarbinol および l-**フェニルプロパノール** l-phenylpropanol などが使用されていた．

c フルオランテン誘導体

フルオランテン fluoranthene はデヒドロコール酸より効果は弱いが，持続性の水利胆作用を有する．

2 排胆薬

卵黄，**オリーブ油**，**コリン作動薬**および**精油類**は，胆嚢の収縮とオッディ(Oddi)筋の弛緩をきたし，排胆作用を示す．硫酸マグネシウムもオッディ筋弛緩作用を有しており，胆石症，胆嚢炎などに使用される．消化管ホルモンの1つである**コレシストキニン**も強い胆嚢収縮作用とオッディ筋弛緩作用を有している．

〔竹内孝治〕

8 腎・泌尿器系

A 腎機能と水・電解質の調節

1 尿生成のしくみ

腎臓(kidney)は，後腹腔上部の左右に存在し，表層の皮質部と内層の髄質部からなる．腎動脈は，腎門から入り髄質内で葉間動脈に分枝し，皮質髄質境界部分を弓状動脈として走行する．その後，皮質部を表層に向かって分枝する小葉間動脈から輸入細動脈に分かれて**糸球体**(glomerulus)に入り，糸球体内で毛細血管網を形成し，輸出細動脈として糸球体を出る(図8-1)．

腎臓に流入する血流量は，正常状態で心拍出量の20～25％に相当し，その約90％は皮質を，残り約10％は髄質を流れる．腎臓は，その重量の体重に占める割合が約0.5％であることを考慮すると，多量の血液の供給を受けているといえる．

a ネフロン

尿生成の最小機能単位は**ネフロン**(nephron)であり，ボーマン(Bowman)嚢に包まれた糸球体とそれに連なる**尿細管**からなる．ネフロンは1個の腎臓に約100万個存在し，血管系との共存下で尿の生成に関わる．尿細管(tubule)は近位尿細管，ヘンレ(Henle)係蹄(ループ)，遠位尿細管や集合管など多くの分節に分かれる(図8-1)．

b 糸球体ろ過

糸球体では，輸入細動脈から分枝した糸玉状の糸球体毛細血管網が形成される．なお**メサンギウム**(mesangium)細胞およびメサンギウム基質が，この毛細血管網の支持組織として機能する．糸球体の毛細血管壁において，タンパク質を除く血漿成分が限外ろ過され，ボーマン嚢内に原尿が生成される．輸入細動脈から分かれた糸球体毛細血管は輸出細動脈につながる．糸球体毛細血管は両細動脈間に存在するため，たいへん高い静水圧(毛細血管外へ血漿成分を押し出す力)を維持しており，大部分のタンパク質を除く血漿成分が活発にボーマン嚢腔へ限外ろ過されて原尿になる．

糸球体における単位時間当たりのろ過量は，**糸球体ろ過量**(glomerular filtration rate: **GFR**)として表され，腎機能の指標とされる．イヌリンやチオ硫酸ナトリウムなどは腎糸球体で自由にろ過され，尿細管において再吸収(reabsorption)も分泌(secretion)もされない物質であり，その物質の腎クリアランス(renal clearance)値はGFRに相当する．血中に存在する**クレアチニン** creatinineの**腎クリアランス値**は臨床的にGFRの指標とされ，以下の計算式により求められる．

$$C_{cr} = U_{cr} \times \frac{V}{P_{cr}}$$

C_{cr}：クレアチニン(cr)の腎クリアランス値
U_{cr}：尿中のクレアチニン濃度
P_{cr}：血漿中のクレアチニン濃度
V：単位時間(分)当たりの尿量

クレアチニンの腎クリアランス値は成人では100～120 mL/分である．

一方，パラアミノ馬尿酸 para-aminohippuric acid(PAH)のように，腎臓を1回通過する間に糸球体でろ過され，ついで尿細管腔に分泌される

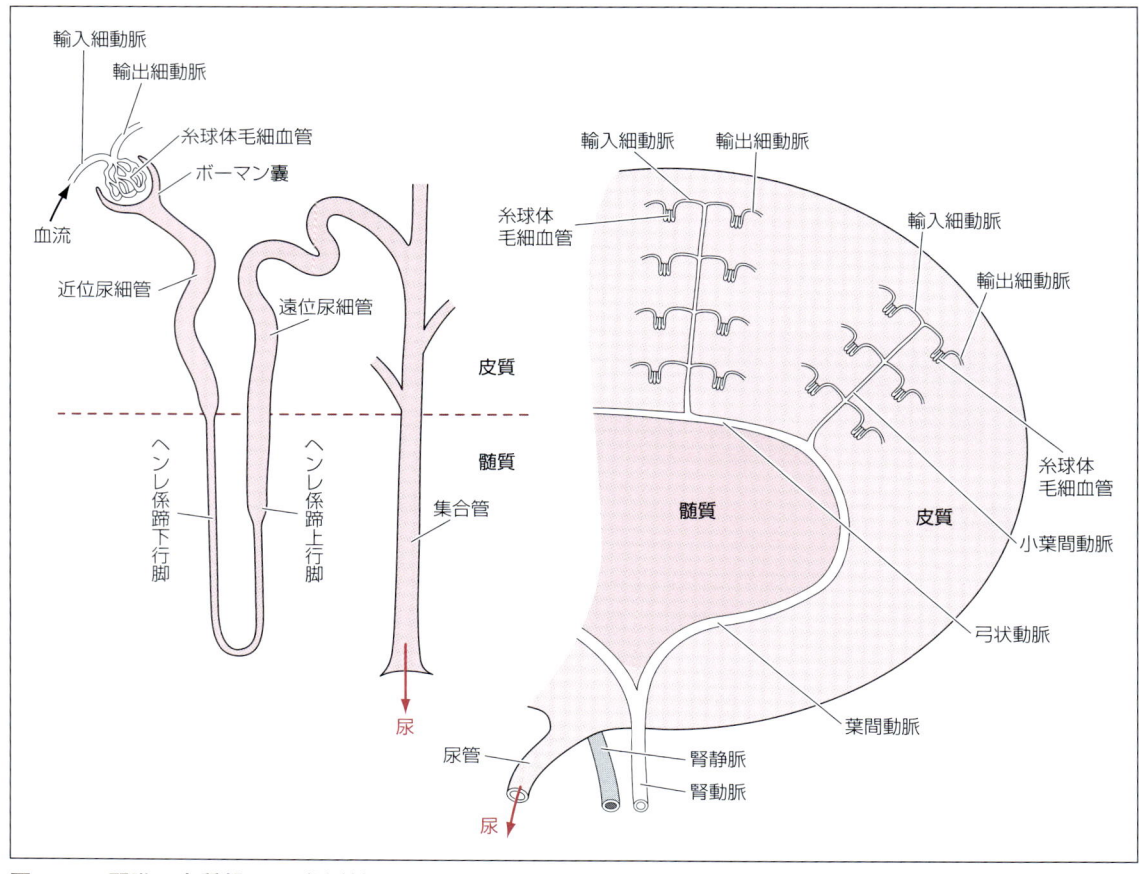

図8-1 腎臓の皮質部および髄質部における動脈の分布(右)とネフロンの部位(左)

ことによって尿中にほぼ完全に排泄される物質の腎クリアランス値を，**腎血漿流量**(renal plasma flow: **RPF**)に相当するとしている．RPFと同時に測定したヘマトクリット値を用いて腎血流量(renal blood flow: RBF)を算出できる．PAHの腎クリアランス値によるRPFの基準値は約600 mL/分である．

原尿は，近位尿細管，ヘンレ係蹄，遠位尿細管および集合管の尿細管各分節を通過する間に，尿細管腔内から周囲毛細血管や直血管への**再吸収**，およびその逆の経路を介する**分泌**により修飾を受け，集合管において**濃縮**された後，最終的に尿となる．このように，ネフロンで生成された尿は，腎門から輸尿管を経て膀胱に至る．原尿が尿細管腔を通過する間に，原尿のNa^+や水の99％以上が再吸収されるため，尿中へ排泄されるNa^+や水の量は原尿の1％以下である．**腎臓は，尿生成を通じて，生体内の細胞外液(血漿や組織間液)の水や電解質(electrolyte)の恒常性(homeostasis)を維持する．**

2 水と電解質の調節

a 抗利尿ホルモン

脳下垂体後葉から分泌される**抗利尿ホルモン**(antidiuretic hormone: **ADH**)は，ヒトではバソプレシン vasopressin とよばれ，主な作用は，腎尿細管におけるV_2受容体を介する尿量減少(抗利尿)であるが，他方，血管平滑筋に存在するV_1受容体への作用は，血管収縮を引き起こして血圧上昇をまねく．ADHの分泌は，血漿浸透圧の上昇とともに増加して，腎臓の皮質部および髄質部集合

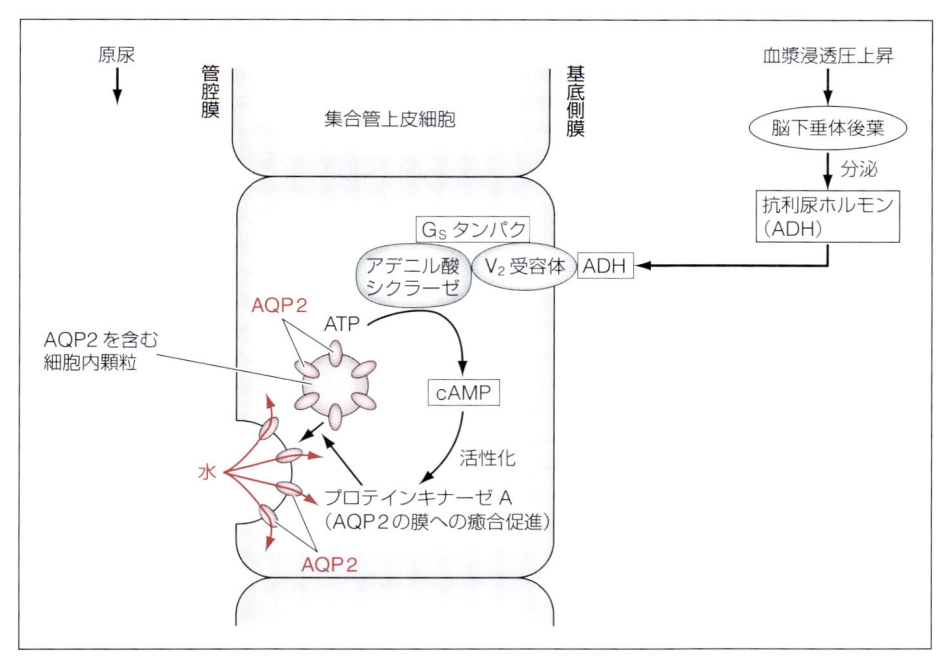

図8-2 抗利尿ホルモン(ADH)の集合管における水チャネル(AQP2)増大を介する水再吸収促進機構

管への作用を介して管腔側の水透過性を増加させ，水の再吸収を増大させる．ADHによる水透過性の増加は，集合管の管腔側膜でのアクアポリン2 (aquaporin 2: AQP2)とよばれる水チャネルの増加による(図8-2)．集合管周囲の間質は浸透圧が高いため，AQP2の増大によって水透過性が増加すると，尿細管管腔内の水が尿細管間質に移動し，管腔内の原尿が濃縮(体内の水分が保持)される．

b レニン-アンギオテンシン系

レニン-アンギオテンシン(renin-angiotensin)系においては，傍糸球体細胞からのレニン分泌速度が律速因子である．遠位尿細管が輸入細動脈と輸出細動脈に接する部分に緻密斑(マクラデンサ，macula densa)が存在し，原尿中のCl^-濃度の低下を感知すると傍糸球体細胞からレニン分泌が促進され，アンギオテンシンIIの産生が高まる(図8-3)．

1) アンギオテンシンII

アンギオテンシンIIは，副腎皮質からのアルドステロン aldosterone 分泌を引き起こす．一方，

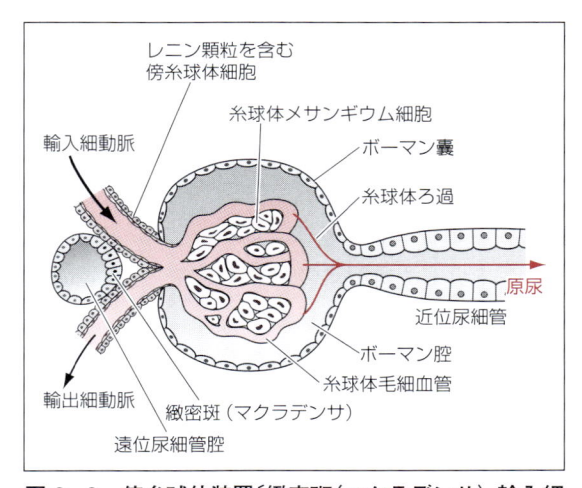

図8-3 傍糸球体装置〔緻密斑(マクラデンサ)，輸入細動脈，輸出細動脈および傍糸球体細胞〕の構造

緻密斑が原尿のCl^-濃度の低下を感知すると，傍糸球体細胞からレニン分泌が促進される．アンギオテンシンIIは，メサンギウム細胞や細動脈に作用してGFRを調節する．

アルドステロンは，腎臓の集合管に作用してNa^+の再吸収とK^+の分泌を高めるので，レニン-アンギオテンシン系の亢進は，細胞外液におけるNa^+とK^+濃度の恒常性の維持に関わることになる．

表8-1 利尿薬の分類と尿細管作用部位および利尿効果

利尿薬の分類	基本利尿薬(一般名)	尿細管作用部位	Na^+の糸球体でろ過された量に対する尿中排泄率(%)(正常尿では約1%)	利尿作用の強さ
浸透圧利尿薬(☞ 273頁)	D-マンニトール	主として近位尿細管	投与量に依存するが,約10%	投与量に依存するが,強い作用も可能
炭酸脱水酵素阻害薬(☞ 273頁)	アセタゾラミド	近位尿細管	3%	弱い
チアジド(サイアザイド)系利尿薬(☞ 274頁)	クロロチアジド	遠位尿細管前半部	5%	中程度
ループ利尿薬(☞ 277頁)	フロセミド	太いヘンレ係蹄上行脚	最大利尿時25〜30%	たいへん強い
カリウム保持性利尿薬(☞ 277頁) 抗アルドステロン薬	スピロノラクトン	集合管	3%	弱い
Na^+チャネル阻害薬	トリアムテレン	集合管	3%	弱い

■**生理作用** アンギオテンシンⅡは,糸球体に出入りする輸入細動脈と輸出細動脈の平滑筋を収縮させる.GFRは輸出細動脈の収縮により増加し,輸入細動脈の収縮により減少するが,アンギオテンシンⅡの作用は,輸出細動脈への反応性のほうが著明である.また,糸球体毛細血管壁と糸球体上皮細胞の間に局在するメサンギウム細胞は,アンギオテンシンⅡにより収縮し,ろ過面積の減少を引き起こすことで尿量に影響する.このように,**腎臓からのレニン分泌は,レニン-アンギオテンシン系を介して電解質の恒常性維持や尿量調節に働く**.

2)心房性ナトリウム利尿ペプチド

心房性ナトリウム利尿ペプチド(atrial natriuretic peptide:ANP)は心房から分泌される.ANP受容体は,腎臓,血管および副腎皮質に特に多く存在し,その受容体刺激は,細胞膜結合型のグアニル酸シクラーゼの活性化を介して,細胞内サイクリックGMP濃度を上昇させる.ANPは,腎臓に作用して尿量を増加させNa^+排泄作用を高めるが,一方,血管の緊張をゆるめ,さらには副腎皮質におけるアルドステロンの分泌抑制を引き起こす.このように,ANPはNa^+代謝や尿量を調節する因子としてのみならず,血圧調節因子としても働いている.

腎臓は,尿を生成する過程で,細胞外液の水分量および電解質濃度の恒常性の維持に関わっている.

B 利尿薬

1 利尿作用

主な利尿薬 diuretics の作用は,尿細管において電解質,特にNa^+の再吸収を抑制する際に水の再吸収を抑制し,浸透圧バランスを保つことである.つまり,利尿薬は尿中へのNa^+排泄促進薬であるといえる.

薬理活性がなく,糸球体でろ過され尿細管で再吸収されない薬物は,投与量に依存して尿細管腔内で浸透圧の上昇を引き起こし,水の再吸収を抑制するので,浸透圧利尿薬とよばれる.主な利尿薬の分類と基本薬物,および尿細管内作用部位と利尿作用の強さを**表8-1**にまとめる.

その他に利尿作用を引き起こす薬物として,ジギタリス(心拍出量の増大)やアミノフィリンなどのキサンチン誘導体(腎血管の拡張)が挙げられる.これらは,腎血流量の増加を介してGFRを増大させることにより利尿効果を発現するが,尿細管でのNa^+再吸収が亢進し,水の再吸収を促進する

ので，利尿作用の程度は小さくなる．一方，大量の水分を摂取すると，Na$^+$の尿中排泄量にほとんど影響なく尿量が増大し，水利尿を引き起こす．

2 利尿薬の適応

利尿薬は，主に浮腫や高血圧症（hypertension）に適応される．

1）浮腫の軽減

浮腫（edema）とは，細胞外液において，血漿から組織間液への水分の移行が異常に増大するか，または組織間液から血中へ水分移動が減少した状態をいい，うっ血性心不全，ネフローゼ症候群（nephrotic syndrome）や肝硬変などにより引き起こされる．うっ血性心不全では，毛細血管内の静水圧亢進のため，血管内から組織間液への水の移行量が多くなることにより浮腫を生じやすくなる．ネフローゼ症候群や肝硬変による血漿膠質浸透圧（血漿タンパク質濃度）の低下は，組織間液から血管内への水の移動を抑制して浮腫をまねく．炎症による毛細血管の透過性亢進は，局所性の浮腫を発症する．利尿薬は細胞外液量を減少させ，浮腫を軽減させる．

2）降圧作用

利尿薬の抗高血圧作用は，Na$^+$と水の排泄促進に伴う循環血漿量の減少による心拍出量の低下が関わる．例えば，慢性腎不全などによる高血圧は，GFRの低下によるNa排泄量の減少（Na貯留）を介して細胞外液量が増大し，心拍出量の増加をまねくことが原因である．

3）その他

アセタゾラミドは，利尿薬としてよりも緑内障やてんかんの治療に用いられる（☞314頁）．

3 浸透圧利尿薬（図8-4）

浸透圧利尿薬（osmotic diuretics）であるD-マンニトール D-mannitol（20％溶液），イソソルビド isosorbide（70％溶液）やグリセリン glycerin（10％溶液）は薬理学的に不活性であり，その静注は，血中や腎尿細管腔内の浸透圧の上昇を引き起こす．

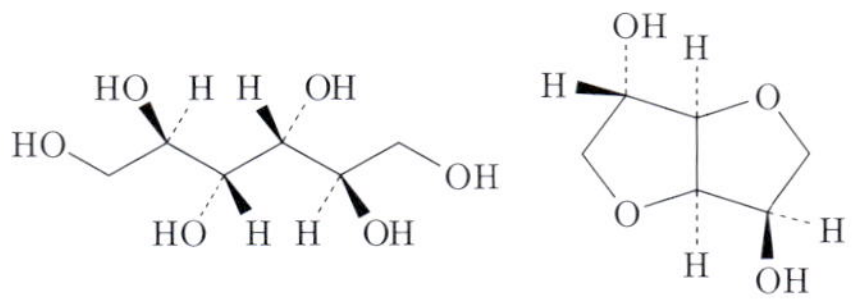

図8-4 浸透圧利尿薬

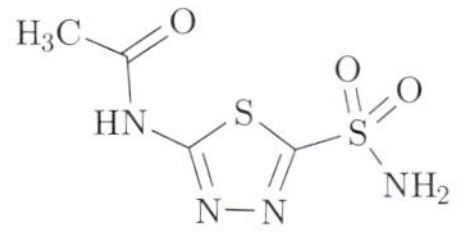

図8-5 炭酸脱水酵素阻害薬

■**薬理作用** 血中の浸透圧の上昇は，組織間液から血漿への水の移行を促すため，循環血液量増加を介してGFR増加をまねく．さらに，これらは非電解質であり，血漿タンパク質と結合しないので腎糸球体でろ過されやすく，尿細管でほとんど再吸収されないため，尿細管腔内の浸透圧を上昇させる．その結果，水の再吸収が抑制されることになり，強力な利尿作用が発現し，続いてNa$^+$の再吸収も抑制される．浸透圧利尿薬は，Na$^+$再吸収のしくみ自体には影響しないが，水の再吸収を強く抑制するため，尿細管腔内のNa$^+$濃度が低下する．その後，いったん再吸収されたNa$^+$が管腔内に戻ると考えられている．

■**適応** 脳浮腫による脳圧亢進や緑内障での眼圧亢進などの治療に用いられる．さらに，心血管系の手術や外傷性ショックの際の循環障害による急性腎不全（acute renal failure）の予防や治療にも用いられる．

■**副作用** 副作用として，電解質異常などを引き起こす．

4 炭酸脱水酵素阻害薬（図8-5）

感染症治療薬であるサルファ剤が利尿作用を有

することから，炭酸脱水酵素阻害薬(carbonic anhydrase inhibitors)として，構造類似物である**アセタゾラミド** acetazolamide が開発された．緩和な利尿作用のため，利尿薬として用いられることはほとんどないが，他に比して作用機序の明瞭な解明がなされている．

■**薬理作用**　近位尿細管の管腔側細胞膜(刷子縁膜)には**炭酸脱水酵素**(carbonic anhydrase)が豊富に存在する．これは以下の反応(1)を触媒する酵素である．なお，反応(2)は非酵素的にすみやかに進行する

$$CO_2 + H_2O \overset{(1)}{\rightleftharpoons} H_2CO_3 \overset{(2)}{\rightleftharpoons} H^+ + HCO_3^-$$

アセタゾラミドは，炭酸脱水酵素を阻害することにより，近位尿細管上皮細胞内における H^+ 濃度の低下をきたし，H^+ 分泌に伴う Na^+ 再吸収(Na^+/H^+ 交換系)と重炭酸再吸収を抑制する(図8-6)．

原尿中の重炭酸濃度の上昇により水の再吸収が抑制される．近位尿細管刷子縁膜における Na^+ 再吸収機構には多様性があり，Na^+/H^+ 交換系のみが抑制されたとしても，全体の Na^+ 再吸収に占める影響は小さいので，アセタゾラミドによる利尿作用は弱い．

■**適応**　アセタゾラミドには，利尿薬として適応されることはほとんどないが，経口投与が可能であり，他の組織・器官での炭酸脱水酵素阻害作用により，緑内障における眼圧低下の治療(☞ 314頁)や，てんかん発作に対する抗痙れん薬(☞ 209頁)として用いられる．

■**副作用**　副作用として，尿中への Na^+ 排泄と同時に HCO_3^- 排泄も増加するため，尿のアルカリ化を引き起こし，代謝性アシドーシスをまねく．

5　チアジド(サイアザイド)系利尿薬

ベンゾチアジアジン benzothiadiazine 構造をもつ**チアジド(サイアザイド)系利尿薬**(thiazide diuretics)は，炭酸脱水酵素阻害薬の開発研究の途上で見出された薬物群であり，多くの誘導体とともに，その類似薬も用いられている(表8-2)．本利尿薬は炭酸脱水酵素の阻害作用を有するが，利尿作用のしくみに，その作用は関係しない．

■**薬理作用**　遠位尿細管前半部(遠位曲尿細管)管腔側における Na^+ 再吸収は Cl^- との共輸送系を介する．**ヒドロクロロチアジド** hydrochlorothiazide などのチアジド系利尿薬は，近位尿細管から有機酸輸送系を介して分泌され，遠位尿細管前半部の管腔側膜における Na^+–Cl^- 共輸送系を抑制することにより，Na^+ や Cl^- の再吸収およびそれに伴う水の再吸収を阻害する(図8-6)．経口投与が可能であり，利尿薬の中では中程度の作用強度を有する．

■**チアジド系類似薬**　チアジド系利尿薬のようにベンゾチアジアジン構造をもたないが，利尿作用と臨床応用に関しては，チアジド系利尿薬と類似する．

■**適応**　Na^+ 利尿に伴って血圧が低下することから，高血圧症の治療に用いられる．これは，主に細胞外液中の Na^+ 喪失に伴う血漿量の減少や血管平滑筋弛緩作用などによる血圧降下と考えられる．うっ血性心不全および腎性・肝疾患性などの浮腫の治療にも使用される．しかし，腎機能の低下により GFR が基準値の 20% 以下の場合には，一般に利尿効果を期待できない．

腎性尿崩症にバソプレシン製剤は無効であるため，チアジド系利尿薬が用いられることがある．腎性尿崩症患者にチアジド系利尿薬を連用すると，遠位尿細管における Na^+ 再吸収抑制に伴う利尿によって，循環血液量や組織間液が減少する．すると腎近位尿細管における Na^+ や水の再吸収が亢進することになり，尿量は減少し，体内へ水を保持するようになると考えられる．

チアジド系利尿薬は，遠位尿細管において Ca^{2+} 再吸収を促進し，尿細管腔内の Ca^{2+} 濃度を減少(尿中への Ca^{2+} 排泄を減少)させるので，腎・尿路結石の予防に効果をもつと考えられる．

■**副作用**　副作用として，**低カリウム(K^+)血症**(hypokalemia)は最も頻度の高いものの1つである．これは，遠位尿細管前半部における Na^+ 再吸

8 腎・泌尿器系　275

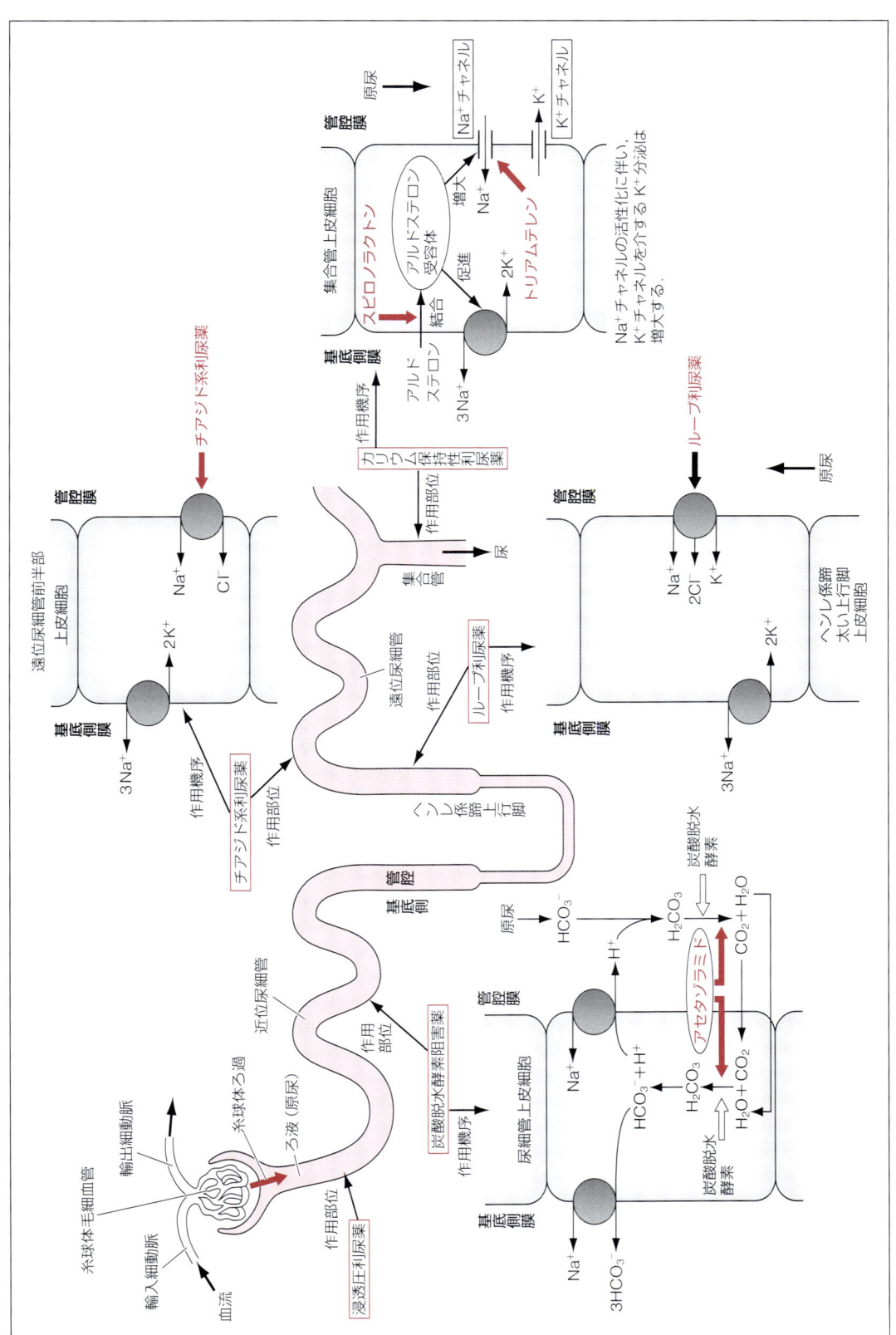

図 8-6　利尿薬の作用部位と作用機序
➡：利尿薬による阻害

表8-2 チアジド(サイアザイド)系利尿薬およびその類似薬

一般名(商品名)	化学構造	尿中 Na$^+$ 排泄強度(相対的数値)(アセタゾラミドの相対的数値は0.3)	炭酸脱水酵素阻害の50%阻害濃度(*in vitro* 試験)(アセタゾラミドの同酵素に対する50%阻害濃度は 7×10^{-6} mol/L)
チアジド系利尿薬			
クロロチアジド		1	2×10^{-6} mol/L
ヒドロクロロチアジド(ダイクロトライド®)		1.8	2×10^{-5} mol/L
トリクロルメチアジド(フルイトラン®)		2.1	6×10^{-5} mol/L
ベンチルヒドロクロロチアジド(ベハイド®)			
チアジド系類似薬			
クロルタリドン(ハイグロトン®)		2.3	3×10^{-7} mol/L
インダパミド(ナトリックス®)		1	9×10^{-7} mol/L
メチクラン(アレステン®)			
トリパミド(ノルモナール®)			
メフルシド(バイカロン®)			

収抑制により遠位尿細管末部と集合管への Na^+ 負荷量が増加し，Na^+ が再吸収されることによる．それに伴って K^+ 分泌（Na^+/K^+ 交換反応）が促進されるため，結果的に K^+ の尿中排泄量の増加をまねく．

低 K^+ 血症においては，心筋のカテコールアミンおよびジギタリスに対する感受性が亢進するため，種々の不整脈が現れやすくなる．低 K^+ 血症に対しては，**カリウム保持性利尿薬を併用**するか，グルコン酸カリウムなどのカリウム製剤の補充療法が望ましい．

尿細管における尿酸分泌を阻害するため，血中尿酸値がしばしば上昇し，痛風を誘発または悪化させることがある．

耐糖能に異常をきたし，糖尿病を悪化させる．その機序は，カリウム製剤の投与が糖代謝異常を改善することから考えると，低 K^+ 血症によるインスリン分泌の抑制，あるいは末梢組織での糖取り込みの低下が原因と考えられる．

血中の総コレステロールと中性脂肪の上昇および HDL コレステロール低下がみられることがある．

6 ループ利尿薬

ループ利尿薬（loop diuretics）は，その名称が作用部位のヘンレ係蹄（ループ）の太い上行脚（thick ascending limb）に由来し，Na^+ や Cl^- などの再吸収を阻害することにより**非常に強力な利尿作用**を発現する（表 8–3）．

■**薬理作用** ループ利尿薬は，近位尿細管から有機酸輸送系を介して分泌され，ヘンレ係蹄上行脚の太い部分に存在する Na^+–K^+–$2Cl^-$ 共輸送系を管腔側より阻害する（☞ 275 頁，図 8–6）．この部分は水に対する透過性が低く，**髄質における高い浸透圧の形成**を介して尿の濃縮に重要な役割を果たしている．ループ利尿薬による Na^+–K^+–$2Cl^-$ 共輸送系の阻害は，髄質の高浸透圧形成能を低下させ，尿濃縮を障害する．また，プロスタグランジン類生成促進による髄質部血流量増大を引き起こすことも，浸透圧物質（Na^+ や尿素など）を洗い流すことにつながり，尿濃縮機構の抑制に関わる．結果として，集合管における自由水の再吸収が強く阻害され，大量の低張尿排泄（強い利尿）を引き起こす．

■**適応** 主に心不全，腎不全や肝硬変に伴う浮腫に用いられる．強力な利尿作用が急速に発現するが，持続性が短いので，一般に高血圧症の治療に適さない．フロセミドの徐放製剤は，本態性高血圧症に用いられる．

■**副作用** 副作用として，Cl^- の尿中排泄の増大のため，低 Cl^- 性アルカローシスをきたしやすい．また，尿細管遠位部への Na^+ 負荷量の増加により，Na^+ 再吸収に伴う K^+ 分泌が増加し，尿中への K^+ 排泄量の増大による低 K^+ 血症をまねく．

強力な利尿作用をもつことから，急性の脱水や電解質異常に注意する必要がある．他に，高尿酸血症，耐糖能低下がある．聴覚障害を引き起こすことがあるので，アミノグリコシド系抗生物質との併用には注意しなければならない．

7 カリウム保持性利尿薬

スピロノラクトン spironolactone などの**抗アルドステロン薬**（aldosterone antagonists），およびアルドステロンに対する作用とは無関係に利尿作用を発現する**トリアムテレン** triamterene が挙げられる．これらの利尿作用は弱いが，副作用として血漿の K^+ 値を高めることから，カリウム保持性利尿薬（potassium-sparing diuretics）と呼ばれる．

1）抗アルドステロン薬

■**薬理作用** 集合管に存在する鉱質コルチコイド（アルドステロン）受容体とアルドステロンの結合は，Na^+ チャネルを増大させて Na^+ 再吸収を促進させるとともに，管腔内陰性電位増大によって K^+ チャネルを介する K^+ 分泌も増加させる．抗アルドステロン薬である**スピロノラクトン**や**カンレノ酸カリウム** potassium canrenoate は，アルドステロンと類似の構造を有しており（図 8–7），アルドステロンとの受容体での拮抗作用を介してアル

表 8-3 ループ利尿薬

一般名(商品名)	化学構造	用量(mg/日)	作用発現時間	最大効果発現時間	作用持続時間
フロセミド(ラシックス®)		40〜80(経口)	1 時間	1〜2 時間	6 時間
ブメタニド(ルネトロン®)		1〜2(経口)	0.5〜1 時間	2 時間	6〜8 時間
アゾセミド(ダイアート®)		30〜60(経口)	1 時間		12 時間
トラセミド(ルプラック®)		4〜8(経口)	0.5〜1 時間	1〜2 時間	6〜8 時間
ピレタニド(アレリックス®)		3〜12(経口)	1 時間	3 時間	5 時間
エタクリン酸(国内でエタクリン酸製剤は製造されていない)		25〜200(経口)	0.5 時間		2 時間

ドステロンの作用を阻害することによりNa^+の尿中排泄量を増加させ、さらにK^+の排泄量を減少させる(☞275頁，図8-6)．よって，尿中Na^+/K^+比は著明に増大する．

抗アルドステロン薬による利尿作用は，原発性アルドステロン症などのアルドステロン分泌過剰の場合に最も強い．静注用としてカンレノ酸カリウムが用いられる．アルドステロン依存性のNa^+再吸収量は，糸球体でろ過されるNa^+量のうち限られた量であるので，利尿効果は弱い．

■**適応** 高血圧症や浮腫の治療に用いられるが，副作用として高K^+血症をきたすことから，**チアジド系利尿薬やループ利尿薬による低K^+血症を軽減する目的で併用**される．

抗アンドロゲン作用やエストロゲン作用を有するため，女性化乳房や性欲減退を生ずることがある．

2) トリアムテレン(図8-8)

■**薬理作用** プテリジン骨格を有するトリアムテ

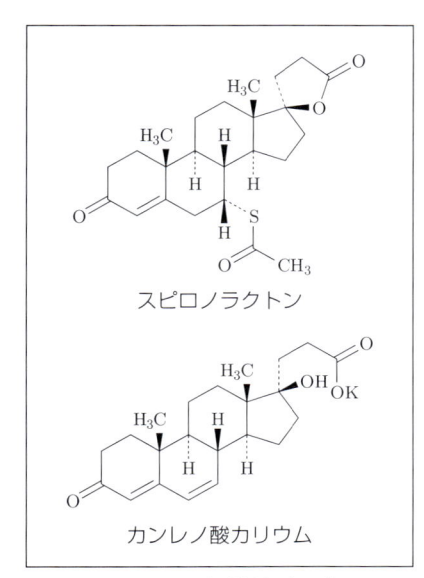

図 8-7　カリウム保持性利尿薬
　　　　―抗アルドステロン薬

図 8-8　カリウム保持性利尿薬
　　　　―プテリジン骨格を有するもの

レンは，集合管の管腔側にある Na$^+$ チャネルを抑制し，ナトリウム利尿を引き起こす（☞ 275 頁，図 8-6）．また，Na$^+$ 再吸収の阻害により尿細管腔内の陰性電位が減弱するため，陰性電位依存性の K$^+$ や H$^+$ の分泌が減少する．このような作用は，副腎摘出によるアルドステロン欠損動物においても認められるため，アルドステロン拮抗作用とは無関係に発現すると考えられる．

■**適応**　うっ血性心不全や肝硬変などの浮腫性疾患や高血圧症に対して有効である．他のカリウム排泄性利尿薬（チアジド系利尿薬やループ利尿薬）と併用することにより，これらによる低 K$^+$ 血症の軽減が期待される．

■**副作用**　副作用としては，高 K$^+$ 血症，食欲不振，めまいなどがみられる．

C　腎疾患による電解質代謝異常の治療薬

1　尿細管性アシドーシスの治療薬

糸球体でろ過された HCO$_3^-$（重炭酸イオン）のほとんどは，尿細管において再吸収される．このような HCO$_3^-$ 再吸収は H$^+$ の分泌に依存している．炭酸脱水酵素は，分泌される H$^+$ のリサイクルにより HCO$_3^-$ の再吸収を促進する（☞ 275 頁，図 8-6 の炭酸脱水酵素阻害薬の作用機序を参照）．ファンコニ（Fanconi）症候群においては近位尿細管異常を発現するが，その主要な症状は**近位尿細管性アシドーシス**とよばれ，HCO$_3^-$ の再吸収障害により尿中への HCO$_3^-$ 排泄が増大する．

尿細管性アシドーシスの治療には，アシドーシス改善薬であるクエン酸カリウムとクエン酸ナトリウムの配合剤（ウラリット®）を用いる．

2　腎不全による高 K$^+$ 血症の治療薬

高 K$^+$ 血症（5.4 mEq/L 以上）は，主に尿中へのカリウム排泄の減少により引き起こされる．副腎皮質機能低下症〔アジソン（Addison）病〕によるコルチゾールおよびアルドステロン分泌の欠乏，または集合管のアルドステロンに対する反応性の低下は，尿細管腔内への K$^+$ 分泌を減少させるため，高 K$^+$ 血症を引き起こす（☞ 275 頁，図 8-6 のカリウム保持性利尿薬の作用機序を参照）．また，急性腎不全や尿細管間質疾患でも，集合管での K$^+$ 分泌が障害され，高 K$^+$ 血症をまねく．

高 K$^+$ 血症により筋・神経系の興奮異常が引き起こされるため，筋力低下や不整脈，あるいは心停止などが認められる．

高 K$^+$ 血症の治療としては，イオン交換樹脂であるポリスチレンスルホン酸ナトリウム sodium polystyrene sulfonate またはポリスチレンスルホン酸カルシウム calcium polystyrene sulfonate

図 8-9 蓄尿障害治療薬―抗コリン作用薬

D 排尿障害治療薬

排尿障害（urinary disturbance）は，下部尿路（膀胱，前立腺および尿道）の障害であり，**蓄尿障害**と**尿排出障害**に分けられる．

1 蓄尿障害治療薬（図 8-9）

過活動膀胱とよばれる症状は，膀胱機能障害による蓄尿障害であり，尿意切迫感，頻尿あるいは夜間頻尿がみられる．なお，腹圧性尿失禁や遺尿症に対する治療薬も本項目の対象である．

1）抗コリン作用薬 anticholinergic drugs

■**薬理作用と適応** 膀胱壁は，粘膜（移行上皮），3 層の筋層（内縦，中輪，外縦）および外膜からなり，筋層は排尿時に収縮することから**排尿筋**ともいわれる．膀胱（urinary bladder）の排尿筋は副交感神経に支配され，**ムスカリン受容体** muscarinic receptor のうち M_2 受容体も存在するが，M_3 受容体の刺激により収縮する（図 8-10）．

プロピベリン propiverine やオキシブチニン oxybutynin などの抗コリン作用薬（ムスカリン受容体拮抗薬）は，排尿筋の収縮（排尿筋過活動）を抑制することにより蓄尿障害を改善する．M_3 サブタイプ受容体選択性や膀胱親和性が高く，口内乾燥や便秘，胃腸障害などの副作用発現率の低い薬物が望まれる．トルテロジン tolterodine やソリフェナシン solifenacin も用いられる．オキシブチニンには Ca^{2+} チャネルに対する阻害作用もある．

下部尿路閉塞疾患を合併する患者への抗コリン作用薬の使用は，排尿時の排尿筋収縮抑制により，

を内服または注腸することにより，腸管における K^+ 吸収を阻害する．

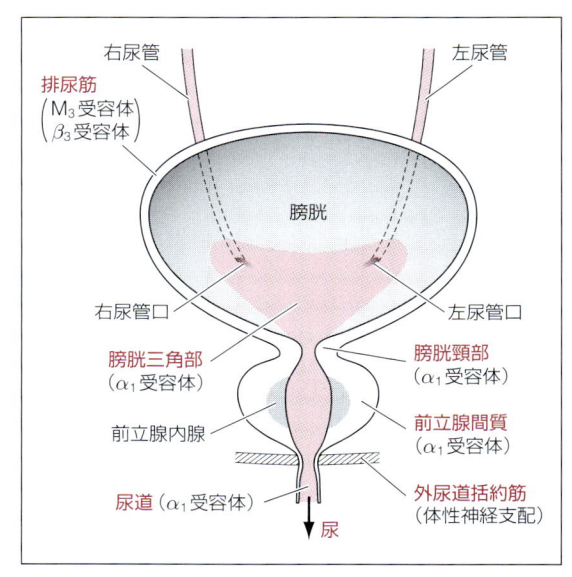

図 8-10 下部尿路における自律神経系受容体の分布
α, β：アドレナリン受容体，M：ムスカリン受容体

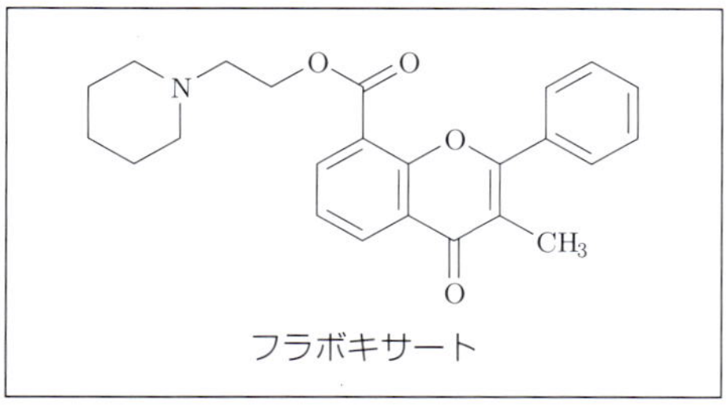

図 8-11　蓄尿障害治療薬―平滑筋弛緩薬

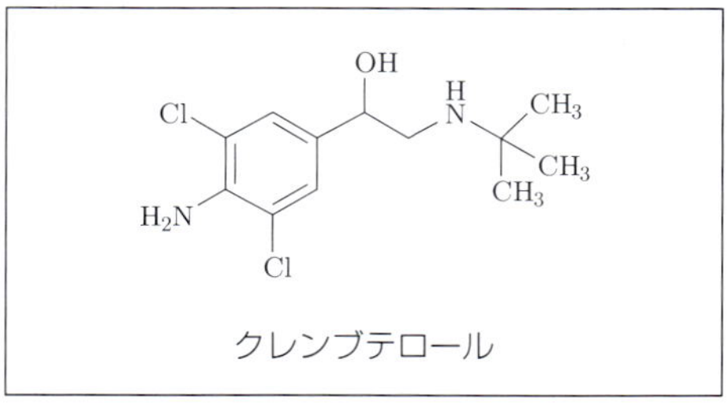

図 8-12　蓄尿障害治療薬―β_2 受容体刺激薬

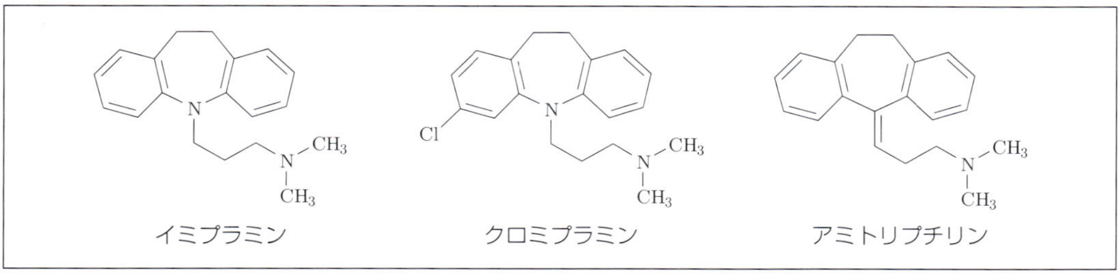

図 8-13　三環系抗うつ薬

排尿困難を増悪する可能性がある．

2）平滑筋弛緩薬（図 8-11）

■**薬理作用と適応**　フラボキサート flavoxate は，膀胱平滑筋（排尿筋）を弛緩させることにより，膀胱容量の増大や尿意遅延をもたらす．

3）アドレナリン β_2 受容体刺激薬（図 8-12）

■**薬理作用と適応**　膀胱出口部の機能障害に腹圧性尿失禁があり，咳や身体の運動時に不随意に尿漏れを生じる．β_2 受容体刺激薬クレンブテロール clenbuterol により，排尿筋は弛緩し，外尿道括約筋は収縮する（図 8-10）．そこでクレンブテロールは腹圧性尿失禁に適応されるが，その作用を考慮すると，下部尿路閉塞には禁忌である．

4）三環系抗うつ薬 tricyclic antidepressant（図 8-13）

■**薬理作用と適応**　排尿に関わる神経路や尿路の機能に異常がない，つまり尿失禁とは異なり，意識的排尿抑制が作動することなく排尿が起こることを遺尿症というが，多くの場合，夜間遺尿症（夜尿症）である．三環系抗うつ薬であるイミプラミン imipramine，クロミプラミン clomipramine が遺尿症に，一方，アミトリプチリン amitriptyline が夜尿症に適応される．これらは，末梢抗コリン作用やヒスタミン H_1 拮抗作用により膀胱平滑筋を弛緩させる．

2　尿排出障害治療薬

膀胱の排尿筋の収縮力障害は，尿排出に支障をきたす．さらに尿路閉塞疾患や膀胱出口部異常も，尿道抵抗の増大により**尿排出障害**を引き起こす．

1）コリン作用薬 cholinergic drugs（図 8-14）

■**薬理作用と適応**　尿排出困難がさらに進行すると，膀胱に尿が充満し，尿意があるにもかかわらず排尿できない状態に陥り，これを**尿閉**という．ベタネコール塩化物 bethanechol chloride は，排尿筋のムスカリン受容体に作用して膀胱平滑筋を収縮させるので，手術後や神経疾患に伴う尿閉の治療に用いられる（☞ 280 頁，図 8-10）．

2）コリンエステラーゼ阻害薬
　　cholinesterase inhibitors（図 8-15）

■**薬理作用と適応**　コリンエステラーゼの可逆的阻害薬であるジスチグミン臭化物 distigmine bromide は，手術後や神経因性膀胱による尿排出障害に，一方，ネオスチグミン neostigmine は，手術後および分娩後尿排出困難に用いられる．

■**副作用** 重大な副作用として，コリン性クリーゼであるムスカリン作用(縮瞳，発汗，流涙や腸管運動亢進など)のみならず，ニコチン様作用(骨格筋のれん縮や麻痺)の発現に注意しなければならない．

3) α_1 受容体遮断薬
α_1-receptor blocking agents(図 8-16)

■**薬理作用と適応** 膀胱三角部平滑筋，膀胱頸部，前立腺間質や尿道には α_1 受容体が存在し，交感神経刺激により収縮に関わる(☞ 280 頁，図 8-10)．プラゾシン prazosin，テラゾシン terazosin，タムスロシン tamsulosin などの選択的 α_1 受容体遮断薬は，尿道平滑筋を弛緩させ，尿道抵抗を減弱させることにより，**前立腺肥大に伴う尿排出障害**(閉塞症状)を改善する．いずれの薬物についても，ほぼ同程度の効果が期待される．シロドシン silodosin は，α_{1A} 受容体に選択的な遮断作用を有すると報告されている．ウラピジル urapidil は，神経因性膀胱に伴う尿排出障害にも適応される．

4) 抗アンドロゲン薬 antiandrogens

前立腺の肥大は，尿道を圧迫することにより尿排出を障害する．黄体ホルモン誘導体であるオキセンドロン oxendolone などは，**抗男性ホルモン**(抗アンドロゲン)作用を介して前立腺を縮小させることにより，前立腺肥大による尿排出障害を改善する(次項参照)．

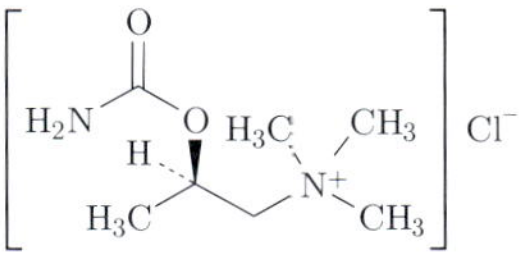

E 前立腺肥大症治療薬

前立腺肥大症(benign prostatic hyperplasia)は 50 歳以上の男性にみられる．尿道(urethra)をとりまく前立腺(prostate)の内腺が腺腫状に肥大して尿道を圧迫することにより，尿排出障害が引き起こされる．前立腺は男性生殖器に属し，男性ホルモン(アンドロゲン，androgen)の支配を受けることから，発現には男性ホルモンの関与が考えられる．50 歳以上の男性では，前立腺の外腺機能が衰えるため，内腺に男性ホルモンが取り込まれ，その細胞増殖を促進すると考えられる．初期には，肥大した前立腺により尿道が刺激されて頻尿を示すが，その後，腺腫の増大に伴い排尿困難が現れる．

以下に前立腺肥大症の治療薬を記すが，抗炎症作用を有する**セルニチンポーレンエキス** cernitin pollen extract も初期前立腺肥大による排尿困難の治療薬である．

1) 抗アンドロゲン薬(図 8-17)

■**薬理作用と適応** 前立腺細胞は男性ホルモン依存性であるため，薬物療法として抗アンドロゲン薬(アンドロゲン受容体拮抗薬)が用いられる．抗アンドロゲン作用を有する黄体ホルモン(プロゲステロン)誘導体として，**クロルマジノン酢酸エステル** chlormadinone acetate，**オキセンドロン**

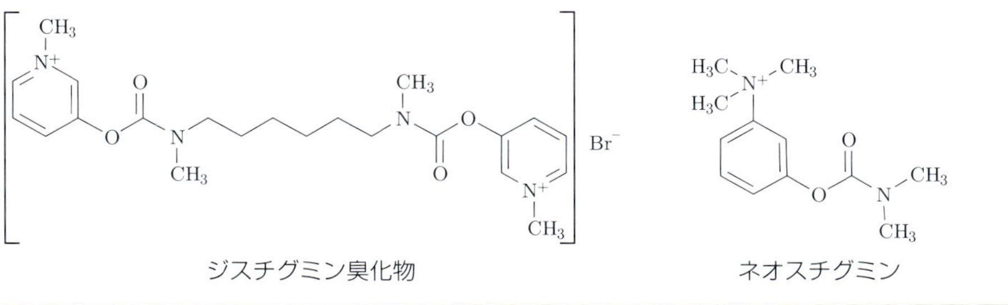

図 8-14 コリン作用薬

図 8-15 コリンエステラーゼ阻害薬

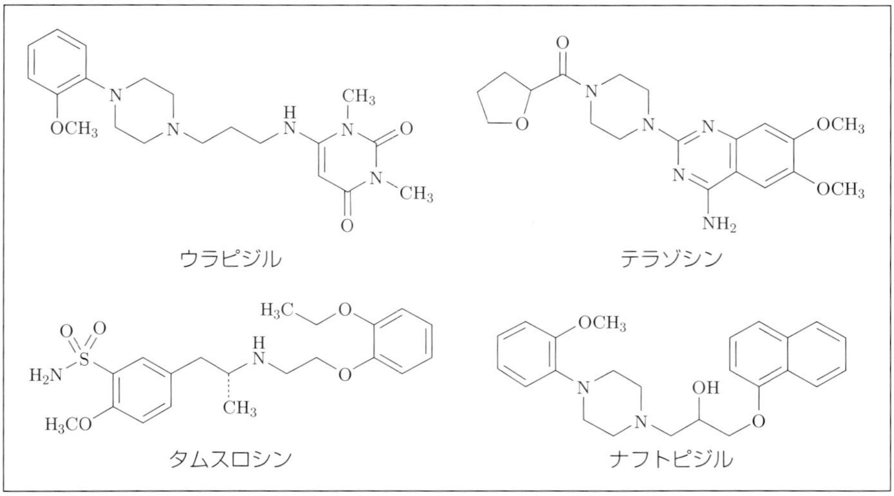

図 8-16　α_1 受容体遮断薬

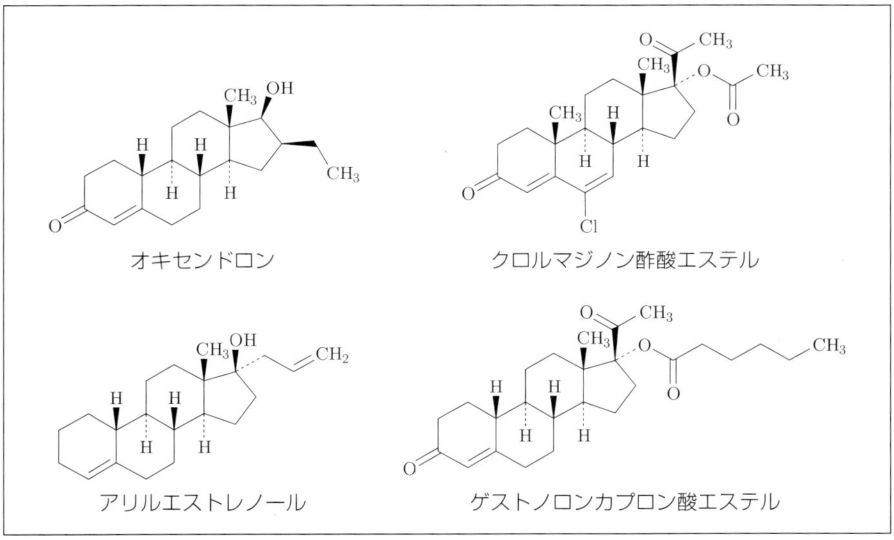

図 8-17　抗アンドロゲン薬

oxendolone, アリルエストレノール allylestrenol やゲストノロンカプロン酸エステル gestonorone caproate が用いられる.

2) 5α-還元酵素阻害薬(図 8-18)

　フィナステリド finasteride は 5α-還元酵素阻害により前立腺肥大を改善する作用がある(男性型脱毛症の進行抑制にも用いられる). テストステロン testosterone は男性ホルモン作用を有するが, 5α-還元酵素による代謝物 **5α-ジヒドロテストステロン**のほうがさらに強力な作用を有する(テスト

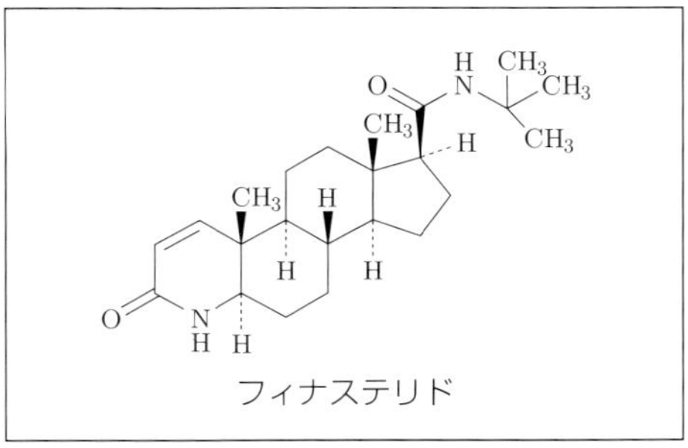

図 8-18　5α-還元酵素阻害薬

ステロン受容体に対する親和性が高い）．5α-還元酵素阻害は男性ホルモン作用の減弱をまねく．

F 前立腺がん治療薬

前立腺がん（prostatic cancer）は男性ホルモン依存性であり，高齢男性に多発する．前立腺がんが進行すると，前立腺被膜を貫通して周囲に浸潤するが，特に骨転移やリンパ節転移に進む．腫瘍マーカーとしての**前立腺特異抗原**（prostate-specific antigen: **PSA**）の血中濃度は腫瘍の大きさと相関するので，前立腺がんの診断に有用である．また，PSAは薬物治療における反応性の指標としても用いられる．

1）合成卵胞ホルモン薬（図8-19）

■**薬理作用** 男性ホルモンの作用を阻害する卵胞ホルモン（エストロゲン，estrogen）製剤を治療薬として用いる．合成卵胞ホルモンである**ホスフェストロール** fosfestrol（リン酸ジエチルスチルベストロール）は，下垂体前葉からのゴナドトロピン分泌抑制を介して血中男性ホルモン（テストステロン）値を低下させることに加えて，前立腺がんに対して直接的に抗腫瘍効果（抗アンドロゲン作用および5α-還元酵素阻害）を示す．

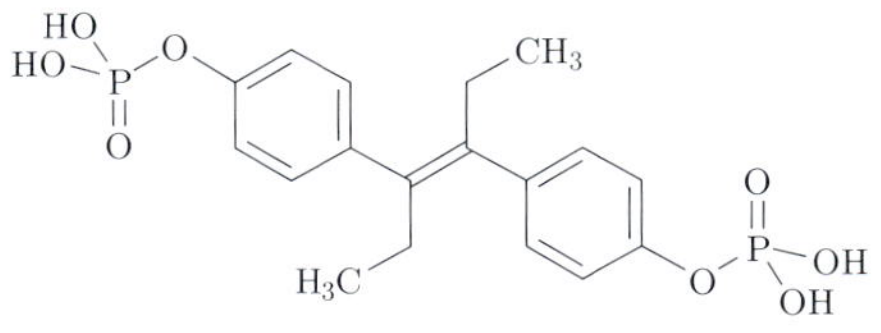

2）抗アンドロゲン薬（図8-20）

■**薬理作用** 抗アンドロゲン薬としては，クロルマジノン酢酸エステル（前項参照）に加えて，ステロイド構造を有しない**フルタミド** flutamide や**ビカルタミド** bicalutamide が使用される．前立腺細胞質内で，アンドロゲン受容体とテストステロンやジヒドロテストステロンとの複合体形成を阻害する．

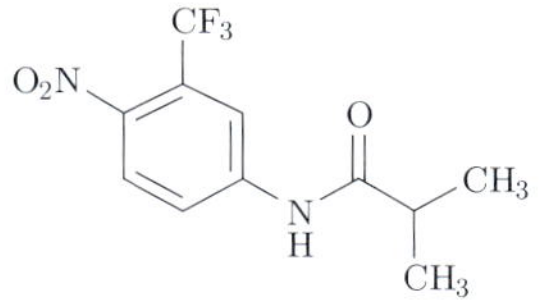

3）黄体形成ホルモン放出ホルモン（LHRH）アゴニスト

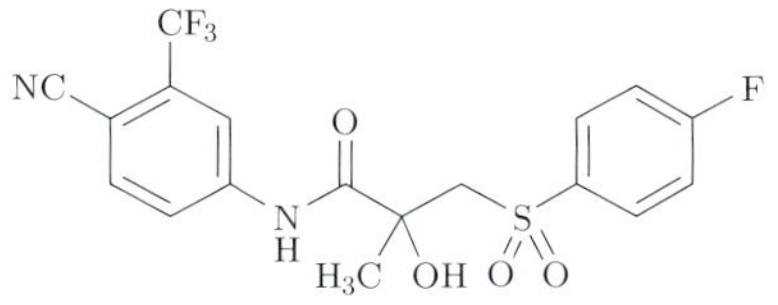

ゴセレリン酢酸塩 goserelin acetate や**リュープロレリン酢酸塩** leuprorelin acetate は，強力な黄体形成ホルモン放出ホルモン（luteinizing hormone-releasing hormone: LHRH）作用薬であり，脳下垂体前葉のLHRH受容体に作用して初期にはゴナ

図8-19　合成卵胞ホルモン薬

図8-20　抗アンドロゲン薬

ドトロピン gonadotropin（FSHおよびLH）分泌を増大させるが，長期間にわたる継続的なLHRH受容体刺激によって，**LHRH受容体数の減少**（ダウンレギュレーション）を介する受容体脱感作を引き起こす（図8-21）．その結果，脳下垂体からのゴナドトロピン（FSHおよびLH）分泌は減少し，さらに精巣からのテストステロン分泌が抑制されるために，前立腺がんに対する抗腫瘍効果がみられる．

4）エストラムスチンリン酸エステルナトリウム estramustine phosphate sodium

エストラムスチンリン酸エステルナトリウムは，卵胞ホルモン薬のエストラジオール estradiol および抗悪性腫瘍薬の1つであるアルキル化剤のナイトロジェンマスタード nitrogen mustard を化学的に結合させた薬物であるが，前者による抗アンドロゲン作用と後者による抗がん作用の複合作用によって，前立腺がん細胞の増殖を相乗的に抑制すると考えられている．

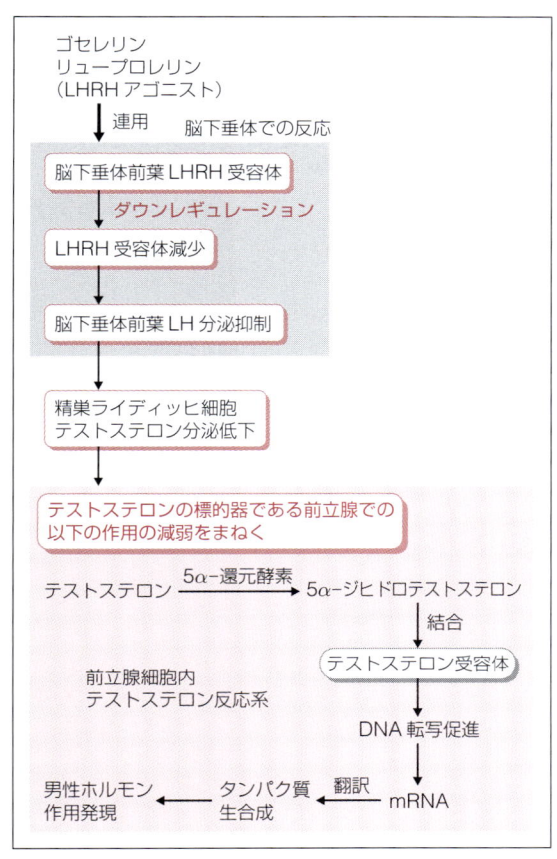

図 8-21 LHRH アゴニスト（黄体形成ホルモン放出ホルモン作用薬）連用による LHRH 受容体のダウンレギュレーションを介するテストステロンの作用低下

図 8-22 PDE5 阻害薬

G 尿路結石治療薬

尿路結石（urolithiasis）は，生成される部位により，**上部尿路結石**（腎結石と尿管結石）および**下部尿路結石**（膀胱結石と尿道結石）に分類されるが，前者が大多数を占める．結石の成分から分類すると，ほとんどがシュウ酸カルシウムを含む結石であり，リン酸カルシウム結石と尿酸結石などがこれに次ぐ．再発を繰り返すと，水腎症や尿路感染症（urinary tract infection）をまねき，さらに腎機能の低下を引き起こす．

■**薬理作用と適応**　結石症の中で最も頻度が高いのはカルシウム結石であり，特に高カルシウム尿症に注意し，その病因を特定して治療にあたる必要がある．高シュウ酸尿症に対する治療薬はないが，高カルシウム尿症の治療に尿中カルシウム排泄を低下させるチアジド系利尿薬が用いられることや，尿酸結石に対して尿酸生成阻害薬である**アロプリノール** allopurinol を用いることなどを治療例として挙げることができる（☞ 167 頁）．

一般的には，結石の排出促進のために，**ウラジロガシエキス** quercus salicina extract やピネン・カンフェン・ボルネオール・アネトールなどの配合剤が用いられる．

H PDE5 阻害薬

■**薬理作用と適応**　勃起は，陰茎海綿体における NO（一酸化窒素）作動性神経および海綿体内皮由来の NO の作用であり，サイクリック GMP の産生増大を介する血流増加による．ホスホジエステラーゼ phosphodiesterase（PDE）のサブタイプの中で，PDE5 phosphodiesterase type 5 の阻害薬は，サイクリック GMP の分解を抑制することにより，陰茎海綿体においてサイクリック GMP の増大をまねく．PDE5 阻害薬である**シルデナフィル** sildenafil と**バルデナフィル** vardenafil が勃起不全の治療に用いられる（**図 8-22**）．

硝酸薬や NO 産生薬との併用は，血圧降下を増強するので禁忌である．

▶参考文献
1) 遠藤 仁, 成瀬正浩, 冨田公夫ほか：利尿薬の正しい使い方―基礎と臨床. 腎と透析 58:124-176, 2005
2) 今井 正：パワーポイントで学ぶ腎臓のはたらき. pp52-57, 東京医学社, 2004
3) Koeppen BM, Stanton BA: *Renal Physiology*. pp169-180, Mosby, Missouri, 2001
4) 飯野靖彦：一目でわかる腎臓. pp26-45, メディカル・サイエンス・インターナショナル, 2001
5) 竹内和久：Na^+-Cl^-, Na^+-K^+-$2Cl^-$ 共輸送体. 腎と透析 44:229-236, 1998

〔玄番宗一〕

9 血液

A 血液の役割と血液凝固・血栓形成系

1 血液の組成と生理的役割

血液は液性成分の**血漿**(plasma)と各種血球からなり(図9-1)，多くの重要な生理的役割を担っている．例えば，血液中に存在する糖，アミノ酸や脂質を末梢の細胞まで運ぶとともに，赤血球に含まれるヘモグロビンによって**酸素を末梢組織へ供給**している．さらに，各種ホルモンを特定組織や細胞へ運んで作用できるようにすることにより，全身のホメオスタシス維持に寄与している．

一方，血漿中のフィブリノーゲンがフィブリンに変化して固まった後の液性成分である**血清**(**serum**)には免疫グロブリンである各種抗体が含まれており，これは病原体による感染症への防御に関与する．さらに，好中球，好酸球，好塩基球などの白血球は感染防御や炎症を抑える機構に関わるとともに，リンパ球は免疫調節機構に関与する．心臓が停止し，血液が末梢組織へ供給されない状況になることは生体の死を意味しており，血液は生命維持においてきわめて重要な役割を担っている．

2 血液凝固・血栓形成と血栓溶解のしくみ

血液は生命維持のために本質的に重要であることから，外傷などで血液が止まらずに体外へ漏出することは避けなければならず，それを防ぐために血液凝固による止血機構が働く．この止血機構に関与する因子として，血管壁(内皮)の損傷，血小板の活性化，血液凝固系および線溶系が挙げられる．

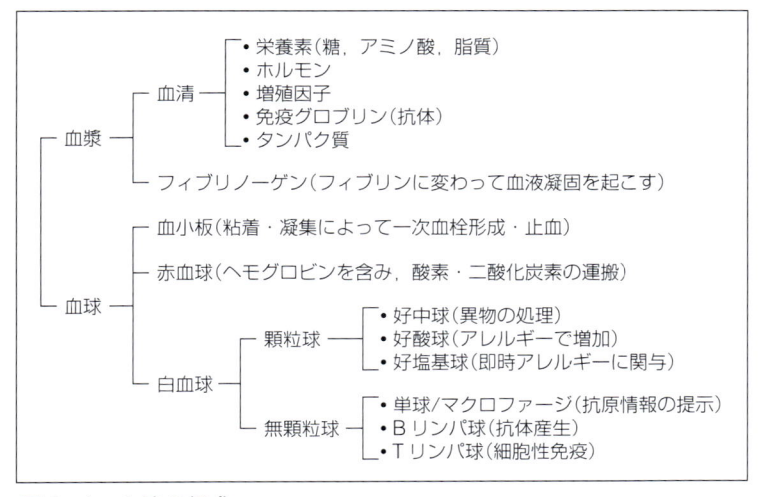

```
         ┌ 血清 ┬ 栄養素(糖, アミノ酸, 脂質)
         │      ├ ホルモン
         │      ├ 増殖因子
  ┌ 血漿 ┤      ├ 免疫グロブリン(抗体)
  │      │      └ タンパク質
  │      └ フィブリノーゲン(フィブリンに変わって血液凝固を起こす)
──┤
  │      ┌ 血小板(粘着・凝集によって一次血栓形成・止血)
  │      ├ 赤血球(ヘモグロビンを含み, 酸素・二酸化炭素の運搬)
  └ 血球 ┤         ┌ 顆粒球 ┬ 好中球(異物の処理)
         │         │        ├ 好酸球(アレルギーで増加)
         └ 白血球 ┤        └ 好塩基球(即時アレルギーに関与)
                   │         ┌ 単球/マクロファージ(抗原情報の提示)
                   └ 無顆粒球 ├ Bリンパ球(抗体産生)
                             └ Tリンパ球(細胞性免疫)
```

図9-1 血液の組成

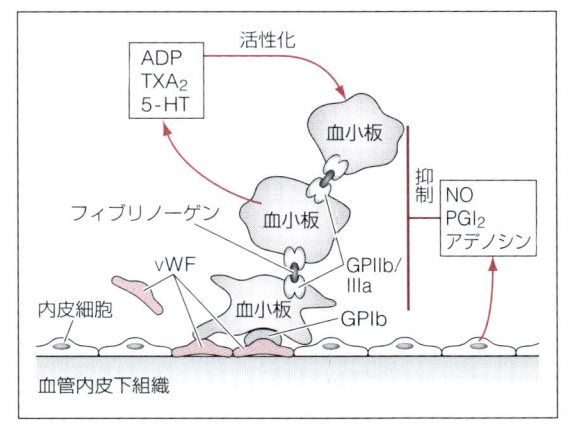

図 9-2 一次止血(血小板血栓)の機構

a 一次止血機構

血管内皮細胞が損傷によって剝離し，内皮下組織がむき出しになると，フォン・ヴィレブランド(von Willebrand)因子(vWF)がその部位に結合し活性化する．活性化した vWF は血小板膜上の**糖タンパク質 GPIb** に結合して血小板を粘着，活性化させる．活性化した血小板はフィブリノーゲン結合部位である **GPIIb/IIIa** を介して凝集するとともに，血小板自身から**トロンボキサン A_2（TXA_2）**，**アデノシン二リン酸(ADP)**，**セロトニン(5-HT)** などを放出して血小板凝集をさらに促進し，血小板血栓(一次血栓)が形成される(図 9-2)．この血小板による一次止血は，内皮から分泌される**一酸化窒素(NO)** や**プロスタサイクリン〔プロスタグランジン I_2（PGI_2）〕**，さらにアデノシンなどによって抑制される．

b 二次止血機構

血小板による一次止血に加えて，最終的にフィブリン血栓を形成する血液凝固系の連鎖反応(二次止血)が起こる(図 9-3)．この連鎖反応の開始には，**組織因子(第 III 因子：組織トロンボプラスチン)** が関与する**外因系**と，損傷した血管壁と血液の接触により進行する**内因系**(カリクレイン，コラーゲンによって第 XII 因子の活性化が起こり，その下流のカスケードが活性化する)があるが，これらは密接に関連して進行し，第 X 因子(スチュアート因子)以降は共通となる．第 X 因子は Ca^{2+}（第 IV 因子）・第 Va 因子・リン脂質と複合体を形成し，プロトロンビン(第 II 因子)を活性化体のトロンビン(第 IIa 因子)に変換する．トロンビン(第 IIa 因子)はフィブリノーゲン(第 I 因子)を活性化体のフィブリン(第 Ia 因子)に変換するとともに，Ca^{2+}（第 IV 因子）存在下にフィブリン安定化因子(第 XIII 因子)を活性化する．活性型フィブリン安定化因子(第 XIIIa 因子)は単量体のフィブリン分子を架橋して安定化フィブリン塊を形成し，二次血栓を作る．

なお，二次止血はアンチトロンビン III やトロンボモジュリンなどによって抑制的な制御を受けている．アンチトロンビン III は，トロンビンや第 IXa 因子・第 Xa 因子・第 XIa 因子・第 XIIa 因子の活性を抑制する作用をもち，ヘパリンによりその作用が増強される．一方，トロンボモジュリンはトロンビンと結合してトロンビンの凝固促進作用を抑制するとともに，その複合体はプロテイン S を補酵素として抗凝固因子のプロテイン C を活性化し，第 Va 因子・第 VIIIa 因子を不活性化する(図 9-4)．すなわち，トロンビンは凝固促進作用とともに，その過剰反応に対するネガティブフィードバック機構を介して抑制的にも作用する．

c 血栓溶解機構

不溶性のフィブリン血栓は，プラスミノーゲンから生成するプラスミンの血栓線溶活性によって可溶性のフィブリン分解産物(fibrin degradation products: FDP)になり，溶解・除去される(図 9-5)．血中の不活性型プラスミノーゲンは，**ウロキナーゼ urokinase〔ウロキナーゼ型プラスミノーゲンアクチベーター(urokinase type-plasminogen activator: u-PA)〕**(腎で産生される)や**組織プラスミノーゲンアクチベーター(t-PA)**(血管内皮細胞で産生される)によって限定分解され，活性型のプラスミンになる．線溶系の阻害因子として，**$α_2$-プラスミンインヒビター（$α_2$-PI）**や**プラスミノーゲンアクチベーターインヒビター-1(plasminogen activator inhibitor-1: PAI-1)** があり，これらのバランスが崩れると出血傾向や血栓傾向になる．

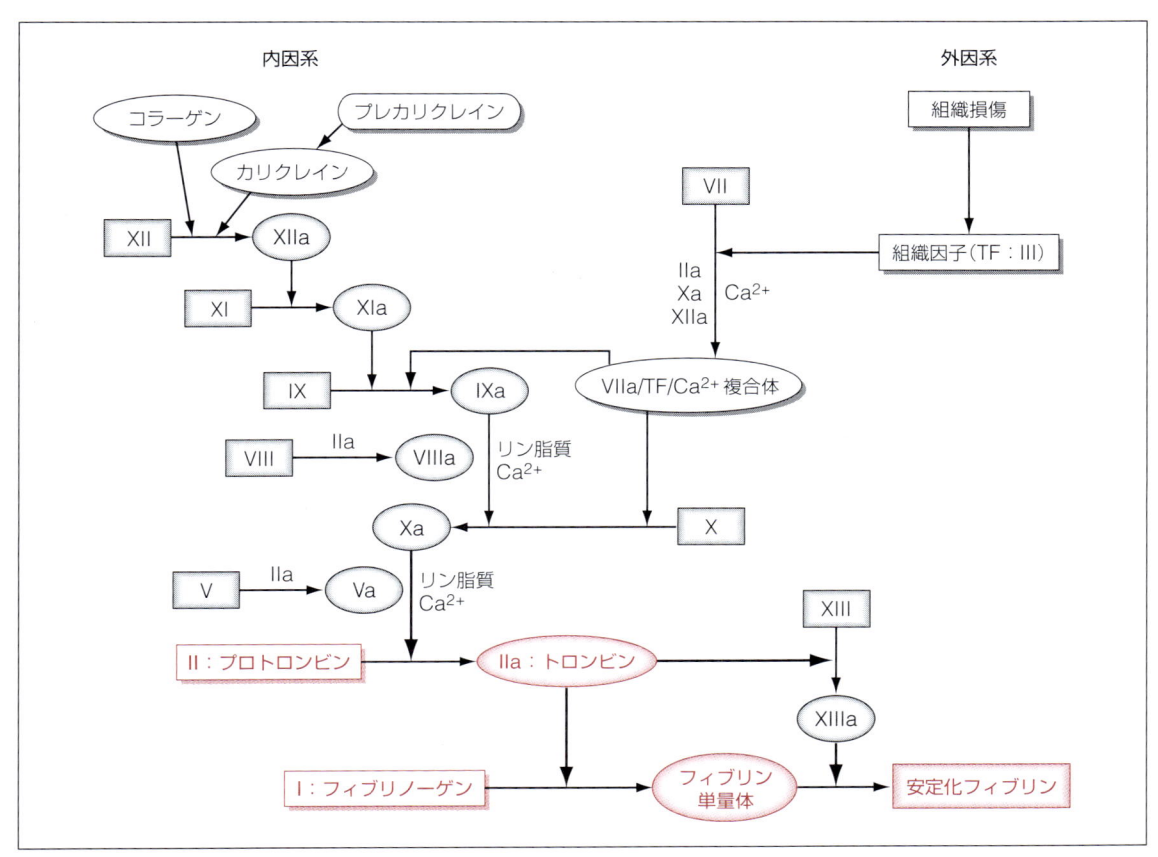

図 9-3 二次止血（血液凝固のカスケード）の機構

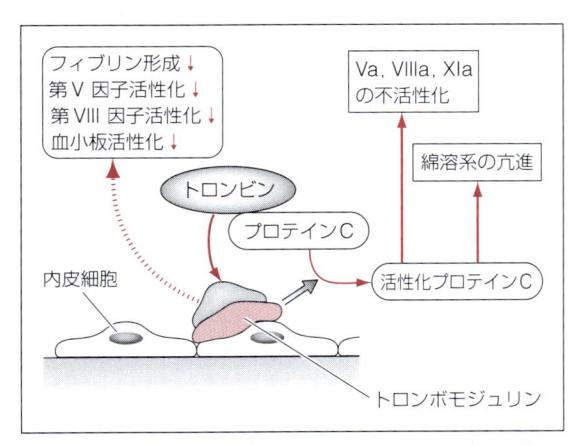

図 9-4 トロンボモジュリンによるトロンビンの作用制御機構

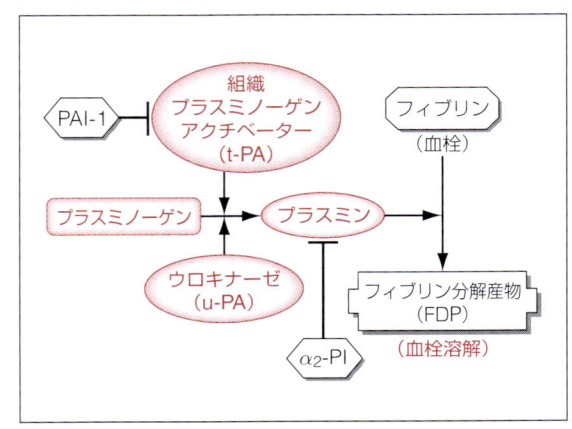

図 9-5 線溶系の活性化機構

B 止血薬

　正常状態の体内においては，抗血栓性因子活性が優位な状態で存在し，血液が固まらない状態が保持されているが，出血が起きると止血機構が働き，血液は凝固する．しかし，そのバランスが崩れ，相対的な抗血栓性因子活性が異常に高くなると出血傾向となり，出血が起こるため，止血薬が必要となる．止血薬には血液凝固因子，血液凝固促進薬，抗線溶薬，血管強化薬，局所止血薬，その他に分類される．

1 血液凝固因子

1）トロンビン thrombin

■薬理作用・作用機序　トロンビンはセリンプロテアーゼ（タンパク質分解酵素）で，フィブリノーゲンからフィブリンを生成して血液凝固を起こす．さらに凝固カスケードの第 V 因子，第 VIII 因子の活性化も引き起こす．一方，血小板，血管，内皮細胞に存在するトロンビン受容体は，トロンビンのプロテアーゼ活性によって細胞外の N 末端が切断されて活性化される．活性化したトロンビン受容体は $G_i/G_q/G_{12}$ の G タンパク質を介してシグナルを伝達する．その結果，血小板や血管の活性化が起こり，血小板凝集が促進するため，血液凝固促進活性と協調して血栓形成が促進される．

■適応　結紮困難な細い血管や実質組織からの出血に局所適用をする．また上部消化管出血には，pH 7 付近の緩衝液に溶解してから経口投与する．

■副作用　ショック・アナフィラキシー様症状，凝固異常，異常出血などが起こることがある．

2）第 I 因子（フィブリノーゲン fibrinogen）

■薬理作用・作用機序　低フィブリノーゲン血症患者にフィブリノーゲンを補給し，フィブリンへ変換することで血液凝固活性を与える．

■適応　先天性低フィブリノーゲン血症の出血傾向，手術時の組織の接着・閉鎖に用いる．

■副作用　ショック・アナフィラキシー様症状，血栓塞栓症，悪寒，発熱などが起こることがある．

3）第 VII 因子

　製剤としてエプタコグアルファ eptacog alfa がある．

■薬理作用・作用機序　エプタコグアルファは，遺伝子組換え活性型第 VII 因子として血液凝固を促進する．

■適応　第 VIII または第 IX 因子に対するインヒビター保有の血友病 A または血友病 B 患者の出血抑制に適用する．

■副作用　血栓症が起こることがあり，また，出血，発熱，疼痛，頭痛，嘔吐，血圧変動や皮膚過敏症などもみられる．

4）第 VIII 因子

　製剤としてオクトコグアルファ octocog alfa，ルリオクトコグアルファ rurioctocog alfa，乾燥濃縮人血液凝固第 VIII 因子がある．

■薬理作用・作用機序　オクトコグアルファ，ルリオクトコグアルファは遺伝子組換え第 VIII 因子である．乾燥濃縮人血液凝固第 VIII 因子は，わが国における献血を加熱処理あるいは有機溶媒/界面活性剤処理したものである．いずれも第 VIII 因子欠乏症状による血液凝固阻害を回復させる．

■適応　血液凝固第 VIII 因子欠乏患者の出血を抑制する．血友病 A（第 VIII 因子の異常）に用いる．

■副作用　ショック・アナフィラキシー様症状，じん麻疹，発疹，嘔吐，血管痛などが起こることがある．

5）第 IX 因子

　製剤として乾燥人血液凝固第 IX 因子複合体がある．

■薬理作用・作用機序　わが国における献血を加熱処理したもので，第 IX 因子の欠損を補い，出血傾向を抑制する．

■適応　血友病 B（第 IX 因子の欠損）に用いる．第 VIII 因子阻害物質保有患者に対し，血漿中の血液凝固活性を補い，出血傾向を抑制する．

■副作用　ショック・アナフィラキシー様症状，大量投与で播種性血管内凝固症候群（disseminated intravascular coagulation: DIC）が起こることが

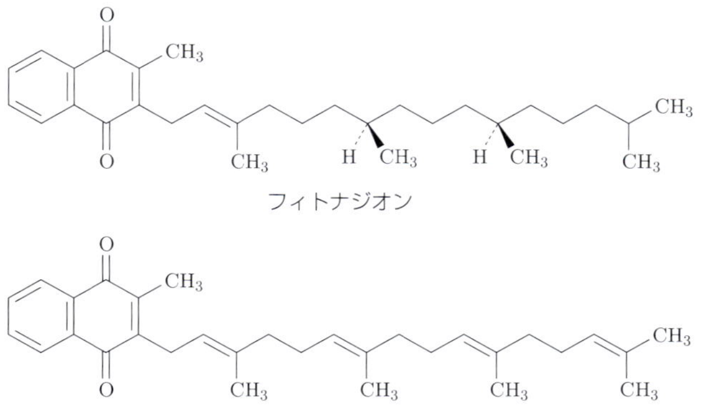

図9-6 ビタミンK製剤

ある．発熱，顔面紅潮，じん麻疹，腰痛などもみられることがある．

6）第 XIII 因子

製剤として**乾燥濃縮人血液凝固第 XIII 因子**がある．

■**薬理作用・作用機序** 第 XIII 因子を補給し，その欠乏による血液凝固反応の低下を回復させる．

■**適応** 先天性血液凝固第 XIII 因子欠乏による出血傾向に用いる．血液凝固第 XIII 因子欠乏に伴う縫合不全，瘻孔，シェーンライン・ヘノッホ（Schönlein-Henoch）紫斑病の腹部症状，関節症状の改善に用いる．

■**副作用** ショック・アナフィラキシー様症状，発疹，発熱，悪心・嘔吐，頭痛，めまい，血小板減少，肝・腎機能障害，倦怠感などが起こることがある．

7）乾燥人血液凝固因子抗体迂回活性複合体

■**薬理作用・作用機序** 血液凝固第 VIII 因子インヒビターまたは第 IX 因子インヒビター含有血漿の活性化部分トロンボプラスチン時間（activated partial thromboplastin time: APTT）を正常化する．

■**適応** 血液凝固第 VIII 因子または第 IX 因子インヒビターを保有する患者に対して用いる．血漿中の凝固活性を補って，出血を抑制する．

■**副作用** ショック・アナフィラキシー様症状，DIC，発熱，顔面紅潮，じん麻疹などがみられる．

2 血液凝固促進薬

1）ビタミンK製剤（図9-6）

製剤として**フィトナジオン** phytonadione（ビタミン K_1），**メナテトレノン** menatetrenone（ビタミン K_2）がある．

■**薬理作用・作用機序** 血液凝固に関与するプロトロンビン（第 II 因子），第 VII 因子，第 IX 因子，第 X 因子の生合成を促進して，血液凝固を促進する．

■**適応** ビタミンK欠乏症による出血傾向（各種薬剤による低プロトロンビン血症，胆道および胃腸障害に伴うビタミンK吸収障害，新生児の低プロトロンビン血症，肝障害に伴う低プロトロンビン血症，抗生物質によるビタミンK産生腸内細菌の死滅など）の改善に用いる．経口血液凝固阻害薬であるワルファリン（ビタミンKの作用に拮抗）の解毒薬としても用いられる．

■**副作用** 注射によるショック・アナフィラキシー様症状，発疹のほか，内服による悪心・嘔吐，軟便などが起こることがある．

3 抗線溶薬（抗プラスミン薬）

トラネキサム酸 tranexamic acid と **ε-アミノカプロン酸** ε-aminocapronic acid がある（図9-7）．

■**薬理作用・作用機序** プラスミノーゲンのリジン結合部位（lysine binding site: LBS）に強く結合

図9-7 抗線溶薬（抗プラスミン薬）

し，プラスミンへの変換を阻害する（プラスミノーゲンアクチベーターの作用の阻止）ことによって線溶系を抑制し，相対的に凝固系を促進する．また，プラスミンのLBSにも結合するので，プラスミンのフィブリンへの結合を阻害する．なお，プラスミンによるキニン生成も抑制するため，抗炎症作用も有する．
■**適応** 白血病，再生不良性貧血，紫斑病，術中・術後の異常出血，肺出血，鼻出血，性器出血，腎出血，湿疹およびその類症，じん麻疹，薬疹，中毒疹，扁桃炎などに用いる．アレルギー性皮膚炎にも使用する．
■**副作用** 注射時のショック・アナフィラキシー様症状，過敏症，悪心，食欲不振，下痢，胸やけ，発疹などが起こることがある．

4 血管強化薬

カルバゾクロムスルホン酸ナトリウム carbazochrome sodium sulfonate とアドレノクロムモノアミノグアニジン adrenochrome mono-aminoguanidine mesilate がある（図9-8）．
アドレノクロムはアドレナリン（エピネフリン）の酸化物質である．
■**薬理作用・作用機序** カルバゾクロムやアドレノクロムは起炎物質による血管透過性亢進を抑制して止血を起こす．血管壁成分のヒアルロン酸を分解するヒアルロニダーゼ活性を阻害するが，血管収縮作用や血液凝固系，線溶系には影響がない．
■**適応** 紫斑病などの出血傾向，皮膚，粘膜および内膜からの出血，眼底出血，腎出血，子宮出血，術中・術後の異常出血に用いる．

図9-8 血管強化薬

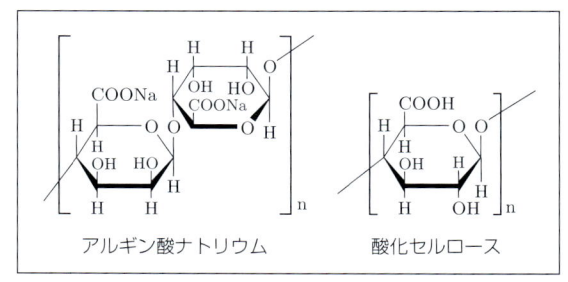

図9-9 局所止血薬

■**副作用** 注射時にショック・アナフィラキシー様症状，食欲不振，胃部不快感が起こることがある．

5 局所止血薬（図9-9）

1）ゼラチン geratin
■**薬理作用・作用機序** 創傷面に強く付着して凝集塊を形成し，フィブリンと同等の止血作用を現す．
■**適応** 各種外科領域の止血や褥瘡潰瘍に用いる．
■**副作用** 巨細胞肉芽腫や神経障害が起こることがある．

2）アルギン酸ナトリウム sodium alginate
■**薬理作用・作用機序** 微粉末として用い，創傷面に強く付着することによって止血する．
■**適応** 結紮困難な細小血管の出血，実質臓器の出血など，出血部位が表面に限局され，局所処置で止血する場合に用いる．
■**副作用** 消化管の止血目的に用いた場合，軟便や便秘が起こることがある．

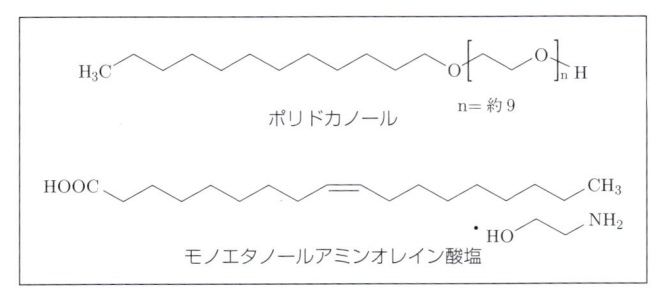

図9-10　食道静脈瘤硬化・止血薬

3) 酸化セルロース oxidized cellulose
■薬理作用・作用機序　吸収性で創腔充填によって止血する．主構造のポリアンヒドログルクロン酸がヘモグロビンと塩を形成し，止血作用を示す．
■適応　各種手術時の止血，創腔充填に用いる．
■副作用　骨再生抑制，神経障害，視力障害，異物反応などが起こることがある．

6 その他

1) ヘモコアグラーゼ hemocoagulase
■薬理作用・作用機序　蛇毒毒素より分離された酵素で，ヘパリンに拮抗せずに止血作用を示す．
■適応　肺出血，鼻出血，口腔内出血，性器出血，腎出血，創傷からの出血に用いる．
■副作用　ショック・アナフィラキシー様症状，発疹，じん麻疹，顔面紅潮，注射部位の硬結などが起こることがある．

2) 食道静脈瘤硬化・止血薬
ポリドカノール polidocanol，モノエタノールアミンオレイン酸塩 monoethanolamine oleate がある（図9-10）．
■薬理作用・作用機序　食道静脈瘤内への注入によって血管内皮細胞が障害を受け，血栓が形成された後，血栓の縮小，静脈瘤の退縮が起こる．
■適応　食道静脈瘤出血の止血および食道静脈瘤の硬化退縮に用いる．
■副作用　ショック・アナフィラキシー様症状，急性腎不全，DIC，肝性昏睡，重篤な血栓症，食道穿孔，胃潰瘍，急性呼吸窮迫症候群，肺水腫などが起こることがある．

C 血栓症治療薬

1 血栓性疾患

血液は，正常な血管内では血栓を形成することなくスムーズに流れているが，これは，血管内皮細胞から分泌されるPGI$_2$，NOやアデノシンなどが抗血栓的に働いているためである．

内皮細胞の障害によって血管内で病的な血栓が形成され，血管を閉塞して循環障害を起こした場合を血栓症とよぶ．さらに，心臓などで形成された血栓塊が血流を介して血管に詰まった場合を血栓塞栓症とよぶ．塞栓が血流を障害する部位によって脳梗塞，心筋梗塞，肺塞栓症などがあり，さらに全身性に発生するDICもある．このような血栓性疾患は，重篤な神経障害などの病態を惹起することから，抗血栓薬は重要な治療薬となっている．抗血栓薬には，抗血小板薬，抗凝血薬，および血栓溶解薬がある．

2 抗血小板薬

血小板は約1μmほどの核をもたない血球で，反応性が高い．血小板どうしが会合することを血小板凝集とよび，血栓形成に重要な役割を担っている．血小板が活性化されると，血小板内でTXA$_2$生合成が起こるとともに，5-HT，ADPなどの血小板活性化因子が遊離され，ポジティブフィードバック的に血小板凝集が進行する．したがって，TXA$_2$合成酵素阻害薬，5-HTやADPの受容体ア

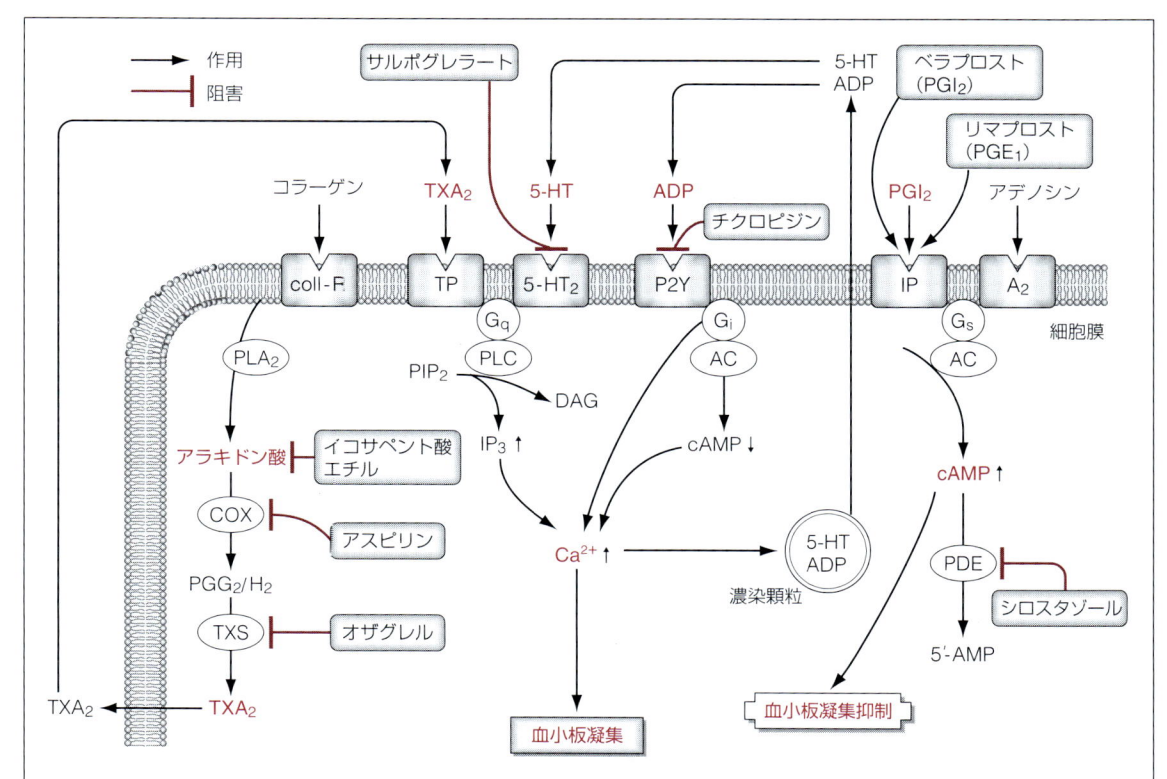

図 9-11 血小板のシグナル伝達と凝集抑制薬の作用点

TXA$_2$：トロンボキサン A$_2$，5-HT：セロトニン，ADP：アデノシン 5'-二リン酸，PGI$_2$：プロスタグランジン I$_2$，coll-R：コラーゲン受容体，TP：トロボキサン A$_2$ 受容体，5-HT$_2$：タイプ 2-セロトニン受容体，P2Y：プリン作動性 P2Y 受容体，IP：プロスタグランジン I$_2$ 受容体，A$_2$：アデノシン A$_2$ 受容体，PLC：ホスホリパーゼ C，AC：アデニル酸シクラーゼ，PLA$_2$：ホスホリパーゼ A$_2$，COX：シクロオキシゲナーゼ，TXS：トロンボキサン合成酵素，PDE：ホスホジエステラーゼ，PIP$_2$：ホスファチジルイノシトール-4,5-二リン酸，IP$_3$：イノシトール-1,4,5-三リン酸，DAG：ジアシルグリセロール，cAMP：サイクリック AMP，PGE$_1$：プロスタグランジン E$_1$，PGG$_2$：プロスタグランジン G$_2$，PGH$_2$：プロスタグランジン H$_2$

ンタゴニストが抗血小板薬として用いられる．一方，血小板内の cAMP が増加すると血小板凝集は抑制されることから，cAMP 増加薬物も抗血小板薬として用いられる．図 9-11 に抗血小板薬の作用機序を模式的に示した．

1) アスピリン aspirin（図 9-12）

■**薬理作用・作用機序**　シクロオキシゲナーゼ（COX）阻害薬で，低用量（81〜324 mg/日）では血小板における TXA$_2$ 生成を選択的に阻害して血小板凝集を抑制する．なお，大量投与では内皮細胞での PGI$_2$ の生成も抑制する．

■**適応**　狭心症（慢性安定狭心症，不安定狭心症），心筋梗塞，虚血性脳血管障害における血栓・塞栓形成抑制などに用いる．

■**副作用**　ショック・アナフィラキシー様症状，出血，皮膚粘膜眼症候群〔スティーブンス・ジョンソン（Stevens-Johnson）症候群〕，ぜん息発作誘発，消化性潰瘍などが起こることがある．

2) オザグレルナトリウム ozagrel sodium （図 9-12）

■**薬理作用・作用機序**　TXA$_2$ 合成酵素阻害薬で，血小板凝集を抑制し，脳底動脈のれん縮および脳血流量の低下を抑制する．

■**適応**　くも膜下出血術後の脳血管れん縮およびこれに伴う脳虚血症状の改善，脳血栓症（急性期）に伴う運動障害の改善に用いる．

■**副作用**　出血傾向になるので注意が必要である．ショック・アナフィラキシー様症状，肝機能障害，

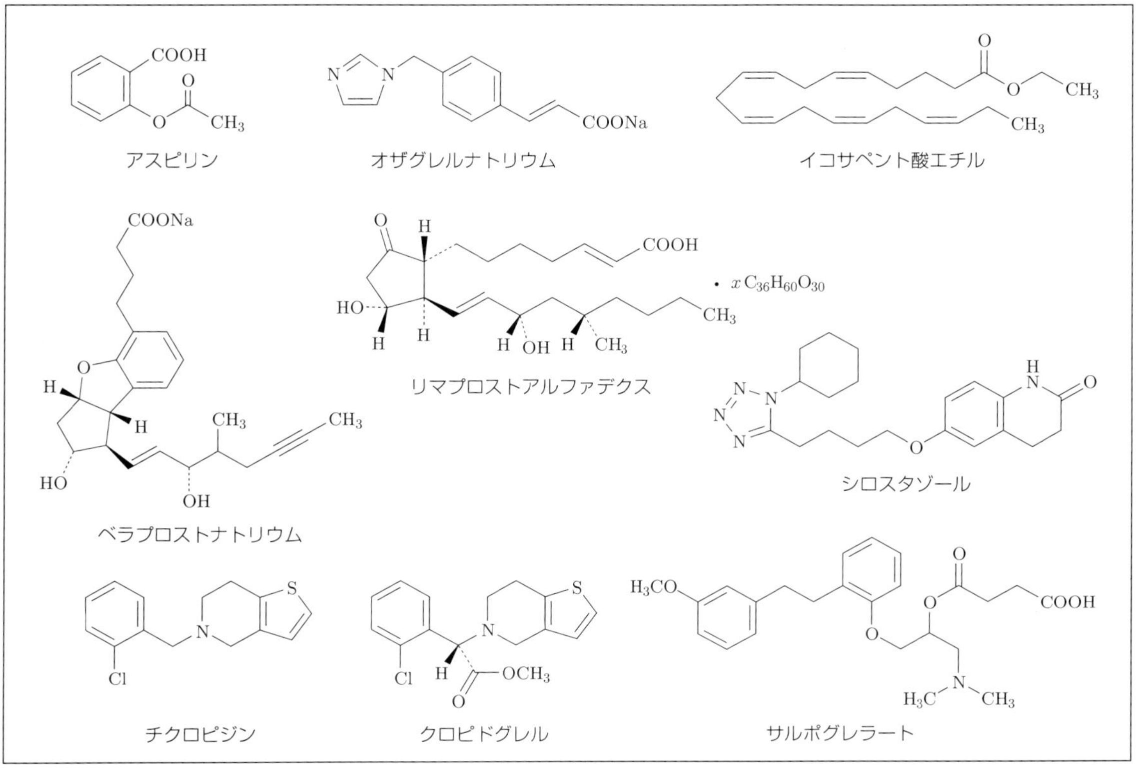

図9-12 抗血小板薬

黄疸，血小板減少，白血球減少，顆粒球減少，腎機能障害などが起こることがある．

3) イコサペント酸エチル ethyl icosapentate
（図9-12）

■**薬理作用・作用機序** エイコサペンタエン酸（eicosapetaenoic acid：EPA）n-3系の多価不飽和脂肪酸であり，リン脂質のアラキドン酸と置換して取り込まれ，TXA_2の生成を抑制する．

■**適応** 閉塞性動脈硬化症に伴う潰瘍，疼痛および冷感の改善や，高脂血症に用いる．

■**副作用** 発疹，瘙痒感，貧血，悪心，腹部不快感，下痢，腹痛，肝機能障害などが起こることがある．

4) ベラプロストナトリウム beraprost sodium
（図9-12）

■**薬理作用・作用機序** PGI_2誘導体で，PGI_2受容体（IP）を刺激してアデニル酸シクラーゼ活性を上昇させ，cAMPを増加して抗血小板作用を現す．

■**適応** 慢性動脈閉塞症に伴う潰瘍，疼痛および冷感の改善や，原発性肺高血圧症に用いる．

■**副作用** 脳出血，消化管出血，肺出血，眼底出血などの出血傾向，ショック・アナフィラキシー様症状，肝機能障害，間質性肺炎，狭心症，心筋梗塞などが起こることがある．

5) リマプロストアルファデクス
limaprost alfadex（図9-12）

■**薬理作用・作用機序** 経口投与可能なPGE_1誘導体のα-シクロデキストリン包接化合物で，強力な血小板凝集抑制作用と血管拡張作用がある．IPを介して作用を現す．

■**適応** 閉塞性血栓血管炎に伴う潰瘍，疼痛および冷感などの虚血性諸症状の改善，後天性腰部脊柱管狭窄症による下肢の疼痛，しびれの改善や歩行能力の改善に用いる．

■**副作用** 肝機能障害，黄疸，発疹，瘙痒感，下痢，悪心，腹部不快感などが起こることがある．

6) シロスタゾール cilostazol（図9-12）

■**薬理作用・作用機序** cAMPホスホジエステラー

ゼタイプⅢ（PDE Ⅲ）の阻害薬で，血小板中のcAMP濃度を上昇させ，抗血小板凝集作用を示す．末梢血管拡張作用も有する．

■**適応** 慢性動脈閉塞症に伴う潰瘍，疼痛および冷感などの虚血性症状の改善や，脳梗塞発症後の再発抑制に用いられる．

■**副作用** うっ血性心不全，心筋梗塞，狭心症，心室頻脈，出血，汎血球減少，間質性肺炎，肝機能障害などが起こることがある．

7）チクロピジン ticlopidine（図9–12）

■**薬理作用・作用機序** ADPの作用を抑制し，アデニレートシクラーゼ活性を増強して血小板内のcAMP濃度を高め，血小板内のCa^{2+}濃度を減少させ，血小板凝集を抑制する．

■**適応** 血管手術および血液体外循環に伴う血栓・塞栓や血流障害の改善に用いる．慢性動脈閉塞症に伴う潰瘍・疼痛および冷感の改善，虚血性脳血管障害に伴う血栓・塞栓の治療，くも膜下出血術後の脳血管れん縮に伴う血流障害の改善に用いる．

■**副作用** 無顆粒球症，再生不良性貧血，汎血球減少症，血小板減少症，出血，黄疸，血栓性血小板減少性紫斑病，重篤な肝機能障害，消化性潰瘍，急性腎不全，間質性肺炎などが起こることがある．

8）クロピドグレル clopidogrel（図9–12）

■**薬理作用・作用機序** チクロピジンと同等の薬理作用，同様の作用機序を有するが，副作用は少ない．

■**適応** 虚血性脳血管障害（心原性脳塞栓症を除く）後の再発抑制に用いる．

■**副作用** 出血（頭蓋内出血，胃腸出血など），肝機能障害，汎血球減少症などが起こることがある．

9）サルポグレラート sarpogrelate（図9–12）

■**薬理作用・作用機序** セロトニン（5-HT_2）受容体遮断薬で，セロトニンによる血小板凝集および血管収縮を特異的に抑制する．

■**適応** 慢性動脈閉塞症に伴う潰瘍，疼痛および冷感などの虚血性諸症状の改善に用いる．

■**副作用** 脳出血，消化管出血，血小板減少症，肝機能障害，黄疸，無顆粒球症などが起こることがある．

3 抗凝血薬

血液凝固活性を阻害して，血栓形成を抑制する薬物を抗凝血薬とよぶ．ヘパリンとワルファリンは代表的な抗凝血薬として用いられている．これらの特徴と作用の比較を**表9–1**に示した．

1）ヘパリン heparin

■**薬理作用・作用機序** ヘパリンは肝臓で生成される硫酸化ムコ多糖で，硫酸化されたグルコサミンとグルクロン酸が反復単位として構成される．肝や肺より抽出されたものの分子量は3万～3.5万である．ヘパリンは血漿中のアンチトロンビンⅢと複合体を形成し，この複合体がトロンビン，第Ⅸa因子，第Ⅹa因子，第Ⅺa因子などと複合体を形成して，それぞれのセリンプロテアーゼ活性を阻害し，抗凝固作用が速やかに現れる．

■**適応** DICの治療と再発予防，体外循環装置使用時や血管カテーテル挿入時の血液凝固の防止に使用される．経口吸収されないので，点滴静注として用いる．

■**副作用** 中毒時には出血傾向となり，拮抗薬としてプロタミンが用いられる．

2）その他のヘパリン類

■**低分子ヘパリン**

ダルテパリンナトリウム dalteparin sodium：トロンビン活性に比べ，第Ⅹa因子活性を選択的に阻害する．

パルナパリンナトリウム parnaparin sodium：第Ⅹa因子活性を選択的に阻害する．

レビパリンナトリウム reviparin sodium：抗第Ⅹa因子活性/抗第Ⅱa因子活性比が約5の低分子ヘパリンである．

■**ヘパリノイド（ヘパリン様物質）**

ダナパロイドナトリウム danaparoid sodium：長時間持続型（半減期17～28時間）で，第Ⅹa因子活性を選択的に阻害する．

3）ワルファリン warfarin

■**薬理作用・作用機序** クマリン系の経口抗凝血薬である．ビタミンKと拮抗し，ビタミンK依存性凝固因子（プロトロンビン，第Ⅶ因子，第Ⅸ因

表 9-1 抗凝血薬のヘパリンとワルファリンの比較

	ヘパリン	ワルファリン
化学的性状	酸性ムコ多糖(分子量 5000〜20000)，肥満細胞に存在する	クマリン誘導体
作用機序	アンチトロンビン III に結合し，その凝固抑制活性を増強する	肝臓でビタミン K 依存的に生合成される血液凝固促進因子(プロトロンビン，第 VII 因子，第 IX 因子，第 X 因子)の生成を抑制する
特徴	静脈内注射により作用はすぐに現れる 試験管内でも活性を発現する	生体内でのみ作用する(試験管内では無効) 作用発現までに時間がかかり(1〜2 日)，作用は持続する(2〜5 日)
適用	血栓症・塞栓症の予防・治療 灌流血液・輸血・採血時の凝血防止 播種性血管内凝固症候群(DIC)	血栓症・塞栓症の予防・治療
副作用	出血，過敏症，血小板減少症	出血，皮膚壊死
解毒薬	プロタミン	ビタミン K 製剤

表 9-2 ワルファリンと相互作用する薬物

	ワルファリンの作用増強	ワルファリンの作用減弱
消化管吸収		抑制：コレスチラミン
代謝	代謝阻害：シメチジン，エリスロマイシン，フルコナゾール，メトロニダゾール，アミオダロン，アロプリノール	代謝促進(酵素の誘導)：バルビツレート系薬剤，フェニトイン，リファンピシン，グリセオフルビン，(飲酒)
タンパク質結合	競合によるワルファリンの遊離：インドメタシン，フェニルブタゾン，クロフィブラート，エタクリン酸，シンバスタチン，トルブタミド，フェニトイン	
ビタミン K(VK)の生成	VK_2 産生腸内細菌の減少：抗生物質，サルファ剤	VK_2 産生菌の増加：納豆菌 VK_2 含有食品の摂取：ブロッコリー，クロレラ
ビタミン K(VK)依存性凝固因子	産生阻害：タンパク同化ホルモン，グルカゴン	凝固因子の増加：副腎皮質ステロイド，経口避妊薬
血小板機能	抗血小板作用の相乗効果：アスピリン，チクロピジン，シロスタゾール，サルポグレラート	

子，第 X 因子やプロテイン C，プロテイン S)の γ-カルボキシルグルタミン酸生成過程を阻害して凝固因子の生成を抑制し，抗凝血作用を現す．

■適応 血栓性疾患には広く適応されるが，特にフィブリン形成が大きな役割を演じる静脈血栓や，心臓内に生じた血栓による塞栓などの予防・治療に適する．なお，作用発現に 24〜48 時間を要し，半減期が 2 日と長い．

■副作用 中毒時には出血傾向となり，ビタミン K 製剤により回復する．ワルファリンは多くの薬物と相互作用を示すので，注意が必要である(表 9-2)．

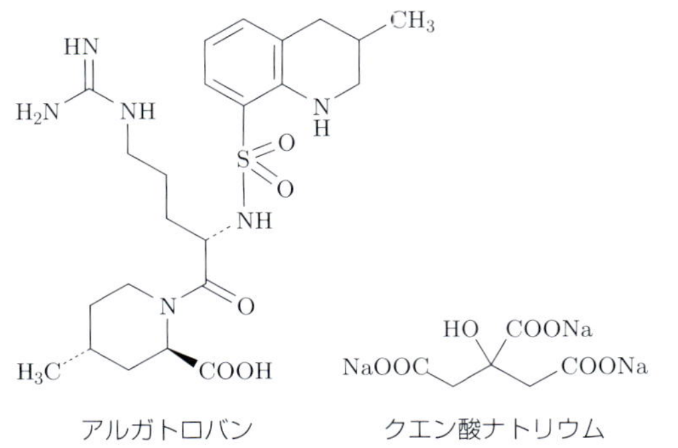

図 9-13 その他の抗凝血薬

4) アルガトロバン argatroban（図 9-13）
■**薬理作用・作用機序** アンチトロンビン III 非依存的にトロンビンの活性部位に結合し，抗トロンビン作用を現す．フィブリン生成阻害，血小板凝集抑制，血管収縮抑制作用を示す．
■**適応** 脳血栓症急性期の神経症状や日常生活活動（activity of daily living: ADL）の改善に用いる．慢性動脈閉塞症に伴う潰瘍，疼痛および冷感の改善に用いる．アンチトロンビン III 低下患者の透析時の血液凝固防止に用いる．
■**副作用** 出血性脳梗塞，脳出血，消化管出血，ショック・アナフィラキシー様症状，劇症肝炎，肝機能障害，黄疸，凝固時間の延長，出血傾向，血尿などが起こることがある．

5) 乾燥濃縮人アンチトロンビン III
■**薬理作用・作用機序** ヒト血漿由来で，アンチトロンビン III を補給することによりトロンビン活性を低下させ，血栓形成を抑制する．
■**適応** 先天性アンチトロンビン III 欠乏に基づく血栓形成傾向や，アンチトロンビン III 低下に基づく DIC に用いる．
■**副作用** ショック・アナフィラキシー様症状，発疹，じん麻疹，肝機能障害，悪心・嘔吐，発熱などが起こることがある．

6) 乾燥濃縮人活性化プロテイン C
■**薬理作用・作用機序** 抗凝血因子で，抗凝固作用，血小板凝集抑制作用，線溶亢進作用をもつ．活性化プロテイン C は第 Va・VIIIa 因子を不活性化して抗凝固作用を示す（図 9-4）．
■**適応** 先天性プロテイン C 欠乏症に起因する深部静脈血栓症や，急性肺血栓塞栓症，電撃性紫斑病に用いる．
■**副作用** 肝機能障害，腎機能障害，頭痛などが起こることがある．

7) 乾燥濃縮人 C1-インアクチベーター
■**薬理作用・作用機序** 活性化補体第 1 成分（C1）をはじめ，血液凝固系，線溶系，カリクレイン系に対して広範な抑制作用をもつ．
■**適応** 遺伝性血管神経性浮腫の急性発作に用いる．
■**副作用** 発疹，発熱，発赤が起こることがある．

8) バトロキソビン batroxobin
■**薬理作用・作用機序** 蛇毒より抽出されたトロンビン様の酵素で，フィブリノーゲン濃度を持続的に低下させ，抗血栓効果を示す．血流速度，血流量増加作用がある．
■**適応** 慢性動脈閉塞症に伴う虚血性諸症状の改善や，振動病における末梢循環障害の改善，突発性難聴の聴力回復・自覚症状の改善などに用いる．
■**副作用** ショック・アナフィラキシー様症状，出血傾向，肝・腎機能障害，悪心・嘔吐，胃痛などが起こることがある．

9) クエン酸ナトリウム sodium citrate（図 9-13）
■**薬理作用・作用機序** 第 IV 因子（Ca^{2+}）のキレート薬であり，Ca^{2+} とキレートを形成して抗凝血作用を示す．
■**適応** 採血時などに試験管内抗凝血薬として用いる．

4 血栓溶解薬

a ウロキナーゼ urokinase（u-PA）

■**薬理作用・作用機序** ウロキナーゼはプラスミノーゲンからプラスミンを生成し，生成したプラスミンが血栓を溶解する（図 9-5）．血栓を効率よく溶解する目的で，標的血栓近くへ注入する方法がとられる（経皮経管冠動脈再疎通術など）．

■**適応** 脳血栓症（発症後5日以内），末梢動・静脈閉塞症（発症10日以内），急性心筋梗塞の冠動脈血栓溶解（発症6時間以内）に用いられる．また，固形がん周辺部のフィブリン壁を溶解して抗がん剤の作用を補助する目的にも使用される．
■**副作用** 重篤な出血（出血性脳梗塞，脳出血，消化管出血，出血性ショック）や心破裂，重篤な不整脈が起こることがある．

b 組織プラスミノーゲンアクチベーター tissue plasminogen activator（t-PA）

■**薬理作用・作用機序** t-PAはフィブリンに親和性が高いため，t-PA/フィブリン/プラスミノーゲンの三量体を形成して血栓上で効率的にプラスミンを生成し，血栓を溶解する（図9-5）．フィブリンが存在しない流血中では作用はほとんど示さない．
■**適応** 血栓溶解作用はウロキナーゼより強く，心筋梗塞発症後6時間以内に使用する．
■**副作用** 血中半減期が短く，大量を要するため，高齢者では脳出血の危険性がある．

1）ヒト肺由来天然型 t-PA
①チソキナーゼ tisokinase
■**適応** 急性心筋梗塞における冠動脈血栓の溶解（発症6時間以内）に用いる．
■**副作用** 重篤な出血，ショック・アナフィラキシー様症状，心破裂，不整脈，血尿，歯肉出血，皮下出血，発疹・発赤，肝機能障害，悪心・嘔吐などが起こることがある．

2）遺伝子組換え型 t-PA
①アルテプラーゼ alteplase
■**適応** 虚血性脳血管障害急性期の機能障害の改善（発症3時間以内）や，急性心筋梗塞における冠動脈血栓の溶解（発症6時間以内）に用いる．
■**副作用** 脳出血，消化管出血，肺出血，後腹膜出血などの重篤な出血，出血性脳梗塞，脳梗塞，ショック・アナフィラキシー様症状，心破裂，不整脈，心室中隔穿孔，心タンポナーデ，血管浮腫，悪心・嘔吐などが起こることがある．

②モンテプラーゼ monteplase
■**適応** 急性心筋梗塞における冠動脈血栓の溶解（発症6時間以内）や，不安定な血行動態を伴う急性肺塞栓症における肺動脈血栓の溶解に用いる．ボーラス投与（比較的大量の薬物を単回急速投与すること）が可能である．
■**副作用** 重篤な出血，ショック・アナフィラキシー様症状，心破裂，不整脈，心室中隔穿孔，心タンポナーデ，心室細動，心室頻脈，悪心・嘔吐などが起こることがある．

③パミテプラーゼ pamiteplase
■**適応** フィブリン親和性が高く，ボーラス投与が可能であり，モンテプラーゼと同様に，急性心筋梗塞における冠動脈血栓の溶解（発症6時間以内）や，不安定な血行動態を伴う急性肺塞栓症における肺動脈血栓の溶解に用いる．
■**副作用** 重篤な出血（出血性脳梗塞，脳出血，消化管出血，出血性ショック），心破裂，心タンポナーデ，重篤な不整脈，血尿，悪心・嘔吐などが起こることがある．

D 造血薬

貧血および白血球減少症に対して用いられる．
一般的に貧血とは，赤血球の減少（あるいは機能低下）による酸素運搬の低下を示し，細胞機能・全身機能が著しく低下するものをよぶ．白血球が減少する病態を白血球減少症とよぶ．
貧血には，鉄欠乏性貧血，巨赤芽球性貧血，鉄芽球性貧血，腎性貧血，再生不良性貧血，溶血性貧血がある（図9-14）．

1 鉄欠乏性貧血治療薬

鉄は約70％が血中に（ヘモグロビンやトランスフェリンとして）存在し，約30％は肝臓や脾臓でフェリチンやヘモシデリンとして貯蔵されている．組織中のシトクロムCなどに含まれる鉄は全体量からするとほんのわずかである．鉄の需要が増大する場合（妊娠・出産，発育・成長，出血など）や，鉄の供給が減少する場合（胃腸障害や低栄養・偏食など

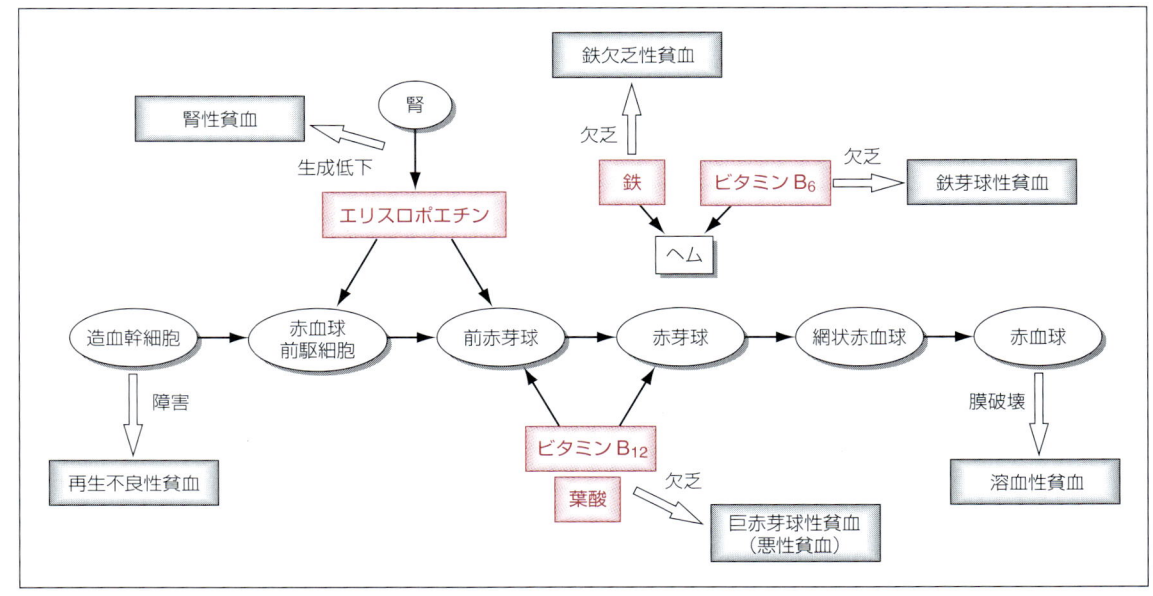

図 9-14　赤血球の分化・成熟と貧血の種類

による摂取量の低下）に，鉄欠乏性貧血が起こる．貧血のタイプの中では鉄欠乏性貧血が最も多い．
■**薬理作用・作用機序**　ヘモグロビンの合成に利用され，赤血球機能を回復させる．

a 鉄製剤

1）経口投与薬

硫酸鉄 ferrous sulfate，フマル酸第一鉄 ferrous fumarate，溶性ピロリン酸第二鉄 ferric pyrophosphate, soluble，クエン酸第一鉄ナトリウム sodium ferrous citrate がある．
■**適応**　鉄欠乏性貧血の再発防止には，血清鉄だけでなく，貯蔵鉄も正常化することが必要で，貧血が改善されても約 3 か月間は継続して投与する．
■**副作用**　消化器障害（悪心・嘔吐，食欲不振，腹痛，黒色便，急性大腸潰瘍，消化性潰瘍の悪化）などがある．

2）静注用薬

コンドロイチン硫酸・鉄コロイド chondroitin sulfate・iron colloid，シデフェロン cideferron，含糖酸化鉄 saccharated ferric oxide がある．
■**適応**　鉄欠乏貧血のうち，経口投与時の消化器系副作用が無視できない場合や，急いで貧血を改善する必要がある場合に用いる．
■**副作用**　ショック・アナフィラキシー様症状，骨軟化症，悪心・嘔吐，悪寒，発熱，発疹などが起こることがある．

図 9-15　鉄製剤解毒薬

b 鉄製剤解毒薬

デフェロキサミン deferoxamine がある（図 9-15）．
■**薬理作用・作用機序**　Fe^{3+} をキレートにより捕捉して，水溶性のフェリオキサミン B を形成する．Ca^{2+} よりも鉄に親和性が高い．
■**適応**　原発性および続発性ヘモクロマトーシスにおいて尿中への鉄排泄を増加させる．
■**副作用**　ショック・アナフィラキシー様症状，血管浮腫，水晶体混濁，夜盲，色覚異常，視野欠損，

霧視，視力低下，網膜色素変性，難聴などが起こることがある．

C 鉄剤と相互作用をする薬物

アスコルビン酸（ビタミンC）は第一鉄から第二鉄への酸化を防止し，吸収を増加させる．制酸薬は胃内のpHを上昇させ，鉄の吸収を阻害する．テトラサイクリン系抗生物質は鉄と難溶性のキレートを形成し，鉄剤，テトラサイクリン系抗生物質のいずれの吸収も阻害する．

2 巨赤芽球性貧血（悪性貧血）治療薬

ビタミンB_{12}製剤（シアノコバラミン）と葉酸は赤血球の分化・成熟に不可欠である．これらの欠乏によって正常な分化が阻害され，巨赤芽球が出現して貧血となる．なお，ビタミンB_{12}と葉酸は肝臓に多く貯蔵されている．一方，薬物の副作用としても巨赤芽球性貧血が起こりうるので注意が必要である（抗腫瘍薬：シタラビン，フルオロウラシル，メトトレキサート，メルカプトプリン，抗菌薬：サルファ剤，抗てんかん薬：フェニトイン，フェノバルビタール，プリミドン，抗リウマチ薬：オーラノフィン，利尿薬：トリアムテレンによる）．

1）ビタミンB_{12}およびその誘導体（図9–16）

シアノコバラミン cyanocobalamin，ヒドロキソコバラミン hydroxocobalamin（排泄が遅く持続性がある），メコバラミン mecobalamin（補酵素型），コバマミド cobamamide（補酵素型）がある（☞ 447頁）．

■**薬理作用・作用機序** ビタミンB_{12}を補給することにより，ビタミンB_{12}欠乏時にみられる悪性貧血などの症状の改善をもたらす．
■**適応** 巨赤芽球性貧血（悪性貧血）に伴う神経障害，吸収不全症候群などの改善，相対的ビタミンB_{12}欠乏時に用いる．
■**副作用** 過敏症，発疹，胃部不快感などが起こることがある．

2）葉酸（図9–16）

■**薬理作用・作用機序** ビタミンB_{12}製剤と併用されることが多く，赤血球の正常な形成を促進する（☞ 446頁）．
■**適応** 悪性貧血の補助療法など，葉酸欠乏症の予防・治療に用いられる．
■**副作用** 食欲不振，悪心，過敏症，浮腫，体重減少などが起こることがある．

3 鉄芽球性貧血治療薬（図9–17）

ビタミンB_6は，ヘム生合成の第1段階で$δ$アミノレブリン酸合成酵素の補酵素として作用することから，その不足によりヘモグロビン合成が阻害され，鉄芽球性貧血を起こす．

ピリドキサールリン酸エステル pyridoxal phosphate（活性型ビタミンB_6製剤），ピリドキシン pyridoxine（体内で活性型のピリドキサールリン酸エステルになって作用する）がある．

■**薬理作用・作用機序** ビタミンB_6欠乏患者に対してビタミンB_6を補給し，ヘモグロビン合成を促進させ，鉄芽球性貧血を改善する．
■**適応** ビタミンB_6欠乏症の予防・治療のほか，ビタミンB_6の欠乏による口角症，口唇炎，舌炎，湿疹，末梢神経炎，放射線障害などの治療に用いる．
■**副作用** 過敏症，悪心，食欲不振，注射部位疼痛，光線過敏症，手足のしびれ，知覚異常などが起こることがある．

4 腎性貧血治療薬（図9–18）

腎臓の血中酸素分圧が低下すると，腎傍糸球体細胞から造血因子であるエリスロポエチン（EPO）の産生が増加し，骨髄での造血幹細胞から赤血球への分化が促進して，赤血球産生が増加する．腎不全時には酸素分圧の低下に反応できなくなり，赤血球産生が低下して腎性貧血となる．

1）エポエチンアルファ，ベータ epoetin $α$, $β$

■**薬理作用・作用機序** エポエチンアルファおよびエポエチンベータは人エリスロポエチンの遺伝子組換え製剤であり，赤血球産生を増加させる．
■**適応** 透析施行中の腎性貧血，未熟児貧血，手

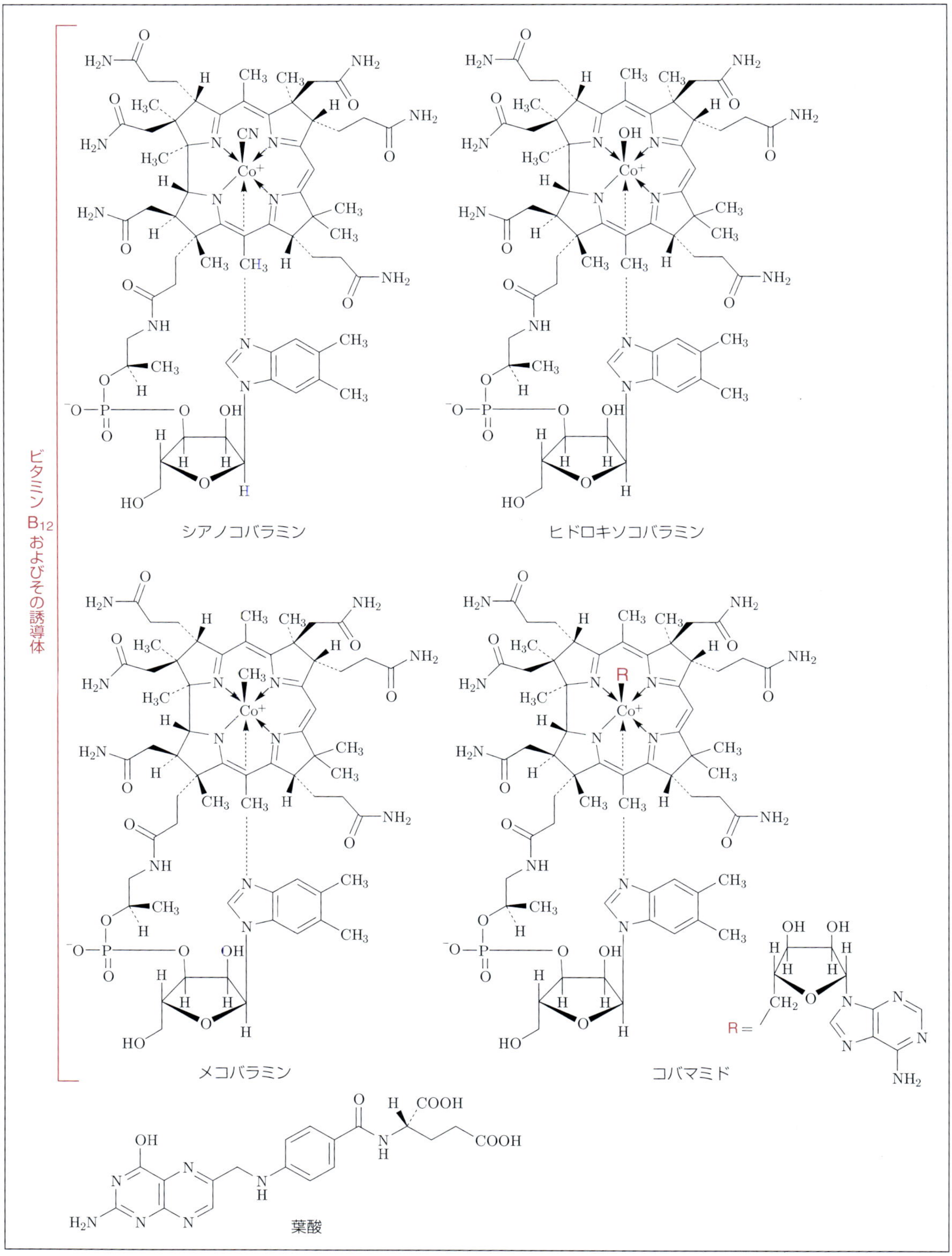

ビタミンB₁₂およびその誘導体

シアノコバラミン

ヒドロキソコバラミン

メコバラミン

コバマミド

葉酸

図 9-16 巨赤芽球性貧血（悪性貧血）治療薬

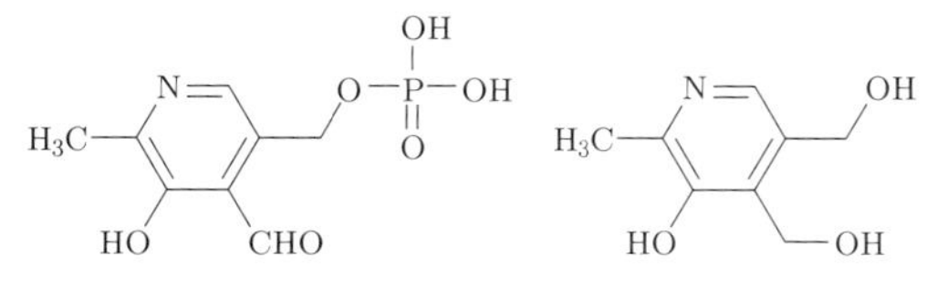

図 9-17 鉄芽球性貧血治療薬

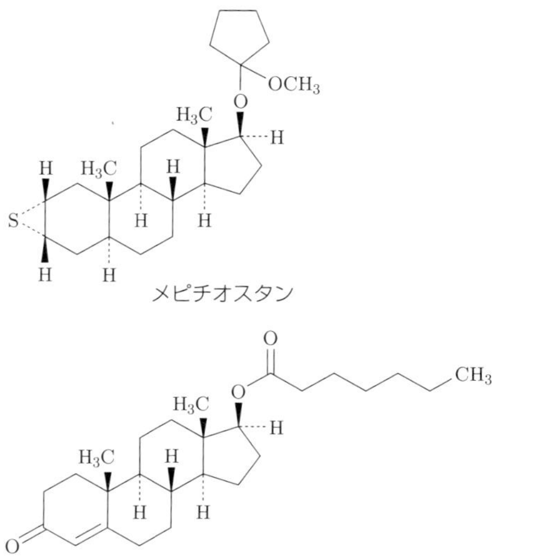

術前の自己血貯血や AIDS・がん患者の貧血に用いる．
■**副作用** ショック・アナフィラキシー様症状，高血圧性脳症，脳出血，脳梗塞，心筋梗塞，肺梗塞，肝機能障害，黄疸などがある．

2）メピチオスタン mepitiostane
■**薬理作用・作用機序** 抗エストロゲン薬で，乳がん治療薬としても用いられる．エリスロポエチン（エポエチンアルファ，ベータ）と同様に，骨髄に直接作用して赤芽球コロニー形成細胞を増加させ，貧血を改善する．
■**適応** 乳がん，透析施行中の腎性貧血に用いる．
■**副作用** 高 K^+ 血症，副腎不全，血小板減少，貧血，肝機能障害，腎機能障害などが起こることがある．

3）テストステロンエナント酸エステル testosterone enanthate
■**薬理作用・作用機序** 男性ホルモン剤であるが，EPO（エポエチンアルファ，ベータ）と同様に，骨髄に直接作用して赤芽球コロニー形成細胞を増加させ，貧血を改善する．
■**適応** 腎性貧血，再生不良性貧血，男子性腺機能不全に用いる．
■**副作用** 肝機能障害，多毛，月経異常，男性化現象，過敏症，脱毛，悪心・嘔吐などが起こることがある．

5 再生不良性貧血治療薬

再生不良性貧血は，造血幹細胞の量的異常あるいは骨髄の微小循環環境の障害により，赤血球，白血球および血小板の全ての血球が減少する貧血で

図 9-18 腎性貧血治療薬

ある．原因不明の特発性のもの（ある種の自己免疫疾患）や，放射線が原因のものに加えて，**抗がん剤**をはじめとする多くの薬物の副作用（表 9-3）として現れる続発性のものがある．顆粒球の減少による発熱や感染症の誘発，血小板減少による出血傾向がみられる．

1）副腎皮質ステロイド
デキサメタゾン dexamethasone，ベタメタゾン betamethasone，プレドニゾロン prednisolone，トリアムシノロンアセトニド triamcinolone acetonide，コルチゾン酢酸エステル cortisone acetate，パラメタゾン酢酸エステル paramethasone acetate，メチルプレドニゾロン methylprednisolone，ヒドロコルチゾン hydrocortisone がある（☞ 334 頁，内分泌・代謝の章も参照）．
■**薬理作用・作用機序** 免疫抑制作用によって自己免疫疾患としての再生不良性貧血を治療する．
■**適応** 副腎皮質ステロイドは多岐にわたる適応があり，再生不良性貧血はその 1 つである．
■**副作用** ☞ 334 頁，内分泌・代謝の章参照．

2）タンパク同化ステロイド，男性ホルモン
タンパク同化ステロイドとしてはメテノロン metenolone，ナンドロロンデカン酸エステル nan-

表 9-3 再生不良性貧血を副作用として起こす薬物

種類	薬物名
抗炎症薬	アスピリン，インドメタシン，ジクロフェナク，イブプロフェン，ナプロキセン，スリンダク，ピロキシカム
抗リウマチ薬	D-ペニシラミン，オーラノフィン，金チオリンゴ酸ナトリウム，ペニシラミン，サラゾスルファピリジン
痛風治療薬	コルヒチン，スルフィンピラゾン，プロベネシド，アロプリノール
ヒスタミン H_2 受容体遮断薬（抗潰瘍薬）	シメチジン，ラニチジン，ファモチジン，ロキサチジン
利尿薬	トリクロルメチアジド，ヒドロクロロチアジド，フロセミド，アセタゾラミド
抗精神病薬	クロルプロマジン，チオリダジン，フルフェナジン
抗てんかん薬	カルバマゼピン，フェニトイン，プリミドン，トリメタジオン，エトスクシミド，ゾニサミド
経口糖尿病治療薬	トルブタミド，クロルプロパミド，アセトヘキサミド，トラザミド，グリメピリド
抗甲状腺薬	チアマゾール，プロピルチオウラシル
抗菌薬	クロラムフェニコール，リンコマイシン，サルファ剤（スルファメトキサゾール，スルファモノメトキシンなど）
その他	クロルフェニラミン，チクロピジン，スルピリン，ベスナリノン，ジドブジンなど

drolone decanoate が，男性ホルモンとしてはテストステロンエナント酸エステル testosterone enanthate がある．

■**薬理作用・作用機序** 造血幹細胞への直接的な刺激により造血を促進する．ヘム合成を促進し，腎臓での EPO 産生を促進する．なお，効果発現までに数か月を要する．

■**適応** 再生不良性貧血による骨髄の消耗状態，骨粗鬆症，乳腺症，低身長症，慢性腎疾患，悪性腫瘍，手術後などの著しい消耗状態に用いる．

■**副作用** 嗄声，肝機能障害，男性化現象，過敏症，悪心・嘔吐などが起こることがある．

3）免疫抑制薬

シクロスポリン ciclosporin，抗ヒト胸腺細胞ウマ免疫グロブリン，抗ヒトTリンパ球ウサギ免疫グロブリンがある（図 9-19）．

■**薬理作用・作用機序** シクロスポリンはカルシニューリンの阻害により，グロブリン製剤は直接作用して，造血幹細胞の分化・増殖を阻害するTリンパ球の作用を抑制する．異種動物タンパク質製剤はアレルギーが起こることから，一度しか使用できない．なお，投与後3～6か月から効果が発現する．

■**適応** 重症，中等症の再生不良性貧血に使用する．

■**副作用** シクロスポリンには腎機能障害，肝機能障害，中枢神経障害，感染症，急性膵炎，血栓性微小血管障害，溶血性貧血，横紋筋融解症などがある．免疫グロブリン製剤にはショック・アナフィラキシー様症状，感染症，間質性肺炎，肺水腫，血小板減少，出血傾向などが起こることがある．

6 溶血性貧血治療薬

溶血性貧血は，自己免疫疾患や薬物の副作用などによって赤血球膜が破壊されて溶血が起こり，赤血球が減少する病態をよぶ．

1）糖質コルチコイド

プレドニゾロン，デキサメタゾンなどがある．

自己免疫の抑制により効果を示す．前項 5「再生不良性貧血治療薬」1）副腎皮質ステロイドを参照（☞ 303 頁）．

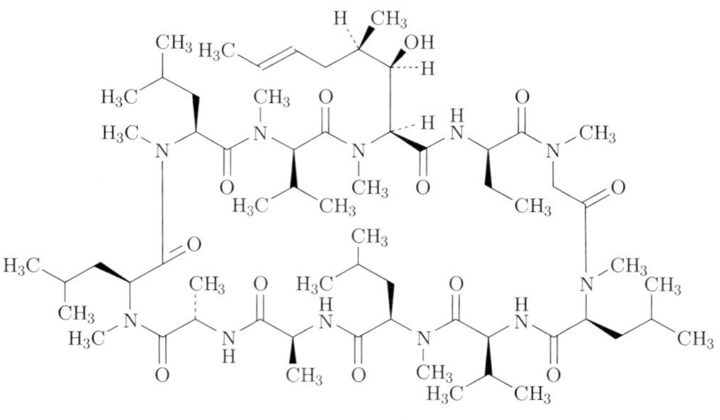

図 9-19　免疫抑制薬

7　白血球減少症治療薬

　骨髄移植，抗腫瘍薬の投与，放射線治療，感染症，再生不良性貧血，白血病などによって発症し，循環血中の白血球数が 4000/mm^3 以下のものを白血球減少症とよび，感染症にかかりやすくなる．

1）顆粒球コロニー刺激因子（granulocyte colony-stimulating factor: G-CSF）

　フィルグラスチム filgrastim，レノグラスチム lenograstim，ナルトグラスチム nartograstim がある．

■**薬理作用・作用機序**　いずれも遺伝子組換えヒト G-CSF 製剤で，顆粒球系前駆細胞に働き，分化・増殖を促進する．骨髄内の好中球プールから末梢血中への好中球の動員を引き起こし，末梢好中球を増加させる．なお，フィルグラスチムは大腸菌を用いて，レノグラスチムはチャイニーズハムスター卵巣細胞を用いて産生したヒト遺伝子組換え体で，ナルトグラスチムはヒト G-CSF の N 末端配列を一部改変したものである．

■**適応**　骨髄移植時，がん化学療法時，再生不良性貧血，免疫抑制薬の使用時などの好中球減少に用いる．

■**副作用**　ショック・アナフィラキシー様症状，間質性肺炎，急性呼吸窮迫症候群などが起こることがある．

2）単球/マクロファージコロニー刺激因子（monocyte/macrophage colony-stimulating factor: M-CSF）

①ミリモスチム mirimostim

■**薬理作用・作用機序**　ヒト尿から精製した M-SCF 製剤で，二量体からなる糖タンパク質である．単球/マクロファージ系前駆細胞に作用して分化・増殖を促進するとともに，単球/マクロファージに作用して G-CSF や顆粒球/マクロファージコロニー刺激因子（GM-CSF）を産生させ，白血球を増加させる．

■**適応**　骨髄移植後の顆粒球増加，卵巣がんや急性骨髄性白血病ならびにそれらの化学療法による顆粒球減少時に用いる．

■**副作用**　ショック・アナフィラキシー様症状，発熱，全身倦怠感，発疹，呼吸困難などが起こることがある．

3）ロムルチド romurtide（図 9-20）

■**薬理作用・作用機序**　ムラミルジペプチド誘導体で，単球・マクロファージを活性化して CSF やインターロイキン-1（IL-1）などの産生を促す．CSF の作用により前駆細胞の分化・増殖が促進する．

■**適応**　放射線療法による白血球減少症に用いられていたが，現在は使用されていない．

■**副作用**　発疹，発熱，全身倦怠感，肝機能障害，食欲不振，悪心・嘔吐などが起こることがある．

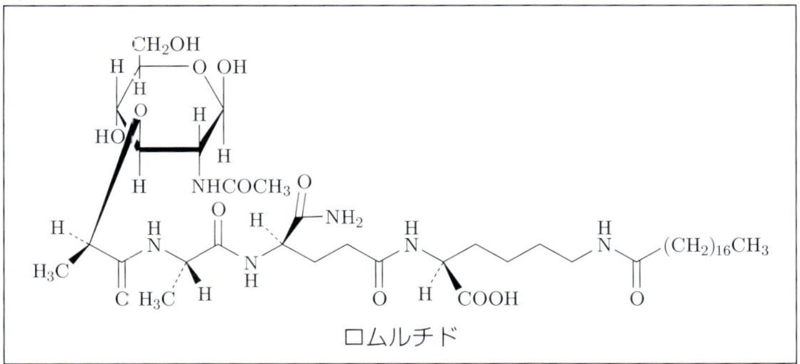

図 9-20　白血球減少症治療薬

E 輸液

輸液とは，点滴静注によって水分，電解質，栄養分を投与するもので，水電解質異常の補正を目的とするものと，経口摂取ができない場合の体液恒常性維持を目的とするものがある（表 9-4）．

1 電解質輸液

複合電解質輸液と単一電解質輸液に分けられ，複合電解質輸液はさらに等張電解質輸液と低張電解質輸液に分けられる．低張電解質輸液は電解質濃度が血清より低いので低張とよばれるが，実際には糖質が添加されていて等張か高張になっている．

2 栄養輸液

1) 糖質輸液

詳細は表 9-4 参照．

2) アミノ酸輸液

末梢用（3～5％），IVH 用（10～12％）などが用いられる．**必須アミノ酸と非必須アミノ酸はほぼ同量含まれている．分岐鎖アミノ酸**（バリン，ロイシン，イソロイシン）は主に筋肉や脂肪で代謝され，低エネルギー時のエネルギー産生源となる．肝不全用には，分岐鎖アミノ酸の比率が高く，芳香族アミノ酸や含硫アミノ酸比率が低いものを用いる．腎不全用には，必須アミノ酸にヒスチジンを加えたものを用いる．

3) 脂肪輸液

詳細は表 9-4 参照．

3 血漿増量薬（膠質輸液）

膠質浸透圧を維持し，循環血流量を確保するために使用する．

詳細は表 9-4 参照．

4 経中心静脈高カロリー輸液（IVH）

中心静脈までカテーテルを挿入し，生体に必要な全ての栄養素を投与する方法で，完全静脈栄養法（total parenteral nutrition: TPN）あるいは高カロリー輸液法ともよばれる．1日に 1000 kcal 以上のエネルギー補給が必要な場合に行う．なお，ビタミン B_1 欠乏による代謝性アシドーシスが発現しやすい．

▶参考文献
1) Brunton LL, Lazo JS, Parker KL, et al (eds): Goodman & Gilman's The Pharmacological Basis of Therapeutics. 11th ed., McGraw-Hill, 2005
2) 水島 裕（編）：今日の治療薬―解説と便覧．南江堂，2007
3) 日本医薬情報センター（編）：JAPIC 日本の医薬品構造式集．2007

（中畑則道）

表 9-4 輸液の種類

大分類	小分類	輸液名	特徴
電解質輸液	等張液	生理食塩液 ブドウ糖加生理食塩液 リンゲル液 ブドウ糖加リンゲル液 乳酸リンゲル液 ブドウ糖加乳酸リンゲル液 ソルビトール加乳酸リンゲル液 マルトース加乳酸リンゲル液 デキストラン 40・乳酸リンゲル液 ブドウ糖加酢酸リンゲル液	低張性脱水，等張性脱水，腎前性急性腎不全，ショックなどに用いる．Na^+ 含量が高いので，浮腫，肺水腫，高血圧，心不全に注意する なお，重症肝不全，低酸素血症などで乳酸代謝障害があり，乳酸アシドーシスの危険があるときには，乳酸を含む輸液は使用しない
	低張液	開始液（1 号液）	乳酸リンゲル液を 2/3 に薄めたもので，K^+ は含まない．腎前性急性腎不全，病態不明時に用いる
		脱水補給液（2 号液）	Na^+，Cl^- 濃度は 1 号液と同様で，K^+ を含む点が異なる．総電解質濃度は最も高く，低張性脱水に用いる．高 K^+ 血症には使用しない
		維持液（3 号液）	Na^+，Cl^- 濃度は乳酸リンゲル液の 1/2～1/3 で，高張性脱水，維持輸液に用いる．K^+ を含むので高 K^+ 血症や腎障害には用いない
		術後回復液（4 号液）	3 号液から K^+ を除き，Na^+ をさらに減らしたもので，手術後，尿量が少ない場合などに水分や電解質を維持する目的や，高 K^+ 血症，腎障害に用いる
	単一成分液	Na^+ 剤	低 Na^+ 血症に使用する
		K^+ 剤	K^+ の補給が経口でできない場合や低 K^+ 血症に使用する
		Ca^{2+} 剤	急性の低 Ca^{2+} 血症によるテタニーに使用する
		P 剤	P の補正に使用する
		Mg^{2+} 剤	Mg^{2+} の補正に使用する
		pH 補正液（アルカリ化）	代謝性アシドーシスに使用する
		pH 補正液（酸性化）	高度な低 Cl^- 性アルカローシスに使用する
栄養輸液	糖質	ブドウ糖（5～70%）	5%ブドウ糖は等張である
		果糖（5～50%） キシリトール（5～50%） ソルビトール（5%） マルトース（10%）	組織の取り込みにインスリンを必要としないので，糖尿病患者にも適する．ソルビトールは肝臓で酸化されて果糖になり，マルトースは 2 分子のブドウ糖になる
	アミノ酸	末梢用（3～5%） IVH 用（10～12%）	必須アミノ酸，非必須アミノ酸の混合液である．分岐鎖アミノ酸（バリン，ロイシン，イソロイシン）は低エネルギー時のエネルギー産生源になるとともに，窒素バランスを改善する
	脂質	脂肪乳剤（10%，20%）	カロリー補給や必須脂肪酸補給に用いる．主成分は大豆油で，リノール酸とリノレイン酸を含んでいる．乳化剤として卵黄リン脂質あるいは大豆レシチン，等張補正用にグリセリンを含有する
膠質輸液（血漿増量薬）		デキストラン 40	出血時および血液体外循環における血液の希釈をし，血小板機能を抑制する
		デキストラン 70	子宮検査時の灌流液として用いる
		ヒドロキシエチルデンプン修飾ゼラチン液	出血時および血液体外循環における血液の希釈を行う
経中心静脈高カロリー輸液（IVH）		IVH 基本液	高濃度糖質（開始時は 20%前後），高濃度アミノ酸，主要電解質を含んだもの
		総合ビタミン剤	IVH 基本液に水溶性/脂溶性のビタミンを混合する
		微量元素製剤	IVH 基本液に亜鉛，鉄，銅，マンガン，ヨウ素を混合する

10 感覚器（眼科用薬）

　感覚器は，ヒトの体に加えられた刺激を情報として受け入れる器官である．特に眼からはヒトの日常生活に必要な情報の8割以上が取り込まれており，生活を営むうえで必要不可欠な器官である．
　本章では，まず眼の構造と機能について概略を解説するとともに，一般的な点眼薬について概説し，さらに白内障，緑内障およびアレルギー性結膜炎の病態と治療薬について解説する．

で構成される眼球壁に囲まれている．強膜の内側には中膜である脈絡膜と毛様体，内膜である網膜がある．眼球内は，虹彩，水晶体，水晶体の支持組織である毛様体小帯〔チン（Zinn）小帯〕および眼球の大部分を占める硝子体などから構成されている．また，虹彩，毛様体および脈絡膜を総称して，ぶどう膜という．

A 眼の構造と機能

1 眼の構造

　眼は，眼球とこれに付属する眼筋，眼瞼および涙器でできている．図10-1は眼の構造，特に眼球の構造を示したものである．眼球は角膜と強膜

2 眼球組織の機能

a 角膜

　角膜は無血管で透明な組織であり，外界の像を眼内に取り入れる機能をもつ．神経線維は豊富に分布し，角膜に接触するものがあると角膜反射が起こり，すぐに眼を閉じる．

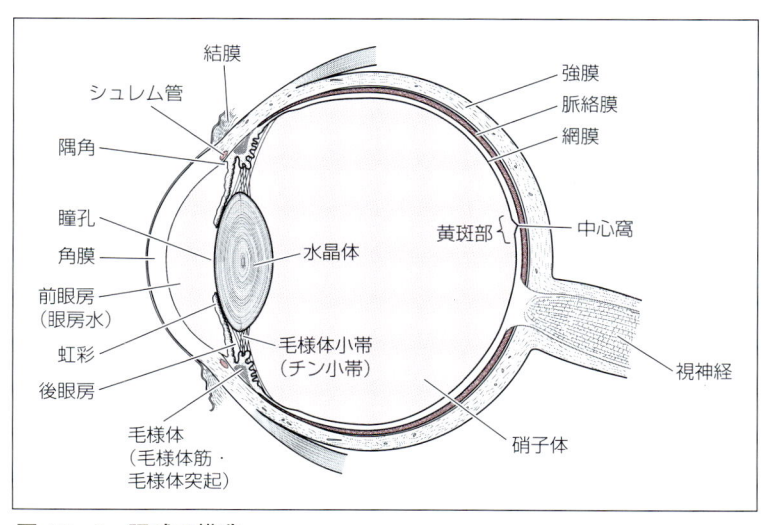

図10-1　眼球の構造

b 虹彩

虹彩は茶目に相当する部分である．虹彩の中央には瞳孔があり，眼に入る光量を調節している．瞳孔の周囲には**瞳孔括約筋**と**瞳孔散大筋**がある．

c 毛様体

毛様体は水晶体および**チン小帯**と連結し，水晶体の厚みを変えてピントを調節している．また，眼房水の産生と眼圧の維持に寄与している．

d 水晶体

水晶体は凸レンズで，外界の像を網膜に結ばせる役割を担っている．水晶体の屈折力は可変であり，例えば，近くを見るときには水晶体は膨らむというように，自動的に焦点を合わせている．

e 網膜

網膜は眼球の最も内側にあり，視覚伝導路の起点である．網膜には光受容細胞が2種類あり，光の強弱を感知する**桿体細胞**と，色を感知する**錐体細胞**が密集している．

B 点眼薬

1 散瞳薬，縮瞳薬

眼には**瞳孔括約筋，瞳孔散大筋，毛様体筋**といった平滑筋が存在し，光量調節や焦点調節に関与している．図10-2に眼の平滑筋の神経支配と薬物の作用を示す．

a 散瞳薬

1）交感神経刺激薬

虹彩の瞳孔散大筋は交感神経に支配されている．そして，瞳孔散大筋にはアドレナリンα受容体，特にα_1受容体が存在する．フェニレフリン phenylephrine，アドレナリン adrenaline（エピネフリン epinephrine）は虹彩の瞳孔散大筋に存在するアドレナリンα_1受容体に結合し，**瞳孔散大筋を収縮**させることにより散瞳を引き起こす．

2）副交感神経遮断薬

虹彩の瞳孔括約筋は副交感神経に支配されている．アトロピン atropine，シクロペントラート cyclopentolate，トロピカミド tropicamide は虹彩の瞳孔括約筋に存在するムスカリン受容体を遮断し，**アセチルコリンによる縮瞳作用を競合的に遮断**することにより散瞳を引き起こす．

アトロピンは作用が持続する（7～10日間）ため，屈折異常の検査や術後の炎症抑制の目的で用いる．しかしながら，アトロピンは眼圧を上昇させるので，緑内障の患者には禁忌である．

シクロペントラートはアトロピンより作用の持続が短く（2～3日間），主に屈折検査に用いる．シクロペントラートも副作用として眼圧を上昇させる．

トロピカミドは作用時間が短時間（8時間程度の持続）なので，主に短時間の散瞳や調節麻痺の治療に用いられる．トロピカミドも副作用として眼圧を上昇させる．

b 縮瞳薬

副交感神経刺激薬（直接型および間接型）が**虹彩の瞳孔括約筋を収縮**させることにより，縮瞳を引き起こす．この作用機序としては，①瞳孔括約筋に存在するムスカリン受容体を直接的に刺激する機序と，②コリンエステラーゼ阻害作用により間接的に刺激する機序が考えられる．

1）ピロカルピン pilocarpine

■**薬理作用** ムスカリン受容体に結合することにより瞳孔括約筋を収縮させ，縮瞳を引き起こす．その作用は4～8時間持続する．眼房水を流出させて眼圧を低下させるので，緑内障治療薬としても用いられる．

■**副作用** 白内障，過敏症，瞳孔癒着などがある．

2）フィゾスチグミン，ジスチグミン，エコチオパート

フィゾスチグミン physostigmine およびジスチグミン distigmine は可逆的，エコチオパート ecothiopate は非可逆的なコリンエステラーゼ阻

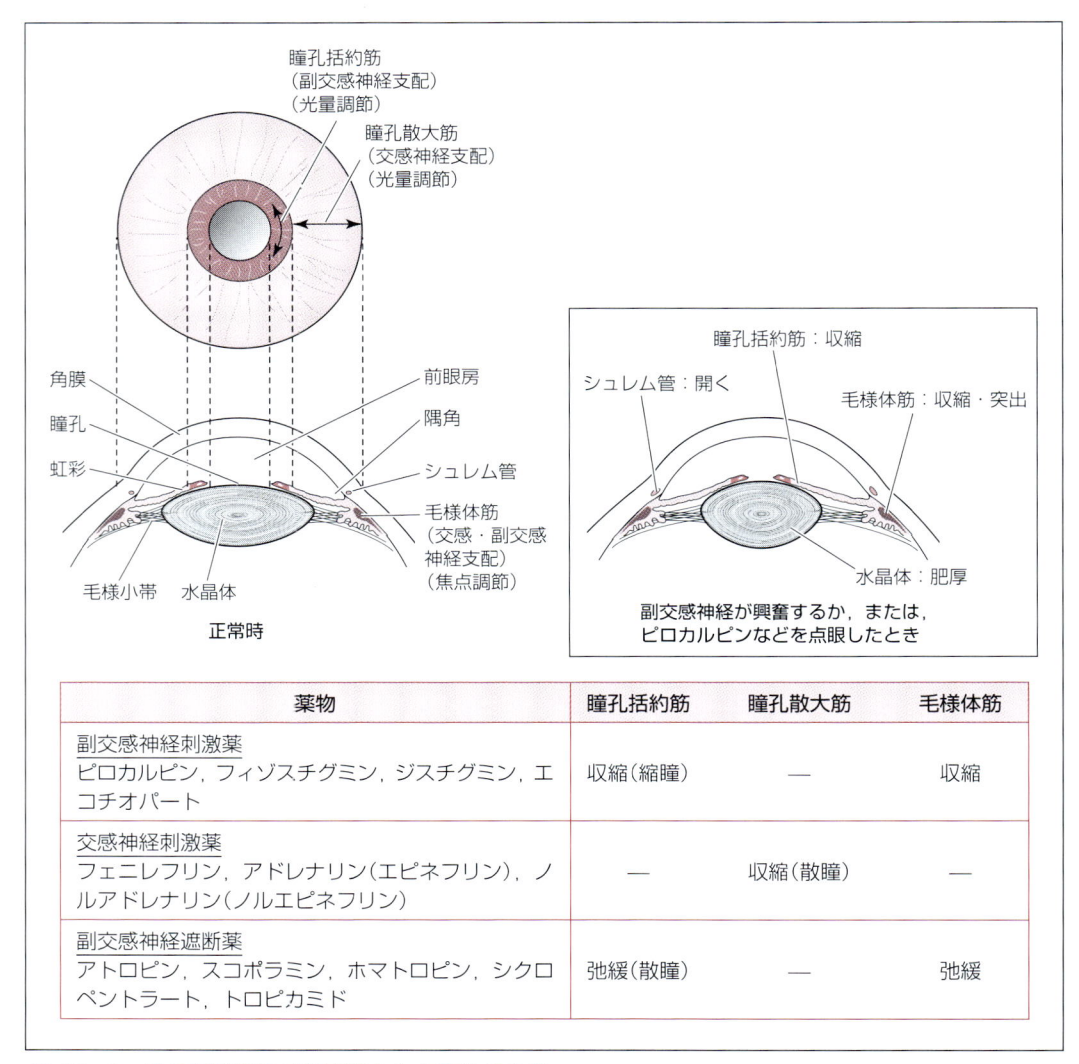

図10-2 眼の平滑筋の神経支配と主な薬物の作用

薬物	瞳孔括約筋	瞳孔散大筋	毛様体筋
副交感神経刺激薬 ピロカルピン,フィゾスチグミン,ジスチグミン,エコチオパート	収縮(縮瞳)	—	収縮
交感神経刺激薬 フェニレフリン,アドレナリン(エピネフリン),ノルアドレナリン(ノルエピネフリン)	—	収縮(散瞳)	—
副交感神経遮断薬 アトロピン,スコポラミン,ホマトロピン,シクロペントラート,トロピカミド	弛緩(散瞳)	—	弛緩

害薬である．白内障，眼圧上昇などの副作用が強い．

2 局所麻酔薬

いずれも**表面麻酔薬**として用いられる（☞109頁）．

1) リドカイン lidocaine

主に点眼麻酔で，前眼部手術や結膜下への注射に使用される．点眼後，1～2分で効果が現れ，30分程度持続する．

2) オキシブプロカイン oxybuprocaine

主に眼内圧測定などといった前眼部接触性検査機器を用いるときに使用される．点眼後，10～20秒で効果が現れ，15分程度持続する．

3 抗菌薬

1) ニューキノロン系抗菌薬

オフロキサシン ofloxacin，レボフロキサシン levofloxacin，ノルフロキサシン norfloxacin，ロメフロキサシン lomefloxacin といったニューキノロン系薬物は，細菌の DNA 合成あるいは DNA gyrase（DNA ジャイレース）に作用し，DNA の複製を阻害することにより殺菌作用を示す．結膜炎，

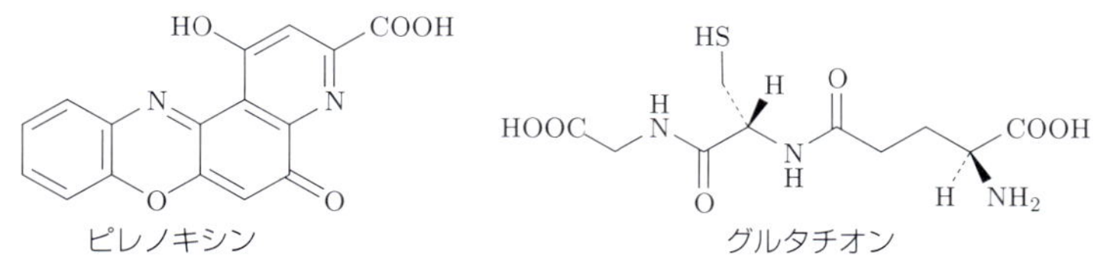

図10-3　白内障治療薬

角膜炎，眼瞼炎，涙嚢炎などに用いられる（☞351頁，化学療法薬と抗感染症薬の章参照）．

2）アミノグリコシド系抗生物質

ゲンタマイシン gentamicin やジベカシン dibekacin といった抗生物質も，上記ニューキノロン系抗菌薬と同等の目的で用いられる．

4 角膜治療薬

角膜表層の保護，角膜炎，乾性角膜などに用いる．**コンドロイチン硫酸ナトリウム** sodium chondroitin sulfate は角膜表層の保護に適応される．**フラビンアデニンジヌクレオチド** flavin adenine dinucleotide は補酵素型ビタミン B_2 で，ビタミン B_2 欠乏または代謝障害が関与する角膜炎，眼瞼炎に用いられる．**ヒアルロン酸ナトリウム** hyaluronate sodium は，シェーグレン（Sjögren）症候群に伴う角結膜上皮障害や，術後の角結膜上皮障害に用いられる．

5 血管収縮薬

ナファゾリン naphazoline，**テトラヒドロゾリン** tetrahydrozoline，**オキシメタゾリン** oxymetazoline は**アドレナリン α 受容体刺激薬**で，結膜や角膜の血管を収縮させて充血や腫脹を改善する．表在性の充血に点眼で用いられる．副作用として，過敏症，血圧変動，反応性充血などがある．

C 白内障

1 病態生理

白内障とは，水晶体のタンパク質の変性により，**水晶体が混濁して視力が障害される**疾患である．臨床的に最も多いのは，加齢による老人性白内障である．その他の原因としては，遺伝，外傷，電磁波（紫外線，赤外線，放射線），薬物（ステロイドなど），アトピー，糖尿病，炎症などが挙げられる．

水晶体の混濁の機序は不明であるが，トリプトファンなどの代謝異常によって生じるキノン体（キノイド物質）が，水晶体の水溶性タンパク質と結合し，変性・不溶化させるためと考えられている．

白内障治療薬は，老人性白内障の進行予防のために用いられる．現在，いったん混濁した水晶体を透明にする薬はないので，手術による水晶体の交換という方法がとられている．

2 白内障治療薬（図10-3）

1）ピレノキシン pirenoxine
■**薬理作用**　眼の水晶体のタンパク質変性防止作用のほか，抗酸化作用やアルドース還元酵素阻害作用をもつ．初期老人性白内障に用いる．
■**作用機序**　キノン体と水晶体タンパク質との結合を競合的に阻害することにより凝集を抑制し，水晶体の混濁の進行を防止する．
■**副作用**　表層角膜炎，眼瞼炎，結膜充血，刺激感などがある．

2）グルタチオン glutathione
■**薬理作用**　白内障の進行を防止する作用をもつ．

初期老人性白内障，角膜潰瘍，角膜上皮剝離，角膜炎に用いる．

■**作用機序** 白内障の発症に先行して，水晶体のグルタチオン含量が低下するといわれている．グルタチオンは水晶体タンパク質分子内にある SH 基の酸化を抑制して，タンパク質の凝集を阻止し，白内障の進行を防止する．

■**副作用** 刺激感，瘙痒感，結膜充血などがある．

D 緑内障

1 病態生理

a 眼房水と眼圧

水晶体，硝子体，角膜などの眼内組織に栄養を供給するのが**眼房水**である．眼房水は主に毛様体突起上皮細胞で産生され，後眼房から瞳孔を経て前眼房に達した後，隅角より線維柱帯を通ってシュレム(Schlemn)管に入り，眼外の静脈系に流出する．この眼房水の循環を維持しているのが**眼圧**であり，正常眼圧は 10〜21 mmHg である．

b 緑内障

緑内障とは，健常眼圧(各個人に適した眼圧)を超えて眼圧が上昇し，視野や視力などの視機能に障害をきたす疾患である．以前は，緑内障の定義において高眼圧(21 mmHg 以上)が必須条件であった．しかしながら，近年，眼圧が正常眼圧範囲内にあっても視機能に障害をきたす(正常眼圧緑内障)ことが明らかとなり，定義も変化してきている．

緑内障の発症機序としては，高眼圧により視神経が機械的に圧迫を受けて発症する機械説，網膜の血流が悪くなることによって発症する循環障害説，視力に関与する神経が遺伝的に死滅して発症する神経障害説などが挙げられる．現段階では，これらの原因が複合的に関与して発症すると考えられている．

表 10–1 緑内障の分類

緑内障の分類	特徴
I．原発緑内障 　1) 原発開放隅角緑内障	最も一般的な病型．隅角は開放しているが，線維柱帯からシュレム管への眼房水流出抵抗が増大し眼圧の上昇が引き起こされる．無症状に病状が進行するので，たまたまみつかることが多い
2) 原発閉塞隅角緑内障	突発型．隅角が虹彩根部によって閉塞されるため，眼圧の上昇が引き起こされる．視力障害，頭痛，眼痛，悪心・嘔吐などの自覚症状がみられ，一夜にして失明する場合もある
II．続発緑内障	ぶどう膜炎(虹彩，毛様体，脈絡膜で構成)，糖尿病性網膜症，高血圧症などの疾患によって生じた緑内障である．ステロイドなどの薬物によって発症する場合もある
III．先天緑内障	新生児において，隅角の発育異常により眼房水流出障害が起こり，眼圧が上昇することがある

c 緑内障の分類

眼圧を上昇させる第 1 の要因は眼房水の量の増加で，眼房水の産生過剰あるいは排出障害のいずれによっても眼圧は上昇する．緑内障は，眼圧上昇の原因によって原発性，続発性，先天性に分類され，さらに原発性は隅角の状態により開放隅角と閉塞隅角に分類される．**表 10–1** に緑内障の分類とそれぞれの特徴を示す．

d 緑内障治療薬(図 10–4)

原発開放隅角緑内障および正常眼圧緑内障においては薬物治療が主で，原発閉塞隅角緑内障や先天緑内障では手術が行われる．緑内障治療薬の眼圧低下機序としては，①眼房水の産生を減少させる機序と，②眼房水の流出を促進して流出抵抗を減少させる機序が考えられる．表 10–2 に緑内障治療薬の分類を示す．

1) アドレナリン β 受容体遮断薬

■**薬理作用・作用機序** 眼房水の産生を減少させることにより眼圧を低下させる．瞳孔径や焦点調節には影響を与えないため使いやすい．現在，原

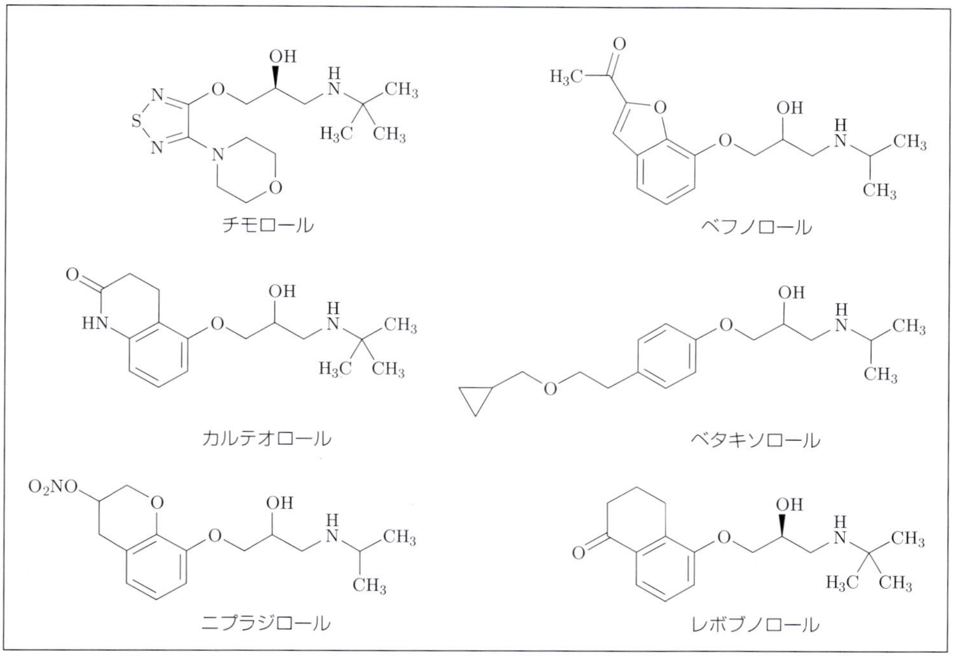

図 10-4 アドレナリン β 受容体遮断薬

表 10-2 緑内障治療薬の分類

分類	薬物名
Ⅰ．眼房水の産生抑制	
1）アドレナリン β 受容体遮断薬	チモロール，ベフノロール，カルテオロール，ベタキソロール，ニプラジロール，レボブノロール
2）交感神経刺激薬	アドレナリン（エピネフリン），ジピベフリン
3）炭酸脱水酵素阻害薬	ドルゾラミド，アセタゾラミド，メタゾラミド
Ⅱ．眼房水の流出促進	
1）副交感神経刺激薬	ピロカルピン，エコチオパート
2）プロスタグランジン誘導体	イソプロピルウノプロストン，ラタノプロスト

発開放隅角緑内障および正常眼圧緑内障の第 1 選択薬とされている．

　チモロール timolol，ベフノロール befunolol，カルテオロール carteolol，ベタキソロール betaxolol は β 受容体遮断作用のみをもつ．ただし，ベフノロールとカルテオロールは内因性交感神経興奮作用（β 受容体刺激作用：ISA）をもつ薬物であり，ベタキソロールは β_1 受容体選択的遮断薬である．また，ニプラジロール nipradilol は血管拡張作用を併せもち，レボブノロール levobunolol は β 受容体遮断作用と α 受容体遮断作用を併せもつ．

■副作用　β 受容体遮断薬の作用は全身に及ぶ可能性があるので，気管支ぜん息や心疾患を併発している患者には禁忌である．そのほか，気管支痙れん，呼吸困難，呼吸不全などがある．

2）交感神経刺激薬（図 10-5）

■薬理作用・作用機序　アドレナリン（エピネフリン）とエピネフリンのプロドラッグのジピベフリン dipivefrin は α 受容体刺激作用と β 受容体刺激作用をもつ．α 受容体刺激作用により血管は収縮し，毛様体動脈血流量が減少するため，眼房水の産生は低下する．また，β 受容体刺激作用によりシュレム管は拡張し，眼房水の流出は促進する．アドレナリンは眼房水の産生促進作用も有し，そのために後眼房の圧を高め，隅角を閉塞させることがある．アドレナリンは急性閉塞隅角緑内障発作を引き起こす可能性があるので，隅角が狭い患者や前眼房が浅い患者には禁忌である．ジピベフリンは角膜透過性がよく，低濃度で効果を発現し，副

図 10-5　交感神経刺激薬

図 10-6　炭酸脱水酵素阻害薬

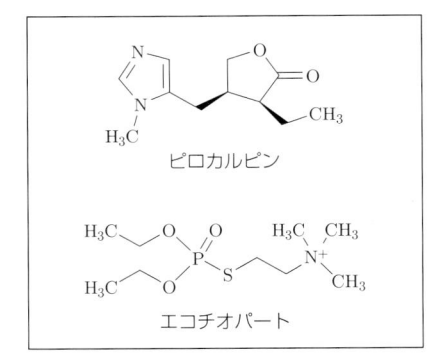

図 10-7　副交感神経刺激薬

を軽減し，角膜透過性をよくしたものがドルゾラミドである（☞274頁）．
■**副作用**　疼痛，異物感，瘙痒感などがある．

4）副交感神経刺激薬（図 10-7）

■**薬理作用・作用機序**　コリン作動薬のピロカルピンとコリンエステラーゼ阻害薬のエコチオパートは，ムスカリン受容体を刺激することにより毛様体筋を収縮させる．そのためシュレム管は拡張し，眼房水の流出が促進され，眼圧が低下する．また，瞳孔括約筋が収縮するため，隅角の虹彩容積の減少，虹彩緊張度の上昇，虹彩厚の減少などが引き起こされ，隅角が開口することがある．

5）プロスタグランジン誘導体（図 10-8）

■**薬理作用・作用機序**　イソプロピルウノプロストン isopropyl unoprostone は $PGF_{2\alpha}$ の代謝物誘導体で，シュレム管からの眼房水流出を促進して眼圧を低下させる．また，$PGF_{2\alpha}$ 誘導体であるラタノプロスト latanoprost は，ぶどう膜強膜流出経路からの眼房水流出を促進する．プロスタグランジン誘導体は視覚調節機能には影響を及ぼさない．
■**副作用**　結膜充血，眼刺激性などがある．

6）ブナゾシン bunazosin

■**薬理作用・作用機序**　α_1 受容体選択的遮断薬で，眼局所の α_1 受容体を選択的に遮断することで眼圧を低下させる．瞳孔径にはほとんど影響を及ぼさない．
■**副作用**　眼瞼炎，角膜上皮障害，結膜充血などがある．

作用が少ない．
■**副作用**　心悸亢進，頭痛，悪心・嘔吐などがある．

3）炭酸脱水酵素阻害薬（図 10-6）

■**薬理作用・作用機序**　毛様体上皮細胞の炭酸脱水酵素を特異的に阻害し，眼房水の産生を減少させることにより眼圧を低下させる．全身的な副作用は比較的少ない．ドルゾラミド dorzolamide，アセタゾラミド acetazolamide，メタゾラミド methazolamide があり，アセタゾラミドによる副作用

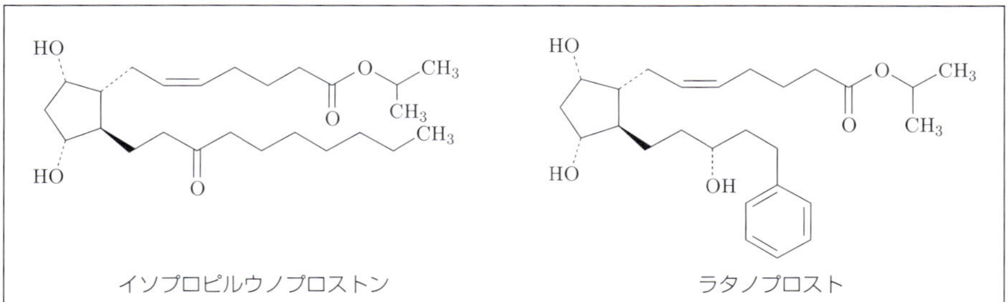

イソプロピルウノプロストン　　　　ラタノプロスト

図 10-8　プロスタグランジン誘導体

7) 高浸透圧薬

グリセリン glycerin，イソソルビド isosorbide，D-マンニトール D-mannitol は血漿浸透圧を上昇させ，血漿と眼房水との間に浸透圧勾配を形成して，眼房水の産生を抑制する．高張液を点滴静注で用いる．

E アレルギー性結膜炎治療薬

通常，抗アレルギー薬あるいは抗ヒスタミン薬を点眼で用いる．抗アレルギー薬としては，クロモグリク酸ナトリウム sodium cromoglicate，アンレキサノクス amlexanox，ケトチフェン ketotifen，ペミロラスト pemirolast，トラニラスト tranilast などがあり，抗ヒスタミン薬としては，強力な H_1 受容体選択的遮断薬であるレボカバスチン levocabastine がある（☞ 161 頁，抗アレルギー薬の項参照）．

（小池勝夫）

11 内分泌・代謝

A 内分泌系の機能

1 ホルモンの発見

　どの学問分野もそうであるように，内分泌学に関する学術的な体系も地道な研究の積み重ねとその中の際立った研究がブレークスルーとなって築かれたものである．そのようなブレークスルーとなった研究の中でも，イギリスの生理学者であるベイリス（W.M. Bayliss）とスターリング（E.H. Starling）によって行われた実験は特に際立っており，1902年に発表された彼らの研究によって内分泌学が始まったといわれている．

　胃の消化物が十二指腸に達すると，膵臓から炭酸水素ナトリウム（$NaHCO_3$）を含む膵液が分泌される．当時は胃消化物中の塩酸が小腸の神経終末を刺激するためと考えられていた．すなわち，神経終末の刺激は反射系を刺激し，塩酸を中和する炭酸水素ナトリウムを含む膵液を分泌するというものである．ベイリスとスターリングは非常に注意深く小腸を支配している神経を削除してこれらの実験を繰り返し，塩酸は神経の関与がない状態でも膵液を分泌することを証明した．彼らは，この効果は塩酸によって刺激を受けた小腸の細胞がある化学物質を産生し，この化学物質が血行を介して膵臓の細胞に運ばれたと想定した．この仮説を証明するため，彼らは小腸切片の表面の細胞を掻き取り，酸で処理後に破砕して得た抽出液を血液中に投与した．その結果，膵臓が膵液を分泌し始めることが観察できた．まさしく，小腸の細胞が膵臓を刺激する化学物質を産生していることを示している．ベイリスとスターリングはこの神秘的な化学物質は膵臓の分泌を促進できたので"セクレチン"と命名した．この名称は現在でも使われている．彼らは塩酸によるpH低下がホルモン産生細胞（現在では十二指腸粘膜に分布するS細胞であることがわかっている）を刺激してホルモン（セクレチン）を血液中に分泌し，分泌されたセクレチンが膵臓の外分泌腺細胞（標的細胞）に作用して炭酸水素ナトリウムを含む膵液を分泌したと推定した．セクレチンの場合には，通常の内分泌腺のようにホルモン産生細胞が集合した内分泌腺を形成してはいないが，"ある細胞外シグナルが内分泌腺（ホルモン産生細胞）を刺激してホルモンを血液中に分泌し，分泌されたホルモンは血流を介して遠隔の標的細胞まで運ばれて作用する"という内分泌系の基本的な概念に見事に合致している（図11-1）．

2 フィードバック調節

　ホルモンは**生体の恒常性**，例えば，血糖値，血漿中のNa^+，Ca^{2+}などのイオン濃度，体温の恒常性の維持に重要な役割を果たしているが，ホルモン自身の血中濃度も精妙に制御されている．その恒常性を保つ機構の1つが**フィードバック調節**である（図11-1）．あるホルモンが分泌されて十分な応答が起こると，そのホルモン応答が持続することは生体にとってはむしろ障害になる．このような場合には，ホルモン分泌を抑える必要がある（負のフィードバック調節）．逆にホルモン応答が起こってほしい場合には，ホルモン分泌を高めることが要求される．

図 11-1 内分泌系の概略

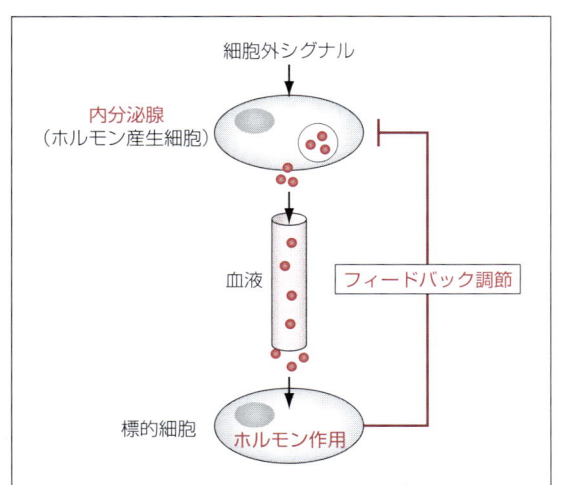

内分泌系では，内分泌腺（ホルモン産生細胞）から放出あるいは分泌されたホルモンが血流を介して遠隔の標的細胞まで運ばれて作用する．この内分泌系では通常，標的細胞に作用後の過剰な応答を解除するために負のフィードバック調節が働き，ホルモン産生細胞からのホルモン放出を抑制する．このような負のフィードバック機構は内分泌系においてしばしばみられる現象であるが，卵巣の排卵時の黄体形成ホルモン（LH），卵胞刺激ホルモン（FSH）の大量放出（LHサージとよばれる現象）には正のフィードバック調節が働く

フィードバック調節はさまざまな内分泌系で機能していることが示されているが，**視床下部−下垂体軸が最も入り組んだフィードバック調節系を構築している**．これは視床下部−下垂体軸はさまざまなホルモン分泌を制御しており，内分泌系において中心的な役割を果たしているからである．

B ホルモンの機能と分類

ホルモンは他の神経伝達物質，オータコイド，サイトカインなどと同様に，**特異的な受容体を介して作用を発揮**する．Gタンパク質共役型受容体，チロシンキナーゼ型の受容体などのように**細胞膜受容体を介するもの**，甲状腺ホルモン，ステロイドホルモンなどのように**核内受容体を介するもの**もある．ホルモンとその作用を薬としての観点からとらえると，ホルモン関連薬物は以下の（1）〜（5）のように分類することができる．

（1）**補充療法や診断**：糖尿病におけるインスリン療法，アジソン（Addison）病における副腎皮質ホルモン療法など．血中インスリン値の測定による糖尿病の診断など．
（2）**薬理学的高濃度の適用**：正常では到達できないような高濃度（薬理学的な濃度）のホルモンを投与して疾患の治療を行う場合，例えば，高濃度の糖質コルチコイドによる関節リウマチ治療など．
（3）**安定性などを考慮したホルモン製剤，ホルモン誘導体**：例えば，インスリンと亜鉛，プロタミンとの結合製剤，また，インスリンの一部のアミノ酸置換製剤により作用持続時間の変化を目指した薬剤．
（4）**ホルモンの合成・分泌を変化させる薬剤**：インスリン分泌亢進薬としてのスルホニル尿素薬，抗甲状腺薬，副腎皮質ホルモン合成阻害薬など．
（5）**受容体の刺激薬，遮断薬**：合成副腎皮質ホルモン薬や選択的エストロゲン受容体モジュレーター（selective estrogen receptor modulator: SERM）など．

1 視床下部・下垂体ホルモン

視床下部−下垂体軸は**神経分泌ニューロン**とよばれるシナプスを形成せずにホルモンを分泌する特殊なニューロンと内分泌系から構成されている（図11-2）．下垂体は前葉，後葉の2つの部分から成り立っている．**視床下部，下垂体後葉**は発生学的には脳の一部である．一方，**下垂体前葉**は中枢神経系からは隔離されている．このような状況を反映して，視床下部から投射した神経は下垂体前葉に達すると神経終末よりホルモンを分泌し，そのホルモンは毛細血管を経て下垂体門脈に入り，再び毛細血管網を通して前葉のホルモン分泌細胞に作用する．前葉には視床下部ホルモンに特異的な受容体を発現する複数種の細胞が存在している（図11-3）．分泌されたホルモンは再び血流に入り，全身に循環される．

このように，視床下部は下垂体前葉ホルモン分泌を調節するホルモンを分泌している．ホル

図11-2 視床下部−下垂体軸によるホルモン分泌調節

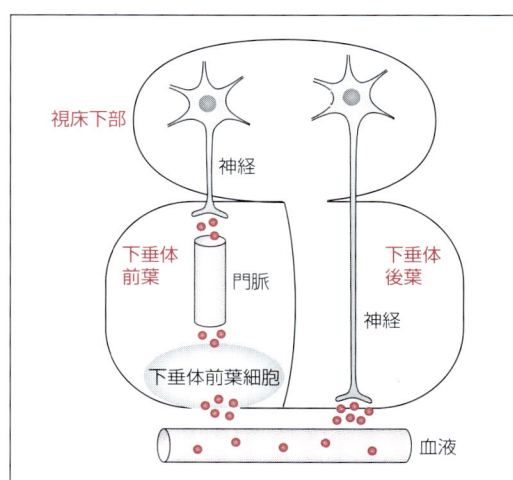

下垂体は前葉と後葉に分けられる．下垂体前葉は視床下部とよばれる脳のある領域によって調節されている．視床下部は血中ホルモン，栄養，イオン濃度をモニターする受容体を発現している．刺激を受けると視床下部内の神経細胞は神経分泌ニューロン(neurosecretory neuron)とよばれる特殊なニューロンを活性化する．一群の神経は下垂体前葉の毛細血管網にホルモンを放出する．これらのホルモンは門脈を介して前葉細胞に作用し，下垂体前葉からホルモンを放出する．一方，視床下部から投射した一部の神経は下垂体後葉の毛細血管網内にホルモンを分泌する．このようにして分泌された前葉，後葉ホルモンは血流内に入り，全身の標的細胞に作用する

モン分泌を促進するホルモンは**放出ホルモン**，逆にホルモン分泌を抑制するホルモンは**抑制ホルモン**とよばれている．例えば，甲状腺刺激ホルモン放出ホルモン(TSH releasing hormone: TRH)，成長ホルモン放出ホルモン(GH releasing hormone: GHRH)はそれぞれ甲状腺刺激ホルモン(thyroid-stimulating hormone: TSH)，成長ホルモン(growth hormone: GH)分泌に対する放出ホルモンであり，ソマトスタチンはTSH，GH分泌に対しては抑制ホルモンである(図11-3)．いずれにしても，ホルモン分泌は上位のホルモンによってその分泌が調節されているが，下位に位置するホルモンが上位のホルモン分泌を調節する場合もあり，これが前述したフィードバック調節である．視床下部−下垂体−甲状腺軸では甲状腺から放出された甲状腺ホルモン濃度が一定以上になると，視床下部，下垂体に作用してそれぞれTRH，TSH分泌を抑制する(図11-4)．

一方，下垂体後葉に投射した神経は毛細血管網にホルモンを分泌し，全身の循環系に入る(図11-2)．腎臓尿細管における水の再吸収を促進する**抗利尿ホルモン**(antidiuretic hormone: ADH，バソプレシン vasopressin ともよばれる)と，分娩時の子宮収縮や乳汁の分泌促進に関わる**オキシトシン** oxytocin を分泌する(図11-3)．

a 視床下部ホルモン

1) 甲状腺刺激ホルモン放出ホルモン(thyroid-stimulating hormone releasing hormone: TRH)

■**生理・薬理作用** TRH(プロチレリン)(図11-5)は3個のアミノ酸からなるペプチドである．N末端のグルタミン酸が環状構造をとっている．下垂体ではTSHとプロラクチンを分泌する．視床下部以外にも中枢神経系，消化管に存在し，多彩な作用を発揮する．視床下部ホルモンとしてリストしたものはいずれも下垂体前葉細胞の**Gタンパク質共役型受容体**(G protein-coupled receptor: GPCR)を介して作用する(図11-3)．TRHの場合はホスホリパーゼC系を刺激し，細胞内Ca^{2+}濃度の増加をもたらす．

■**適応** TRHは視床下部性あるいは下垂体性障害による鑑別診断に用いられる．例えば，プロチレリン負荷でTSHが低または無反応の場合は下垂体性であり，TSHが増加する場合は視床下部性の障害と推定される．TRHの中枢神経細胞活性化を利用した**脊髄小脳変性症**の治療薬に経口投与可能な**タルチレリン** taltirelin が開発されている．

2) 黄体形成ホルモン放出ホルモン(leutenizing hormone-releasing hormone: LHRH)

■**生理・薬理作用** ゴナドトロピン放出ホルモン(gonadotropin-releasing hormone: GnRH)ともよばれる．LHRHは視床下部からパルス状に分泌され，下垂体から**黄体形成ホルモン**(LH)，**卵胞刺激ホルモン**(FSH)の分泌を促進する．卵胞からの排卵時にはLH，FSHの急激な大量分泌(LHサージとよばれる)が起こる．すなわち，卵胞期のエス

図 11-3 視床下部-下垂体軸によるホルモン分泌と標的臓器との関係

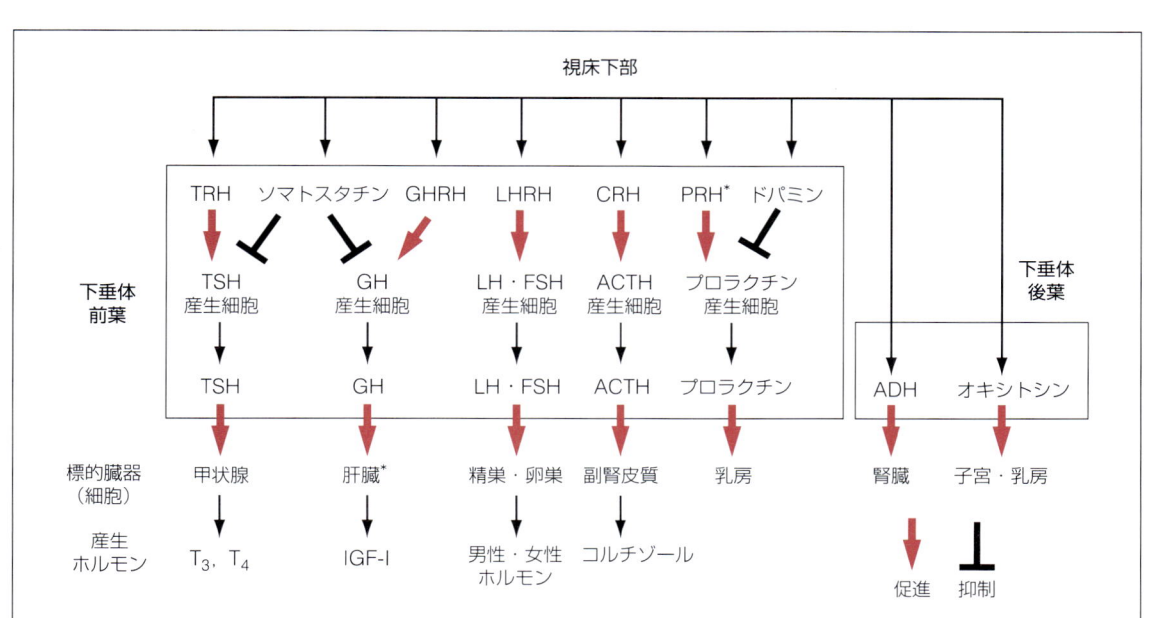

下垂体前葉では，それぞれの視床下部ホルモンに応答して前葉ホルモン分泌を制御している．TSH 産生細胞(thyrotroph)，GH 産生細胞(somatotroph)，LH・FSH 産生細胞(gonadotroph)，副腎皮質刺激ホルモン(ACTH)産生細胞(corticotroph)，プロラクチン産生細胞(mammotroph)から，それぞれ TSH，GH，LH・FSH，ACTH を産生する．これらのホルモンは血中に入り，プロラクチンの場合を除き標的細胞に作用して，さらにホルモンを産生する．下垂体後葉からは抗利尿ホルモン(ADH)とオキシトシンが分泌される

* 肝臓：成長ホルモン作用は IGF-I を介する場合と，GH 分子が直接作用を発揮する場合の 2 つの経路がある．IGF-I は主に肝臓で作られる
* PRH：プロラクチン放出ホルモンとして特定の物質は同定されていない．TRH はプロラクチン分泌を亢進する PRH の 1 つと考えられる

トラジオール分泌の上昇によって視床下部ではパルスの頻度が増加する．その結果，頻繁に LHRH に曝された LH，FSH 産生細胞では LHRH 受容体機構が亢進し(正のフィードバック調節機構)，LH，FSH 分泌は亢進すると考えられている．

■**適応** LH，FSH 分泌予備能試験また視床下部性の性腺機能低下症患者に対する間欠皮下投与による**排卵誘発**のほか，**精子形成**の目的で天然と同じ構造の LHRH である**ゴナドレリン** gonadorelin (図 11-5)が用いられる．

LHRH とアミノ酸配列の異なる**リュープロレリン** leuprorelin，**ゴセレリン** goserelin，**ブセレリン** buserelin などの LHRH 刺激薬を連続投与すると下垂体 LHRH 受容体の脱感作が起こり，LH，FSH の分泌が抑制される．**前立腺がん，子宮内膜症，中枢性思春期早発症**などの治療に用いられる．

類似の誘導体である**ナファレリン** nafarelin が点鼻薬として同様な目的に用いられている．

一方，**セトロレリクス** cetrorelix は LHRH 受容体の遮断薬であり，LH，FSH 分泌を抑制する．LHRH 刺激薬による脱感作を期待した前記 LH，FSH の分泌抑制方法よりも卵巣の過刺激が少ない．そのため，自然排卵を抑制し，組換え FSH とヒト絨毛 hCG との組み合わせによる効率的な体外受精のための**排卵誘発**に使用されている．

3) 副腎皮質刺激ホルモン放出ホルモン (corticotropin-releasing hormone: CRH)

■**生理・薬理作用** コルチコトロピン放出ホルモンともよばれる．41 個のアミノ酸からなるペプチドで，ストレス時に放出される．下垂体門脈に分泌された CRH は ACTH 産生細胞に作用し，プロオピオメラノコルチン pro-opiomelanocortin

(POMC)の合成を促進してACTHのほかにβ-リポトロピン(β-LPH)，γ-LPH，β-エンドルフィンを放出させる．

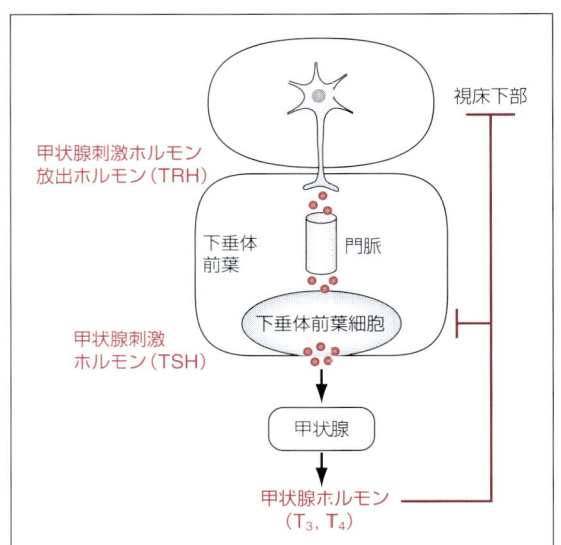

■適応 CRH試験として，ヒトCRHである**コルチコレリン** corticorelinが**ACTH分泌予備能検査**に用いられる．下垂体性障害ではACTH，コルチゾールは無変化で，一方，視床下部性障害では正常な反応を示す．

4) 成長ホルモン放出ホルモン（growth hormone-releasing hormone: GHRH）

当初，成長ホルモン放出因子(GRF)とよばれたため，GRFの略語が用いられることがある．44個のアミノ酸からなるペプチドで，前葉GH産生細胞に作用してGHの合成，分泌を促進する．**GH分泌予備能検査**にGHRH製剤である**ソマトレリン** somatorelinが用いられることがある．GH欠乏症の補充療法として，現在一般的に使用されているのは合成GHである．

5) グレリン ghrelin

GHRHとは異なった成長ホルモン分泌促進因子受容体(growth hormone secretagogue receptor: GHS-R)の内因性リガンドとして胃抽出物から発見された．28個のアミノ酸からなる．視床下部にも存在し，強力な**GH分泌促進活性**を示すほか，摂食亢進による体重増加作用や副交感神経活性化による**消化管機能調節作用**を発揮する．

6) ソマトスタチン somatostatin

■生理・薬理作用 14個のアミノ酸からなるペプ

図11-4 TSH分泌のネガティブフィードバック調節

甲状腺ホルモンであるトリヨードチロニン(T_3)とチロキシン(T_4)は視床下部と下垂体前葉細胞に対してフィードバックする．これらのホルモン濃度が低いと視床下部はTRHを放出し，下垂体からのTSH分泌を促進する．分泌されたTSHは甲状腺に働きかけ，甲状腺ホルモン分泌を促進する．ストレスや寒冷のような要因によっても視床下部を介してTSHの分泌に影響する．一方，甲状腺ホルモン濃度が高いときにはTRH分泌(視床下部)，TSH分泌(下垂体前葉細胞)を抑制する

プロチレリン (TRH) 5-oxo-Pro-His-Pro-NH₂

ゴナドレリン (LHRH)　　　　-His-Trp-Ser-Tyr-Gly-Leu-Arg-Pro-Gly-NH₂

Ala-Gly-Cys-Lys-Asn-Phe-Phe-Trp
　　　　|　　　　　　　　　　　|
　　　Cys-Ser-Thr-Phe-Thr-Lys
ソマトスタチン

Cys-Tyr-Phe-Gln-Asn-Cys-Pro-Arg-Gly-NH₂
抗利尿ホルモン (バソプレシン)

Cys-Tyr-Ile-Gln-Asn-Cys-Pro-Leu-Gly-NH₂
オキシトシン

図11-5 視床下部ホルモン，下垂体ホルモン

チドで(図11–5)，視床下部以外の中枢神経系，末梢神経，消化管，膵ランゲルハンス(Langerhans)島に分布している．GH，TSH，インスリン，グルカゴン，レニンなどの**ホルモン分泌抑制**，また**胃液**，**膵液の分泌も抑制**し，消化管の栄養吸収阻害などの多彩な作用を示す．

■**適応** ソマトスタチンの誘導体である**オクトレオチド** octreotide は強力で作用時間が長い．消化管ホルモン産生腫瘍〔血管作動性腸管ペプチド(VIP)産生腫瘍，ガストリン産生腫瘍，カルチノイド腫瘍〕，**先端巨大症**などの治療に用いる．

7) ドパミン dopamin

■**生理・薬理作用** 視床下部ホルモンの中では唯一ペプチドでないアミン構造の低分子ホルモンで，持続的にプロラクチン分泌を抑制する．この作用はドパミン D_2 受容体/G_i 系を介している．

■**適応** 強力で作用時間の長いドパミン刺激作用を示す麦角アルカロイドの誘導体である**ブロモクリプチン** bromocriptine，**テルグリド** terguride，**カベルゴリン** cabergoline，**ペルゴリド** pergolide は，プロラクチン分泌腺腫や無月経・乳汁漏出症候群をきたす**高プロラクチン血症**の治療薬として使用される．また，ドパミン D_2 受容体を発現している**先端巨大症**の治療に使用されることもある．これらの薬剤は**パーキンソン(Parkinson)病**や**下肢静止不能症候群**にも有効である．

b 下垂体前葉ホルモン (anterior pituitary hormone)

1) 甲状腺刺激ホルモン (thyroid-stimulating hormone: TSH)

サイロトロピン thyrotropin ともよばれ，α サブユニットと β サブユニットの二量体から構成されている．α サブユニットは FSH，LH，ヒト絨毛性ゴナドトロピン(hCG)で共通であり，β サブユニットがホルモンの特異性を決定している．甲状腺を刺激し，**甲状腺ホルモン(T_3，T_4)を産生**する．

TSH は治療薬としては用いられていないが，甲状腺機能の評価に血中 TSH 測定が繁用されている．甲状腺機能は視床下部(TRH)-下垂体(TSH)軸で調節されている．TSH が甲状腺ホルモンの合成分泌を促進する一方，甲状腺ホルモンは視床下部，下垂体に負のフィードバックをかけている(図11–4)．したがって，甲状腺細胞に原因があって甲状腺機能が低下している場合(甲状腺機能低下症)では，通常，血中 TSH 濃度は高い．また，甲状腺機能が低下し，かつ TSH 濃度が低い場合には，下垂体での TRH の産生の低下などが原因であると推定される．

甲状腺機能亢進を示す頻度の高い病気として，バセドウ(Basedow)病〔グレーブス(Graves)病ともいわれる〕が知られている．この疾患は TSH 受容体に対する刺激抗体が原因であり，特徴的な**眼球突出**を引き起こす．

2) ゴナドトロピン(性腺刺激ホルモン)

■**生理・薬理作用** 黄体形成ホルモン(luteinizing hormone: LH)，卵胞刺激ホルモン(follicle stimulating hormone: FSH)は下垂体前葉から，また LH に構造が類似し，生体内では LH 受容体を介して作用するヒト絨毛性ゴナドトロピン(human chorionic gonadotropin: hCG)は胎盤から分泌される．いずれも糖タンパク質ホルモンである．男性では FSH は**睾丸の精細管成長を促進**する．FSH はセルトリ(sertoli)細胞に作用して，アンドロゲン結合タンパク質(ABP)，アクチビン，インヒビンを作る．LH は間質細胞〔ライディッヒ(Leydig)細胞〕の LH 受容体を介してテストステロンの合成，分泌を促進する．そのため，LH は間質細胞刺激ホルモン(interstitial cell-stimulating hormone: ICSH)ともよばれる．テストステロンは ABP 産生も促進し，精管腔に分泌された ABP とテストステロンは精子形成に関与する．女性では FSH は卵巣の顆粒膜細胞に作用して**卵胞の発育を促進**し，LH との共同作用によってアクチビン，インヒビンを作る．また，**卵胞ホルモンの合成，分泌**を促進する．その結果，LH サージが開始され，排卵が誘発される．排卵後，LH は黄体を形成し，プロゲステロン分泌を促進する．

■**適応** 胎盤から分泌される hCG を妊婦尿から採取したものが，男女を問わず下垂体性の**性腺機**

能低下症，不妊症の治療，二次性徴促進の目的で用いられる．閉経期婦人尿から抽出されたhMG（human menopausal gonadotropin）は下垂体性FSHを含み，女性では卵胞発育，排卵促進に，男性では精子形成促進に用いられる．近年，遺伝子組換えFSH製剤であるフォリトロピンfollitropinが開発され，臨床で用いられている．

3）副腎皮質刺激ホルモン
（adrenocorticotropic hormone: ACTH）

分子量31000の糖タンパク質であるプロオピオメラノコルチン（POMC）から生成される．ACTHは39個のアミノ酸からなるペプチドであるが，N末端からの24個のアミノ酸からなるACTH（1-24）（テトラコサクチド tetracosactide）も完全な活性がある．副腎においてACTH受容体に作用して，糖質コルチコイド，アンドロゲンを産生する．テトラコサクチドは迅速ACTH刺激試験に用いられ，静注後の血中コルチゾールの増加を測定して副腎皮質機能を調べる．

4）成長ホルモン（growth hormone: GH）

■生理・薬理作用　成長ホルモンは191個のアミノ酸からなるペプチドホルモンであり，その作用はIGF（インスリン様成長因子）-I（以前はソマトメジンCとよばれた）を介するものと，GH分子そのものを介する2つの経路がある．IGF-IはGHの働きで，肝臓のほか，腎臓，骨で作られる．このIGF-Iを介した作用はインスリン作用と類似しており，GHの成長促進作用を説明する．例えば，骨では骨端軟骨部のタンパク同化，コンドロイチン硫酸合成を刺激し，軟骨内骨形成を促進する．また，筋肉細胞をはじめ一般の細胞でもタンパク合成に関する全ての段階を促進し，一方で，タンパク分解を抑制する．しかし，GHは筋肉における糖利用，脂肪組織における脂肪分解を促進し，血糖値，血中脂肪酸値上昇というインスリンと拮抗する作用も発揮する．これらの作用はIGF-Iを介さないGH独特の作用と考えられている．GH受容体，プロラクチン受容体はともに細胞内シグナル伝達経路であるJAK-STAT系を活性化して遺伝子の転写調節に関わっている．

■適応　ソマトロピン somatropin は遺伝子組換えヒト成長ホルモンであり，身長増加を目的として骨端線閉鎖を伴わないGH分泌不全性低身長症（下垂体性小人症），性染色体異常を呈するターナー（Turner）症候群，軟骨異栄養症，慢性腎不全による低身長症の治療に用いられる．また，AIDS患者の体重の増加および維持を目的にも使用される．

GHは本来，成長期の身長の増加に必須のホルモンであるが，成長期が終わる前に過剰分泌すると巨人症になり，成長期の後に過剰分泌すると先端巨大症（末端肥大症ともよばれる）になる．ほとんどの場合，下垂体に良性の腫瘍ができ，過剰のGHが分泌されるために発症する．外科的に摘出するのが一般的な治療法であるが，薬物治療としては，ドパミン刺激薬であるブロモクリプチン，ソマトスタチン誘導体であるオクトレオチドが使用される．最近，GH受容体遮断薬であるペグビソマント pegvisomant の使用も認可されている．

5）プロラクチン prolactin

プロラクチンは，成長ホルモンと類似した一次構造をもつ198個のアミノ酸からなるペプチドホルモンである．乳腺発育には関与しないが，乳汁の産生とその維持に関与する．男性での役割は不明である．視床下部では，プロラクチン分泌は抑制因子ドパミンとプロラクチン放出ホルモン（PRH）の二重支配を受けているが，ドパミンによる抑制が優位であり，ドパミン抑制系の障害により血中でのプロラクチンの慢性的上昇が男女を問わず起こることがある．この高プロラクチン血症では，フィードバック調節機構により視床下部でのLHRH分泌が低下して性腺機能低下症を起こす．このような場合にはドパミン刺激薬であるブロモクリプチンなどが有用である．

C 下垂体後葉ホルモン
（posterior pituitary hormone）

抗利尿ホルモン（ADH）は，オキシトシン oxytocin とともに視床下部の視索上核，室傍核の神経細胞で大分子前駆体として合成される．ADH前駆体からADH，ニューロフィジンIIおよび糖ペプ

チドが作られ，オキシトシン前駆体からオキシトシン，ニューロフィジンIができる．それぞれの細胞の軸索流によって運ばれ，下垂体後葉に達した後，貯留され，刺激によって分泌される（図11-2，11-3参照）．

1) 抗利尿ホルモン（ADH）

■**生理・薬理作用** 9個のアミノ酸からなるペプチドである（図11-5）．ADHは腎臓尿細管での水吸収を増加して，水のバランスを制御しており，この作用はバソプレシンV_2受容体を介している．また，アデニル酸シクラーゼ-サイクリックAMP（cAMP）系の活性化を導き，水チャネルであるアクアポリン2の管腔側細胞膜への移動を促進し，膜の水透過性も高める．その結果，水は再び血流内に入り，血液の体積を増加し，正常な浸透圧を維持する（☞270頁，水と電解質の調節の項参照）．

ADH分泌も他のホルモン系と同様，負のフィードバック調節を受けている．視床下部の受容体は血中イオン，特にNa^+濃度をモニターしており，その濃度が閾値を超えると（例えば，脱水状態になると）ADHが血流中に放出され，水の吸収を促進する．浸透圧が定常状態になるとADHの分泌は止まる．

アルコールを飲むと尿意をもよおすのは，アルコールのためにADH分泌低下が起こり，腎臓尿細管での水の吸収が減少して，尿の排出が促進するためである．さらに，飲酒の程度が増すと脱水状態になり，咽喉の渇きを覚える．一方，頭部の外傷による視床下部の障害によって，ADH分泌が不十分な状態になると，**尿崩症**（diabetes insipidus）に陥る．この病気をもった患者は毎日多量の尿を排出し，それによる脱水を避けるために多量の水を飲まなければならない．

■**適応** ADHは血管平滑筋，心筋，大腸平滑筋，中枢神経系などに広く分布し，その受容体は昇圧作用，腸管蠕動運動亢進作用を示すバソプレシンV_{1a}受容体，下垂体前葉にあってCRH（副腎皮質刺激ホルモン放出ホルモン）によるACTH分泌を増強するV_{1b}受容体，腎臓尿細管などに見出されるV_2受容体がある．

ADHは尿崩症の治療に用いられるが，作用時間が短いため，急性期の治療に限られる．それよりも，中枢性尿崩症と腎性尿崩症の鑑別診断に用いられることが多い．一方，V_{1a}受容体を介する作用を利用して，食道静脈瘤出血の緊急処置や腸内ガス排除のための治療薬として用いられることがある．デスモプレシンはバソプレシンの誘導体であり，V_2受容体を選択的に結合する刺激薬である．点鼻投与が可能で，尿崩症の長期の治療薬として用いられる．

2) オキシトシン

オキシトシンは，ADHと類似した構造をもつ9個のアミノ酸からなるペプチドである（図11-5）．下垂体前葉のプロラクチンは乳房における乳汁の産生を促すが，オキシトシンは**乳腺の周りの筋上皮細胞を収縮し，射乳を促す**．オキシトシンの放出は**哺乳によって促進される**．オキシトシンは血流を介して乳房に運ばれ，そこで射乳を促進する．乳腺からの射乳は神経系を介して視床下部に伝えられ，哺乳後すぐに起こる．

また，オキシトシンは分娩にも重要な役割を果たしている．妊娠の後期になり，分娩の開始が近づくと，子宮壁と子宮頸部が伸展する．子宮内の伸展受容体からの刺激はオキシトシンを産生する視床下部の細胞に伝わり，神経分泌ニューロンを刺激してオキシトシンを血流中に放出させる．オキシトシンが子宮に到達すると，**平滑筋細胞を収縮して胎児の出産を助ける**（☞422頁，子宮収縮薬の項参照）．

2 甲状腺ホルモン製剤，抗甲状腺薬

a 甲状腺ホルモン製剤

1) 産生機構

甲状腺ホルモンは，1層の細胞から構成される甲状腺濾胞内で独特の方法によってTSH（甲状腺刺激ホルモン）の刺激を受け，産生される（図11-6）．甲状腺ホルモン合成にはヨウ素（I^-）が必須である．そのため，ヨウ素の摂取が制限される地方では甲

図11-6 甲状腺ホルモンの生合成経路と甲状腺ホルモン製剤，抗甲状腺薬の作用部位

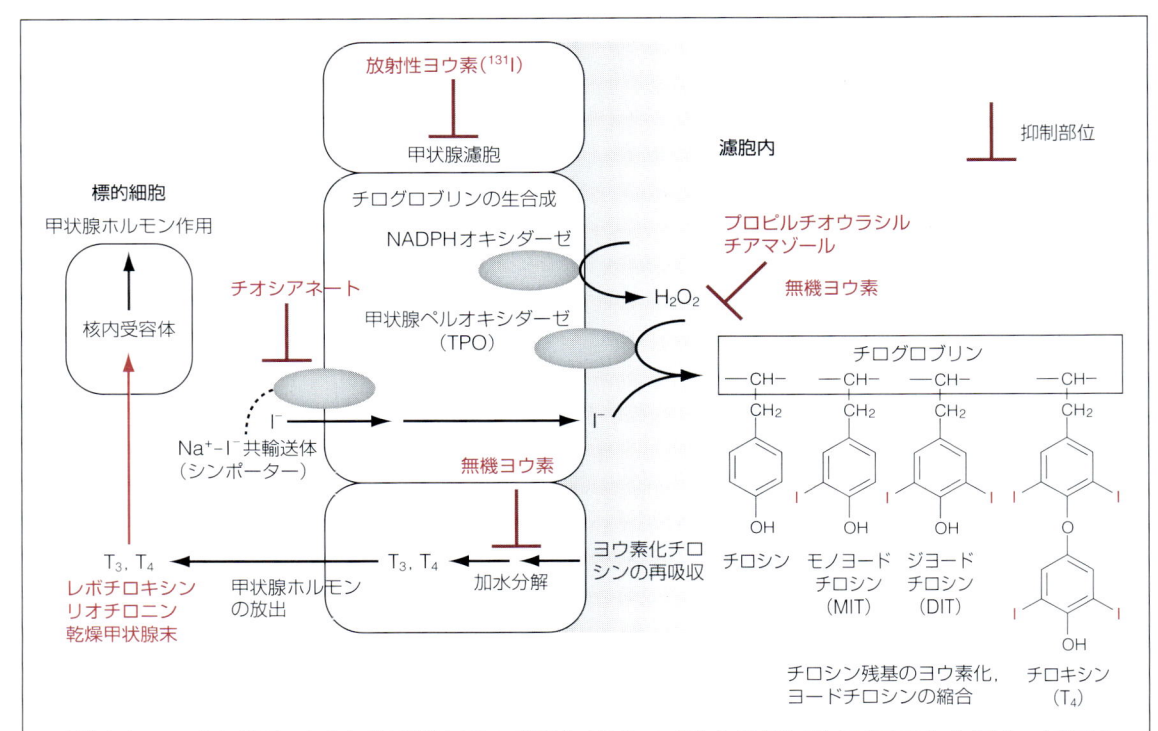

甲状腺ホルモンの生合成経路のほとんどの過程はTSHで活性化される．この生合成経路に対してチアマゾール（別名：メチマゾール），プロピルチオウラシル，無機ヨウ素が抗甲状腺薬として用いられる．その他，チオシアネートイオン（SCN⁻）および過塩素酸イオン（ClO₄⁻）は甲状腺のNa⁺-I⁻シンポーター（共輸送体）による能動的I⁻取り込みを阻害するが，無顆粒球症などの毒性が強いため，抗甲状腺薬としては現在ではほとんど使用されない．血中に放出された甲状腺ホルモンは，ほとんどの細胞内に存在する核内受容体を介して作用する

状腺機能低下症（甲状腺腫）が問題になった時期があり，海産物の摂取が制限される地方や国ではヨウ素を添加した食塩が売られている．

　ヨウ素は甲状腺濾胞細胞に発現しているヨウ素共輸送体（シンポーター）で細胞内に取り込まれ，濾胞内に放出される．また，NADPHオキシダーゼによって産生された過酸化水素（H_2O_2）によって酸化され〔甲状腺ペルオキシダーゼ（thyroid peroxidase：TPO）〕，活性化ヨウ素になる．この活性化ヨウ素は，甲状腺濾胞内に分泌される分子量約33万のサブユニットの二量体からなる巨大なタンパク質であるチログロブリンのチロシン残基をヨウ素化する．その結果，モノヨードチロシンmonoiodotyrosine（MIT），ジヨードチロシンdiiodotyrosine（DIT）が形成され，さらにDITのチログロブリン分子内での縮合によりT_4（チロキシン），MITとDITの縮合によりT_3（トリヨードチロニン）が分子内にできる．甲状腺ホルモンの必要時にはチログロブリンは濾胞細胞に再吸収され，リボソームでのタンパク質分解を受け，T_3，T_4を遊離する．

　これらの一連の過程は，いずれもTSHで活性化される．TSH作用の大半，例えば，ヨウ素シンポーター，チログロブリン，TPOなどの発現増加はTSH受容体を介したアデニル酸シクラーゼ-cAMP系の活性化に基づくが，NADPHオキシダーゼを介するH_2O_2産生などの一部の作用は，ホスホリパーゼCの活性化を介したイノシトール三リン酸-細胞内Ca^{2+}上昇，ジアシルグリセロール産生に基づくことが示唆されている．

■**生理・薬理作用**　甲状腺ホルモンはあらゆる臓器に作用してさまざまな効果を発揮し，最適な成

長，発育，機能発現のためには必須である．特に神経系，骨格系，生殖器系に必須であり，成長期での甲状腺ホルモン不足は知能障害，低身長の原因となる(**クレチン病**)．

また，**組織の酸素消費を高めて基礎代謝率を増加**させ，**体温維持**を図る作用をもつ．甲状腺ホルモンは，糖新生，糖利用，糖分解(グリコーゲン分解)を促進することで血糖の代謝回転を促進したり，脂肪分解を促進することで血中コレステロールを低下したりする．また，タンパク質合成には甲状腺ホルモンが必要とされるが，過剰時には合成が阻害され，分解が亢進する．これら**糖，脂質，タンパク質の代謝活性の亢進**は，基礎代謝率増加の一因となる．

心血管系に対しては，アドレナリン β 作用の亢進による心拍数，心収縮力増加作用を発揮する．

成人後の強度な**甲状腺機能低下症**では**粘液水腫**を発症する．粘液水腫は皮下にコンドロイチン硫酸，ヒアルロン酸などが蓄積して水分を大量に含み，浮腫の原因となる．また，甲状腺機能低下症は乾燥肌，脱毛症，体重増加，便秘，無気力，寒冷過敏症などの症状を呈する．甲状腺機能の低下状態はヨウ素不足によっても起こり，**甲状腺腫**を発症する．これは甲状腺ホルモンの低下によって負のフィードバック調節が解除され，TSH分泌が亢進することによる．

■**作用機構** T_4 は末梢臓器で脱ヨウ素化酵素(5'-deiodinase)によって脱ヨウ素化され，T_3(活性化型)または T_3 リバース(不活性型)になる．活性型の T_3，T_4 はそれぞれ**トリヨードチロニン**，**チロキシン**とよばれている．T_3 は T_4 に比較して活性が10倍程度高い．血中では T_3，T_4 は主に**チロキシン結合グロブリン(TBG)**などの血漿タンパクに結合し，遊離の T_3，T_4 はわずかである．

甲状腺ホルモン受容体(TR)はほとんどの細胞の核内に発現しており，細胞内に入った甲状腺ホルモンは後述するステロイドホルモン，ビタミンD，ビタミンAなどと同様に，核内受容体を介してDNAの情報をRNAに転写する活性を高める(図11-7)．核内においてTRはレチノイドX受容体(RXR)とヘテロ二量体を作り，標的遺伝子に結合している．甲状腺ホルモンがTRに結合するとコリプレッサー(corepressor)が外れ，コアクチベーター(coactivator)タンパクが結合することによって標的遺伝子の転写が活性化すると考えられている．

■**適応** 粘液水腫，クレチン病，甲状腺腫，慢性甲状腺炎など，甲状腺機能低下症に対する補充療法とし

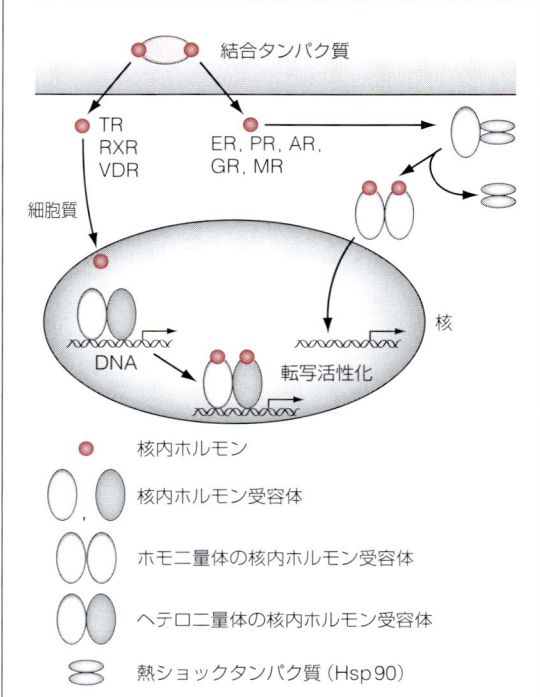

核内ホルモンとしては甲状腺ホルモン，副腎皮質ホルモン，性ステロイドホルモン，ビタミンA(レチノイン酸)，活性型ビタミン D_3 などの脂溶性のホルモンが該当し，これらのホルモンは最終的に核内に入り，転写因子として機能する．甲状腺ホルモン受容体(TR)，レチノイドX受容体(RXR)のようにホルモンの有無にかかわらず受容体が最初から核内に存在するもの，エストロゲン受容体(ER)，糖質コルチコイド受容体(GR)などのように細胞質内でHsp90などの熱ショックタンパク質と結合した状態で細胞質内に存在し，ホルモンが熱ショックタンパク質と交換することによって核内に移行するホルモンもある．このように，核内ホルモン作用の発現には通常，転写活性変化がわかっており，作用発現には時間のオーダーが必要である．しかし，最近の研究では転写活性変化を介さない作用機構の存在も報告されており，細胞膜受容体，細胞内受容体に直接作用する場合も想定されている

AR：アンドロゲン受容体，PR：プロゲステロン受容体，MR：鉱質コルチコイド受容体，VDR：ビタミンD受容体

図11-7 核内ホルモン受容体の作用機構

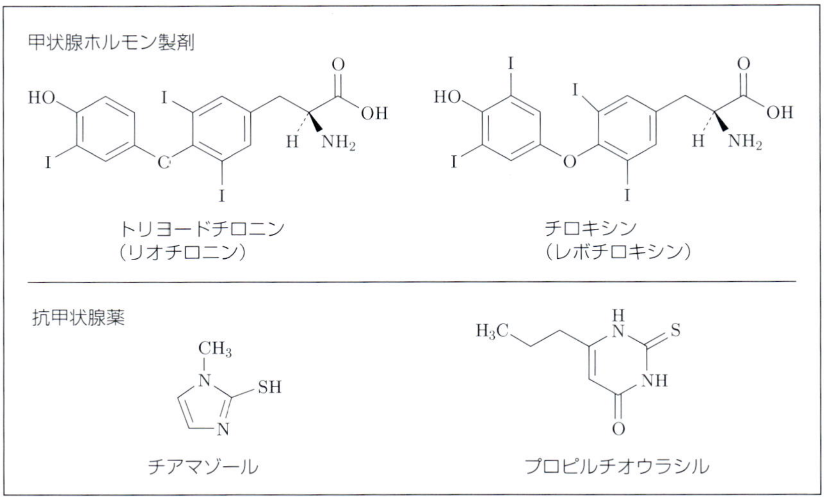

図 11-8 甲状腺ホルモン製剤と抗甲状腺薬

て使用される．合成 T_4（レボチロキシン levothyroxine），合成 T_3（リオチロニン liothyronine）（図11-6, 11-8）のほかに，ブタ甲状腺から作られる**乾燥甲状腺末**の内服治療もあるが，最近ではあまり用いられない．T_3 は T_4 より作用発現は速いが，作用時間は短い．

■**副作用** 過剰投与で心悸亢進，頻脈，発汗，体重減少，頭痛，不眠，食欲不振などを起こすことがある．

b 抗甲状腺薬（antithyroid drug）

甲状腺機能亢進症の大部分は**バセドウ病**（グレーブス病）である．バセドウ病は甲状腺腫，頻脈，体重減少，神経過敏，振戦，発汗，眼球突出などの症状を示す自己免疫疾患である．TSH 受容体に対する自己抗体が TSH 受容体を刺激するために発症する．したがって，この患者から得られた血清は TSH と同じように甲状腺細胞における T_3, T_4 生合成系（図 11-6）を活性化する．抗甲状腺薬はこの甲状腺細胞の T_3, T_4 生合成系を抑制するため，甲状腺機能亢進症の治療に用いられる．

1）チロキシン合成阻害薬（チオアミド系抗甲状腺薬）

プロピルチオウラシル propylthiouracil，チアマゾール thiamazole（図 11-8）はチオアミド（-CS-NH-）構造をもち，甲状腺ペルオキシダーゼを阻害してチログロブリンのヨウ素化を抑制する（図11-6）．プロピルチオウラシルは肝臓における T_4 脱ヨウ素酵素による T_3 の産生も抑える．副作用として注意しなければならない病態に無顆粒球症がある．

2）無機ヨウ素

ヨウ素はチロキシン合成のために必要であるが，大量のヨウ素を投与しても甲状腺からの甲状腺ホルモン放出を抑制する．また，ペルオキシダーゼを阻害し，血中甲状腺ホルモン値を低下させる（図11-6）．無機ヨウ素の甲状腺抑制効果は一過性で，10～14日でしだいに抑制効果が消失する（エスケープ現象）．そのため，現在では単独で長期間にわたって用いることはなくなったが，過形成となった**甲状腺切除術前の処理薬**として使用されている．

放射性ヨウ素（^{131}I）がバセドウ病，甲状腺腫の治療，または甲状腺がん転移巣のシンチグラムに用いられる．^{131}I は内服後，甲状腺に集まり，放射する β 線によって濾胞細胞を破壊する（図 11-6）．

3）その他

毒性が強いため臨床的には使用されていないが，過塩素酸イオン（ClO_4^-），チオシアネートイオン（SCN^-）などの一価の陰イオンはヨウ素輸送を競合的に阻害する（図 11-6）．

	置換	付加
インスリンリスプロ	Lys(28) Pro(29)	
インスリンアスパルト	Asp(28)	
インスリングラルギン	Gly(86)	Arg(31) Arg(32)

プロインスリンは 86 個のアミノ酸からなり，矢印のところで切断されてインスリン（色）と C-ペプチドが生成する．表はインスリンアナログのアミノ酸の置換（付加）残基と部位を示す

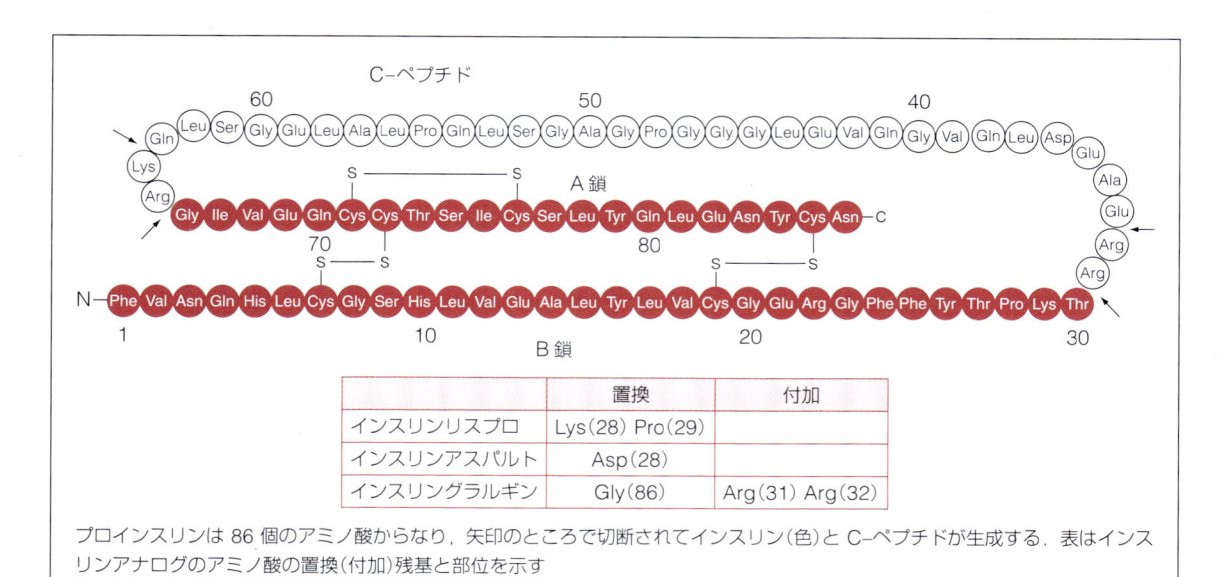

図 11-9　インスリンの構造とアミノ酸置換（付加）したインスリン製剤

3 膵臓ホルモン，糖尿病治療薬

a 膵臓ホルモンの種類

膵ランゲルハンス島（膵島）には，グルカゴンを分泌する A 細胞，インスリンを分泌する B 細胞，ソマトスタチンを分泌する D 細胞，膵ポリペプチドを分泌する PP 細胞の 4 種類の内分泌細胞が認められる．最近，このほかにも数多くのペプチドが膵島細胞に局在していることが見出されているが，その生理的意義は不明である．

b インスリン

1）分泌調節

インスリンは 1 本鎖のタンパク質（プレプロインスリン）として合成された後，86 個のアミノ酸からなるプロインスリンになり，2 か所で切断を受け，51 個のアミノ酸からなるインスリンと C-ペプチドになる．インスリンは分子内に A 鎖と B 鎖が S-S 結合でつながった構造をしている（図 11-9）．分泌顆粒内に蓄えられたインスリンはさまざまな刺激で分泌される（図 11-10）．生理的に最も重要な刺激物質はグルコースであり，食事として摂食したグルコースを速やかに代謝することによって血糖値の恒常性を維持している．

小腸から取り込まれたグルコースは血中に入り，グルコーストランスポーター（glucose transporter: GLUT）2 を介して膵 B 細胞に取り込まれる．取り込まれたグルコースは解糖系，トリカルボン酸（tricarboxylic acid: TCA）回路を経て代謝され，ATP が産生される．ATP は ATP 依存性 K^+ チャネルを閉じるため，細胞膜が脱分極する．その結果，電位依存性の Ca^{2+} チャネルが開いて細胞内に Ca^{2+} が流入する．Ca^{2+} はインスリン分泌顆粒からのインスリン分泌を刺激する．

グルコース以外でもさまざまな因子がインスリン分泌に関わっている．グルコースを血管に投与したときよりも経口投与したときのほうがインスリン分泌ははるかに多いことが知られている．このため，胃腸管に由来する何らかの因子（インクレチン incretin）がインスリン分泌を増強すると考えられていた．このインクレチンの候補がグルカゴン様ペプチド-1（glucagon-like peptide-1: GLP-1）と胃抑制性ペプチド（gastric inhibitory peptide: GIP）であり，それぞれ，消化管の L 細胞，K 細胞から分泌され，膵 B 細胞でのグルコースによるインスリン分泌を増強する．これらのホルモンはいずれも G タンパク質共役型受容体を介して cAMP

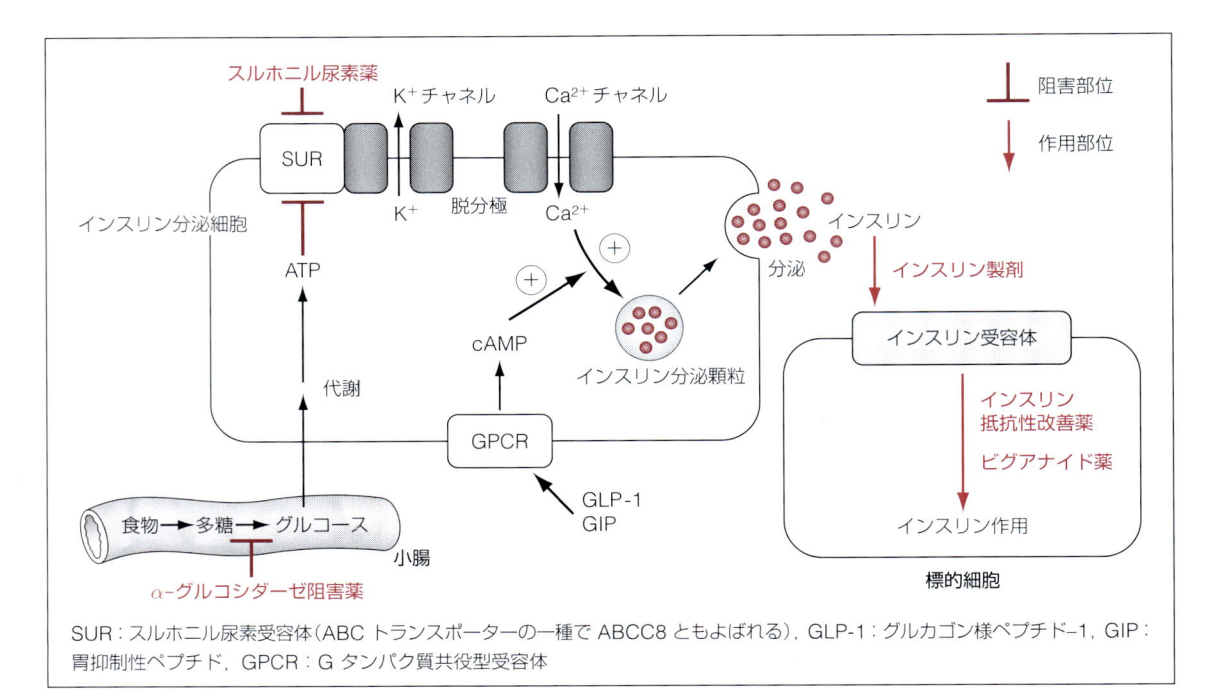

図11–10　インスリン分泌と作用発現における糖尿病治療薬の作用点

SUR：スルホニル尿素受容体（ABC トランスポーターの一種で ABCC8 ともよばれる），GLP-1：グルカゴン様ペプチド–1，GIP：胃抑制性ペプチド，GPCR：G タンパク質共役型受容体

を産生し，インスリン分泌を増強する．そのほか，インスリン分泌は交感神経系を介して抑制し（アドレナリン α_2 受容体），副交感神経系を介して促進する．さらに，各種のペプチドが神経性あるいは傍分泌性にインスリン分泌を調節している．

2）生理・薬理作用

インスリンの最も重要な作用は**糖代謝調節作用**である．骨格筋，脂肪組織におけるグルコース利用の促進作用は秒，分単位の速い応答である．その結果，血糖値は瞬時に低下する．さらにインスリンは肝臓において糖新生を抑制する．また，組織に取り込まれたグルコースのうち，余分なものはグリコーゲン合成，脂肪合成に利用されるために蓄えられる．その他，インスリンにはタンパク質合成を促進する作用もある．これらの作用は代謝酵素の活性変化のみならず，酵素タンパク質の発現レベルでの調節作用も含むため，比較的時間がかかる．このような代謝調節作用以外に，インスリンは細胞増殖促進作用も発揮する．

このように，インスリンはさまざまな作用を発揮するため，インスリン分泌の異常，インスリン作用の障害は糖尿病を引き起こす．

3）作用機構

インスリン作用はいずれもインスリン受容体を介した作用である（図11–11）．インスリン受容体は α サブユニットと β サブユニット，または α サブユニットどうしが S–S 結合で結ばれたヘテロ四量体構造をとっている．インスリンが α サブユニットに結合すると β サブユニットのチロシンキナーゼが活性化され，受容体のチロシン残基をリン酸化する．その結果，受容体のチロシンキナーゼ活性がさらに亢進して，インスリン受容体基質（insulin receptor substrate: IRS）や Src homology and collagen（Shc）などの基質をリン酸化する．リン酸化された IRS には SH2 ドメインを介して PI3 キナーゼ（phosphatidylinositol 3 kinase: PI3K）の調節サブユニットである p85 が結合し，触媒タンパク質である p110 を活性化する．その結果，Akt（PKB）を活性化し，糖・脂質・タンパク質代謝を活性化する．IRS はまた，Grb2 にも結合して，SOS などを介して Ras などの細胞増殖に関わる経路を活性化する．骨格筋，脂肪組織では，インスリンは

図 11-11　インスリンの作用機構

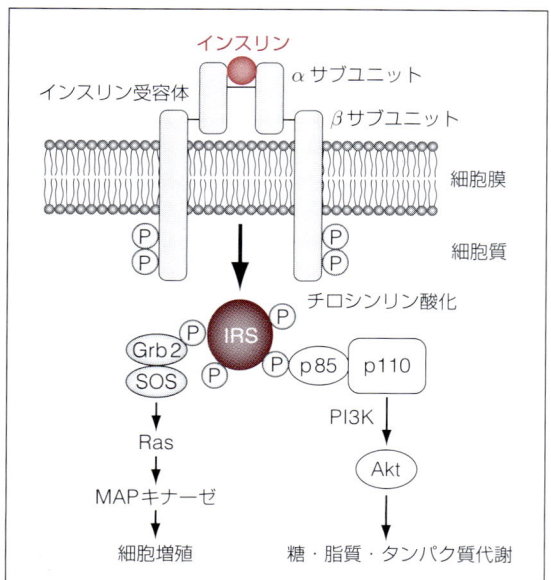

（図内キャプション）インスリンはインスリン受容体基質（IRS）のほかに Shc もリン酸化する．Shc は Grb2 を介して Ras-MAP キナーゼ系を活性化する．また，IRS には IRS-1, -2, -3 などの類似のタンパク質も存在し，組織分布が異なっている

グルコーストランスポーターである GLUT4 を細胞表面に移動することによってグルコース利用を促進する．グルコース利用に加え，グリコーゲン合成，脂肪合成などの作用も PI3K を介した作用と考えられている．一方，インスリンの細胞増殖促進作用は Ras-MAP キナーゼ系を介している．

c グルカゴンとその他のホルモン

　グルカゴン glucagon は膵島の A 細胞で合成され，160 個のアミノ酸からなるプログルカゴンが翻訳後修飾を受け，ペプチドに切断されることで生成される．グルカゴンは肝臓に作用し，**グリコーゲン分解，糖新生**を活性化して**血糖値を上昇**させる．非摂食時において血糖値を維持するために重要なホルモンである．プログルカゴンは膵 A 細胞のみならず，腸管の L 細胞でも発現しているが，それぞれの組織でプロセシングのされ方が異なり，異なったペプチドを生成する．膵 A 細胞ではグルカゴン以外にグリセンチン関連膵ポリペプチド（glicentin-related pancreatic polypeptide: GRPP）などが生成される．グルカゴン分泌は血糖値による負のフィードバックによって調節されている．血糖値が低下するとホルモンは血流中に放出される．逆に血糖値が増加するとホルモン分泌は減少する．一方，腸管の L 細胞ではグルカゴンは生成されず，グリセンチン glicentin, GLP-1 などを生成する．GLP-1 受容体は膵 B 細胞に発現しており，インスリン分泌を促進する（図 11-10）．

　そのほか，膵臓では**ソマトスタチン**が D 細胞から分泌され，A 細胞，B 細胞からのグルカゴン，インスリン分泌に対して抑制的に制御している．また，膵ポリペプチドが PP 細胞から分泌されるが，その生理的な役割は不明である．

　グルカゴンは**低血糖時の救急処置**，消化管を弛緩させることを利用した **X 線診断の前処置**，内分泌疾患の診断（インスリン分泌能，成長ホルモンの分泌能）などに用いられる．

d 糖尿病

1）分類と病態

　インスリン分泌，作用の異常に基づく糖尿病患者は 20 世紀後半から増え続けており，現在では糖尿病予備軍を含めると 1600 万人（2002 年厚生労働省調査）にも達する国民病でもある．糖尿病は 4 つに分類されているが，2 つの型が大半を占めている．

■**1 型糖尿病**　1 型糖尿病はインスリン産生の絶対的な減少に基づき，若い時期に発症することから，**若年性糖尿病**または**若年発症糖尿病**ともよばれ，膵臓のインスリン産生 B 細胞に対する自己免疫疾患によると考えられている（表 11-1）．1 型糖尿病のインスリン産生は患者によって全く異なる．重症の場合はインスリン分泌が完全に抑制され，体細胞はグルコース飢餓に陥り，脂肪酸分解によってケトーシスに陥る場合もある．

■**2 型糖尿病**　2 型糖尿病は 40 歳以上の成人発症の場合が多く，**成人発症糖尿病**ともよばれている（表 11-1）．この疾患はインスリン抵抗性にインスリン分泌の相対的不足が加わった状態である．正常またはそれ以上のインスリンを産生する場合も

表 11-1　1 型，2 型糖尿病の比較

特徴	1 型糖尿病	2 型糖尿病
インスリン分泌	低下	正常または高い場合もある
発症年齢	小児，思春期	成人（40 歳以上）
糖尿病における比率	10〜20%	80〜90%
発症原因	B 細胞の破壊によるインスリン分泌不全	B 細胞の機能不全によるインスリン分泌の相対的な低下あるいはインスリン標的細胞の感受性の低下
栄養状態	やせ	通常肥満
症状の進行	速い	遅い
ケトーシスへの進展	治療しないと起こる	まれである
治療法	インスリン投与，食事のコントロール	食事のコントロールと体重制御，経口血糖降下薬

あるが，標的細胞におけるインスリン受容体数の減少のため，細胞はインスリン反応性を失っている．

■**原因・症状**　1 型糖尿病，2 型糖尿病はそれぞれ，IDDM（insulin-dependent diabetes mellitus，インスリン依存型糖尿病），NIDDM（non-insulin-dependent diabetes mellitus，インスリン非依存型糖尿病）とよばれる場合があるが，2 型でもインスリン分泌異常が伴っている場合もあり，最近では IDDM，NIDDM とよばれることは少なくなった．2 型糖尿病は通常，肥満を伴っている．この肥満は高脂肪，高カロリー食を摂る先進国で急速に増加しており，問題となっている．また，高カロリー食に加え，運動不足もその元凶である．1 型糖尿病と同様，遺伝も成人発症の糖尿病において重要な要因である．このように，1 型，2 型糖尿病は異なる原因に基づくが，いずれの型も似たような症状を呈する．頻尿，咽喉の渇きは一般的に最初にみられる徴候である．患者はしばしば疲れやすく，虚弱，無気力になる．視界のぼやけなどは共通してみられる．尿中の過剰なグルコースは膀胱における細菌感染の頻度を高める．

■**1 型，2 型以外の糖尿病**　3 型とよばれる糖尿病は，その他の特定の機序，疾患によるもので，何らかの血糖上昇を起こす原因によって発症する．遺伝子異常が同定されたものでは，ミトコンドリア遺伝子異常，maturity-onset of diabetes of the young（MODY），インスリン遺伝子異常などがある．また，膵外分泌疾患，内分泌疾患，肝疾患，薬物や化学物質によるものなどがある．4 型として分類されるのは妊娠糖尿病である．妊娠時に血糖値が高いことによって診断される．胎盤ホルモンがインスリン抵抗性を作り出すと考えられている．

2）メタボリック症候群とアディポサイトカイン

肥満症，糖尿病，高血圧症，高脂血症は**生活習慣病**として位置づけられているが，これらの病態が一個人に重複して起こることが多い．実際，肥満は 2 型糖尿病を合併する．また，これらは個別には動脈硬化症のリスクでもあり，重複するとそのリスクはきわめて高くなる．このような背景から，最近ではこれらの組み合わせをもった病態は**メタボリック症候群**（metabolic syndrome）とよばれている．提唱者によって病態の名称，定義が若干異なるが，糖尿病，高脂血症，高血圧症，肥満，インスリン抵抗性が基本的な構成要素である．

最近の研究によれば，これらの要素の中で肥満が元凶であるとの考えが定着しつつある．肥満に伴いインスリン抵抗性が増すメカニズムの研究から，脂肪細胞が単なる脂肪貯蔵庫としての機能のみならず，積極的に生理活性物質を細胞外に放出し，肝臓や骨格筋でのインスリン作用を調節している実態が明らかにされてきた．**脂肪細胞から放出される生理活性物質はアディポサイトカイン**（adipocy-

表11-2 血糖値コントロールの目標

	正常領域	境界領域	糖尿病域	
空腹時血糖値(mg/dL)	< 110	110～125	≧ 126	
75g OGTT 2時間値 (mg/dL)	< 140	140～199	≧ 200	
HbA$_{1c}$値(%)	優	良	可	不可
	< 5.8	5.8～6.5	6.5～8.0	≧ 8

tokine)とよばれている．インスリン抵抗性を増すアディポサイトカインとしては**腫瘍壊死因子 α**(tumor necrosis factor-α: TNF-α)，一方，インスリン感受性を増すアディポサイトカインとしては**アディポネクチン** adiponectin，**レプチン** leptinなどが知られている．レプチンは遺伝性肥満マウス *ob/ob* の原因遺伝子産物として同定された．また，糖尿病を発症する *db/db* マウスは，そのレプチン受容体異常であることが明らかにされた．

■**生理作用** レプチンは視床下部弓状核に存在するレプチン受容体に作用して食欲を抑制する働きがある．アディポネクチン，レプチンは細胞膜受容体を介して作用を発現するが，細胞内の重要な活性調節部位の1つが **AMP 活性化プロテインキナーゼ**(AMP-activated protein kinase: AMPK)である．AMPK は α，β，γ サブユニットからなる三量体構造を呈するセリン-スレオニンキナーゼで，細胞内の AMP 濃度の上昇や LKB-1 などのキナーゼによってリン酸化を受けて活性化される．AMPK は細胞内のエネルギー代謝のセンサーとして，さまざまな酵素分子の活性調節に関わっていることが明らかにされている．後述する糖利用促進薬として臨床で使用されているビグアナイド系のメトホルミンの作用点が，この AMPK であることが明らかにされている．

脂肪細胞はアディポサイトカイン以外にも遊離脂肪酸を放出し，これら遊離脂肪酸に対する G タンパク質共役型受容体が多数見出されている．このように，脂肪組織は内分泌器官とよばれるのにふさわしく，多数のホルモン様物質を放出する．

e 糖尿病の診断

1) グルコース負荷試験

糖尿病患者では，グルコースを経口摂取すると血糖値は急激に上昇し，高値を維持する．一方，健常者でも血糖値は上昇するが，速やかに分泌されるインスリンによって低下する．空腹時血糖値，**経口グルコース負荷試験**(oral glucose tolerance test: OGTT)による血糖値変化から，正常域，境界領域，糖尿病域の3つに分類されている(表11-2)．

2) HbA$_{1c}$

成人の血中ヘモグロビン(Hb)の主成分を占めるHbA($α_2β_2$)は，β鎖N末端バリンのアミノ基が修飾されている(4種に分類)．その中の HbA$_{1c}$ はグルコースが非酵素的に結合したものであり，血糖値に比例し，正常では総ヘモグロビンの5%前後である．血糖値の測定は採血時の値であるが，HbA$_{1c}$は数か月の累積的な血糖値を反映するメリットがある．糖尿病患者ではこの値が2～3倍に増加するため，血糖値の管理に利用されている．糖尿病の治療目標として，優，良，可(治療の徹底により改善の努力を行うべき領域)，不可に分けられている(表11-2)．

f 糖尿病治療薬

糖尿病の大半を占める1型，2型糖尿病の治療はそれぞれ全く異なる．

若年発症の1型糖尿病はインスリンの投与によって治療され，患者は1日に2～3回インスリンの投与を受ける．通常のインスリン投与により，常に同じ血糖値を維持できるように，食事や軽食を適当な間隔で食べる必要がある．インスリンの血

中濃度をモニターしながら，持続的にかつ一時的に投与量を変更して皮下に投与できるインスリンポンプが開発されている．また，いまだ実験的な段階ではあるが，糖尿病患者の膵臓に健康なインスリン産生細胞を移植する方法(膵島移植)の開発も行われている．

2型糖尿病の患者に対しては，最初の取り組みとして食事や運動による体重のコントロールがすすめられている．インスリンの感受性を高めるような経口血糖降下薬の服用も有効である．症状が深刻な場合にはインスリン投与も必要となる．糖尿病の治療薬はかなり改善されてはいるが，インスリンの摂取が不十分であったり，長い間インスリンの投与を行わないでいると，糖尿病性の昏睡や無意識に陥ることがある．インスリンがないと細胞はグルコース飢餓状態になり，脂肪を分解し始める．過剰な脂肪分解はケトーシスを誘起し，意識を失うこともある．

糖尿病は，若年発症，成人発症を問わず，たとえ治療を受けていても，発症後20〜30年かけて糖尿病に特有の合併症(網膜症による失明，腎症，神経障害など)のほか，動脈硬化症など血管病の発症，進展をもたらし，壊死による下肢の切断を強いられる場合もある．このような深刻な合併症は，どうしても避けられない血糖値の上昇が，間欠的ではあるが長い年月の間続くことにより，神経細胞や血管細胞が障害を受けるためである．したがって，糖尿病の治療のためにはインスリン製剤のみならず，作用機構の異なるさまざまな薬が開発されている．

1) インスリン製剤

以前はウシやブタ由来のインスリンが用いられてきたが，遺伝子組換え技術が進歩した現在では，組換えヒトインスリン製剤あるいは一部のアミノ酸残基を置換したインスリンアナログ製剤が用いられている．作用時間の違いにより超速効型，速効型，中間型，混合型，持続型に分けられる．

■**超速効型** インスリンリスプロ insulin lispro，インスリンアスパルト insulin aspart (図11-9)が該当する．アミノ酸配列の一部が置換されており，インスリン分子の会合による六量体の形成が抑制される．その結果，皮下注射後，速やかに血液中に吸入されるので，食事直前に投与できる．

■**速効型** レギュラーインスリン(結晶化されたインスリン)が該当する．水溶性亜鉛含有のインスリンもある．皮下投与されたときは六量体であるが，組織間液中で二量体あるいは単量体になって吸収される．吸収に0.5〜1時間必要である．静脈内注射もできる．

■**中間型** レンテインスリン(インスリン亜鉛水性懸濁注)，NPH(neutral protamine Hagedorn)インスリンが該当する．NPHインスリンはニジマスの精子由来のアルギニン残基の多いプロタミンとの会合体であり，プロタミン1分子に対し6分子のインスリンが会合する．全ての結合個所がインスリンで埋まった製剤はイソフェンインスリンとよばれている．

■**混合型** 中間型と超速効型あるいは速効型と混ぜて投与することで，幅広い作用持続時間を保つことができる(あらかじめ混合された製剤もある)．

■**持続(長時間作用)型** ウルトラレンテインスリン(結晶性インスリン亜鉛水性懸濁注)，インスリングラルギン(図11-9)が該当する．インスリングラルギンはアミノ酸配列の一部を置換して等電点を上昇させており，皮下に投与された際に沈殿となって溶け出す時間を遅くしたものである(pHにより沈殿を形成する)．

2) 経口血糖降下薬

インスリン分泌を積極的に促進する薬剤と，インスリン作用を強める薬剤に分類される(図11-10)．

■**スルホニル尿素薬(sulfonylurea)** 膵B細胞のスルホニル尿素受容体(sulfonylurea receptor: SUR)に結合してATP感受性K^+チャネルを閉鎖し，細胞膜の脱分極を起こす．その結果，Ca^{2+}チャネルが活性化し，内在性インスリン分泌が亢進して血糖値が低下する(図11-10)．

トルブタミド tolbutamide，クロルプロパミド chlorpropamide，アセトヘキサミド acetohexamide，グリベンクラミド glibenclamide，グリクラジド gliclazide，グリメピリド glimepiride (表11-3)

表 11-3 スルホニル尿素系経口血糖降下薬

薬品名	構造式	1日量(g)	作用時間(h)
第1世代 トルブタミド		0.5～2	6～12
クロルプロパミド		0.1～0.5	～60
アセトヘキサミド		0.25～1	12～24
第2世代 グリベンクラミド		0.00125～0.01	10～24
グリクラジド		0.04～0.12	3～6
第3世代 グリメピリド		0.001～0.004	12～24

などがある．現在では第1世代薬の使用は少なくなり，第2世代，第3世代薬が利用されている．
■**速効性インスリン分泌促進薬** ナテグリニド nateglinide（図11-12），ミチグリニド mitiglinide はスルホニル尿素構造をもたないが，膵B細胞の SUR に作用して効果を発揮する．吸収が速く，血糖降下作用が迅速に発揮される特徴からこのような名前がつけられている．食前投与によって食後の高血糖を抑制することができ，従来のスルホニル尿素薬と比較して低血糖を起こすことが少ないとされている．

■**ビグアナイド薬** このグループに所属するフェンホルミン phenformin が乳酸アシドーシスを引き起こし，死亡例が出たことから，1970年以降使用が途絶えていたが，最近になり，メトホルミン metformin（図11-12）がインスリン分泌を介さない**糖利用促進薬剤**として再評価されている．この薬剤にはインスリン分泌促進作用はなく，肝臓か

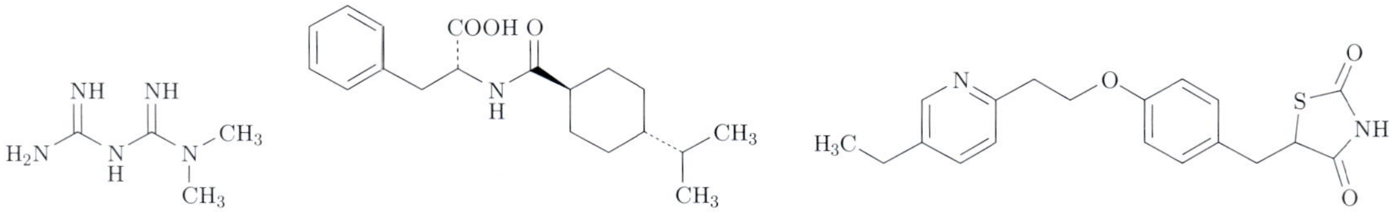

メトホルミン（ビグアナイド薬）　ナテグリニド（速効性インスリン分泌促進薬）　ピオグリタゾン（チアゾリジン誘導体）

図 11–12　その他の経口血糖降下薬

らの糖放出抑制，末梢組織での糖利用を促進する．

最近，メトホルミンの作用点がアディポネクチンやレプチンによっても活性化される **AMP 活性化プロテインキナーゼ（AMPK）**であることが明らかにされている．AMPK は肝臓の糖新生を抑制し，骨格筋の糖利用を促進する．しかし，脂肪組織では糖利用を抑制し，脂肪の燃焼を促進して中性脂肪の蓄積を抑制する．また，膵 B 細胞においてはインスリン分泌を抑制する．このように，一部の作用はインスリン作用に類似しているが，脂肪細胞のようにインスリン作用とは全く逆の作用も発揮する．長期間の使用の際は，インスリン分泌阻害，糖新生の抑制による血中乳酸濃度の上昇が原因のアシドーシスなどに注意する．

■ **チアゾリジン誘導体**　核内受容体である PPARγ（peroxisome proliferator-activated receptor γ）の刺激薬である．脂肪の分化に関わるさまざまな転写活性を制御している．チアゾリジン誘導体の主要なターゲットは脂肪組織であり，TNF-α 産生を抑制してインスリン作用の改善をもたらすと考えられている．現在，わが国では**ピオグリタゾン** pioglitazone（**図 11–12**）が使用されているが，**ロシグリタゾン** rosiglitazone など申請中の薬剤が多数ある．

■ **α–グルコシダーゼ阻害薬**　デンプンは，α-1,4 グリコシド結合の直鎖と枝分かれした α-1,6 グリコシド結合からなる高分子のグルコースの重合体である．動物ではグリコーゲンとよばれ，デンプンと比較して分岐が多い．これらのグリコシド結合を切断する酵素としては，オリゴ糖，二糖類に消化する α–アミラーゼ，小腸粘膜上皮細胞表面の絨毛膜刷子縁に存在し，二糖類を単糖に分解する二糖類分解酵素（α–グルコシダーゼ）がある．**アカルボース** acarbose は α–グルコシダーゼのみならず α–アミラーゼを，また，**ボグリボース** voglibose は α–グルコシダーゼを競合阻害することによって単糖の生成を抑制し，デンプンや二糖類の腸管からの吸収を遅延させる．副作用として，腹痛，腹部膨満感，便秘，下痢，放屁などの症状を呈する．

■ **アルドース還元酵素阻害薬（aldose reductase inhibitor: ARI）**　グルコースからソルビトールへの変換を抑制することによって，細胞内ソルビトールの蓄積を減少させ，糖尿病合併症である末梢神経障害に伴う疼痛，しびれを改善する．**エパルレスタット** epalrestat が用いられている．

4 副腎皮質ホルモン製剤，抗副腎皮質ホルモン薬

a 副腎皮質ホルモン

1）生合成経路

副腎は皮質と髄質の 2 つの領域からなり，**副腎皮質からは副腎皮質ホルモン，副腎髄質からはアドレナリン（エピネフリン），ノルアドレナリン（ノルエピネフリン）などカテコールアミンを産生する**．いずれのホルモンもストレス時に分泌される．副腎皮質は明らかに異なった機能を発揮する 3 つのタイプのホルモン，すなわち，代謝作用の強い**糖質コルチコイド**（glucocorticoids），Na^+ 貯留など血液や組織間液のイオン濃度の調節作用の強い**鉱質コルチコイド**（mineralocorticoids），アンドロゲン（男性ホルモン）を分泌する（**図 11–13**）．

産生ステロイド	鉱質コルチコイド	糖質コルチコイド	アンドロゲン
産生部位	球状帯	束状帯	網状帯
ホルモン制御	アンギオテンシンII	ACTH	ACTH

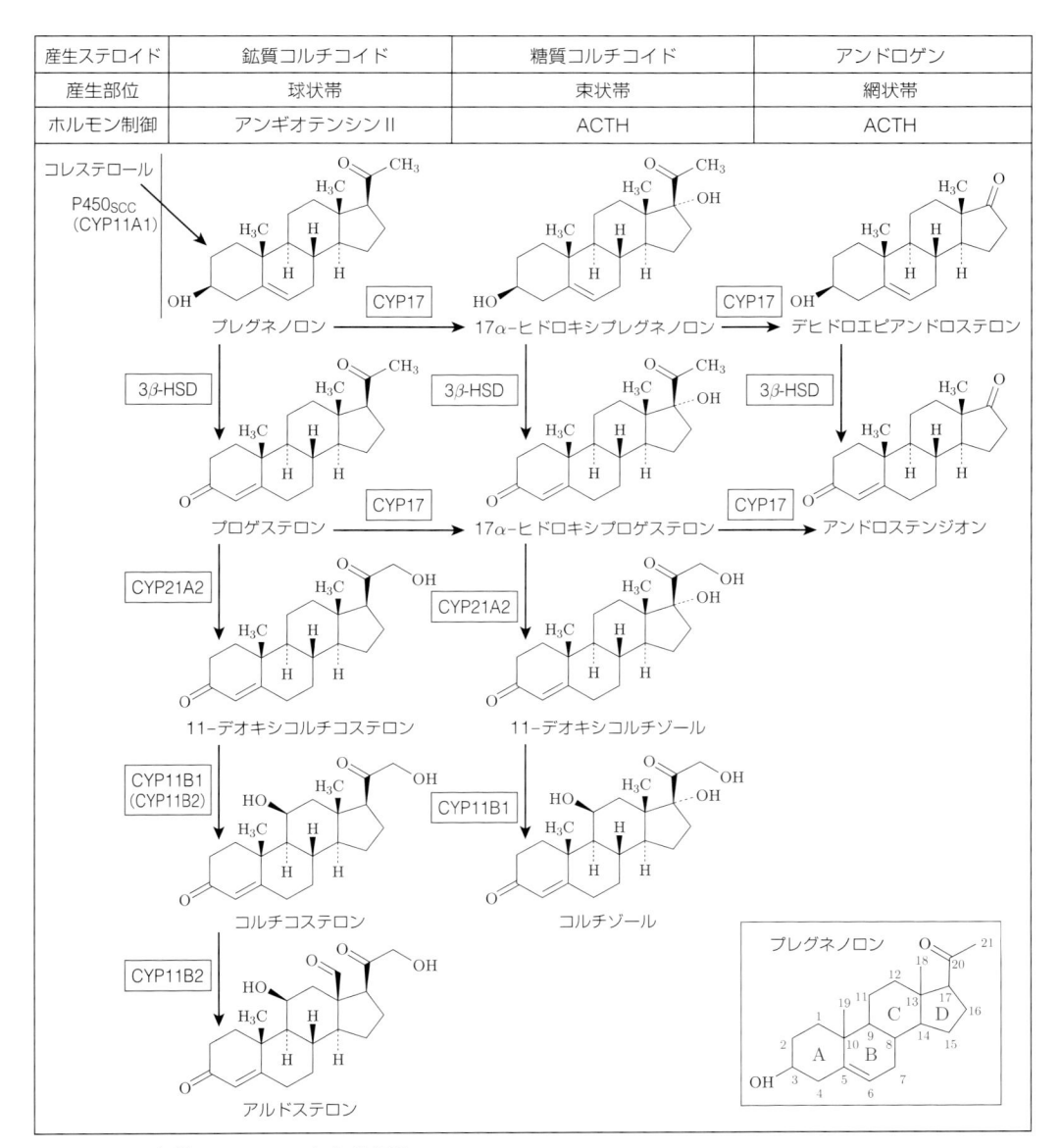

図11-13 副腎皮質ホルモンの生合成経路

5種のシトクロム酵素（P450またはCYPと表示される．CYPはシトクロムP450スーパーファミリーのための新名称）と3β-HSDによってミトコンドリアと滑面小胞体で合成される．① $P450_{SCC}$（CYP11A1） コレステロールデスモラーゼ cholesterol desmolase，側鎖切断酵素（side-chain cleavage enzyme）ともよばれる．コレステロールからプレグネノロンを産生する酵素．② 3β-HSD 滑面小胞体にある．プレグネロロンからプロゲステロン progesterone を産生，その他，17α-ヒドロキシプレグネノロン，デヒドロエピアンドロステロンにも作用して，17α-ヒドロキシプロゲステロン，アンドロステンジオンを産生する．③ $P450_{C17}$（CYP17） 17α-ヒドロキシラーゼ，17,20-リアーゼ活性も有している．滑面小胞体に存在．④ $P450_{C21}$（CYP21A2） 21β-ヒドロキシラーゼ．滑面小胞体に存在．⑤ $P450_{C11}$（CYP11B1） 11β-ヒドロキシラーゼ．束状帯，網状帯にあるが球状帯にはない．しかし，球状帯では⑥ $P450_{C11AS}$（CYP11B2） 11β-ヒドロキシラーゼと95％類似のアルドステロン合成酵素が存在しており，11-デオキシコルチコステロンからコルチコステロン corticosterone，アルドステロンを産生する．また，球状帯では17α-ヒドロキシラーゼ（CYP17）が存在せずにアルドステロン合成酵素が存在するため，アルドステロンを産生するが，糖質コルチコイド，アンドロゲンを産生できない．束状帯では3β-HSDが高い活性を示し，網状帯では17,20-リアーゼ活性に必要な補助因子の活性が高く，束状帯では糖質コルチコイドを，網状帯ではアンドロゲンを作る．このように，ステロイド産生酵素の分布の違いによって，球状帯では主にアルドステロンを，束状帯では糖質コルチコイドを，網状帯ではアンドロゲンを作る

皮質外側の球状帯にはアンギオテンシンⅡが作用し，P450$_{SCC}$〔シトクロム P450 側鎖切断酵素（CYP11A1）〕を活性化して鉱質コルチコイドであるアルドステロン aldosterone の産生を活性化する．内側の束状帯と網状帯には ACTH が作用し，コレステロールエステル加水分解酵素を活性化してステロイド合成のための遊離コレステロールを供給する．その結果，束状帯から糖質コルチコイドであるコルチゾール，網状帯からはアンドロゲンを産生する．健康な成人では，副腎からのアンドロゲン分泌は生殖腺から分泌される量と比較するとわずかである．これら3つのホルモンはいずれもステロイド骨格をもち，ステロイドホルモンとよばれている．コレステロール（cholesterol）が P450$_{SCC}$（CYP11A1）によってプレグネノロンに変換される反応から始まり，このステロイド生合成経路には5種のシトクロム酵素（P450 または CYP）と 3β-HSD（3β-hydroxysteroid dehydrogenase）が関わっている．これらの一連の反応はミトコンドリアと滑面小胞体で行われる（図 11-13）．

2) 生理・薬理作用

糖質，鉱質ステロイドホルモン作用はいずれも核内受容体を介するため，通常，作用発現には時間がかかる（図 11-7）．

■**糖質コルチコイド**　糖，脂質，タンパク質などの代謝調節作用を発揮する糖質コルチコイドの分泌は，下垂体前葉からの ACTH によって制御されている．いくつかの化学構造の異なる糖質コルチコイドが分泌されるが，その中で最も重要なのがコルチゾールである．**コルチゾール**はアミノ酸やグリセロールからのグルコース合成を促進して血糖値を増加する．これによって，ストレス時のエネルギー産生のためのグルコースを供給できる．また，コルチゾールは筋肉や骨におけるタンパク質分解を促進してアミノ酸を切り出し，肝臓においてグルコースへと変換する．さらに，脂肪を分解して脂肪酸濃度を高める．

薬理学的用量では，浮腫，毛細血管拡張，好中球遊走，食作用などの炎症性作用を抑制する．また，マクロファージや T リンパ球に作用し，抗体産生抑制作用も示す．これらの抗炎症性作用，抗免疫抑制作用にはホスホリパーゼ A$_2$ 活性の阻害による炎症性メディエーターの産生抑制，炎症性サイトカインの産生抑制などが関わっている．

■**鉱質コルチコイド**　ミネラルコルチコイドともよばれ，電解質やミネラル塩のバランスに関わっている．最も重要な鉱質コルチコイドはアルドステロンである．鉱質コルチコイドはいくつかのイオン濃度を調節しているが，最も重要な機能は Na$^+$ と K$^+$ 濃度の制御である．主な標的臓器は腎臓である．

アルドステロンは，尿細管再吸収とよばれるネフロンから血液への Na$^+$ の移動を促進する．また，汗腺，唾液腺からの Na$^+$ の再吸収と腎臓における K$^+$ の排出を促進する．Na$^+$ が腎臓や皮膚の血液に移動するときには水も一緒に移動する．したがって，アルドステロンは体内の水分の保持を助けている．アルドステロン分泌は Na$^+$ 濃度による負のフィードバック調節を受けている．

b 副腎皮質ホルモン製剤の臨床応用

副腎皮質ホルモン製剤は副腎皮質の疾患に対する補充療法および診断用に用いられる．また，抗炎症作用薬，免疫抑制薬として副腎の機能改善以外に使用される場合が多い．

1) アジソン（Addison）病

アジソン病の多くの場合は副腎皮質細胞の自己免疫疾患であり，自身の免疫系によって副腎皮質細胞が破壊されるために起こると考えられている．アジソン病は副腎皮質の減少によって引き起こされるさまざまな症状を呈する．例えば，食欲不振，体重低下，疲労，虚脱などを伴う．糖代謝異常のみならず，アルドステロンがないため，電解質のバランスが崩れる．アルドステロンは Na$^+$ 濃度と血圧の維持に働いているため，アジソン病の患者は低 Na$^+$ 血症，低血圧を呈する．ACTH に対する反応の欠如で診断されるが，この疾患に対しては生理的なホルモンであるコルチゾールを補充の目的で使用する．この処置により，患者は全く正常で，健康的な生活を送ることができる．フル

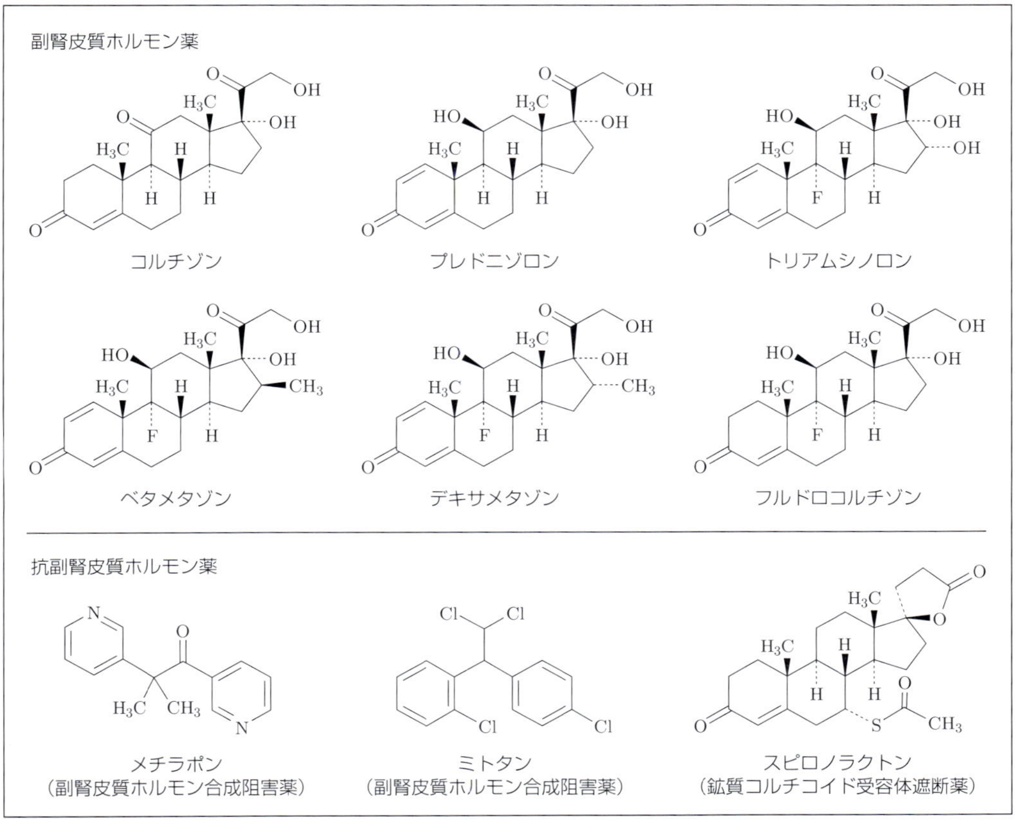

図11-14 副腎皮質ホルモン薬（副腎皮質ステロイド）と抗副腎皮質ホルモン薬

プレドニゾロン，トリアムシノロン，ベタメタゾン，デキサメタゾンはコルチゾール（ヒドロコルチゾン）（図11-13）の一部を変換して糖質コルチコイド作用を強め，鉱質コルチコイド作用を弱めたコルチゾール誘導体である．糖質，鉱質コルチコイド作用を強めたフルドロコルチゾンはコルチゾールの 9α 位にフッ素を入れたものである（表11-4 参照）

ドロコルチゾン fludrocortisone（図11-14）は糖質コルチコイド，鉱質コルチコイドの両方を強めた薬剤で，アルドステロンの代わりに用いられる（表11-4）．

2）二次性，三次性の副腎皮質機能不全症

視床下部で CRH が産生されない場合，または下垂体で ACTH が産生されない場合に起こる．このような状態では副腎皮質での鉱質コルチコイドの産生はあまり影響を受けない．ACTH あるいはコルチゾールが投与される．

3）ステロイドホルモン合成酵素の欠損による先天性副腎肥大症

ステロイドホルモン合成酵素の欠損によって副腎肥大が起こる．最も多いタイプは 21β-ヒドロキ

表11-4 合成副腎皮質ホルモン薬の効力比と作用持続性

副腎皮質ホルモン薬	活性		作用時間
	抗炎症作用	塩貯留作用	
糖質コルチコイド			
コルチゾール	1	1	短
コルチゾン	0.8	0.8	短
プレドニゾロン	5	0.3	中
トリアムシノロン	5	0	中
ベタメタゾン	25	0	長
デキサメタゾン	30	0	長
鉱質コルチコイド			
フルドロコルチゾン	10	250	中

効力はコルチゾールを1としたときの相対比
作用時間は，短：8〜12時間，中：12〜36時間，長：36〜72時間
(Katzung BG: Basic & Clinical Pharmacology. 9th ed., McGraw-Hill, 2004 より改変)

シラーゼ(CYP21A2)の欠損であり，コルチゾール産生が減少し，代償的にACTH分泌が増加して副腎肥大を引き起こす．17-ヒドロキシプロゲステロンなどの男性ホルモン前駆体の産生が増加し，副腎性アンドロゲンの過剰産生による女性の男性化がみられる．本症の治療には，ACTH抑制の目的で，**コルチゾール，コルチゾン**や鉱質コルチコイド作用の強い**フルドロコルチゾン**が用いられる．そのほか，17α-ヒドロキシラーゼ欠損による性腺機能低下症，11β-ヒドロキシラーゼ欠損による高血圧症などが知られている．

4) クッシング(Cushing)症候群

下垂体腫などによって下垂体前葉からACTHの過剰分泌が起こり，副腎過形成，糖質コルチコイドの過剰分泌による中心性肥満，満月様顔貌，皮膚線条，高血圧，多毛症などの症状を呈する患者が当初，クッシング病とよばれた．しかし，副腎腫瘍，異所性ACTH産生腫瘍の場合にもクッシング病と類似の症状がみられることから，これらの病因をもった患者を総称してクッシング症候群とよんでいる．このように，クッシング症候群の病因はさまざまなものが考えられる．病因の診断にはデキサメタゾン抑制試験が用いられ，例えば，血中ACTHが高値でデキサメタゾン投与によって血中コルチゾールが低下すればクッシング病，血中ACTHが高値でデキサメタゾン投与によっても血中コルチゾールが低下しない場合は異所性ACTH産生腫瘍，血中ACTHが低値でデキサメタゾン投与によっても血中コルチゾールが低下しなければ副腎腫瘍と診断される．

クッシング症候群は多くの場合，高濃度の糖質コルチコイド投与が原因である．クッシング症候群では水や塩の保持が一般にみられ，浮腫が観察される．このため，クッシング症候群の患者は典型的な"満月様の顔"を呈する．これは高濃度の糖質コルチコイドでは鉱質コルチコイド作用を発揮するため，Na^+の再吸収を促進し，体内の水を保持するためである．治療は糖質コルチコイドの用量を徐々に減少させる．下垂体や副腎皮質の腫瘍の場合には放射線治療や外科的な切除を行う．

5) 抗炎症作用薬，免疫抑制薬としての使用

抗炎症作用薬，免疫抑制薬として副腎の機能改善以外に使用される場合も多い．例えば，関節リウマチ，全身性エリテマトーデス，気管支ぜん息，アナフィラキシーショック，潰瘍性大腸炎，ネフローゼ症候群，多発性硬化症，自己免疫性溶血性貧血，移植片の拒絶反応などに適応されている．天然のコルチゾールにはアルドステロンの1/3000の電解質作用があり，抗炎症作用を目的として使用するときには無視できない．そこで，糖質コルチコイド作用を強め，電解質作用を減少させた合成糖質コルチコイドが使用されている(表11-4)．**プレドニゾロン** prednisolone(図11-14)が最も汎用されている．そのほか，**トリアムシノロン** triamcinolone(図11-14)，コルチゾールの半減期60分に対して半減期が3.5時間と長い**デキサメタゾン，ベタメタゾン**(図11-14)などがあり，下垂体機能抑制に用いられる．副腎皮質ホルモン製剤はいずれも経口投与が可能であるが，副作用を軽減する意味で抗炎症作用を強めた軟膏用の**フルオシノニド**，噴霧吸入剤として用いられる**ベクロメタゾン，トリアムシノロン**がある．

ステロイドは広範な薬理作用を示し，劇的な効果を示す反面，副作用も多い．ステロイドの長期使用で特に問題となる副作用は骨粗鬆症と動脈硬化症である．これは糖質コルチコイドが骨のタンパク質の分解，高血圧，高血糖，高脂血症を引き起こすことに由来する．ステロイドの投与の中止はショック症状を引き起こすことがあり，投与用量を徐々に減らすなどの処置が必要である．

C 抗副腎皮質ホルモン薬

ステロイド受容体遮断薬とステロイドホルモン合成阻害薬に分類される．

1) ステロイド受容体遮断薬

■**ミフェプリストン** mifepristone　RU486ともよばれる．**黄体ホルモン(プロゲステロン)受容体ならびに糖質コルチコイド受容体(GR)に対する部分的遮断薬**である．ただし作用の特異性などに問題があり，副作用が多く，臨床では使用されて

いない．

■ スピロノラクトン spironolactone　鉱質コルチコイド受容体(MR)遮断薬であり，Na^+ 排泄を増加させ，K^+ 排泄を減少させる．カリウム保持性の利尿薬として使用される(☞ 277 頁)．抗アンドロゲン作用，プロゲステロン作用があり，女性化乳房，性器機能障害の副作用がある．また，MRに対して特異性の高いエプレレノンが高血圧治療薬として承認されている．

2) ステロイドホルモン合成阻害薬

■ メチラポン metyrapone　CYP11B1(11β-ヒドロキシラーゼ)を阻害し，コルチゾール産生を抑制する(図 11-13)．11-デオキシコルチコステロンの産生が増加する．クッシング症候群の鑑別診断に用いられる．ACTH の過剰分泌による症候群では過剰反応が起こり，一方，糖質コルチコイドの過剰投与による症候群では ACTH 産生が抑制されており反応は起こらない．

■ アミノグルテチミド aminoglutethimide　コレステロールからステロイドを生合成する最初の酵素である CYP11A1($P450_{SCC}$)を阻害し，プレグネノロン以下の全ての副腎皮質ホルモン産生を抑制する．従来，乳がんの治療に用いられていたが，現在ではタモキシフェンがとって代わっている．現在では研究用に用いられている．

■ ミトタン mitotane　CYP17(17α-ヒドロキシラーゼ)を阻害する．副腎がん，手術適応とならないクッシング症候群に用いられる．

■ トリロスタン trilostane　3β-HSD 阻害薬で，特発性アルドステロン症，手術適応とならないクッシング症候群などに用いられる．

5　性ホルモン

　男性，女性の生殖は下垂体前葉のコントロール下にある．そこでは性腺に作用するゴナドトロピン(性腺刺激ホルモン)とよばれる 2 つのホルモン(FSH, LH)を産生する．性ホルモンには**卵胞ホルモン**(エストロゲン estrogen)，**黄体ホルモン**(ゲスターゲン gestagen，プロゲスチン progestin)，男性ホルモン(アンドロゲン androgen)がある．

a 卵胞ホルモン，黄体ホルモン

1) 産生経路

　月経周期は視床下部(LHRH)，下垂体(FSH, LH)，卵巣からなる神経内分泌カスケードで制御されている．卵胞から卵胞期には卵胞ホルモンが，黄体期には卵胞ホルモンと黄体ホルモンが分泌される．卵胞ホルモン，黄体ホルモンは月経周期に応じて視床下部，下垂体に正または負のフィードバックをする．天然の卵胞ホルモンはステロイド骨格をもち，アロマターゼ(CYP19)によりテストステロンなどの男性ホルモンから芳香化されて生じる(図 11-15)．卵巣からは**エストラジオール** estradiol，**エストロン** estrone が，胎盤からは**エストリオール** estriol が分泌される．エストリオールの大部分は肝臓などでエストラジオールから作られる．エストラジオールはエストロン，エストリオールと比較して活性は 10 倍程度強い．天然の黄体ホルモンはプロゲステロン progesterone である．体内でアンドロゲン，卵胞ホルモンの前駆体となる(図 11-13)．

2) 生理・薬理作用

　卵胞ホルモンは女性生殖器に対する作用(女性の二次性徴，子宮内膜増殖作用)，生殖器以外の代謝調節作用〔骨吸収の抑制，肝臓に作用して血中高比重リポタンパク質(HDL)増加，血中低比重リポタンパク質(LDL)減少など〕を発揮する．

　黄体ホルモンは黄体，胎盤から分泌され，子宮内膜に作用して糖，アミノ酸，糖タンパク質に富む物質を分泌し(分泌期)，**受精卵の着床，発育のための環境作り**をする．妊娠期では子宮筋の収縮を抑制し，乳腺の発達を促進する．また，排卵期の卵胞ホルモンの正のフィードバック作用を増強して LH サージを起こさせる．一方，黄体期には卵胞ホルモンの負のフィードバック作用を増強して LH，FSH 分泌を抑制し，排卵を抑制する．そのほか，基礎体温の上昇，インスリン作用の亢進，抗アルドステロン作用による代償的な水分の貯留(腎尿細管でアルドステロンと競合して Na^+ の再

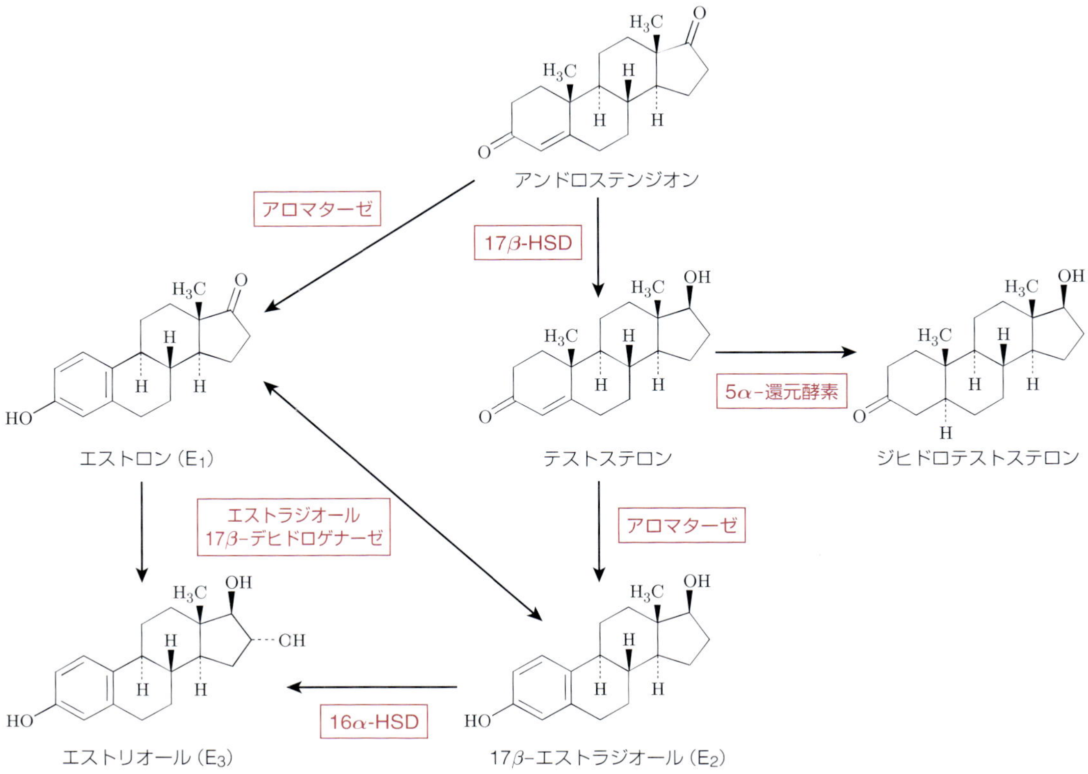

図11-15 性ホルモンの生合成経路

精巣の主要な男性ホルモンであるテストステロンは，ライディッヒ細胞内でコレステロールから作られ，一部は副腎皮質由来のアンドロステンジオンからも作られる．ライディッヒ細胞には CYP21A，CYP11B2 がなく，プレグネノロンは 17 位に水酸化，さらにリアーゼ反応（CYP17）を受けてデヒドロエピアンドロステロンになり，3β-HSD によってアンドロステンジオンが産生される．プレグネノロンからプロゲステロンを経る経路はマイナーである．アンドロステンジオン生合成経路は図 11-13 を参照のこと．アンドロステンジオンは 17β-HSD によってテストステロンになる．テストステロンは標的細胞に入ると 5α-還元酵素によってより活性のあるデヒドロテストステロンに変換される．女性ホルモンのうち，黄体ホルモンとしてはプロゲステロンが主要であり，黄体，胎盤から分泌される．プロゲステロンはステロイド合成の中間体であり，精巣，副腎皮質からも少量が分泌される（図 11-13）．一方，天然の卵胞ホルモン（エストロゲン）は 17β-エストラジオール，エストロン，エストリオールである．17β-エストラジオールは卵巣の主要な卵胞ホルモンであり，エストロン，エストリオールは卵巣以外の肝臓などの他の組織でも産生される．卵胞ホルモンはアンドロゲンであるアンドロステンジオン，テストステロンの芳香化によって生じる．この過程はアロマターゼ（aromatase; CYP19）によって触媒される
16α-HSD：16α-ヒドロキシステロイドデヒドロゲナーゼ

吸収を抑制する．その結果，代償的にアルドステロン分泌を増加して水分の貯留を高める）などの作用を発揮する．

3）作用機構

卵胞ホルモン，黄体ホルモンはそれぞれ核内ホルモン受容体である卵胞ホルモン受容体（ER），プロゲステロン受容体（PR）を介して作用する（図 11-7）．したがって，通常，作用発現には時間がかかるが，最近の研究によると，細胞質内において ER と細胞内シグナル分子の相互作用が存在すること，また，細胞膜に卵胞ホルモンに応答する G タンパク質共役型受容体が存在することが示されている．これらは卵胞ホルモンの速い応答を説明すると考えられている．

b 性ホルモンの臨床応用

顔面紅潮，発汗，不眠などの更年期障害や骨粗鬆症，卵巣発育不全に対する補充療法として用いられる．その他，前立腺がん治療薬，経口避妊薬としても用いられる．

1）原発性性腺機能不全の治療

卵胞ホルモン，黄体ホルモンを併用し，自然の性周期を模倣した投与方法を行い，性腺機能不全の若い女性（11～13歳）の二次性徴の発育を刺激する．

2）閉経後ホルモン療法

閉経後の卵巣機能停止による睡眠障害，陰部萎縮などの症状，骨粗鬆症，動脈硬化症など心血管系疾患の防止などのために用いられる．ただし，補充療法を受けた患者では乳がんと冠動脈疾患のリスクが高まるという報告もある．そのため，組織選択的に部分受容体刺激作用を示し，**選択的エストロゲン受容体モジュレーター**（selective estrogen receptor modulator: SERM）に分類されている**ラロキシフェン**が骨粗鬆症に認可されている（☞348頁，骨粗鬆症の項参照）．

3）ホルモン避妊法

経口避妊薬としては，通常，卵胞ホルモンと黄体ホルモンを併用した合剤（混合ピル）が使用されている．これらのホルモンを投与すると，下垂体に対する負のフィードバックによるLH，FSHの分泌抑制によって排卵が抑制され，避妊の効果が得られる．また，頸管粘液，子宮内膜層，卵管の運動に影響して受精と着床が起こりにくい状態になる．経口避妊薬は28日間の月経周期に合わせ，21日間の錠剤の服用と7日間の休薬（またはプラセボの内服）を繰り返す．

卵胞ホルモンとしては**エチニルエストラジオール**，**メストラノール**（図11-16）が，また，プロゲスチン（黄体ホルモン）としては**ノルエチステロン**（ノルエチンドロン）（図11-16），**ノルゲストレル**（図11-16），**デソゲストレル**などが用いられる．そのほか，ノルゲストレルのカプセルを上腕の皮下に埋め込む方法で約5年間避妊が可能である．

避妊薬は発がん性，凝固因子を増加させることによる血栓症，食欲不振，悪心・嘔吐などの胃腸障害，また，肝障害など重篤な副作用がある．

4）その他

前立腺肥大には合成黄体ホルモンである**ゲストノロン**，**クロルマジノン**が用いられる．また，非ステロイド性の合成卵胞ホルモンである**ジエチルスチルベストロール**（ホスフェストロール）（図11-16）は前立腺がん治療に用いられる．

c 抗卵胞ホルモン（エストロゲン）薬

SERMに分類され，エストロゲン受容体と競合する**タモキシフェン** tamoxifen，**メピチオスタン** mepitiostane，また，アロマターゼ（CYP19）（アンドロステンジオン，テストステロンからそれぞれエストロン，エストラジオールを合成する酵素）活性を阻害する薬剤である**ファドロゾール** fadrozole（図11-16）が乳がん治療に用いられる．ステロイド骨格のない**クロミフェン** clomifeneもSERM活性を有し，排卵誘発薬として用いられる（図11-16）．初経以降に月経が停止する続発性の性腺機能不全では，エストロゲン受容体に結合して卵胞ホルモン作用を抑制する結果，ゴナドトロピンに対する負のフィードバック作用を阻害し，ゴナドトロピン分泌が増加する．

d 男性ホルモン（アンドロゲン）製剤

1）産生経路

主要な男性ホルモンは精巣の間質細胞（ライディッヒ細胞）で産生される**テストステロン** testosteroneである．卵巣，副腎皮質で産生されるアンドロステンジオンなどは一部がテストステロンに変換される（図11-15）．テストステロンの95％はライディッヒ細胞から産生される．産生経路は副腎皮質における合成経路（図11-13）と基本的には同じである．テストステロンは血中に分泌され，性ホルモン結合グロブリン（sex hormone binding globulin: SHBG）やアルブミンと結合している．2％の遊離型が組織に取り込まれ，標的細胞（前立腺，精嚢，皮膚など）で5α-還元酵素（5α-reductase）に

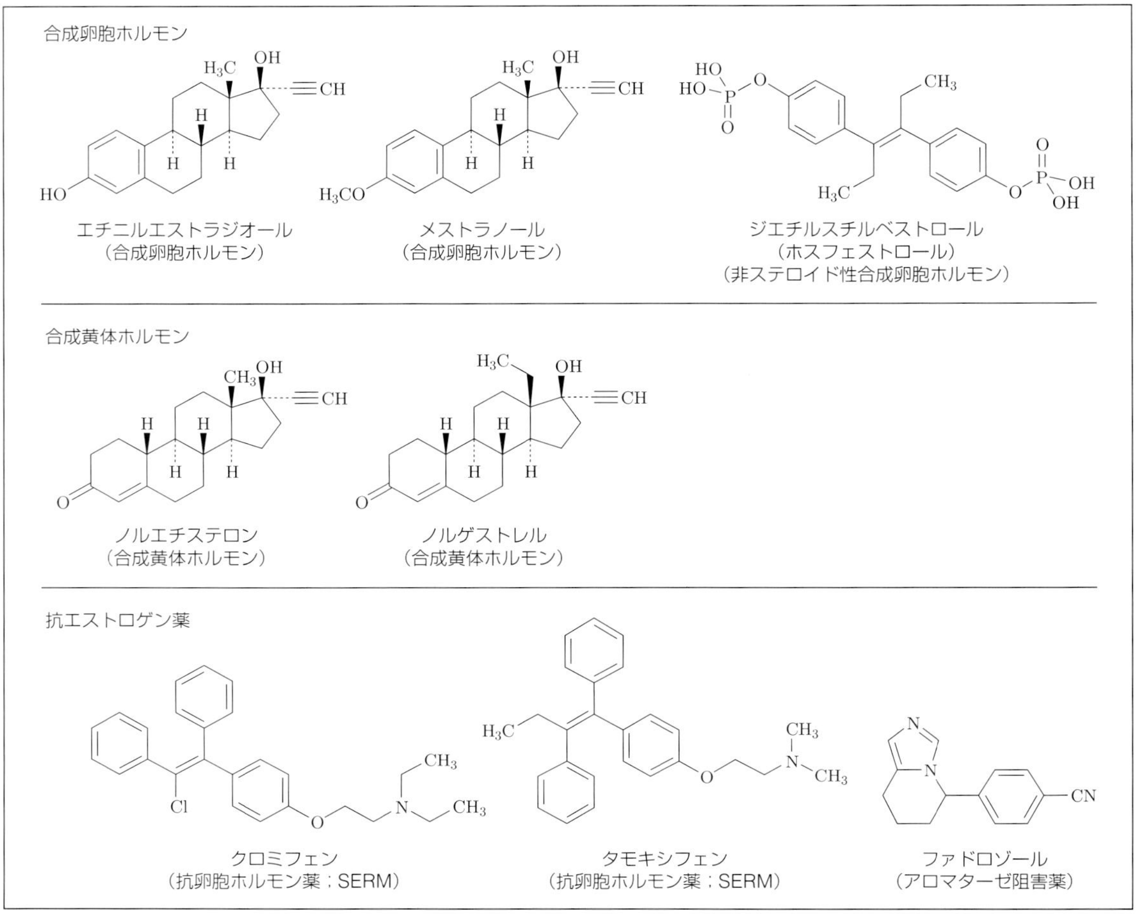

図11-16 女性ホルモン薬ならびに抗女性ホルモン薬

よってジヒドロテストステロンに変換される．ジヒドロテストステロン，テストステロンいずれも核内ホルモン受容体であるアンドロゲン受容体（図11-7）に結合して作用を発揮するが，ジヒドロテストステロンのほうがテストステロンより活性が強い．

2) 生理・薬理作用

男性ホルモンは男性化作用とタンパク同化作用を発揮する．男性化作用のうち，精子形成，ゴナドトロピン分泌抑制作用はテストステロンを介し，男性の二次性徴発現はジヒドロテストステロンを介する．そのほか，胎児が男性に性分化するにはジヒドロテストステロン，テストステロンいずれも重要である．タンパク同化作用は筋肉を増加させるためスポーツ選手に使用されたこともあり，問題となっている．

3) 適応

男性ホルモン分泌不全に対する補充療法，乳がん，抗ゴナドトロピン作用による子宮内膜症に対して使用する．

■**補充療法** 男性性腺機能低下症には，視床下部-下垂体軸に異常がありLH，FSHが低値を示す**低ゴナドトロピン性性腺機能低下症**と，精巣に問題がありLH，FSHが高値を示す**高ゴナドトロピン性性腺機能低下症**がある．視床下部-下垂体軸に異常がある場合には，LHRHまたはLH作用を有するhCGが用いられる．一方，精巣に問題があればテストステロンが投与される．テストステロンとしては，プロピオン酸，エナント酸などのエステル化により吸収時間を遅くした製剤，また，メ

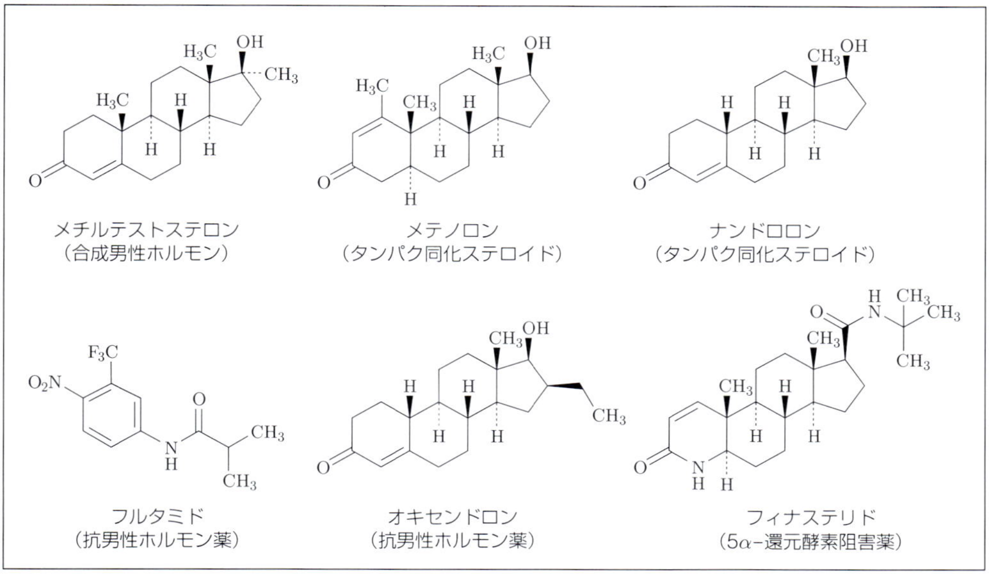

図11-17 男性ホルモン関連薬

チル化により肝臓での不活性化を抑えた経口投与可能なメチルテストステロン（図11-17）が用いられている．ダナゾールはLHサージを抑制し，卵巣機能を抑制することから，子宮内膜症や乳腺症の治療に用いられる．作用機構には不明な点が多く，ステロイド生合成酵素の阻害作用，核内受容体との相互作用が知られている．

■**タンパク同化ステロイド** 男性ホルモンのもつ男性化作用を弱め，タンパク同化作用を強力にした合成ステロイド薬が開発されている．皮膚，筋肉，骨，結合組織，造血組織に作用してタンパク同化作用を示す．再生不良性貧血，骨粗鬆症，術後回復のために用いられることがある．メテノロン，メスタノロン，ナンドロロンなどがある（図11-17）．男性化作用とタンパク同化作用が完全に切り離されたものはなく，女性の場合，長期投与による男性化，無月経などの副作用がある．このため，貧血ではエリスロポエチン，骨粗鬆症ではビスホスホネートが代わって用いられる．

e 抗男性ホルモン薬

テストステロンを活性型のジヒドロテストステロンに変換する酵素である**5α-還元酵素**を阻害する**フィナステリド** finasteride（図11-17）は，脱毛治療薬として使用されている．また，前立腺肥大の治療にも期待されている．

アンドロゲン受容体に対して拮抗作用を示す抗アンドロゲン薬として**オキセンドロン，フルタミド**があり（図11-17），前立腺肥大，前立腺がんの治療に用いられる．

6 副甲状腺ホルモン，カルシトニン，活性型ビタミンD_3

a 血漿中Ca^{2+}濃度の調節

血漿中のCa^{2+}は腸管からの吸収，骨組織からの放出と腎臓からの排泄により厳密にコントロールされており，その濃度は$4.5〜5.7\,\mathrm{mEq/L}$（約$2.5\,\mathrm{mmol/L}$）に維持されている．**血中Ca^{2+}濃度の調節には副甲状腺ホルモン**（parathyroid hormone: PTH），**活性型ビタミンD_3，カルシトニンの3つのホルモンが重要な役割を果たしている**（図11-18）．

活性型ビタミンD_3は腸管からのCa^{2+}吸収を促進する．血中Ca^{2+}はいったん腎臓でろ過されるが，尿細管で再吸収される．この再吸収過程はPTH，活性型ビタミンD_3で活性化され，その結

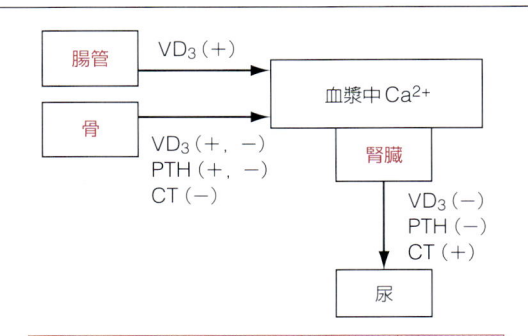

	血中 Ca^{2+}	血中リン酸塩	骨代謝
副甲状腺ホルモン (PTH)	↑	↓	骨形成(↑) 骨吸収(↑)
活性型ビタミン D_3 (VD_3)	↑	↑	骨形成(↑) 骨吸収(↑)
カルシトニン(CT)	↓	↓	骨吸収(↓)

血漿中の Ca^{2+} 濃度は3つのホルモンによって精妙に調節されている。しかし、定常状態におけるカルシトニンの関与についてはあまり重要ではないという意見もある
+, ↑: 促進または上昇，−, ↓: 抑制または低下

図11-18 血漿中 Ca^{2+}，リン酸塩のホルモン調節

果，尿中への排泄が抑制される．活性型ビタミン D_3 はビタミンの名称が与えられているが，その生成経路(図11-19)，また，核内受容体を介する作用機構(図11-7)などを考えると，ホルモンといっても差し支えない．本項では腎臓ホルモンとして取り扱う．

これらのホルモンは骨にも作用して，骨吸収性 (Ca^{2+} 放出)を促進するといわれている．しかし，骨形成反応も促進することが知られており，骨代謝全般を活性化するといったほうが正しい．いずれにしても，**PTH，活性型ビタミン D_3 は血中 Ca^{2+} 濃度上昇性に作用**する．骨の主成分はハイドロキシアパタイトとよばれる Ca^{2+} とリン酸塩 $[Ca_{10}(PO_4)_6(OH)_2]$ の複合体である．したがって，血中 Ca^{2+} に加え，血中リン酸塩の濃度調節も骨代謝の面からはきわめて重要であるが，両ホルモンは血中リン酸塩の濃度調節に対しては全く正反対の作用を発揮する．すなわち，**PTH は血中リン酸塩を低下させ，活性型ビタミン D_3 は血中リン酸塩を上昇させる**(図11-18)．

一方，甲状腺の傍細胞から分泌される**カルシトニンは骨に直接作用して骨吸収を抑制する**．また，腎臓での Ca^{2+}，リン酸塩の再吸収も抑制し，**血中 Ca^{2+}，リン酸塩濃度を低下させる**ように作用する．このように，3つのホルモンは血中 Ca^{2+}，リン酸塩濃度調節に対してそれぞれ異なった作用を発揮する(図11-18)．

b 副甲状腺ホルモンと副甲状腺ホルモン関連ペプチド

1) 生理・薬理作用

■PTH 84個のアミノ酸からなるホルモンで，甲状腺の裏側に埋まっている4つの小結節からなる**副甲状腺主細胞から分泌**される．PTH は活性型ビタミン D_3 [$1,25(OH)_2D_3$] とともに**血中 Ca^{2+} 濃度を上昇させる**(図11-18)．腸管からの Ca^{2+} 吸収，破骨細胞の活性化による骨吸収の促進，腎臓での Ca^{2+} 再吸収が血中の Ca^{2+} 濃度上昇のメカニズムである．しかし，腸管からの Ca^{2+} 吸収は PTH の直接作用というよりは，活性型ビタミン D_3 を介した間接作用と考えられている．また，PTH は腎臓で活性型ビタミン D_3 の産生を促進する(図11-19)．

骨吸収の促進では，PTH が骨芽細胞に作用して RANKL(receptor activator of nuclear factor κB ligand)という細胞膜結合タンパク質の発現を促進し，結果的に未分化破骨細胞膜の RANK との相互作用を介して破骨細胞に分化させると考えられている(図11-20)．血中 Ca^{2+} 濃度が低下したときには PTH 分泌は亢進する．これは副甲状腺の細胞膜に Ca^{2+} を感知する G タンパク質共役型受容体があり，細胞外 Ca^{2+} 濃度変化により PTH の合成・分泌を調節しているからである．副甲状腺腫瘍などによって PTH が過剰に分泌されると副甲状腺機能亢進症を発症し，高 Ca^{2+} 血症，腎石，腎機能障害，骨痛，疲労，抑うつ，便秘，食欲不振などの症状を呈する．

■PTHrP PTH に類似の生理活性物質に PTH 関連ペプチド(parathyroid hormone-related peptide: PTHrP)という141個のアミノ酸からなる

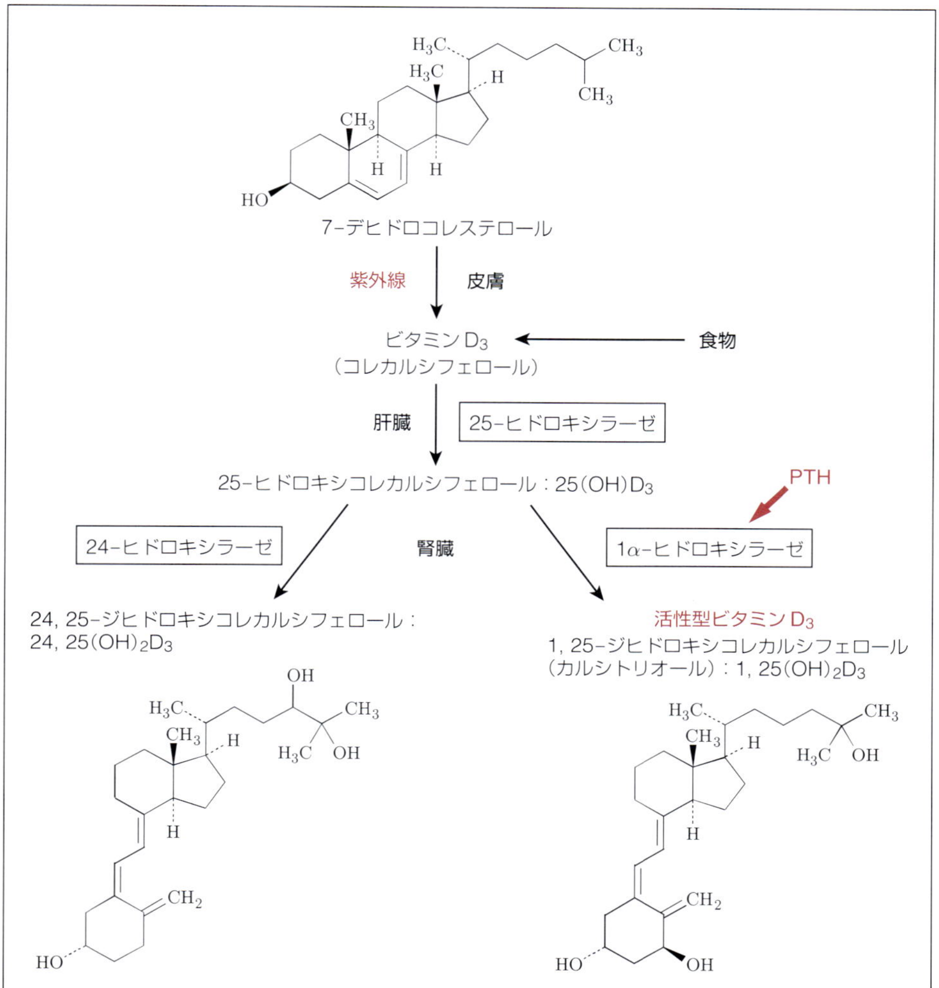

11 内分泌・代謝

図11-19 活性型ビタミン D_3 の生成経路

ビタミン D（D_2：植物由来，D_3：体内由来）は7-デヒドロコレステロールの紫外線照射，また，食物からの摂取によって供給される．その後，肝臓を経て，最終的に腎臓で活性型ビタミン D_3 が作られる．ビタミン D_2 と D_3 には活性の面で差はないとされている．したがって，活性型ビタミン D_2 も存在するが，通常，活性型のビタミン D を活性型ビタミン D_3 とよんでいる

ペプチドがある．PTHのN末端から13個のアミノ酸のうち8個は同じである．このペプチドは，乳房，腎臓，卵巣の腫瘍細胞から過剰に産生されるために引き起こされる体液性悪性高 Ca^{2+} 血症の原因物質として発見された．後述するように，このペプチド作用の少なくとも一部はPTHと同じ受容体を介して発現するため，PTHのように血中 Ca^{2+} 濃度を上昇させる．通常，血中濃度は低いが，軟骨，心臓，腎臓，子宮，乳房，肺などさまざまな組織からオートクリン，パラクリン的に分泌される．PTHrP遺伝子欠損マウスの実験から，胎児の軟骨の形成や脳の機能に重要な役割を果たしていることが明らかにされている．

2）作用機構

PTH，PTHrPによる骨や腎臓における作用は，PTHとPTHrPに共通の受容体（PTH・PTHrP受容体またはPTH$_1$受容体ともよばれる）を介した作用である．この受容体はGタンパク質共役型受容体で，G_s-アデニル酸シクラーゼ-cAMP系，G_q-ホスホリパーゼC-細胞内 Ca^{2+} 動員系を活性

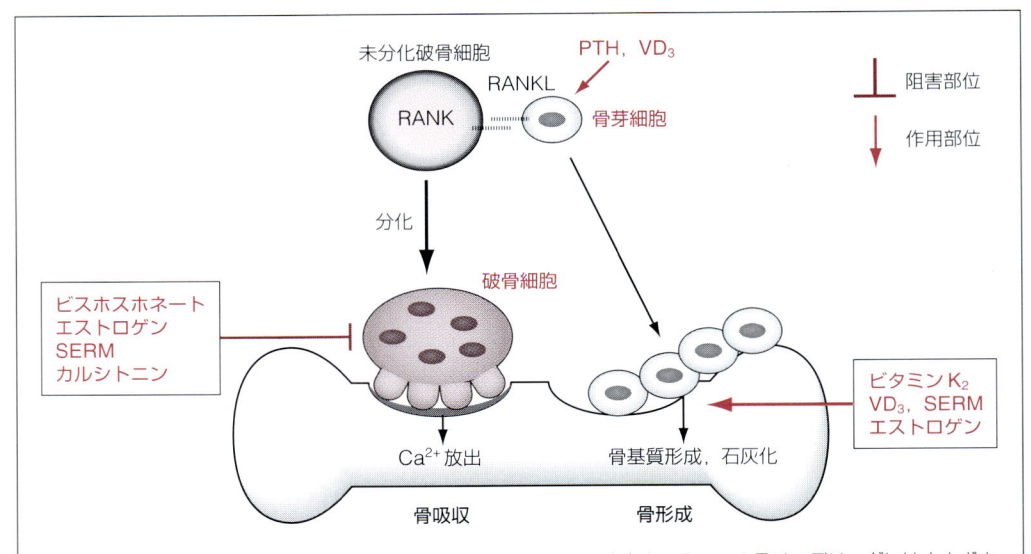

```
                        PTH, VD₃
          未分化破骨細胞    ↓
              RANKL
        RANK ----○ 骨芽細胞              ┴ 阻害部位
                                        ↓ 作用部位
           │分化
           ↓
          破骨細胞
 ┌─────────┐
 │ビスホスホネート│
 │エストロゲン  │⊣
 │SERM      │
 │カルシトニン  │                    ┌──────────┐
 └─────────┘                    ←│ビタミンK₂  │
                                    │VD₃, SERM │
         Ca²⁺放出   骨基質形成，石灰化 │エストロゲン│
                                    └──────────┘
          骨吸収           骨形成
```

図 11-20 骨芽細胞と破骨細胞の骨リモデリングと骨粗鬆症治療薬の作用部位

骨量は破骨細胞による骨吸収，骨芽細胞による骨形成のバランスで決定される．この骨リモデリングにはさまざまなホルモン，サイトカイン，生理活性物質が関与している．骨吸収に関わる破骨細胞の分化には骨芽細胞が関与しており，RANKL-RANK の細胞間相互作用の重要性が示唆されている．一方，骨芽細胞はさまざまな骨基質（I 型コラーゲンやオステオカルシンなど）を産生し，骨形成も行う．したがって，骨芽細胞を活性化する PTH や活性型ビタミン D_3（VD_3）は骨形成，骨吸収作用の両面活性を示し，状況によって異なった応答を発揮する

化する．

　PTH の受容体として PTH₂ 受容体も同定されている．この受容体も G タンパク質共役型受容体であるが，PTHrP は結合できない．受容体の発現部位が視床下部に限局していることから，カルシウム恒常性というよりは下垂体ホルモン分泌との関連が示唆されている．この受容体に対する特異的なペプチドとして，tuberoinfundibular peptide of 39 residues（TIP39）が同定されている．このペプチドは PTH・PTHrP 受容体とは結合できない．また，PTH の第 3 の受容体の存在も示唆されている．

　PTH・PTHrP 受容体に対しては PTH(1-34) フラグメントも PTH と全く同様の活性を有しているが，PTH の C 末端のフラグメント PTH(7-84) はむしろ PTH 作用を抑制し，破骨細胞の分化ならびに骨吸収を抑制することが報告されている．

3）適応

　合成ヒト PTH(1-34) であるテリパラチド酢酸塩 teriparatide acetate が低 Ca^{2+} 血症の鑑別診断に用いられる．PTH により尿中の cAMP，リン酸の排泄が増加するときは，副甲状腺自体に異常があるか，または手術などにより誤って摘出された場合で，PTH 産生が抑制されたための特発性副甲状腺機能低下症と診断される．一方，偽性副甲状腺機能低下症では，PTH 受容体に連関している G_s タンパク質に欠陥があるために cAMP 産生が抑制される．副甲状腺機能低下症では低 Ca^{2+} 血症による筋肉の痙れん，手足の麻痺を起こす．また，PTH は前述のように骨芽細胞を介して破骨細胞の分化を促進するため，骨吸収を促進する．このように，PTH は骨芽細胞を活性化する能力も有し，濃度が低く抑えられる限り骨形成に作用することが期待されている．最近米国では，テリパラチドが骨粗鬆症の治療薬として承認された．

C 活性型ビタミン D_3

1）産生経路

　ビタミン D_3（コレカルシフェロール）は，生体内では 7-デヒドロコレステロールから紫外線によっ

ても産生される(図11-19). また, 食物からも取り込まれる. 植物中にはビタミン D_3 とやや構造の異なったビタミン D_2 (エルゴカルシフェロール)があるが, 動物由来のものと全く同じ経路で代謝され, その活性にはほとんど差がないといわれている. 本項でビタミンDという場合には, ビタミン D_2, ビタミン D_3 のいずれにも当てはまると考えていただきたい.

ビタミン D_3 は肝臓に運ばれ, 25位が水酸化を受けて**25-ヒドロキシコレカルシフェロール**〔$25(OH)D_3$〕に代謝され, $25(OH)D_3$ は腎臓でさらに代謝される. 24-ヒドロキシラーゼ作用を受けると**24,25-ジヒドロキシカルシフェロール**〔$24,25(OH)_2D_3$〕, また, 1α-ヒドロキシラーゼ作用を受けると活性型ビタミン D_3 である**1,25-ジヒドロキシカルシフェロール**〔$1,25(OH)_2D_3$〕が生成される. PTHは後者の 1α-ヒドロキシラーゼを活性化し, 活性型ビタミン D_3 濃度を上昇させる. この作用によって, PTHは腸管からの Ca^{2+} 吸収を促進することができる.

このように, 活性型ビタミン D_3 は刺激ホルモンであるPTHによって腎臓で産生されるホルモンとよぶにふさわしい.

2) 生理・薬理作用

活性型ビタミン D_3 は核内受容体であるビタミンD受容体(**VDR**)(図11-7)を介して血中 Ca^{2+} 濃度を上昇させる. この作用は, ①腸管からの能動輸送を介した Ca^{2+} 吸収, ②腎臓からの Ca^{2+} 再吸収の促進, ③骨吸収の促進に基づく(図11-18). 実際, VDRは骨, 腸管, 腎臓に存在する. これらの組織以外では副甲状腺, 皮膚, リンパ球, 乳房などに存在する. また, がん細胞を含む多数の細胞での増殖, 分化制御に関わっていることが知られている. 骨に対しては破骨細胞の分化を促進し, 骨吸収を促進するが, この作用は破骨細胞に対する直接作用ではなく, 骨芽細胞を介した作用であり, PTH作用を増強するためと考えられている. しかし, 活性型ビタミン D_3 の骨に対する直接作用も推定されている(次項くる病, ☞348頁, 骨粗鬆症の項参照).

3) 適応

■**くる病** ビタミンD欠乏によって小児ではくる病(ricket), 成人では骨軟化症(osteomalacia)を発症する. 小児では筋力低下, 骨の石灰化不全による彎曲, 歯牙の欠損, 低 Ca^{2+} 血症を呈する. 以前は日光曝露の不足でビタミンD欠乏になると考えられてきたが, 最近では食物からの摂取不足が原因と考えられている. 栄養性のビタミンD欠乏により骨基質への Ca^{2+} 沈着不全を起こす. 活性型ビタミン D_3 は骨基質の石灰化過程に必要であるが, 栄養性のくる病はビタミンD不足により十分量の Ca^{2+}, リン酸塩が供給されないことによると考えられている. したがって, 栄養性くる病に対してはビタミンDに加え, Ca^{2+}, リン酸塩を食物から摂取することがすすめられている.

栄養性くる病に加え, 遺伝性のくる病も知られている. I型ビタミンD依存性くる病, II型ビタミンD依存性くる病はいずれも常染色体劣性遺伝病である.

I型ビタミンD依存性くる病は, 25-ヒドロキシコレカルシフェロールに対する**1α-ヒドロキシラーゼの変異**が原因で, 活性型ビタミン D_3 産生が欠損する疾患である. 本疾患では活性型ビタミン D_3 濃度は低く, ビタミンDの投与には反応しないが, 活性型ビタミン D_3 には正常に反応する. したがって, カルシトリオール(活性型ビタミン D_3)で治療される.

II型ビタミンD依存性くる病は, 活性型ビタミン D_3 に対する受容体である**VDR遺伝子変異**が原因である. 本疾患では血中の活性型ビタミン D_3 濃度は非常に高い. よって, 高用量の活性型ビタミン D_3 あるいはプロドラッグ(体内で活性型に変換される薬剤)である**アルファカルシドール**〔$1α(OH)D_3$〕(肝臓において25位が水酸化され, 活性型ビタミン D_3 が産生される)が用いられる.

■**慢性腎不全** 腎臓は活性型ビタミン D_3 を産生する臓器であり, 腎不全ではビタミンD不足による**腎性骨ジストロフィー**とよばれる骨代謝異常症が出現する. 長期透析患者では合併症として副甲状腺機能亢進症になる場合がある. これは活性型

ビタミン D_3 不足による低 Ca^{2+} 血症，PTH 分泌抑制作用の低下が相まって PTH 分泌が亢進するためである．このような患者には活性型ビタミン D_3 であるカルシトリオール，また，カルシトリオールの 26，27 位の水素を全てフッ素に置換したファレカルシトリオールが用いられる．

■ **副甲状腺機能低下症** PTH の産生あるいは作用の異常により発症する．血中 Ca^{2+} 濃度の低下，リン酸塩の上昇が観察される．本疾患では PTH による活性型ビタミン D_3 産生も抑制されている（図 11–19）．したがって，治療には食事からの Ca^{2+} とビタミン D の摂取がすすめられている．活性型ビタミン D_3 そのものは血中 Ca^{2+} 濃度上昇に対して迅速に反応するが，高 Ca^{2+} 血症を発症する危険性も高い．

■ **骨粗鬆症** ☞ 348 頁参照．

d カルシトニン製剤

1) 生理・薬理作用

甲状腺濾胞の周辺にある球形の大きな甲状腺傍細胞（C 細胞）は 32 個のアミノ酸からなるポリペプチドホルモンであるカルシトニンを産生する．カルシトニンは**血中 Ca^{2+} 濃度を低下させ，Ca^{2+} 恒常性の維持に関わっている**（図 11–18）．この効果は，①骨吸収に関わる破骨細胞機能を抑制し，骨からの Ca^{2+} の放出を抑える作用，また，②腎臓からの Ca^{2+} とリン酸の排出を促進する作用のためと考えられる．これらの作用は破骨細胞，腎臓に存在するカルシトニン受容体を介して行われる．血中のカルシトニン濃度は血中 Ca^{2+} による負のフィードバック回路で調節されている．Ca^{2+} 濃度が上昇すると甲状腺傍細胞の Ca^{2+} 受容体を介してカルシトニン分泌は増加する．逆に，Ca^{2+} 濃度が低下するとカルシトニン分泌は減少する．動物種によりカルシトニンのアミノ酸配列と生物活性が異なる．

2) 適応

悪性腫瘍に伴う高 Ca^{2+} 血症，骨粗鬆症（次項参照），骨パジェット（Paget）病の治療に用いられる．骨パジェット病は破骨細胞の無秩序な骨吸収を特徴とする限局的な骨疾患である．骨痛，進行性変形，聴覚減退，高心拍出量性心不全，高 Ca^{2+} 血症などを伴う．ウイルスが関与するとの考えもあるが，原因は不明である．血漿アルカリホスファターゼ，尿中のヒドロキシプロリンの上昇が特徴であり，診断に用いられる．カルシトニンとビスホスホネート製剤が第 1 選択薬である．カルシトニン製剤には生物活性が強いサケカルシトニン，エルカトニン（ウナギカルシトニンの誘導体）がある．

e 骨粗鬆症（osteoporosis）

骨組織では破骨細胞による骨吸収と骨芽細胞による骨形成が同時に行われている．したがって，骨量の変化がない場合でも古い骨と新しい骨は絶えず置き換わっている（図 11–20）．このように，骨量は骨吸収と骨形成のバランスの上に成り立っており，この骨リモデリングのバランスが大きく崩れると深刻な事態になる．例えば，破骨細胞が欠如しているために骨形成が骨吸収を大きく上回る病態はまれであるが，重篤な大理石病（osteopetrosis）である．一方，これとは反対に**破骨細胞の機能が骨形成能を上回り，骨量の低下に加え，骨が脆くなり骨折が起こりやすい病態を呈するのが骨粗鬆症**である．閉経後の女性にとっては，程度の差はあっても骨粗鬆症に罹患することは決してまれなことではない．高齢化社会の到来とともに，社会的にもきわめて関心の高い疾患の 1 つになっている．

また，クッシング症候群のような糖質コルチコイドの過剰分泌または過剰投与でもみられることがある．これは糖質コルチコイドがビタミン D 作用を抑制することによる．すなわち，**糖質コルチコイドは活性型ビタミン D_3 による腸管での Ca^{2+} 輸送，腎臓での Ca^{2+} 再吸収，骨形成を阻害する**．

骨粗鬆症では脊椎と股関節部の骨折が多いが，この個所は小柱骨（海綿骨）の含量が高く，代謝が活発であるぶん，骨吸収，骨形成のバランス変化の影響を受けやすいからである．高齢のため，一度骨折すると寝たきりの状態になることも多く，事態はきわめて深刻である．

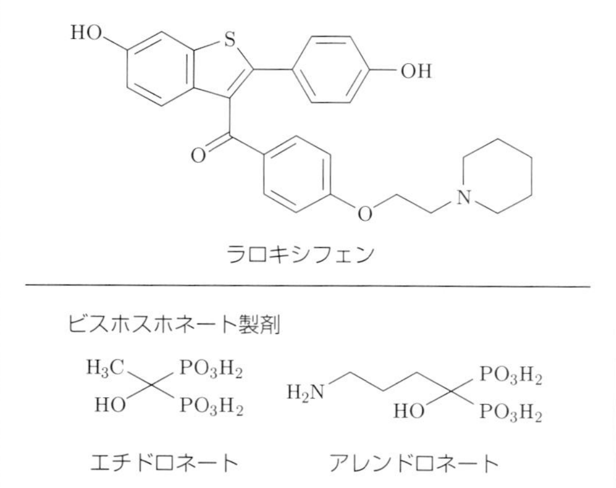

図 11-21 骨粗鬆症に用いられるビスホスホネート製剤とラロキシフェン

骨粗鬆症にはエストロゲン，SERM，イプリフラボン，ビスホスホネート製剤，PTH(1-34)，カルシトニン，活性型ビタミン D_3，ビタミン K_2，カルシウム製剤などが用いられている．

1) エストロゲン，SERM，イプリフラボン

■**エストロゲン**　閉経後の女性はエストロゲン欠損により低ビタミン D_3 血症，腸からの Ca^{2+} 輸送の低下がみられる．したがって，このような症例にはエストロゲンの補充療法が有効である．実際，エストロゲンは骨形成の促進，骨吸収の抑制作用を発揮するが，乳がんを含むさまざまなリスクも指摘されている．

■**SERM**　選択的エストロゲン受容体モジュレーター(SERM)は組織特異的に刺激，遮断作用を発揮する．ラロキシフェン raloxifene(図 11-21)は骨，脂肪組織には刺激薬として働き，子宮内膜，乳房には遮断薬として作用する．したがって，乳がん，子宮内膜がんの危険性はなく，むしろ治療効果も指摘されている．ラロキシフェンは骨密度の増加に対してはエストロゲンほどの効果はないが，脊椎骨折を減少させることが示されている．しかし，骨盤骨折には予防効果が期待できず，顔面紅潮，静脈血栓塞栓症の危険性はエストロゲンと同じくらい高いことが指摘されている．

■**イプリフラボン**　植物由来のエストロゲン類似化合物であり，エストロゲン受容体を介して作用すると考えられる．エストロゲンと同様に骨形成の促進，骨吸収の抑制作用を発揮する．

2) ビスホスホネート製剤

ピロリン酸と類似した構造をもつ合成化合物である(図 11-21 下)．エチドロネート，アレンドロネート，リセドロネートなどが使用されている．この薬剤は骨の成分であるハイドロキシアパタイトに吸着して骨吸収を強力に抑制することが知られている．副作用としては，エチドロネートを長期間，大量投与した場合に石灰化抑制作用を発揮して，骨軟化症発症の危険性がある．しかし，アレンドロネートなどにはこのような石灰化抑制作用はないとされている．骨吸収抑制作用は現在用いられている薬剤の中では最も強力であり，また，骨盤，脊椎の骨折の危険性を減少させることが示されており，**骨粗鬆症の第 1 選択薬になっている**．

3) 活性型ビタミン D_3 製剤，ビタミン K_2 製剤

ハイドロキシアパタイトの骨基質として重要な役割を果たしているオステオカルシンはグルタミン酸残基が γ-カルボキシル化[γ-カルボキシルグルタミン酸(Gla)化]されている．骨芽細胞におけるオステオカルシン遺伝子の上流にはビタミン D 応答配列があり，実際に活性型ビタミン D_3 によってタンパク質の発現が促進される．ビタミン K_2 はこのオステオカルシンの Gla 化に関わる γ-カルボキシル化酵素を活性化する．このように，活性型ビタミン D_3 とビタミン K_2 は骨形成と石灰化を促進することが期待されている．また，活性型ビタミン D_3 は骨粗鬆症に付随して起こる腸管からの Ca^{2+} 輸送の低下を改善する．したがって，食事による Ca^{2+} の補充に加えて，活性型ビタミン D_3 療法がしばしば用いられる．しかし，ビタミン K_2 製剤が骨粗鬆症の治療に用いられているのはわが国のみであり，活性型ビタミン D_3 製剤は国内では汎用されているが，治療薬としての国際的な評価は得られているとはいえない．活性型ビタミン D_3 は骨芽細胞の RANKL 発現を介して破骨細胞の RANK 系を活性化し分化誘導を行うことも知られており，骨吸収を促進する活性も有している．

ビタミン K_2 製剤としては，側鎖に 4 個のイソプレノイド基をもつ**メナテトレノン** menatetrenone がある．また，活性型ビタミン D_3 製剤としては，**カルシトリオール**，プロドラッグの**アルファカルシドール**〔$1\alpha(OH)D_3$〕が用いられている．

4) カルシトニン，副甲状腺ホルモン（PTH）

カルシトニンは破骨細胞に作用し骨吸収を抑制する．しかし，カルシトニン製剤が有意な骨折予防効果を発揮するという証拠はない．一方，カルシトニンは中枢神経系を介した鎮痛作用を発揮するため，**骨粗鬆症患者の疼痛緩和**に有効であるといわれている．PTH は骨吸収を促進するホルモンといわれているが，低濃度では骨吸収の活性は弱く，むしろ骨芽細胞の活性化による骨形成促進作用を発揮する．その特性を利用して，最近，遺伝子組換え PTH（1-34）製剤である**テリパラチド**が骨粗鬆症治療薬として米国で認可されている．連日の皮下投与が必要であるが，骨折予防に対してはビスホスホネートに匹敵する効果が認められている．

7 消化管ホルモン

1) 生理・薬理作用

消化管ホルモンは胃，小腸から分泌されるホルモンの総称である．ホルモンの概念の確立に導いたセクレチンはこの範疇に入る．現在，20 種類に及ぶペプチドホルモンが同定されている．これらのホルモンは外部から取り入れた食物の消化を助けるホルモン〔ガストリン，セクレチン，コレシストキニン（cholecystokinin: CCK）〕，食物の腸管内の移動をスムーズにするホルモン（モチリン），吸収後のグルコースを末梢組織で利用するためにインスリン分泌を促進するホルモン（GIP，GLP-1）に便宜的に分類できる（**図 11-22**）．

この消化管ホルモンは，内分泌腺のような独立した器官ではなく，分泌細胞が集合せずに散在している．また特徴としては，消化管の細胞のみならず，腸管壁内神経叢，中枢神経系にも存在するものが多い．そのため，脳腸ペプチドとよばれることもある．最近発見されたグレリンも胃から抽出された消化管ホルモンであるが，視床下部にも存在し，強力な GH 分泌促進活性を示すほか，摂食亢進による体重増加作用を示す（☞ 251 頁）．

2) 臨床応用

検査薬としては，**ガストリン**が**胃酸分泌機能の検査**，**CCK** が**胆嚢造影**に利用されている．治療薬としては，ガストリン受容体遮断薬の**プログルミド**が胃酸分泌抑制薬として使用されている．

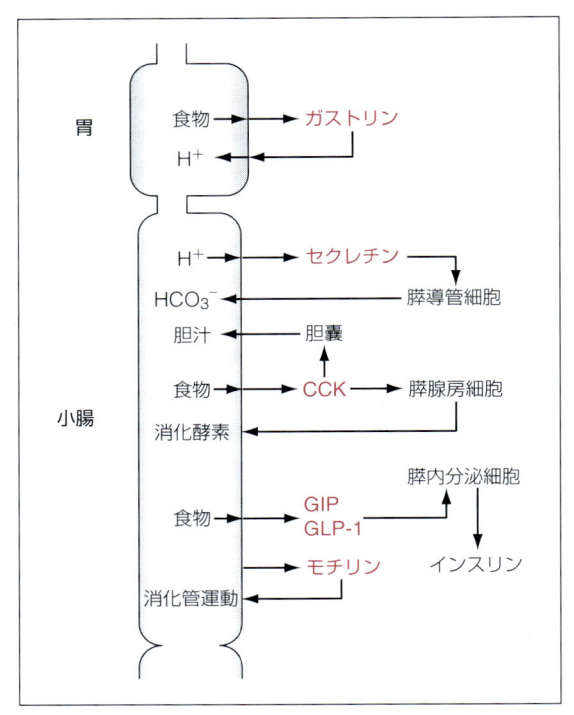

図 11-22 主な消化管ホルモンとその作用
〔本郷利憲，廣重 力，豊田順一（監修）：標準生理学．第 6 版，医学書院，2004 より改変〕

▶参考文献

1) 本郷利憲，廣重 力，豊田順一（監修）：標準生理学．第 6 版，医学書院，2004
2) 水島 裕（編）：今日の治療薬―解説と便覧．南江堂，2007
3) Katzung BG: Basic & Clinical Pharmacology. 9th ed., McGraw-Hill, 2004
4) Ganong WF: Review of Medical Physiology. 21st ed., McGraw-Hill, 2003

（岡島史和）

12 化学療法薬と抗感染症薬

　化学療法薬とは，各種の感染症および腫瘍性疾患を治療する薬物で，生体には影響を及ぼすことなく，病原微生物，寄生虫，がん細胞などの寄生体を選択的に絶滅させる薬物のことである．本章では，病原微生物および寄生虫に対する化学療法薬である抗感染症薬を分類し解説する．がん細胞に対する抗腫瘍薬については第13章（☞ 388頁）で記述される．薬理学で学ぶ多くの薬物が生体細胞を標的にするのに対し，化学療法薬は寄生体を標的にして生体細胞には影響を及ぼさないという点で大いに異なる．

A 抗感染症薬の分類

　抗感染症薬は，細菌，ウイルス，真菌，寄生虫感染に使用される化学療法薬と，局所適用される消毒薬に分類される．抗感染症薬は，寄生体と宿主細胞の間の構造や機能，代謝系の違いを標的にして，宿主細胞を損傷することなく，選択的に寄生体の発育を抑制または死滅させる目的で使用される．さまざまな細菌感染に使用される抗感染症薬は**抗生物質**と**合成抗菌薬**とに分類されるが，最近では両者を一括して，**抗菌薬**あるいは**抗生物質**とよんでいる．細菌の中でも抗酸菌に属する結核菌は，一般細菌とは構造や機能が異なり，結核菌にのみ抗菌力をもつ薬物があることから，抗結核薬として分類される．同様な理由から，ウイルス，真菌，寄生虫に対する独特の抗感染症薬も，それぞれ抗ウイルス薬，抗真菌薬，抗寄生虫薬に分類される．

B 抗菌薬の基礎知識

1 抗菌スペクトル

　抗菌薬が種々の病原微生物の中で抗菌力を示す範囲を**抗菌スペクトル**（antibacterial spectrum）とよぶ．抗菌薬に対する細菌の感受性試験としては希釈法またはディスク法が用いられる．希釈法は，さまざまな濃度の抗菌薬を含む寒天または液体培地に試験菌を接種して，試験菌の発育を阻止する**最小発育阻止濃度**（minimum inhibitory concentration: MIC）を測定する方法である．ディスク法は，さまざまな濃度の抗菌薬を接種したディスクを寒天培地上に置き，増殖する細菌がディスクから拡散する種々の抗菌薬により発育阻止されることで阻止円が形成され，その大きさから抗菌薬の感受性を試験する方法で，MIC値と相関する．また，さまざまな耐性菌の検出にも有用である．

2 作用機序（選択毒性）

　宿主である動物細胞と細菌では構造および代謝に大きな違いがある．抗菌薬は，この相違点を標的として，細菌のみに作用して毒性を示す，いわゆる**選択毒性**（selective toxicity）を発揮する．選択毒性が強いほど宿主細胞には毒性が低く，安全な抗菌薬といえる．抗菌薬は，細菌と動物細胞の構造および代謝の相違点を標的にして，次の5つに分類されている（図12-1）．

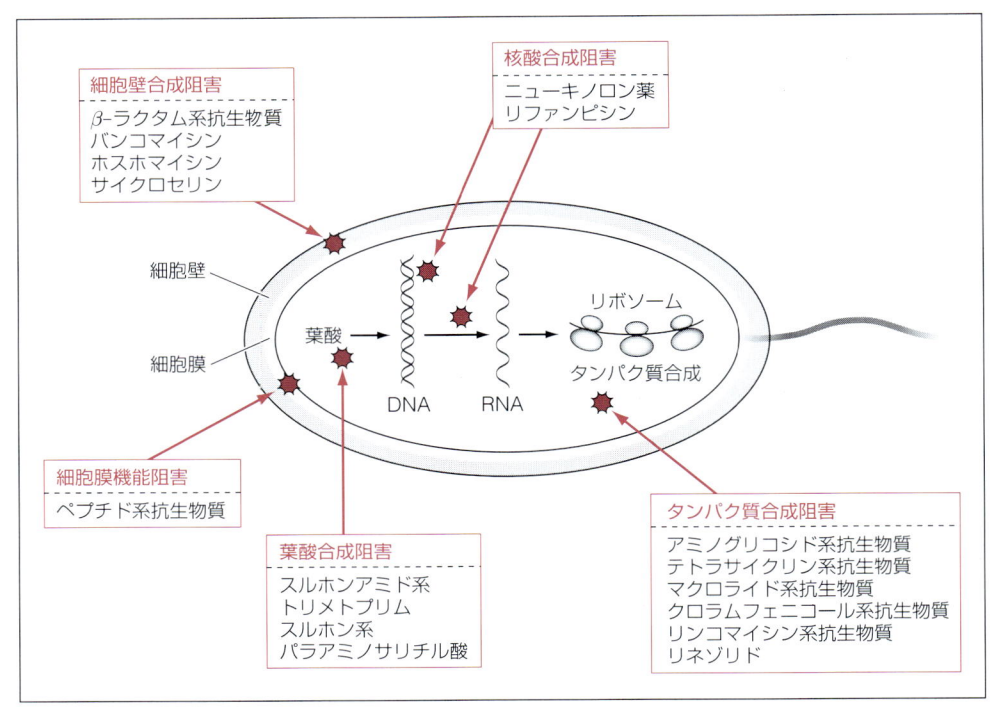

図12-1 抗菌薬の作用機序

a 細胞壁合成阻害薬

細菌に存在するが動物細胞には存在しない細胞壁構成成分であるペプチドグリカンの生合成を阻害する抗菌薬で，動物細胞には作用しないため選択毒性がきわめて高い．例として，β-ラクタム系抗生物質，グリコペプチド系抗生物質，ホスホマイシン，サイクロセリンがある．

b 細胞膜機能阻害薬

グラム陰性菌細胞膜特有のリン脂質，外膜のリポ多糖に作用して膜透過性を亢進させる抗菌薬である．選択毒性は他と比べて劣る．例として，ペプチド系抗生物質のポリミキシンBがある．

c 核酸合成阻害薬

DNA複製で重要な働きをする酵素DNAジャイレースや，RNA合成に携わる酵素DNA依存性RNAポリメラーゼの構造や機能が，細菌と動物細胞では大きく異なっている．この群の抗菌薬は，細菌の酵素のみを特異的に阻害して動物細胞には作用しないので，選択毒性に優れている．例として，ニューキノロン薬（DNAジャイレース阻害），リファンピシン（DNA依存性RNAポリメラーゼ阻害）がある．

d タンパク質合成阻害薬

タンパク質合成の場であるリボソームは，細菌では沈降定数70Sで，30Sと50Sのサブユニットで構成されているのに対し，動物細胞のリボソームは沈降定数80S，40Sと60Sのサブユニットで構成され，それぞれ構造が異なる．細菌のリボソームのみを特異的に阻害する抗菌薬は，細菌に対する毒性が高く，動物細胞に対する毒性が低い．例として，アミノグリコシド系，マクロライド系，テトラサイクリン系，クロラムフェニコール系抗生物質およびリネゾリドなどがある．

e 葉酸合成阻害薬

細菌の葉酸代謝系のみに特異的に作用して核酸合

成を阻害する抗菌薬である．これには葉酸合成の初期段階で細菌が外部から取り入れる必須物質（ビタミン）であるパラアミノ安息香酸 p-aminobenzoic acid（PABA）と代謝拮抗するスルホンアミド類，および細菌のジヒドロ葉酸還元酵素を特異的に阻害するトリメトプリムがある．動物細胞は葉酸をビタミンとして取り入れ，PABA を必要としない．また，スルホンアミド類のスルファメトキサゾール sulfamethoxazole とトリメトプリム trimethoprim を併用し，抗菌作用の相乗効果を目指したものに ST 合剤がある．

3 薬剤耐性

a 薬剤耐性の機構

化学療法薬に対する耐性の生化学的メカニズムは，以下のように大別できる．

1）抗菌薬の分解酵素の獲得

細菌による耐性獲得では最も多くみられる方法である．例えば，ペニシリン系およびセフェム系抗生物質の耐性菌などはペニシリナーゼや β−ラクタマーゼ（β-lactamase）を産生して，それら抗菌薬を分解する．

2）薬剤作用点の変異

薬物の標的分子（作用部位）を変異させ，その薬物が効かないものにする．例えば，メチシリン耐性黄色ブドウ球菌（methicillin-resistant Staphylococcus aureus: MRSA）は，ペニシリン結合性タンパク質（penicillin binding protein: PBP）の構造を変化させ，β−ラクタム系抗生物質の親和性を低下させる．バンコマイシンの耐性菌は，細菌の細胞壁（ペプチドグリカン）構造を変化させ，バンコマイシンの親和性を低下させる．

3）薬剤の細胞内蓄積の阻害

薬物が病原体の細胞内に入り込むときに利用する分子の変異によって取り込みを阻害（イミペネムやニューキノロン薬の耐性菌）したり，くみ出し機能（異物排出ポンプ）を促進したりして薬物を細胞外に排出する（テトラサイクリン系抗生物質やニューキノロン薬の耐性菌）．

4）その他の機構

PBP を過剰増量（β−ラクタム系抗生物質の耐性菌）することや，ジヒドロ葉酸還元酵素を過剰産生（トリメトプリムの耐性菌）することで耐性になる例などが知られている．

b 細菌の耐性遺伝子の獲得

細菌が突然変異によって耐性を獲得する以外に，ある細菌が獲得した薬剤耐性遺伝子を，同種または異種の細菌に伝達して耐性を獲得するしくみがある．耐性遺伝子の大部分はプラスミドに存在し，**耐性プラスミドまたは R プラスミド**（R は resistant の頭文字）とよばれる．耐性プラスミドの情報が伝達される経路は，大きく次の3つに大別される．

1）形質導入

耐性菌内に入り込んだ細菌ウイルス（バクテリオファージ）が，耐性プラスミドの複製をもって感受性菌に伝達して耐性化する．

2）形質転換

耐性菌の溶菌などにより菌体外に放出された耐性プラスミドが直接感受性菌に侵入して耐性化する．

3）接合

耐性菌の性線毛を介して耐性プラスミドが感受性菌に入り込み耐性化する．グラム陰性菌やバンコマイシン耐性腸球菌（vancomycin-resistant enterococcus: VRE）などがこれに分類される．

c 深刻な問題となっている多剤耐性菌

①グラム陽性菌：MRSA，VRE，ペニシリン耐性肺炎球菌（penicillin-resistant Streptococcus pneumoniae: PRSP）．

②グラム陰性菌：β−ラクタマーゼ非産生 ABPC（アンピシリン）耐性インフルエンザ菌，基質拡張型 β−ラクタマーゼ産生大腸菌・肺炎桿菌，多剤耐性緑膿菌・セラチア菌．

③抗酸菌：多剤耐性結核菌．

C 抗生物質

抗生物質（antibiotics）は，元来，カビなどの微生物が産生する抗菌作用を有する化学物質の総称であるが，抗生物質の多くが化学修飾されたり完全合成されたりしていることから，広義では次項Dの合成抗菌薬も含めて抗生物質とよんだり，抗菌薬とよぶことがある．

1 β-ラクタム系抗生物質

β-ラクタム環を有する抗生物質の総称で，ペニシリン系，セフェム系，オキサセフェム系，カルバペネム系，ペネム系，モノバクタム系に分類される．それぞれの系の構造の基本骨格を（図 12-2）に記す．β-ラクタム環は抗菌活性に重要であり，β-ラクタマーゼによってβ-ラクタム環が加水分解されると抗菌活性は消失する．β-ラクタム系抗生物質には，以下のような共通する性質がある．

a 抗菌作用

抗菌スペクトルは薬物によって異なるが，グラム陽性菌およびグラム陰性菌に有効である．ただし，ベンジルペニシリン（ペニシリンG）のような天然のペニシリンは狭域性で，グラム陰性桿菌には無効である．スピロヘータには著効を示す．β-ラクタム系抗生物質は，コレラ菌，ペスト菌，結核菌，レジオネラ，マイコプラズマ，クラミジア，リケッチア，ウイルス，真菌（放線菌を除く），原虫には無効である．

b 作用機序

細菌の細胞壁の主要構成成分である**ペプチドグリカンの合成阻害**による．強固な網目構造をもつペプチドグリカンは，縦糸であるペプチドグリカン前駆体の多糖グルカン鎖（N-アセチルムラミン酸と N-アセチルグルコサミンのポリマー）から分岐するペプチド鎖どうしが連結（横糸の形成：架橋形成）することで合成される．この架橋反応を触媒する酵素がトランスペプチダーゼで，一方のペプチド鎖の D-アラニル-D-アラニンを認識し，隣接するペプチド鎖のグリシンを結合させて新たなペプチドを形成させる．β-ラクタム系抗生物質のβ-ラクタム環が D-アラニル-D-アラニンの構造と類似していることから，トランスペプチダーゼがβ-ラクタム環を誤認して不可逆的に結合してしまい，トランスペプチダーゼが働かなくなり，ペプチドグリカンの合成が阻害される（図12-3）．ペニシリン結合タンパク（PBP）はトランスペプチダーゼを含んでおり，β-ラクタム系抗生物質の作用部位として同等に取り扱われる．

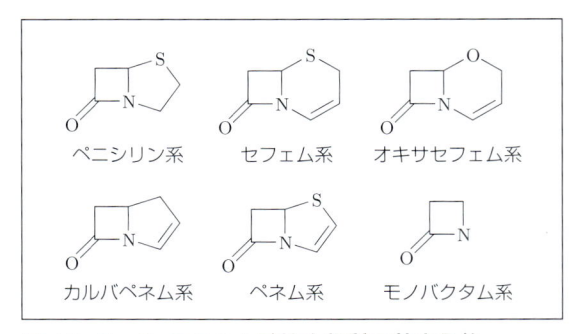

c 副作用

過敏反応（アナフィラキシーショック，溶血性貧血，発疹など）がある．これはβ-ラクタム環部分と血漿タンパク質や赤血球表面タンパク質などの高分子物質とが共有結合して抗原となり，抗原-抗体反応によって生じる．広域性抗菌スペクトルをもつ抗菌薬は菌交代症に注意が必要である．

1) ペニシリン系抗生物質（図 12-4）

ペニシリンは，Fleming（1929年）によって青カビの培養液から発見された初めての抗生物質である．医薬品として初めて実用化されたベンジルペニシリン benzylpenicillin（ペニシリンG）は優れた臨床効果を発揮し，医療に貢献してきた．現在でもベンジルペニシリンは，レンサ球菌，淋菌，スピロヘータにはきわめて有効であり，それらの感染症の第1選択薬となっている．しかし，胃酸で分解されやすく，抗菌スペクトルが狭く，耐性

図 12-2 β-ラクタム系抗生物質の基本骨格

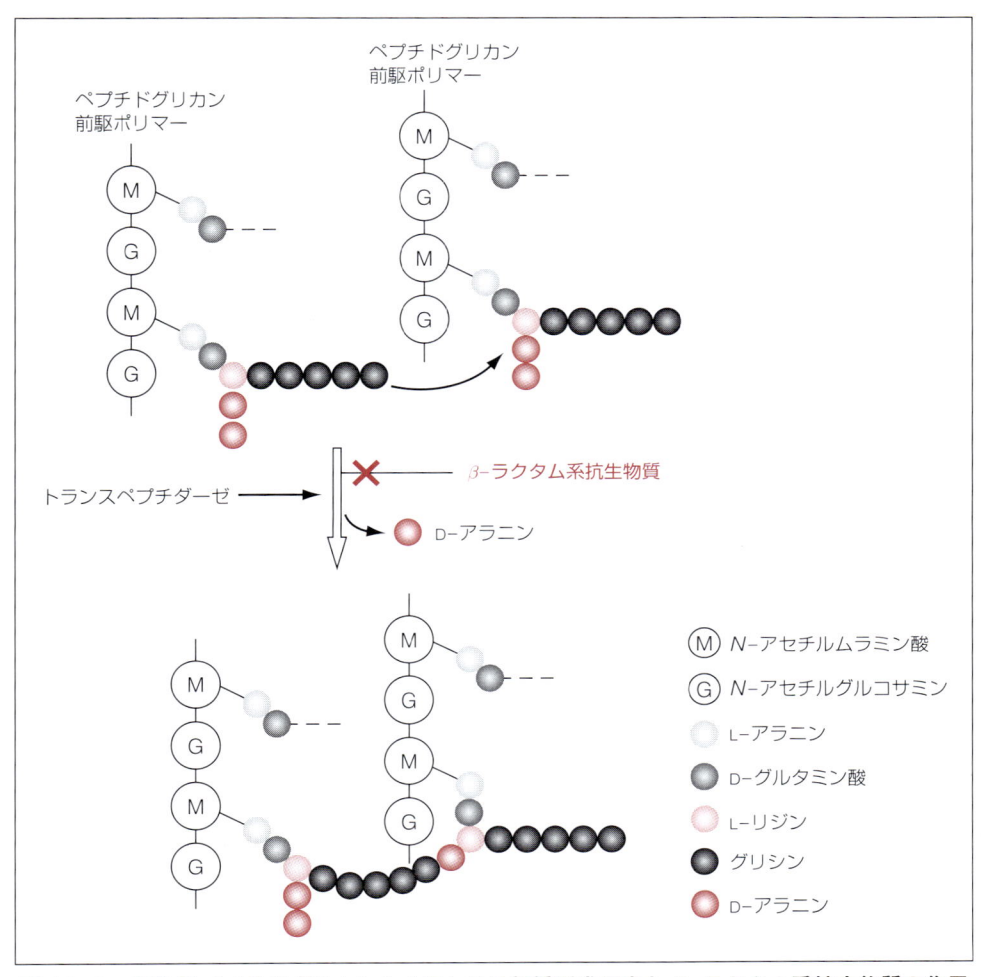

図12-3 細胞壁ペプチドグリカン合成における架橋形成反応とβ-ラクタム系抗生物質の作用

菌の産生する**ペニシリナーゼ** penicillinase（β-ラクタマーゼの一種）で不活性化されるなどの弱点がある．この弱点を補うため，ペニシリンにアミダーゼを作用させて得た6-アミノペニシラン酸 6-aminopenicillanic acid を母核として，側鎖に種々の化学的修飾を加えることにより，優れた性質をもつ半合成ペニシリンが開発されている（**表12-1**）．

■ **グラム陽性菌用ペニシリン**　ベンジルペニシリン，ベンジルペニシリンベンザチン benzylpenicillin benzathine，フェネチシリン phenethicillin がある．ブドウ球菌，レンサ球菌，肺炎球菌などのグラム陽性菌に強い抗菌力を示し，淋菌，髄膜炎菌などのグラム陰性球菌およびスピロヘータに有効であるが，グラム陰性桿菌には無効である．ブドウ球菌の多くはペニシリナーゼを産生して耐性を示す．

■ **耐性ブドウ球菌用ペニシリン**　ペニシリナーゼ産生黄色ブドウ球菌に対して有効であるが，この種のペニシリンに対して耐性を獲得した細菌には効果がないことから，単剤では用いられない．広域性のアンピシリンと**クロキサシリン** cloxacillin または**ジクロキサシリン** dicloxacillin を併用した複合ペニシリンが，耐性ブドウ球菌用に用いられている．

■ **広域性（緑膿菌無効）ペニシリン**　アンピシリン ampicillin および**アモキシシリン** amoxicillin が代表的薬物である．グラム陽性菌に加え，インフルエンザ菌，大腸菌，変形菌，赤痢菌などのグラ

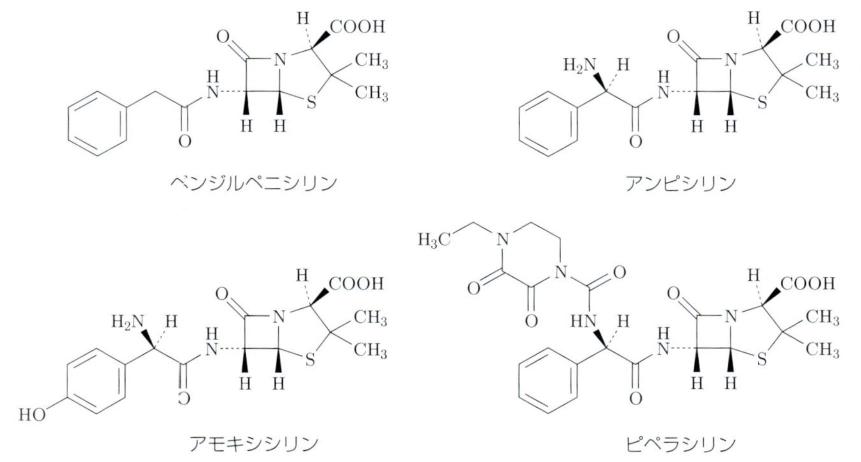

図 12-4　ペニシリン系抗生物質

表 12-1　ペニシリン系抗生物質の分類

分類	薬物名	投与法
I. グラム陽性菌用ペニシリン（天然ペニシリン）	ベンジルペニシリン（ペニシリンG）	注射
	ベンジルペニシリンベンザチン	内服
	フェネチシリン	内服
II. 耐性ブドウ球菌用ペニシリン	メチシリン*，クロキサシリン，ジクロキサシリン	内服
III. 広域性ペニシリン　①抗緑膿菌作用（−）	アンピシリン，バカンピシリン**，タランピシリン**，レナンピシリン**	内服
	アモキシシリン，シクラシリン，ピブメシリナム，スルタミシリン	内服
	アスポキシシリン	注射
②抗緑膿菌作用（＋）	ピペラシリン，スルベニシリン	注射

*現在使用されていないが，メチシリン耐性黄色ブドウ球菌（MRSA）発現の由来となった
**アンピシリンのプロドラッグ

ム陰性桿菌まで抗菌スペクトルを示すが，緑膿菌やセラチアには無効である．また，ペニシリナーゼによって容易に分解されるので，耐性ブドウ球菌には無効である．アモキシシリンは，クラリスロマイシンおよびランソプラゾールと併用してヘリコバクター・ピロリ（*Helicobacter pylori*）の除菌に用いられる（☞ 261 頁）．

■**広域性（緑膿菌有効）ペニシリン**　抗菌スペクトルが緑膿菌およびセラチアにまで及ぶ．しかし，ペニシリナーゼによって容易に分解され，また内服できない．ピペラシリン piperacillin が代表的薬物である．

2）セフェム系抗生物質（図 12-5）

セフェム系抗生物質は，7-アミノセファロスポラン酸 7-aminocephalosporanic acid を基本骨格として，側鎖や骨格に化学的修飾を加えることにより得られた**セファロスポリン系**，7位にメトキシ基をもつ**セファマイシン系**，1位のSがOに置換された**オキサセフェム系**の3群からなる．

セフェム系抗生物質は，その抗菌スペクトル，抗菌活性，β-ラクタマーゼに対する安定性などの特徴に基づいて，第1世代から第4世代に分類されている（表 12-2）．代表的薬物として，第1世代では**セファゾリン** cefazolin，**セファクロル** cefaclor，第2世代では**セフメタゾール** cefmetazole，第3世代では**セフォペラゾン** cefoperazone，**ラタモキセフ** latamoxef，第4世代では**セフピロム** cefpirome などがある．

■**第1世代**　レンサ球菌（ペニシリン耐性菌は除く）や黄色ブドウ球菌（MRSA を除く）などのグラム陽性菌に対して強い抗菌力をもつが，グラム陰性

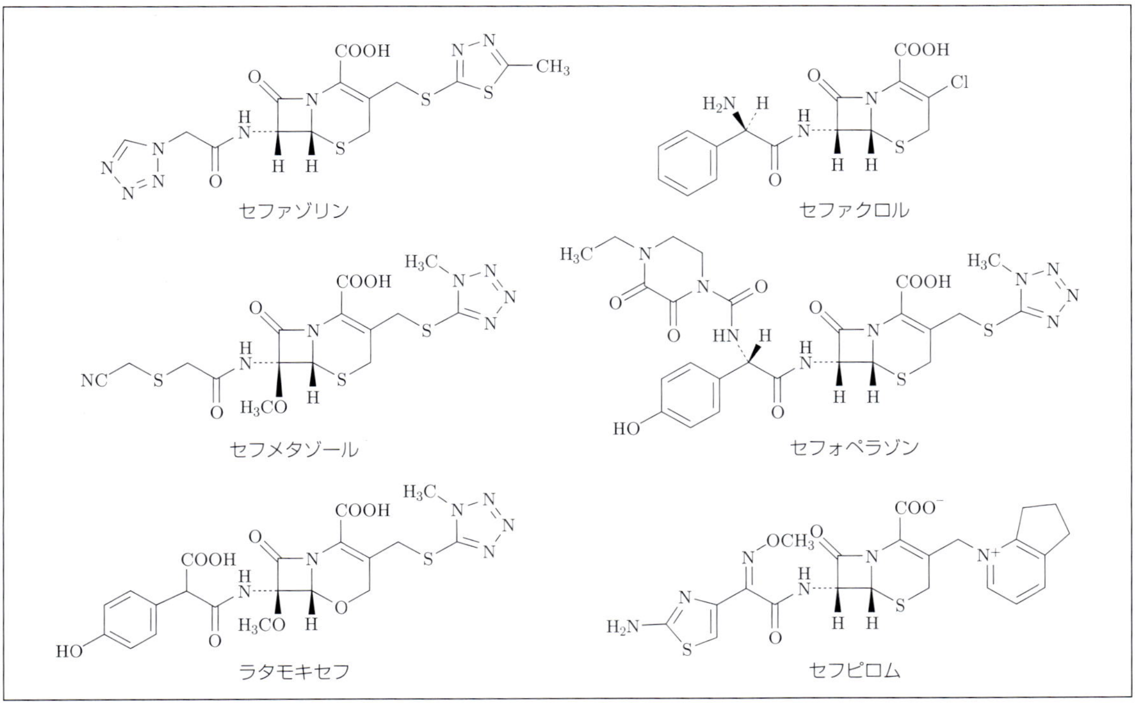

図 12-5　セフェム系抗生物質

表 12-2　セフェム系抗生物質の分類

分類	注射薬	経口薬
第1世代	セファロチン，セファゾリン	セファレキシン，セファトリジン，セフロキサジン，セファクロル，セファドロキシル
第2世代	セフォチアム，セフメタゾール[1]，セフミノクス[1]，セフブペラゾン[1]，フロモキセフ[2]	セフォチアム ヘキセチル*，セフロキシム アキセチル*
第3世代	セフピラミド，セフスロジン，セフォタキシム，セフォペラゾン，セフメノキシム，セフチゾキシム，セフトリアキソン，セフタジジム，セフォジジム，ラタモキセフ[2]	セフジニル，セフチブテン，セフジトレン ピボキシル*，セフィキシム，セフテラム ピボキシル*，セフポドキシム プロキセチル*，セフカペン ピボキシル*
第4世代	セフピロム，セフォゾプラン，セフェピム	

[1] セファマイシン系，[2] オキサセフェム系，他はセファロスポリン系
* プロドラッグ

菌に対する抗菌力は弱い．緑膿菌，セラチアには無効である．セファロスポリナーゼ cephalosporinase（β-ラクタマーゼの一種）には不安定である．

■**第2世代**　大腸菌，肺炎桿菌，インフルエンザ菌などのグラム陰性菌に対して強い抗菌力をもつが，第3世代よりは弱い．また，グラム陽性菌に対する抗菌力は第1世代よりやや劣る．β-ラクタマーゼに安定である．

■**第3世代**　第2世代より β-ラクタマーゼに安定となり，グラム陰性菌に対して強い抗菌力をもつ．第1世代，第2世代で無効であった緑膿菌やセラチアにも有効である．グラム陽性菌に対する抗菌力は弱い．

■**第4世代**　黄色ブドウ球菌を含むグラム陽性菌にも，緑膿菌を含むグラム陰性菌にも強い抗菌力をもつ．β-ラクタマーゼに対しいっそう安定である．

■**副作用** β-ラクタム系抗生物質の一般的な副作用以外に，**高用量で腎障害を起こし，利尿薬との併用で腎毒性が増強される**ので注意が必要である．また，セフメタゾール，セフミノクス，セフブペラゾン，セフォペラゾン，ラタモキセフなど，構造式中に***N*-メチルチオテトラゾール *N*-methylthiotetrazole 基**(*N*-メチルテトラゾールチオール基)(図12-6)をもつセフェム系抗生物質はジスルフィラム様作用(☞233頁参照)を示すことがあるので，禁酒する必要がある．

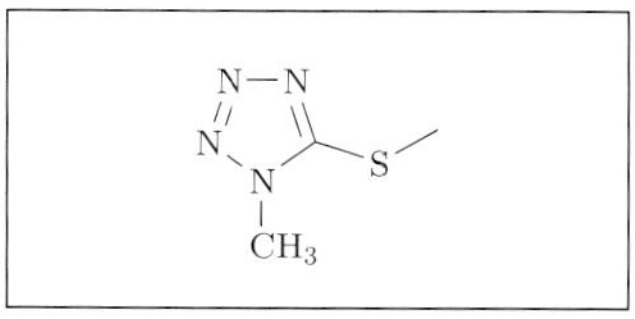

3) その他のβ-ラクタム系抗生物質(図12-7)

ペニシリン系にもセフェム系にも属さないβ-ラクタム系抗生物質として，カルバペネム系，モノバクタム系，ペネム系が開発された．これらは広い抗菌スペクトルと強い抗菌力を有し，重症感染症の治療において重要な抗菌薬である．

■**カルバペネム系** イミペネム imipenem とパニペネム panipenem は腎尿細管内側に存在する酵素のデヒドロペプチダーゼⅠ(dehydropeptidase I)によって分解されやすく，またその分解産物に腎毒性があることから，イミペネムは，この酵素の特異的阻害薬であるシラスタチン cilastatin と配合される．またパニペネムは，その腎尿細管への取り込みを阻害する有機アニオン輸送阻害薬であるベタミプロン betamipron と配合される．メロペネム meropenem，ビアペネム biapenem，ドリペネム doripenem はデヒドロペプチダーゼⅠに対して安定なため，単剤で使用される．ブドウ球菌，肺炎球菌(ペニシリン耐性肺炎球菌を含む)などのグラム陽性菌，緑膿菌，セラチアなどのグラム陰性菌，嫌気性菌などに有効で，強力な殺菌効果を示す．全て注射で投与される．

副作用 β-ラクタム系抗生物質の副作用以外に，中枢神経障害(痙れん，意識障害など)がイミペネム/シラスタチン配合剤で起こることがあるが，メロペネム，ドリペネムでは起こりにくい．

■**モノバクタム系** アズトレオナム aztreonam およびカルモナム carumonam は，緑膿菌やセラチアを含むグラム陰性菌に対してのみ，第3世代セフェム系抗生物質と同等の抗菌力を示すが，グラム陽性菌，嫌気性菌には無効である．注射薬として用いられる．

■**ペネム系** ファロペネム faropenem は経口薬としての特徴をもつ．グラム陽性菌，グラム陰性菌，嫌気性菌に有効であるが，緑膿菌には無効である．

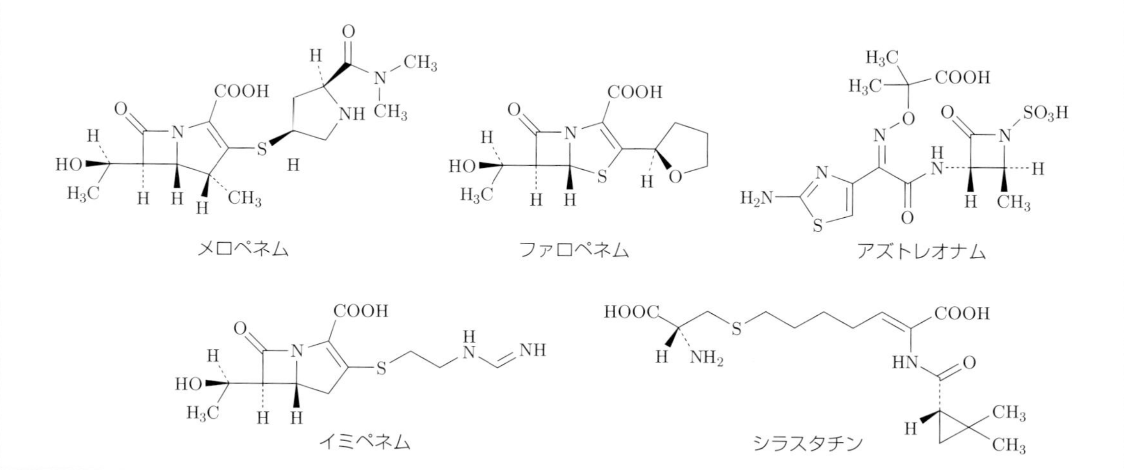

図12-6 *N*-メチルチオテトラゾール基

図12-7 カルバペネム系，モノバクタム系，ペネム系抗生物質

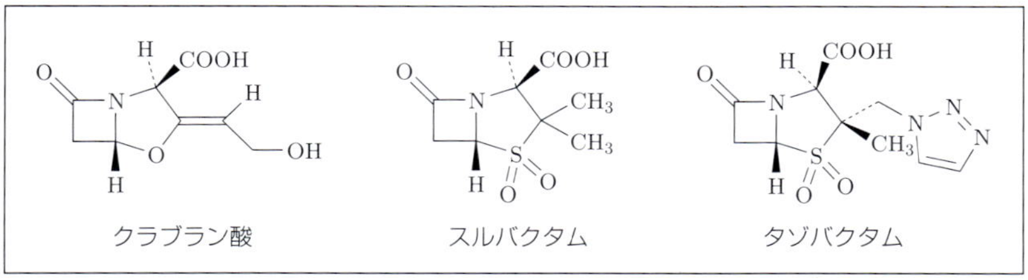

図12-8 β-ラクタマーゼ阻害薬

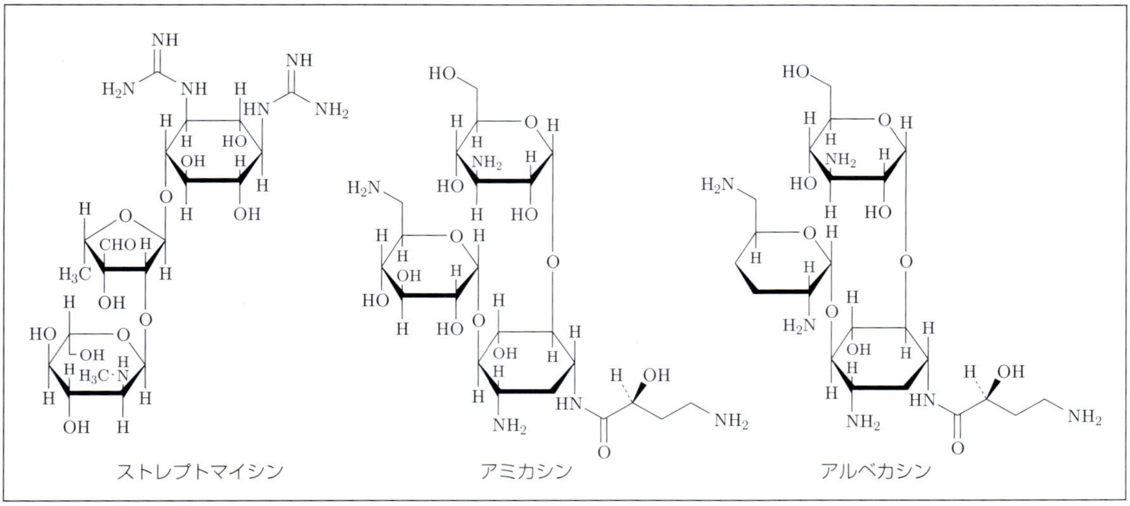

図12-9 アミノグリコシド系抗生物質

4) β-ラクタマーゼ阻害薬（図12-8）

β-ラクタマーゼによるβ-ラクタム系抗生物質の不活化は重要な耐性機構の1つである．それゆえ，β-ラクタマーゼ阻害薬の開発は，β-ラクタマーゼを産生する耐性菌に対してβ-ラクタム系抗生物質の抗菌力を復活させる契機となった．現在使用されているβ-ラクタマーゼ阻害薬は，**クラブラン酸** clavulanic acid，**スルバクタム** sulbactam，**タゾバクタム** tazobactam で，単剤での抗菌力はほとんどないが，アンピシリン，アモキシシリン，ピペラシリン，セフォペラゾンと併用される．β-ラクタマーゼ阻害薬とβ-ラクタム系抗生物質と配合剤の例として，アンピシリン＋スルバクタム，アモキシシリン＋クラブラン酸，タゾバクタム＋ピペラシリン，セフォペラゾン＋スルバクタムがある．また，耐性ブドウ球菌用ペニシリンのクロキサシリンおよびジクロキサシリンもβ-ラクタマーゼ阻害作用があり，アンピシリンと併用して耐性ブドウ球菌感染症に用いられる．

最近，既存のβ-ラクタマーゼ阻害薬によって全く阻害されない変異したβ-ラクタマーゼの**メタロ-β-ラクタマーゼ** metallo-β-lactamase が緑膿菌やセラチアなどから発見され，問題になっている．

2 アミノグリコシド系抗生物質
（図12-9）

アミノグリコシド系抗生物質はアミノ基をもつ配糖体の総称で，ポリカチオン型薬物である．その極性が大きいことから，消化管からほとんど吸収されず，中枢神経系・脳脊髄液への移行が悪く，腎臓から速やかに排泄される．通常，投与経路は注射によるが，大腸菌や赤痢菌などに対する腸内殺菌の目的で経口投与されることがある．アミノグリコシド系抗生物質は他の抗生物質より比較的

表 12-3 アミノグリコシド系抗生物質の分類

分類	薬物名
抗結核菌	ストレプトマイシン，カナマイシン
抗グラム陰性菌（緑膿菌に無効）	リボスタマイシン，アストロマイシン，フラジオマイシン
抗緑膿菌	ゲンタマイシン，アミカシン，ジベカシン，ベカナマイシン，トブラマイシン，シソマイシン，ミクロノマイシン，ネチルマイシン，イセパマイシン
抗MRSA	アルベカシン
抗ペニシリナーゼ産生淋菌	スペクチノマイシン

毒性が強いが，現在でもグラム陰性菌感染症治療に有用であり，結核治療やメチシリン耐性黄色ブドウ球菌（MRSA）感染症治療に重要な薬物となっている．

a 抗菌作用

主として好気性グラム陰性桿菌に対して抗菌活性を示す．緑膿菌に対してはゲンタマイシン gentamicin やアミカシン amikacin などが有効である．結核菌に対してはストレプトマイシン streptomycin，カナマイシン kanamycin が有効である．グラム陽性球菌に対する抗菌活性は比較的弱いが，MRSA に対してはアルベカシン arbekacin が有効である．嫌気性菌，マイコプラズマ，クラミジア，リケッチアに対しては無効である．感染症治療による分類を表 12-3 に示す．

b 作用機序

殺菌性のタンパク質合成阻害薬である．また投与後，血中濃度が MIC 以下になっても殺菌性を持続する，いわゆる PAE（post-antibiotic effect）の性質をもっている．

アミノグリコシド系抗生物質は，グラム陰性菌の外膜にあるポーリン porin タンパク質によって形成される親水性チャネルを通り，さらにエネルギー依存的に細胞膜を通って細胞内に移行する．細胞内に入るとリボソームの 30S サブユニットに結合し，mRNA の翻訳の開始を妨げ，誤読や中途終了を引き起こすことによってタンパク質の合成を阻害する．このように，第1の作用部位はリボソームの 30S サブユニットであるが，ストレプトマイシン以外のアミノグリコシド系抗生物質は 50S サブユニットにも結合する．

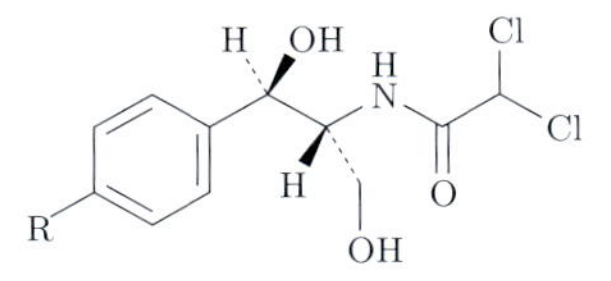

図 12-10 クロラムフェニコール系抗生物質

c 副作用

第8脳神経障害（耳毒性：聴覚障害と前庭障害）と腎障害がアミノグリコシド系抗生物質の使用を難しくしている．耳毒性は不可逆的なことがある．腎障害は可逆的であるが，利尿薬のフロセミドやセフェム系抗生物質と併用すると腎毒性をいっそう悪化させる．また神経筋遮断作用があるので，筋弛緩薬や麻酔薬と併用すると呼吸抑制を起こすことがある．

3 クロラムフェニコール系抗生物質（図 12-10）

化学的に全合成されている抗生物質で，クロラムフェニコール chloramphenicol とチアンフェニコール thiamphenicol がある．広域性抗菌スペクトルを有し，骨髄移行性が高いという優れた性質をもつが，副作用として重大な再生不良性貧血があるので，適応は腸チフス，リケッチア，クラミジアなどに限定される．ほかに有用な抗菌薬が存在するため，一般に第1選択薬になることは少ない．発展途上国ではコレラの治療に，欧米ではバンコマイシン耐性腸球菌（VRE）感染症の治療に用いられている．

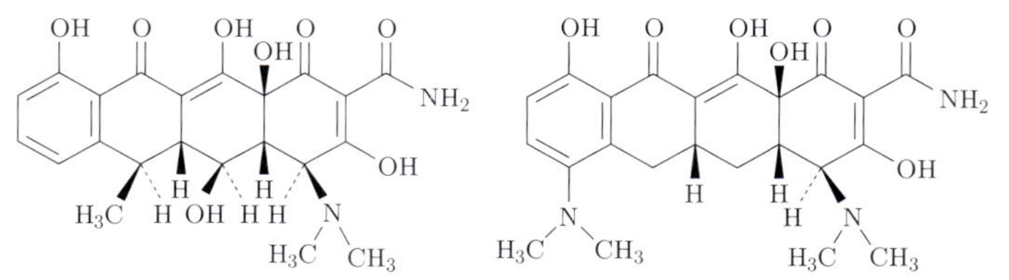

図 12-11 テトラサイクリン系抗生物質

a 作用機序

リボソームの 50S サブユニット上のペプチジルトランスフェラーゼ(peptidyl transferase)に可逆的に結合し，タンパク質合成を可逆的に阻害することにより静菌作用を示す．

4 テトラサイクリン系抗生物質
（図 12-11）

四環系骨格を有する一群の抗生物質で，経口投与される．広域性抗菌スペクトルを有するが，繁用されたため多くの細菌が耐性を獲得した．テトラサイクリン系抗生物質には，テトラサイクリン tetracycline，オキシテトラサイクリン oxytetracycline，デメチルクロルテトラサイクリン demethylchlortetracycline，ドキシサイクリン doxycycline，ミノサイクリン minocycline があるが，今日では，消化管吸収および組織移行性が良好で，耐性の少ないドキシサイクリンとミノサイクリンが主流になっている．

a 抗菌作用

グラム陽性・陰性菌に対して静菌的に作用する．β-ラクタム系およびアミノグリコシド系抗生物質に無効なリケッチア，マイコプラズマ，クラミジア，炭疽菌に対して強い抗菌力を示すことが特徴である．

b 作用機序

リボソームの 30S サブユニットに結合し，リボソームに対してアミノアシル tRNA が結合するのを阻害してペプチド鎖延長を抑制し，タンパク質合成を阻害する．

c 副作用

頻度は低いが，光線過敏症に注意が必要である．妊婦では胎児骨内へ移行し，骨や歯牙形成を阻害するので，投与は避けるべきである．また，小児への投与では歯牙着色を起こしやすい．本薬の腸吸収は完全ではなく，腸内細菌の増殖を抑えるので，菌交代症に注意する．

5 マクロライド系抗生物質
（図 12-12，表 12-4）

巨大環状(14〜16員環)ラクトンにデオキシ糖が結合した構造を有する抗生物質である．最初に実用化されたのがエリスロマイシン erythromycin である．エリスロマイシンは主に経口投与で用いられるが，胃酸に不安定で消化管からの吸収が良好でないことから，製剤的工夫がなされてエステル化体が開発された．その後，多くのマクロライド系抗生物質が開発され，特にエリスロマイシンの6位の水酸基をメチル化したクラリスロマイシン clarithromycin および N-メチル基をラクトン環へ付加して 15 員環としたアジスロマイシン azithromycin は，酸安定性や組織移行性，抗菌力，抗菌スペクトルにおいて従来のマクロライド系抗生物質より優れている．

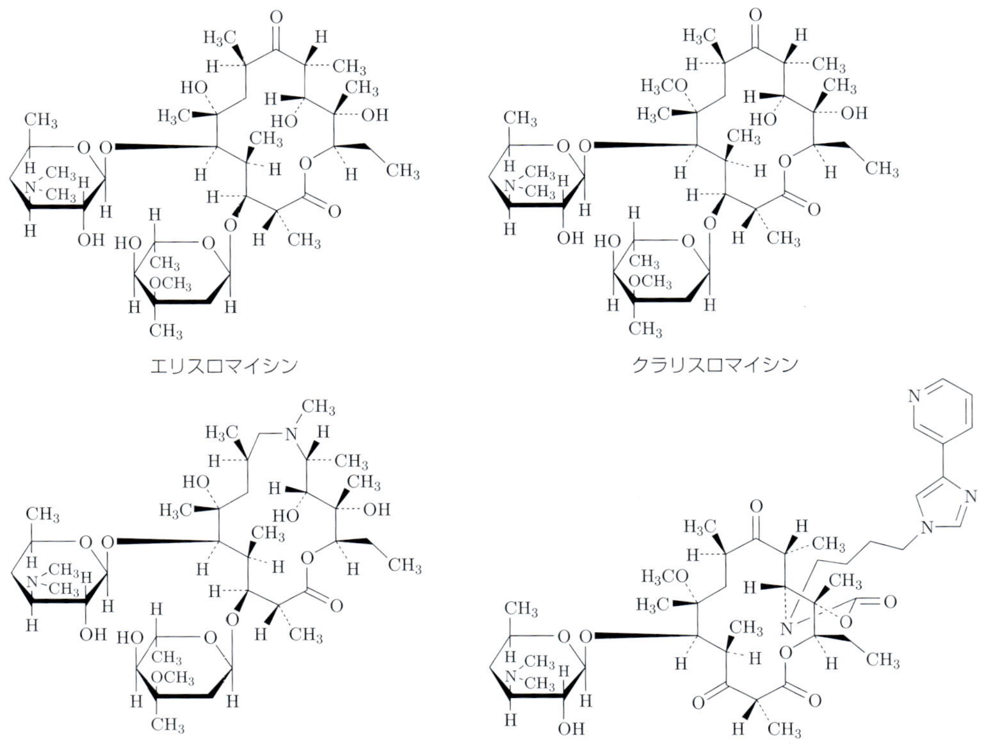

図 12-12 マクロライド系抗生物質

表 12-4 マクロライド系抗生物質の分類

分類	薬物名
14員環系	エリスロマイシン，クラリスロマイシン，ロキシスロマイシン
15員環系	アジスロマイシン
16員環系	ジョサマイシン，キタサマイシン，アセチルスピラマイシン，ミデカマイシン，ロキタマイシン
ケトライド系	テリスロマイシン

a 抗菌作用

主にグラム陽性菌（ペニシリン耐性菌を含む）に有効であるが，約半数が耐性化している．しかし，グラム陽性菌以外の菌で，β-ラクタム系やアミノグリコシド系抗生物質が無効のマイコプラズマやクラミジアに強力に作用する．また，グラム陰性桿菌のレジオネラやカンピロバクターにも有効である．クラリスロマイシンは，アモキシシリンおよびプロトンポンプ阻害薬のランソプラゾールとの3剤併用により，ヘリコバクター・ピロリの除菌に用いられる（☞ 261 頁，Hp 除菌薬の項参照）．アセチルスピラマイシンはトキソプラズマ原虫に有効である．

b 作用機序

リボソームの 50S サブユニット上に可逆的に結合し，新しく合成されたペプチジル tRNA が移動する転移段階を阻害し，タンパク質合成を阻害する．抗菌作用は静菌的である．

c 副作用・禁忌

重大な副作用はほとんどない．消化器症状，時に肝障害がある．14員環系は CYP3A4 を阻害することでテオフィリンやトリアゾラムの血中濃度

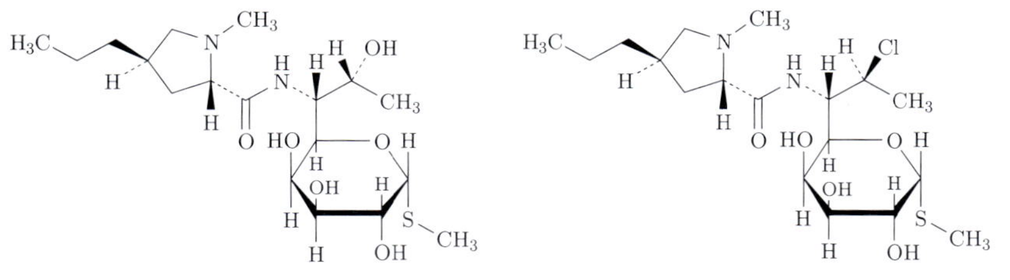

図 12–13　リンコマイシン系抗生物質

を上げ，作用を増強するので注意が必要である．また，抗精神病薬ピモジドとの併用では，QT 延長などの不整脈を起こすので禁忌である．

1) ケトライド系抗生物質

■テリスロマイシン　テリスロマイシン telithromycin はクラリスロマイシンと共通のラクトン環を有し，8 位にケトン基があることから，ケトライド系とよばれる．テリスロマイシンはマクロライド系抗生物質と同様の作用機序，抗菌スペクトルを示すが，アミノブチリダゾール側鎖を有することで標的部位であるリボソームの 50S サブユニットへの結合が強く，マクロライド系に比べ抗菌力も強い．特に呼吸器および耳鼻科領域で，ペニシリン耐性肺炎球菌やマクロライド耐性肺炎球菌を含む肺炎球菌に対して強い抗菌活性を有する．また耐性を誘導しにくく，マクロライド系抗生物質と交差耐性を示さない．副作用として意識消失，肝障害などがある．

6　リンコマイシン系抗生物質
（図 12–13）

リンコマイシン lincomycin とクリンダマイシン clindamycin は，構造は異なるが，マクロライド系抗生物質と類似した作用機序，抗菌スペクトルを示す．β–ラクタム系抗生物質につぐ第 2 選択薬となっている．グラム陽性菌，嫌気性菌に有効で，ペニシリン耐性肺炎球菌に優れた抗菌力を示す．主な副作用に偽膜性大腸炎がある．

7　ペプチド系抗生物質

非経口投与では腎毒性，内耳神経毒性（第 8 脳神経障害，難聴）が強く現れる．消化管から吸収されないので，腸内感染症治療や腸内殺菌の目的で内服される．また，皮膚感染症などに局所適用される．ただし，グリコペプチド系は，全身性の MRSA 感染症に非経口投与される．

a 鎖環状ポリペプチド系

ポリミキシン B polymyxin B，コリスチン colistin，バシトラシン bacitracin があり，グラム陰性菌のみに作用する．界面活性物質であるので，細胞質膜リン脂質と強く相互作用して**細胞膜を破壊し，膜透過性を亢進**する．非経口投与では腎毒性，内耳神経毒性（第 8 脳神経障害）が強い．

b グリコペプチド系（図 12–14）

バンコマイシン vancomycin とテイコプラニン teicoplanin は，MRSA に対して優れた抗菌力を示す．

■抗菌作用　バンコマイシンは，大部分のグラム陽性菌に対して殺菌作用を示し，腸球菌には静菌作用を示す．点滴静注で MRSA 感染症に使用される．ペニシリン耐性肺炎球菌感染症にも用いられる．経口投与により骨髄移植時の消化管内殺菌やクロストリジウム・ディフィシル（*Clostridium dificile*）による偽膜性大腸炎および MRSA 腸炎の治療に使用される．バンコマイシン低感受性 MRSA やバンコマイシン耐性腸球菌（VRE）の出現が問題に

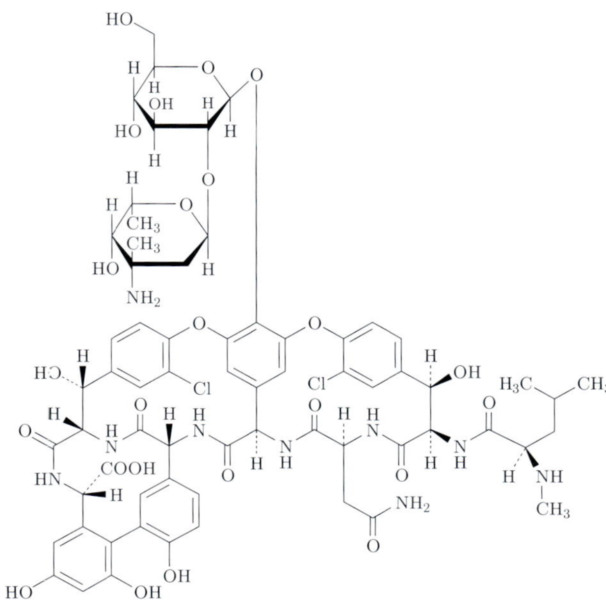

バンコマイシン

図12-14 グリコペプチド系抗生物質

なっている．

　テイコプラニンはバンコマイシンの作用機序，性質と類似しているが，耐性化されにくく，バンコマイシン耐性菌に感受性のある菌種もある．また，筋注が可能であったり，ヒスタミン遊離作用がないなどの特徴がある．

■**作用機序**　細菌の細胞壁合成酵素トランスペプチダーゼの基質であるD-アラニル-D-アラニンに結合し，この基質に対する合成酵素の認識を阻害することで**細胞壁の合成を阻害する**．

■**副作用**　急速な点滴静注により，ヒスタミン遊離による潮紅のひどい状態である**レッドネック（red-neck）症候群**が現れる．腎毒性と耳毒性は比較的弱いが，同様の副作用をもつアミノグリコシド系抗生物質と併用する場合は注意が必要である．

8 その他の抗生物質（図12-15）

a ホスホマイシン

　ホスホマイシン fosfomycin はホスホエノールピルビン酸の類似構造を有する抗生物質で，化学合成される．体内で代謝を受けにくく，抗原性が低い．

■**抗菌作用**　グラム陽性・陰性菌に対し広い抗菌スペクトルをもち，大腸菌（腸管出血性大腸菌O157を含む），緑膿菌，変形菌，セラチアに対しても殺菌的に作用する．また，MRSA感染症に第2世代セフェム系抗生物質と併用して用いられる．β-ラクタム系抗生物質との間に交差耐性がなく，それらの耐性菌にも有効である．

■**作用機序**　細胞壁ペプチドグリカン合成の初期段階を阻害することで細胞壁合成を阻害する．多糖グルカンの構成成分であるN-アセチルグルコサミンの合成に関わるUDP-GlcNAc-ホスホエノールピルビン酸転移酵素を阻害する．

■**副作用**　頻度は少ないが，偽膜性大腸炎（0.1％未満）がある．

b フシジン酸

　フシジン酸 fusidic acid は，黄色ブドウ球菌に対して強い抗菌力を示し，外用薬として皮膚感染

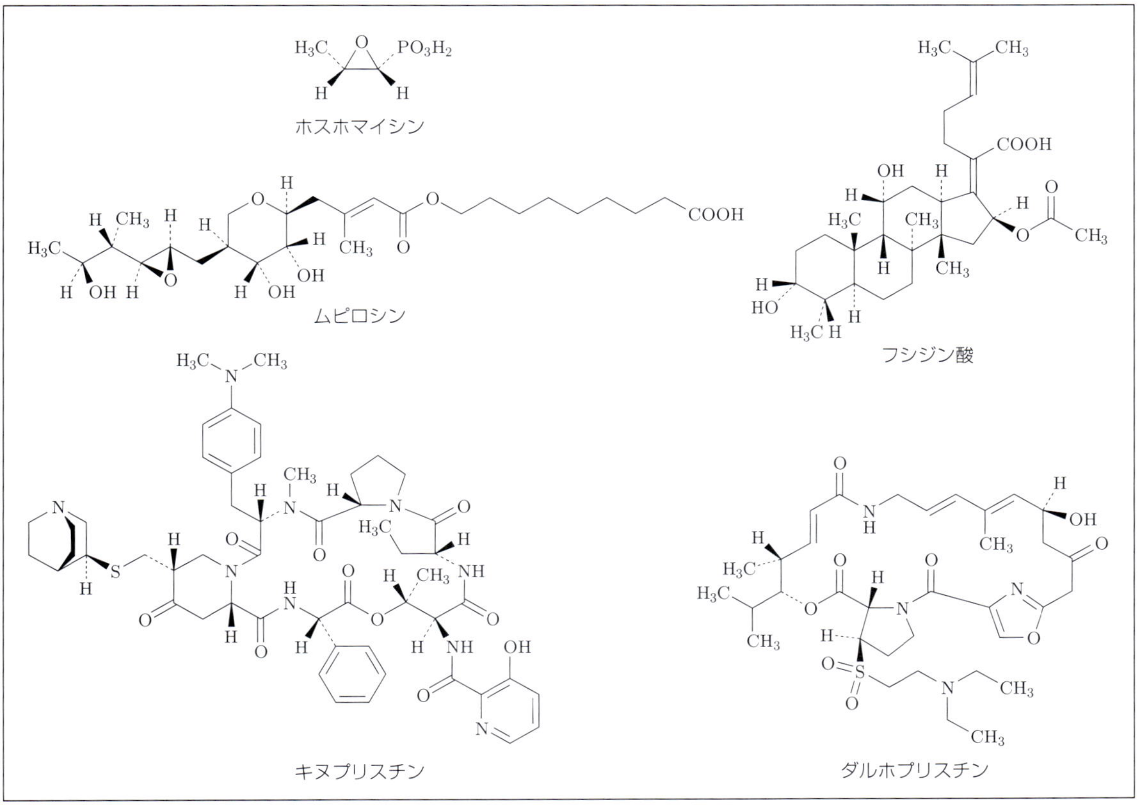

図12-15　その他の抗生物質

症の予防・治療に用いられる．

c リファンピシン

　リファンピシン rifampicin は，グラム陽性・陰性菌に対して強い抗菌活性を示す．細胞内移行性が高く，細胞内寄生菌のレジオネラや結核菌，らい菌，非結核性抗酸菌などに対しても有効である．結核およびハンセン病治療の代表的薬物である（☞369頁，抗結核薬，☞371頁，ハンセン病治療薬の項参照）．

d ムピロシン

　ムピロシン mupirocin は，MRSA に特に有効である．鼻腔内の MRSA の除菌のため，MRSA 感染症発症の危険性の高い患者や，その患者に接する医療従事者（保菌者）の鼻腔内に塗布される．最近，ムピロシン耐性 MRSA が増加してきている．

e キヌプリスチン・ダルホプリスチン配合薬

　キヌプリスチン・ダルホプリスチン quinupristin/dalfopristin は，バンコマイシン耐性腸球菌（VRE）に有効で，両薬物を配合することにより相乗効果が得られる．作用機序はリボソームの 50S サブユニットに結合し，**タンパク質合成を阻害する**．

D　合成抗菌薬

1　スルホンアミド系抗菌薬（図12-16）

　スルホンアミド系抗菌薬（サルファ剤）は，細菌感染の予防，治療に最初に使用された有用な化学療法薬で，長年，医療に多大な貢献をしてきた．今日では，スルホンアミド系抗菌薬よりはるかに抗菌力

図12-16 スルホンアミド系抗菌薬および関連化合物

の強いペニシリンやその他の抗生物質が存在すること，耐性菌の増加が著しく，かつ重篤な副作用が発現することから，その使用は限られている．しかし，**スルファメトキサゾール** sulfamethoxazole と**トリメトプリム** trimethoprim との併用（ST合剤）は，特定の細菌感染症の予防，治療に使用されている．単剤としては，**スルファモノメトキシン** sulfamonomethoxine, **スルファジメトキシン** sulfadimethoxine, **サラゾスルファピリジン** salazosulfapyridine などの持続性のものが使用されている．

a ST合剤

スルホンアミド系抗菌薬のスルファメトキサゾール（S）とトリメトプリム（T）の5：1の配合剤である．それぞれの薬物が葉酸代謝経路の異なる部位を阻害することから，相乗的に抗菌作用が増大する．腎や肺への移行性は良好である．

■**抗菌作用** グラム陽性菌，グラム陰性桿菌の大腸菌，チフス菌，赤痢菌，サルモネラなどに有効である．特徴的な作用は，トキソプラズマ症やニューモシスチス肺炎，ノカルジア症にきわめて有効なことである．

■**作用機序**（図12-17） スルホンアミド系抗菌薬は，細菌の葉酸合成経路の初期段階において，菌体外から取り入れる必須物質の**パラアミノ安息香**

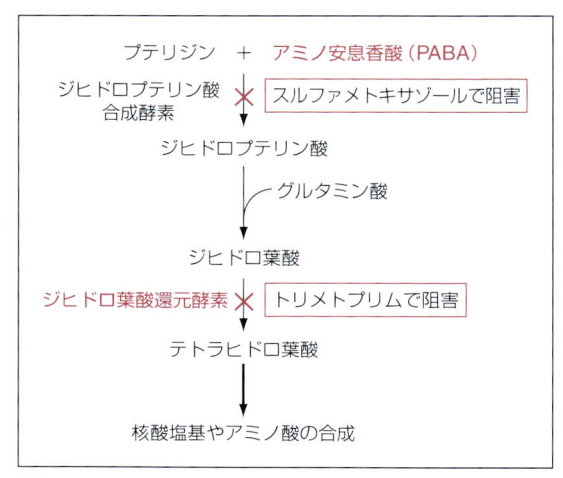

図12-17 ST合剤による葉酸代謝経路の阻害部位

酸 p-aminobenzoic acid（PABA）と構造が類似していることから，**PABAと競合的に拮抗して葉酸（テトラヒドロ葉酸）合成を阻害する**．動物細胞は葉酸をビタミンとして利用できるので，スルホンアミド系抗菌薬の影響を受けない．

トリメトプリムは，細菌のジヒドロ葉酸からテトラヒドロ葉酸への反応に関わる**ジヒドロ葉酸還元酵素を阻害する**．テトラヒドロ葉酸は，メチル基転移などの1炭素原子転移による核酸塩基やアミノ酸合成の補酵素であるので，テトラヒドロ葉酸の減少は，DNAやタンパク質の合成を抑制することにつながる．トリメトプリムは，動物細胞

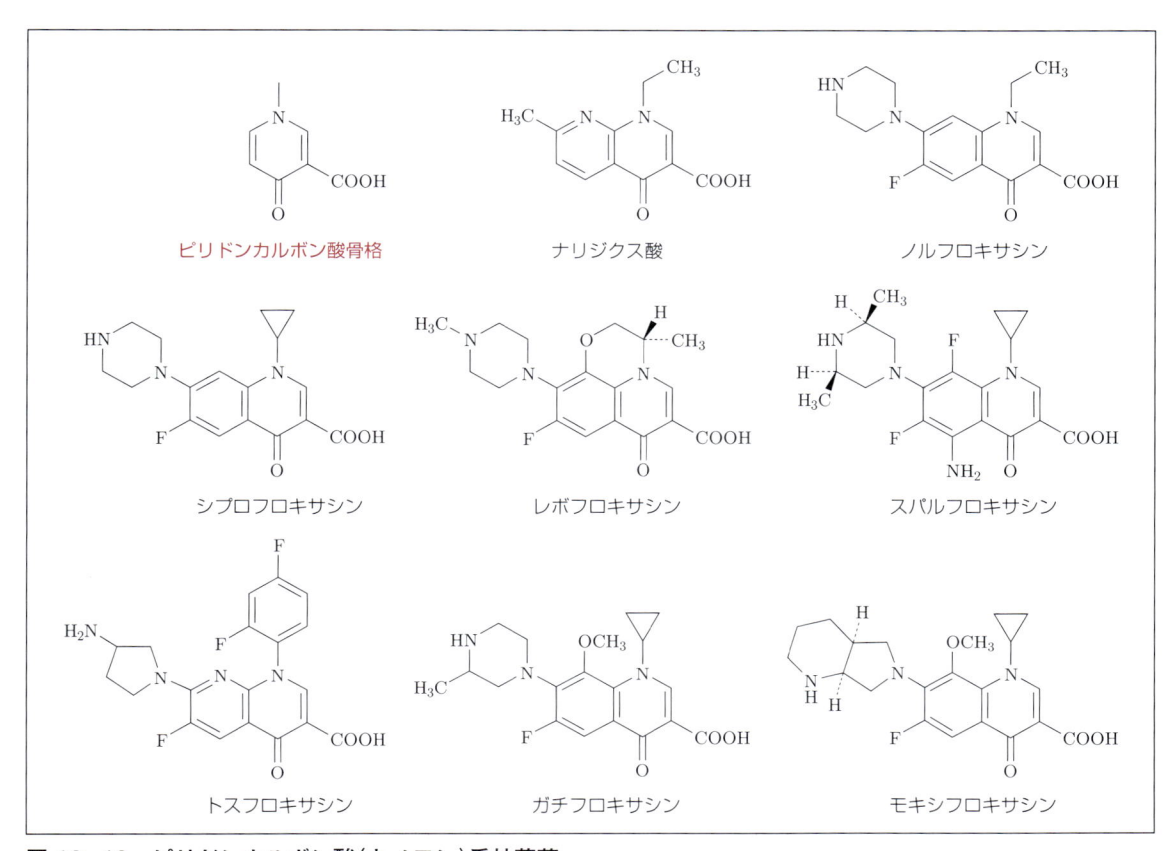

図 12-18 ピリドンカルボン酸(キノロン)系抗菌薬

のジヒドロ葉酸還元酵素をほとんど阻害しない(動物細胞の酵素を阻害するには 10 万倍の濃度を必要とする).

■**副作用・禁忌** 副作用は ST 合剤中のスルホンアミド系抗菌薬(スルファメトキサゾール)による.頻度は約 5% と多く,かつ多様である.重篤な副作用として,再生不良性貧血,溶血性貧血,顆粒球減少症などの血液障害や,過敏症反応としてショック,皮膚粘膜眼〔スティーブンス・ジョンソン(Stevens-Johnson)〕症候群などがある.新生児,妊婦,グルコース-6-リン酸デヒドロゲナーゼ(G6PD)欠乏症の患者には禁忌である.

b サラゾスルファピリジン

抗菌作用とは別に,T 細胞やマクロファージに作用し,IL-1, 2, 6 などの炎症性サイトカインの産生を抑制するので,潰瘍性大腸炎や関節リウマチの治療に用いられている.その活性部分は,腸内細菌で分解された **5-アミノサリチル酸**(メサラジン)である(本剤は 5-アミノサリチル酸とスルファピリジンに分解される).副作用はスルホンアミド系抗菌薬と同じである.

2 スルホン系抗菌薬

スルホン系抗菌薬は,らい菌のみに強い抗菌作用を示し,ハンセン病に使用される(☞ 371 頁,ハンセン病治療薬の項参照).

3 ピリドンカルボン酸系抗菌薬
(図 12-18,表 12-5)

ピリドンカルボン酸骨格を有する経口投与が可能な合成抗菌薬で,**キノロン系抗菌薬**ともいわれる.

表 12–5 ピリドンカルボン酸(キノロン)系抗菌薬の分類

分類	抗菌薬
第1世代 オールドキノロン系	ナリジクス酸, ピロミド酸, ピペミド酸
第2世代 ニューキノロン系	ノルフロキサシン, エノキサシン, オフロキサシン, シプロフロキサシン, ロメフロキサシン, フレロキサシン, レボフロキサシン, トスフロキサシン, スパルフロキサシン, パズフロキサシン, プルリフロキサシン
呼吸器キノロン	ガチフロキサシン, モキシフロキサシン(レボフロキサシン, トスフロキサシン, スパルフロキサシンを含む)
外用キノロン	ナジフロキサシン

a オールドキノロン系抗菌薬(第1世代)

最初にナリジクス酸 nalidixic acid が開発され, グラム陰性菌(緑膿菌を除く)に対して抗菌活性をもつことから, 長年, 尿路感染症の治療に用いられてきた. その後, ピロミド酸 piromidic acid が, ついで緑膿菌にも有効なピペミド酸 pipemidic acid が開発された. しかし, これらの抗菌薬はナリジクス酸と同様, グラム陽性菌には無効であり, しかも耐性菌が急速に出現し, 副作用にも問題があるため, 治療の有用性は低くなってきた. このような初期の抗菌薬をオールドキノロン系抗菌薬とよぶ.

b ニューキノロン系抗菌薬(第2世代)

オールドキノロン系抗菌薬の後, ピリドンカルボン酸骨格にフッ素やピペラジニル基を導入して, グラム陽性菌にまで抗菌スペクトルを拡大させた, ノルフロキサシン norfloxacin が開発された. ついでエノキサシン enoxacin, オフロキサシン ofloxacin, レボフロキサシン levofloxacin, シプロフロキサシン ciprofloxacin, ロメフロキサシン lomefloxacin, トスフロキサシン tosufloxacin, フレロキサシン fleroxacin, スパルフロキサシン sparfloxacin などの抗菌薬が次々に開発された. ニューキノロン系抗菌薬は, 広い抗菌スペクトルと強い抗菌力をもち, かつ組織移行性がよく, 副作用もわずかしか発現せず, 耐性菌も発生しにくいという優れた特色を有している. そのほかにも, 注射剤で使用するパズフロキサシン pazufloxacin, プロドラッグ製剤のプルリフロキサシン prulifloxacin, 痤瘡治療に用いられる外用抗菌薬のナジフロキサシン nadifloxacin などがある.

c 呼吸器キノロン

ニューキノロン系抗菌薬の中で, 肺炎の主要起炎菌である肺炎球菌に対しても優れた抗菌活性をもち, 肺組織への移行性がよく, 呼吸器疾患に優れた効果のあるガチフロキサシン gatifloxacin, モキシフロキサシン moxifloxacin が開発され, レボフロキサシン(高用量)やスパルフロキサシン, トスフロキサシンを含めて, 呼吸器キノロン(レスピラトリーキノロン, respiratory quinolone)とよんでいる(現在, ガチフロキサシンは副作用のため用いられていない).

■**抗菌活性** オールドキノロン系抗菌薬はグラム陰性桿菌に対してのみ殺菌作用を示す. ニューキノロン系抗菌薬は, 大腸菌, 緑膿菌, 赤痢菌などのほか, サルモネラ属, ペスト菌, コレラ菌など, 広範囲のグラム陰性菌に対して強い抗菌力を示すばかりでなく, 黄色ブドウ球菌, レンサ球菌, 腸球菌, 炭疽菌などのグラム陽性菌に対しても有効である. さらに, オフロキサシン, シプロフロキサシン, スパルフロキサシンなどは, 細胞内寄生菌であるクラミジア, マイコプラズマ, レジオネラ, ブルセラ, 結核菌に対して強い抗菌力を示す. モキシフロキサシンは嫌気性菌や肺炎球菌にも有効である.

■**作用機序** 細菌のⅡ型トポイソメラーゼ(topoisomerase)のサブタイプである**DNA ジャイレース**(DNA gyrase)とトポイソメラーゼⅣを阻害することにより, DNA の複製を阻害し, 細菌を死滅させる. DNA ジャイレースは, 環状 DNA の複製反応が終了した後のねじれた環状 DNA の2本鎖を2本とも切断し, 再結合させ, DNA の無理なねじれを解消させる酵素である. トポイソメラー

ゼⅣは，DNA 複製後期において，複製された連結状態にある2つの姫 DNA を分離し（デカテネーション），DNA 複製を完了させる役割をもつ．動物細胞にも類似の機能をもつⅡ型トポイソメラーゼが存在するが，その酵素を阻害するにはきわめて高濃度を必要とする．

■**副作用・禁忌**　副作用は比較的少ない．オールドキノロン系抗菌薬では，痙れん，頭痛，めまい，ふらつきなどの中枢神経障害や過敏症による発疹が発現することがある．

ニューキノロン系抗菌薬の主な副作用としては，**光線過敏症**（ジフルオロ体は起こしやすい）がある．中枢神経障害は，オールドキノロン系に比べ発生頻度が少なく，症状も軽度である．しかし，非ステロイド性抗炎症薬と併用した場合，まれに痙れん発作を起こすことがある（例：エノキサシンとフェンブフェンの併用）．その誘発機序は GABA 受容体遮断によるとされている．

エノキサシンとシプロフロキサシンは，テオフィリンの代謝を抑制して，テオフィリンの血中濃度を上昇させるので，不整脈の発症に注意する必要がある．また，キレート作用があるので，金属カチオン製剤との同時投与により作用が減弱する．

妊婦，小児（ノルフロキサシンを除く）には禁忌である．

4 オキサゾリジノン系抗菌薬

a リネゾリド（図12-19）

リネゾリド linezolid は，グラム陽性球菌および桿菌に対して抗菌作用を示す．腸球菌およびブドウ球菌に対しては静菌的，レンサ球菌に対しては殺菌的である．わが国では，MRSA およびバンコマイシン耐性腸球菌（VRE）に用いられる．バンコマイシン耐性黄色ブドウ球菌（VRSA）やペニシリン耐性肺炎球菌（PRSP）など，多剤耐性にも抗菌力をもつ．

■**作用機序**　リボソームの 50S サブユニットの 23SRNA に結合することによって，タンパク質合

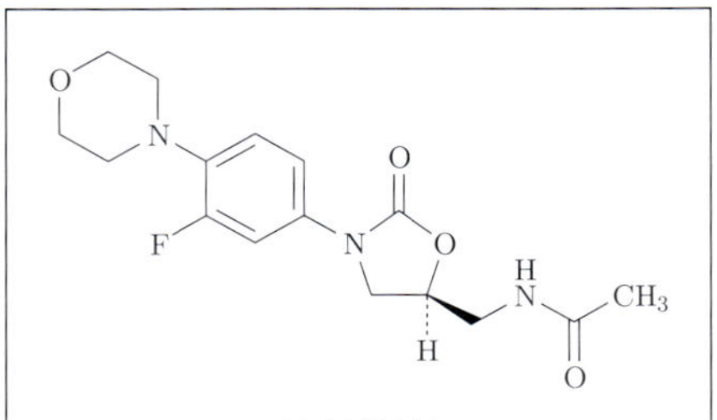

図 12-19　オキサゾリジノン系抗菌薬

成を開始する 70S リボソーム複合体形成を阻害する．他薬剤との交差耐性はみられない．

■**副作用**　骨髄抑制傾向があるが，中止すれば回復する．

E 抗抗酸菌薬

抗酸菌は，マイコバクテリウム属（Mycobacterium）に属する細菌で，グラム陽性の細胞内寄生性桿菌である．細胞壁に多量のワックス様脂質（ミコール酸 mycolic acid など）を含んでいる．結核菌が代表的菌種で，らい菌，非結核性抗酸菌などがある．

1 抗結核薬（図12-20，表12-6）

わが国の結核罹患率は減少傾向にあるものの，今なお毎年約3万人が感染している．結核菌の発育は遅く，慢性疾患なので，副作用および耐性菌の発現が治療上の問題になる．結核菌の細胞壁骨格はアラビノガラクタン・ミコール酸-ペプチドグリカン複合体で，安定した菌体構造を形成している．それゆえ，このような結核菌特有の構造を標的にする抗結核薬の多くは，結核菌以外の細菌には無効である．未治療結核の治療に使用される第1選択薬は，抗菌力が強く毒性の低い**イソニアジド** isoniazid，**リファンピシン** rifampicin，**エタンブトール** ethambutol，**ピラジナミド** pyrazinamide，**ストレプトマイシン** streptomycin である．耐性菌の発生を防ぐために，イソニアジドおよびリファ

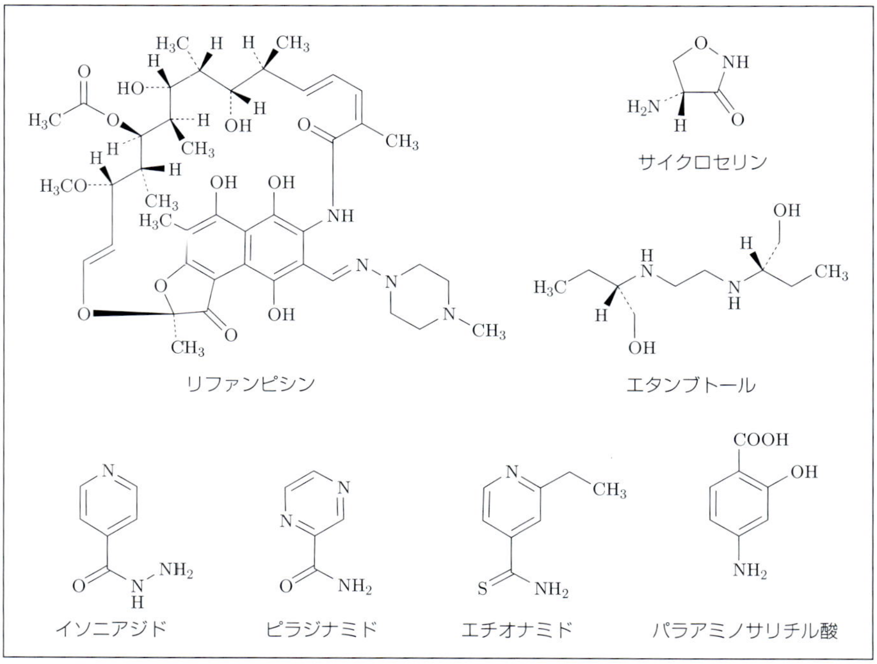

図 12-20　抗結核薬

表 12-6　抗結核薬の第 1 選択薬の作用機序と主な副作用

第 1 選択薬	作用機序	主な副作用
イソニアジド	ミコール酸合成阻害	末梢神経炎（ビタミン B_6 欠乏）
リファンピシン	DNA 依存性 RNA ポリメラーゼ阻害	肝障害
エタンブトール	アラビノシル転移酵素阻害	視力障害
ピラジナミド	ミコール酸合成阻害	重篤な肝障害
ストレプトマイシン	タンパク質合成阻害	聴力障害，腎障害

ンピシンを中心に多剤併用される．第 1 選択薬に対して耐性が生じた場合には，より抗菌力が弱く副作用の強い，第 2 選択薬の**エチオナミド** ethionamide，**パラアミノサリチル酸** p-aminosalicylic acid（PAS），**サイクロセリン** cycloserine，**カナマイシン** kanamycin，**エンビオマイシン** enviomycin が多剤併用される．

1）イソニアジド

■**抗菌活性**　分裂停止状態の菌には静菌的に，分裂期の菌には殺菌的に作用する．結核菌に選択的に作用し，ほかの細菌には無効である．リファンピシンとともに結核菌に対して最も強力な抗菌活性を示す．

■**作用機序**　結核菌に特有な細胞壁の構成成分で，抗酸性を保つために重要な役割を担っているワックス様成分であるミコール酸の合成を抑制する．

■**副作用**　末梢神経炎がある．この副作用はビタミン B_6 欠乏が原因なので，ビタミン B_6 を同時投与する必要がある．その際，抗菌活性には影響を及ぼさない．まれに肝障害が起こることがある．

2）リファンピシン

■**抗菌活性**　広い抗菌スペクトルをもつ．結核菌，らい菌に有効であることから，結核治療の主要薬物として用いられるほか，ハンセン病の治療にも用いられている．細胞内への移行性がよく，細胞内，細胞外のいずれに寄生する菌に対しても殺菌

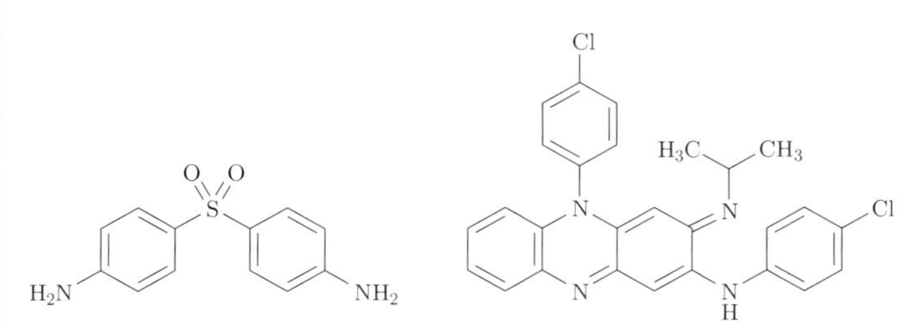

図12-21　ハンセン病治療薬

的に作用する．
■**作用機序**　DNA依存性RNAポリメラーゼを阻害して，RNA合成の開始を抑制する．しかし，動物細胞の核のRNAポリメラーゼは阻害しない．
■**副作用**　頻度は高くないが，肝障害がある．肝疾患のある患者への投与は注意する必要がある．肝ミクロソームCYP450を強力に誘導する作用があるので，ジギタリス製剤やシクロスポリンなど多くの併用薬の作用を減弱させる．

3）エタンブトール
■**抗菌活性**　結核菌のみに感受性があり，ほかの細菌には効果がない．増殖過程にある結核菌に静菌的に作用する．
■**作用機序**　結核菌に特有な細胞壁の構成成分である多糖類アラビノガラクタンの合成に関わるアラビノシル転移酵素を阻害する．
■**副作用**　視力障害があるので，定期的な視力検査が必要である．

4）その他の薬物
■**副作用**　ストレプトマイシンおよびカナマイシンは聴力障害および腎障害（☞359頁，アミノグリコシド系抗生物質の項参照），サイクロセリンは精神障害，ピラジナミドおよびエチオナミドは肝障害，パラアミノサリチル酸は消化器障害がある．

2　ハンセン（Hansen）病治療薬
（図12-21）

らい菌によるハンセン病の治療薬で，スルホン剤のジアフェニルスルホン diaphenylsulfone，クロファジミン clofazimine，リファンピシン，ニューキノロン系抗菌薬のオフロキサシンがある．治療期間の短縮，耐性の出現予防のため，通常多剤併用される．最近，催奇形性で薬害を起こしたサリドマイド thalidomide がハンセン病治療薬として見直されている．また，効果が期待される有望な治療薬にミノサイクリンとクラリスロマイシンがある．

1）ジアフェニルスルホン
生体内において（らい菌は人工培地では増殖しない），らい菌に強い抗菌力をもつ．作用機序はスルホンアミド系抗菌薬と同様で，静菌的である．副作用として，メトヘモグロビン血症，溶血がかなり高頻度に起こる．

2）クロファジミン
らい菌のみに有効で，らい菌のグアニンとシトシンを多く含むDNAに選択的に結合し，DNA合成を阻害する．副作用として，皮膚の赤色着色，好酸球性腸炎がある．

3　非結核性抗酸菌治療薬

非結核性抗酸菌は土壌菌で，易感染性患者に日和見感染症を起こすが，ヒト間での伝染性はほとんどない．慢性肺疾患のほか，皮下や骨に播種性病変を作る．本菌感染症の治療には，クラリスロマイシン＋エタンブトールまたはエタンブトール＋リファンピシンが併用される．

表 12-7 抗ウイルス薬の分類と適応ウイルス

分類	薬物名	有効なウイルス
抗ヘルペスウイルス薬	アシクロビル，バラシクロビル，ビダラビン	HSV，VZV
	イドクスウリジン	HSV
	ガンシクロビル，バルガンシクロビル，ホスカルネットナトリウム	CMV
抗インフルエンザウイルス薬	アマンタジン	A 型
	オセルタミビル，ザナミビル	A 型/B 型
抗肝炎ウイルス薬	IFN-α，IFN-β，IFN-α-2b	HBV，HCV
	IFN アルファコン-1，ペグ IFN-α-2a，ペグ IFN-α-2b	HCV
	リバビリン	HCV
	ラミブジン，アデホビル，エンテカビル	HBV
抗 HIV 薬 ヌクレオシド系逆転写酵素阻害薬	ジドブジン，ジダノシン，ザルシタビン，ラミブジン，サニルブジン，アバカビル，テノホビル*，エムトリシタビン*	HIV (*HIV-1 にのみ有効)
非ヌクレオシド系逆転写酵素阻害薬	ネビラピン*，エファビレンツ*，デラビルジン*	
HIV プロテアーゼ阻害薬	インジナビル，サキナビル，リトナビル，ロピナビル，ネルフィナビル，ホスアンプレナビル，アタザナビル*	
その他の抗ウイルス薬	パリビズマブ	RS ウイルス
	イノシンプラノベクス	SSPE ウイルス

HSV：単純ヘルペスウイルス，VZV：水痘・帯状疱疹ウイルス，CMV：サイトメガロウイルス，A 型：A 型インフルエンザウイルス，A 型/B 型：A 型/B 型インフルエンザウイルス，HBV：B 型肝炎ウイルス，HCV：C 型肝炎ウイルス，HIV：ヒト免疫不全ウイルス，RS ウイルス：respiratory syncytial virus（乳児急性気道感染症の原因ウイルス），SSPE：subacute sclerosing panencephalitis（亜急性硬化性全脳炎）

F 抗ウイルス薬

ウイルスは動物細胞の核内に侵入して増殖するため，ウイルスの核酸合成のみを阻害する抗ウイルス薬の開発は遅れていた．最近，抗ウイルス薬の数は飛躍的に増加しているが，抗ウイルス薬が有効なウイルス種は，いまだ，ヘルペスウイルス，インフルエンザウイルス，肝炎ウイルス，HIV（human immunodeficiency virus）など一部に限られている．抗ウイルス薬には，動物細胞の免疫調節作用と増殖抑制作用によりウイルスを排除するインターフェロン（IFN）のような抗ウイルス療法薬も含まれる．主な抗ウイルス薬と適応ウイルスを表 12-7 に示す．

1 抗ヘルペスウイルス薬（図 12-22）

DNA ウイルスのヘルペスウイルスに有効な薬物である．

1）アシクロビル，バラシクロビル

アシクロビル aciclovir は，DNA 合成時の DNA 鎖伸長に必須の 3′-水酸基を欠く非環式グアノシン類似体である．バラシクロビル valaciclovir はアシクロビルの L-バリンエステルで，プロドラッグである．両薬物とも**単純ヘルペスウイルス**による性器，歯肉，口内，口唇，粘膜皮膚，脳の感染症，および**水痘・帯状疱疹**の治療に用いられる．アシクロビルは内服，注射，外用で，バラシクロビルは内服で適用される．

■**作用機序** 感染細胞中のウイルスの **DNA ポリメラーゼを阻害して DNA 合成を阻害する**（図 12-

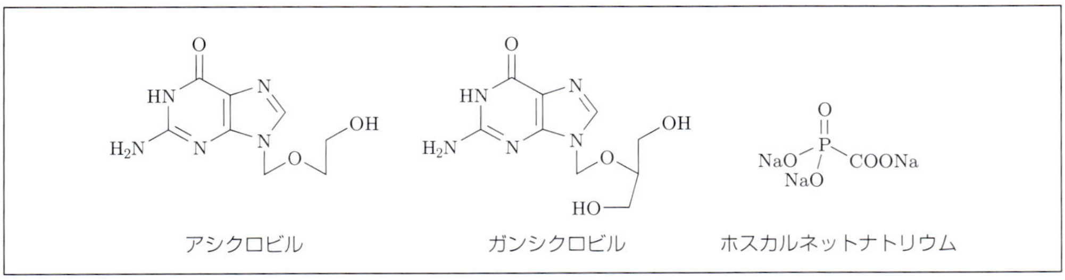

図12-22 抗ヘルペスウイルス薬

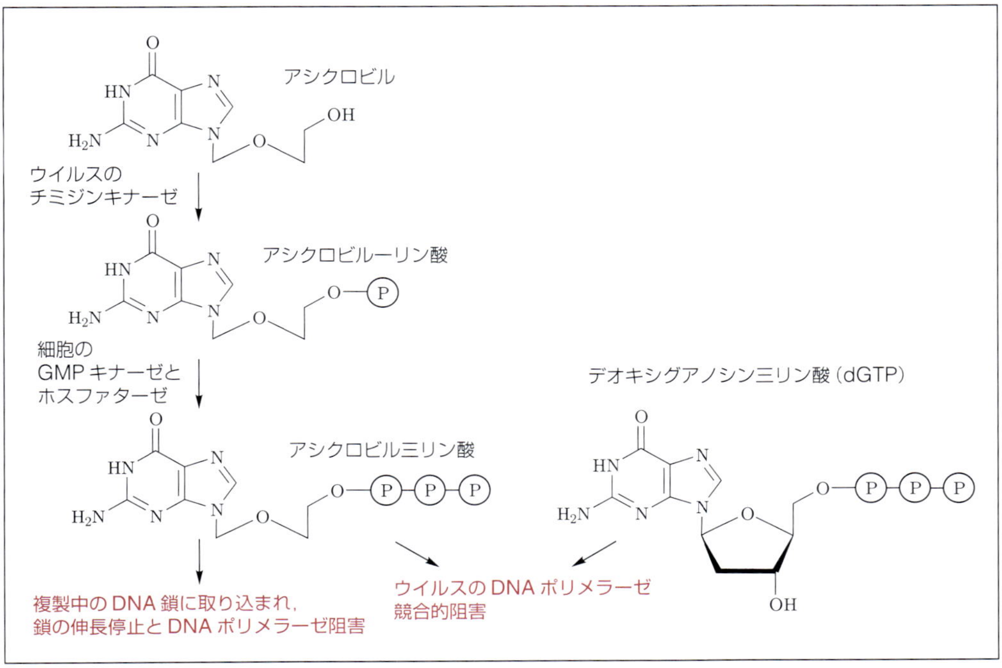

図12-23 アシクロビルのウイルス感染細胞内でのリン酸化とDNA合成阻害

23). アシクロビルは，ヘルペスウイルスのチミジンキナーゼ(thymidine kinase)によりリン酸化されて一リン酸誘導体に変換され，ついで感染細胞のリン酸化酵素によりアシクロビル三リン酸になる．アシクロビル三リン酸は，ウイルスのDNA複製の際に，構造の類似する内因性デオキシグアノシン三リン酸(dGTP)と競合し，DNAポリメラーゼを阻害する．また，アシクロビル三リン酸からDNA複製中のプライマー鎖に組み入れられたアシクロビル一リン酸は，3′-水酸基を欠くため，DNA鎖の伸長を終結させる因子として働く．非感染細胞ではアシクロビルはリン酸化されない．

■**副作用** 経口投与した場合に，まれに悪心，下痢，発疹，頭痛を起こす．点滴静注した場合の副作用は腎障害と中枢神経症状である．

2) ビダラビン

ビダラビン vidarabine は糖部分が異なるアデノシン類似体である．**単純ヘルペス脳炎や免疫不全患者の帯状疱疹**に注射または局所適用される．アシクロビル耐性ウイルスにも有効である．

■**作用機序** 細胞の酵素によりビダラビン三リン酸となり，デオキシアデノシン三リン酸(dATP)と競合することによって**ウイルスのDNAポリメラーゼを阻害する**．

■**副作用** 消化器症状，精神神経障害，骨髄機能障害などがある．

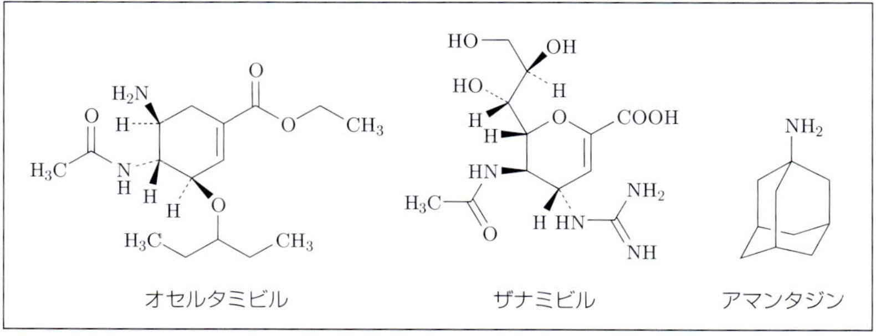

図12-24 抗インフルエンザウイルス薬

3）イドクスウリジン

イドクスウリジン idoxuridine は，単純ヘルペスウイルスに起因する角膜炎の局所治療にのみ使用される．

■**作用機序** リン酸化されたイドクスウリジンによるウイルスのDNA合成阻害である．

■**副作用** 眼や眼瞼の疼痛，瘙痒，炎症，浮腫などがある．

4）ガンシクロビル，バルガンシクロビル

ガンシクロビル ganciclovir は非環式グアノシン類似体で，アシクロビルの構造に類似している．バルガンシクロビル valganciclovir は，L-バリンがエステル結合したプロドラッグである．全てのヘルペスウイルスに有効であるが，特にサイトメガロウイルスに対する活性が強い．AIDS（後天性免疫不全症候群，acquired immunodeficiency syndrome），臓器移植，悪性腫瘍患者において併発する重篤なサイトメガロウイルス感染症（網膜炎）に用いられる．

■**作用機序** 感染細胞内でウイルスのDNAポリメラーゼを阻害してDNA合成を阻害する．ガンシクロビルは，まず細胞内のウイルスの酵素により一リン酸化される．リン酸化酵素は，ヘルペスウイルス感染の場合はチミジンキナーゼであり，サイトメガロウイルス感染の場合はウイルス特有のリン酸化酵素である．その後の過程は，アシクロビルと同様に細胞の酵素により三リン酸誘導体に変換され，デオキシグアノシン三リン酸（dGTP）のDNAへの取り込みを競合阻害することによって，DNAポリメラーゼを阻害する．

■**副作用** 骨髄抑制（好中球減少症，血小板減少症，貧血）が用量依存的に起こる．胃腸障害，中枢神経症状（頭痛，痙れん，昏睡）も高頻度に起こる．治療量での催奇形性，胎仔毒性，不可逆的な生殖毒性が動物実験で認められている．

5）ホスカルネットナトリウム

ホスカルネットナトリウム foscarnet sodium は無機ピロリン酸誘導体で，全てのヘルペスウイルスおよびHIVに有効である．わが国では，AIDS患者におけるサイトメガロウイルス網膜症に用いられている．

■**作用機序** ヘルペスウイルスDNAポリメラーゼを直接阻害することによりDNA合成を阻害する．DNAポリメラーゼのピロリン酸結合部位に結合して，デオキシヌクレオチド三リン酸からピロリン酸の切断を阻害する．投与経路は静脈注射である．

■**副作用・禁忌** 腎臓障害，低Ca^{2+}血症（テタニー発症），中枢神経症状などに注意が必要である．腎毒性のある薬物との併用は危険であり，腎障害患者には禁忌である．

2 抗インフルエンザウイルス薬
（図12-24）

1）ノイラミニダーゼ阻害薬

オセルタミビル oseltamivir とザナミビル zanamivir がある．ともにシアル酸の類似体で，A型とB型インフルエンザウイルス（RNAウイルス）のノイラミニダーゼ neuraminidase を選択的

に阻害する．オセルタミビルはエチルエステルのプロドラッグで，経口投与される．ザナミビルは乾燥微粉末の吸入により気道粘膜に投与される．
■作用機序　ノイラミニダーゼはウイルスの表面に存在する酵素で，新しく形成されたウイルスが気管支粘膜上皮の感染細胞から脱離するとき，感染細胞とウイルスを結びつけているシアル酸部分を切り離す働きをしている．オセルタミビルとザナミビルは，このノイラミニダーゼ活性部位に結合してその働きを抑え，感染細胞からのウイルスの遊離，放出を阻止し，近接細胞への感染の拡大を止める．
■副作用　オセルタミビルには軽度な胃腸障害と頭痛がある．ザナミビルは嗄声と気管支痙れんを起こすことがある．

2) アマンタジン

アマンタジン amantadine は独特の三環アミン構造をもち，A 型インフルエンザウイルスの複製を特異的に阻害する．わが国ではパーキンソン(Parkinson)病治療薬としても認められている(☞ 217 頁，パーキンソン病治療薬の項参照)．
■作用機序　細胞質内に侵入したウイルス粒子膜上の M2 タンパク質に結合し，その機能を抑制して脱殻(uncoating)を抑制し，ウイルス RNA の核内移行を妨げる．M2 タンパク質は水素イオンチャネルで，ウイルス粒子内部へ水素イオンの流入を起こさせ，それによって RNA セグメント(リボ核タンパク質複合体)を解離し，細胞質内へ放出(脱殻)する重要な働きをしている．したがって，M2 タンパク質のない B 型インフルエンザウイルスには無効である．
■副作用　軽度の胃腸障害と中枢神経症状(ふらつき，頭痛，不眠)がある．

3 抗肝炎ウイルス薬

a インターフェロン製剤

インターフェロン interferon(IFN)は，白血球，リンパ球，その他多くの細胞より放出されるサイトカインで，抗ウイルス作用，免疫調節作用，細胞増殖抑制作用をもつ．また，未感染細胞に抵抗性を与え，種々のウイルスの増殖を抑制する．IFN は B 型肝炎，C 型肝炎に有効で，抗腫瘍作用もある(☞ 388 頁，抗腫瘍薬の章参照)．

IFN 製剤には，天然型の **IFN アルファ**(IFN-α)，**IFN ベータ**(IFN-β)，遺伝子組換え型の **IFN-α-2b**，**IFN アルファコン-1**(IFN-α Con-1)，持続型の**ペグ IFN-α-2a**，**ペグ IFN-α-2b** などがある．

IFN-α Con-1 は，IFN-α サブタイプの共通するアミノ酸配列をデザインして創薬されたもので，IFN-α，IFN-β，IFN-α-2b よりやや高い治療効果をもつ．

ペグ IFN-α は，IFN-α に 40 kDa のポリエチレングリコール分子(PEG)を共有結合させた化合物で，他の IFN に比べ血中消失半減期が延長し，抗原性が低下するという優れた性質をもつ．週 1 回の投与で，より高い効果が期待できる．わが国でよくみられる 1b 型ウイルス量の多い難治性 C 型慢性肝炎に対して，従来の IFN では治癒率が 10％以下であるが，ペグ IFN-α-2b とリバビリンの併用療法では約 50％に向上している．ペグ IFN-α-2a とリバビリンの併用療法も行われる．

各 IFN の適応症を**表 12-7** に示す．
■作用機序　IFN は細胞の IFN 受容体と結合した後，JAK-STAT シグナル伝達系を活性化して，多種の抗ウイルスタンパク質を産生する．それによって，ウイルスの感染・増殖における全ての過程を阻害する．IFN によって誘導されるタンパク質には，プロテインキナーゼとオリゴアデニル酸合成酵素の 2 つの酵素が含まれる．前者は，ウイルスの mRNA からタンパク質合成のための翻訳を阻害し，後者は，活性化されたエンドヌクレアーゼによってウイルスの mRNA を分解することで抗ウイルス作用を示す．
■副作用・禁忌　注射後数時間で急性のインフルエンザ様症候群が現れる．重篤な副作用として，骨髄抑制，うつ病，自殺企図，間質性肺炎，神経症状(傾眠，錯乱，痙れん，異常行動)などがあるので，患者の精神状態に注意する必要がある．小

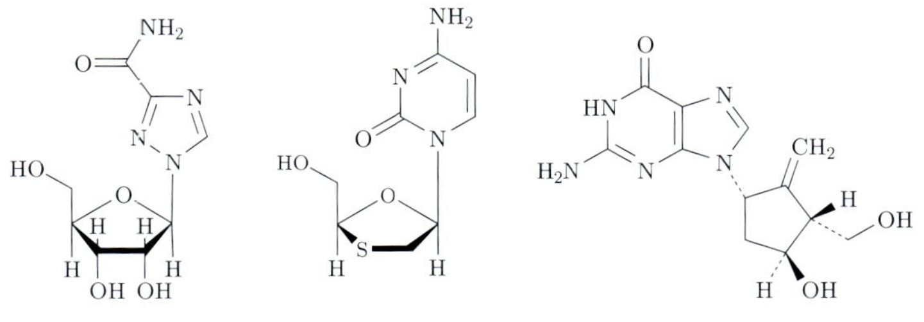

図 12-25　抗肝炎ウイルス薬

柴胡湯との併用は禁忌である.

b 合成抗肝炎ウイルス薬（図 12-25）

C 型肝炎ウイルス（RNA ウイルス）に対するリバビリン ribavirin と B 型肝炎ウイルス（DNA ウイルス）に対するラミブジン lamivudine，アデホビル adefovir，エンテカビル entecavir がある.

1）リバビリン

プリンヌクレオシド類似体で，広範囲な RNA ウイルスと DNA ウイルスの増殖を抑制する．C 型慢性肝炎に対して単独投与では治療効果は弱いが，IFN と併用することにより著しく向上する．作用機序は，ウイルスの **RNA 依存性 RNA ポリメラーゼ阻害による核酸合成阻害**である．IFN と併用時の副作用は，IFN の副作用に加え，貧血の危険性が増す．

2）ラミブジン

ピリミジン類似体で，**HIV の逆転写酵素を阻害**する抗 HIV 薬（次項，抗 HIV 薬の項参照）であるが，B 型肝炎ウイルスの **DNA ポリメラーゼを阻害**して DNA 鎖の延長を停止させる．アデホビル，エンテカビルも類似の作用機序により抗ウイルス作用を示す．ラミブジンの副作用は軽度で，頭痛，悪心がある．

4　抗 HIV 薬

後天性免疫不全症候群（AIDS: acquired immunodeficiency syndrome）は，ヒト免疫不全ウイルス（HIV: human immunodeficiency virus）感染によって引き起こされる．HIV は，CD4 陽性リンパ球（ヘルパー T 細胞），マクロファージ，樹状細胞に感染する RNA レトロウイルスである．HIV に感染した CD4 陽性リンパ球は破壊されやすく，その減少は細胞性免疫不全の症状をきたす．

HIV の生活環と抗ウイルス薬の作用部位を**図 12-26** に示す．HIV 感染の最初の段階で，HIV の被膜糖タンパク質 gp120 が細胞受容体 CD4 に結合して細胞内に侵入する．侵入し脱殻した後，ウイルス RNA は HIV の RNA 依存性 DNA ポリメラーゼ（逆転写酵素，reverse transcriptase）により DNA に逆転写され，2 本鎖 DNA が環状化してリンパ球染色体に取り込まれる．染色体に取り込まれたプロウイルス DNA は，細胞の転写機構によって RNA に転写されるとともに，ウイルスの構造タンパク質と調節タンパク質のポリタンパク質を合成し，これらウイルス構成物質が集合してウイルス粒子を形成した後，細胞膜から出芽により放出される．放出されたウイルスは，HIV 由来の酵素であるプロテアーゼ protease によってポリタンパク質が切断されることで成熟し，感染性を有する HIV となる．抗 HIV 薬の標的部位は逆転写酵素とプロテアーゼである．抗 HIV 薬は全て経口投与される．

a ヌクレオシド系逆転写酵素阻害薬（図 12-27）

初期に開発されたジドブジン zidovudine やジダノシン didanosine，ラミブジン（☞ 375 頁，抗肝炎ウイルス薬の項参照）などと，最近承認されたアバカビル abacavir，テノホビル ジソプロキシル

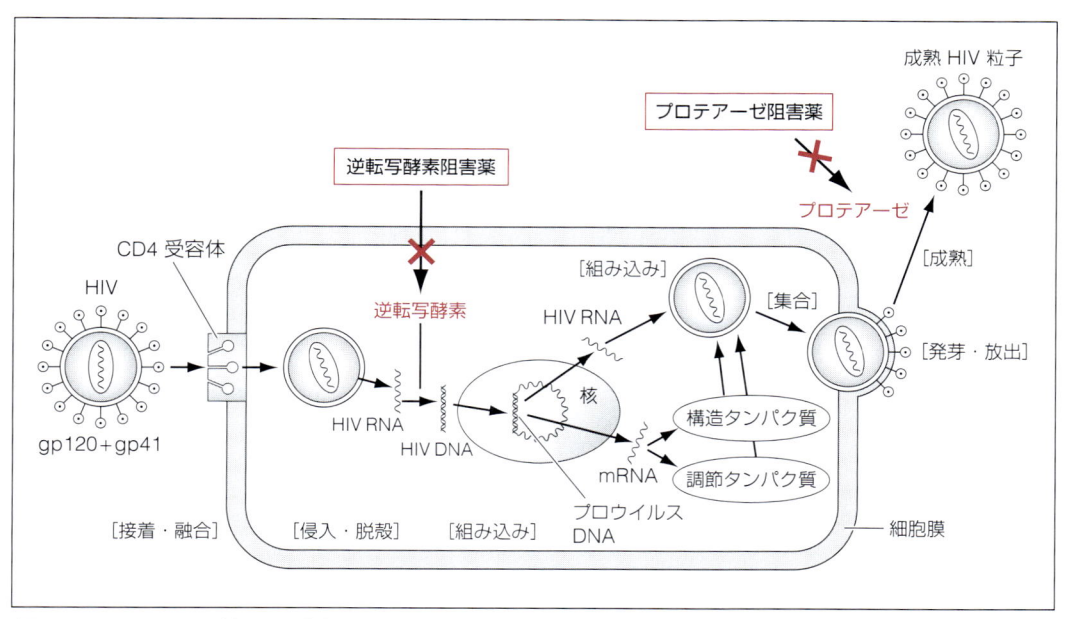

図12-26 CD4陽性リンパ球におけるHIVの生活環と抗HIV薬の作用部位

図12-27 ヌクレオシド系逆転写酵素阻害薬

tenofovir disoproxil, エムトリシタビン emtricitabine などがある．単剤による治療よりも併用のほうが有効で，ヌクレオシド系どうしまたは非ヌクレオシド系やプロテアーゼ阻害薬との多剤併用療法が主流になっている．

■**作用機序** 核酸塩基に類似したヌクレオシド系逆転写酵素阻害薬は，感染細胞内でリン酸化された後，ウイルスRNAからDNAに変換する際の逆転写酵素の基質になる．しかし3′-水酸基を欠いているのでDNAへの組み入れができなくなり，DNA鎖の延長が止まり，DNA合成が阻害される．

■**副作用** 共通して消化器症状，中枢神経症状があり，併用した場合には，乳酸アシドーシスおよび脂肪沈着による重度の肝腫大（脂肪肝）が発症す

ることがある．

b 非ヌクレオシド系逆転写酵素阻害薬
（図 12-28）

■**作用機序** 逆転写酵素の活性中心近傍に結合し，酵素活性を阻害する．ネビラピン nevirapine, エファビレンツ efavirenz, デラビルジン delavirdine が現在用いられている．これらの薬物は CYP450 により代謝されるので，薬物相互作用を起こしやすい．

■**副作用** 共通して発疹があり，エファビレンツには中枢神経症状がある．

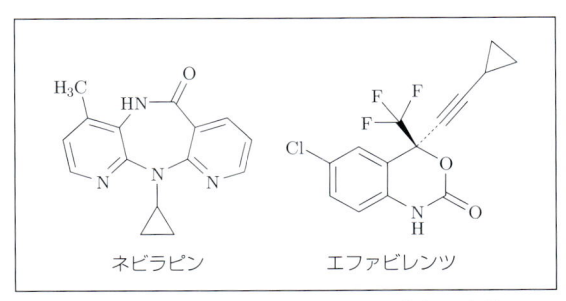

図 12-28 非ヌクレオシド系逆転写酵素阻害薬

c HIV プロテアーゼ阻害薬（図 12-29）

現在，インジナビル indinavir, サキナビル saquinavir, リトナビル ritonavir, ロピナビル lopinavir, ネルフィナビル nelfinavir, ホスアンプレナビル fosamprenavir（アンプレナビルのプロドラッグ），アタザナビル atazanavir が用いられている．優れた抗ウイルス活性をもち，耐性の獲得も他の抗 HIV 薬に比べ遅い．

図 12-29 HIV プロテアーゼ阻害薬

■**作用機序** HIV プロテアーゼは，ウイルスのポリタンパク質を切断し，感染性のある HIV 粒子成熟過程に必須な酵素である．HIV プロテアーゼ阻害薬は，未成熟な感染しないウイルス粒子を生じさせる．

■**副作用** 共通の副作用に，消化器症状，知覚異常，高血糖，高脂血症がある．プロテアーゼ阻害薬は CYP450 阻害による相互作用を起こしやすい．CYP3A4 阻害作用の順序は，リトナビル≫インジナビル，ホスアンプレナビル，ネルフィナビル＞サキナビルである．

5 その他の抗ウイルス薬

1) パリビズマブ

パリビズマブ palivizumab は，遺伝子組換え抗 RS (respiratory syncytial) ウイルスモノクローナル抗体で，低出生体重児や肺疾患・心疾患をもった乳幼児，RS ウイルス感染流行初期に予防薬として使用される．

2) イノシンプラノベクス

イノシンプラノベクス inosine pranobex は免疫機能を調整する薬物で，小児に発症しやすい変異麻疹ウイルスによってゆっくりと進行する脳炎〔亜急性硬化性全脳炎 (subacute sclerosing panencephalitis: SSPE)〕の治療に用いられる．

G 抗真菌薬

真菌は弱毒菌であるが，近年，広域性抗菌薬，副腎皮質ステロイド，抗腫瘍薬，免疫抑制薬などの投与や放射線治療を受けている患者，AIDS 患者などに，日和見感染症としての真菌症が増加している．抗真菌薬は，**深在性(全身性)抗真菌薬**と**表在性(局所性)抗真菌薬**に分類される．表在性真菌症には**局所カンジダ症**や**白癬**があり，この治療には両種の抗真菌薬が用いられる．わが国で問題となるのは，カンジダ，クリプトコッカス，アスペルギルス，ムコールなどによる深在性真菌症である．

真菌は真核生物であり，動物細胞に近い構造をしているが，抗真菌薬は両者のわずかな違い(細胞壁の有無，細胞膜構成成分であるステロールの構造の違い，真菌特有の代謝酵素など)を標的に選択毒性を発揮する．

1 深在性抗真菌薬(図 12-30)

深在性抗真菌薬の作用機序と主な副作用を表 12-8 に，作用部位を図 12-31 に示す．

1) アムホテリシン B

アムホテリシン B amphotericin B は，7 個の共役二重結合をもつポリエンマクロライド系抗生物質である．カンジダ，クリプトコッカス，アスペルギルス，ムコールなどに対して強い抗真菌作用を示し，その作用は殺菌的である．水に難溶性で点滴静注されるが，副作用がかなり強いのが欠点である．最近，副作用の軽減のためにリポソーム製剤が開発されている．アムホテリシン B は，**真菌細胞膜にのみ存在するエルゴステロールに結合し，巨大環状構造を生かして細胞膜に小孔またはチャネルを形成する．それによって膜透過性が増大し**，さまざまな低分子物質が漏出することにより真菌が死滅する．

2) フルシトシン

フルシトシン flucytosine は 5-フルオロシトシンともよばれる．真菌特有の酵素であるシトシンデアミナーゼによって脱アミノ化され，**強力な代謝拮抗薬である 5-フルオロウラシルに変換される**．5-フルオロウラシルは，5-フルオロデオキシウリジン酸に変換された後，DNA 合成を阻害する (☞ 388 頁，抗腫瘍薬の章参照)．動物細胞はシトシンデアミナーゼをもたないが，腸内細菌により一部が 5-フルオロウラシルに変換されると，骨髄抑制などの副作用が起こることがある．

3) アゾール系

イミダゾール系のミコナゾール miconazole と，トリアゾール系のフルコナゾール fluconazole, ホスフルコナゾール fosfluconazole (フルコナゾールのプロドラッグ)，イトラコナゾール itraconazole,

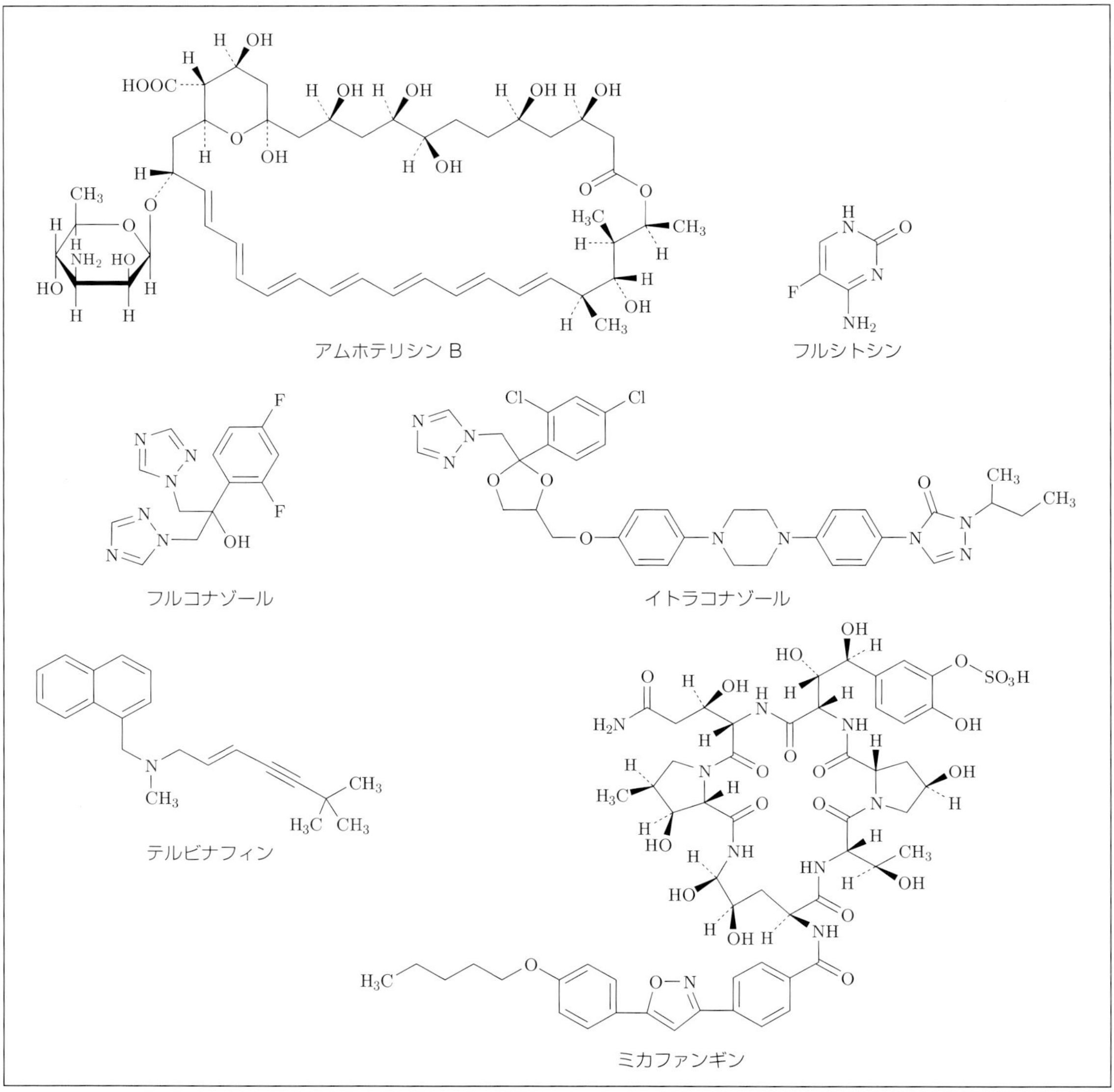

図 12-30 深在性抗真菌薬

ボリコナゾール voriconazole がある．真菌細胞膜の主要構成成分であるエルゴステロール（動物細胞ではコレステロール）の生合成の終盤段階で働く酵素，ラノステロールの C-14 脱メチル化酵素（ミクロソームのシトクロム P450 依存性）を阻害し，エルゴステロール合成を阻害する．また，蓄積したラノステロールも真菌の発育を抑制する．

4) アリルアミン系

テルビナフィン terbinafine が代表的薬物で，深在性皮膚真菌症の治療に用いられるが，皮膚や爪に蓄積しやすい性質があるので，爪白癬，爪カンジダなどの表在性皮膚真菌症にも経口投与される．エルゴステロール生合成経路のスクアレンからラノステロール合成を触媒する酵素，スクアレン-2,3-エポキシダーゼを阻害する．

5) ミカファンギン

ミカファンギン micafungin は，キャンディン系注射用抗真菌薬で，動物細胞には存在しない真菌細胞壁の主要構成成分の 1 つである 1,3-β-D-グルカンの生合成を特異的に阻害する．カンジダ

表 12-8 深在性抗真菌薬の作用機序と副作用

抗真菌薬	作用機序	主な副作用
アムホテリシン B	[細胞膜障害] エルゴステロールに結合して小孔形成	発熱, 貧血, 腎障害
フルシトシン	[DNA 合成阻害] 真菌特有のシトシンデアミナーゼにより 5-フルオロウラシル生成	骨髄抑制, 発疹
アゾール系 　ミコナゾール 　フルコナゾール 　ホスフルコナゾール 　イトラコナゾール 　ボリコナゾール	[エルゴステロール合成阻害] シトクロム P450 依存性のラノステロール C-14 脱メチル化酵素阻害	少ない. 主に薬物相互作用による肝障害, 腎障害 ボリコナゾールは重篤な肝障害, 視覚障害
テルビナフィン	[エルゴステロール合成阻害] スクアレン-2,3-エポキシダーゼ阻害	重篤な肝障害, 血液障害
ミカファンギン	[細胞壁合成阻害] 1,3-β-D-グルカン合成阻害	少ない. 肝障害, 腎障害

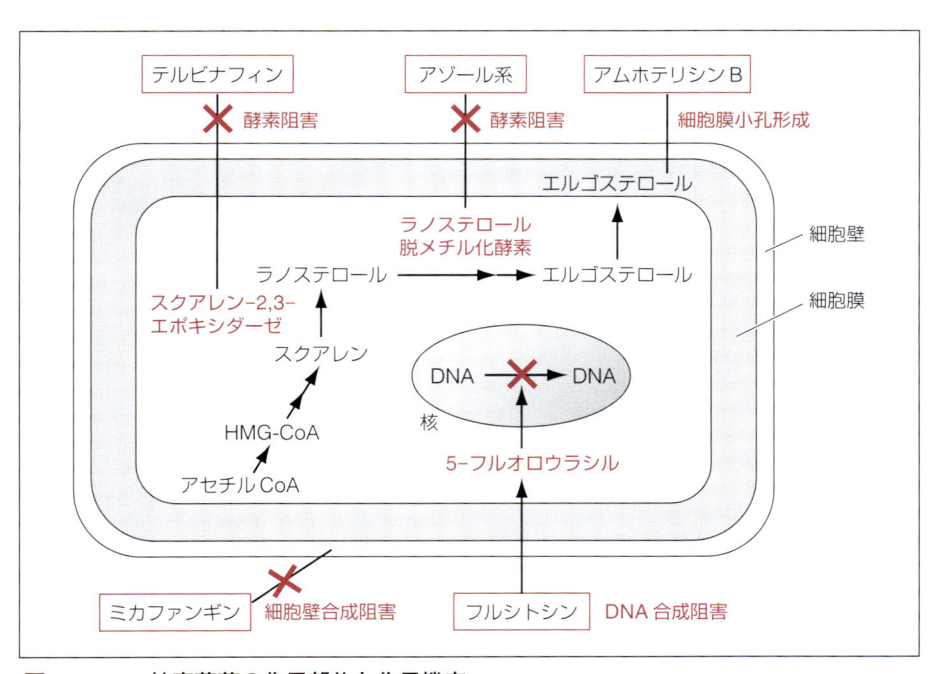

図 12-31 抗真菌薬の作用部位と作用機序

やアスペルギルスに対して強い抗真菌作用を示し, アゾール系抗真菌薬で無効なカンジダ症にも用いられる. 副作用は少なく, 薬物相互作用の報告も見当たらない.

2 表在性抗真菌薬(図 12-32)

皮膚糸状菌症(白癬), カンジダ症(口腔, 消化管, 腟), 癜風(褐色のシミ)などの表在性真菌症に外用または内服される. 現在, グリセオフルビン griseofulvin, ナイスタチン nystatin, トルナ

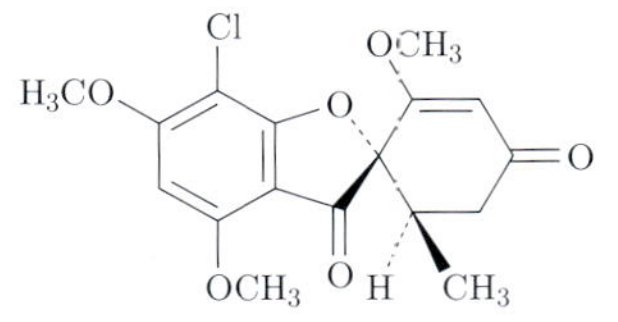

図12-32　表在性抗真菌薬

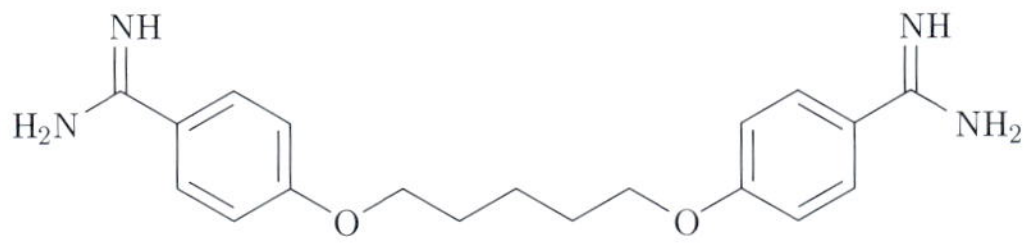

図12-33　ニューモシスチス肺炎治療薬

フタート tolnaftate，シクロピロクスオラミン ciclopirox olamine，イミダゾール系のクロトリマゾール clotrimazole，エコナゾール econazole，イソコナゾール isoconazole，スルコナゾール sulconazole，オキシコナゾール oxiconazole，クロコナゾール croconazole，ビホナゾール bifonazole，ケトコナゾール ketoconazole，ネチコナゾール neticonazole，ラノコナゾール lanoconazole，ルリコナゾール luliconazole のほか，リラナフタート liranaftate，ブテナフィン butenafine，アモロルフィン amorolfine など，数多くの抗真菌薬が用いられている．また，表在性真菌症の治療に深在性抗真菌薬も用いられる．

1）グリセオフルビン

皮膚糸状菌による白癬(反膚，爪，毛髪)の治療に経口投与される．作用機序は，真菌の**有糸分裂を特異的に阻害**することである．副作用は少なく，頭痛や消化器症状がある．時に重篤な肝障害や汎血球減少が現れることがある．

2）ナイスタチン

アムホテリシンBと類似の構造をもつが，吸収が悪いので消化管カンジダ症に経口適用される．

3 ニューモシスチス肺炎治療薬
（図12-33）

免疫不全患者で発症するニューモシスチス肺炎は，ニューモシスチス・イロベチー(*Pneumocystis jiroveci*)とよばれる酵母様真菌(以前は原虫に分類されていた)の感染によって起こる．しかし，ニューモシスチス肺炎に対して抗真菌薬は無効であり，抗原虫作用のある**ペンタミジン** pentamidine や抗菌薬のST合剤が有効である．

ペンタミジンは，多くの病原性原虫に有効であるが，主にST合剤が使用できないニューモシスチス肺炎に用いられる．副作用として，低血圧，低血糖，不整脈などがあるので注意が必要である．

4 抗放線菌薬

放線菌症にはペニシリン系抗生物質が，ノカルジア症にはST合剤やミノサイクリンが有効である．

H 抗寄生虫薬

わが国における寄生虫症は，衛生環境の改善により1960年代以降，急速に減少した．しかし，熱帯地域や開発途上国では，多種多様の寄生虫症が蔓延している．最近，そのような地域への海外旅行者の増加や輸入食品(生鮮魚介類，肉類，有機野菜など)の増加によって，国内には存在しない種々の輸入寄生虫症が増加しつつある．また，免疫抑制薬や抗がん剤の使用，AIDSなどの免疫不全者の増加によって寄生虫の感染様式が多様化し，その治療が複雑になっている．

抗寄生虫薬は，病原性の**原虫**(protozoa)または**蠕虫**(helminths)によって引き起こされる寄生虫感染症(parasitic infection)の治療薬である．**抗蠕虫薬**を**駆虫薬**(anthelmintics)ともいう．わが国で使用されている抗寄生虫薬の分類と適応症を**表12-9**に示す．

表 12-9 抗寄生虫薬の分類と適応症

分類		薬物	適応症
抗原虫薬	抗マラリア薬	キニーネ，スルファドキシン・ピリメタミン，メフロキン	マラリア
	抗トリコモナス薬	メトロニダゾール チニダゾール	トリコモナス症*，アメーバ赤痢，ランブル鞭毛虫症*，ヘリコバクター・ピロリの除菌（*チニダゾールが有効）
	抗トキソプラズマ薬	アセチルスピラマイシン	トキソプラズマ症
抗蠕虫薬	抗線虫薬	ピランテル メベンダゾール ジエチルカルバマジン イベルメクチン サントニン	蟯虫症，回虫症，鉤虫症，東洋毛様線虫症 鞭虫症 フィラリア症 糞線虫症，疥癬 回虫症
	抗吸虫薬	プラジカンテル	肝吸虫症，肺吸虫症，横川吸虫症，広節裂頭条虫症
	抗条虫薬	アルベンダゾール	包虫症（エキノコックス症）

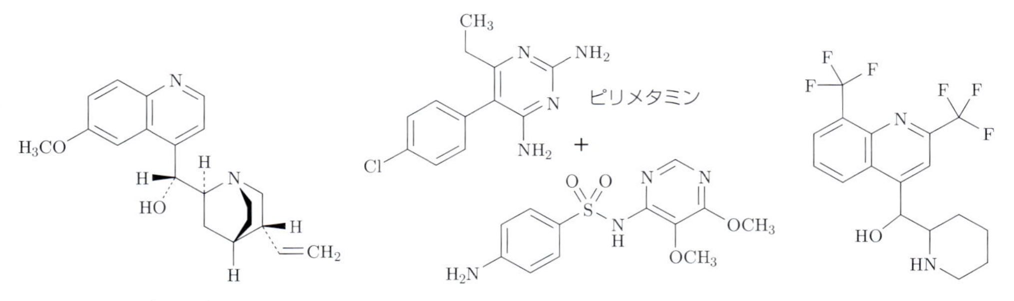

図 12-34 抗マラリア薬

1 抗原虫薬

a 抗マラリア薬（図 12-34）

マラリアは，熱帯・亜熱帯地方に分布する世界で最も被害の大きい寄生虫感染症であり，マラリアによって毎年 170～250 万人が死亡している．マラリア原虫は，熱帯熱マラリア原虫，三日熱マラリア原虫，四日熱マラリア原虫，卵形マラリア原虫の 4 種類であるが，中でも**熱帯熱マラリア原虫**が最も危険であり，迅速かつ適切な対処をしないと，短期間で重症化あるいは死亡に至る危険性が高い．マラリア流行地への渡航時には十分な注意が必要である．

わが国で使用できる抗マラリア薬は，**キニーネ** quinine，**スルファドキシン・ピリメタミン（SP）合剤** sulfadoxine/pyrimethamine，**メフロキン** mefloquine の 3 種である．ただし，熱帯病治療薬研究班の薬剤保管機関から供与可能な薬物として，クロロキン，アトバコン・プログアニル配合剤，アーテメター・ルメファントリン配合剤，アーテスネート，プリマキンなどがある．

■**作用機序** 無生殖体のマラリア原虫は，赤血球内でヘモグロビンを消化し，栄養源として利用している．その際，原虫にとって有害なヘムが生成するが，原虫は，ヘムポリメラーゼによって無害な不溶性のマラリア色素（hemozoin）に変換している．キニーネおよびメフロキンは，ヘムポリメラーゼ

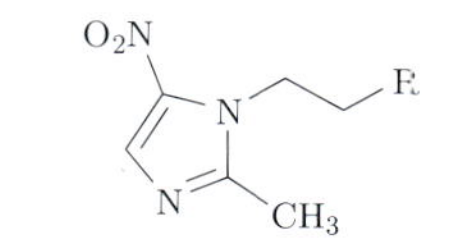

図12-35 抗トリコモナス薬

活性を阻害することによって原虫に対して毒性を発揮すると推測されている．

■**副作用** キニーネの副作用には，キニーネ中毒（耳鳴り，視覚障害，頭痛，不快感，悪心，嘔吐など），低血糖，血液障害などがある．スルファドキシン・ピリメタミンの副作用はST合剤に類似する．メフロキンの副作用は比較的軽度で，消化器症状，めまい，頭痛，ふらつきなどがある．

b 抗トリコモナス薬（図12-35）

抗トリコモナス薬には，**メトロニダゾール** metronidazoleと**チニダゾール** tinidazoleがあり，トリコモナス腟炎を起こす嫌気性寄生虫であるトリコモナス原虫に殺虫的に作用する．作用機序は，ニトロ基がトリコモナス原虫により還元された後，虫体DNAの二重鎖切断などの機能障害を起こし，分裂増殖を抑制するためと考えられている．メトロニダゾールは，胃潰瘍の原因菌であるヘリコバクター・ピロリの除菌やアメーバ赤痢，ランブル鞭毛虫症，クローン（Crohn）病などの治療にも用いられる．副作用は少なく，時に消化器症状や舌苔がある．長期投与では末梢神経障害を生じる可能性がある．

c 抗トキソプラズマ薬

トキソプラズマ原虫は，ネコを終宿主とする細胞内寄生性原虫で，病原性は低いが，妊娠中の初感染において胎児に悪影響（流産など）を及ぼす恐れがある．治療薬にはマクロライド系抗生物質の**アセチルスピラマイシン**が使用される．

2 駆虫薬（抗蠕虫薬）

駆虫薬とは，局所的に作用して寄生虫を胃腸管から排除するか，全身性に作用して成虫や臓器組織に侵入する発育型を根絶する薬物である．今日，かつて猛威をふるった**線虫**や**条虫**，**吸虫**による感染症に対して優れた薬物が開発されている．しかし，フィラリア症（糸状虫症）や包虫症など，全身感染に対して十分に効果のある薬物はまだない．

a 抗線虫薬（図12-36）

1）ピランテル

ピランテル pyrantelは，回虫，鉤虫，蟯虫などの消化管寄生線虫に有効な広域スペクトルをもつ駆虫薬で，副作用もほとんどない．作用機序は，**ニコチン様の脱分極性神経筋遮断による虫体の痙性麻痺**である．

2）メベンダゾール

メベンダゾール mebendazoleは，ピランテル同様に消化管のあらゆる線虫に対して優れた効果を示し，殺卵作用もあるが，わが国では鞭虫症の治療薬として用いられている．作用機序は，**線虫の β チュブリンと結合することにより微小管の重合を阻害する**ことである．副作用として，一過性の腹痛，下痢，悪心，めまい，頭痛がみられる．

3）ジエチルカルバマジン

ジエチルカルバマジン diethylcarbamazineは，蚊が媒介して感染するリンパ性フィラリア症（糸状虫症）の予防と治療の第1選択薬である．そのフィラリア殺傷の作用機序については不明である．副作用はミクロフィラリア死滅による宿主側の反応が主で，発疹，リンパ節腫脹，網膜出血，脳炎などを誘発することがある．

4）イベルメクチン

イベルメクチン ivermectinは土壌放線菌で産生される抗生物質で，各種寄生性線虫のほか，昆虫やダニに対してもきわめて有効である．わが国では，AIDS患者に併発しやすい腸管糞線虫症および疥癬（ヒゼンダニによる）に用いられている．作用機序は，動物細胞には存在しない**グルタミン酸**

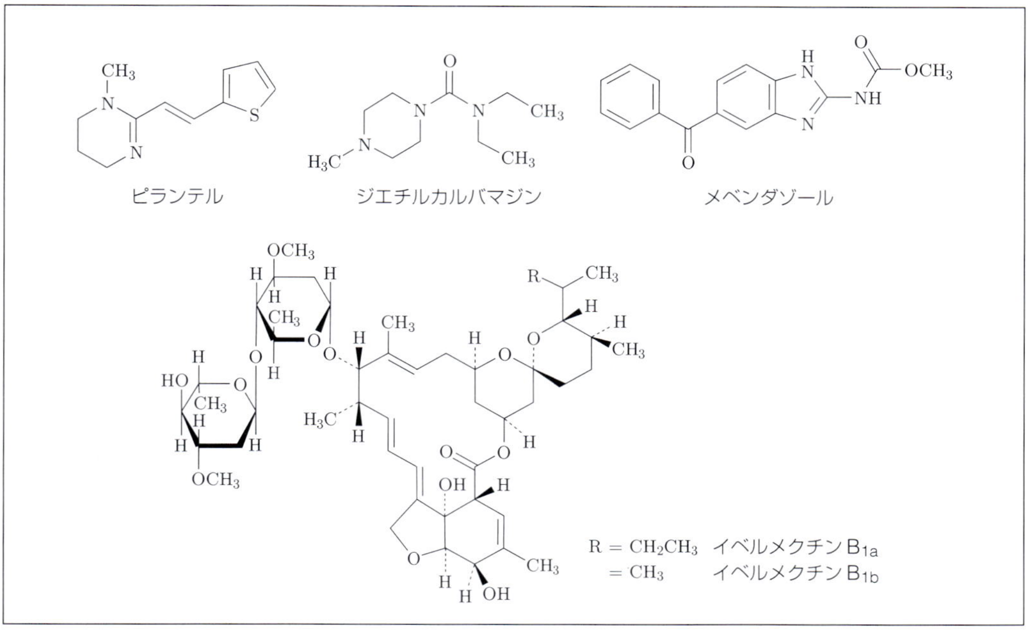

図 12-36　抗線虫薬

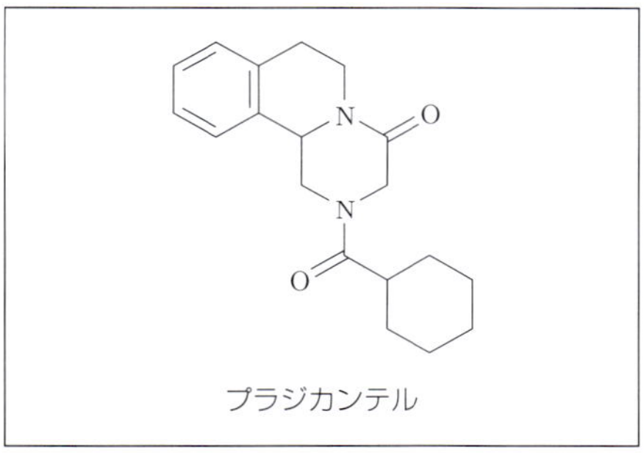

図 12-37　抗吸虫薬

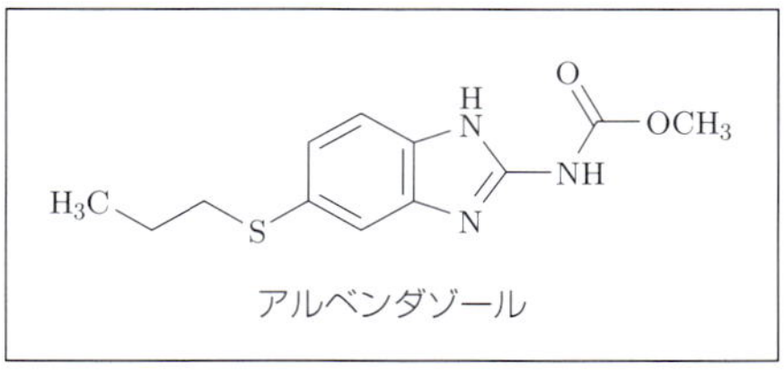

図 12-38　抗条虫薬

作動性クロライドチャネルに結合し，その開口を増大し，筋細胞の弛緩性麻痺を誘発して病原体の運動を停止させ，死に至らしめることである．副作用は少ない．

b 抗吸虫薬(図 12-37)

プラジカンテル praziquantel は，住血吸虫，腸管吸虫(横川吸虫)，肝吸虫，肺吸虫などの**吸虫症**のほか，各種**条虫症**に対して有効であるが，線虫には無効である．作用機序は**寄生虫筋の収縮性麻痺**といわれている．副作用は少なく，時に悪心・嘔吐，頭痛などがある．

c 抗条虫薬(図 12-38)

抗条虫薬にはプラジカンテルとアルベンダゾール albendazole がある．アルベンダゾールはメベンダゾールとともにベンズイミダゾール類に属し，寄生虫に対するスペクトルの広い駆虫薬であるが，わが国では**包虫症**(エキノコックス症)の治療に限定されている．包虫症とは，キタキツネやイヌの条虫の卵がヒトの口から侵入して腸で幼虫(包虫)となり，包虫が肝に寄生し増殖することによって引き起こされる重篤な肝障害のことである．

I 消毒薬

消毒薬は，ヒトの体外に生息する有害な微生物

表 12-10 消毒薬の分類と主な消毒部位

分類	薬物	主な消毒部位
アルコール製剤	消毒用エタノール（77～81 vol%） イソプロパノール（50～70 vol%）	手指，皮膚，医療用具
ハロゲン化合物	ポビドンヨード，ヨウ素，ヨードチンキ，ヨードホルム，複方ヨード・グリセリン	皮膚，皮膚創傷部・粘膜
	ポリビニルアルコールヨウ素	眼粘膜
	次亜塩素酸ナトリウム	手術室，病室の床・壁
界面活性剤	ベンザルコニウム塩化物，ベンゼトニウム塩化物	手指，皮膚創傷部・粘膜
	アルキルジアミノエチルグリシン	手術室，病室の床・壁
クロルヘキシジン製剤	クロルヘキシジン	手指，皮膚
フェノール製剤	フェノール，クレゾール石けん	便器など
アルデヒド製剤	グルタラール，フタラール，ホルマリン	医療用具（殺菌消毒）
過酸化物製剤	オキシドール	皮膚創傷部・粘膜
	過マンガン酸カリウム	皮膚創傷部
	過酢酸	医療用具（殺菌消毒）
その他	アクリノール	化膿局所
	マーキュロクロム	皮膚創傷部

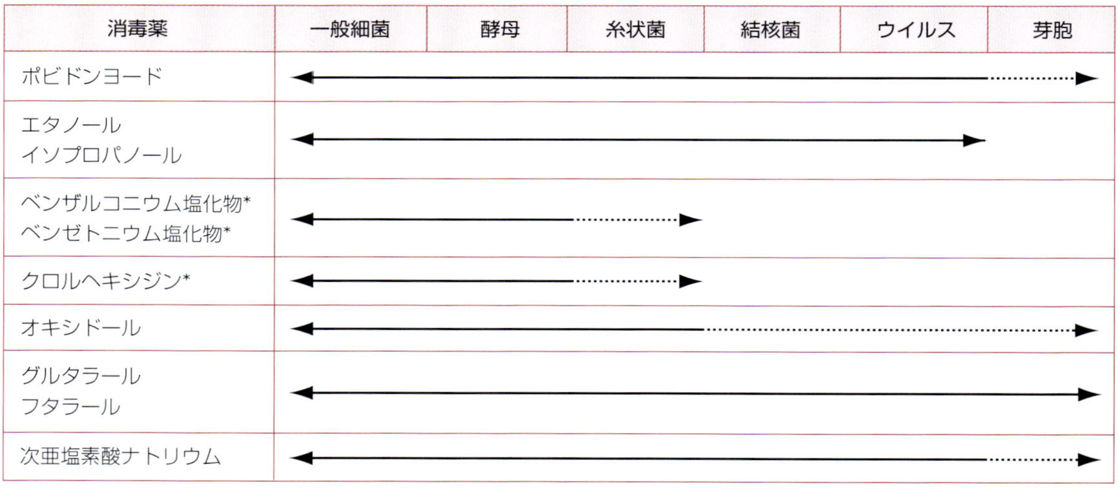

消毒薬	一般細菌	酵母	糸状菌	結核菌	ウイルス	芽胞
ポビドンヨード	◀━━━━━━━━━━━━━━━━━━━━┅┅▶					
エタノール イソプロパノール	◀━━━━━━━━━━━━━━━━━━▶					
ベンザルコニウム塩化物* ベンゼトニウム塩化物*	◀━━━━━━━━━┅┅┅▶					
クロルヘキシジン*	◀━━━━━━━━━┅┅┅▶					
オキシドール	◀━━━━━━━━━━━━━━━┅┅┅▶					
グルタラール フタラール	◀━━━━━━━━━━━━━━━━━━━━━━━▶					
次亜塩素酸ナトリウム	◀━━━━━━━━━━━━━━━━━━━━━┅┅▶					

┅┅┅┅ 十分な効果が得られないことがある
＊耐性緑膿菌に無効

図 12-39 消毒薬の抗微生物スペクトル

（細菌，真菌，ウイルス，原虫）を殺滅し，それによる体内感染を防止する目的で使用される化学物質である．現在多く用いられている消毒薬には，アルコール製剤，ハロゲン化合物，過酸化物製剤，界面活性剤などがある．消毒薬の分類と主な消毒部位を表 12-10 に，抗微生物スペクトルを図 12-39 に示す．

1) エタノール

エタノール ethanol は，約 80 vol%（容量%）の濃度で消毒用エタノール（76.9～81.4 vol%）として用いられ，この濃度における殺菌力が最も強い．抗微生物活性は，グラム陽性・陰性菌，酵母，糸状

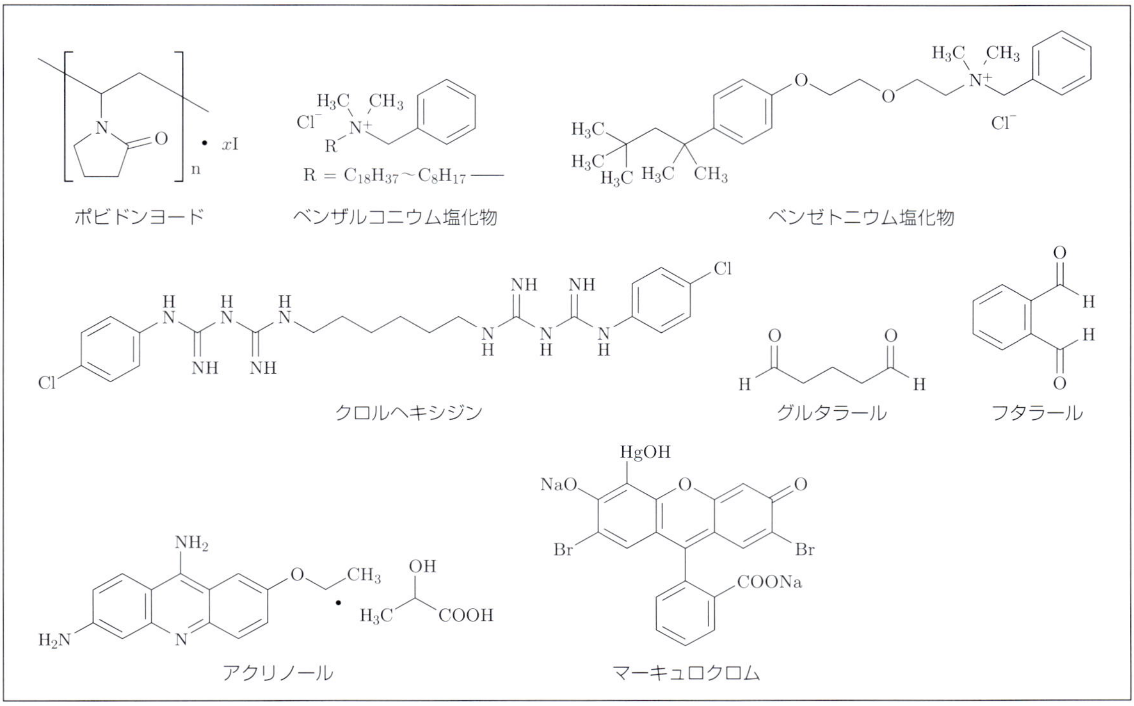

図 12-40　消毒薬

真菌に有効である．芽胞菌のうちバシラス属に無効であるが，クロストリジウム属には効果がある．またHIV，HBV，HCVを含むウイルス一般にも有効である．作用機序は，菌体タンパク質の凝固変性，溶菌，代謝阻害により数秒の短時間で殺菌効果を呈する．

2）ポビドンヨード

ポビドンヨード povidone-iodine は，水に不溶のヨウ素をポリビニルピロリドンに架橋結合させて水溶性とした製剤である．一般細菌，真菌，ウイルスにまで広い抗微生物スペクトルをもつ速効性の生体消毒薬である．作用機序は，遊離ヨウ素による細胞毒性作用である．ヨウ素過敏症や甲状腺機能に異常のある患者には使用できない．

3）ベンザルコニウム塩化物

ベンザルコニウム塩化物 benzalkonium chloride は陽イオン界面活性剤（逆性石けん）で，一般細菌類，カンジダに有効であるが，結核菌，ウイルス，芽胞菌には無効である．作用機序は，細胞膜を損傷し，細菌の酵素タンパク質を変性させることである．通常の石けんに比べ局所刺激性が強い．

4）クロルヘキシジン

クロルヘキシジン chlorhexidine は，一般細菌類，カンジダに有効であるが，結核菌，ウイルス，芽胞菌には無効である．作用機序は，細菌の酵素阻害や細胞膜の変質・損傷である．アナフィラキシーショックの副作用があり，高濃度での粘膜への適用は避ける．

5）グルタラール

グルタラール glutaral は，内視鏡や人工透析類など医療用具専用のきわめて強力な消毒薬である．芽胞を含む全ての微生物を殺菌する．蒸気は粘膜刺激作用が強いので，十分に注意する必要がある．

▶参考文献
1) 水島 裕ほか：病原微生物に対する薬剤．今日の治療薬—解説と便覧，pp6-162，南江堂，2007
2) グッドマン LS，ギルマン A（著），髙折修二ほか（監訳）：グッドマン・ギルマン薬理書，薬物治療の基礎と臨床．第10版，pp1339-1717，廣川書店，2003

（國友 勝）

13 抗悪性腫瘍薬

A 悪性腫瘍とは

腫瘍（tumor）とは，自律的な増殖をする異常細胞の集団を意味し，環境さえ整えば無限に増殖する能力を有する．病理学上は新生物（neoplasma）とほぼ同義に用いられる．

腫瘍には，発生した場所で有限の大きさにまでしか増殖しない**良性腫瘍**（benign tumor）と，近傍の組織に浸潤または遠隔臓器に転移し，宿主の生命維持が不可能になるまで増殖し続ける**悪性腫瘍**（malignant tumor あるいは cancer）がある．

さらに悪性腫瘍のうち，上皮細胞由来のものを**がん腫**（carcinoma），非上皮性組織由来のものを**肉腫**（sarcoma）とよぶ．また，がんは悪性腫瘍とほぼ同義として用いられるが，相違点としては，塊を形成する悪性腫瘍に対して白血病や悪性リンパ腫などのがんは塊を形成しない．

悪性腫瘍は遺伝子病と称されるように，悪性腫瘍が発生する原因には**遺伝子の突然変異**がある．ただし，通常は遺伝子に突然変異が生じても修復機構が働くため，遺伝子の突然変異が直ちにがん化につながるわけではない．大量あるいは長期に変異原物質に曝されることや老化により，突然変異の頻度が高くなりすぎて修復が追いつかない場合や，がん抑制遺伝子である *p53* に変異が生じることで細胞周期が速まり，修復に要する時間的ゆとりがなくなる場合にがん化が生じると考えられている．疫学調査によると，がんの約50％に *p53* 変異が認められたとの報告もある．また，がん化に関与する遺伝子は単一ではなく，複数の遺伝子変異が関与すると考えられている．

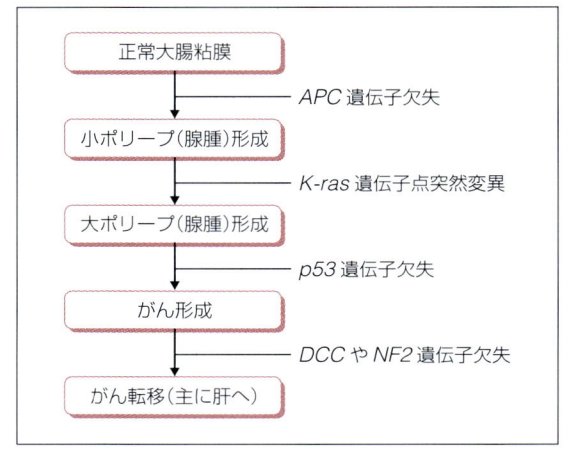

図 13-1 大腸がんにおける多段階発がん説

具体的な発がんの機序に関しては，1992年に Cho と Vogelstein によって提唱された大腸がんにおける**多段階発がん説**が最もよく知られている（図13-1）．それによると，がん抑制遺伝子の1つである *APC* 遺伝子の欠失（deletion）によって正常細胞がポリープ（良性腺腫）化する（*APC* は adenomatous polyposis coli, 腺腫様の大腸ポリポーシス）．次に，がん遺伝子の *K-ras* 遺伝子の点突然変異（point mutation）でポリープが大きく成長する．最終的に，有力ながん抑制遺伝子である *p53* 遺伝子の欠失でポリープががん化する．さらに，肝臓などへの転移には *DCC*, *NF2* 遺伝子などのがん抑制遺伝子の変異が関与するというものである．

そのほか，B型肝炎やC型肝炎の患者が肝硬変を経て肝がんを発症する場合や，ヘリコバクター・ピロリ（*Helicobacter pylori*）菌陽性患者が胃がんを発症する場合には，ウイルス感染や細菌感染による慢性的な炎症が，がん化の引き金となる．また，石綿（アスベスト）吸入による中皮腫（主に悪性

表 13-1 喫煙による部位別発がんリスク

部位	非喫煙者を1としたときの喫煙者の発がん相対比
鼻腔あるいは副鼻腔	1.5〜2.5
口腔	4〜5
喉頭	10
中咽頭	4〜5
上咽頭	1.5〜2.5
食道	2〜5
肺	15〜30
腺	1.5〜2.5
肝臓	1.5〜2.5
膵臓	2〜4
腎臓	1.5〜2.5
尿路	3
骨髄性白血病	1.5〜2
胃	1.5〜2
子宮頸部	1.5〜2

（国際がん研究機関 IARC による）

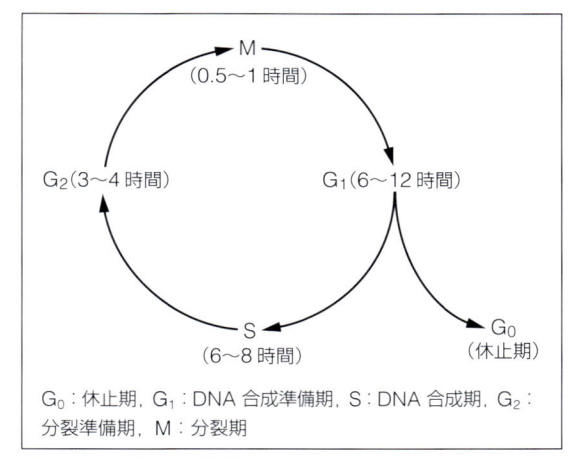

図 13-2 細胞周期（cell cycle）

G_0：休止期，G_1：DNA 合成準備期，S：DNA 合成期，G_2：分裂準備期，M：分裂期

胸膜中皮腫）の発症も，慢性的な炎症が，がん化を誘発する一例と考えられている．

さらに，生活習慣とがん化の関連性も高く，喫煙者の喉頭がんや肺がん罹患率が高いこと（表 13-1），紫外線曝露時間の長い者の皮膚がん罹患率が高いこと，および脂肪とカロリー摂取量の多い者の大腸がん罹患率の高いことなどが，疫学的に明らかになっている．

B 抗悪性腫瘍薬の分類

抗悪性腫瘍薬の多くは，細胞周期の S（synthesis：DNA 合成）期あるいは M（mitosis：分裂）期に特異的に作用するか，細胞周期に非特異的に作用する（図 13-2）．

細胞周期に作用する抗悪性腫瘍薬は，正常細胞よりも細胞周期の速い悪性腫瘍に対して大きなダメージを与えることができるが，骨髄細胞，口腔粘膜細胞，胃腸粘膜細胞や毛根細胞など，細胞周期の速い正常細胞にもダメージを与えてしまう．すなわち，骨髄細胞の障害による白血球・血小板減少，口腔粘膜細胞の障害による口内炎，胃腸粘膜細胞の障害による悪心・嘔吐，毛根細胞の障害による脱毛などの副作用が問題視されている．

一般的に，抗悪性腫瘍薬は安全域が狭く（治療係数が低く），すなわち有効血中濃度と副作用発現血中濃度の差がきわめて少なく，重篤な副作用の発現する頻度が高いため，薬物治療モニタリング（therapeutic drug monitoring：TDM）が必要とされる．

それに対して，最近，開発が進んでいる分子標的治療薬は，悪性腫瘍に特異的に発現している受容体や，異常に活性が亢進している酵素などのタンパク質に作用して，悪性腫瘍細胞に効率よくダメージを与えるとともに，正常細胞に対する副作用は比較的少ないと考えられている．慢性骨髄性白血病患者において特異的に高活性を示す BCR（breakpoint cluster region）/ABL チロシンキナーゼを阻害するイマチニブがその代表例である．しかしながら，ゲフィチニブ〔上皮成長因子（epidermal growth factor：EGF）受容体チロシンキナーゼ阻害作用により肺がんに適用される〕を服用した患者の一部には，従来の抗悪性腫瘍薬にみられるような骨髄抑制の副作用はみられないものの，致死的な急性肺障害や間質性肺炎が発現したことは周知である．

したがって，分子標的治療薬の副作用にも十分な注意が必要であるとともに，副作用発生時には万全の対応ができるように準備しておかなければならない．

C アルキル化薬

アルキル化薬とは，その構造にメチル基(CH_3-)，エチル基(CH_3-CH_2-)，プロピル基($CH_3-CH_2-CH_2-$)などのアルキル基を有する薬物であり，体内でがん細胞のDNAにアルキル基を結合させることでDNAの複製を阻害して細胞死をもたらす．

世界初の抗悪性腫瘍薬であるナイトロジェンマスタードのN-メチル基を環状ホスファミド基に置換したシクロホスファミドに代表されるナイトロジェンマスタード類や，血液-脳関門を通過するために脳腫瘍に適応となるニムスチンに代表されるニトロソウレア(尿素)類などがある．

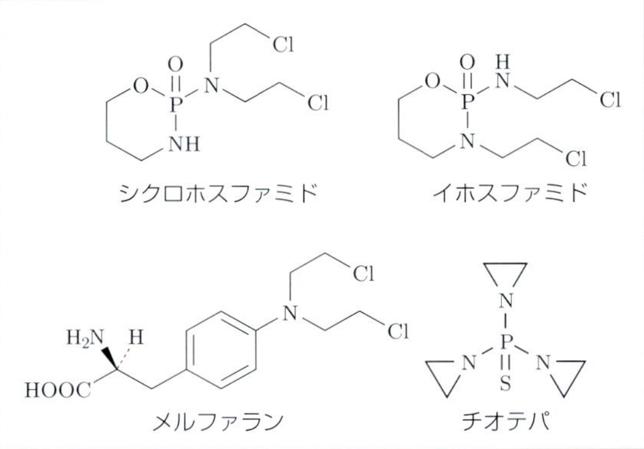

図13-3 ナイトロジェンマスタード(クロロエチラミン)類・エチレンイミン類

1 ナイトロジェンマスタード(クロロエチラミン)類(図13-3)

1) シクロホスファミド cyclophosphamide

■**適応** 多発性骨髄腫，悪性リンパ腫，乳がん，急性白血病，真性多血症，肺がん，神経腫瘍，骨腫瘍などに用いられる．

動物移植性腫瘍に対する効果(*in vivo*)では，マウスのエールリッヒ(Ehrlich)がん，バシュフォード(Bashford)がん，ラットの吉田肉腫，ウォーカー(Walker)がん，イエンセン(Jensen)肉腫などのがん細胞の増殖抑制効果を示し，またマウス白血病L1210，ラット腹水肝がんAH13など多くの移植性腫瘍に対して延命効果が得られている．

細胞学的効果(*in vitro*)としては，ラット吉田肉腫の試験において，短時間内に分裂像の減少，異常分裂像がみられ，細胞の膨化，核の崩壊，細胞質の融解が認められている．

■**作用機序** シクロホスファミドは，生体内で主に肝代謝酵素CYP2B6により活性化された後，悪性腫瘍細胞の核酸代謝を阻害することにより作用を発揮する．

マウスエールリッヒがん(腹水型)による試験で，75 mg/kgの腹腔内投与により腫瘍細胞のDNAおよびRNAの合成をともに抑制する(DNAをより著明に抑制)．また，30，60，120 mg/kgの腹腔内投与で，いずれの投与量においても腫瘍細胞分裂周期のG_2期(分裂準備期)に作用し，M期(分裂期)への移行を遅らせ，その結果として細胞の増殖を抑制する．なお，120 mg/kg投与では，S期(DNA合成期)にも作用することが知られている．

■**副作用** ショック・アナフィラキシー様症状，骨髄抑制，**出血性膀胱炎**，排尿障害，イレウス，胃腸出血，間質性肺炎，肺線維症，心筋障害，心不全，皮膚粘膜眼[スティーブンス・ジョンソン(Stevens-Johnson)]症候群，中毒性表皮壊死症[ライエル(Lyell)症候群]などがある．

2) イホスファミド ifosfamide

■**適応** 肺小細胞がん，前立腺がん，子宮頸がん，骨肉腫，再発または難治性の胚細胞腫瘍(精巣腫瘍，卵巣腫瘍，性腺外腫瘍)などに用いられる．

腹水型腫瘍(マウス白血病L1210，ラット吉田肉腫)に対して，シクロホスファミドやカルボコンより優れた延命効果がある．

ラット腹水肝がんに対する静脈内投与で，カルボコンなどより幅広いスペクトラムを示すことが知られている．

固形腫瘍(マウスメラノーマB16，ラット吉田肉腫)に対する増殖抑制効果は，シクロホスファミドおよびカルボコンより優れている．

化学療法剤耐性のラット腫瘍(DSがん肉腫，TA腎芽細胞腫)に対する抗腫瘍効果は，シクロホス

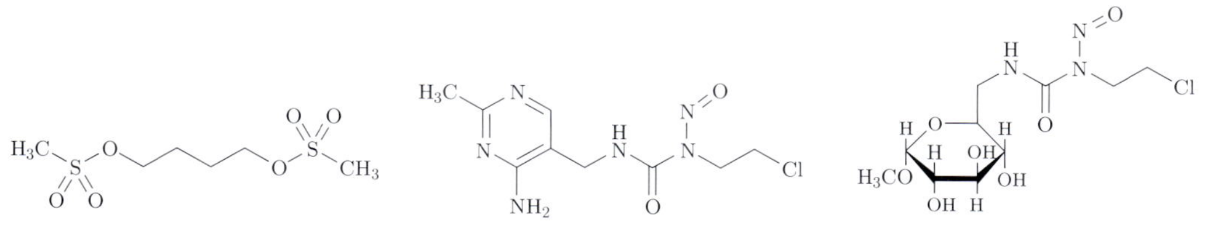

図 13-4　アルキルスルホン類・ニトロソウレア（尿素）類

ファミドよりも優れているとされる．しかし，マウス L1210 シクロホスファミド耐性獲得腫瘍（シクロホスファミド 100 mg/kg 耐性株）に対する試験では，400 mg/kg 投与で 25% の生存日数の延長を認めるにすぎない（対照群との比較）．したがって，イホスファミドはシクロホスファミドと不完全交差耐性を示すものと考えられている．
■**作用機序**　生体内で主に肝代謝酵素 CYP3A4 により活性化された後，腫瘍細胞の DNA 合成を阻害し，抗腫瘍作用を現す．
■**副作用**　骨髄抑制，**出血性膀胱炎**，排尿障害，ファンコニ（Fanconi）症候群，急性腎不全，意識障害，幻覚，錯乱，錐体外路症状，脳症，間質性肺炎，肺水腫，心筋障害，不整脈，抗利尿ホルモン分泌異常症候群（SIADH），急性膵炎などがある．

3）メルファラン melphalan
■**適応**　多発性骨髄腫に用いられる．多発性骨髄腫の骨髄腫細胞に対し増殖抑制作用を示す．
■**作用機序**　ヒト多発性骨髄腫細胞の DNA 合成開始を抑制することにより，その増殖を抑制する．
■**副作用**　骨髄抑制（汎血球減少，白血球減少，血小板減少，貧血），ショック・アナフィラキシー様症状，重篤な肝機能障害，黄疸，間質性肺炎，肺線維症，溶血性貧血などがある．

2　エチレンイミン類（図 13-3）

1）チオテパ thiotepa
■**適応**　慢性リンパ性白血病，慢性骨髄性白血病，乳がん，卵巣がん，膀胱腫瘍などに用いられる．
■**作用機序**　抗腫瘍効果は分子中のエチレンイミノ基のアルキル化作用にあることが，マウス急性毒性あるいは吉田肉腫担がんラットの延命効果などで明らかにされている．
■**副作用**　白血球減少，血小板減少，出血，貧血，食欲不振，悪心・嘔吐，腎不全，ショックなどがある．

3　アルキルスルホン類（図 13-4）

1）ブスルファン busulfan
■**適応**　慢性骨髄性白血病および真性多血症に用いられる．
①マウスのフレンドウイルス（Friend virus）による白血病またはエストロゲン誘発白血病に対する増殖抑制作用を示し，X 線照射ラットの骨髄性白血病の発症に対しても抑制作用を示すことが知られている．
②動物（ウサギ，ラット，イヌ）の末梢血および骨髄での全般的な造血機能を抑制し，赤血球系はもとより，白血球系および血小板も抑制する．
■**作用機序**　核タンパク質（核酸とタンパク質の複合体）異常を誘発すると考えられ，核酸合成（de novo 合成）阻害は弱い．
■**副作用**　骨髄抑制（汎血球減少，白血球減少，血小板減少，貧血），間質性肺炎，肺線維症，白内障などがある．

4　ニトロソウレア（尿素）類（図 13-4）

1）ニムスチン nimustine
■**適応**　脳腫瘍，消化器がん（胃がん，肝臓がん，

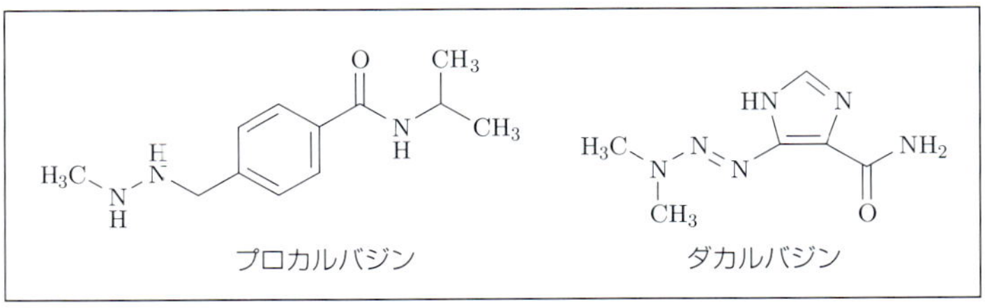

図 13-5　トリアゼン類

結腸・直腸がん）, 肺がん, 悪性リンパ腫, 慢性白血病に用いられる.
① マウス白血病 L1210 に対して高い抗腫瘍活性を示し, また, マウス移植腫瘍に対する幅広い抗腫瘍スペクトラムを有する.
② リンパ性白血病 L1210 およびメチルコラントレン誘発悪性グリオーマ（神経膠腫）細胞を脳内に移植したマウスの延命効果が認められている.

■**作用機序**　水溶性のニトロソウレア（尿素）誘導体であり, 細胞内の DNA アルキル化による DNA の低分子化, DNA 合成阻害が主な作用機序と考えられている.

■**副作用**　骨髄抑制（汎血球減少, 白血球減少, 血小板減少, 貧血, 出血傾向）, 消化器症状（食欲不振, 悪心・嘔吐）, 間質性肺炎, 肺線維症などがある.

2) ラニムスチン ranimustine

■**適応**　膠芽腫, 骨髄腫, 悪性リンパ腫, 慢性骨髄性白血病, 真性多血症, 本態性血小板増多症に用いられる.
① マウスやラットの移植腫瘍に対する宿主の延命, 腫瘍重量・容積の抑制が認められている.
② 白血病 L1210 およびメチルコラントレン誘発悪性グリオーマを脳内に移植したマウスの延命効果が認められている.

■**作用機序**　がん細胞の DNA, タンパク質, RNA をアルキル化し, 特に DNA 合成を強く阻害, 一本鎖 DNA を切断する. また, RNA プロセシング阻害をきたすことにより, がん細胞の増殖阻害, 殺細胞作用を示すと推測されている（*in vitro*）.

■**副作用**　骨髄抑制（汎血球減少, 白血球減少, 血小板減少, 貧血）, 食欲不振, 悪心・嘔吐, AST 上昇, ALT 上昇, 全身倦怠感, 間質性肺炎などがある.

5　トリアゼン類（図 13-5）

1) プロカルバジン procarbazine

■**適応**　悪性リンパ腫〔ホジキン（Hodgkin）病, 細網肉腫, リンパ肉腫〕などに用いられる.

■**作用機序**
① 細胞学的または染色体に対する作用：腹水がん移植ラットにおいて, 染色体異常および巨細胞出現などの細胞学的効果が認められている. また, エールリッヒ腹水がん移植マウスでは, 有糸分裂指数の低下, 中間期延長, 染色体切断率の上昇などの染色体に対する作用がある.
② 核酸およびタンパク質合成に及ぼす作用：組織培養されたがん細胞において, プロカルバジンは標識アミノ酸（^{14}C-グリシン）の核酸およびタンパク質への取り込み率が低下する. また担がんマウスでは, 核酸およびタンパク質合成の低下がみられ, t-RNA のメチル化に及ぼす影響が示唆されている.

■**副作用**　骨髄抑制（白血球減少, 血小板減少, 貧血）, 食欲不振, 悪心, 痙れん発作, 間質性肺炎などがある.

2) ダカルバジン dacarbazine

■**適応**　メラノーマ（悪性黒色腫）, ホジキン病（ホジキンリンパ腫）に用いられる.

マウスメラノーマ B16 に対する延命効果, ヌードマウス移植ヒトメラノーマ SK-MEL-26, MeLa 3 に対する腫瘍増殖抑制効果がある. マウス白血病 L1210, P815, L5178, L4946 に対する延命効果もあり, 固形腫瘍〔ザルコーマ 180, アデノカル

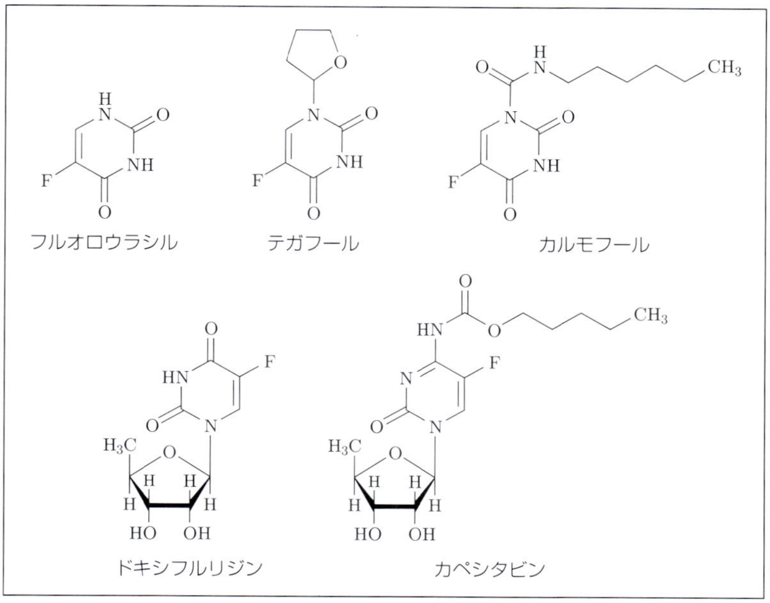

図 13-6　フルオロウラシルとその誘導体

シノーマ（腺がん）755，リンホザルコーマ（リンパ肉腫）P1798］の腫瘍縮小効果が認められている．L1210 のメトトレキサート，6-メルカプトプリン，6-チオグアニン耐性株，P815 の 5-フルオロウラシル耐性株に対する効果も知られている．

■**作用機序**　ダカルバジンの**生体内代謝で生じるジアゾメタンがアルキル化作用を示し**，これにより抗腫瘍効果を発現すると考えられている．

また，細胞周期に対する影響は，低濃度の場合は G_1 期細胞，高濃度の場合は G_2 期細胞にも作用する．

■**副作用**　ショック・アナフィラキシー様症状，骨髄抑制（汎血球減少，白血球減少，血小板減少，貧血），消化器症状（悪心・嘔吐，食欲不振），血管痛，肝機能障害などがある．

D　代謝拮抗薬

代謝拮抗薬は，細胞 DNA の構成要素であるプリン（アデニン，グアニン）やピリミジン（チミン，シトシン）の模造（類似）化合物である．模造化合物が投与されると，**細胞周期の S 期において DNA へのアデニン，グアニン，チミン，シトシンの取り込みが阻害される**．代表的な代謝拮抗薬のフルオロウラシル（FU）はウラシルの模造化合物である（図 13-6）．

また，葉酸の模造化合物であるメトトレキサートはジヒドロ葉酸還元酵素を阻害する．DNA のプリン塩基やピリミジン塩基の生合成において補酵素として働くテトラヒドロ葉酸を欠乏させ，DNA 合成を抑制する葉酸代謝拮抗薬である．

1　プリン代謝拮抗薬（図 13-7）

1）メルカプトプリン mercaptopurine

■**適応**　急性白血病，慢性骨髄性白血病に用いられる．

■**作用機序**　細胞増殖に重要な意義をもつ核酸の生合成を阻害する．メルカプトプリンは細胞内でイノシン酸 inosinic acid のチオ同族体チオイノシン-リン酸 thioinosine monophosphate（TIMP）に変換される．この TIMP は主としてイノシン酸からのアデニロコハク酸およびキサンチル酸への転換を阻害し，アデニン，グアニンリボヌクレオチドの生合成を阻害するとされている．

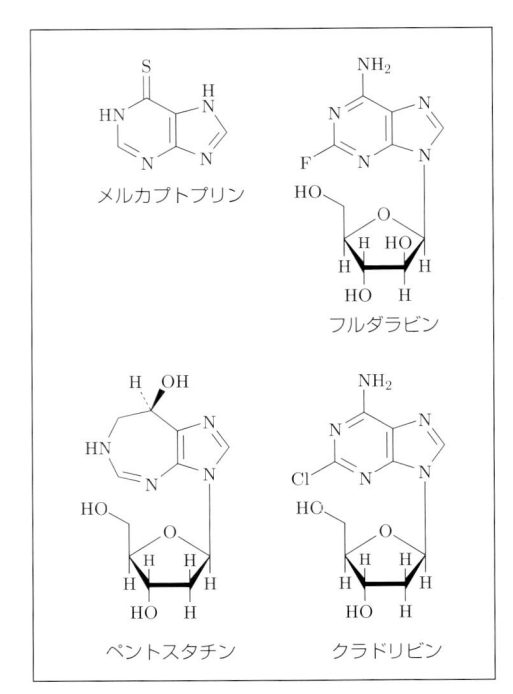

図 13-7　プリン代謝拮抗薬

■**副作用**　骨髄抑制（汎血球減少，無顆粒球症，白血球減少，血小板減少，貧血），肝機能障害，腎機能障害，消化器症状（食欲不振，悪心・嘔吐，潰瘍性口内炎，下痢），過敏症（発疹，紅斑），発熱，脱毛，膵炎などがある．

2) ペントスタチン pentostatin

■**適応**　成人T細胞白血病リンパ腫，ヘアリーセル（毛髪様細胞）白血病に用いられる．

■**作用機序**　アデノシンデアミナーゼを強力に阻害する．アデノシンデアミナーゼ阻害の結果として，デオキシアデノシンなどの抗腫瘍効果を有するアデノシン誘導体が出現し，これらの誘導体が抗腫瘍作用を発揮すると推察されている．

■**副作用**　消化器症状（悪心・嘔吐，食欲不振），全身倦怠感，発熱，肝機能障害，骨髄抑制（汎血球減少，白血球減少，血小板減少，貧血），腎機能障害（溶血性尿毒症症候群，腎不全）などがある．

3) クラドリビン cladribine

■**適応**　ヘアリーセル白血病，再発・再燃または治療抵抗性の低悪性度あるいは濾胞性B細胞性非ホジキンリンパ腫，マントル細胞リンパ腫に用いられる．

100 nmol/L以下でリンパ球および単球の幹細胞由来の株化細胞に細胞傷害作用を示す．また，正常新鮮ヒト末梢血より単離したリンパ球および単球に濃度依存的な細胞傷害作用（単球に対する IC_{50}：27 nmol/L）を示すが，線維芽細胞 GM01380（confluent）には作用はみられなかった．

■**作用機序**　クラドリビンはデオキシシチジンリン酸化酵素によって2-クロロ-2′-デオキシ-β-D-アデノシン一リン酸（2-CdAMP）となる．クラドリビンはアデノシンデアミナーゼによる脱アミノ化に抵抗性であり，またリンパ球および単球中には5′-ヌクレオチダーゼがほとんど存在しないことから影響を受けず，2-CdAMP は細胞内に蓄積する．さらに活性体のデオキシヌクレオシド三リン酸である2-クロロ-2′-デオキシ-β-D-アデノシン三リン酸（2-CdATP）にまで変換され，細胞毒性を発現する．したがって，デオキシシチジンキナーゼ活性が高く，5′-ヌクレオチダーゼ活性の低い細胞（リンパ球，単球）に対して，選択的な殺細胞効果を示すと考えられる．

■**副作用**　骨髄抑制（汎血球減少，白血球減少，血小板減少，貧血），重症日和見感染（敗血症，肺炎），消化管出血，重篤な神経毒性（非可逆的不全対麻痺，四肢不全麻痺），腫瘍崩壊症候群，間質性肺炎，重篤な皮膚障害〔皮膚粘膜眼（スティーブンス・ジョンソン）症候群，中毒性表皮壊死症（ライエル症候群）〕などがある．

4) フルダラビン fludarabine

■**適応**　貧血または血小板減少症を伴う慢性リンパ性白血病に用いられる．

種々の培養ヒト白血病細胞株を用いた腫瘍選択性試験（in vitro）において，フルダラビンは骨髄性白血病細胞に比べ慢性リンパ性白血病，急性リンパ性白血病および成人T細胞白血病・リンパ腫細胞で強い増殖阻害作用を示す．

マウス白血病 L1210 細胞またはヒト JOK-1 白血病細胞を腹腔内に移植したマウスで延命効果がみられている．

■**作用機序**　DNA ポリメラーゼ，RNA ポリメ

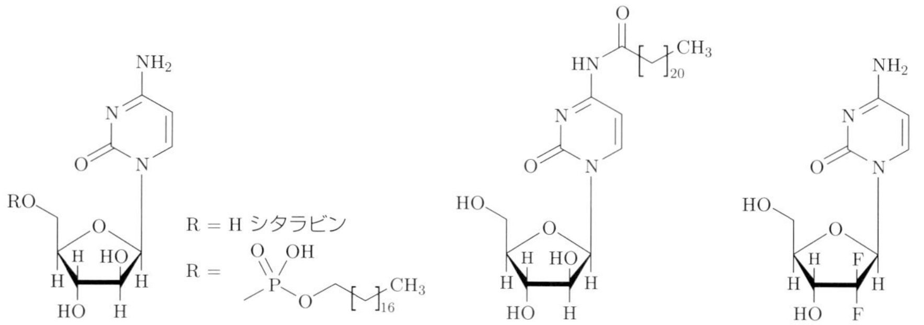

シタラビンオクホスファート　エノシタビン　ゲムシタビン

※フルオロウラシルとその誘導体は 393 頁，図 13-6 を参照

図 13-8　ピリミジン代謝拮抗薬

ラーゼなどを阻害し，DNA および RNA 合成を阻害することにより抗腫瘍効果を発揮する．

■**副作用**　発熱，悪心・嘔吐，疲労，脱力感，好中球減少，血小板減少，ヘモグロビン減少，赤血球減少などがある．

2 ピリミジン代謝拮抗薬(図 13-6, 13-8)

1) フルオロウラシル fluorouracil

■**適応**　消化器がん(胃がん，結腸・直腸がん)，乳がん，子宮頸がんに用いられる．

ザルコーマ 180 皮下移植マウスおよび吉田肉腫皮下移植ラットのいずれに対しても，経口投与あるいは静脈内投与で抗腫瘍効果を示す．なお，経口投与は静脈内投与の約 2 倍量で静脈内投与に匹敵する抗腫瘍効果を示す．

■**作用機序**　抗腫瘍効果は主として DNA の合成阻害に基づくと考えられている．腫瘍細胞内に取り込まれた 5-FU がウラシルと同じ経路で代謝を受けて生じる**フルオロデオキシウリジル一リン酸が，チミジル酸合成酵素上でデオキシウリジル一リン酸と拮抗してチミジル酸の合成を抑制し**，これによって DNA の合成が阻害されると考えられている．

他方，5-FU はウラシルと同じく RNA にも組み込まれて F-RNA を生成することや，リボソーム RNA の形成を阻害することも知られており，これらの作用も抗腫瘍効果発現に関与すると考えられている．

■**副作用**　激しい下痢，重篤な腸炎(出血性腸炎，虚血性腸炎，壊死性腸炎)，骨髄抑制(汎血球減少，白血球減少，好中球減少，血小板減少，貧血)，精神神経症状(白質脳症，錐体外路症状，顔面麻痺，言語障害，運動失調，眼振，せん妄，意識障害，見当識障害，記憶力低下，自発性低下，歩行時のふらつき，四肢末端のしびれ感，尿失禁)，間質性肺炎，肝機能障害，嗅覚障害などがある．

2) テガフール tegafur

■**適応**　消化器がん(胃がん，結腸・直腸がん)，乳がんに用いられる．

ラットウォーカー 256，吉田肉腫，AH130 および，マウスザルコーマ 180，エールリッヒ腫瘍などの各種皮下移植腫瘍に対する腫瘍増殖抑制効果がある．さらに，これらの腫瘍移植によるリンパ節転移および肺転移も抑制する．また，ヒト直腸がん皮下移植腫瘍(ヌードマウス)に対しても効果がある．

■**作用機序**　テガフールは体内で徐々に 5-FU に変換され，抗腫瘍効果はこの 5-FU に基づいている．

■**副作用**　消化器症状(食欲不振，悪心・嘔吐，下痢，口内炎)，血液障害(白血球減少，赤血球減少，血小板減少)，全身倦怠感，色素沈着などがある．

3) カルモフール carmofur

■**適応**　消化器がん(胃がん，結腸・直腸がん)，乳

がんに用いられる．

① 経口投与によりマウス固形腫瘍（中原-福岡肉腫，腺がん755），腹水腫瘍（ザルコーマ180，エールリッヒ腹水がん）および白血病（L1210, C-1498）に対して強い抗腫瘍効果を示し，抗腫瘍スペクトラムが広い．

② 成長の遅い腫瘍である初期および進行期のルイス肺がん，メラノーマB16に対しても経口投与により高い生存日数延長率を示す．また，結腸がんColon 26およびColon 38に対しても高い生存日数延長率を示し，腫瘍の成長を強く抑制する．

■ **作用機序** 腸管より速やかに吸収され，体内で徐々に5-FUを放出し，5-FUの代謝拮抗作用により抗腫瘍効果を発揮する．

■ **副作用** 頻尿，食欲不振，熱感，悪心・嘔吐，全身倦怠感，下痢，白血球減少，発疹，便意，めまい・ふらつき，肝機能障害などがある．

4) ドキシフルリジン doxifluridine

■ **適応** 胃がん，結腸・直腸がん，乳がん，子宮頸がん，膀胱がんに用いられる．

マウスに移植した腫瘍（ザルコーマ180，エールリッヒがん，ルイス肺がん，結腸がん26など）およびヌードマウス移植ヒト腫瘍（胃がん，結腸・直腸がん，乳がん，子宮頸がん，膀胱がん）に対して抗腫瘍効果が認められている．

■ **作用機序** 腫瘍組織で高い活性を有する酵素，ピリミジンヌクレオシドホスホリラーゼ（PyNPase）により5-FUに変換され，抗腫瘍効果を発揮する．

■ **副作用** 下痢，白血球減少，食欲不振などがある．

5) カペシタビン capecitabine

■ **適応** 手術不能または再発乳がんに用いられる．

可移植性ヒト乳がん（ZR-75-1, MCF-7, MAXFl 401, MX-1）担がんヌードマウスに対して抗腫瘍効果が認められている．

■ **作用機序** 消化管より未変化体のまま吸収され，肝臓でカルボキシルエステラーゼにより5′-DFCR（5′-デオキシ-5-フルオロシチジン）に代謝される．次に，主として肝臓や腫瘍組織に存在するシチジンデアミナーゼにより5′-DFUR（5′-デオキシ-5-フルオロウリジン，ドキシフルリジン）に変換される．さらに，腫瘍組織に高レベルで存在するチミジンホスホリラーゼにより活性体である**5-FU**に**変換され，抗腫瘍効果を発揮する．**

■ **副作用** 手足症候群，赤血球減少，白血球減少，リンパ球減少などがある．

6) シタラビン cytarabine

■ **適応** 急性白血病（赤白血病，慢性骨髄性白血病の急性転化例を含む），膀胱腫瘍に用いられる．

白血病L1210をはじめとする各種マウス腫瘍の増殖抑制効果を示す．さらに，腹水肝がんAH66を移植したラットの生存日数を延長するのみならず，ヒト膀胱腫瘍株KU-1の増殖をも抑制する．

マイトマイシン，フルオロウラシル，メルカプトプリン，ダウノルビシン，ドキソルビシン，カルボコンと相乗的，メトトレキサート，ビンクリスチン，ビンブラスチン，シクロホスファミドと相加的抗腫瘍効果を示す．さらにマイトマイシン，フルオロウラシルとの3剤併用MFCおよびダウノルビシン，メルカプトプリンとの3剤併用DCMP（DPC）は相乗効果を示す（L1210）．また，フルオロウラシル，シタラビン，マイトマイシン，クロモマイシンA₃の4剤併用FCMTは，FAMT（フルオロウラシル，シクロホスファミド，マイトマイシン，クロモマイシンA₃）に比べ腹水肝がんAH7974を移植したラットの生存率を高める．シタラビンはマイトマイシン，カルボコン，ドキソルビシンと併用することにより，ラット膀胱腫瘍株（BC-35, BC-50）に対して抗腫瘍効果を増強する．株化ヒト結腸がん細胞に対して，シスプラチンと相乗効果のあることも認められている．

■ **作用機序** 代謝拮抗性作用は，DNA合成過程における**CDP**（シチジン二リン酸）還元酵素レベルと**DNA**ポリメラーゼレベルでの阻害によると考えられている．最近では，DNA合成能の低下した静止期の白血病細胞に対しても，濃度依存的な殺細胞作用を示したり，殺細胞作用以下の作用濃度で白血病細胞の分化を誘導することも報告されている．

■ **副作用** 静・動脈内注射の場合には，悪心・嘔

吐，食欲不振などの消化器障害が，膀胱内注入の場合には，白血球減少，膀胱刺激症状などがある．

7）シタラビンオクホスファート cytarabine ocfosphate

■**適応** 成人急性非リンパ性白血病（強力な化学療法が対象となる症例にはその療法を優先する），骨髄異形成症候群に用いられる．

経口投与で，白血病 L1210 をはじめとする各種マウス腫瘍に延命効果を示す．この効果は投与スケジュールに依存せず，総投与量に依存する．また，マウス白血病 P388 でドキソルビシン，ダウノルビシン，マイトマイシン，シスプラチンまたはビンクリスチンとの2剤同時併用で顕著な相乗効果を示す．

■**作用機序** シタラビン（Ara-C）のプロドラッグであり，体内で活性代謝物の Ara-C に代謝されて抗腫瘍作用を示す（シタラビンの項参照）．

■**副作用** 血小板減少，白血球減少，食欲不振，悪心・嘔吐，ヘモグロビン減少，赤血球減少，発熱，AST上昇，ALT上昇，全身倦怠感，LDH上昇などがある．

8）エノシタビン enocitabine

■**適応** シタラビンの誘導体で，急性白血病（慢性白血病の急性転化を含む）に用いられる．

白血病 L1210 およびヒトリンパ性白血病細胞（市川株）などの担がんマウスに対して延命効果を示す．

■**作用機序** ヒトの肝臓，脾臓，腎臓および白血病細胞で**活性物質**（シタラビンなど）に徐々に変換・代謝され，DNA合成阻害により抗腫瘍作用を示す（シタラビンの項参照）．

■**副作用** 悪心・嘔吐，食欲不振，肝機能障害，貧血，発熱などがある．

9）ゲムシタビン gemcitabine

■**適応** 非小細胞肺がん，膵がん，胆道がんに用いられる．

第1継代ヒト非小細胞肺がん細胞および他のさまざまなマウスやヒトの腫瘍細胞に対して，濃度および時間依存的な殺細胞作用を示す．また，異種移植ヒト肺がんモデル（CALU-6 肺がん細胞など）および他のさまざまな腫瘍モデルに対してもスケジュール依存的に抗腫瘍効果を示す．すなわち，3～4日に1回の投与により非致死量で優れた抗腫瘍効果がみられるのに対し，1日1回の投与では毒性が強く，抗腫瘍効果は認められない．この異種移植ヒト腫瘍モデルにおいては，従来の抗悪性腫瘍薬には低感受性であることが知られているヒト肺がん細胞（H-74，CPH SCLC54B）にも有効である．また，ヒト膵がん細胞（MIA PaCa-2，PANC-1）やヒト胆道がん細胞（TGBC2TKB，HuCCT1）においても腫瘍増殖抑制効果が認められている．

■**作用機序** ゲムシタビン（difluorodeoxycytidine: dFdC）は，細胞内で代謝されて活性型のヌクレオチドである二リン酸化物（dFdCDP）および三リン酸化物（dFdCTP）となる．これらがDNA合成を直接的および間接的に阻害することにより殺細胞作用を示す．直接的には，dFdCTP がデオキシシチジン三リン酸（dCTP）と競合しながらDNAポリメラーゼによりDNA鎖に取り込まれた後，細胞死（アポトーシス）を誘発する．また，dFdCDPはリボヌクレオチドレダクターゼを阻害することにより，細胞内のdCTP濃度を低下させるため，間接的にDNA合成阻害が増強される．

■**副作用** 骨髄抑制（白血球減少，好中球減少，赤血球減少，ヘモグロビン減少および血小板減少），食欲不振，悪心・嘔吐，ALT上昇，AST上昇，発熱，疲労感などがある．

3 葉酸代謝拮抗薬（図13-9）

1）メトトレキサート methotrexate

■**適応** 肉腫（骨肉腫，軟部肉腫など），急性白血病，悪性リンパ腫に用いられる．

■**作用機序** 葉酸を核酸合成に必要な活性型葉酸に還元させる酵素ジヒドロ葉酸還元酵素 dihydrofolate reductase（DHFR）の働きを阻止し，チミジル酸合成およびプリン合成系を阻害して細胞増殖を抑制する．

■**メトトレキサート・ホリナートカルシウム救援療法** ある種のがん細胞（骨肉腫細胞など）では能

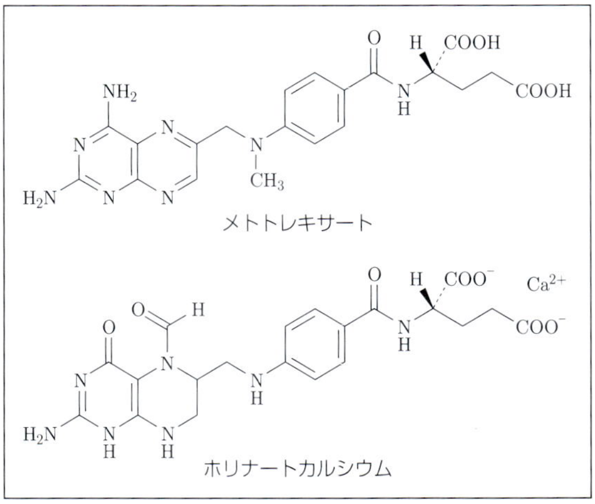

図 13-9　葉酸代謝拮抗薬と葉酸誘導体

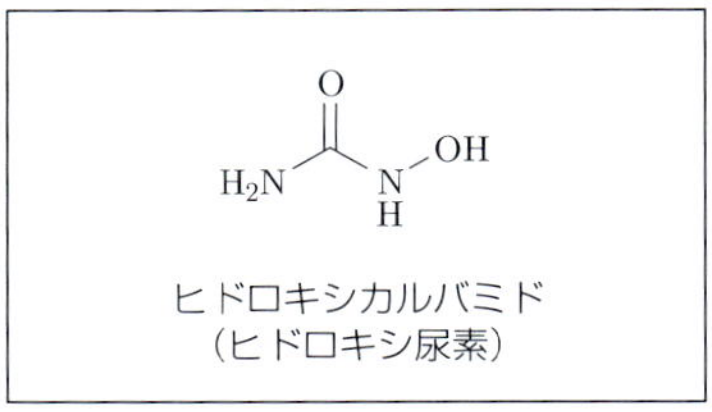

図 13-10　その他―尿素誘導体

動的に取り込む機構が欠落しているため，大量のメトトレキサート投与により細胞内へ受動的に取り込ませ，一定時間後にメトトレキサートの解毒薬であるホリナートカルシウムを投与し，能動的にホリナートカルシウムを取り込むことのできる正常細胞を救援する治療法である．
■**副作用**　食欲不振，悪心・嘔吐，ALT 上昇，AST 上昇などがある．

4　その他

1) ヒドロキシカルバミド hydroxycarbamide （ヒドロキシ尿素 hydroxyurea）(図 13-10)

■**適応**　慢性骨髄性白血病に用いられる．
①可移植性腫瘍に対する効果　マウス白血病 L1210 細胞に対して優れた抗腫瘍効果を示すほか，各種可移植性腫瘍に対しても軽度の抗腫瘍効果が認められている．
②多剤耐性白血病に対する効果　8-アザグアニン，メトトレキサートおよび 2-アミノ-6-プリンチオールの各々に耐性を獲得したマウス白血病 L1210 細胞に対しても優れた抗腫瘍効果が認められている．
■**作用機序**　細胞周期の S 期の細胞に作用し，リボヌクレオチドをデオキシリボヌクレオチドに変換する酵素であるリボヌクレオチド還元酵素を阻害する．これにより DNA の合成を阻害するとされている．
■**副作用**　骨髄抑制（汎血球減少，白血球減少，好中球減少，血小板減少，貧血），ALT 上昇，AST 上昇，間質性肺炎，皮膚潰瘍，消化器症状（下痢，腹痛，口内炎，食欲不振，胃炎，悪心・嘔吐）などがある．

E　抗生物質

抗生物質とは，微生物が産生し，他の微生物の増殖を阻害する物質の総称である．その中で，がん細胞の細胞膜や DNA を破壊させる働きを有するものが抗悪性腫瘍薬として用いられる．

代表例として，アントラサイクリン系抗生物質であるドキソルビシンがあり，その重篤な副作用として活性酸素の産生による**心毒性**が知られる．

1　マイトマイシン類(図 13-11)

1) マイトマイシン C mitomycin C

■**適応**　慢性リンパ性白血病，慢性骨髄性白血病，胃がん，結腸・直腸がん，肺がん，膵がん，肝がん，**子宮頸がん**，**子宮体がん**，乳がん，頭頸部腫瘍，膀胱腫瘍に用いられる．

マウス，ラット移植がんにおいて広い抗がんスペクトラムを示し，エールリッヒがん，ザルコーマ 180，白血病 P388，吉田肉腫などに対して強い抗腫瘍効果を発揮することが報告されている．
■**作用機序**　腫瘍細胞の DNA と結合し，二重鎖 DNA への架橋形成を介して DNA の複製を阻害し，抗腫瘍効果を示すと考えられている．なお，DNA

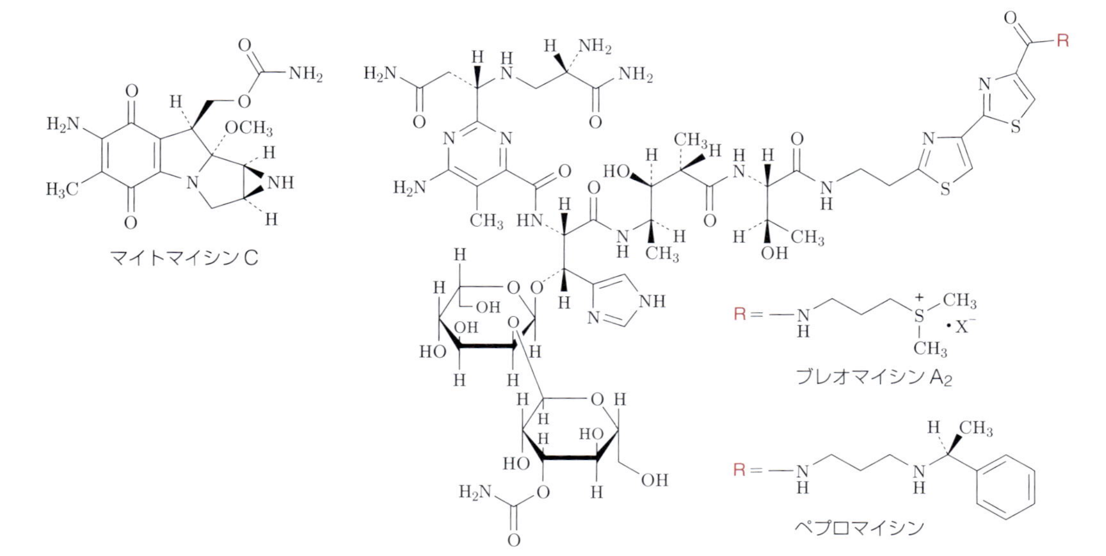

図 13-11　マイトマイシン類・ブレオマイシン類

合成準備期（G_1）後半から DNA 合成期（S）前半の細胞は高い感受性を示すことが確認されている．
■副作用　白血球減少，血小板減少，食欲不振，悪心・嘔吐，全身倦怠感，体重減少，出血傾向，貧血などがある．

2　ブレオマイシン類（図 13-11）

1）ブレオマイシン bleomycin

■適応　皮膚がん，頭頸部がん（上顎がん，舌がん，口唇がん，咽頭がん，喉頭がん，口腔がんなど），肺がん（特に原発性および転移性扁平上皮がん），食道がん，悪性リンパ腫，子宮頸がん，神経膠腫，甲状腺がん，胚細胞腫瘍（精巣腫瘍，卵巣腫瘍，性腺外腫瘍）に用いられる．

イヌの自然腫瘍（リンパ肉腫）に対して腫瘍の消失が認められている．

■作用機序　DNA 合成阻害および DNA 鎖切断作用により抗腫瘍効果を示す．

$HeLaS_3$ 細胞，エールリッヒ腹水肝がん，吉田肉腫などでは DNA およびタンパク質合成阻害や発育阻害がみられている．

■副作用　間質性肺炎・肺線維症などの重篤な肺症状，皮膚の硬化・色素沈着，発熱・悪寒，脱毛，食欲不振・体重減少，全身倦怠感，悪心・嘔吐，口内炎，爪の変化などがある．

2）ペプロマイシン peplomycin

■適応　皮膚がん，頭頸部悪性腫瘍（上顎がん，舌がん・その他の口腔がん，咽頭がん，喉頭がん），肺がん（扁平上皮がん），前立腺がん，悪性リンパ腫に用いられる．

マウスエールリッヒがん（腹水，固形），マウス乳がん（$CD8F_1$），20-メチルコラントレン誘発マウス皮膚扁平上皮がん，化学発がんラット胃がん，イヌ自然発生リンパ肉腫などに対して抗腫瘍効果が認められている．

■作用機序　DNA 合成阻害作用および DNA 鎖切断作用により抗腫瘍効果を示す．その強さはブレオマイシンと同等である．

$HeLaS_3$ 細胞の増殖阻害作用，ラット腹水肝がん（AH66 細胞）の DNA 合成阻害および単離 DNA 鎖の切断作用が認められている．

■副作用　間質性肺炎・肺線維症などの重篤な肺症状，発熱，口内炎，食欲不振，脱毛，全身倦怠感，悪心などがある．

3 ネオカルチノスタチン誘導体

1) ジノスタチンスチマラマー zinostatin stimalamer

■**適応** 肝細胞がんに用いられる．

ヒト肝がん培養細胞(SK-Hep1, HuH-2)，肝がん以外のヒトがん培養細胞(KB, MKN45, ST4, HeLa, ACHN, MCF7, K562)およびマウス白血病細胞(L1210, P388)に対して，濃度依存的な細胞増殖抑制作用を示す．また，ドキソルビシン，フルオロウラシルあるいはビンクリスチン耐性のP388細胞に対しても濃度依存的な細胞増殖抑制作用を示す．

VX_2がん細胞を肝臓に移植されたVX_2肝がんウサギにおいて，肝動脈内投与により用量依存的な抗腫瘍作用を示す．また，マウス乳がん(MM46)細胞あるいはマウス結腸がん(Colon 26)細胞を皮下に移植されたマウスにおいて，静脈内投与実験(本薬の水溶液を投与)により用量依存的な抗腫瘍作用を示す．

■**作用機序** DNA鎖に対する直接切断作用によりDNA生合成を抑制し，細胞増殖抑制作用ならびに抗腫瘍作用を示す．

■**副作用** 発熱，悪心・嘔吐，腹痛，動注部位の重苦しさ・痛みなどがある．

4 アントラサイクリン類(図13-12)

1) アクラルビシン aclarubicin

■**適応** 胃がん，肺がん，乳がん，卵巣がん，悪性リンパ腫，急性白血病に用いられる．

マウスの白血病L1210・P388，エールリッヒがん，ルイス肺がん，ザルコーマ180，$CD8F_1$(デニー・マーチン)乳がん，C3H乳がん，Colon 38およびラット腹水肝がんAH41C，AH66，AH13，AH44などに対して延命効果が認められている．また，ヌードマウスに移植されたヒト由来胃がんSt-4，St-15および結腸がんColon 3などに対し有効性が認められている．

■**作用機序** がん細胞のDNAに結合して核酸合成，特にRNA合成を強く阻害する．

■**副作用** 固形がんおよび造血器腫瘍治療時には，白血球減少，血小板減少などの骨髄抑制と，食欲不振，悪心・嘔吐などの消化器症状，そのほか全身倦怠感，脱毛があり，急性白血病治療時には，下痢，肝機能異常，心電図異常などがある．

2) ダウノルビシン daunorubicin (ダウノマイシン)

■**適応** 急性白血病(慢性骨髄性白血病の急性転化を含む)に用いられる．

白血病L1210の担がんマウスに対して延命効果を示し，また，メトトレキサート，メルカプトプリンおよびフルオロウラシル耐性株に対する効果も認められている．

吉田肉腫の担がんラットに対して延命効果を示し，また，シクロホスファミド，ナイトロジェンマスタードN-オキシド，チオテパ，メルカプトプリン，フルオロウラシル，マイトマイシンCおよびクロモマイシンA_3耐性株に対する効果も認められている．

■**作用機序** 細胞の核酸合成過程に作用して**直接DNAと結合**し，その結合部位はプリンおよびピリミジン環上にあると考えられる．このため，DNA合成とDNA依存RNA合成反応を阻害する．

■**副作用** 消化管障害，一般的全身症状(発熱，悪寒，全身倦怠感，胸内苦悶など)，皮膚障害(脱毛，発疹など)，**心臓障害**(心不全，頻脈)，血管障害(血管炎，血管痛など)，血液障害(白血球減少，赤血球減少，血小板減少など)，骨髄組織障害，肝機能障害，腎機能障害などがある．

3) イダルビシン idarubicin

■**適応** 急性骨髄性白血病(慢性骨髄性白血病の急性転化を含む)に用いられる．

実験腫瘍マウス白血病(L1210, P388, グロス)に対して抗腫瘍効果を示す．また，ダウノルビシン耐性マウス白血病P388に対してやや有効であるとされる．イダルビシンの主代謝物であるイダルビシノールもマウス白血病に抗腫瘍効果を示す．

マウス白血病P388細胞およびヒト腫瘍細胞系(HL60, CCRF-CEM, K562細胞など)に対する

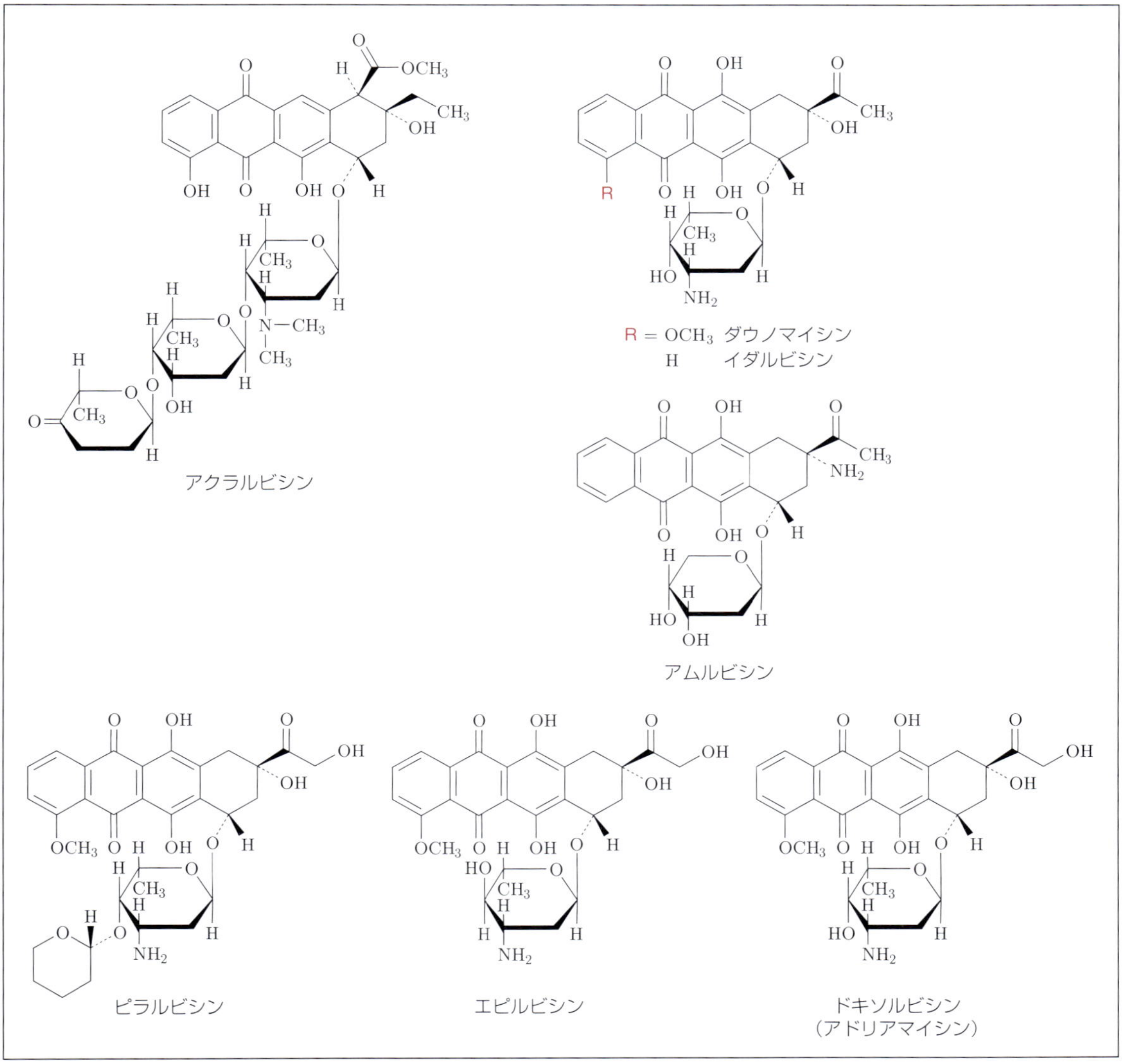

図 13-12 アントラサイクリン系抗悪性腫瘍薬

細胞増殖抑制効果は，IC_{50} 値による比較で，本剤がダウノルビシンおよびドキソルビシンより優れている(in vitro)．
■**作用機序** ダウノルビシンの 4 位が脱メトキシル化された構造により脂溶性が増し，その結果，速やかに，かつ高濃度に細胞内へ取り込まれる．DNA と結合した後，DNA ポリメラーゼ活性を阻害し，また，トポイソメラーゼⅡ阻害により DNA 鎖を切断する．
■**副作用** 食欲不振，悪心・嘔吐，口内炎，下痢などの消化器症状，発熱，感染，脱毛，ALT 上昇，AST 上昇，総ビリルビン上昇などがある．

4) **アムルビシン** amrubicin
■**適応** 非小細胞肺がん，小細胞肺がんに用いられる．
① マウスエールリッヒ固形がん，ザルコーマ 180，白血病 P388，ルイス肺がんおよび Colon 38 について抗腫瘍効果を示す．また，ヌードマウスに移植したヒト腫瘍株のうち乳がん由来(MX-1)，小細胞肺がん由来(LX-1，Lu-24)，非小細胞肺がん由来(Lu-99，LC-6，L-27)，胃がん由来(SC-6，SC-9，St-4，4-1ST)に対する抗腫瘍

②アムルビシンおよびその活性代謝物であるアムルビシノールは，ヒト腫瘍細胞株(Calu-1)や肺がん株(A549など)，骨肉腫株(MG-63など)に対する細胞増殖抑制活性が認められている(in vitro)．
③ドキソルビシン耐性P388細胞株は，アムルビシンおよびアムルビシノールに交差耐性を示す(in vitro)．

■**作用機序** アムルビシンおよびアムルビシノールは，**DNAインターカレーション活性**(二本鎖の間に入り込んで二本鎖の構造を変化させる)，トポイソメラーゼⅡ阻害作用，トポイソメラーゼⅡによるcleavable complex(DNA切断末端とトポイソメラーゼの複合体)の安定化を介したDNA切断作用，ラジカル産生作用が認められており，これらが関与していると考えられる(in vitro)．

■**副作用** 白血球減少，好中球減少，ヘモグロビン減少，血小板減少などの骨髄機能抑制，食欲不振，悪心・嘔吐などの消化管障害，ALT上昇，AST上昇などの肝機能障害，脱毛，発熱などがある．

5) エピルビシン epirubicin

■**適応** 急性白血病，悪性リンパ腫，乳がん，卵巣がん，胃がん，肝がん，尿路上皮がん(膀胱がん，腎盂・尿管腫瘍)に用いられる．

移植がんに対して広い抗がんスペクトルを有し，白血病L1210・P388，メラノーマB16，結腸がんColon 38，C3H乳がん，肝細胞がんAH-13，吉田肉腫などに対して強い抗腫瘍効果を示す．

■**作用機序** 腫瘍細胞のDNAと複合体を形成することにより，DNAポリメラーゼ反応，RNAポリメラーゼ反応を阻害し，DNA，RNAの双方の生合成を抑制することによって抗腫瘍効果を示す．

■**副作用** 全身投与では，悪心・嘔吐，白血球減少，食欲不振，脱毛などがあり，膀胱腔内注入例では，頻尿，排尿痛などの局所刺激症状などがある．

6) ドキソルビシン doxorubicin

■**適応** 悪性リンパ腫(細網肉腫，リンパ肉腫，ホジキン病)，肺がん，**消化器がん**(胃がん，胆囊・胆管がん，膵がん，肝がん，結腸がん，直腸がんなど)，乳がん，膀胱腫瘍，骨肉腫に用いられる．

移植がんに対して広い抗がんスペクトラムを有し，エールリッヒ腹水がん，ザルコーマ180，肝細胞がんMH-134，リンパ腫$6C_3HED \cdot OG$，白血病L1210，吉田肉腫などに対して強い抗腫瘍効果を示す．また，マイトマイシン，フルオロウラシルなどの他剤に耐性となった吉田肉腫に対しても抗腫瘍効果が認められている．

■**作用機序** 腫瘍細胞のDNAと複合体を形成することによって，DNAポリメラーゼおよびRNAポリメラーゼ反応を阻害し，DNA，RNAの双方の生合成を抑制することによって抗腫瘍効果を示す．

■**副作用** 心毒性が強い．全身投与例では，脱毛，白血球減少，悪心・嘔吐，食欲不振，口内炎，血小板減少，貧血・赤血球減少，心電図異常があり，膀胱腔内注入例では，膀胱刺激症状，発熱，食欲不振，白血球減少，萎縮膀胱，残尿感，脱毛などがある．

7) ピラルビシン pirarubicin

■**適応** 頭頸部がん，乳がん，胃がん，尿路上皮がん(膀胱がん，腎盂・尿管腫瘍)，卵巣がん，子宮がん，急性白血病，悪性リンパ腫に用いられる．

白血病L1210・P388，メラノーマB16，結腸がんColon 38，エールリッヒ固形がん，ザルコーマ180固形がん，吉田肉腫などの実験腫瘍に対して抗腫瘍効果を示し，マウスのルイス肺がんの転移を抑制する．また，シタラビン，アンシタビン，シクロホスファミドとの併用により高い抗腫瘍効果を示す．

■**作用機序** がん細胞へ速やかに取り込まれ，核画分に移行して核酸合成を阻害し，細胞に障害を与えることによる．細胞分裂のG_2期で細胞周期を止めて，がん細胞を致死させると考えられている．

■**副作用** 全身投与では，白血球減少，血小板減少などの骨髄抑制と，食欲不振，悪心・嘔吐などの消化管障害，脱毛，全身倦怠感がある．また，膀胱内注入例では，排尿痛，頻尿などの膀胱刺激症状などが知られている．

5 アントラキノン系，その他の抗生物質（図13-13）

1) アクチノマイシンD actinomycin D

■**適応** ウィルムス（Wilms）腫瘍，絨毛上皮腫，破壊性胞状奇胎に用いられる．

① マウス，ラットなどの動物実験で，吉田肉腫，エールリッヒ腹水がん，クレブス（Krebs）2 腹水がん，ザルコーマ 180 腹水がん，白血病 L1210，メチルコラントレン肉腫，乳がんおよび移植性ウィルムス腫瘍などに対して抗腫瘍効果を有することが認められている．

② HeLa 細胞に対して核分裂毒として作用し，細胞変性効果を示すことが認められている．

■**作用機序** DNA と結合することで，RNA ポリメラーゼによる DNA の転写反応が抑制されると考えられている．

■**副作用** 食欲不振，悪心・嘔吐，口内炎などの消化器症状，白血球減少，血小板減少などの血液異常，脱毛，色素沈着などの皮膚症状，全身倦怠感，神経過敏などがある．

2) ミトキサントロン mitoxantrone

■**適応** 急性白血病（慢性骨髄性白血病の急性転化を含む），悪性リンパ腫，乳がん，肝細胞がんに用いられる．

マウスに移植した白血病（L1210，P388），リンパ腫（L5178Y），乳がん（CD8F$_1$）の細胞，ラットに移植した腹水肝がん（AH7974，AH44）の細胞および培養ヒト肝がん細胞（HuH-1，HuH-2）に対して抗腫瘍活性を示す．また，ドキソルビシンおよびダウノルビシン耐性白血病 P388 細胞移植マウスに対して不完全交差耐性を示し，生存期間の延長（延命率はそれぞれ 40% および 36%）が認められている．

■**作用機序** DNA 鎖と架橋形成し，腫瘍細胞の核酸合成を阻害する．ミトキサントロンを作用させた白血病細胞（L1210）の DNA 鎖では，DNA 鎖の溶融に必要な温度の上昇がみられ，ミトキサントロンが DNA 鎖と架橋を形成することが示唆されている．また，ミトキサントロンは，トポイソメラーゼⅡによる DNA 切断作用を阻害することが確認されている．

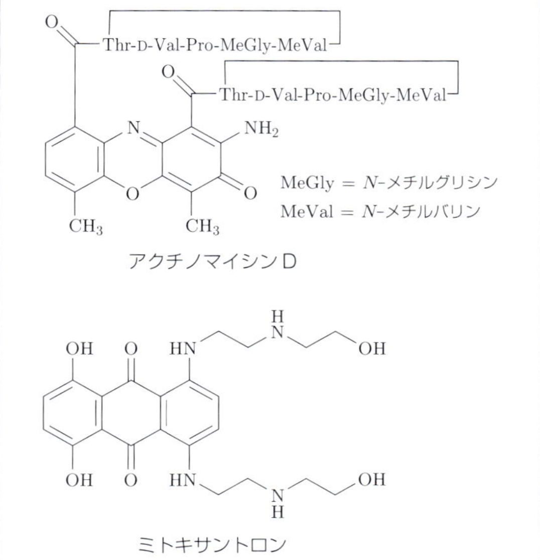

■**副作用** 白血球減少，血小板減少，血色素減少などの血液障害，悪心・嘔吐，食欲不振などの消化器障害，うっ血性心不全などの心障害などがある．

図 13-13 アントラキノン系，その他の抗生物質

F アルカロイド

アルカロイドとは，窒素原子を含む塩基性有機化合物の総称であり，その多くは植物由来のものである．

ツルニチニチソウ（*Vinca rosea* Linn.）から抽出されるビンカアルカロイド製剤のビンクリスチンやビンブラスチンが代表例であり，多くは細胞の有糸分裂期に重要な微小管の形成を阻止することにより抗悪性腫瘍作用を示す．

a ビンカアルカロイド（図13-14）

1) ビンクリスチン vincristine

■**適応** 白血病（急性白血病，慢性白血病の急性転化時を含む），悪性リンパ腫（細網肉腫，リンパ肉腫，ホジキン病），小児腫瘍〔神経芽腫，ウィルム

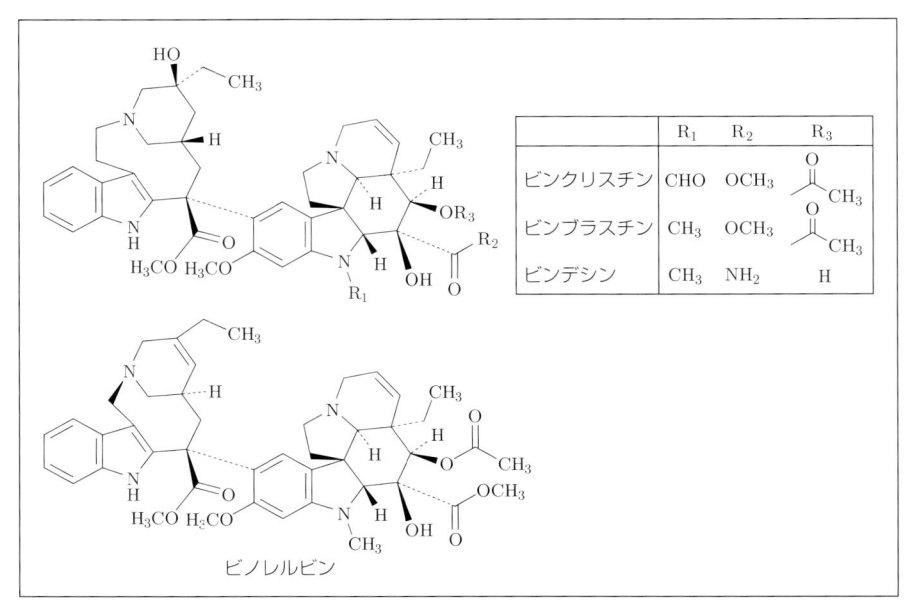

	R_1	R_2	R_3
ビンクリスチン	CHO	OCH$_3$	COCH$_3$
ビンブラスチン	CH$_3$	OCH$_3$	COCH$_3$
ビンデシン	CH$_3$	NH$_2$	H

図13-14　ビンカアルカロイド

ス腫瘍，横紋筋肉腫，精巣（睾丸）胎児性がん，血管肉腫など〕に用いられる．

マウスの白血病P1534・B-82A，ザルコーマ180腹水型腫瘍に対しては著明な生存日数の延長がみられ，また，マウスのリッジウェイ（Ridgeway）骨肉腫への腫瘍増殖抑制効果も知られている．

■**作用機序**　詳細はまだ明らかにされていないが，細胞の有糸分裂の中期に紡錘体を形成している**微小管のチュブリンに結合する**ことにより，細胞の**分裂中期で停止**させると考えられている．典型的な中期停止（metaphase arrest）像を示すことが知られている．

■**副作用**　しびれ感，脱毛，下肢深部反射減弱・消失，全身倦怠感，四肢疼痛，筋萎縮，めまい，排尿困難などがある．

2）ビンブラスチン vinblastine

■**適応**　悪性リンパ腫，絨毛性疾患（絨毛がん，破壊胞状奇胎，胞状奇胎），再発・難治性の胚細胞腫瘍（精巣腫瘍，卵巣腫瘍，性腺外腫瘍），尿路上皮がんに用いられる．

動物移植性腫瘍への効果はビンクリスチンの項を参照．

■**作用機序**　詳細はまだ明らかにされていないが，ビンクリスチンに似ていると考えられている．

マウスの腹腔内へ1.0 mg/kgを投与し，腹水腫瘍細胞（エールリッヒ・L1210腹水型腫瘍）の分裂像を経時的に観察したところ，分裂細胞の増加とともに分裂中期細胞の蓄積がみられることが知られている．

■**副作用**　白血球減少，血小板減少，知覚異常，末梢神経炎，痙れん，イレウス，消化管出血などがある．

ビンクリスチンとビンブラスチンの作用は似ているが，適応や副作用が異なっている．特に副作用はビンクリスチンが**末梢神経障害**が問題になるのに対し，ビンブラスチンは**骨髄障害**が問題となる．

3）ビンデシン vindesine

ビンブラスチンに化学的修飾を加えた活性代謝物である．

■**適応**　急性白血病（慢性骨髄性白血病の急性転化を含む），悪性リンパ腫，肺がん，食道がんに用いられる．

マウス白血病P388，ヒト由来T-ALL・B-ALLなどに対して抗腫瘍作用を示す．

■**作用機序**　詳細はまだ明らかではないが，微小管あるいはその構成タンパク質であるチュブリン

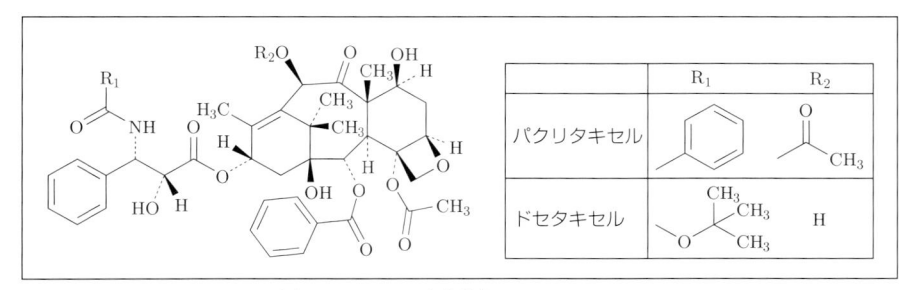

図13-15 タキソイド系(タキソール誘導体)

	R_1	R_2
パクリタキセル	(フェニル基)	アセチル基
ドセタキセル	tert-ブトキシ基	H

に関連した作用であると考えられている．有糸分裂の中期に作用して細胞分裂を停止させ，細胞周期が$G_2 + M$期の細胞を蓄積させることが知られている．

■**副作用** 白血球減少，ヘモグロビン減少，血小板減少，脱毛などがある．

4) ビノレルビン vinorelbine

■**適応** 非小細胞肺がん，手術不能・再発乳がんに用いられる．

マウスの移植性腫瘍であるメラノーマ B16，FM3A 乳がん，ルイス肺がん，ザルコーマ 180 などの固形腫瘍，白血病 P388・L1210 などの腹水型腫瘍に対して抗腫瘍作用を示す．また，in vitro でのヒト腫瘍細胞，およびヌードマウスに移植したヒト腫瘍である非小細胞肺がん(Lu-65, Lu-99, LC-6, L-27)，乳がん(MX-1, Br-10)にも増殖抑制効果を示す．

■**作用機序** 有糸分裂微小管の構成タンパク質チュブリンに選択的に作用し，その重合を阻害することにより抗腫瘍効果を示すと考えられている．有糸分裂の中期に作用して細胞分裂を停止させ，細胞周期が$G_2 + M$期の細胞を蓄積させることが知られている．

■**副作用** 骨髄抑制(白血球減少，好中球減少，ヘモグロビン減少，赤血球減少，血小板減少)，食欲不振，全身倦怠感，脱毛，発熱，悪心・嘔吐，静脈炎，口内炎，便秘，下痢，知覚異常・腱反射減弱などがある．

b タキソイド系(タキソール誘導体)(図13-15)

パクリタキセルやドセタキセルはイチイ科の植物(Taxus baccata, およびその一種)成分から半合成されたアルカロイドである．

1) パクリタキセル paclitaxel

■**適応** 卵巣がん，非小細胞肺がん，乳がん，胃がん，子宮体がんに用いられる．

マウスに移植したヒト卵巣がん(A2780)，非小細胞肺がん(LX-1, L2987, H2981)，乳がん(MCF-7, MX-1)，胃がん(MKN-1, MKN-45, MKN-74, St-4)，子宮体がん(EC-1-JCK)に対し，腫瘍退縮効果や増殖抑制効果を示す(in vivo)．また，in vitro でシスプラチン感受性ヒト卵巣がん培養細胞 KF1 とそのシスプラチン耐性株 KFrb に対しても腫瘍増殖抑制効果が認められる．このほかのシスプラチン耐性株(A2780 卵巣がん)に対しても，パクリタキセルは交差耐性を示さないことから，シスプラチン抵抗性の腫瘍に対する効果もうかがえる．

■**作用機序** 微小管タンパク質重合を促進することにより，微小管の安定化・過剰形成を引き起こし，紡錘体の機能を障害する．その結果，細胞分裂を阻害して抗腫瘍活性を発揮する．また，パクリタキセルによって経時的に$G_2 + M$期細胞の増加とG_1期細胞の減少が認められ，その後ほとんどが$G_2 + M$期細胞となり，4倍体の染色体を示すことから，パクリタキセルは細胞周期を$G_2 + M$期で遮断すると考えられている．

■**副作用** 末梢神経障害，関節痛，筋肉痛，消化器症状(悪心・嘔吐など)，脱毛，発熱，**骨髄抑制**(白血球減少，好中球減少，ヘモグロビン減少，血小板減少など)，AST 上昇，ALT 上昇，BUN 上昇などがある．

2）ドセタキセル docetaxel

■**適応** 乳がん，非小細胞肺がん，胃がん，頭頸部がん，卵巣がん，食道がん，子宮体がん，前立腺がんに用いられる．

マウスの乳がん MA16/C・MA13/C・MA44，ルイス肺がん，結腸腺がん Colon 38・Colon 51，膵管腺がん P03，メラノーマ B16，白血病 L1210・P388 に対して退縮を含む抗腫瘍作用を示す．また，ヒト乳がん株である MC-8-JCK・MC-2-JCK（充実腺管がん），H-31（乳頭腺管がん），ヒト非小細胞肺がん株である Lu-99（大細胞がん），Lu-61（中分化扁平上皮がん），LC-11-JCK（乳頭型腺がん）に対し，腫瘍増殖抑制効果と縮小効果を示す．ヒト胃がん細胞株（MKN-28・MKN-45・KKLS），ヒト卵巣がん株（OVCAR-3），ヒト食道がん株（H-190，H-204），ヒト子宮体がん株（AN3CA），ヒト前立腺がん株（DU145）などにも抗腫瘍効果が認められている（*in vivo*）．

ドキソルビシン耐性白血病 P388 細胞では部分交差耐性を示すものの，カンプトテシン耐性株および白金製剤耐性株に対する交差耐性は認められていない（*in vitro*）．

■**作用機序** 微小管の構成タンパク質であるチュブリンの重合を促進し，安定な微小管を形成するとともに，その脱重合を抑制する．また，形態的に異常な微小管束を形成する．これらの微小管への作用により細胞の有糸分裂を停止させ，抗腫瘍効果を示す．

■**副作用** 脱毛，食欲不振，全身倦怠感，悪心・嘔吐，発熱，下痢，**白血球減少**，**好中球減少**，ヘモグロビン減少，血小板減少，AST 上昇，ALT 上昇，BUN 上昇などがある．

G ホルモン類

ホルモン依存性の悪性腫瘍に対して，原因ホルモンの働きを阻害することによって抗腫瘍効果を示す薬物群である．例えば，男性ホルモンであるテストステロン依存性の前立腺がんには，薬理作

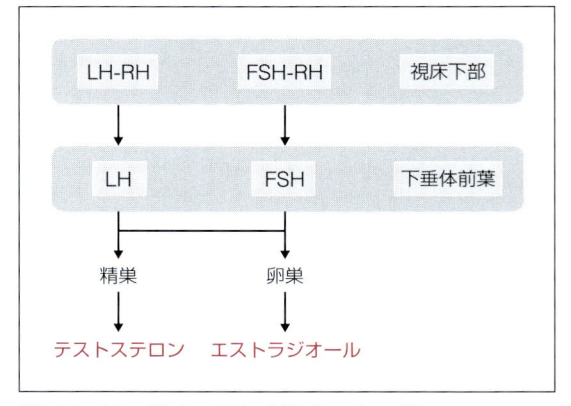

図 13-16　性ホルモン分泌カスケード

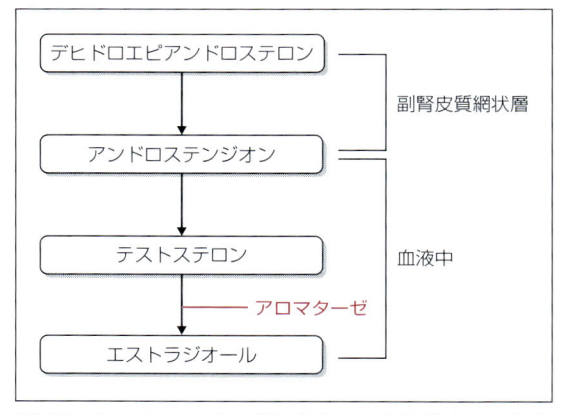

図 13-17　アロマターゼによるエストラジオール産生

用が拮抗する卵胞ホルモンやアンドロゲン受容体に拮抗する**抗アンドロゲン薬**が適用され，卵胞ホルモンであるエストラジール依存性の乳がんには，薬理作用が拮抗する男性ホルモンやエストロゲン受容体に拮抗する**抗エストロゲン薬**が適用される．

そのほか，下垂体前葉の黄体形成ホルモン放出ホルモン（luteinizing hormone-releasing hormone: LH-RH）受容体を**ダウンレギュレーション**させることで血中のテストステロンおよび閉経前女性のエストラジオール濃度を低下させる LH-RH 誘導体や，閉経後女性において副腎アンドロゲン由来の血中テストステロンをエストラジオールに転換させる酵素である**アロマターゼ**を阻害する薬物も該当する（**図 13-16，13-17**）．

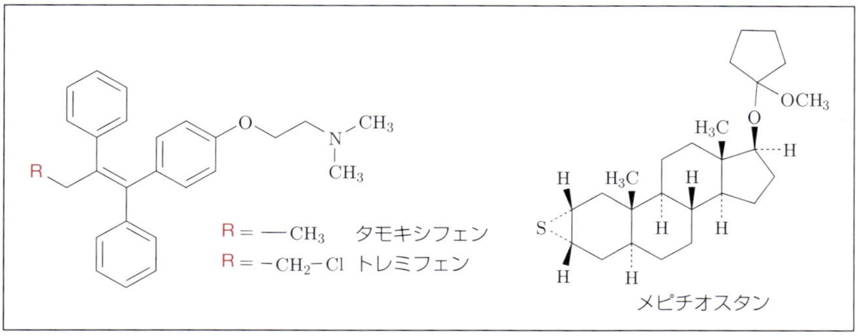

図 13-18 抗エストロゲン薬

R = —CH₃　タモキシフェン
R = -CH₂-Cl　トレミフェン
メピチオスタン

1 抗エストロゲン薬（図 13-18）

1）タモキシフェン tamoxifen

■**適応**　乳がんに用いられる．

ヌードマウスに移植したヒト乳がん組織（Br-10）の増殖を停止させ，腫瘍重量を低下させる．また，7,12-ジメチルベンツアントラセン（DMBA）によるラット乳がんの発生を抑制し，さらに DMBA 誘発ラット乳がんも退縮させる．

■**作用機序**　乳がん組織などのエストロゲン受容体に対してエストロゲンと競合的に結合し，抗エストロゲン作用を示すことによって抗乳がん作用を発揮するものと考えられる．なお，タモキシフェンに男性ホルモン作用はない．

エストロゲン受容体との結合能：摘出ヒト乳がん組織におけるエストロゲン受容体との結合能は，エストラジオールの約 0.7％である．また，ラット子宮組織において，エストラジオールの約 300 倍の濃度でエストラジオールのエストロゲン受容体に対する結合を 50％阻止する．なお，エストロゲン受容体陰性の腫瘍に対しても臨床的効果が認められている．

■**副作用**　無月経，月経異常などの女性生殖器障害と，悪心・嘔吐，食欲不振などの消化器障害などがある．

2）トレミフェン toremifene

■**適応**　閉経後乳がんに用いられる．

ヌードマウスに移植したヒト乳がんを用い in vivo で検討した結果，トレミフェンはエストロゲン受容体陽性ヒト乳がん BR-10・ZR-75-1 に対して増殖抑制作用を示す．

■**作用機序**　トレミフェンとその主代謝物である N-デスメチルトレミフェンは抗エストロゲン作用を有し，エストラジオールにより増殖促進されたヒト乳がん細胞（T-47D）の増殖を阻害する（in vitro）．

また，トレミフェンと N-デスメチルトレミフェンは，インスリン様成長因子-I（IGF-I）により増殖が促進されたエストロゲン受容体陽性および陰性乳がん細胞の増殖も阻害する．したがって，この抗 IGF-I 作用はエストロゲン受容体を介さない作用と考えられる．

■**副作用**　ALT 上昇，AST 上昇，トリグリセリド上昇，LDH 上昇，コレステロール上昇，γ-GTP 上昇，白血球減少などがある．

3）メピチオスタン mepitiostane

■**適応**　乳がんに用いられる．

マウスによる検討で，抗エストロゲン作用は，乳腺ではフルオキシメステロン（テストステロン誘導体）より強く，腟では同等とされる．

ホルモン依存性マウス乳がん，およびラット乳腺線維腺腫に対する抗乳腺腫瘍作用は，いずれもフルオキシメステロンに比べて強い．

■**作用機序**　経口投与されたメピチオスタンは，生体内で代謝されエピチオスタノールとなり，これが効力を示す．標的器官（子宮，腟，乳腺）のエストロゲン受容体において，エストロゲンの結合を競合的に阻害し，その結果エストロゲン作用を抑制するものと考えられている．

■**副作用**　嗄声（かすれ声），多毛，痤瘡，体重増

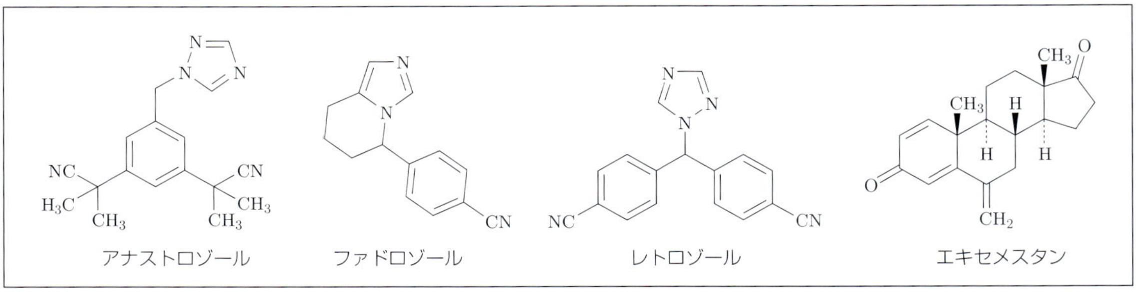

図 13-19 アロマターゼ阻害薬

加，顔面皮脂分泌増加，浮腫，色素沈着，赤血球とヘモグロビン値の増加傾向などがある．

2 アロマターゼ阻害薬（図 13-19）

1）アナストロゾール anastrozole

■**適応** 閉経後乳がんに用いられる．

発がん物質 DMBA（7,12-ジメチルベンツアントラセン）により誘発したラット乳がんに対し，反復経口投与（10 mg/kg/日）で腫瘍の増殖を抑制することがわかっている．

卵巣摘除ヌードマウスに移植したヒト乳がん細胞株（MCF-7CA）に対しても，反復皮下投与（5 μg/日）により，エストロゲン依存性の増殖を抑制する．

閉経後進行乳がん患者では，1 日 1 回 1 mg の反復投与でアロマターゼ活性が約 96％阻害される（ノルウェーでの試験成績）．

また，1 日 1 回 1 mg および 10 mg を反復投与したときの血漿中エストラジオール濃度は，投与前値に対してそれぞれ約 90％低下し，その低下作用は両用量でほぼ同程度である．

■**作用機序** エストロゲンの合成に関わる**アロマターゼの作用を阻害**する．これにより，アンドロゲンからのエストロゲン生成を阻害し，乳がんの増殖を抑制する．

アロマターゼはシトクロム P450 酵素の 1 つであるが，アロマターゼを阻害する用量でステロイドホルモン生合成に関与する他のシトクロム P450 酵素に対して阻害作用を示さず，その作用には選択性がある（ラット，イヌ，サルの試験）．

■**副作用** ほてり，悪心，脱毛などがある．

2）ファドロゾール fadrozole

■**適応** 閉経後乳がんに用いられる．

発がん物質 DMBA により誘発したラット乳腺腫瘍に対し，連続経口投与（0.1 mg/kg/日以上）で腫瘍の増殖抑制効果を示す．また，0.05 mg/kg/日以上では，投与期間中は新たな腫瘍の出現を抑制する．

ファドロゾール 0.1 mg/kg/日とタモキシフェン 0.8 mg/kg/日を 3 週間連続経口投与した場合，それぞれの単独投与に比べ，併用したほうが抗腫瘍効果が認められる．

■**作用機序** **アロマターゼの活性を阻害**することによりアンドロゲンからのエストロゲン生成を阻害し，乳がんの増殖を抑制する．

妊馬の血清から得られたゴナドトロピンおよびヒト絨毛膜ゴナドトロピンの刺激によりアロマターゼ活性が亢進した幼若雌ラットにおいて，卵巣中エストロゲン産生を抑制する．

アロマターゼに対する選択性が高く，エストロゲン合成抑制作用はプロゲステロンの合成抑制作用より約 5000 倍強い活性を示し（ハムスター卵巣切片），一方，コルチコステロン合成抑制作用は弱い（ラット副腎切片）．

また，卵巣を摘出したラットに 4 日間経口投与したとき，25 mg/kg の高用量においても子宮重量の増加はみられず，エストロゲン作用はない．

■**副作用** ALP 上昇，ALT 上昇，AST 上昇，LDH 上昇，総コレステロール上昇，BUN 上昇，γ-GTP 上昇，悪心などがある．

3) レトロゾール letrozole

■**適応**　閉経後乳がんに用いられる．

発がん物質である NMU（N–ニトロソ–N–メチルウレア）および DMBA で誘発したラット乳腺腫瘍に対し，連続経口投与（0.01 mg/kg/日以上，1日2回，42日間）により，投与開始3週間後から投与終了の2週間後まで，腫瘍の増殖を抑制する．また，0.003 mg/kg/日以上の経口投与で，新たな腫瘍の形成も抑制する（投与終了時）．

閉経後進行・再発乳がん患者では，1日1回2.5 mg の反復投与により，アロマターゼ活性は定量下限値（99.1%）まで阻害される．また，連日経口投与することにより，血漿中エストラジオール濃度は投与前値（3.55 pg/mL）に対し，投与4週時点で定量下限値（1.21 pg/mL）付近まで低下，エストロン濃度も同様に，投与前値（13.16 pg/mL）から定量下限値（9.90 pg/mL）まで低下し，投与期間中いずれもその効果は持続することがわかっている．

■**作用機序**　アロマターゼの活性を競合的に阻害する．これにより，アンドロゲンからのエストロゲン生成を阻害し，乳がんの増殖を抑制する．

ヒト胎盤ミクロソーム画分を用いた試験では，アロマターゼの活性を競合的に阻害することがわかっている（Ki 値 = 2.1 nmol/L，Ki 値が小さいほど効果的）．

アロマターゼに対する作用の選択性も高く，黄体形成ホルモン（LH）刺激によるエストラジオール産生を 0.01 μmol/L 以上の濃度で抑制するものの，プロゲステロン産生については顕著な作用を示さない（ハムスター卵巣切片）．また，副腎皮質刺激ホルモン（ACTH）刺激によるアルドステロンおよびコルチコステロン産生に対しても顕著な作用は示さない（ラット副腎切片）．

■**副作用**　ほてり，頭痛，関節痛，悪心，発疹，瘙痒症，浮動性めまい，血中コレステロール上昇，ALT 上昇，AST 上昇，ALP 上昇，γ-GTP 上昇などがある．

4) エキセメスタン exemestane

■**適応**　閉経後乳がんに用いられる．

発がん物質 DMBA により誘発したラット乳がん（閉経後モデル）に対し，経口投与（1 mg/kg/日以上，週6回，4週間）で腫瘍の増殖阻害することがわかっている．

閉経後乳がん患者では，25 mg を連日経口投与により，血漿または血清中エストロゲン（エストラジオール，エストロン，エストロンスルフェート）濃度は 81～95% 低下する．

■**作用機序**　アロマターゼを非可逆的に阻害することにより，血中エストロゲン濃度を抑制し，エストロゲン依存性の乳がんの増殖を阻害する．

また，アナストロゾールと同様に，他のステロイド合成系酵素にはほとんど影響を与えることなく，選択的にアロマターゼを不活性化することがわかっている（*in vitro*）．

妊馬の血清から得られたゴナドトロピンで刺激したラットでは，卵巣アロマターゼ活性を用量依存的に減少させる（単回経口投与）．血漿中エストラジオール濃度も用量依存的に低下した．

■**副作用**　ほてり，悪心，疲労，多汗，めまい，高血圧などがある．

3 黄体ホルモン（図13–20）

1) メドロキシプロゲステロン medroxyprogesterone

■**適応**　乳がん，子宮体がん（内膜がん）に用いられる．

発がん物質 DMBA で誘発したラット乳がんに対し，24～120 mg/kg の経口投与で用量依存的な抗腫瘍作用が認められている．ヒト乳がん培養細胞 MCF-7 や，そのタモキシフェン耐性株 R-27 を用いたコロニー形成能（細胞の集まりを形成する能力）の試験でもエストラジオールの存在に関係なく 10^{-8}～10^{-5} mol/L で濃度依存的な細胞増殖抑制作用を示す．また，ヒト乳がん細胞 ZR-75-1 に対する検討でも，エストラジオールの存在に関係なく 10^{-10}・10^{-5} mol/L で濃度依存的な細胞増殖抑制作用を示し，その作用はエストラジオール存在下より非存在下で強いこともわかっている．

ヒト子宮内膜腺がん細胞 AD-30 をヌードマウ

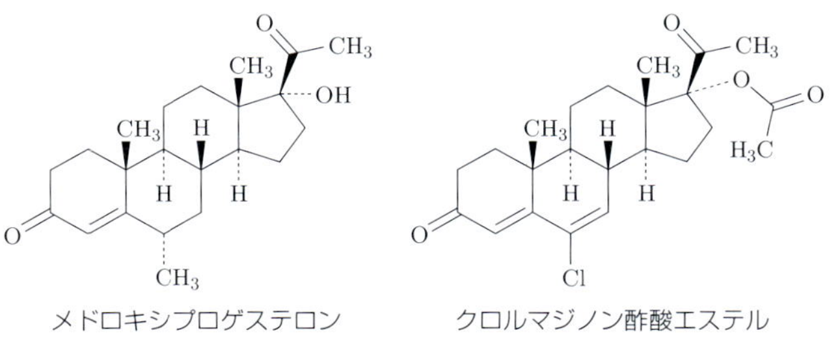

図 13-20　黄体ホルモン製剤

スに移植し，経口投与（0.1・10・100 mg/kg/日）したところ，いずれも腫瘍倍加時間（腫瘍の体積が2倍になるのに要する時間）の延長が認められ，組織学的には細胞の萎縮崩壊とともに腺腔内への体液成分の貯留が認められている．

■**作用機序**　DNA合成抑制作用，下垂体-副腎-性腺系への抑制作用および抗エストロゲン作用などにより抗腫瘍効果を発現すると考えられている．

■**副作用**　体重増加，満月様顔貌，子宮出血，浮腫，血栓症，月経異常などがある．

2）クロルマジノン酢酸エステル chlormadinone acetate

■**適応**　前立腺がんに用いられる（ただし，転移のある前立腺がん症例に対しては，他療法による治療の困難な場合に使用）．

マウスのアンドロゲン依存性腫瘍（S-115）の増殖を抑制する．

■**作用機序**　抗アンドロゲン作用を有し，アンドロゲン依存性腫瘍の増殖抑制作用を示す．抗腫瘍効果は直接作用（テストステロン作用発現に対する阻害作用）と間接作用（血中テストステロン低下作用）による．

直接作用には，①前立腺内に選択的に取り込まれ，前立腺細胞レベルで抗前立腺作用を現す，②前立腺におけるテストステロンの選択的取り込みを阻害する，③$5\alpha$-ジヒドロテストステロンと受容体との結合を阻害する，があり，いずれも雄ラット，前立腺腹葉細胞で確認されている．

間接作用は，①精巣におけるテストステロン生合成の抑制，②卵胞刺激ホルモン（FSH），黄体形成ホルモン（LH）分泌の低下傾向で，前立腺がん患者，雄ラットで確認されている．

■**副作用**　女性化乳房，肝臓・胆管系障害，浮腫などがある．

4　卵胞ホルモン（図 13-21）

1）エチニルエストラジオール ethinylestradiol

■**適応**　前立腺がん，閉経後の末期乳がん（男性ホルモン療法に抵抗を示す場合）に用いられる．

■**作用機序**　前立腺がんのような男性ホルモン（アンドロゲン）依存性腫瘍では，エストラジオールなどのLH分泌抑制作用を利用し，抗アンドロゲン薬として用いられる．エストラジオールは経口投与した場合，速やかに肝代謝（分解）されるため，C-17α位にエチニル基を導入し経口投与も可能とした製剤である．正常成熟および老齢ラットへの経口投与により前立腺および精嚢重量を減少させ，血中テストステロン値を低下させる．

■**副作用**　血栓症（心筋，脳，四肢など），心不全，狭心症などがある．

2）エストラムスチン estramustine

■**適応**　前立腺がんに用いられる．

エストラムスチンは，エストラジオールにアルキル化薬であるナイトロジェンマスタードが結合した化学構造を有している．ヌードマウスに移植したヒト前立腺がんの病理組織学的変性が認められ，また，ヒト前立腺がんの動物モデルとして最も類似の特性を示すラット自然発症前立腺がん（R3327）に対しても明らかな増殖抑制，細胞変性を示す．

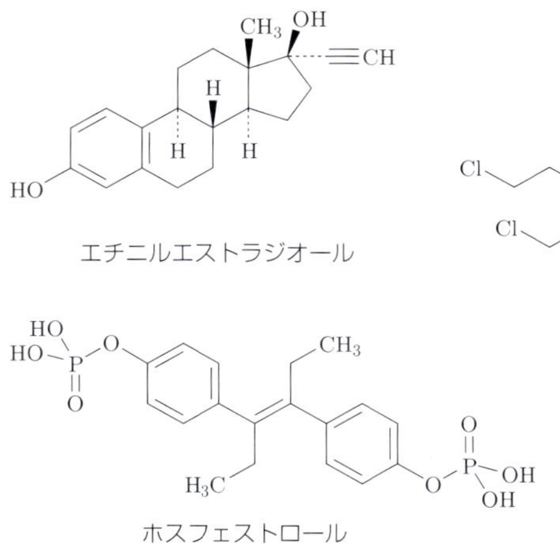

図 13-21　卵胞ホルモン製剤

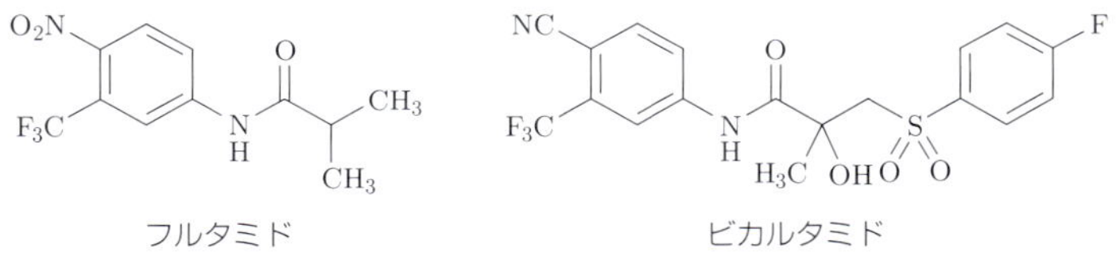

図 13-22　抗アンドロゲン薬

　ヒト前立腺がん細胞（DU145, PC3）に対して，ノルナイトロジェンマスタードより低濃度から細胞分裂停止を生じ，殺細胞作用を示す．
■**作用機序**　内因性ならびに外因性アンドロゲンに拮抗することによって効果を示す．ラット前立腺重量の抑制，前立腺 DNA，RNA 含量の低下を示すほか，前立腺クエン酸水和物，果糖含量の低下，ステロイドの 5α-還元酵素活性の低下も認められている．さらに，前立腺がん組織に特異的に発現するエストラムスチン結合タンパク質によりがん組織に集積され，微小管重合を阻害することにより殺細胞作用も示す．
■**副作用**　女性化乳房，食欲不振，浮腫，貧血，肝機能異常，悪心・嘔吐，消化不良，腹痛，下痢などがある．

3）ホスフェストロール fosfestrol
■**適応**　前立腺がんに用いられる．
■**作用機序**　少量投与時は，遊離した作用型のスチルベストロールが間脳-脳下垂体-精巣（睾丸）系のゴナドトロピン機能を抑制して，抗アンドロゲン作用を発揮する．大量投与時は，間脳-脳下垂体-精巣系機能抑制作用のほかに直接前立腺に働き，**5α-還元酵素を阻害**することによりテストステロンから 5α-ジヒドロテストステロンへの反応を抑制し，抗腫瘍効果を発揮する（*in vitro*）．
■**副作用**　血栓症（冠動脈，脳，四肢），心筋梗塞，心不全などがある．

5　抗アンドロゲン薬（図13-22）

1）フルタミド flutamide
■**適応**　前立腺がんに用いられる．
　ヌートドマウスに移植したアンドロゲン依存性ヒト前立腺がん細胞（HONDA）およびラット前立腺がん細胞（R3327-G）の増殖を抑制する（*in vivo*）．また，R3327-G 中のアンドロゲン受容体を用い

LH-RH	oxo-5-Pro–His–Trp–Ser–Tyr–Gly――――Leu–Arg–Pro–Gly–NH$_2$
リュープロレリン	oxo-5-Pro–His–Trp–Ser–Tyr–D-Leu――――Leu–Arg–Pro–NH–CH$_2$–CH$_3$
ゴセレリン	oxo-5-Pro–His–Trp–Ser–Tyr–D-Ser(t-Bu)–Leu–Arg–Pro–NH–NH–CONH$_2$

図 13–23　LH-RH とその誘導体のアミノ酸配列

た試験において，フルタミドの主活性代謝物である OH–フルタミドのアンドロゲン受容体に対する結合能はジヒドロテストステロンの約 0.5％である（$in\ vitro$）．

■**作用機序**　代謝された OH–フルタミドが前立腺がん組織のアンドロゲン受容体に対するアンドロゲンの結合を阻害することにより，抗腫瘍効果を発揮するものと考えられている．

■**副作用**　女性化乳房，食欲不振，下痢，悪心・嘔吐，AST 上昇，ALT 上昇，γ-GTP 上昇，LDH 上昇，ALP 上昇，赤血球減少，ヘモグロビン値低下，ヘマトクリット値低下などがある．

2）ビカルタミド bicalutamide

■**適応**　前立腺がんに用いられる．

アンドロゲン刺激によるヒト前立腺腫瘍細胞（LNCaP）およびマウス乳腺腫瘍細胞（Shionogi S115）の増殖を抑制する（$in\ vitro$）．一方，移植されたアンドロゲン依存性ラット前立腺腫瘍（Dunning R3327）の増殖を抑制し，ラットの生存期間を延長させる（$in\ vivo$）．また，血漿中テストステロンおよび LH の上昇はごくわずかとされる．

■**作用機序**　前立腺腫瘍組織のアンドロゲン受容体に対するアンドロゲンの結合を阻害し，抗腫瘍効果を発揮する．なお，抗アンドロゲン活性は実質的に R 体による．前立腺アンドロゲン受容体に対する結合能はフルタミドの活性代謝物である OH–フルタミドよりも高く，ジヒドロテストステロンの約 2％である．

■**副作用**　乳房腫脹，乳房圧痛，AST 上昇，ALT 上昇，ALP 上昇，LDH 上昇，ほてり，γ-GTP 上昇，総コレステロール上昇，勃起力低下などがある．

6　LH-RH 誘導体（図 13–23）

1）リュープロレリン leuprorelin

■**適応**　前立腺がん，閉経前乳がんに用いられる．

閉経前乳がん患者に皮下投与（4 週に 1 回）することで血清エストラジオール濃度は概ね閉経期レベル近くにまで低下する．これによってホルモン依存性の乳がんに対し効果を示す．卵巣機能抑制作用があり，排卵は抑制され，月経は停止する．

前立腺がん患者では皮下投与（4 週に 1 回）により血清テストステロン濃度が持続的に去勢レベル以下に低下する．これによってホルモン依存性の前立腺がんに対し効果を示す．

■**作用機序**　高用量の LH-RH やリュープロレリンのような高活性 LH-RH 誘導体を反復投与すると，初回投与直後，一過性に下垂体–性腺系刺激作用（急性作用）がみられた後，下垂体においては性腺刺激ホルモンの産生・放出が低下する．さらに，卵巣および精巣の性腺刺激ホルモンに対する反応性が低下し，エストラジオールおよびテストステロン産生能が低下する（慢性作用）．リュープロレリンの LH 放出活性は天然 LH-RH の約 100 倍であり，その下垂体–性腺系機能抑制作用は LH-RH より強い．リュープロレリンは高活性 LH-RH 誘導体であり，下垂体–性腺系機能抑制作用が強い理由は，LH-RH と比較してタンパク質分解酵素に対する抵抗性が高いこと，LH-RH 受容体に対する親和性が高いことなどによる．また市販されている徐放性製剤は，常時血中にリュープロレリンを放出して効果的に卵巣および精巣の反応性低下をもたらし，下垂体–性腺系機能抑制作用を示す．

■**副作用**　LDH 上昇，ほてり，熱感，のぼせ，肩こり，頭痛，不眠，めまい，発汗，関節痛，骨疼痛などがある．

2）ゴセレリン goserelin

■**適応** 前立腺がん，閉経前乳がんに用いられる．

アンドロゲン感受性前立腺がん（Dunning R3327）を皮下に移植した雄ラットに皮下投与（1 回 1 mg，28 日ごと 8 回）で，外科的去勢術と同等の腫瘍増殖抑制効果を示すことがわかっている．最終投与 21 日後には精巣，精囊，腹側前立腺の各臓器重量および血清中 LH，FSH，テストステロンの有意な低下もみられる．

■**作用機序** ゴセレリンは LH-RH 作動薬として下垂体 LH-RH 受容体に作用する．初期刺激時にはゴナドトロピン分泌能を増大させるが，継続的刺激により受容体のダウンレギュレーション（ゴナドトロピン分泌増による受容体の減少）を引き起こし，ゴナドトロピン分泌能を低下させ，その結果，精巣からのテストステロン分泌，あるいは卵巣からのエストラジオール分泌を抑制する．この下垂体－性腺系機能抑制作用により，前立腺がんあるいは乳がんに対する抗腫瘍効果を発揮する．

■**副作用** 前立腺がんに用いた場合，AST 上昇，ALT 上昇，LDH 上昇，ALP 上昇，トリグリセリド上昇，コレステロール上昇などがあり，乳がんに用いた場合，ほてり，AST 上昇，ALT 上昇，コレステロール上昇，トリグリセリド上昇，頭重感などがある．

7 その他

1）ミトタン mitotane（図 13-24）

■**適応** 副腎がんに用いられる．

ミトタンによる副腎組織の変化は皮質に選択的であり，特に皮質の束状層，網状層の萎縮や壊死が認められている（イヌ）．

■**作用機序** 副腎皮質ホルモンの合成を阻害することにより作用を示す．しかし，その合成阻害部位はまだ決定されていない．種々の実験による推定阻害部位は，次の①～⑤の反応段階とされている．

①コレステロール側鎖切断の段階〔副腎がんおよびクッシング（Cushing）病患者各 6 例，イヌ：*in vitro*〕，②3 位脱水素の段階（副腎がんおよびクッシング病患者各 6 例，ウシ：*in vitro*），③21 位水酸化の段階（副腎がん患者 3 例），④11 位水酸化の段階（副腎がん患者 3 例，ウシ：*in vitro*），⑤18 位水酸化の段階（ヒトの摘出副腎がん）．

■**副作用** 食欲不振，悪心，γ-GTP 上昇，血清コレステロール上昇，AST 上昇，ALT 上昇，肝機能障害などがある．

H 白金製剤

重金属の白金（プラチナ）を含有する化合物であり（図 13-25），DNA に結合して架橋を形成することにより，がん細胞の DNA 合成を阻害する．

代表的な白金製剤であるシスプラチンはシス

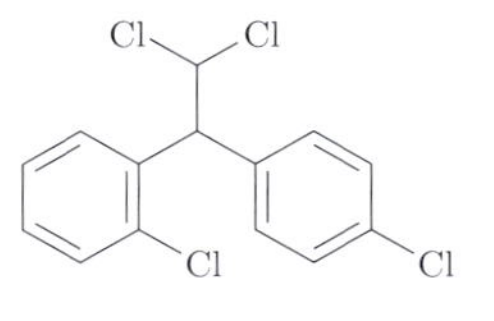

ミトタン
（O,P′-DDD：ジクロロジフェニルジクロロエタン）

図 13-24 副腎皮質ホルモン合成阻害薬

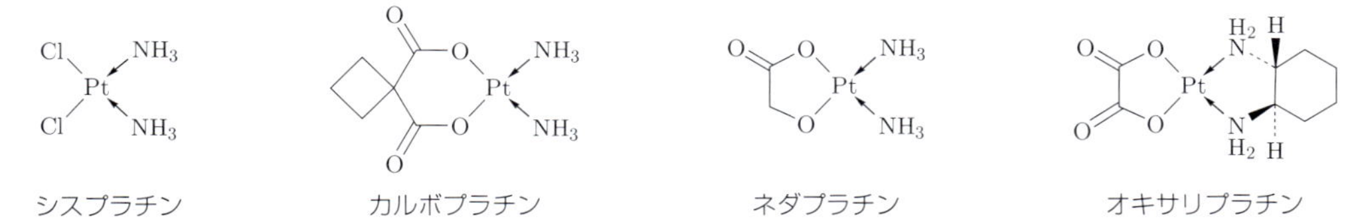

シスプラチン　カルボプラチン　ネダプラチン　オキサリプラチン

図 13-25 白金製剤

(cis)型のみが有効であり，トランス(trans)型には抗悪性腫瘍作用がない．また，シスプラチンの副作用の特徴として，活性酸素の産生による重篤な腎機能障害が挙げられる．

1) シスプラチン cisplatin

■**適応** 膀胱がん，腎盂・尿管腫瘍，前立腺がん，卵巣がん，頭頸部がん，胃がん，食道がん，子宮頸がん，神経芽細胞腫，非小細胞肺がん，小細胞肺がん，骨肉腫，胚細胞腫瘍(精巣腫瘍，卵巣腫瘍，性腺外腫瘍)，悪性胸膜中皮腫といった多くの腫瘍に用いられる．

ヒト膀胱がん由来培養細胞株(KK-47)，およびエールリッヒ腹水がん初代培養細胞に対して抗腫瘍効果が認められ，その殺細胞作用様式は濃度依存性である(in vitro)．また，数多くの実験的悪性腫瘍において，その効果が認められている．発がん物質BBN〔N-ブチル-N-(4-ヒドロキシブチル)ニトロサミン〕で誘発したラット膀胱がんに対し，マイトマイシンC，シクロホスファミドより強い抗腫瘍作用が認められている(in vivo)．

■**作用機序** がん細胞内のDNAと結合し，DNA合成とそれに引き続くがん細胞の分裂を阻害するものと考えられている．

■**副作用** 悪心・嘔吐，食欲不振，全身倦怠感，脱毛，白血球減少，貧血，血小板減少，BUN上昇，クレアチニンクリアランス値低下，血清クレアチニン上昇などがある．

2) カルボプラチン carboplatin

■**適応** 頭頸部がん，肺小細胞がん，精巣腫瘍，卵巣がん，子宮頸がん，悪性リンパ腫，非小細胞肺がんに用いられる．

マウスの白血病L1210・P388，メラノーマB16，結腸がんColon 26，卵巣がんM5076，ルイス肺がんに対して抗腫瘍作用が認められている．シスプラチン耐性卵巣がん細胞株KFrおよびTYK-nu(R)細胞に対しては交差耐性を示して効果が減弱されるが，その程度はシスプラチンの1/2～1/4とされる．

■**作用機序** がん細胞内のDNA鎖と結合し，DNA合成とそれに引き続くがん細胞の分裂を阻害するものと考えられている．

■**副作用** 悪心・嘔吐，食欲不振，全身倦怠感，脱毛，発熱，白血球減少，血小板減少，ヘモグロビン減少，赤血球減少，ヘマトクリット値低下，ALT上昇，AST上昇，好中球減少，BUN上昇，クレアチニンクリアランス値低下，血清クレアチニン上昇などがある．

3) ネダプラチン nedaplatin

■**適応** 頭頸部がん，肺小細胞がん，肺非小細胞がん，食道がん，膀胱がん，精巣腫瘍，卵巣がん，子宮頸がんに用いられる．

マウス腫瘍細胞株(ルイス肺がん)，ヒト腫瘍の培養細胞株(肺大細胞がん株Lu-99，肺扁平上皮がん株RERF-LC-AI)に対する50％増殖抑制濃度はいずれも1μg/mL以下，ヒト肺腺がん株A549に対しては1.6μg/mL，ヒト正常肺および羊膜の細胞株各2株に対しては6.5～12.5μg/mLである(in vitro)．したがって，腫瘍細胞には正常細胞よりも低濃度で作用する．

■**作用機序** 細胞内に入った後，グリコレート配位子のアルコール性酸素と白金の結合が切れて，白金に水が付加したイオン種(活性種，すなわちアコ錯体)を生成する．次に，一方が外れたグリコレート配位子は不安定になって脱離し，種々のイオン種に変化し，これらのイオン種がDNAと結合する．このように，シスプラチンと同様の経路でDNAと結合し，その結果，DNAの複製を阻害することにより抗腫瘍作用を示すと考えられる．

■**副作用** 悪心・嘔吐，食欲不振，脱毛，白血球減少，ヘモグロビン減少，血小板減少，BUN上昇，血清クレアチニン上昇，AST上昇，ALT上昇などがある．

4) オキサリプラチン oxaliplatin

■**適応** 治癒切除不能な進行・再発の結腸・直腸がんに用いられる．

ヒト大腸がん株(SW480，HCT116，SW620，HT-29いずれもin vitro)，ヌードマウスに移植したヒト大腸がん株HT-29において強い抗腫瘍効果が認められている．

■**作用機序** 代謝により生体内変換体〔ジクロロ

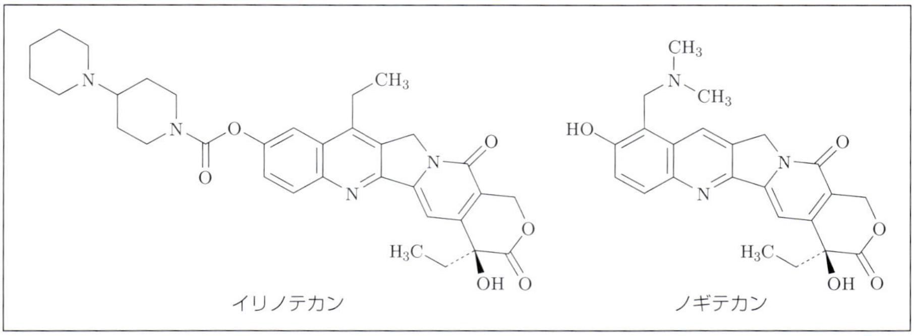

図 13-26　カンプトテシン誘導体

1,2-ジアミノシクロヘキサン(DACH)白金，モノアクオモノクロロ DACH 白金，ジアクオ DACH 白金〕を形成し，各々ががん細胞内の DNA 鎖と共有結合することで DNA 鎖内および鎖間の両者に白金-DNA 架橋を形成する．これらの架橋が DNA の複製や転写を阻害する．

■**副作用**　白血球減少，好中球減少，ヘモグロビン減少(貧血)，血小板減少，下痢，悪心・嘔吐，食欲不振，AST 上昇，ALT 上昇，ALP 上昇，末梢神経症状，疲労，注射部位反応，発熱，総タンパク質減少などがある．

I トポイソメラーゼ阻害薬

　トポイソメラーゼは，DNA の複製，転写，組換えなど，あらゆる DNA 代謝に関わる重要な酵素である．トポイソメラーゼにはトポイソメラーゼ I とトポイソメラーゼ II がある．トポイソメラーゼ I は 2 本鎖 DNA 重合体に一過性に切れ目を入れるのに対して，トポイソメラーゼ II は 2 本鎖 DNA 重合体を一過性に切断する．
　トポイソメラーゼ I 阻害薬の代表例として，クロタキカズラ科クサミズキ(*Nothapodytes foetida*)やヌマミズキ科カンレンボク(*Camptotheca acuminata*)に含有するアルカロイドでカンプトテシン誘導体の**イリノテカン**が挙げられる．また**トポイソメラーゼ II 阻害薬**の代表例として，メギ科植物ポドフィルム(*Podophyllum peltatum*)に含有するポドフィロトキシンの誘導体であるエトポシドが挙げられる．

a カンプトテシン誘導体(図 13-26)

1) イリノテカン irinotecan

■**適応**　小細胞肺がん，非小細胞肺がん，乳がん(手術不能または再発)，有棘細胞がん，子宮頸がん，卵巣がん，胃がん(手術不能または再発)，結腸・直腸がん(手術不能または再発)，悪性リンパ腫(非ホジキンリンパ腫)に用いられる．
　移植腫瘍に対して広い抗腫瘍スペクトラムを有す．マウスザルコーマ 180，Meth A 線維肉腫，ルイス肺がん，白血病 L1210・P388，ラットウォーカー 256 がん肉腫ならびにヌードマウスに移植したヒト腫瘍 MX-1(乳がん)，Colon 4(大腸がん)，St-15(胃がん)，QG-56(肺がん)などに強い抗腫瘍効果を示す．

■**作用機序**　イリノテカンはプロドラッグであり，生体内でカルボキシルエステラーゼにより**活性代謝物(SN-38)**に加水分解された後，**DNA トポイソメラーゼ I を阻害する**ことによって DNA 合成を阻害する．殺細胞効果は細胞周期の **S 期に特異的**であり，制限付時間依存性に効果を示す．

■**副作用**　**骨髄機能抑制，高度な下痢**など，重篤な副作用防止のため，頻回に検査を行う旨の警告が付されている．白血球減少，ヘモグロビン減少(貧血)，血小板減少，悪心・嘔吐，食欲不振，腹痛，腸管麻痺，間質性肺炎などがある．

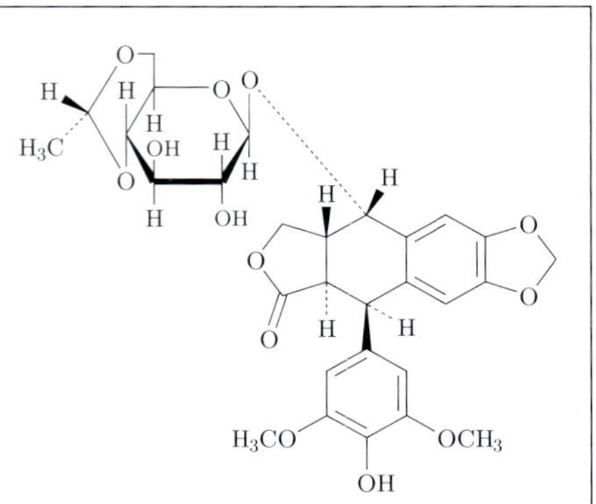

図 13-27　ポドフィロトキシン誘導体

2）ノギテカン nogitecan

■**適応**　小細胞肺がんに用いられる．

マウスおよびヒト腫瘍株において広い抗腫瘍スペクトラムを有し，小細胞肺がんに対して高感受性を示す．なお，抗腫瘍効果は濃度と処理時間に依存する．また，白血病 P388 細胞由来のドキソルビシン耐性株，ダウノルビシン耐性株またはミトキサントロン耐性株移植モデルにおいても抗腫瘍効果が認められ，ヒト摘出腫瘍を用いた試験（*in vitro*）では，ドキソルビシン，フルオロウラシル，シクロホスファミド，エトポシド無効例に対して細胞増殖抑制作用を示す．

■**作用機序**　DNA と複合体を形成したトポイソメラーゼ I に選択的に結合し，その構造を安定化させ，DNA 超らせん（スーパーコイル）構造の弛緩阻害と DNA の断片化を引き起こし，細胞死（アポトーシス）を誘導する．

■**副作用**　悪心・嘔吐，食欲不振，脱毛，発熱，易疲労感，白血球減少，好中球減少，赤血球減少，ヘモグロビン減少，血小板減少などがある．

b ポドフィロトキシン誘導体（図 13-27）

1）エトポシド etoposide

■**適応**　肺小細胞がん，悪性リンパ腫，子宮頸がんに用いられる．

マウスルイス肺がんに対して抗腫瘍作用が認められている．ヌードマウスに移植したヒト悪性リンパ腫，ヒト肺がん（LX-1, Lu-134, N231, IU-24, Lu-61），ヌードマウス皮下移植ヒト子宮頸がん（HeLa S3, TCO-1）およびヌードマウス子宮移植ヒト子宮頸がん（HeLa S3）に対しても増殖抑制効果を示す．

■**作用機序**　エトポシドはトポイソメラーゼ II による DNA 切断作用を阻害する．培養がん細胞（HeLa S3）の細胞周期進行を，エトポシドの 1 時間接触では 30 μg/mL 以上で，48 時間接触では 1 μg/mL 以上で G_2/M 期に停止させる．また，エトポシドは S 期および G_2/M 期の細胞に対して高い感受性を示す．この殺細胞作用は作用濃度と作用時間の双方に依存して増強する．

■**副作用**　白血球減少，貧血（赤血球減少およびヘモグロビン減少），血小板減少，脱毛，食欲不振，悪心・嘔吐，全身倦怠感，口内炎などがある．

J 分子標的治療薬

分子標的治療薬とは，それぞれの標的となる悪性腫瘍中に特徴的に存在する分子を通して悪性腫瘍に障害を与える抗悪性腫瘍薬である．イマチニブ，ゲフィチニブなどの**チロシンキナーゼ阻害作用**を有する化合物や，トラスツズマブ，リツキシマブなどの標的分子に対する**モノクローナル抗体製剤**がある．

悪性腫瘍細胞が異常に増殖するために必要な細胞内情報伝達に関与する分子であるチロシンキナーゼの阻害薬は，酵素であるチロシンキナーゼを直接阻害することで悪性腫瘍細胞に致命的なダメージを与える．一方，悪性腫瘍細胞がその表面に特異的に発現している分子に結合するモノクローナル抗体製剤は，**抗体依存性細胞作動性細胞傷害活性**（antibody-dependent cell-mediated cytotoxicity: ADCC）とよばれる機序で抗悪性腫瘍作用を示す．すなわち，抗体が直接分子の働きを封じ込めると同時に，宿主の免疫担当細胞であるマクロファージ・単球やナチュラルキラー細胞が，モノクローナル抗体の結合した悪性腫瘍細胞を認識可能となることで，それを殺傷する．

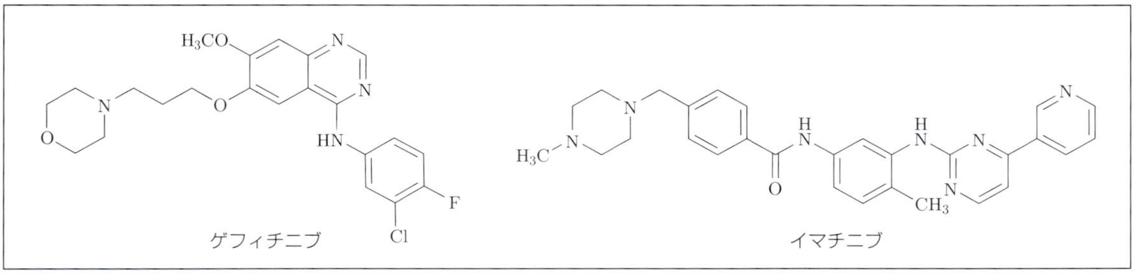

図 13-28　チロシンキナーゼ阻害薬

これらの標的分子は，正常細胞にはほとんど発現されないか，悪性腫瘍細胞に比べて発現量が少ないため，一般的には副作用が出にくいものと予想されている．しかしながら，ゲフィチニブのようにわが国での販売開始(2002年7月16日)から2007年3月末日までの間に服用患者の706名に重篤な急性肺障害や間質性肺炎などによる死亡例が発生したという報告もあり，**分子標的治療薬であっても副作用に対する十分な警戒が必要不可欠**である．ただし，単純にゲフィチニブの毒性が高いというわけではなく，その適応症が「手術不能または再発非小細胞肺がん」であり，かなりの進行がん患者が服用対象となる点，肺がんによる咳と間質性肺炎による咳の区別がつきにくいために副作用の発症に気づくのが遅れがちになる点，さらには，ほかに代わる薬物が存在しないため，わが国での発売開始後，この薬物の特性が十分に現場の医療従事者に理解される間もなく，わずか3か月の間に19000名の患者に投与されてしまった点などを考慮に入れるべきであると考える．

ベバシズマブは血管内皮増殖因子(VEGF)に対するモノクローナル抗体製剤であり，がん細胞が分泌するVEGFに特異的に結合して血管新生を抑制することで，がん細胞の増殖を阻害する．血管新生とは，がん細胞が多くの栄養分を得るために既存の血管から引き伸ばした新しい血管を意味し，**血管新生阻害薬**はいわばがん細胞を兵糧攻めする新しい概念の抗悪性腫瘍薬である．ベバシズマブは現在，大腸がん治療薬として臨床使用されており，今後は他のがんへの適応拡大や，がん転移の抑制効果などが確認されるものと期待される．

a チロシンキナーゼ阻害薬 (図13-28)

1) ゲフィチニブ gefitinib

■**適応**　手術不能または再発非小細胞肺がんに用いられる．

口腔扁平上皮がん株KBの上皮増殖因子(EGF)刺激による増殖を阻害する(*in vitro*, IC_{50}：0.054 µmol/L)．また，ヒト腫瘍ヌードマウス移植系において，12.5〜200 mg/kg/日の用量で非小細胞肺がん株A549，ヒト前立腺がん株Du145，ヒト外陰部腫瘍株A431，大腸がん株CR10，HCT15，HT29，LoVo，口腔扁平上皮がん株KB，卵巣がん株HX62に対して腫瘍増殖抑制作用を示す．

■**作用機序**　上皮増殖因子受容体(EGFR)チロシンキナーゼを選択的に阻害し(EGFRチロシンキナーゼに対するIC_{50}は0.027 µmol/Lであり，ErbB2，KDR，Flt-1，Raf，MEK-1およびERK-2に対する阻害作用はその1/100以下)，腫瘍細胞の増殖能を低下させる．

また，DNA断片化および組織形態学的観察に基づきアポトーシスを誘導するとの報告がある．さらに，VEGFの産生抑制を介して腫瘍内の血管新生を阻害することも報告されている．

これらの作用に基づき，悪性腫瘍の増殖抑制あるいは退縮を引き起こすものと考えられるが，腫瘍退縮の作用機序の詳細はよくわかっていない．

これまでの治療成績から肺腺がん，日本人，女性，非喫煙者にゲフィチニブが有効であることがわかっていたが，現在では，それら有効例では*EGFR*遺伝子に変異を有する頻度が著しく高いことが報告されている．

■**副作用** 急性肺障害，間質性肺炎の発現に警告が付されている．発疹，下痢，瘙痒症，皮膚乾燥，痤瘡，AST上昇，ALT上昇を伴う肝機能障害などがある．

2）イマチニブ imatinib

■**適応** 慢性骨髄性白血病（CML），KIT（CD117）陽性消化管間質腫瘍，フィラデルフィア染色体陽性急性リンパ性白血病に用いられる．

bcr-abl 遺伝子導入細胞および *bcr-abl* 遺伝子発現がみられる CML，または急性リンパ性白血病（ALL）由来細胞の増殖を抑制する．また，*in vitro* 試験において *bcr-abl* 遺伝子陽性細胞に対しアポトーシス誘導作用を示し，CML および ALL 患者の末梢血・骨髄サンプルを用いたコロニー形成試験では，*bcr-abl* 遺伝子発現コロニーの形成を選択的に阻害する．

また，*bcr-abl* 遺伝子陽性細胞を移植した担がんマウスにおいて，腫瘍の形成やその増大を抑制する．

さらに，KIT チロシンキナーゼが介する細胞増殖を抑制し，消化管間質腫瘍（GIST）患者由来細胞の細胞増殖も抑制する．

幹細胞因子（SCF）依存性抗アポトーシス作用はイマチニブにより阻害され，GIST 細胞におけるアポトーシス細胞数は増加する．

■**作用機序** チロシンキナーゼ活性阻害薬であり，*in vitro* 試験において，*bcr-abl*，*v-abl*，*c-abl* チロシンキナーゼ活性を阻害する．さらに，血小板由来成長因子（PDGF）受容体および SCF 受容体である KIT のチロシンキナーゼ活性も阻害し，PDGF や SCF が介する細胞内シグナル伝達を阻害する．

N-脱メチル体代謝物は *in vitro* 試験において，*c-abl*，PDGF 受容体および KIT チロシンキナーゼ活性を，未変化体とほぼ同程度に阻害する．

■**副作用** 好中球減少，血小板減少，白血球減少，発疹，貧血，悪心・嘔吐，眼瞼浮腫，筋痙れんなどがある．

b モノクローナル抗体

1）トラスツズマブ trastuzumab

■**適応** ヒト上皮増殖因子受容体2型（human epidermal growth factor receptor type 2：HER2）過剰発現が確認された転移性乳がんに用いられる．

ヌードマウスに移植した HER2 高発現のヒト乳がん〔MCF7-HER2，BT-474（細胞当たりの HER2 受容体数 = 1.0×10^6）〕および卵巣がん（CAOV3-HER2）に対して抗腫瘍効果が認められている．MCF-7-HER2，CAOV3-HER2 に対しては，総投与量 3～100 mg/kg（3回投与）の範囲で用量依存的に増殖抑制効果を示す．一方，BT-474 に対しては，1日投与量 0.1～30 mg/kg（8～10回投与）の範囲で用量依存的に増殖抑制効果を示し，1 mg/kg 以上の高用量投与群では腫瘍の完全退縮も観察されたという報告もある．

■**作用機序** ヒトがん遺伝子 HER2/*neu*（*c-erbB-2*）の遺伝子産物である HER2 タンパク質は，ヒト上皮増殖因子受容体ファミリーに属する増殖因子受容体であり，その細胞質側にチロシンキナーゼ活性領域を有する膜貫通型タンパク質（分子量約 185 kDa）である．ヒト乳がん細胞では HER2 の高発現が認められているものもあり，HER2 遺伝子を導入し HER2 タンパク質が高発現したヒト乳がん細胞 MCF7 では，腫瘍増殖速度の亢進が観察されている．HER2 ヒト化モノクローナル抗体であるトラスツズマブは HER2 に特異的に結合した後，ナチュラルキラー細胞，単球を作用細胞とした抗体依存性細胞障害作用（ADCC）により抗腫瘍効果を発揮する．

また，HER2 高発現のヒト乳がん細胞 SK-BR-3 を 150 μg/mL の存在下で1日培養した後，細胞の HER2 数を求めたところ，HER2 のレベルが低下した．この結果より，HER2 分子数を低下させることにより細胞増殖シグナルが低減し，その結果，直接的に細胞増殖を抑制するとの機序も考えられる．

ただし，HER2 低発現のヒト乳がん細胞 MCF7 では，*in vitro* の試験において，トラスツズマブ

によって引き起こされる ADCC 活性はきわめて弱く，また，直接的な細胞増殖抑制作用（トラスツズマブをヒト化する前のマウス抗体である 4D5 を用いて行われた）は認められていない．

■**副作用** 発熱，悪心・嘔吐，悪寒，全身倦怠感，無力症，疼痛などがある．

2）リツキシマブ rituximab

■**適応** cluster of differentiation（CD）20 陽性の B 細胞性非ホジキンリンパ腫に用いられる．

① CD20 抗原特異的結合作用

リツキシマブをヒト化する前のマウス型 CD20 モノクローナル抗体は，既存の抗 CD20 抗体である B1 のヒト CD20 抗原に対する結合を濃度依存的に阻害し，その IC_{50}（50％阻害濃度）値は B1 の 1/2〜1/3 と，ヒト CD20 抗原に対して 2〜3 倍強い抗原特異的結合能を示す．この強い抗原特異的結合能は，マウス-ヒトキメラ型抗体であるリツキシマブでも維持される．

② B リンパ球特異的作用

リツキシマブは B リンパ球と特異的に結合し作用を示すが，T リンパ球に対しては変化を与えない．また反応性を示すのは，リンパ節，骨髄，末梢血細胞，扁桃，脾臓のみで，これ以外の非リンパ系組織とは反応しない．

■**作用機序** ヒト CD20 抗原は，Pro-B 細胞，形質細胞を除くほとんどの正常および腫瘍化した B リンパ球に発現している分化抗原（リン酸化タンパク質）であり，B リンパ球以外の細胞には発現していない．リツキシマブは**抗 CD20 モノクローナル抗体**であり，ほとんどの B リンパ球に作用する．

①補体依存性細胞傷害作用（complement-dependent cytotoxicity: CDC）

ヒト補体の存在下，$2.2\,\mu g/mL$ の濃度でヒト由来 CD20 陽性細胞（SB 細胞）の 50％を溶解させたが，ヒト由来 CD20 陰性細胞（HSB 細胞）は溶解させず，CD20 抗原を有する細胞に対してのみ補体依存性細胞傷害作用を有することが確認された．また，ヒト補体存在下，CD34 陽性細胞（正常造血幹細胞）のコロニー形成能には影響しなかったことから，CD20 以外の CD 陽性細胞には CDC を示さないことが確認された．

②抗体依存性細胞介在性細胞傷害作用（antibody-dependent cell-mediated cytotoxicity: ADCC）

ヒトエフェクター細胞（白血球の中でも強い攻撃力や処理能力をもつ細胞）の存在下，$3.9\,\mu g/mL$ の濃度で SB 細胞の 50％を溶解させたが，HSB 細胞は溶解させず，CD20 抗原を有する細胞に対してのみ ADCC を有することが確認された．

■**副作用** 発熱，悪寒，瘙痒，頭痛，ほてり，血圧上昇，頻脈，多汗，発疹，白血球減少，好中球減少，血小板減少，AST 上昇などがある．

3）ゲムツズマブオゾガマイシン gemtuzumab ozogamicin

■**適応** 再発または難治性の CD33 陽性の**急性骨髄性白血病**に用いられる．

CD33 陽性のヒト急性前骨髄球性白血病（HL-60）細胞に対して，殺細胞活性が認められている．また，CD33 を発現しているその他のヒト白血病細胞である NOMO-1，NB4，NKM-1 細胞に対しても殺細胞活性が認められている（*in vitro*）．

HL-60 細胞をヌードマウスに皮下移植した異種移植モデルにおいて，静脈内投与により抗腫瘍効果を示す（*in vivo*）．

■**作用機序** ヒト化抗 CD33 抗体である hP67.6 と抗腫瘍性抗生物質であるカリケアマイシンの誘導体を結合した抗悪性腫瘍薬である．**CD33 抗原を発現した白血病細胞に特異的に結合して細胞内に取り込まれた後に，遊離したカリケアマイシン誘導体が殺細胞活性を発揮して抗がん作用を示す．**

■**副作用** 発熱・悪寒，血小板減少，白血球減少，ヘモグロビン減少，悪心・嘔吐，AST 上昇，ALT 上昇，LDH 上昇，リンパ球減少，全身倦怠感，食欲不振，好中球減少，フィブリン分解産物増加，ALP 上昇，頭痛，血中フィブリノーゲン増加，高血糖，血中アルブミン減少，鼻出血，体重減少，感染，活性化部分トロンボプラスチン時間（APTT）延長，頻脈，血中ビリルビン増加などがある．

4）トシリズマブ tocilizumab

■**適応** キャッスルマン（Castleman）病（中縦隔に発生する腫瘍）に伴う諸症状および検査所見（C 反

応性タンパク高値，フィブリノーゲン高値，赤沈亢進，ヘモグロビン低値，アルブミン低値，全身倦怠感）の改善に用いられる．ただし，用いることができるのはリンパ節の摘除が適応とならない患者に限られている．

トシリズマブは**IL-6 受容体に対するモノクローナル抗体製剤**であり，可溶性および膜結合性 IL-6 受容体に結合して，それらを介した IL-6 の生物活性の発現を抑制する．

■**作用機序** ヒト化抗ヒト IL-6 受容体モノクローナル抗体であるトシリズマブは，キャッスルマン病のさまざまな症状の原因と考えられている IL-6 に結合することで，その活性発現を抑制する．

■**副作用** 鼻咽頭炎，発疹，腹痛，瘙痒症，好中球減少，頭痛，全身倦怠感，咽喉頭疼痛，下痢，トロンビン・アンチトロンビンⅢ複合体（TAT）上昇，トリグリセリド上昇などがある．

C ビタミン A 誘導体（図 13-29）

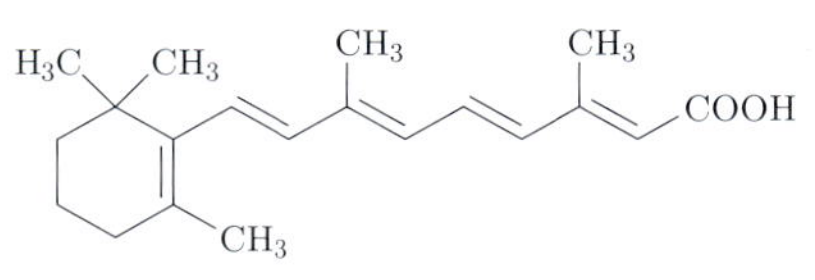

1）トレチノイン tretinoin

■**適応** **急性前骨髄球性白血病**に用いられる．

白血病細胞の HL-60 細胞株，NB4 細胞株，急性前骨髄球性白血病患者由来白血病細胞に対して分化誘導作用が認められている．また，その増殖抑制作用も認められている（HL-60）．

■**作用機序** 第 17 染色体上のレチノイン酸受容体 α（retinoic acid receptor-α: RAR-α）遺伝子と第

図 13-29 ビタミン A 誘導体

15 染色体上の promyelocytic leukemia（PML）遺伝子はともに，好中球系細胞を前骨髄球から分葉好中球へと分化させる機能をもつと推定されているが，急性前骨髄球性白血病においては，染色体相互転座により形成された PML-RAR-α キメラ遺伝子が両者のもつ分化誘導作用を遮断することにより，acute promyelocytic leukemia（APL）細胞が前骨髄球以降に分化するのを阻止しているものと推定される．ここに大量のトレチノインが作用すると，キメラ遺伝子の抑制機構が崩れ，前骨髄球からの分化が起こるものと考えられる．

■**副作用** トリグリセリド上昇，AST 上昇，ALT 上昇，口唇乾燥，頭痛，発熱（レチノイン酸症候群の随伴症状）などがある．なお，**催奇形性**があるので，妊婦や妊娠している可能性のある婦人には投与してはならない．また，妊娠する可能性のある婦人には投与しないことを原則とするが，やむをえず投与する場合には使用上の注意を厳守するという警告が付されている．

〔中村一基〕

14 その他（子宮作用薬，皮膚作用薬，ビタミン）

A 子宮作用薬

1 平滑筋の収縮と弛緩

平滑筋は，血管平滑筋，内臓平滑筋，眼平滑筋に大別される．食道，胃，腸などの内臓平滑筋は消化機能を調節しており，動脈や静脈の血管平滑筋は血圧や循環血液量の調節に関わる．また，気管・気管支の平滑筋は呼吸調節に，眼の瞳孔括約筋・散大筋は光量調節に，輸精管や子宮の平滑筋は生殖機能調節に関わっている．平滑筋の収縮・弛緩調節は主に自律神経による支配を受けているが，種々のホルモンやオータコイドによっても制御されている．本項で取り上げる子宮平滑筋も含めて，平滑筋の収縮・弛緩機構は，細胞内 Ca^{2+} 濃度の変動との関係で説明できる．

図 14-1 に平滑筋の収縮・弛緩機構を模式的に示す．

a 平滑筋の収縮機構

平滑筋収縮をもたらす細胞内 Ca^{2+} 濃度の上昇には，主に①〜④のような経路が関与する．
① 細胞膜の脱分極刺激による電位依存性 Ca^{2+} チャネルの活性化や，種々のアゴニストによる受容体刺激により，Ca^{2+} チャネルが開口して Ca^{2+} が細胞内に流入する．さらに受容体刺激の後，Gタンパク質（G_q）を介して活性化されるホスホリパーゼC（PLC）の作用によるイノシトールリン脂質（PI）代謝によってイノシトール三リン酸（IP_3）が生じる．この IP_3 が筋小胞体の IP_3 受容体を刺激することで筋小胞体から Ca^{2+} を遊離させ，細胞内 Ca^{2+} 濃度が増加（10^{-6} mol/L 以上）する．
② 細胞内遊離 Ca^{2+} は，Ca受容タンパクのカルモジュリン（calmodulin: CaM）と複合体を形成する．
③ Ca–CM 複合体はミオシン軽鎖キナーゼ（myosin light chain kinase: MLCK）を活性化し，活性化された MLCK はミオシンをリン酸化（活性化）する．
④ リン酸化ミオシンは，アクチンと反応して筋収縮を引き起こす．

b 平滑筋の弛緩機構

平滑筋弛緩をもたらす細胞内 Ca^{2+} 濃度の減少には，主に①〜③のような経路が関与する．
① 細胞膜や筋小胞体の Ca^{2+}-ATPase の働きにより，Ca^{2+} 細胞内遊離 Ca^{2+} 濃度が 10^{-7} mol/L 以下になると，Ca–CM 複合体は MLCK と解離し，MLCK の活性化が抑制される．一方，リン酸化ミオシンはホスファターゼにより脱リン酸化されて不活性型になり，筋弛緩が起こる．
② また，β作用などにより細胞内 cyclic AMP（cAMP）が増加すると，プロテインキナーゼA（PKA）が活性化され，この PKA による MLCK のリン酸化によっても弛緩が生じる（リン酸化された MLCK は Ca–CM 複合体に対する親和性が低く，ミオシンは活性化されないので筋弛緩状態になる）．
③ その他，電位依存性 Ca^{2+} チャネルに対する直接的な阻害によっても，筋弛緩作用が起こる．

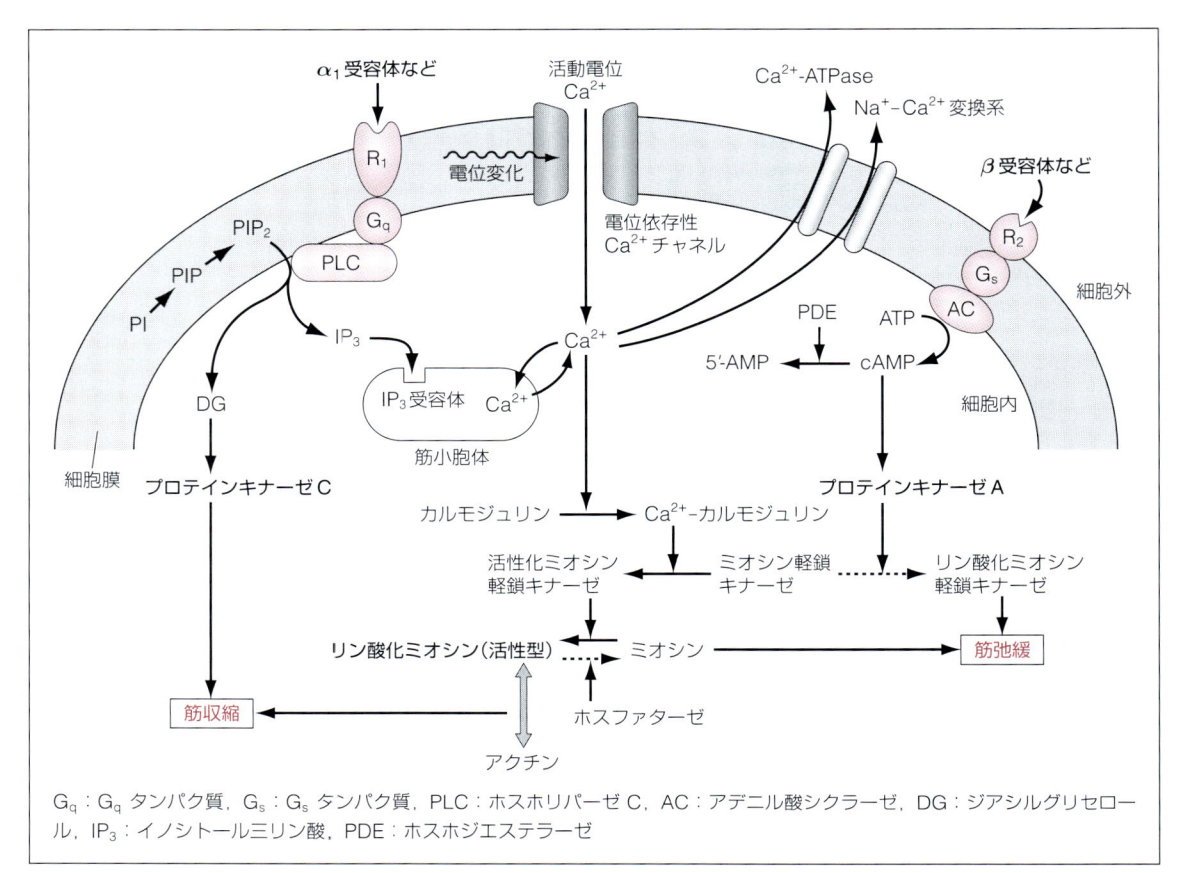

図14-1 平滑筋の収縮弛緩機構

G_q：G_q タンパク質，G_s：G_s タンパク質，PLC：ホスホリパーゼ C，AC：アデニル酸シクラーゼ，DG：ジアシルグリセロール，IP_3：イノシトール三リン酸，PDE：ホスホジエステラーゼ

2 子宮収縮薬（図14-2）

　子宮収縮薬は，**陣痛促進・分娩誘発**，分娩後の**弛緩出血の防止**，**妊娠中期の人工流産**などの目的で用いられている．現在，臨床使用されている薬物は，**オキシトシン** oxytocin，**プロスタグランジン類** prostaglandins（E_1，E_2，$F_{2\alpha}$）ならびに**麦角アルカロイド類** ergot alkaloids の**エルゴメトリン** ergometrine である．一般に子宮平滑筋は，妊娠の有無，妊娠時期，性周期さらには動物種などによって薬物に対する感受性や反応性が異なるので，各薬物の薬理作用を理解することがきわめて重要である．

1）オキシトシン oxytocin

　オキシトシンは脳下垂体後葉ホルモンの1つであり，9個のアミノ酸残基からなるペプチド（構造中のシステイン–システインをシスチンとすると8個になる）である．視床下部の室傍核および視索上核において生成され，神経性分泌によって下垂体後葉に送られ，貯蔵される（☞323頁）．

　■**薬理作用・作用機序**　血液中に分泌されたオキシトシンは**子宮平滑筋細胞膜上のオキシトシン受容体**に結合して**収縮力，収縮頻度**ともに増大させる．オキシトシン受容体はGタンパク質共役型受容体（G_q）であり，PLCの活性化に伴うホスファチジルイノシトール（PI）代謝回転の亢進により情報伝達が行われる．オキシトシンの子宮筋収縮作用には，オキシトシンにより遊離促進されたプロスタグランジンが一部関与すると考えられている．オキシトシンに対する**子宮の感受性はエストロゲン** estrogen **によって増強され**，**プロゲステロン** progesterone **によって抑制**される．子宮筋に対するオキシトシンの作用は妊娠の有無，妊娠時期，性周期，動物種などによって左右されるが，ヒト子宮

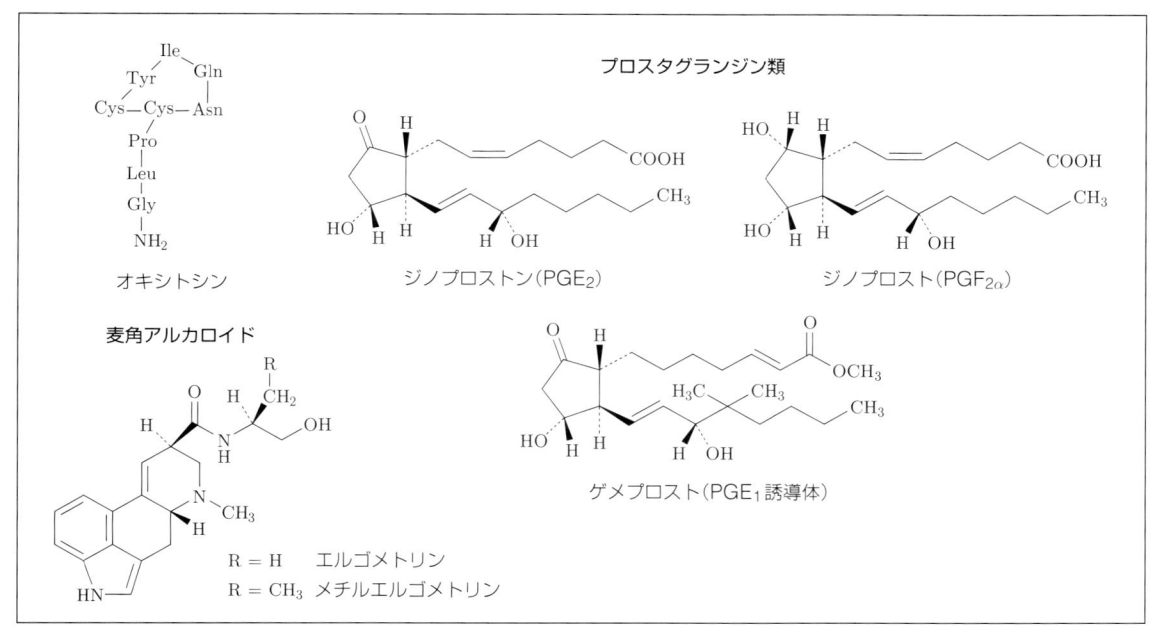

図14-2 子宮収縮薬

では，妊娠末期や分娩直後にオキシトシンに対する感受性が最大となる．オキシトシンはまた，乳腺腺胞の筋上皮細胞を収縮させ，**射乳作用**を引き起こす．なお，血管拡張作用により血圧低下をきたす．

■**適応** **分娩誘導，微弱陣痛に対する陣痛促進および分娩後の弛緩性子宮出血**に用いられる．

■**副作用** 過強陣痛，子宮破裂，頸管裂傷，胎児仮死，血圧低下に伴う胎盤循環不全，悪心・嘔吐などに注意する必要がある．

2）プロスタグランジン類 prostaglandins（PGs）

PGsは生体内に広く分布し，生殖器系，循環器系，消化器系，血小板などに対して広範な生理作用を有するオータコイドである．

■**薬理作用・作用機序** $PGF_{2\alpha}$製剤であるジノプロスト dinoprostの子宮収縮作用は，オキシトシンや麦角アルカロイドに比べて妊娠時期による影響を受けにくく，かつ非妊娠子宮も収縮させる．また，自然陣痛に類似した子宮収縮作用を示すことも特徴である．

PGE_2製剤のジノプロストン dinoprostoneは，非妊娠子宮では弛緩作用を，妊娠子宮では収縮作用を引き起こす．

PGE_1誘導体のゲメプロスト gemeprostは，子宮収縮作用に加えて**子宮頸管開大作用**を示す．

ジノプロストはFP受容体，ジノプロストン，ゲメプロストはEP_1およびEP_3とよばれるGタンパク質共役型（G_q）の受容体サブタイプに結合して，PI代謝回転を亢進すると考えられている．

■**適応** ジノプロストは妊娠末期における陣痛誘発・促進，分娩促進および分娩後の子宮弛緩，産褥時の出血などに用いられる．また，強い消化管平滑筋収縮作用も有するので，胃腸管手術後の腸管蠕動亢進の目的にも用いられる．PGE_2は室温で不安定なため，ジノプロストンはβ-シクロデキストリン包接化合物（ジノプロストン ベータデクス）として経口投与され，妊娠末期における陣痛誘発・促進に用いられる．また，ゲメプロストは妊娠中期における治療的流産に適用される．

■**副作用および禁忌** 過強陣痛，子宮破裂，頸管裂傷，胎児仮死などの危険性はオキシトシンと同様である．PGsは気管支平滑筋を収縮させ，血圧上昇や頻脈を起こすことがあるので，気管支ぜん

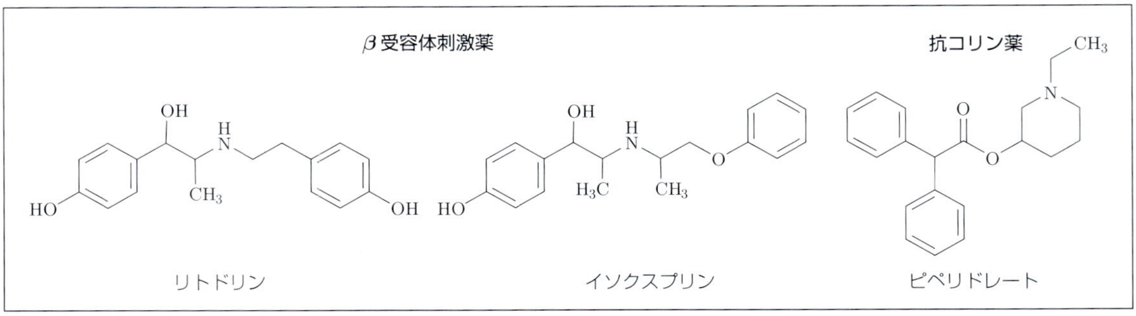

図 14-3　子宮弛緩薬

息患者や高血圧患者への投与には注意する必要がある．また，オキシトシンと PGs の併用は過強陣痛をまねき，子宮破裂，胎児死亡などの重篤な症状を呈することがある．

3) 麦角アルカロイド ergot alkaloids

麦角アルカロイドは，ライ麦などのイネ科植物の穂に寄生する麦角菌の菌核から抽出されるアルカロイドの総称である．麦角アルカロイドに対する子宮の感受性は妊娠時期によって異なり，妊娠末期や分娩後の子宮では感受性が高い．

■**薬理作用・作用機序**　麦角アルカロイドの多くは子宮収縮作用を有するが，中でもアミン型のエルゴメトリン ergometrine はアドレナリン α 受容体遮断作用が弱く，子宮収縮作用が強い．この子宮収縮作用は α 受容体刺激によると考えられている．エルゴメトリンのメチル化誘導体であるメチルエルゴメトリン methylergometrine の子宮収縮作用も強力であり，持続作用もあるが，血管収縮作用は弱い．

■**適応**　分娩後の弛緩性子宮出血の防止に用いられる．また，子宮復古不全，帝王切開術あるいは人工妊娠中絶にも適用される．陣痛促進の目的では用いられない．

■**副作用および禁忌**　冠動脈れん縮や心筋梗塞を引き起こす危険性があるので，虚血性心疾患を合併している妊婦には用いてはならない．また，悪心・嘔吐，頭痛などがみられることがある．

3 子宮弛緩薬（図 14-3）

子宮弛緩薬は，子宮平滑筋の収縮を抑制することにより，**流産や早産を防止あるいは予防する薬**物である．臨床的には，アドレナリン β_2 受容体刺激薬や硫酸マグネシウムが用いられている．一般に，子宮弛緩薬の使用は妊娠 20 週以降，34〜36 週までが適応とされている．

1) β_2 受容体刺激薬 　β_2-adrenoceptor stimulant

子宮筋選択性のあるリトドリン ritodrine が用いられる．経口投与可能であるが，緊急の場合は点滴静注を行う．末梢血行障害に適用されているイソクスプリン isoxsuprine が用いられることもある．

■**薬理作用・作用機序**　子宮平滑筋の β_2 受容体を刺激して cAMP 量を増加させ，細胞内 Ca^{2+} 濃度を低下させることにより筋弛緩作用を示す．オキシトシン誘発性の子宮収縮作用を用量依存的に抑制する．

■**適応**　切迫流産・早産の予防や，緊急の治療を必要とする切迫流産・早産に用いられる．

■**副作用**　心悸亢進，手指振戦など，子宮筋以外の β 受容体刺激による副作用に注意する必要がある．

2) 硫酸マグネシウム magnesium sulfate

β_2 受容体刺激薬が使用できない場合などに用いられる．

■**薬理作用・作用機序**　子宮平滑筋に直接作用して筋弛緩作用を示す．Ca^{2+} 遮断作用も一部関係している．

■**適応**　早産の予防に用いられる．
■**副作用**　過量では，心臓刺激伝導系の抑制，神経・筋接合部の伝達遮断による心停止，呼吸抑制を生じる可能性があるので注意を要する．

3）その他

抗コリン薬のピペリドレート piperidolate も用いられることがある（☞ 106 頁，抗コリン薬の項参照）．

〈松村靖夫〉

B 皮膚作用薬

1 皮膚の基本的機能

皮膚は，体の内部と外界との間の物理的なバリアの役割だけでなく，体温調節，種々の感覚・知覚，免疫応答，各種生理活性物質の生合成など，生命維持に必要な多くの機能を担っている．また，皮膚は種々の病変の場としても重要であり，特にバリアであるがゆえに，外界からの物理的な侵襲や表在性の感染に基づく皮膚特有の疾患も存在する．

皮膚という臓器の 1 つの特徴は，診断や治療の際に標的臓器に対して非侵襲的に直接アクセスすることが可能であるということである．このため，薬物治療においても，外用薬として皮膚への局所的かつ直接的な投与方法が繁用される．もちろん，疾患の種類や程度などに応じて，局所投与だけでなく，経口投与や静脈内投与などの全身投与が行われる場合もある．

■**皮膚の構造**　図 14-4 に皮膚の構造の模式図を示す．皮膚の最外層である角質層は，死んだ細胞の層である．その下に上皮層，さらにその下に真皮層がある．皮膚における主な病態の場は上皮層・真皮層であり，外用薬として皮膚表面に適用した薬物が，角質層を通過してこれらの部位に適切な濃度で到達するために，適切な剤型と投与経路を選択する必要がある．

2 皮膚の構造と薬物動態（図 14-4）

皮膚は，体外からの過剰な水分や電解質が侵入するのを防ぐとともに，体内から水分や電解質が喪失するのを防ぐという，双方向性のバリアとしての役割を果たしている．皮膚のそれぞれの層のうち最も重要なバリアは，皮膚の最外層である**角質層**である．

角質層を形成する角質細胞は，核や細胞小器官（オルガネラ）を消失しており，上皮の角化細胞（ケラチノサイト）が最外層に移動して死んだ細胞である．細胞は平坦化しており，ケラチンやフィラグリンに富む．

角質層の下部には**上皮層**があり，これは**有棘層**とその下の**基底層**からなる．上皮部ではケラチノサイトが増殖・分化を繰り返しながら，基底層から有棘層を経て角質層へと移動していく．この間にケラチノサイトは形態や分泌するタンパク質などを変化させる．やがてケラチノサイトがアポトーシスを起こし，角質層を形成する．上皮層にはケラチノサイト以外に，貪食能と抗原提示能を有する**ランゲルハンス（Langerhans）細胞**，メラニンを合成する**色素細胞**が存在する．上皮層の下に真皮層があるが，真皮層は乳頭層と網状層に分けられる．毛細血管や知覚神経は，皮下組織から網状層を経由して乳頭層にまで達し，一部の知覚神経は基底層の上の上皮組織にまで到達する．乳頭層では結合組織のコラーゲン線維の密度は網状層よりも低く，**線維芽細胞**や**肥満細胞（マスト細胞）**，マクロファージ，リンパ球が認められる．網状層はコラーゲン線維やエラスチン線維が高い密度で存在する結合組織で，この部分には汗腺の分泌部や毛球・毛乳頭などがみられる．皮下組織には，細動脈・細静脈などの血管，知覚神経などが存在し，結合組織は脂肪細胞に富んでいる．

■**皮膚の薬物動態**　皮膚に薬物を外用した場合，薬物は，①正常な角質層を通過する経路，②汗管を通る経路，③皮脂濾胞を通る経路の 3 つの経路を通って下部組織へと浸透する．

角質層の表面積は全皮膚表面積の 99％ を占めて

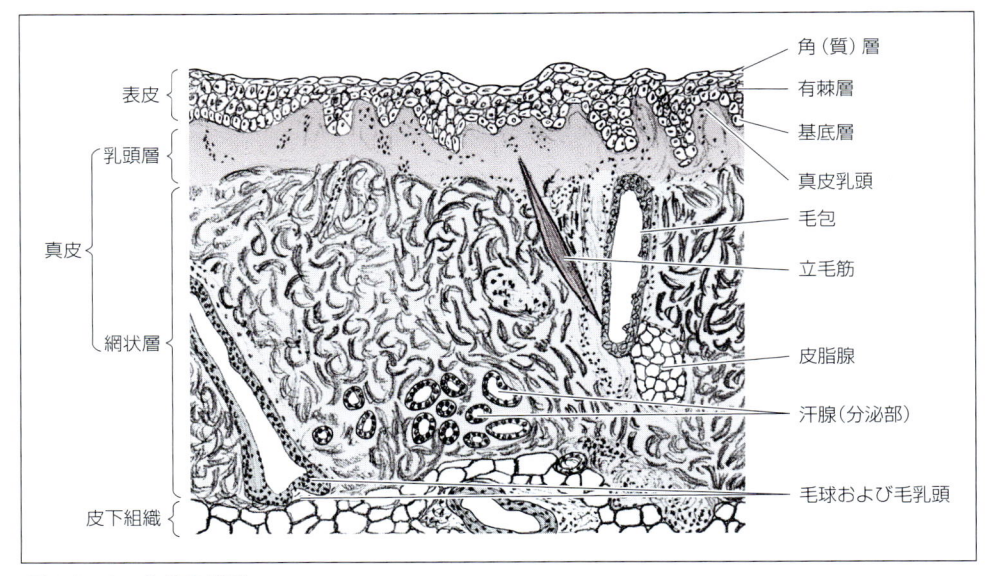

図14-4 皮膚の構造

（表皮）角（質）層／有棘層／基底層
（真皮）乳頭層〈真皮乳頭／毛包／立毛筋〉／網状層〈皮脂腺／汗腺（分泌部）／毛球および毛乳頭〉
皮下組織

おり，角質層の透過が重要となる．

　皮膚には，シトクロム P450 群やエポキシドヒドロラーゼ，アセチルトランスフェラーゼ，グルクロニルトランスフェラーゼ，スルファターゼなどさまざまな酵素が存在しており，皮膚における薬物代謝を担っている．

　薬物の皮膚透過性は一般に角質層の厚さに反比例する．薬物透過性は，顔面，間擦部，会陰部で高い．また，これらの部位は刺激物質やアレルギー性の接触反応に対して感受性の高い領域である．さらに，腋窩，鼠径部，炎症部位のような部位は，強力な副腎皮質ステロイドの局所適用によって生じる皮膚萎縮のような薬物の有害作用に対して脆弱である．

■**吸収に影響を及ぼす因子**　皮膚のバリア機能は病態によって影響を受ける．乾癬をはじめとする多くの皮膚疾患において角質層は正常な状態を維持しておらず，バリア機能が損なわれている．そのような条件では，皮膚表面に適用した薬物の経皮吸収率は高く，標準的な投与量で全身毒性を起こすほど上昇する場合がある．

　また，薬物の経皮吸収に影響を及ぼす因子の1つに，**皮膚の水分量**がある．一般に，皮膚の水分量が上昇すると薬物吸収は増大する．したがって，上皮を介した水分喪失を抑制することで，角質層の水分量を上昇させることは，薬物治療のうえからも重要である．

　なお，乳幼児から低年齢の小児は，体重に対する皮膚表面積の割合が成人よりも大きいため，経皮吸収された薬物により全身性の有害作用を生じるリスクが高いことに注意する必要がある．

3 基材

　薬物を皮膚に外用する場合，外用薬の基材や溶媒が薬物の吸収に影響を及ぼし，治療効率に影響すると考えられる．一般に，クリームやローションに比べ軟膏は閉塞性が高く，皮膚を軟化する性質が高いと考えられる．そのほかに，リポソーム，マイクロゲルなどが用いられており，リポソームは損傷した上皮のバリアを効率よく通過するとされている．

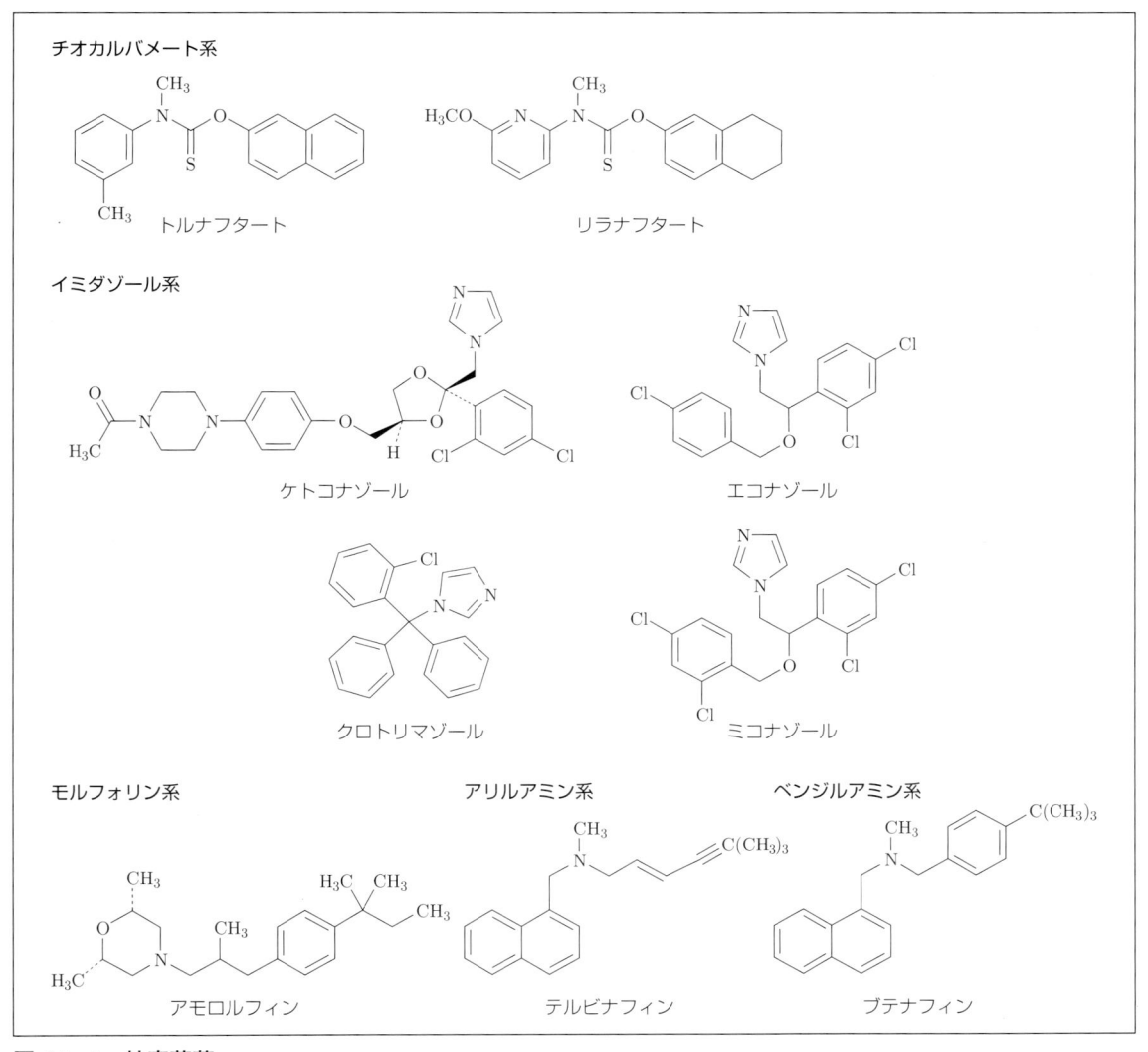

図 14-5 抗真菌薬

4 皮膚疾患に使用する薬物

a 寄生性皮膚疾患治療薬

1）抗真菌薬

表在性真菌症の治療を目的として，軟膏，外用液，クリームなどの剤型で局所に用いられるものが多い．真菌の細胞膜合成のいずれかの段階を阻害することにより効果を表す．化学構造に応じて以下のように分類される．また，爪白癬の治療には内服薬が使用される（☞ 379 頁，抗真菌薬の項も参照）．

■**チオカルバメート系**（図 14-5） 白癬菌などには強い作用を示すが，カンジダに対する作用は弱い．トルナフタート tolnaftate，リラナフタート liranaftate がある．

■**イミダゾール系**（図 14-5） 抗真菌スペクトルが広く，皮膚糸状菌，カンジダ，癜風菌などに対して抗菌力が高い．中でもケトコナゾール ketoconazole は癜風菌に対する抗真菌活性が高い．その他，クロトリマゾール clotrimazole，ミコナゾール miconazole，エコナゾール econazole，イソコナゾール isoconazole，スルコナゾール sulconazole，オキシコナゾール oxiconazole，クロコナゾール cro-

表 14-1 化膿性皮膚疾患治療薬

主な抗菌薬	特徴など
クロラムフェニコール chloramphenicol ☞ 360 頁	
テトラサイクリン系 ☞ 361 頁 　テトラサイクリン tetracycline	
マクロライド系 ☞ 361 頁 　エリスロマイシン erythromycin	
アミノグリコシド系 ☞ 359 頁 　カナマイシン kanamycin 　ゲンタマイシン gentamicin 　フラジオマイシン fradiomycin	ゲンタマイシン，フラジオマイシンはステロイドとの配合剤もある
フシジン酸ナトリウム sodium fusidate ☞ 364 頁	
リンコマイシン系 ☞ 363 頁 　クリンダマイシンリン酸エステル clindamycin phosphate	化膿性炎症を伴う痤瘡に用いられる
ペプチド系 ☞ 363 頁 　ポリミキシン B polymixin B	
ニューキノロン系 ☞ 368 頁 　ナジフロキサシン nadifloxacin	化膿性炎症を伴う痤瘡に用いられる
サルファ剤 ☞ 365 頁 　スルファジアジン sulfadiazine 　スルファジアジン銀 sulfadiazine silver	皮膚潰瘍，浅在性熱傷の二次感染，感染を伴う痤瘡などに用いられる

conazole, ビホナゾール bifonazole, ネチコナゾール neticonazole, ラノコナゾール lanoconazole, ルリコナゾール luliconazole がある．

■モルフォリン系（図 14-5）　白癬，カンジダ，癜風菌に有効な，抗真菌スペクトルが広い薬物である．アモロルフィン amorolfine がある．

■アリルアミン系（図 14-5）　抗真菌スペクトルが広く，白癬，カンジダ，癜風菌に有効である．テルビナフィン terbinafine がある．

■ベンジルアミン系（図 14-5）　白癬菌などに対する作用は強いが，カンジダに対する作用は弱い．ブテナフィン butenafine がある．

■その他　ピリミジン系としてシクロピロクスオラミン ciclopirox olamine が，脂肪酸系としてウンデシレン酸 undecylenic acid，ウンデシレン酸亜鉛 zinc undecylenate がある．

2）抗ウイルス薬

　ビダラビン vidarabine，アシクロビル aciclovir があり，**単純疱疹，帯状疱疹**といったヘルペスウイルス感染症に用いられる．

3）その他の寄生性皮膚疾患治療薬

　イオウ sulfur の軟膏や懸濁液（またはローション）が，疥癬，白癬，頑癬（股部白癬），黄癬，乾癬，痤瘡，脂漏，慢性湿疹に用いられる．

b 化膿性皮膚疾患治療薬

　軟膏やクリーム，液剤，ゲルなどの外用薬として，表在性感染症，毛囊炎，化膿性汗孔周囲炎，尋常性痤瘡，黄色ブドウ球菌による伝染性膿痂疹，湿疹・皮膚炎の二次感染，浅在性熱傷の二次感染などに用いられる．抗菌薬を外用で用いる場合には，薬物による接触性皮膚炎，長期投与に伴う耐性菌の出現に注意する．また，外用によって経皮感作され，アレルギー性薬疹を起こす場合もあることが知られている（表 14-1）．

c 副腎皮質ステロイド（図 14-6）

　抗炎症作用，免疫抑制作用を目的として繁用さ

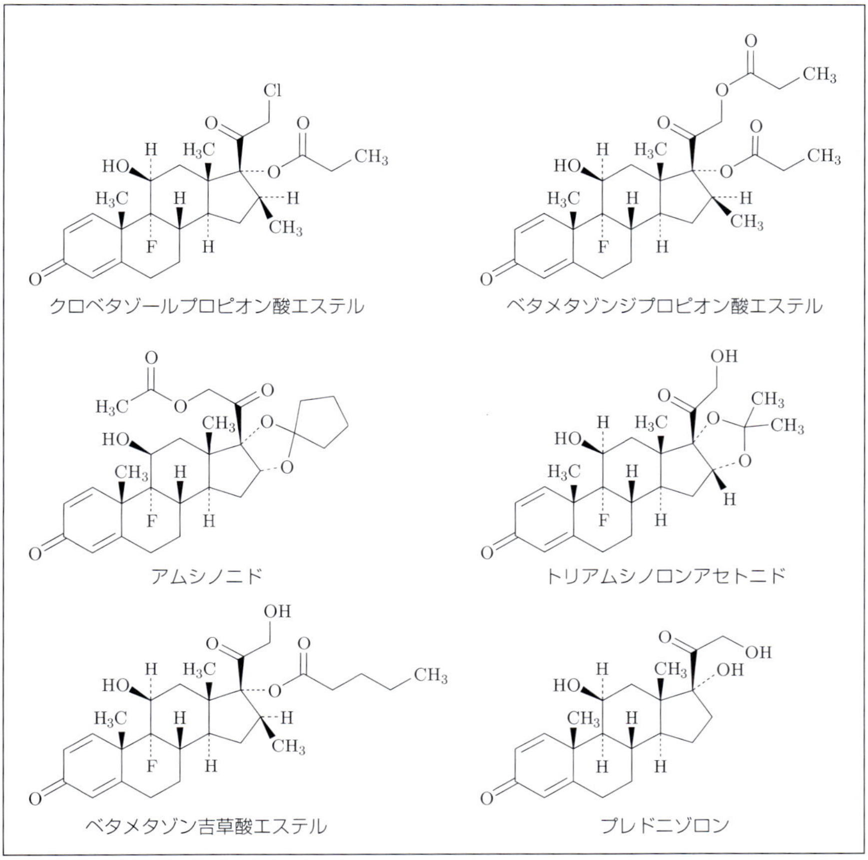

図 14-6 ステロイド外用薬

(クロベタゾールプロピオン酸エステル／ベタメタゾンジプロピオン酸エステル／アムシノニド／トリアムシノロンアセトニド／ベタメタゾン吉草酸エステル／プレドニゾロン)

れている．局所投与以外に，筋肉内注射，静脈内注射，経口投与などの全身投与も行われる．主な作用機序として，**ホスホリパーゼ A_2 を抑制する**ことによる**アラキドン酸カスケードの阻害**，各種**サイトカイン産生の抑制**，リンパ球のアポトーシス誘導などがある．

■**適応** 軟膏，クリーム，ローション，テープ剤などの剤型があるため，重症度，適用部位やその性状，年齢などに応じて選択する．

副腎皮質ステロイド外用薬は，臨床効果に従って**表 14-2** のように分類されている．通常はⅢ群（ストロング）までのランクの薬物を用い，Ⅰ群（ストロンゲスト），Ⅱ群（ベリーストロング）は激しい急性病変の際に使用する．また，**表 14-3** はアトピー性皮膚炎の治療ガイドラインに示されている例である．

副腎皮質ステロイド外用薬は**顔面**にはなるべく使用せず，用いる場合でも可能な限り弱いものを短期間にとどめるべきである．

■**副作用** 副腎皮質ステロイド外用薬を長期間大量に外用する場合には，**副腎抑制**などの全身性副作用が生じる場合があるため，十分な注意が必要である．局所的な副作用には，**皮膚萎縮，毛細血管拡張，紅斑，酒皶様皮膚炎，口囲皮膚炎，紫斑，痤瘡，多毛**などがある．

d 非ステロイド性抗炎症薬（NSAIDs）

NSAIDsの外用薬は，適用した局所での抗炎症作用・鎮痛作用を目的として使用される．皮膚面に局所的に適用することで，消化管をはじめとする全身性の副作用を回避できる（詳細な作用機序については☞ 156 頁，抗炎症薬の項参照）．

表 14-2 主なステロイド外用薬の臨床効果分類

分類	一般名（代表的な商品名）
I 群 ストロンゲスト （作用が最も強力）	クロベタゾールプロピオン酸エステル（デルモベート®） ジフロラゾン酢酸エステル（ジフラール®，ダイアコート®）
II 群 ベリーストロング （作用がかなり強力）	モメタゾンフランカルボン酸エステル（フルメタ®） ベタメタゾン酪酸エステルプロピオン酸エステル（アンテベート®，アンフラベート®） フルオシノニド（トプシム®，シマロン®） ベタメタゾンジプロピオン酸エステル（リンデロン DP®） ジフルプレドナート（マイザー®） アムシノニド（ビスダーム®） ジフルコルトロン吉草酸エステル（ネリゾナ®，テクスメテン®） ヒドロコルチゾン酪酸エステルプロピオン酸エステル（パンデル®）
III 群 ストロング （作用が強力）	デプロドンプロピオン酸エステル（エクラー®） デキサメタゾンプロピオン酸エステル（メサデルム®） デキサメタゾン吉草酸エステル（ボアラ®，ザルックス®） ハルシノニド（アドコルチン®） ベタメタゾン吉草酸エステル（リンデロン V®，ベトネベート®） ベクロメタゾンプロピオン酸エステル（プロパデルム®） フルオシノロンアセトニド（フルコート®）
IV 群 マイルド （作用が中程度）	プレドニゾロン吉草酸エステル酢酸エステル（リドメックス®） トリアムシノロンアセトニド（レダコート®，ケナコルト A®） フルメタゾンピバル酸エステル（テストーゲン®） アルクロメタゾンプロピオン酸エステル（アルメタ®） クロベタゾン酪酸エステル（キンダベート®） ヒドロコルチゾン酪酸エステル（ロコイド®）
V 群 ウィーク （作用が弱い）	プレドニゾロン（プレドニゾロン®） ヒドロコルチゾン酢酸エステル（コルテス®）

これは一例であり，効果が若干異なる分類もある．また軟膏，クリームなど基剤の違いにより効力が異なるものもみられる

■**深部組織に対する薬物**　主に深部組織に対する抗炎症作用，鎮痛作用を目的として使用される薬物に，ジクロフェナク diclofenac，インドメタシン indometacin，ケトプロフェン ketoprofen，ピロキシカム piroxicam，フェルビナク felbinac，フルルビプロフェン flurbiprofen，ロキソプロフェン loxoprofen がある．軟膏，ゲル，ローション剤や貼付剤として，変形性関節炎，肩関節周囲炎，腱炎，腱鞘炎，筋肉痛などに用いられる．

■**皮膚の炎症に用いる薬物**　皮膚の炎症に使用される薬物には，スプロフェン suprofen，ブフェキサマク bufexamac，ベンダザック bendazac，ウフェナマート ufenamate，イブプロフェンピコノール ibuprofen piconol，アズレン azulene（ジメチルイソプロピルアズレン），グリチルレチン酸 glycyrrhetinic acid がある．副腎皮質ステロイド外用薬よりも抗炎症作用は弱い．副腎皮質ステロイド外用薬に伴う皮膚症状（酒皶様皮膚炎，口囲皮膚炎など），疼痛を伴う帯状疱疹，急性湿疹，アトピー性皮膚炎などの湿疹・皮膚炎群に用いられる．

■**副作用**　皮膚に外用した場合の副作用には，皮膚刺激感，アレルギー性接触性皮膚炎があるほか，スプロフェン，ケトプロフェン，ピロキシカム，ジクロフェナクナトリウムでは日光曝露による**光線過敏症**も知られている．

表 14-3　アトピー性皮膚炎の薬物療法の基本例

		軽症	中等症	重症	最重症*
外用薬	全年齢	ステロイドを含まない外用薬 必要に応じてステロイド外用薬(マイルド以下)			
	2歳未満		ステロイド外用薬(マイルド以下)	ステロイド外用薬(ストロング以下)	ステロイド外用薬(ストロング以下)
	2～12歳		ステロイド外用薬(ストロング以下)	ステロイド外用薬(ベリーストロング以下)	ステロイド外用薬(ベリーストロング以下)
	13歳以上		ステロイド外用薬(ベリーストロング以下)	ステロイド外用薬(ベリーストロング以下)	ステロイド外用薬(ベリーストロング以下)
内服薬		必要に応じて			
		H_1受容体遮断薬 抗アレルギー薬	H_1受容体遮断薬 抗アレルギー薬	H_1受容体遮断薬 抗アレルギー薬	H_1受容体遮断薬 抗アレルギー薬 ステロイド(必要に応じて一時的に)

* 原則として一時入院

十分な効果が認められない場合は右方向へステップアップし，十分な効果が認められた場合には左へステップダウンする

(厚生労働科学研究：アトピー性皮膚炎治療ガイドライン 2005, p7 より作成)

e ヒスタミン H_1 受容体遮断薬，抗アレルギー薬

ヒスタミン H_1 受容体遮断薬や抗アレルギー薬は，じん麻疹，アトピー性皮膚炎，接触性皮膚炎，皮膚瘙痒症などの痒みを伴う皮膚疾患に用いられる．多くの薬物が経口投与で用いられているが，外用薬として使用される薬物には，**ジフェンヒドラミン** diphenhydramine，**ジフェンヒドラミンラウリル硫酸塩** diphenhydramine laurylsulfate がある．

経口投与の抗アレルギー薬で，じん麻疹やアトピー性皮膚炎などのアレルギー性皮膚疾患に用いられるものには，以下の①～③の薬物がある．

①化学伝達物質遊離を抑制する薬物(受容体遮断作用をもたないもの)：クロモグリク酸，トラニラスト．

②H_1受容体遮断作用と化学伝達物質遊離抑制作用を有する薬物：ケトチフェン，アゼラスチン，オキサトミド，メキタジン，フェキソフェナジン，エピナスチン，エバスチン，セチリジン，ベポタスチン，オロパタジン，ロラタジン．

③Th2サイトカイン産生阻害薬：スプラタスト．

f 外皮用ビタミン薬

外用薬として用いられるビタミン薬には，ビタミン A，トコフェロール，活性型ビタミン D_3 製剤がある．

1) ビタミンA

尋常性魚鱗癬，毛孔性苔癬，単純性粃糠疹などの**角化性皮膚疾患**の治療に用いられる．**表皮の新陳代謝を高め，ケラチン形成を抑制する**ことで，過角化症に効果を発揮するとされている．

エトレチナート etretinate は外用薬ではないが，ビタミンAと類似構造を有する合成レチノイドで，内服薬として，乾癬群，魚鱗癬群，掌蹠角化症，掌蹠膿疱症をはじめとする角化症・感染治療薬として用いられる．**催奇形性**が認められているため注意する必要がある．妊婦，肝・腎障害，ビタミンA過剰症，ビタミンA投与中は禁忌である．

2）トコフェロール

ビタミンAとの配合剤の軟膏が，凍瘡，進行性指掌角皮症，尋常性魚鱗癬，毛孔性苔癬，単純性粃糠疹，掌蹠角化症などに用いられる．トコフェロールは経皮吸収されて**皮膚の微小循環系を賦活**する作用があり，皮膚の血行促進，皮膚温上昇，微小血管の透過性亢進を抑制する．また，ビタミンAの生体内利用を高めるとされる．

3）活性型ビタミンD_3製剤

表皮角化細胞の増殖を抑制し，表皮角化細胞の角化を促進する作用を有しており，**角化症・尋常性乾癬治療薬**として用いられる．タカルシトール tacalcitol，カルシポトリオール calcipotriol，マキサカルシトール maxacalcitol がある．

g アトピー性皮膚炎治療薬

アトピー性皮膚炎の治療には，**表14-3**に示したように，副腎皮質ステロイド外用薬やヒスタミンH_1受容体遮断薬あるいは抗アレルギー薬の内服が用いられるほか，免疫抑制薬である**タクロリムス** tacrolimus の外用薬が用いられる．タクロリムスはマクロライド構造を有する化合物で，インターロイキン-2（IL-2）産生抑制作用による免疫抑制作用を発揮する．作用機序は，イムノフィリンの一種であるFK結合タンパク質2（FKBP2）に結合し，カルシニューリンの活性を阻害することにある（☞173頁参照）．

■**副作用・禁忌** 主な副作用に，適用時の熱感や疼痛などの局所刺激作用，免疫抑制作用による局所のウイルスや真菌の感染症などが知られている．また，使用が禁忌となっているものに，びらんや潰瘍面，腎障害・高K^+血症，妊婦，PUVA療法（ソラレン長波長紫外線治療）などの紫外線療法実施中，魚鱗癬様紅皮症，新生児，乳児，2歳未満の幼児などがある．

h 褥瘡・皮膚潰瘍治療薬

1）アルプロスタジル アルファデクス alprostadil alfadex

プロスタグランジンE_1の$α$-シクロデキストリン包接化合物である．外用薬として潰瘍部に適用すると潰瘍局所の血流を改善し，肉芽および表皮の形成を促進する作用を有する．

■**作用機序** プロスタグランジンE_1の血管拡張作用，血小板凝集抑制作用によるものと考えられる．

■**副作用・禁忌** 副作用として使用部位の疼痛や刺激感などがある．また，重篤な心不全や出血（頭蓋内出血，出血性眼疾患，消化管出血，喀血など）を引き起こすことがあり，妊婦には禁忌である．

2）アルクロキサ alcloxa（アルミニウムクロロヒドロキシアラントイネート）

アラントインの誘導体であり，アラントインのもつ線維芽細胞増殖作用や血管新生促進作用などによる肉芽形成や表皮再生の促進によって，損傷組織の修復を促進する．また，外用散剤としても用いられ，基剤の滲出液吸着作用により修復を促す．

3）トラフェルミン trafermin

ヒト由来の塩基性**線維芽細胞成長因子（FGF）**の遺伝子発現による組換えタンパク質である．血管内皮細胞，線維芽細胞などのFGF受容体に特異的に結合して血管新生作用や肉芽形成促進作用を示すことで，**褥瘡**，**皮膚潰瘍**に対し治療効果を発揮する．潰瘍面にスプレーで使用する．

■**副作用・禁忌** 副作用として，局所の刺激感，疼痛，滲出液増加などがある．また，投与部位に悪性腫瘍がある場合には禁忌である．

4）トレチノイントコフェリル tretinoin tocoferil（トコレチナート）

レチノイン酸と$α$-トコフェロールをエステル結合させた化合物である．肉芽形成や血管新生を促進し，褥瘡や皮膚潰瘍に使用する．

■**副作用** 発赤，紅斑，瘙痒，投与部位の刺激感などがある．

5）幼牛血液抽出物（ソルコセリル®）

幼牛の血液から抽出した組織呼吸促進物質である．ミトコンドリアの呼吸を促進してATP産生を高め，組織修復を促進する作用をもつ．熱傷や凍瘡，放射線潰瘍，褥瘡，下腿潰瘍，外傷，一般手術創の肉芽形成促進に使用する．

■**禁忌** 牛血液を原料とする製剤の過敏症には禁

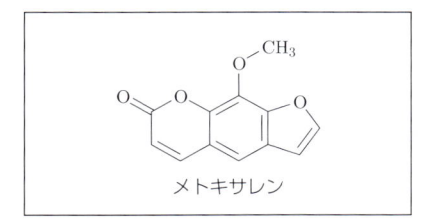

図14-7 尋常性白斑治療薬

図14-8 鎮痒薬

図14-9 局所血管拡張薬

忌である．

6）ブクラデシンナトリウム
bucladesine sodium

サイクリックAMP（cAMP）の誘導体であるジブチリルサイクリックAMPのナトリウム塩である．局所血流を改善し，肉芽形成・血管新生・表皮形成を促進し，褥瘡，皮膚潰瘍に用いられる．

■**副作用**　使用部分の疼痛，発赤・刺激・滲出液増加などがある．

以上1）～6）のような薬物のほか，消毒薬としてヨウ素 iodine，ポビドンヨード povidone-iodine，消炎酵素薬としてリゾチーム lysozyme，ブロメライン bromelain，抗菌薬としてサルファ剤のスルファジアジン sulfadiazine およびスルファジアジン銀 sulfadiazine silver が用いられている．

i 尋常性白斑治療薬

メトキサレン methoxsalen（図14-7）は皮膚の光線感受性を増強する化合物で，特にUVA領域（長波長側）の紫外線に対する感受性を増大させることにより，露光部にメラニンを沈着させる．白斑部に一度メラニンの沈着が起こると，治療を繰り返さなくても8～14年間持続する．

軟膏あるいは錠剤（経口）で使用される．

■**副作用・禁忌**　PUVA療法（ソラレン*1長波長紫外線治療：メトキサレン投与後にUVAを照射する治療法）によって皮膚がんが発生したとの報告がある．このため，皮膚がんの既往歴がある場合には禁忌である．また，ポルフィリン症，色素性狼瘡，色素性乾皮症，多形性日光皮膚炎などの光線

---

*1：ソラレン soralen は皮膚の紫外線の感受性を高める物質群であり，メトキサレン（8-メトキシソラレン）はそのうちの1つ．PUVA: psoralen-ultraviolet A.

過敏症にも禁忌である．

j 鎮痒薬

クロタミトン crotamiton（図14-8）は，ヒスタミンによって惹起されるモルモット摘出回腸収縮を抑制せず，瘙痒感以外の皮膚感覚（温覚，冷覚，触覚，痛覚，擽覚）には影響を示さないことから，H_1受容体遮断作用や局所麻酔作用をもたない薬物であると考えられている．皮膚に軽い熱感を惹起することで，温感刺激が瘙痒感を消失させると考えられている．

k 脱毛治療薬

カルプロニウム塩化物 carpronium chloride（図14-9）は，局所血管拡張作用により，円形脱毛症をはじめとする各種脱毛症における脱毛防止・発毛促進および乾性脱漏，尋常性白斑の治療に用いられる．

フィナステリド finasteride は，**5α-還元酵素Ⅱ型の選択的阻害薬**であり，テストステロンからジヒドロテストステロンへの変換を阻害して発毛作用を示すと考えられている（☞ 283, 343頁参照）．男性型脱毛症の進行遅延に用いられ，生活改善薬に分類される（保険は適用されない）．

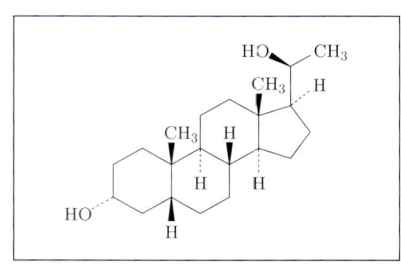

図 14-10 プレグナンジオール

▶参考文献
1) 河野陽一, 山本昇壯(監修)：アトピー性皮膚炎治療ガイドライン 2005. 平成 8 年度厚生省長期慢性疾患総合研究事業アレルギー総合研究および平成 9–16 年度厚生労働科学研究, http://www.jaanet.org/medical/guide.html
2) 高久史麿, 矢崎義雄(監修)：治療薬マニュアル 2008. 医学書院, 2008
3) 水島 裕(編)：今日の治療薬 2008. 南江堂, 2008

（見尾光庸）

■ その他の皮膚作用薬

1) 痤瘡治療薬

プレグナンジオール pregnanediol（図 14-10）はプロゲステロンの生体内代謝産物であるが、ホルモンとしての生物活性は認められない。皮脂分泌抑制作用をもち、内服薬として尋常性痤瘡の治療に使用される。

2) 保湿薬

尿素 urea は、角層水分保持作用のほか、角層水分含有量を増加させる作用や角質の溶解剥離作用を有しており、角化症治療薬、保湿薬として使用される。

3) 皮膚軟化薬

サリチル酸 salicylic acid は、適用した組織の細胞を膨潤軟化させて角質を剥離する作用により、角質溶解作用を示す。角質性皮膚疾患(疣贅：いぼなど)へ局所投与によって用いる。またフェノールに匹敵する防腐作用も示す。白癬菌、糸状菌、脾脱疽菌に対して発育阻止作用を発揮する。

4) 消炎・収斂薬

酸化亜鉛 zinc oxide を外用薬として用いると、適用皮膚局所のタンパク質と結合して被膜が形成されることにより、局所の保護・収斂・消炎・防腐作用が発揮される。亜鉛華軟膏、亜鉛華デンプン、チンク油などとして用いられる。

5) 血行促進・皮膚保湿薬

ヘパリン heparin ならびにヘパリン類似物質 heparinoid は、さまざまな動物実験モデルにおいて、抗炎症作用や筋組織血行促進作用、角質水分保持増強作用などを示すことが知られており、血行促進・皮膚保湿薬として使用される。

C ビタミン

ビタミンは、体内では生合成されない有機化合物であり、食物中に含まれ、微量が摂取・吸収されて、生体の代謝回転を正常に保つために作用する。例外的に、体内で産生されるビタミンもある。ビタミン B_{12} は腸内細菌により生産されるが、その存在部位が大腸であるため、体内には吸収されないで排泄される。ビタミン A では、その前駆物質ともいえる β–カロテン(カロチン)が吸収され、体内でビタミン A に変換される。

若干のビタミンは酵素反応の**補酵素**として作用するが、これらの代謝過程におけるビタミンの作用機構と、ビタミン不足疾患の症状との関連性は必ずしも明白ではない。ビタミン欠乏症は、ビタミン摂取量不足や吸収不全、ビタミンの作用に拮抗する薬物投与により生じ、アルコール依存症も原因となる。欠乏症がみられたときには、治療に必要なビタミンを薬物として投与する。

本項では、脂溶性ビタミン(A, D, E, K)、および水溶性ビタミン(B, C)について、生理作用、欠乏症と過剰症、体内動態、適応について解説する。

1 脂溶性ビタミン

a ビタミン A

ビタミン A はレチノール retinol ともよばれ、その酸化物であり、かつ同様の生物活性をもつレチナール retinal およびレチノイン酸 retinoic acid とともにビタミン A 同族体(レチノイド retinoid)

を構成している．ヒトはこれらを食事によって直接摂取するか，または緑黄色野菜などに含まれる**β-カロテン** β-carotene から酸化反応によりレチナールを合成する．このことから，β-カロテンはプロビタミン A ともよばれる．

1）生理作用

■**視覚サイクル**　血中に存在するビタミン A は大部分が all-*trans*-レチノールであるが（図 14-11），網膜の視細胞（桿体細胞）中で，イソメラーゼの働きにより 11-*cis*-レチノールに変換される．ついで 11-*cis*-レチナールに還元され，暗順応において**オプシン** opsin と結合して光感受性の**ロドプシン** rhodopsin となる（図 14-12）．この状態は視細胞の興奮状態にあたり，種々の化学伝達物質の放出や，サイクリック GMP（cGMP）感受性 Na^+ チャネルの活性化が起こっている．

光刺激を受けると，ロドプシンは光退色反応によりいくつかの中間体を経て，再びオプシンと all-*trans*-レチナールに分解するが，この際にホスホジエステラーゼ活性化を介して細胞内 cGMP 濃度が減少し，Na^+ チャネルが閉じて過分極状態となり，視細胞に電位が発生する．一般的な神経伝達とは逆に，視細胞は光刺激により興奮状態を抑制されることで，視神経への神経伝達を行っている．all-*trans*-レチナールは all-*trans*-レチノールに還元され，再びこのサイクルが繰り返される．

■**上皮組織**　上皮組織の機能的・構造的維持，角化組織または粘液分泌組織の分化誘導と調節，精子形成，皮膚の正常保持などの作用が知られている．これらの作用は，レチノイドの中でも，レチノイン酸が核内受容体に結合し，応答遺伝子の発現を調節することにより発揮される．

現在までに，レチノイン酸受容体（retinoic acid receptor）およびレチノイド X 受容体（retinoid X receptor）の 2 種類の受容体ファミリーが同定されており，それぞれ α, β, γ のサブタイプで構成される．レチノイド受容体はステロイドホルモン，甲状腺ホルモン，ビタミン D 受容体を含む受容体スーパーファミリーに属しており，その構造や機能における類似性が知られている．

■**発がん**　ビタミン A は上皮細胞の分化と増殖を制御することから，抗がん作用について検討されている．正確なメカニズムは不明であるが，殺細

図 14-11　ビタミン A 同族体

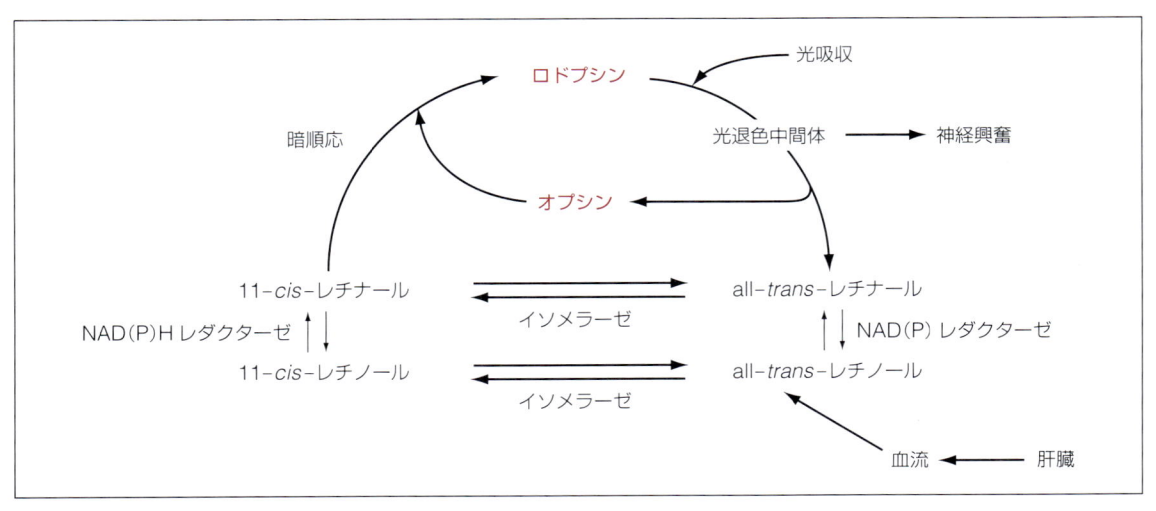

図 14-12　視覚サイクル

胞効果ではなく，未熟な腫瘍細胞の分化を誘導して細胞を成熟させることによって抗腫瘍効果を発現すると考えられている．また，ある種のがんについてはビタミンAが発がんを促進する可能性も指摘されている．

2) 欠乏症と過剰症

■**欠乏症** ビタミンAが欠乏すると前述のロドプシンの再生が遅れ，暗順応の時間が延長し，**重篤な場合には夜盲症**となる．また，皮膚および粘膜上皮細胞の角化をきたし，諸種の臓器の障害や二次感染などの多彩な病変を引き起こす．小児では発育障害が起こる．**眼球乾燥症**はとりわけよく知られており，角膜や結膜が乾燥角化し，ついには角膜軟化症となって失明に至る．また，ビタミンA欠乏によって感染に対する抵抗性が低下するが，これは免疫系細胞の増殖や活性が減少することによると考えられている．がん発生率の上昇なども知られている．

一般に，胆管や膵臓の疾患，回腸終端部を含むクローン(Crohn)病，門脈性肝硬変など，脂肪吸収に影響を及ぼす慢性の消化器性疾患で欠乏症が起こりやすい．

■**過剰症** ビタミンAの過剰症には，摂取後12時間前後で発症する急性中毒症と長期摂取による慢性中毒症がある．

急性中毒症状では，頭蓋内圧亢進によって幼児では泉門隆起，成人では後頭部の疼痛を生じ，それ以外に，めまい，肝肥大，悪心・嘔吐，皮膚の紅斑と剝離などが認められる．

慢性中毒としては，頭蓋内圧亢進による偽性脳腫瘍症状，刺激過敏，皮膚の乾燥と瘙痒感，紅斑性皮膚炎，骨過形成，乳頭水腫，食欲不振，嘔吐，月経異常などが認められる．

また，**妊婦が過剰量摂取した場合では，幼児に先天的異常**が起こる．これらの症状は，皮膚疾患の治療に天然または合成ビタミンA外用製剤を使用した際にみられる主な有害作用でもある．

3) 体内動態

■**吸収・分布** 食事性ビタミンAの90％以上はエステル型として存在し，吸収される際に加水分解を受ける．小腸上皮細胞へは輸送担体（トランスポーター）によって取り込まれ，細胞性レチノール結合タンパク質(cellular retinol-binding protein) II と高親和性かつ特異的に結合する．さらにレシチン−レチノールアシルトランスフェラーゼ(lecithin-retinol acyltransferase)によって再エステル化され，キロミクロンに取り込まれてリンパ系に分泌される．血漿中では，レチノール結合タンパク質および**トランスサイレチン**(transthyretin)と複合体を形成して存在する．血漿中濃度は，ビタミンA摂取後およそ4時間で最大となる．

■**代謝・排泄** ビタミンAの一部は肝臓において抱合化され，β−グルクロン酸抱合体を形成して腸肝循環するか，レチナールまたはレチノイン酸に酸化されて尿中および糞便中に排泄される．

4) 適応

■**ビタミンA** ビタミンA（レチノールパルミチン酸エステル）は，欠乏症の治療，乳児期や妊婦および授乳期など所要量が多い時期のハイリスク患者への予防的投与に適用される．1日の必要量は，幼児800〜1500単位，青少年2000〜2500単位，成人2000単位，妊産婦2500〜3500単位とされている．治療の目的では1日3000〜100000単位を用いる．レチノール酢酸エステル$0.34\mu g$，β−カロテン$0.6\mu g$を1単位(IU)とする．

■**レチノイド** レチノイン酸誘導体である**エトレチナート** etretinate は，**角化症**や**乾癬**など種々の皮膚疾患に適用がある．エトレチナートは，レチノイン酸に比べて効果に対する副作用が少ないことが知られている．抗がん剤としては all-trans-レチノイン酸の**トレチノイン** tretinoin が**急性前骨髄球性白血病**(acute promyelocytic leukemia: APL)の治療に使用され，さらにごく最近では，合成レチノイドである**タミバロテン** tamibarotene もAPLの治療を目的として認可された(☞ 420頁)．

b ビタミンD

ビタミンDには，動物起源のビタミンD_3（コレカルシフェロール cholecalciferol）と植物起源のビタミンD_2（エルゴカルシフェロール ergocalcif-

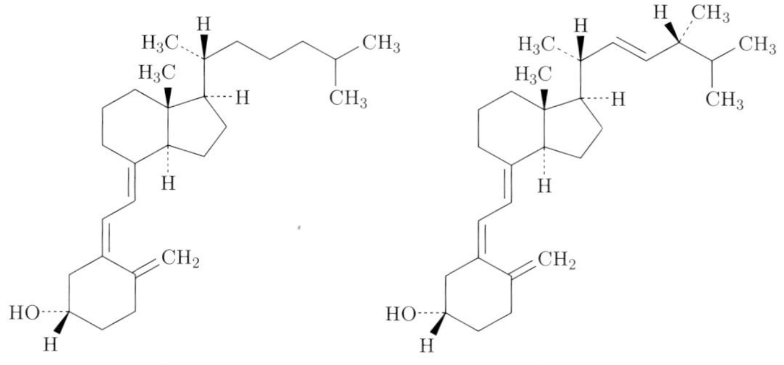

図 14-13 ビタミン D 同族体

erol)がある(図 14-13).ビタミン D_3 は,7-デヒドロコレステロール 7-dehydrocholesterol が皮膚で紫外線のエネルギーにより変換されて生合成されることが知られている.ビタミン D_3 は,そのままでは作用を発揮することができない.まず肝臓に運ばれて 25 位が水酸化された 25-ヒドロキシビタミン D_3 25-(OH)D_3 となり,ついで腎臓に運ばれて 1α 位が水酸化され,活性型である $1\alpha,25$-ジヒドロキシビタミン D_3 $1\alpha,25$-(OH)$_2D_3$,別名カルシトリオール calcitriol となる.

1) 生理作用

$1\alpha,25$-(OH)$_2D_3$ は,血球の Ca^{2+} 濃度を正常($9\sim10$ mg/dL)に保つために重要な働きをしている.

血清 Ca^{2+} 濃度が低下すると,副甲状腺から副甲状腺ホルモン(parathyroid hormone: PTH)が分泌される.PTH は腎臓の 1α-ヒドロキシラーゼの活性を高め,$1\alpha,25$-(OH)$_2D_3$ の産生を促す.$1\alpha,25$-(OH)$_2D_3$ は,小腸上皮細胞で核内ビタミン D_3 受容体(vitamin D_3 receptor)への結合を介して,Ca^{2+} の取り込み輸送に関わる種々のタンパク質発現を誘導し,Ca^{2+} や P の吸収を高める.また,骨では PTH とともに Ca^{2+} の血中への溶出(骨吸収)を促し,さらに腎臓では尿細管における Ca^{2+} の再吸収を促進することによって血中の Ca^{2+} を増加させる.その結果,血中 Ca^{2+} 濃度が正常より高くなると PTH の分泌は減少し,$1\alpha,25$-(OH)$_2D_3$ の産生も減少する.またこのとき,甲状腺からはカルシトニン calcitonin の分泌量が増加し,血中 Ca^{2+} 濃度を低下させるように働く(図 14-14).

このように,生理学的条件下では $1\alpha,25$-(OH)$_2D_3$ の産生調節はきわめて厳格に行われており,生体内で生成されることや,その受容体の広範な分布からもわかるように,$1\alpha,25$-(OH)$_2D_3$ は腎で生産されるステロイドホルモンともいうべき性格を備えている.また,骨吸収は同時に骨芽細胞による骨形成を促し,骨組織の恒常性を維持している.そのほかに,中枢,筋肉および免疫機能の調節,インスリン分泌やレニン-アンギオテンシン系の制御,さらには白血病やメラノーマ(悪性黒色腫)などの悪性腫瘍細胞の増殖抑制,分化誘導作用など,ビタミン D の作用に関する発見は近年目覚ましいものがあり,今後さらに,このビタミンの重要性が明らかにされるであろう.

2) 欠乏症と過剰症

■**欠乏症** ビタミン D 欠乏症として最もよく知られているものは,くる病(小児)ないしは骨軟化症(成人)である.骨組織や軟骨基質の石灰化が障害され,骨の成長阻害による脆弱化,変形,腫脹などがみられる.これらの変化に加えて,低 Ca^{2+} 血症による神経興奮の亢進,テタニー,睡眠障害,食欲不振が認められる.このような欠乏症は,単純なビタミン D の摂取不足,あるいは肝・胆管機能異常による吸収不足と紫外線の照射不足とが重な

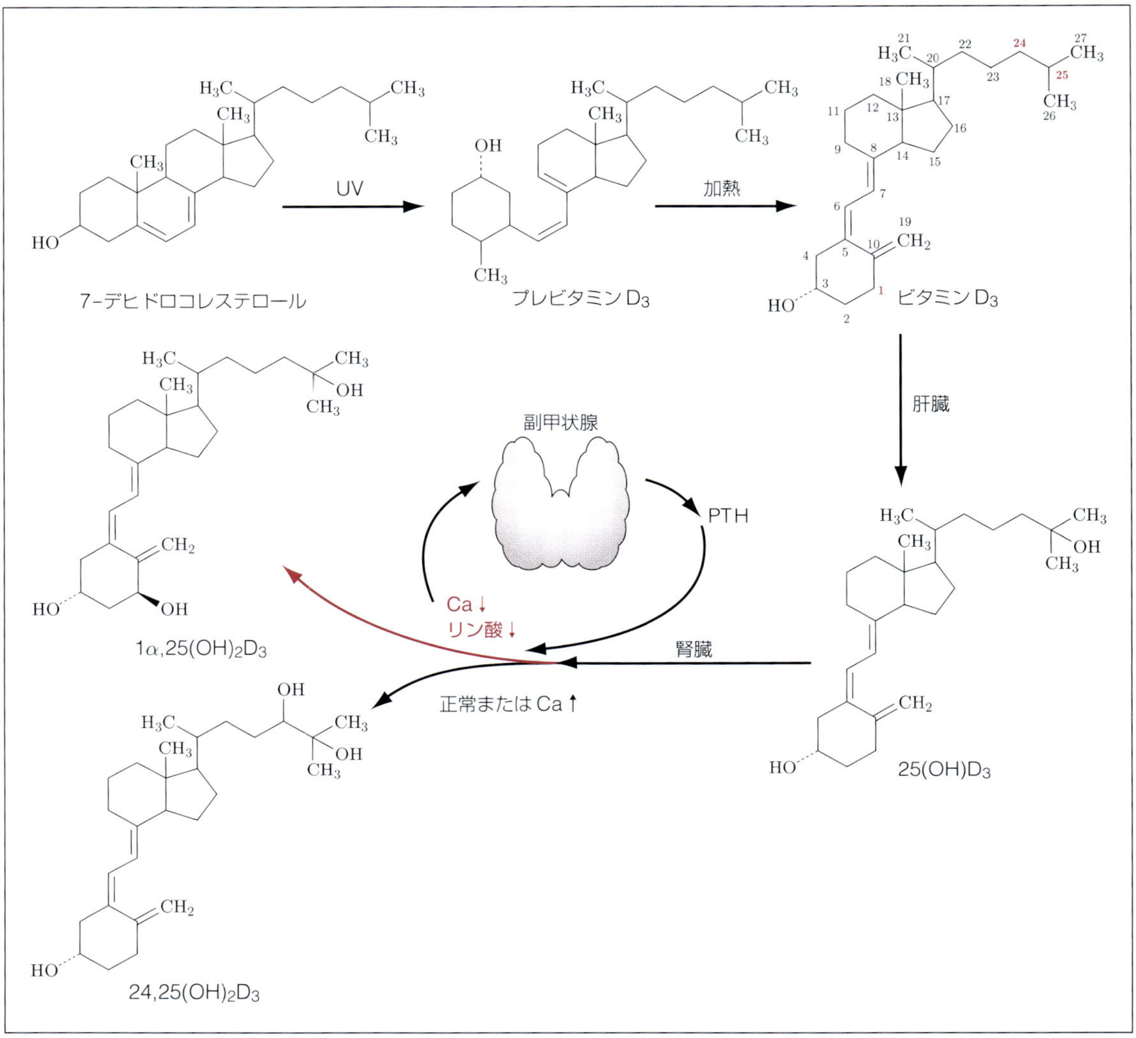

図 14-14　ビタミン D の代謝

ることによって起こるのはいうまでもないが，現在では，食糧事情のよほど悪いところでない限り，このような症例はみられない．

しかし，①先天的および腎障害などの後天的要因によるビタミン D の活性化障害，② $1\alpha,25\text{-}(OH)_2D_3$ またはその前駆体の分解亢進，③ $1\alpha,25\text{-}(OH)_2D_3$ 受容体など標的部位の異常による細胞応答の変化や欠如などにより，ビタミン D 欠乏症状が現れることがある．副甲状腺機能低下症や慢性腎不全は広い意味で①に当たり，ビタミン D 抵抗性くる病は③の例である．

■**過剰症**　ビタミン D あるいは活性型ビタミン D の過剰摂取は Ca^{2+} 代謝の乱れを引き起こし，**高 Ca^{2+} 血症**を発症する．これは正常量のビタミン D に対する感受性の急激な亢進やビタミン D の生産過剰など，内因性変化により起こることもある．

3) 体内動態

■**吸収・分布**　ビタミン D は胆汁の働きによって小腸から効率よく吸収され，キロミクロン中に取り込まれてリンパ液中を輸送される．肝臓で $25(OH)D_3$ に変換され，血中ではビタミン D 結合タンパク質と結合した状態で存在する．

■**代謝・排泄**　腎臓で活性型の $1\alpha,25\text{-}(OH)_2D_3$ に代謝されるが，このとき 24,25-ジヒドロキシビタ

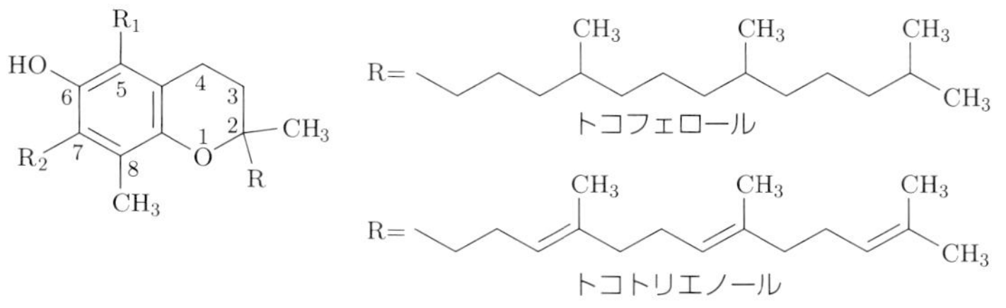

図14-15 ビタミンE同族体

ミン D_3 24,25-$(OH)_2D_3$ も生成される．さらにこれらは，1α,24,25-トリヒドロキシビタミンD_3 1α,24,25-$(OH)_3D_3$ に代謝され，主に胆汁中に排泄される．

4）適応

主に活性型ビタミンD_3製剤とその誘導体が臨床上用いられる．**カルシトリオール** calcitriol や活性型ビタミンD_3のプロドラッグである**アルファカルシドール** alfacalcidol は，**慢性腎不全，副甲状腺機能低下症およびくる病・骨軟化症における低Ca^{2+}血症，骨病変の改善**に加えて，**骨粗鬆症改善薬**としても広く使用される．

また最近では，活性型ビタミンD_3誘導体である**ファレカルシトリオール** falecalcitriol や**マキサカルシトール** maxacalcitol が**二次性副甲状腺機能亢進症**における PTH 分泌を抑制するために使用される．さらに，**尋常性乾癬**など皮膚疾患治療のために，**カルシポトリオール** calcipotriol および**タカルシトール** tacalcitol が用いられる．

C ビタミンE

ビタミンEは植物油，卵黄，牛乳などに広く含まれ，図14-15 に示すように，8種のビタミンE同族体が知られている．クロマン環にイソプレン側鎖が結合した両親媒性構造を有しており，側鎖における不飽和結合の有無によりトコフェロール類とトコトリエノール類に分けられる．その中でも RRR-α-トコフェロール（RRR-α-tocopherol）

が最も強い生物活性を有している．8位のメチル基がビタミンEの作用に重要であると推測されている．

1）生理作用

ビタミンEは**抗酸化作用**を有し，生体膜リン脂質および循環リポタンパク質に存在する多価不飽和脂肪酸（リノール酸，リノレン酸，アラキドン酸など）がフリーラジカルによって障害を受け，有害な過酸化脂質になるのを防ぐ．この作用により，生体膜の安定化や微小循環系の動態を改善する．

2）欠乏症と過剰症

■**欠乏症** 未熟児では，ビタミンE欠乏による**溶血性貧血**がみられる．成人では，食物からの摂取不足による欠乏は通常みられない．しかし，慢性膵炎，胆汁性肝硬変，短腸症候群，先天性胆道閉塞症などの脂肪吸収障害や，無β-リポタンパク血症などの血中輸送障害により欠乏症状が起こることがある．症状としては，腱反射消失，歩行失調，位置覚・振動覚障害，眼筋麻痺，筋力低下があり，いずれもビタミンEの投与により改善されるので，ビタミンE欠乏症状と考えられている．

■**過剰症** 脂溶性ビタミンの中では過剰症は少ないが，次の2つに注意する必要がある．血漿濃度が 100 μmol/L を超えると（基準範囲は 11.5～35.0 μmol/L），ビタミンEはビタミンK依存性のカルボキシル化反応に拮抗するので，凝血作用が障害され，ワルファリンなどの抗凝血作用を強めることになる．また，白血球の抗菌作用を減弱

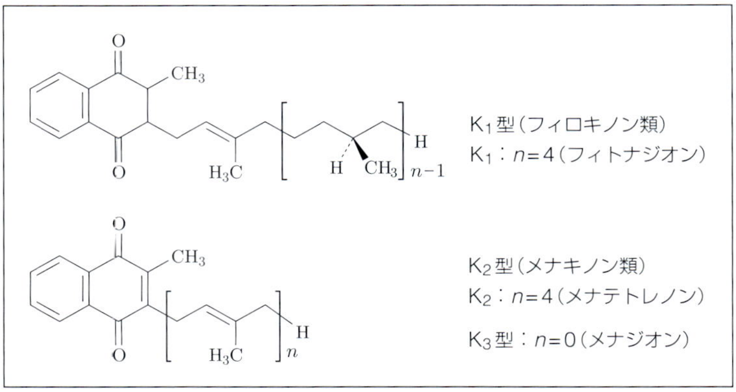

図 14-16　ビタミン K 同族体

する．

3）体内動態

■**吸収・分布**　ビタミン E は小腸上部で吸収され，リンパ系を経由して血流中に入り，まずキロミクロンと，続いて β-リポタンパク質と結合し，全身に分布する．ビタミン A や D とは異なり，特異的結合タンパク質あるいは受容体が存在せず，細胞や細胞内小器官の膜中リポタンパク質と結合して存在する．

■**排泄**　尿中へは，大部分が α-トコフェロン酸 α-tocopheronic acid とそのグルクロン酸抱合体として排泄される．また，胎盤通過性は低い．

4）適応

ビタミン E 欠乏の予防と治療，末梢循環機能改善，過酸化脂質の増加防止，妊娠機能障害などに用いられる．**トコフェロール酢酸エステル** tocopherol acetate，**トコフェロールコハク酸エステルカルシウム**などの製剤があり，剤型も注射剤，錠剤，カプセル剤，顆粒剤，軟膏がある．成人では 1 回 50～100 mg を 1 日 2～3 回内服，または 1 日 100 mg を筋注する．

d ビタミン K（図 14-16）

ビタミン K は**血液凝固に必要な因子**として発見された．ビタミン K 活性は少なくとも 2 つの異なる天然物に認められる．ビタミン K_1 または**フィロキノン** phylloquinone は植物の葉緑体および植物油中に濃縮される．ビタミン K_2 はフィロキノンのフィチル側鎖が 2～13 プレニル単位からなる側鎖で置換された一連の化合物**メナキノン** menaquinone 類であり，動物の腸内細菌によっても合成される．メナキノン類は長い側鎖をもつためにフィロキノンより生物活性が弱いことが知られている．

1）生理作用

ビタミン K は，血液凝固に必要な第 II 因子（プロトロンビン），第 VII 因子，第 IX 因子および第 X 因子などの肝臓での生合成を促進する．すなわち，ヒドロキノン型ビタミン K は，これら凝固因子のアミノ末端近傍に存在する複数のグルタミン酸残基を γ-カルボキシルグルタミン酸（Gla）残基に変換する**酵素（ビタミン K 依存性カルボキシラーゼ）の補助因子**として働く．この際に，ビタミン K はヒドロキノン型からエポキシド型に酸化されるが，ビタミン K エポキシド還元酵素（vitamin K epoxide reductase）によってヒドロキノン型に再生する．

また，ビタミン K は**骨代謝**にも影響を及ぼし，骨芽細胞において特異的に生成されるオステオカルシンは，ビタミン K の働きによって Gla 基を付加されることにより成熟し，骨芽細胞から分泌される．

2）欠乏症と過剰症

■**欠乏症**　ビタミン K 欠乏の主な症状は**出血傾向の増大**であり，斑状出血，鼻出血，血尿，消化管出血などが起こる．また，血液凝固時間の延長や出

血性貧血をきたす．新生児や乳児は，ビタミンKが胎盤を通過しにくいことや腸内細菌叢が形成されていないなどの理由により欠乏症に陥りやすい．成人では，肝疾患，胆道閉塞など胆汁分泌に異常がある場合（ビタミンKの吸収に胆汁酸が必要），長期の抗菌薬投与により腸内細菌が抑圧されたとき，ビタミンK遮断薬使用時などに付随してみられる．ヒトを含めた哺乳動物では，腸内細菌によりビタミンKが合成されることや，特に日本では納豆やキャベツなどのビタミンK含量が高い食物を摂取するため，欠乏症は比較的起こりにくい．

■**過剰症** 大量投与により，悪心・嘔吐，呼吸困難，軽度の腎障害・肝機能障害をきたすことがある．また，新生児や乳児に過量に投与すると，高ビリルビン血症，肝腫大，核黄疸を起こすことがある．

3）体内動態

ビタミンKはアルカリや還元剤で分解され，また紫外線にも感受性が高く分解されやすい．小腸からは胆汁酸塩の存在によって効率よく吸収され，リンパ系を通じて輸送される．経口投与によりフィロキノンは6時間で，メナキノン類は4時間で最高血中濃度に達する．フィロキノンは側鎖が短縮されたカルボン酸への代謝とそれに続いてグルクロン酸抱合を受け，静注した場合には投与量の20％が3日以内に尿中に排泄され，40～50％が胆汁を介して糞便中に排泄される．

4）適応

ビタミンK欠乏症の予防および治療に用いられ，**フィトナジオン** phytonadione と**メナテトレノン** menatetrenone がある．ビタミンK欠乏による出血や肝障害，および各種薬物投与中に起こる低プロトロンビン血症などに有効である．また，メナテトレノンは新生児における出血症および低プロトロンビン血症の治療に加えて，骨粗鬆症に対しても骨量および疼痛改善を目的として使用されている．経口または注射（皮下，筋注，静注）で用いられる．抗凝固薬であるワルファリンとの併用は禁忌である．

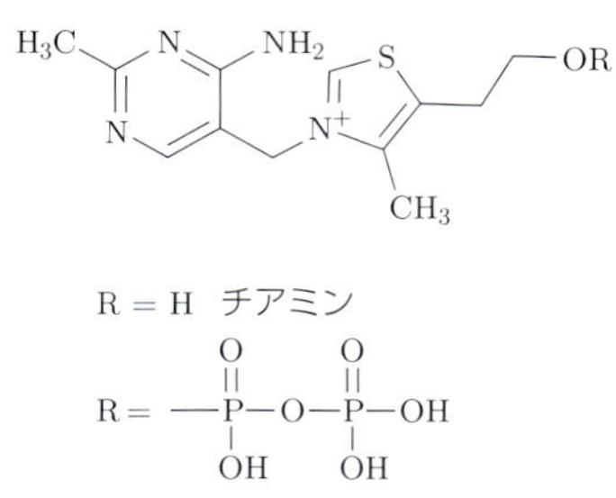

図14-17 ビタミンB$_1$

2　水溶性ビタミン

a　ビタミンB$_1$（チアミン）（図14-17）

1）生理作用

ビタミンB$_1$（チアミン thiamine）は穀類の胚芽，酵母，豆類などに多く含まれる．生体内ではチアミンジホスホキナーゼの働きによりATPからピロリン酸を供与され，**チアミンピロリン酸** thiamine pyrophosphate（TPP）となる．そして，糖代謝において必須の反応を触媒する酵素（ペントース-リン酸回路のトランスケトラーゼ，ピルビン酸およびα-ケトグルタル酸のようなα-ケト酸の脱水素酵素）の補酵素として作用する．

2）欠乏症と過剰症

■**欠乏症** チアミンの欠乏は脚気の主因であり，以下の症状が認められる．

> ①下肢の知覚障害（初期には過敏，続いて低下・消失），筋力低下，腱反射の減弱，筋萎縮などの神経症状（多発性神経炎）
> ②心悸亢進，頻脈，労作時呼吸困難などの循環器系症状
> ③浮腫

また，ビタミンB$_1$の欠乏によって**アルコール性多発性神経障害**や，より重篤な**ウェルニッケ**（Wernicke）**脳症**，**コルサコフ**（Korsakoff）**症候群**も発症する．嘔吐，下痢などの胃腸障害は吸収低下をまねき，欠乏症を起こす．腸内にアノイリナー

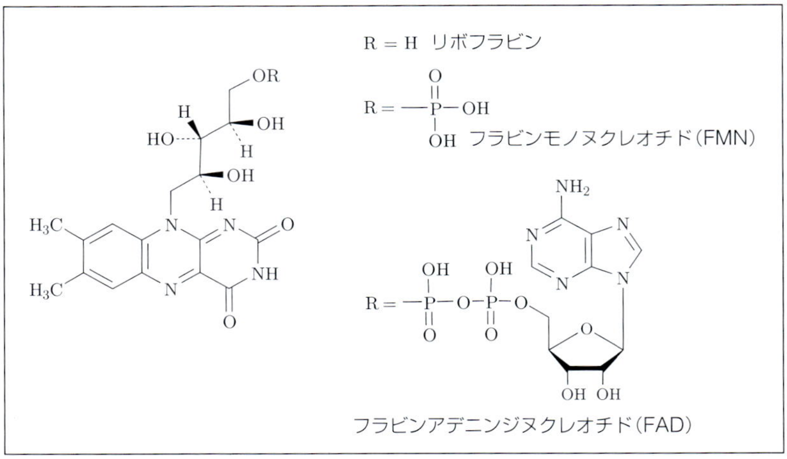

図 14-18 フラビン同族体

ゼ（チアミナーゼ）菌を保有する場合（日本人成人の約 3％），チアミン分解酵素であるアノイリナーゼにより分解されるので欠乏症にかかりやすい．このようなアノイリナーゼは貝類やワラビなどにも見出される．

■**過剰症**　ビタミン B_1 は腸管から吸収されるが，その量には一定の限度があり，過剰な分はそのまま糞便中に排泄される．ビタミン B_1 を大量に静脈内投与した場合でも，組織や臓器の必要量以上は急速に尿中に排泄されてしまうため，過剰症が起こることはほとんどない．

3）体内動態

食事性のビタミン B_1 は，小腸上皮細胞に発現するチアミントランスポーター（thiamine transporter）を介した能動輸送によって取り込まれることが最近明らかにされた．組織において 1 日に必要とされる量は完全に分解されるが，過剰量は未変化体もしくはピリミジンとして尿中に排泄される．

4）適応

ビタミン B_1 欠乏症の予防や治療，**脚気衝心**（急性心不全）や**ウェルニッケ脳症**治療に対し，ビタミン B_1 または易吸収性で消失半減期の長いビタミン B_1 誘導体が適用される．静注，経口ともに 1 日 5〜100 mg 投与する．また，甲状腺機能亢進症や消耗性疾患をはじめ，妊婦や授乳期，激しい労作時などの，ビタミン B_1 の需要が増大し，食事からの摂取が不十分な場合に補給する．**フルスルチアミン** fursultiamine，**オクトチアミン** octotiamine などがある．

b ビタミン B_2（リボフラビン）（図 14-18）

1）生理作用

ビタミン B_2（リボフラビン riboflavin）は，生体内で ATP との反応によりフラビンモノヌクレオチド（flavin mononucleotide：FMN）となり，さらに ATP と反応してフラビンアデニンジヌクレオチド（flavin adenine dinucleotide：FAD）となる．これらは還元型ニコチンアミドアデニンジヌクレオチド（NADH）デヒドロゲナーゼやコハク酸デヒドロゲナーゼなどの酸化・還元に関与するフラビン酵素の**補酵素**として水素の受け渡しを行い，生体のエネルギー獲得や内外来物質の代謝を促す．

2）欠乏症と過剰症

■**欠乏症**　欠乏時の臨床症状としては，口角炎，舌炎，口唇炎などの口唇症状，脂漏性皮膚炎（鼻唇溝，眼尻，耳介後部，肛門周囲，外陰部），貧血，神経障害，眼症状（角膜辺縁部の充血・血管新生や白内障）などが出現する．また，ビタミン B_2 はニコチン酸（ナイアシン）とともに**抗ペラグラ因子**とよばれ，欠乏によりペラグラ（☞ 444 頁，ニコチン酸の項参照）を発症する．これは食物からの摂取不足により起こるが，通常の栄養条件では起こりえない．

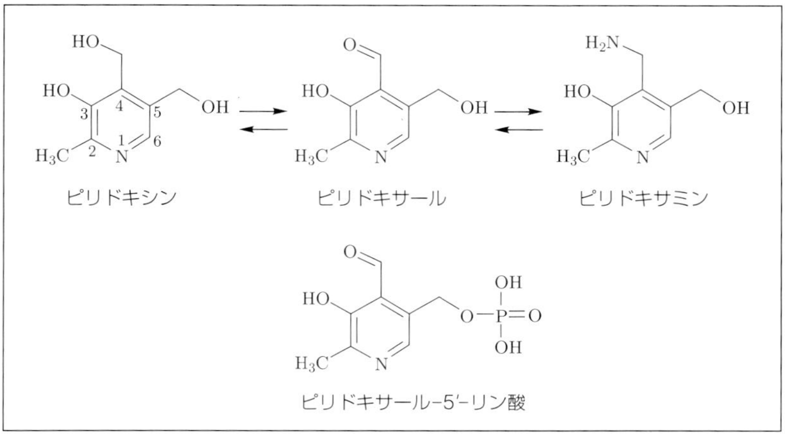

図 14-19 ビタミン B_6

タンパク質が欠乏すると尿への排泄量が増加し，血中ビタミン B_2 濃度は低下することが知られている．また，テトラサイクリン系抗菌薬やクロルプロマジンなどの抗精神病薬服用時に，口内炎などのビタミン B_2 欠乏症状が現れることがある．

■**過剰症** ビタミン B_2 を過剰量摂取した場合でも，そのほとんどが尿中に排泄されてしまうため，過剰症は起こらない．

3) 体内動態

食事性に摂取した場合，小腸上部から特異的なトランスポーターを介した能動輸送と単純拡散によって吸収される．その後，FMN または FAD に変換され，血中ではリボフラビン結合タンパク質と結合した状態で存在する．全ての組織に分布するが，貯蔵はされない．代謝物および過量投与した場合は，未変化体が尿中に排泄される．

4) 適応

ビタミン B_2 欠乏症の予防および治療に加えて，激しい運動時や妊娠，授乳期などのビタミン B_2 の需要が増大した際に使用される．単独で投与される場合と，他のビタミン B 群の欠乏状態も共存することが多いため総合ビタミン剤として用いられる場合がある．

C ビタミン B_6（図 14-19）

ビタミン B_6 には，ピリドキシン pyridoxine, ピリドキサール pyridoxal, ピリドキサミン pyridoxamine の 3 つの型が存在し，生体内でピリドキサール-5'-リン酸に変換され，活性型となる．

1) 生理作用

ピリドキサール-5'-リン酸は，アミノ酸代謝や糖代謝に必要な多くの酵素反応に対し補酵素として作用する．その作用は，①アミノ基転移反応，②アミノ酸脱炭酸反応，③アミン酸化反応などである．特にアミノ酸脱炭酸反応は，カテコールアミン類，セロトニン，ヒスタミン，γ-アミノ酪酸（GABA）などの生理活性アミン類の合成に重要である．また，ビタミン B_6 はステロイドホルモンによるタンパク質の転写活性化の抑制や，ヘモグロビンの酸素に対する親和性を調節する作用が知られている．

2) 欠乏症と過剰症

■**欠乏症** ビタミン B_6 欠乏時の症状としては，神経過敏，抑うつ，振動・位置覚の障害などの神経症状，脂漏性皮膚炎，口内炎，舌炎などがある．また，痙れんを起こすこともあるが，これは脳における GABA の生成が低下することによると考えられる．

抗結核薬のイソニアジドはピリドキサールと結合してヒドラゾンを作り，ピリドキサールの作用を阻害するため，ビタミン B_6 欠乏症状を発現することがある．降圧薬のヒドララジン，関節リウマチの治療や重金属の解毒薬として使われるペニシラミンなどにも同様の作用がある．

■**過剰症** ビタミン B_6 の1日当たりの必要量は 2～4 mg であるが，大量のビタミン B_6 を摂取した場合には，感覚神経の障害，筋力低下，精子数減少などの中毒症状が現れる．

3）体内動態

遊離型ビタミン B_6 は空腸から容易に吸収される．その後，肝臓においてリン酸化を受け，活性型となる．血液中ではアルブミンと結合した状態で存在する．

ピリドキサールはアルデヒドオキシダーゼによって4-ピリドキシン酸へと代謝され，尿中に排泄される．

4）適応

欠乏症状の予防と治療，特に前述の薬物投与時（イソニアジド，ヒドララジン，ペニシラミンなど），貧血・妊娠・消耗性疾患などでビタミン B_6 の需要が増大し，代謝障害が関与すると考えられるときに用いられる．経口投与ではピリドキシンまたはピリドキサールを1日 10～100 mg 用いる．皮下・筋肉注射の場合は1日 10～100 mg を2回に分けて投与する．

d ニコチン酸，ニコチン酸アミド（図14-20）

ニコチン酸 nicotinic acid およびニコチン酸アミド nicotinamide は，生体内でニコチンアミドアデニンジヌクレオチド nicotinamide adenine dinucleotide（NAD）あるいはニコチンアミドアデニンジヌクレオチドリン酸 nicotinamide adenine dinucleotide phosphate（NADP）に変換される．また，食事で摂取する以外に，必須アミノ酸であるトリプトファンからも生成される．ニコチン酸とニコチン酸アミドは相互に変換可能ではなく，ニコチン酸アミドは NAD の代謝によってのみ生じる．

1）生理作用

生体内の酸化還元反応を触媒する多くのデヒドロゲナーゼの補酵素として作用する．すなわち，これらの反応において水素を受け取る酸化剤としての役割を果たしている．また，NAD はニコチンアミドにアデノシン二リン酸（ADP）-リボースが結合した形であるため，タンパク質の ADP リボシル

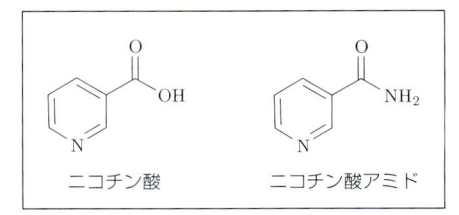

図14-20　ニコチン酸（ナイアシン）

化反応の基質として働く．さらに最近では，NAD からサイクリック ADP-リボース（cADPR）が生成され，これが細胞内セカンドメッセンジャーとして機能し，細胞内 Ca^{2+} 濃度の上昇に寄与していることが明らかにされている．

2）欠乏症と過剰症

■**欠乏症**　トウモロコシはトリプトファン含量が少ないので，これを主食とし，かつ栄養状態が悪いときには欠乏状態を呈し，ペラグラが起こる．ペラグラの症状としては，①光に当たる部位の皮膚炎（dermatitis），②下痢（diarrhea），③認知症（dementia）などがあり，それぞれの頭文字をとって"3D 症"とよばれることもある．その他の症状として，食欲不振，悪心・嘔吐，めまい，抑うつ，末梢神経の知覚および運動障害が起こる．また，アルコール依存症患者で発症することがある．

■**過剰症**　ニコチン酸を大量に摂取すると，血管平滑筋を直接弛緩させて血管が拡張し，一過性の顔面紅潮，ほてりや瘙痒感などいわゆる flushing（フラッシング）症状が起こる．ただし，この現象はニコチン酸の血中濃度が上昇しているときのみ起こるもので，一定レベルに保たれているときや濃度の減少時には発症しない．

3）体内動態

ニコチン酸およびニコチン酸アミドは小腸から容易に吸収され，全身に分布する．主に N-メチル化され，これがさらに代謝を受けて排泄される．

4）適応

ペラグラなどニコチン酸欠乏症の治療，メニエール（Ménière）症候群や光線過敏性皮膚炎などでニコチン酸の欠乏が関与していると推定される場合に用いられる．ニコチン酸またはニコチン酸アミドを経口では1日 25～200 mg 投与する．

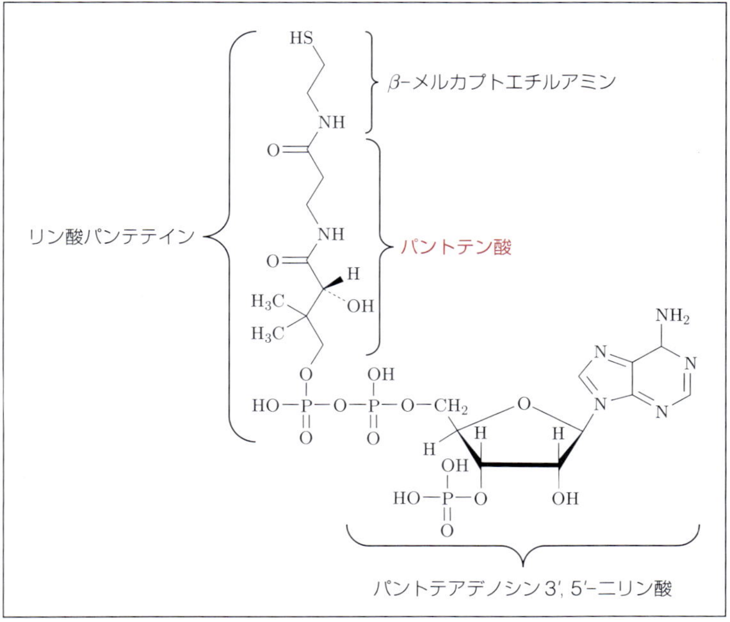

図 14–21　コエンザイム A（補酵素 A）

e パントテン酸（図 14–21）

1）生理作用

パントテン酸 pantothenic acid は補酵素 A（coenzyme A: CoA）の構成成分であり，また脂肪酸合成酵素複合体の成分となっているので，炭水化物の酸化的代謝，糖新生，脂質，アミノ酸代謝において重要な役割を演じている．また，アシル輸送タンパク（acyl carrier protein）の構成要素として，脂肪酸の合成に関与する．

2）欠乏症と過剰症

■**欠乏症**　パントテン酸は食物中に広く分布し，腸内細菌によっても合成されるため，食事性の欠乏症に陥ることはほとんどないが，欠乏症状としては，疲労感，痙れん，嘔吐，睡眠障害，四肢の感覚異常などが現れる．

■**過剰症**　過剰なパントテン酸は尿中に排泄されるため，過剰症は知られていない．

3）体内動態

パントテン酸は，小腸上皮細胞において Na^+ 依存性マルチビタミントランスポーター（sodium-dependent multivitamin transporter）によって吸収され，全身の組織に分布する．細胞内には Na^+ との共輸送により能動的に取り込まれる．摂取したパントテン酸のかなりの量が完全に酸化されて，炭酸ガスとして排出されるが，一部はグルクロン酸抱合体として主に尿中に排泄される．

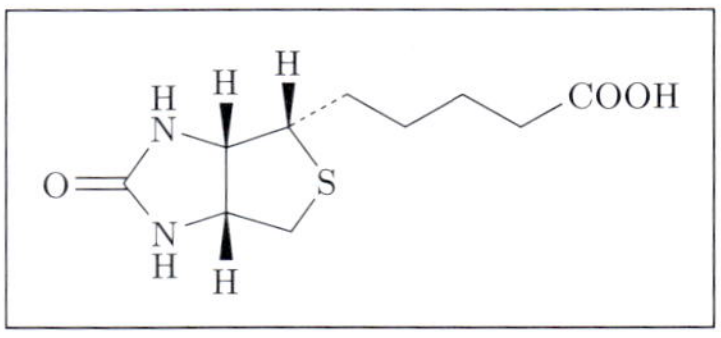

4）適応

欠乏症の予防と治療，または妊婦，授乳期など，需要が増大した際に使用される．パントテン酸カルシウム 1 日 10〜200 mg を経口投与する．副作用はほとんどない．同種同効薬に**パンテチン** pantethine および**パンテノール** panthenol がある．

図 14–22　ビオチン

f ビオチン（図 14–22）

1）生理作用

ビオチン biotin は，ピルビン酸，アセチル CoA，プロピオニル CoA などに炭酸ガスを固定する反

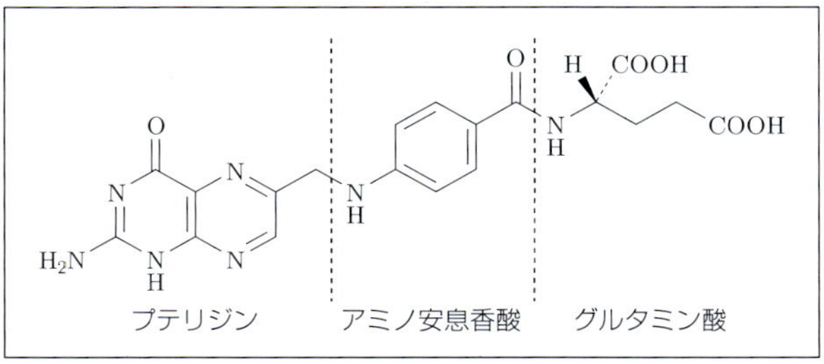

図14-23 葉酸（プテロイルグルタミン酸）

応（カルボキシル化反応）の補酵素として働き，糖新生，脂肪酸合成およびエネルギー代謝に重要な役割を果たしている．

2）欠乏症

ビオチンの欠乏症状としては，鱗屑性皮膚炎，萎縮性舌炎，食欲不振などの消化器症状，疲労感，筋肉痛などが認められる．貧血や，コレステロール，ビリルビンの増加が認められることもある．卵白中のタンパク質であるアビジン avidin はビオチンと特異的に結合する4個のサブユニットからなり，両者の結合はきわめて強固なためビオチンは不活化され，また吸収も抑制される．

欠乏症は抗生物質投与時にも認められることがある．

3）体内動態

ビオチンは速やかに吸収され，生体内ではビオチンカルボキシル担体タンパク質（biotin carboxyl carrier protein）のリジン残基である ω アミノ基とアミド結合して存在している．大部分が未変化体のまま尿中に排泄される．

4）適応

湿疹，接触性皮膚炎および脂漏性湿疹に1日 0.5～2 mg を投与する．

g 葉酸（図14-23）

1）生理作用

葉酸 folic acid は還元されて 5,6,7,8-テトラヒドロ葉酸 tetrahydrofolate（THF）となり，これが C_1 単位の運搬体となって，より高分子の化合物に炭素を固定する反応に関わる酵素の**補酵素**として作用する．DNA複製に必要なプリン・ピリミジン塩基の生合成およびヒスチジンの代謝，メチオニンの生合成，セリンからグリシンへの変換など，アミノ酸の代謝に重要な役割を果たす．THFは置換基の違いにより，5-メチルTHF，5-ホルミルTHF，10-ホルミルTHF，5,10-メテニルTHF，5,10-メチレンTHF，5-ホルミルイミノTHFが存在する．また，葉酸は赤血球の正常な形成に必要であり，肝臓ではビタミン B_{12} の生成を促す．

2）欠乏症

症状としては，①**巨赤芽球性貧血**，②過分葉好中球の出現，③舌炎，口角炎，胃腸障害が知られている．その主な原因として，①吸収障害：スプルー（回腸部粘膜の萎縮），腸切除，②需要の増大：妊娠・授乳，悪性腫瘍，溶血性貧血，③利用障害：肝疾患，慢性胃腸疾患，葉酸代謝拮抗物質（メトトレキサート，トリメトプリム），抗痙れん薬（フェノバルビタール），ビタミンC欠乏（葉酸補酵素複合体の生成にビタミンCが必要）などがある．

3）体内動態

食品中ではポリグルタミン酸誘導体として存在し，胃腸を通過するときに還元を受け，モノグルタミン酸型となって H^+ または Na^+ 依存性のトランスポーターにより吸収される．その後，速やかにメチル化され，門脈経由で肝臓に入る．肝臓から胆汁中へはエネルギー依存性のトランスポーターによって分泌され，小腸から再吸収される．

4）適応

葉酸欠乏症の予防と治療，および需要が増大した際の補充に使用される．また，吸収障害（アルコール依存症，スプルー）や薬物によって葉酸代謝障害が起こり，葉酸欠乏が生じたときに使用され

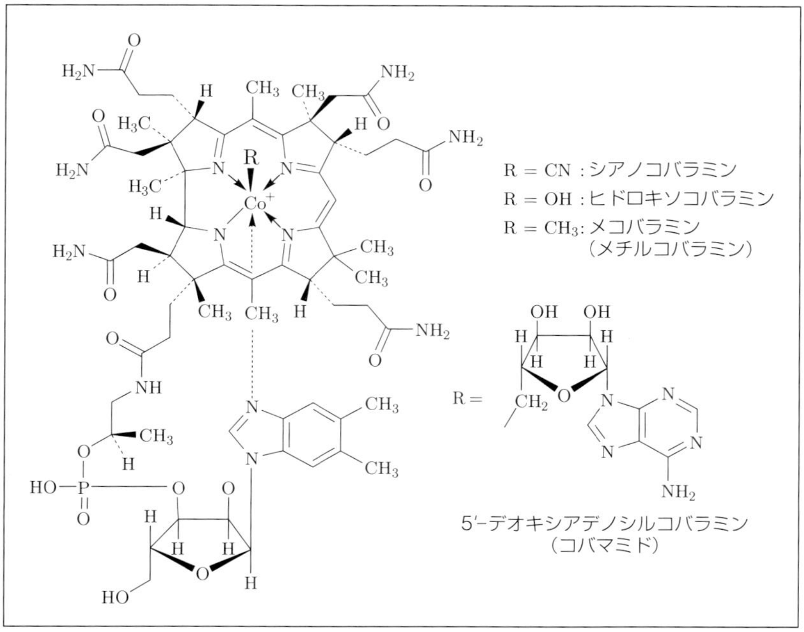

図 14-24 ビタミン B_{12} 同族体

る．悪性貧血に対してはビタミン B_{12} と併用する必要がある．

成人 1 日 5〜20 mg，小児 1 日 5〜10 mg を 2〜3 回に分割して経口投与する．消化管に吸収障害がある場合は筋肉内または皮下投与する．

h ビタミン B_{12}（コバラミン）（図 14-24）

ビタミン B_{12} は，コバルト原子に結合する官能基によって次の 4 種類が存在する．安定性が高いシアノコバラミン cyanocobalamin とヒドロキソコバラミン hydroxocobalamin，および活性補酵素型のメチルコバラミン methylcobalamin と 5′-デオキシアデノシルコバラミン 5′-deoxyadenosylcobalamin（コバマミド cobamamide）である．

1）生理作用

ビタミン B_{12} は補酵素として重要な酵素反応に関与している．メチルコバラミンはメチオニンシンターゼの補酵素としてメチオニン代謝と葉酸代謝の接点に位置し，メチルテトラヒドロ葉酸のメチル基をホモシステインに転移させ，メチオニンとテトラヒドロ葉酸を合成する際に必要とされる．

また，5′-デオキシアデノシルコバラミンはメチルマロニル CoA ムターゼの補酵素として，メチルマロニル CoA からスクシニル CoA を生成する異性化反応を触媒する．これらは，正常な発育，造血機能，上皮細胞の新生，神経組織のミエリン鞘形成に必須である．

2）欠乏症

欠乏症状として，**巨赤芽球性貧血（悪性貧血）**（細胞分裂速度が速い組織に感受性が高い），全身倦怠感，食欲不振，舌炎，記憶障害，知覚異常，膀胱直腸障害などが知られている．欠乏症の成因として以下のものが考えられる．

①食物からの摂取不足：厳密な菜食主義者，アルコール依存症．

②内因子（intrinsic factor）欠乏：成人型悪性貧血（抗内因子抗体 I・II，抗胃壁細胞抗体出現），内因子機能不全症（胃切除後に胃粘膜が破壊される病変）．

③吸収部位の障害：回腸部位が酸性となって吸収が阻害されるゾリンジャー・エリソン（Zollinger-Ellison）症候群，回腸部粘膜の萎縮（スプルー），慢性膵炎，コルヒチン・ネオマイシン・ビグア

ナイド薬などの薬物との競合.
④先天的欠損症：先天性内因子欠乏症，トランスコバラミンⅡ欠損症，先天性ビタミンB_{12}吸収障害.

3）体内動態

ビタミンB_{12}は，まず唾液腺由来の糖タンパク質であるハプトコリン haptocorrin（HC）に結合する．次に，十二指腸で膵液酵素によってHCから遊離し，胃の壁細胞より分泌された内因子と結合し，回腸下部において特異的受容体との相互作用によりビタミンB_{12}のみが細胞内に取り込まれる．さらに回腸上皮細胞内でトランスコバラミン transcobalamin と結合して血液中に入り，肝臓に優先的に分布する．また，胆汁中に排出されたビタミンB_{12}の約半分は，腸肝循環によって再度吸収される．

4）適応

ビタミンB_{12}欠乏による**巨赤芽球性貧血，末梢神経障害，吸収不全症候群および広節裂頭条虫症**症状の治療や，ビタミンB_{12}の需要が増大した際の補給に使用される．内因子が欠乏しているなどによる吸収不全の場合は筋肉注射で投与する．シアノコバラミン，ヒドロキソコバラミン，メチルコバラミン，コバマミドを1日1000～1500μg投与する．

i ビタミンC（図14-25）

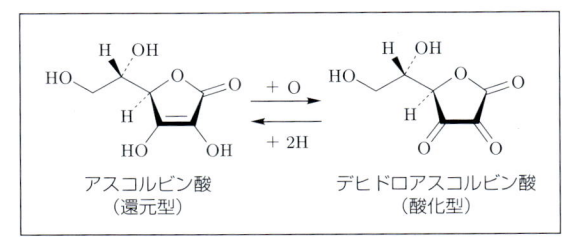

ビタミンC（**アスコルビン酸** ascorbic acid）は新鮮な野菜，柑橘類に含まれる．きわめて酸化されやすく，生体内では80％が酸化型として存在し，残りは還元型として存在する．ヒト，ヒト以外の霊長類，モルモットは生合成することができない．

1）生理作用

アスコルビン酸は，生体内で種々の酸化還元反応に関与していると考えられている．アスコルビン酸の作用として，以下のものが知られている．
①結合組織に対する作用：コラーゲンの生合成に際して，プロリンをヒドロキシプロリンに変換する水酸化反応に必要である．
②副腎髄質ホルモン生成に対する作用：副腎髄質

図14-25 ビタミンC

において，ドパミンからノルエピネフリンを生成するドパミンヒドロキシラーゼの反応に関与（反応を促進）している．
③カルニチン生合成に対する作用：脂肪酸代謝に重要なカルニチンはリジンから合成され，その過程における酵素反応にアスコルビン酸は必須である．
④鉄分吸収に対する作用：胃内の三価非ヘム鉄を二価鉄に還元し，鉄の吸収を高める．

そのほかに，シトクロムP450酵素による薬物代謝への寄与，葉酸補酵素複合体の生成，メラニン生成抑制，毛細血管抵抗増強作用などがある．

2）欠乏症と過剰症

■**欠乏症** ビタミンC欠乏は**壊血病**を起こす．その症状は，貧血，体重減少，易疲労性，歯肉炎，皮下出血，骨髄下出血などである．皮膚には毛孔周囲の角化性隆起が起こり，出血を伴う．小児では長管骨の骨端部，特に大腿骨下端，上腕骨上端，肋骨肋軟骨結合部などに出血による腫脹，疼痛がみられ，メラー・バーロー（Möller-Barlow）病とよばれる．

■**過剰症** 他の水溶性ビタミンと同様に，生体に必要な量以外は尿中に排泄されてしまうため，過剰症は起こらない．

3）体内動態

アスコルビン酸は小腸でNa^+依存性ビタミンCトランスポーター（sodium-dependent vitamin C transporter）により能動的に取り込まれる．また，デヒドロアスコルビン酸はグルコーストランスポーター（glucose transporter）の基質となって細胞内に取り込まれることが明らかにされている．全身に広く分布し，シュウ酸へと代謝されて尿中

に排泄される．

4）適応

ビタミンC欠乏症の予防と治療，また妊婦，授乳期，激しい運動などのビタミンCの需要が増大した場合に，アスコルビン酸1日50～2000 mgを投与する．

▶**参考文献**

1) 日本ビタミン学会(編)：ビタミンの事典．pp16–386, 朝倉書店, 1996
2) Marcus R, et al：ビタミン. グッドマン LS, ギルマン A (著), 高折修二ほか(監訳)：グッドマン・ギルマン薬理書(下), 第10版, pp1918–1935, 2204–2214, 2229–2286, 廣川書店, 2003

〔山田静雄，三坂眞元*〕

*執筆協力者

15 診断薬

　診断薬には，大きく分けて，①生体の形態や機能の変化を画像的にとらえるために体内に投与する**画像診断薬**，②生体に刺激や負荷を与えて生体機能の変化を調べる化合物や異物排泄を調べる色素などの**機能検査薬**，③採取した体液中などにある微量な生理活性物質やバイオマーカーを測定するために使用する**体外診断用医薬品**の3種類がある．

A 画像診断薬

　生体内部の形態や機能を非侵襲的に測定し，それを画像として表したものを診断する装置や技術を**物理的(画像)診断法**といい，主なものとして，X線を用いる方法(X線単純撮影法，X線CT法など)，核磁気共鳴現象を利用する方法〔磁気共鳴イメージング(MRI)〕，放射線を用いる方法(核医学診断法)，超音波を用いる方法(超音波診断法)などがある．X線を用いる方法は形態学的診断，MRI，超音波診断法は形態学的診断と一部機能的診断，核医学診断法は機能的診断に主に用いられている．

　これらの画像診断法において，的確かつ迅速に診断を行えるようコントラストをつける目的で使用する医薬品を**画像診断薬**という．一般に，X線診断法，MRI，超音波診断法に用いるものを**造影剤**，核医学診断法に用いるものを**放射性医薬品**という．これらの画像診断法の特徴を**表15-1**に示す．

1 X線造影剤

a X線診断法

　X線診断法の原理は，組織や臓器によってX線の吸収率が異なることに基づいており，この吸収の差に起因する吸収コントラストで画像が形成される．X線診断法の代表的なものとして，**X線単純撮影法**と**X線コンピュータ断層撮像法**(X-ray computed tomography: **X線CT**または**CT**)がある．

　X線単純撮影法は，X線を照射し，体内を透過したX線を直接画像として表す方法であり，組織や臓器によってX線の吸収率に差がある場合，それが画像上の濃淡となって診断が可能となる．これには，一般診断用，消化器診断用，循環器診断用，泌尿器診断用，乳房診断用などがあり，一般診断用は造影剤や特殊な装置を使用しないで単純に撮影する方法で，骨，胸部の診断に利用されている．また，消化器診断用，循環器診断用，泌尿器診断用の装置はそれぞれ消化器，循環器，泌尿器を診断の対象とするもので，造影剤の投与を必要とする場合が多い．

　一方，CTは体の深さ方向の情報が得られるX線撮影法で，体軸横断断層面でのX線の透過に関する像(輪切りの画像)，すなわちX線の吸収率の差に基づいて体軸横断断層面での形態情報を得ることができる．また，正常部位と病変部位のX線吸収率は類似しているので，その識別診断にも造影剤を用いることが多い．

表 15-1 代表的な画像診断法の特徴

機器	X線単純撮影装置 X線CT	MRI	PET，SPECT シンチカメラ	超音波診断装置
物理的エネルギー (情報キャリアー)	電磁波 X線	磁気および電磁波 (核磁気共鳴現象)	電磁波 γ線	超音波
情報源	X線吸収値	プロトン密度 緩和時間(T1，T2) 水の分布と状態	放射性医薬品の動態	エコー(反射波)強度
画像情報の種類	形態学的	形態学的(機能的)	機能的	形態学的(機能的)
放射線被曝	あり	なし	あり	なし
その他の特徴	高空間分解能 石灰化情報あり 造影剤(CT)	軟部組織コントラスト 石灰化情報なし(骨) 強磁性体の持ち込み制限 造影剤	高コントラスト 陽性像 機能情報 放射性医薬品	簡便，安価 体表に近い臓器，組織の情報 (造影剤)

b X線造影剤

正確な診断を行うために，目的の臓器や病変のコントラストを強調する目的でX線撮影時に投与され，X線吸収率が生体軟部組織とは極端に異なる薬物を**X線造影剤**(contrast medium)といい，これを用いるX線診断を**造影検査**という．造影剤の条件としては，①周囲組織とのX線吸収率の差が大きく，目的部位でコントラストの高い画像が得られること，②化学的に安定であること，③生体に対して安全であること，④粘度が低く，体液に近い浸透圧であること，⑤検査終了後，速やかに排泄されることなどがある．

X線造影剤には**陰性造影剤**と**陽性造影剤**がある．陰性造影剤は，軟部組織に比べて低いX線吸収率を示す必要がある．これには空気や炭酸ガスなどがあるが，臨床での使用は限られている．なお，胸部は肺内の空気が自然の状態で陰性造影剤として働いているといえる．一方，陽性造影剤としては高いX線吸収率を示すことが必要で，そのため，①X線吸収量が物質の密度および原子番号の3乗に比例することから，密度の高い化合物，原子番号の大きい元素の化合物，②効率的にエネルギーを吸収するために，X線撮影に用いられるX線エネルギー領域にK吸収端をもつ元素の化合物が陽性造影剤として有効である．陽性造影剤の代表的なものとしては硫酸バリウムとヨウ素化合物があり(K吸収端は Ba：37.4 keV，I：33.2 keV)，X線造影剤として広く利用されている．

造影剤の投与経路はさまざまで，目的に応じて経口，静脈注射，動脈注射，経皮などがある．

1) 硫酸バリウム

バリウムの原子番号は56と大きく，**硫酸バリウム** barium sulfate($BaSO_4$)は結晶粉末で密度が高いので，X線の吸収率が高く，造影能力に優れている．また水に不溶で，種々の添加剤を加えてゾル状に製剤化され，消化管の検査に広く用いられている．水に不溶ということは，消化管から吸収されることはないので，便秘などに注意する必要があるが，特に重篤な副作用はない．

2) ヨード化合物

ヨウ素の原子番号は53と大きく，X線の吸収率

が高い．したがって，ヨウ化合物の造影能力は1分子中のヨウ素原子の含有量に依存することとなり，できるだけ多くのヨウ素原子を安定的に結合した分子が有効となる．そのため，ベンゼン環の2, 4, 6位にヨウ素原子がそれぞれ結合したトリヨードベンゼンを基本骨格とする誘導体(**モノマー型ヨード造影剤**)，さらにこのトリヨードベンゼンを2つ適当なリンカーを用いて結合させることにより，1分子中に6個のヨウ素原子を有する化合物(**ダイマー型ヨード造影剤**)が用いられている．トリヨードベンゼン誘導体は造影能力的には十分であるが，医薬品としてはさらに安全性が求められる．

■ **イオン造影剤と非イオン造影剤** 血管造影，尿路造影，心血管系造影，脊髄造影などに用いられる造影剤は，水溶性を有することが必要である(この造影剤を**水溶性造影剤**という)．水溶性にするために用いられる1つの方法は塩の形にすることである．そこで，ナトリウム塩やメグルミン(N-メチルグルカミン)塩が用いられ，これらを**イオン性造影剤**という．イオン性造影剤による造影能は臨床的に十分なものであるが，一方で浸透圧は基本的に1化合物中に含まれる化学種の数に関連していることから，塩になるとこれが大きくなり，浸透圧が高くなって，副作用増強の要因となる．そこで，塩ではない方法で水溶性を得るために，親水性の水酸基などを導入した誘導体が用いられている．これらを**非イオン性造影剤**といい，イオン性造影剤に比べて1化合物中に含まれる化学種の数が少なくなり，浸透圧は低くなる．例えば，イオン性モノマー型化合物であるトリヨード安息香酸ナトリウムでは化学種がカルボキシレートアニオンとナトリウムイオンの2つのイオンとなるが，非イオン性モノマー型のトリヨードベンゼン誘導体の場合には化学種が1つである．このように，浸透圧などの関係から，非イオン性造影剤のほうがイオン性造影剤に比べて安全性の点で優れているため，現在は非イオン性造影剤がX線造影剤の主流である．その他，水溶性造影剤には粘稠度が低いこと，pHが中性であることなどの条件がある．尿路・血管造影に用いられている代表的な非イオン性ヨード造影剤として，イオヘキソール iohexol，イオキシラン ioxilan，イオパミドール iopamidol，イオプロミド iopromide，イオベルソール ioversol，イオメプロール iomeprol などがある．それらの構造式を**図15-1**に示す．なお，X線造影剤には水溶性造影剤以外に，高級脂肪酸のカルボン酸基をエステル化したヨード脂肪酸エステルなどが脂溶性造影剤としてリンパ管造影，子宮卵管造影などに使用されている．

■ **副作用** 水溶性のイオン性造影剤では12%程度に副作用が発現する．主な副作用は悪心，熱感，嘔吐，痒み，じん麻疹，皮膚の紅潮，くしゃみ，血管痛など軽度のものであるが，失神，呼吸困難，さらには血圧低下，肺水腫，心停止，ショックなど重篤なものが起こることもある．アレルギー歴がある人の場合に発現率は高い．これらの副作用は投与直後の5分以内に発生することが多いが，投与30分〜数時間後，時には2〜3日を経てから発現する場合もあり，遅発性副作用といわれている．多くは軽度なもので6時間以内には消失するが，ショックなどの重篤な症状が発生する場合もある．

非イオン性造影剤は，イオン性造影剤に比べて即時型の副作用の発生率は1/3〜1/4程度低い．副作用の症状はイオン性造影剤の場合と同様である．なお，油性造影剤は排泄が遅く，血液や脊髄液に溶けないので全身反応は起こりにくい．副作用の発生要因には，イオン負荷(イオン性造影剤の場合は生体の電解質バランスを乱す可能性がある)，高浸透圧(循環動態の変化や血管内皮細胞の障害などが起こる可能性があり，熱感，血管痛，血圧低下などが起こる)，化学毒性(タンパク質結合性や疎水性など)などのほかに，重度な症状には造影剤の刺激によるヒスタミンなどの伝達物質の遊離，補体系やキニン系の急性活性化，IgE抗体の関与するI型アレルギー(アレルギー性)などが考えられているが，明確ではない．なお，ヨード過敏症，バセドウ(Basedow)病などの場合にはイオン性，非イオン性ヨード造影剤とも禁忌である．また，Na[^{123}I]を用いる甲状腺の核医学診断を行う場合は，ヨー

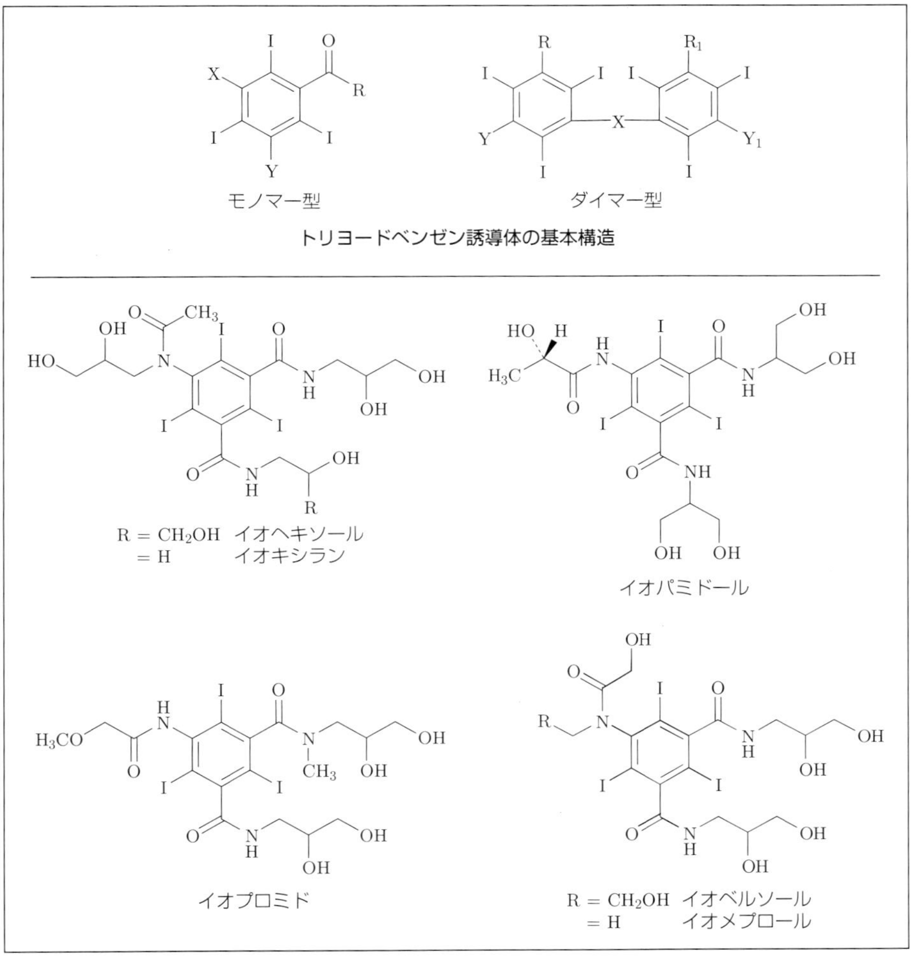

図 15-1 代表的な X 線造影剤（尿路・血管造影剤：非イオン性 X 線造影剤）

造影剤の投与前に実施しなければならない．

2 MRI 造影剤

a 磁気共鳴イメージング（MRI）診断法

　核磁気共鳴現象（nuclear magnetic resonance: NMR）を利用した画像診断法を**磁気共鳴イメージング**（magnetic resonance imaging: **MRI**）**診断法**という．MRI は，生体内に含まれる核スピンが 0 でなく磁性をもつ原子核（陽子，中性子のどちらか，または両方が奇数の原子核）が，磁場の中で特定の周波数の電磁波を受けたときに共鳴現象を起こし，その電磁波が遮断された後に吸収したエネルギーを放出するときの現象を磁場共鳴（MR）信号としてとらえ，そのデータをコンピュータを用いて処理することにより，断層像を得る方法である．MRI では，生体に水素を含む化合物（水，脂肪酸など）が多量に存在すること，感度がよいことなどから，主に水素の原子核（プロトン：H^+）を測定対象としている．

　水の MRI シグナルは密度や存在している環境によって影響を受けるため，MRI では水の密度や存在している環境が異なる部位間をコントラストをつけて画像化することができる．したがって，X 線画像とは異なり，MRI 画像では軟部組織間のコントラストが高い．例えば，脳の白質と灰白質が明確に分離され，また脳浮腫が明確に描出される

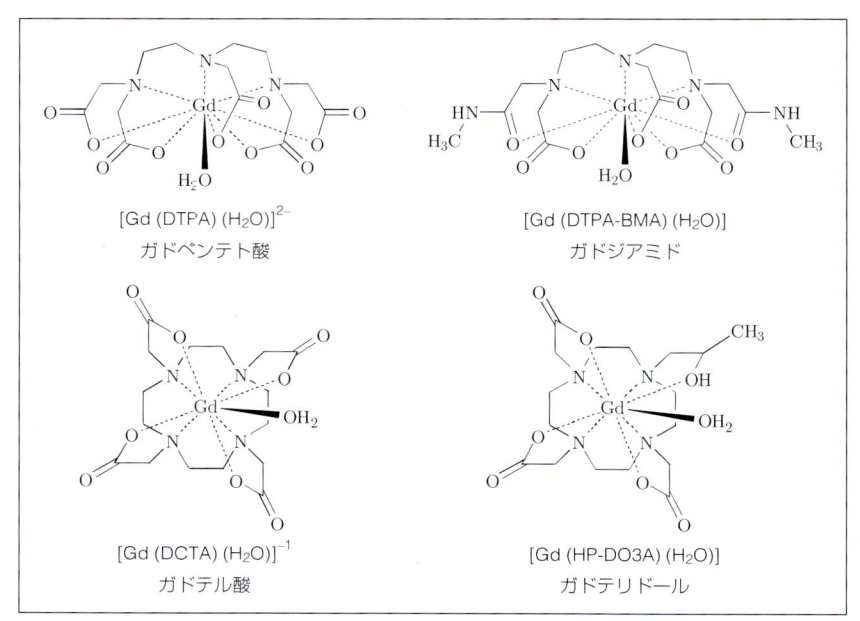

図 15-2　代表的な MRI 造影剤（ガドリニウム化合物）

ため，早期の梗塞，脳炎，腫瘍などの検出に有効である．また，水分が少なくプロトン密度の低い石灰巣，骨皮質，肺（空気）はほぼ無信号となるため，例えば骨皮質近傍の組織（脊髄）などを明瞭に描出できる．

b MRI 造影剤

MRI において，局所的に縦緩和時間 T1（NMR 信号の回復能力の指標），横緩和時間 T2（信号持続能力の指標）の信号強度を強調させることにより，コントラストのついた画像を得るために用いる製剤を MRI 造影剤という．

MRI 造影剤にも陽性造影剤と陰性造影剤がある．陽性造影剤は周囲のプロトンの T1 を短縮し，T1 強調画像で高信号となる効果をもたらす．これには主にガドリニウム（Gd）製剤が用いられている．一方，陰性造影剤は T2 を短縮し，T2 強調画像で低信号となる効果をもたらす．これには超常磁性酸化鉄製剤が用いられている．

1）ガドリニウム製剤

Gd^{3+} は 7 個の不対電子を有し，金属イオンの中で最大の常磁性を示す．この常磁性効果により，Gd^{3+} イオンの周囲にある水分子の緩和を促進する．しかし，Gd^{3+} イオンでは毒性が強いため，キレート剤でキレート化することにより，安定的で毒性の少ない化合物として用いられる．代表的な**ガドリニウム製剤**として，Gd と DTPA（ジエチレントリアミン五酢酸）の安定した水溶性キレート化合物である**ガドペンテト酸メグルミン** meglumine gadopentetate $[Gd(DTPA)(H_2O)]^{2-}$，DTPA の 5 個のカルボキシル基中の 2 個を非電離性の CH_3NHCO に置換した DTPA-BMA を配位子とする**ガドジアミド水和物** gadodiamide hydrate $[Gd(DTPA-BMA)(H_2O)]$，サイクリックなキレート剤 DOTA（テトラアザシクロドデカン四酢酸）との安定した水溶性キレート化合物である**ガドテル酸メグルミン** meglumine gadoterate $[Gd(DOTA)(H_2O)]^{-1}$，ガドテル酸の配位子にある 4 つのカルボン酸基の 1 つを水酸基に変えた**ガドテリドール** gadoteridol $[Gd(HP-DO3A)(H_2O)]$ がある（**図 15-2**）．

ガドペンテト酸，ガドテル酸はそれぞれ -2，-1 の電荷をもち，メグルミン 2 分子，1 分子との塩である**イオン性造影剤**で，ガドジアミド水和物，ガドテリドールは電気的に中性の**非イオン性造影剤**である．これらの造影剤は高い安定性を有してお

り，注射剤として血管内に投与後，細胞外液に分布し，その後速やかに尿中排泄される．脳，脊髄，体幹部，四肢などのMRI診断に利用される．

ガドリニウム製剤はX線造影検査に用いるヨード造影剤とは異なり，至適な使用濃度が存在する．すなわち，X線造影検査のヨード造影剤は濃度が高くなると画像の濃度も高くなるが，MRI診断でのガドリニウム製剤は低い濃度ではT1短縮効果，高い濃度ではT2短縮効果を示す．臨床的には，ガドリニウム製剤はT1短縮のための陽性造影剤として用いられている．

■**副作用** 副作用の発生率は非イオン性ヨード造影剤よりも低く，その1/3～1/2程度である．副作用としては，X線造影剤の場合と同様の悪心，熱感，嘔吐，痒み，じん麻疹，皮膚の紅潮，血管痛など軽度のものが主であるが，きわめてまれにショックやアナフィラキシー様症状(呼吸困難，顔面浮腫など)が発現することがある．

2) 超常磁性酸化鉄製剤およびその他のMRI製剤

超常磁性酸化鉄製剤であるフェルモキシデス ferumoxides $[(Fe_2O_3)_m(FeO)_n]$ は，細粒子化した酸化鉄をデキストランなどでコーティングしてコロイド粒子化したもので，静脈投与後，肝臓の網内系に取り込まれ，正常な肝臓組織のT2を短縮する．肝腫瘍では網内系をもたないため，本剤の使用により腫瘍部の信号強度の相対的な増加が可能となる．なお，非常に短いTEでは本剤を陽性造影剤として用いることも可能であるが，T2短縮効果が大きい物質なので，通常，陰性造影剤として用いられる．また，**クエン酸鉄アンモニウム** ferric ammonium citrate は，経口剤の形で消化管の陽性造影剤として用いられる．

3 放射性医薬品

a 核医学診断法

核医学診断法において，画像を得るために用いられる放射性同位体で標識された化合物を**放射性医薬品**(radiopharmaceutical)という．これには体内に投与される in vivo 用のものと，体内には投与せず，採取された血液中などに存在する生理活性物質や薬物などを定量するときに試験管内に加えられる in vitro 用のものがある．後者は体外診断用医薬品の項(☞ 465頁)で説明するので，ここでは前者の in vivo 診断用放射性医薬品について説明する．なお，このような放射性医薬品を用いる診療分野は**核医学**(nuclear medicine)とよばれる．

in vivo 核医学診断法は，放射性医薬品を体内に投与して，そこから放出される放射線を体外から放射線検出器で検出し，その情報を基に放射性医薬品の分布挙動を画像として表すものである．したがって，得られる画像はX線CTやMRIなどのほかの画像撮像法と類似しているが，これらの間には大きな相違がある．核医学診断法により得られる画像は放射性医薬品の分布であり，投与された放射性医薬品と臓器，組織，さらには分子との相互作用を表しており，形態よりは機能を診断するために用いられる．

b 放射性医薬品

in vivo 診断用放射性医薬品は，多くの場合，注射剤として静脈から投与されるが，肺から吸入される場合などもある．

in vivo 診断用放射性医薬品には，体外計測により投与された放射性医薬品の体内での挙動に関する情報ができる限り多く得られるとともに，放射線による被曝ができる限り低減できることが求められる．具体的には以下の①～③の条件が求められる．

①**放出放射線の線質**：放射線の体外からの検出には，高い検出感度と物質透過性を示すガンマ(γ)線やX線が優れている．$\gamma(X)$線放出核種には，単一の$\gamma(X)$線を放出するものと，2本の電磁波(X線)を正反対の方向に放出するものがある．前者をシングルフォトン(単光子)放出核種(SPECT用核種)，後者をポジトロン(陽電子)放出核種(PET用核種)とよぶ．なお，アルファ(α)線や

表 15-2 核医学画像診断に用いられている主な放射性同位元素の物理学的性質

核種	半減期	崩壊形式	主な γ 線エネルギー（keV）	断層画像撮影装置
^{11}C	20.4 m	β^+	511	PET
^{13}N	9.96 m	β^+	511	PET
^{15}O	122 s	β^+	511	PET
^{18}F	110 m	β^+	511	PET
^{67}Ga	77.9 h	EC	93, 185, 300	SPECT
^{99m}Tc	6.01 h	IT	141	SPECT
^{111}In	2.81 d	EC	172, 247	SPECT
^{123}I	13.2 h	EC	159	SPECT
^{201}Tl	73.6 h	EC	135, 167*	SPECT

β^+：β^+ 壊変（ポジトロン壊変），EC：軌道電子捕獲，IT：核異性体転移，s：秒，m：分，h：時間，d：日
＊測定の対象となる放射線は Hg の特性 X 線（69, 70, 80 keV）である

陰電子（β^-）線を放出する核種は体外計測ができず，不要の被曝を与えるので，これらの核種の使用は避ける必要がある．

② 半減期：短半減期の放射性同位元素（核種）の使用は被曝線量の低減化に有効である．さらに，短半減期核種の使用は短時間内での繰り返し検査が可能となり，それだけ得られる情報量が増す．しかし，半減期の短さの下限は，あくまで信頼できる精度で放射能の定量が可能な範囲以内のものでなければならない．

③ γ（X）線のエネルギー：放射性医薬品の体内挙動の検出には，高い定量性と，その局在性を知るための高い空間解像性が必要である．シングルフォトン放出核種の場合は，下限は組織透過性の点から 100 keV 以上が望ましく，一方，上限は測定器の検出感度とコリメータの特性および放射線被曝低減の点から 200 keV 以下が望ましい．また，β^+ 線（ポジトロン）放出体の場合には，陽電子の消滅放射線である 511 keV の電磁波が対象となる．この 511 keV のエネルギーは，前述のシングルフォトン検出装置に対しては望ましいエネルギーではないが，正反対の方向に放出される 2 本の消滅放射線を一対の検出器により同時計数法で検出する装置（ポジトロン CT，PET）の使用によって，シングルフォトン検出装置を用いた測定に比べ，解像力や定量性に優れた情報を得ることができる．

表 15-2 に，現在 in vivo 核医学診断に用いられている主な放射性同位元素の物理学的性質を示す．これらの放射性同位元素は，放射能に関する性質に加えて，製造の容易性や生成することのできる標識化合物の化学的，生物学的性質を総合的に評価して選択されている．特に ^{99m}Tc は，6.01 時間の半減期で 141 keV の 1 本の γ 線のみを放出するという核医学診断用放射性同位元素として理想的な性質を有するとともに，^{99}Mo–^{99m}Tc ジェネレータ（ミルキング）により得られる入手の容易性，さらにはさまざまな体内動態を示す多くの化合物に導くことができるという化学的性質の多様性のため，最も多く用いられている．

現在用いられている主な放射性薬品と，その診断対象部位を表 15-3 に示す．以下に，代表的な放射性医薬品について臓器別に概説する．

1）脳機能診断用放射性医薬品

脳機能の核医学診断は主に血行動態を対象としているが，最近では，一部神経受容体を対象とするものも利用可能となっている．

局所脳血液量の測定には，血管外に漏出することなく血管内にのみ分布する非拡散性化合物が用いられ，それには血球，血漿タンパク質の放射性標識体，一酸化炭素（^{15}O）または ^{99m}Tc を用いて標識された赤血球，アルブミン（human serum albumin: HSA）に ^{99m}Tc を結合させたアルブミンジエチレントリアミン五酢酸テクネチウム（^{99m}Tc）（^{99m}Tc-DTPA-HAS）などがある．

局所脳血流量の測定には，主に血液により脳

表15-3 主な核医学検査とそれに用いられる放射性医薬品

検査名	放射性医薬品	適応例
脳血流シンチグラフィ	^{123}I-IMP ^{99m}Tc-HM-PAO ^{99m}Tc-ECD	脳梗塞，脳動脈閉塞・狭窄，一過性脳虚血発作（TIA），脳内出血，くも膜下出血，モヤモヤ病，脳腫瘍，アルツハイマー病，パーキンソン病，てんかんなど
心筋血流シンチグラフィ	^{201}Tl（塩化タリウム） ^{99m}Tc-tetrofosmin ^{99m}Tc-MIBI	虚血性心疾患（急性心筋梗塞，陳旧性心筋梗塞，安定狭心症，不安定狭心症，血行再建術後のフォローアップ），拡張型心筋症，肥大型心筋症など
甲状腺シンチグラフィ	^{123}I（ヨウ化ナトリウム） ^{131}I（ヨウ化ナトリウム） ^{99m}TcO$_4^-$	甲状腺機能亢進症（バセドウ病，プランマー病），甲状腺機能低下症，甲状腺腫瘍の鑑別，甲状腺がんの転移巣，甲状腺炎，異所性甲状腺など
骨シンチグラフィ	^{99m}Tc-MDP ^{99m}Tc-HMDP	転移性骨腫瘍，原発性骨腫瘍（骨肉腫，骨髄腫），骨折，関節炎，骨髄炎，骨膜炎など
腫瘍・炎症シンチグラフィ	^{67}Ga（クエン酸ガリウム）	悪性腫瘍（悪性リンパ腫，悪性黒色腫，甲状腺未分化がんなど），炎症性疾患（サルコイドーシス，感染病巣の検出，膿瘍，間質性肺炎など）
肺血流・肺換気シンチグラフィ	^{99m}Tc-MAA ^{81m}Kr（クリプトン） ^{133}Xe（キセノン） ^{99m}Tc ガス（テクネガス）	肺塞栓症，肺がん，間質性肺炎（肺線維症），手術後肺機能予測，閉塞性肺疾患，気管支ぜん息，肺気腫，肺高血圧症，大動脈炎における肺動脈病変など
腎シンチグラフィ	^{99m}Tc-MAG$_3$ ^{99m}Tc-DTPA ^{99m}Tc-DMSA	腎血管性高血圧症，腎移植，腎奇形，腎腫瘍，腎炎，尿路疾患，水腎症など
腫瘍シンチグラフィ 脳・心筋シンチグラフィ	^{18}F-FDG	てんかん，虚血性心疾患，肺がん，乳がん，大腸がん，頭頸部がん，脳腫瘍，膵がん，悪性リンパ腫，転移性肝がん，原発不明がん，悪性黒色腫，食道がん，子宮がん，卵巣がん

に運ばれ，血液-脳血液関門を自由に通過して，一定でかつ効率よく脳組織内に取り込まれ，そこで長時間とどまる化合物（蓄積型脳血流量測定剤）が用いられ，それにはN-イソプロピル-4-ヨードアンフェタミン(^{123}I)[^{123}I] N-isopropyl-p-iodoamphetamine(^{123}I-IMP)，エキサメタジムテクネチウム(^{99m}Tc)^{99m}Tc-d,l-hexamethylpropyleneamine oxime(^{99m}Tc-HM-PAO)，[N,N'-エチレンジ-L-システイネート(3-)]オキソテクネチウムジエチルエステル(^{99m}Tc)^{99m}Tc-ethyl cysteinate dimer(^{99m}Tc-ECD)がある（図15-3）．^{123}I-IMPは低分子量（分子量299）で高い脂溶性のため，血液-脳関門を受動拡散により速やかに通過し，その後，脳内毛細血管内膜および脳細胞内に存在する非特異的な高容量のアミン結合部位への親和性，脂質/水分配における脳組織内脂質への高い分布，血液と脳実質組織におけるpHの相違による中性アミン型からイオン型四級アミンへの変化量の違いなどにより，脳組織内に蓄積される．また，^{99m}Tc-HM-PAOおよび^{99m}Tc-ECDもコンパクトな脂溶性の高い化合物であるため，血液-脳関門を速やかに通過して脳組織に取り込まれる．^{99m}Tc-HM-PAOはグルタチオンなどの作用により還元されて水溶性化合物に迅速に分解されることにより，また^{99m}Tc-ECDは側鎖のエステル基がエステラーゼにより速やかに加水分解されて水溶性のカルボキシル基に変化することにより，脳組織内に蓄積される．

これらは，脳血管障害を中心に，認知症，てんかん，脳腫瘍などの診断に用いられている．

2) 心筋血流シンチグラフィ用放射性医薬品

心筋の冠動脈の血液の流速を心筋血流といい，この核医学診断には，冠動脈から一定でかつ効率よく心筋細胞内に取り込まれ，そこで一定時間と

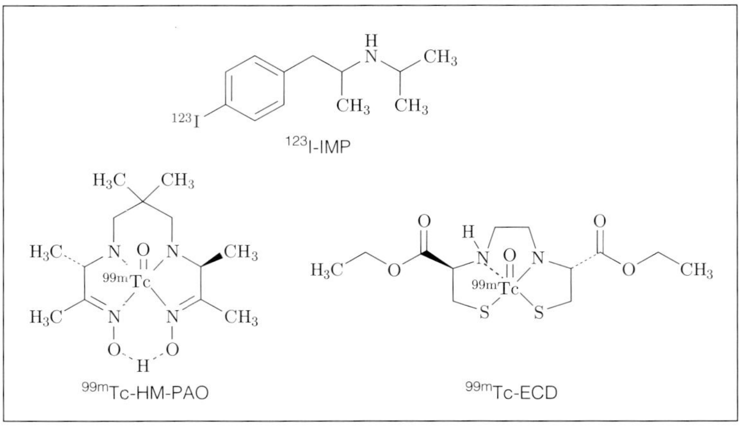

図 15-3　脳血流シンチグラフィ用放射性医薬品

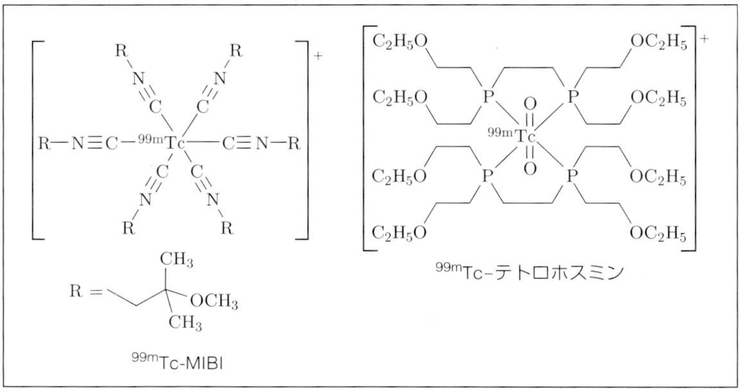

図 15-4　心筋血流シンチグラフィ用 ^{99m}Tc 標識放射性医薬品

どまる，組織蓄積型の放射性化合物が用いられている．この放射性薬剤に必要な条件およびそれによる心筋血流の測定原理は，蓄積脳血流量測定剤と同様である．**塩化タリウム**(^{201}Tl)が最もよく用いられており，一部 ^{99m}Tc 標識放射性医薬品も利用されている．

^{201}Tl$^+$（タリウムイオン）は測定対象とする放射線〔水銀(^{201}Hg)の X 線〕のエネルギーが約 70〜80 keV と低く，半減期が 73 時間と長いため，良好な画像を得るという点では十分でない場合もあるが，1 回の通過でその 85〜90％が心筋細胞に抽出され，心筋血流の評価に有効な性質を有するため，心筋血流シンチグラフィ剤として広範に利用されている．^{201}Tl$^+$ の心筋細胞への集積機序は，主に心筋細胞に多く存在する Na$^+$，K$^+$-ATPase（Na$^+$，K$^+$-ポンプ）の基質として細胞内に能動的に摂取されることによる．

^{99m}Tc で標識された心筋血流測定剤としては，ヘキサキス(2-メトキシイソブチルイソニトリル)テクネチウム(^{99m}Tc)^{99m}Tc-hexakis(2-methoxybutylisonitrile)(^{99m}Tc-MIBI, sestamibi)，テトロホスミンテクネチウム(^{99m}Tc)^{99m}Tc-bisdiethoxyethylphosphinoethane(^{99m}Tc-tetrofosmin)が用いられる（**図 15-4**）．これらの ^{99m}Tc 標識放射性薬剤は大量投与が可能で，放射線のエネルギーも適切なため，^{201}Tl よりも鮮明な心血流画像を得ることができる．また，^{201}Tl$^+$ と比較して心筋抽出率はやや低い（^{99m}Tc-MIBI：66％，^{99m}Tc-tetrofosmin：55％）ものの，一度心筋内に取り込まれると細胞内に長時間保持され，心筋からの洗い出しはほとんどないという特性がある．これらの ^{99m}Tc 標識放射性薬剤の心筋細胞への集積機序

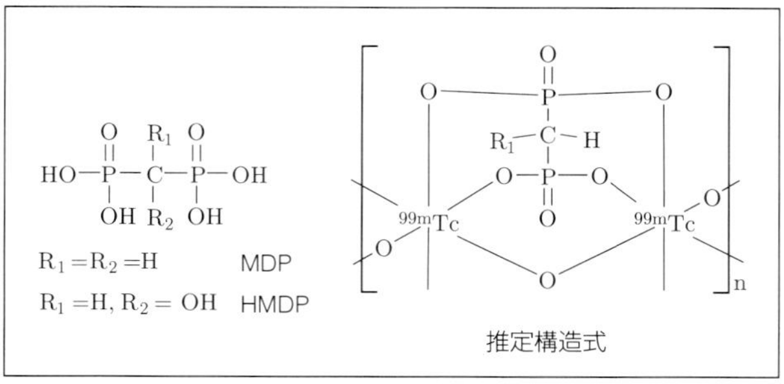

図15-5 骨シンチグラフィ用放射性医薬品

に関しては，$^{201}Tl^+$とは異なり，高い脂溶性に基づく受動拡散による膜透過性と，膜電位依存性の陽イオン選択的な細胞内濃縮あるいはミトコンドリア濃縮によって，高い心筋集積を示すと考えられている．

心筋血流シンチグラフィは，虚血性心疾患を中心に多くの心疾患における心筋血流分布状態の把握，すなわち虚血性心疾患における虚血や梗塞の領域と程度の評価，心筋のviability（生存能）の評価，治療法の選択やその効果判定などに有効である．

3) 骨シンチグラフィ用放射性医薬品

骨シンチグラフィは，骨代謝の異常部位を画像化する核医学診断法である．このシンチグラフィに用いられる放射性医薬品には，骨代謝に関与して骨の病変部位への高い移行と集積，血中からの速やかな消失などが必要であり，メチレンジホスホン酸テクネチウム(^{99m}Tc)^{99m}Tc-methylene diphosphonate(^{99m}Tc-MDP)とヒドロキシメチレンジホスホン酸テクネチウム(^{99m}Tc) ^{99m}Tc-hydroxymethylene diphosphate(^{99m}Tc-HMDP)が用いられている（図15-5）．

これらの化合物は，リン酸が骨形成に関連して骨に積極的に取り込まれることを利用して，リン酸誘導体に^{99m}Tcを結合させることにより，骨へ^{99m}Tcを移行させることが可能であるとの考えに基づいて開発されたものであるが，その集積機序は必ずしも明らかではない．血流，ヒドロキシアパタイトや，ヒドロキシアパタイトの形成途中に生成する無形リン酸カルシウム化合物への物理的・化学的吸着などが重要な役割を果たしていると考えられている．

X線写真は骨塩の絶対量が反映されるのに対し，骨シンチグラフィは病巣への血流と骨代謝の状態を反映している．そのため，X線写真では骨のカルシウム含量が30～50％増減しないと検出できないが，これらの^{99m}Tc化合物は局所病巣の骨代謝が亢進すれば直ちに異常陽性像を示すので，X線写真に比べて病巣部を早期にかつ感度よく検出でき，転移性骨腫瘍に対して信頼性の高い診断法として広く用いられている．また，核医学診断法は1回の投与で全身の検査が比較的短時間でできるため，全身に存在する骨を対象とする骨シンチグラフィは，この核医学手法の利点を最も活かすことのできる分野である．実際，核医学診断の中で骨シンチグラフィが最も検査件数が多い．

4) 甲状腺機能診断用放射性医薬品

甲状腺の核医学診断には，甲状腺機能の評価を行う甲状腺放射性ヨード摂取率検査と，形態の変化や局所機能状態の観察，腫瘍の診断を行う甲状腺シンチグラフィがあり，ヨウ化ナトリウム(^{123}I)Na^{123}I($^{123}I^-$)や過テクネチウム酸ナトリウム(^{99m}Tc)Na^{99m}TcO$_4$(^{99m}TcO$_4^-$)が用いられる．これらの医薬品の集積機序は，甲状腺には甲状腺ホルモンを生産するために血中のヨウ化物イオン(I^-)を能動的に取り込むヨード捕獲（iodide pump/iodide trap）といわれる機構が存在し，I^-はもちろんTcO$_4^-$もその基質となることによる（I^-の組織内濃度と血清濃度との比は1：20～30に達する）．一般に放射性ヨード摂取率と血中甲状腺ホルモン濃度とは平衡するため，放射性ヨード摂取率から甲状腺機能全体を評価することが可能である．

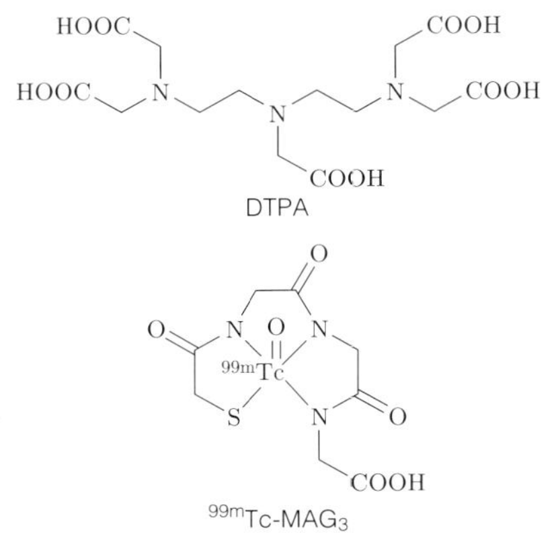

図15-6 腎シンチグラフィ用放射性医薬品

5) 腎シンチグラフィ用放射性医薬品

腎シンチグラフィ用放射性医薬品には，糸球体ろ過機能を評価するものと，糸球体ろ過および尿細管分泌により腎臓から尿中に排泄される機能(腎血流)を評価するものがある．糸球体ろ過機能の評価には，高い糸球体ろ過率を示し，再吸収および尿細管分泌されないジエチレントリアミン五酢酸テクネチウム(^{99m}Tc)^{99m}Tc-diethylenetriamine pentaacetate(^{99m}Tc-DTPA)が用いられる(図15-6)．腎血流の評価には，主に血管から尿細管に分泌されて尿中に排泄されるメルカプトアセチルグリシルグリシルグリシンテクネチウム(^{99m}Tc)^{99m}Tc-mercaptoacethylglycyl-glycylglycine(^{99m}Tc-MAG$_3$)が用いられる．また，^{99m}Tc-MAG$_3$は，腎臓での放射能の変化を経時的に調べて時間-放射能曲線を得ることができ，それにより腎血流機能，腎排泄機能，尿路通過状態を一度に評価することもできる(レノグラム)．

6) 腫瘍シンチグラフィ用放射性医薬品

腫瘍部位を陽性像として画像化するものを通常，腫瘍シンチグラフィという．このシンチグラフィに用いる放射性医薬品としては，腫瘍全般に集積する放射性医薬品と，ある種の腫瘍のみに特異的に集積する放射性医薬品がある．いずれの場合も，腫瘍への高い集積，正常組織への集積が少ないことが必要条件である．これまでクエン酸ガリウム(^{67}Ga) gallium citrateが最も多く用いられていたが，最近ではフルオロデオキシグルコース(^{18}F)2-deoxy-2-fluoro-D-glucose(^{18}F-FDG)(図15-7)の利用もさかんになっている．これら以外に，塩化タリウム(^{201}Tl)なども用いられている．

■クエン酸ガリウム(^{67}Ga)

^{67}Ga-クエン酸の腫瘍集積性は経験的に見出されたものであり，その集積機序については明確ではないが，以下のような機序が提案されている．すなわち，Ga^{3+}は血清中のトランスフェリンと強く結合する性質があるため，投与された^{67}Ga-クエン酸はトランスフェリンと配位子交換反応を起こし，^{67}Ga-トランスフェリンとなる．これが腫瘍細胞の表面に存在するトランスフェリン受容体に結合して細胞内に取り込まれ，一部はそのままの状態で，ほかは細胞内のフェリチンなどの鉄結合タンパク質と結合してリソゾームなどの細胞内成分に取り込まれるというものである(トランスフェリン受容体はがん細胞などの増殖中の細胞に多く存在するが，静止期にある細胞には少ない)．^{67}Ga-クエン酸は集積する腫瘍の範囲が広いため，腫瘍診断薬として広く用いられているが，腫瘍により集積率に差があり，一般に分化がんよりも未分化がんへの集積率が高い．また，肝臓，骨などに高く集積するためそこでの腫瘍の抽出が不良になる場合があること，腫瘍選択性が低く炎症へも高く集積すること，画像を得るのに投与後48～72時間を要することなどが問題とされている．

■塩化タリウム(^{201}Tl)

^{201}Tl$^+$が集積する腫瘍は^{67}Ga-クエン酸に比べ限られているが，甲状腺腫をはじめ副甲状腺腫，肺がんなどの腫瘍の画像化に用いられている．その集積機序は明らかではないが，^{201}Tl$^+$が集積する腫瘍は血流が豊富でかつ膜分画のNa^+, K^+-ATPase活性が高いことから，腫瘍をとりまく血液からの^{201}Tl$^+$の供給とNa^+, K^+-ポンプによる能動的取り込みが大きく関与していると考えられている．

■フルオロデオキシグルコース(^{18}F)

腫瘍細胞ではグルコーストランスポーターやヘキソキナーゼの活性の増加しており，エネルギー

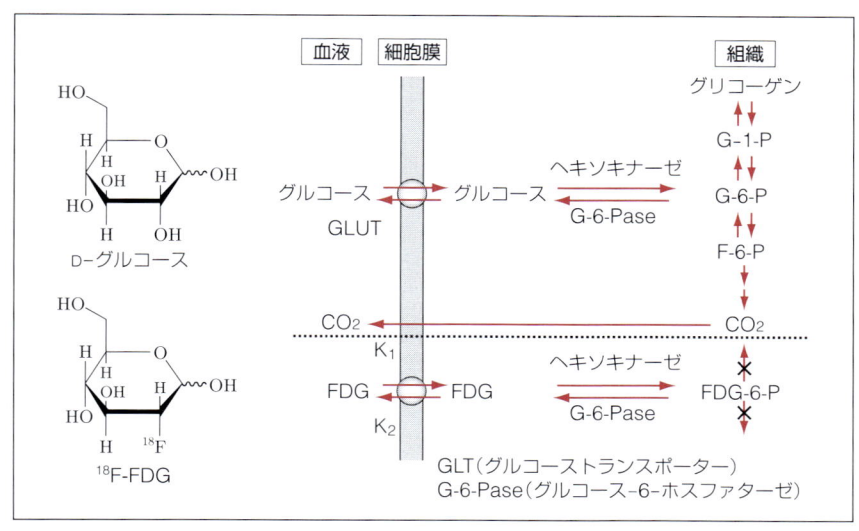

図 15-7　^{18}F-フルオロデオキシグルコース（^{18}F-FDG）の化学構造と組織集積機序

源として大量のグルコースを取り込んでいる一方で，グルコース-6-リン酸の脱リン酸化酵素であるグルコース-6-ホスファターゼの活性が低い．^{18}F-FDGは，グルコーストランスポーターおよびヘキソキナーゼの基質としてはグルコースと同様に認識されるが，生成した6-リン酸体はそれ以上代謝されないので，^{18}F-FDGは腫瘍細胞に集積する（この集積機序をメタボリックトラッピングという）（図15-7）．^{18}F-FDGは，肺がん，大腸がん，悪性リンパ腫，悪性黒色腫，食道がん，頭頸部がん，乳がんなど，多くの腫瘍に高く集積し，一般に悪性度が高い腫瘍への取り込みが高いので，それらの存在診断，病期診断，転移・再発診断などに利用される．また，ポジトロンCTの解像力の向上により小さな腫瘍の検出にも優れ，さらに，リンパ節転移や悪性度の評価，治療効果の定量的判定などにも利用される．ただし，正常な脳にも高く集積し，炎症部位へも集積するので，脳腫瘍の診断や炎症との鑑別には一般的には不向きである．

7）その他

肺の核医学診断には，肺血流量の測定および肺でのガス交換機能の診断のために，前者には**テクネチウム大凝集人血清アルブミン（^{99m}Tc）**^{99m}Tc-macroaggregated albumin（^{99m}Tc-MAA），後者には^{133}Xeや^{81m}Kr，**テクネガス（^{99m}Tc）**（微小な炭素の粒子に^{99m}Tcが吸着的に結合した放射性微粒子）が用いられる．

また，使用頻度は少ないが，肝臓・胆道，脾臓の機能の in vivo 核医学診断用放射性医薬品として用いられるものもある．細網内皮系への集積に基づく肝脾シンチグラフィに用いられる放射性医薬品としては，スズコロイドの骨格に還元^{99m}Tcを化学的，物理的に吸着させた**テクネチウムスズコロイド（^{99m}Tc）**や，静注後に血中のカルシウムと反応して適切な大きさのコロイドとなる**フィチン酸テクネチウム（^{99m}Tc）**がある．肝実質細胞系および胆道系のシンチグラフィに用いられるのは，肝実質細胞から胆道へ排泄される **N-ピリドキシル-5-メチルトリプトファンテクネチウム（^{99m}Tc）**がある．また，肝実質細胞にはガラクトースを認識するアシアロ糖タンパク質受容体が存在し，この受容体には血清アルブミンにガラクトースを導入した合成糖タンパク質も結合する．**ガラクトシル人血清アルブミンジエチレントリアミン五酢酸テクネチウム（^{99m}Tc）**はこの合成タンパク質にDTPAを介して^{99m}Tcを結合させたものであり，肝実質細胞の画像診断に用いられる．

表15-4 生体臓器における音響インピーダンス

組織（ヒト）	音速 (m/sec)×10³	密度 (kg/m³)×10³	音響インピーダンス (kg/m²·sec)×10⁶
血液	1.57	—	1.62
胸	1.49〜1.52	1.036〜1.040	1.54〜1.58
脳室	1.502	1.004	1.51
脳胞腫	1.503	1.040	1.56
髄膜腫	1.58〜1.66	1.048〜1.050	1.71〜1.73
水晶体	1.641	—	1.64
肝臓	1.549	—	1.65
脾臓	1.566	—	1.64
腎臓	1.561	—	1.62
筋肉	1.585	—	1.70
脂肪	1.45	—	1.35
骨	3.38	1.80	6.08
頭蓋骨	4.08	—	7.8
水(25℃)	1.497	0.997	1.52
空気(20℃)	0.34	0.0012	0.00042

〔佐治英郎, 関 興一（編）：NEW 放射化学・放射薬品学. p181, 廣川書店, 2004.
長井 裕, 伊東紘一（編）：絵でみる超音波. p121, 南江堂, 1994 より作成〕

4 超音波造影剤

a 超音波診断法

人の耳に聞こえる音の周波数（20 Hz〜20 kHz）より高い音波である**超音波**（ultrasound）を体内に向かって照射すると，音響インピーダンス〔音波の伝わりやすさで，（媒質の密度）×（音速）で表される〕が異なる境界面で一部の超音波は反射され，残りは透過していく（一般的に用いられている超音波の周波数は，表在臓器では 7.5〜10 MHz, 臓器では 5〜7.5 MHz, 深部臓器では 2〜5 MHz 程度である）．この境界面で反射されて戻ってくる反射波〔エコー（echo）〕をとらえて，反射波の受信に要する時間による対象物質までの距離や反射波の振幅の大きさによる対象物質の密度を分析し，生体内の内部構造や血流の分布を画像化して診断するのが**超音波診断法**（ultrasonography）である．

超音波診断は，非常に薄い構造でも音響的性質が異なる境界面を有していれば識別できる．しかし，超音波は気体や骨，石灰化の部位では表面で反射して内部にはほとんど入らないので，肺や消化管などのガスを含む部位，骨に囲まれた部位は適していない．一方，超音波は液体や実質臓器，軟部組織内はよく透過するので，後方の臓器，組織の観察が可能となるが，軟部組織中でも深部になるにつれて超音波は減衰していくので，体表に近い臓器の診断に有効である．

b 超音波造影剤

周辺組織との音響インピーダンスが大きく異なる物質が存在すると，超音波を照射した場合に強い反射波を生じるので，超音波診断におけるシグナルが増強される．代表的な臓器の音響インピーダンスを**表15-4**に示す．音響インピーダンスがきわめて小さい空気はこの効果が高いので，生体内での圧力に対して安定している空気の**微小気泡（マイクロバブル）**が**超音波診断用造影剤**として用いられる．このマイクロバブルに超音波が照射されると，気泡は単に音を反射するだけでなく，音の圧力で拡縮振動したり，崩壊したりして，送信とは異なった周波数成分が戻ってくるので，造影効果の高い造影剤となる．超音波検査における造影検査法は，基本的に，血流に超音波造影剤としてマイクロバブルを流し，超音波を照射して臓器の血流動態を画像化することによって行う．

現在，臨床的に利用されているマイクロバブルの1つは，ガラクトース・パルミチン酸混和物（999：1）の微粒子である．これはガラクトースの結晶を注射用水に溶解する際に，結晶の空隙に保持された空気が放出されてマイクロバブルとなることを利用して，発生したマイクロバブルをパルミチン酸で安定化させているもので，気泡径が平均約 $1.3\,\mu m$ のマイクロカプセルである．注射用水による溶解は使用直前に行い，調製後速やかに使用し，検査も投与後速やかに行う．この方法は，主に気泡を超音波によって破壊することによりシグナルを得るものである．ただし，気泡が破壊されると内部の空気はすぐに血中に溶け込んで消滅するため，一過性の造影効果しか得られなかった．ごく最近，この問題を解決するのできる造影剤が利用可能となった．それは気泡径が平均約 $2.6\,\mu m$，リン脂質の被膜を有するペルフルブタン perflubutane という**難溶性ガスのマイクロバブル**である．この物質は超音波が照射されると大部分のものが気泡を破壊せずに拡縮する状態になり，1回の投与で長時間の撮影が可能となる．さらに，静注すると血流によって肝臓に到達し，正常な肝臓にあるクッパー（Kupffer）細胞に取り込まれるが，腫瘍にはそのような細胞が存在しないので，肝臓内に存在する腫瘍をかなり小さなものまでコントラストよくイメージングできる．そのため，肝腫瘍の早期診断，肝臓がんの局所治療後の治療効果判定に結びつくと期待されている．

B 機能検査薬

腎機能や肝機能，内分泌機能を測定するために，画像診断ではなく，生体に色素やホルモンなどの化合物を投与し，その血中からの消失や尿への排泄を調べたり，各機能に刺激や負荷を与えていろいろなバイオマーカー（生物学的変化を把握するための指標）の変化を調べる検査がある．これらの検査に用いる薬を**機能検査薬**という．主な検査薬の化学構造式を**図 15-8** に示す．

1 腎機能検査薬

糸球体で血清と同じ割合でろ過され，尿細管で再吸収も排泄もされない物質のクリアランスを測定すれば，糸球体ろ過値を求めることができる．このような物質として，体外から投与するものでは，**イヌリン** inulin や**チオ硫酸ナトリウム** sodium thiosulfate（$Na_2S_2O_3$）がある．イヌリンは分子量約 5000 の多糖類であり，最も正確な糸球体ろ過値を示すが，測定法の繁雑性や副作用の問題から，現在，臨床分野ではチオ硫酸ナトリウムが用いられている．チオ硫酸ナトリウムの定量は1分子のチオ硫酸ナトリウムが1原子のヨウ素と反応することに基づき，これにヨウ素-デンプン反応を利用することによって行う．

一方，尿細管からの再吸収や排泄については，**パラアミノ馬尿酸** p-aminohippuric acid（PAH）や**フェノールスルホンフタレイン** phenolsulfonphthalein（PSP）が用いられている．両者とも主に血液から近位尿細管に分泌されて，再吸収されることなく尿に排泄されるために，尿細管機能を評価することができる．また，1回の腎循環でほぼ100％が尿中へ排泄されるため，血漿（血清）中および尿中の濃度測定からクリアランスを求めることによって，腎血漿流量（腎血流量）を算出することができる（**パラアミノ馬尿酸ナトリウムクリアランス検査法，フェノールスルホンフタレイン試験**）．

2 肝機能検査薬

肝臓から胆汁中への異物排泄能を評価するために，**インドシアニングリーン** indocyanine green（ICG）という色素が用いられる．ICG は，静脈内に投与すると他の臓器へはほとんど移行せず，大部分が肝臓に取り込まれて胆汁中に排泄されるため，一定時間後または経時的に血清中の ICG 濃度を測定することによって，肝臓の異物排泄能を評価することができる．

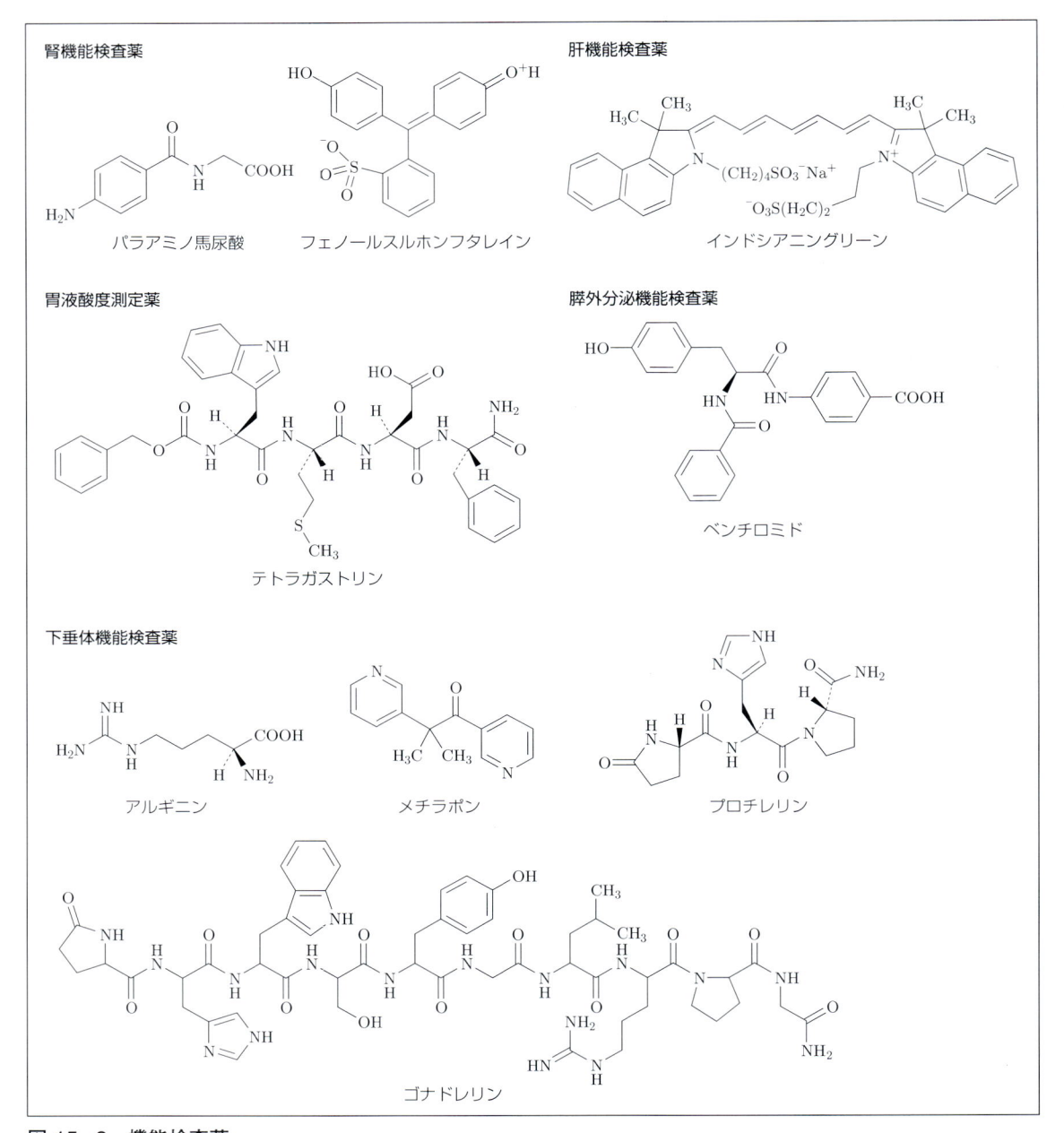

図 15-8　機能検査薬

3 胃液酸度測定薬

　合成ガストリンである**テトラガストリン** tetragastrin または**ペンタガストリン** pentagastrin は，胃液分泌を強く刺激する．これらを皮下注射して胃酸分泌を刺激し，経時的に胃液を分割採取し，最高刺激1時間以内に分泌された胃酸量(酸度：最高酸分泌量)を定量することによって，胃液検査を行う．

4 膵外分泌機能検査薬

　セルレイン cerulein または**コレシストキニン・パンクレオザイミン** cholecystokinin-pancreozyminは消化管酵素の分泌を誘発し，**セクレチン** secretinは膵液量および重炭酸塩の分泌を増加させるペプチドで，いずれも膵外分泌刺激ホルモンである．そこで，これらのペプチドホルモンを投与し，十二指腸に入れたカテーテルを通して一定時間（投与後10分ごとに60分間まで）膵液（十二指腸液）を採取して，膵液量，重炭酸塩濃度，アミラーゼ活性を測定することによって，膵外分泌機能を評価する（この試験を **CS試験**または**PS試験**という）．

また，安息香酸とチロシンからなる合成ペプチド（**ベンチロミド** bentiromide）を経口投与すると，小腸で膵臓から分泌される α-キモトリプシンにより加水分解されて p-アミノ安息香酸を生じる．これが小腸から吸収されて肝臓で主にグリシン抱合され，腎臓から尿中に排泄されるため，この抱合物の尿中の量を測定することによって膵外分泌機能を評価できる（**PFD試験**）．本法はCS（PS）試験よりも被験者に対する負担が少ない．

5 経口ブドウ糖負荷試験用デンプン部分加水分解物

デンプン部分加水分解物はデンプンを酸または酵素により加水分解したもので，主にグルコース，デキストラン，マンノースおよび水からなり，**耐糖能**を調べるために用いられる．すなわち，このデンプン部分加水分解物100 g（グルコースとして75 g）を経口投与し，経時的に血糖値，血清インスリンやグルカゴン濃度を測定するもので，人工的に高血糖状態を作り出し，これに対する膵ランゲルハンス（Langerhans）島の β 細胞のインスリン分泌能を評価して，糖尿病の診断に用いる．この試験を**経口ブドウ糖負荷試験**（oral glucose tolerance test: **OGTT**）という．

6 下垂体機能検査薬

L-アルギニン L-arginine は下垂体を刺激して成長ホルモンを遊離する．成長ホルモンの低下は，各種下垂体ホルモン分泌能の低下のうちで最も早くかつ高頻度にみられることから，アルギニンの負荷試験は下垂体機能異常の早期発見，病態解明に有効である．

メチラポン metyrapone はヒドロコルチゾンなどの副腎皮質ステロイドの生合成過程中の 11β 位水酸化酵素を選択的に阻害するため，血中ヒドロコルチゾン濃度が低下し，ACTH（副腎皮質刺激ホルモン）が分泌される．したがって，下垂体機能が正常ならば，メチラポンの投与によって，代謝される 17-ヒドロキシコルチコステロイドは増加するが，下垂体 ACTH 分泌機能が低下している場合には増加しないので，下垂体 ACTH 分泌機能の診断に有効である．

これら以外に，下垂体の黄体形成ホルモン（LH）分泌機能検査のための視床下部ホルモン（**ゴナドレリン**），下垂体甲状腺刺激ホルモン（TSH）分泌検査のための**プロチレリン**などもある．

C 体外診断用医薬品

体外診断とは，血液やその他の体液などの試料に含まれている生理活性物質や薬物の量を試験管内で定量解析することである．これに用いる医薬品を**体外診断用医薬品**（*in vitro* 診断薬）という．分析法には，免疫反応（抗原-抗体反応）を利用して測定するイムノアッセイや，酵素反応を利用して測定する酵素分析，酵素的分析などがある．

1 イムノアッセイ

イムノアッセイで用いられる試薬（体外診断用医薬品）として，放射性同位元素で標識された放射性化合物（ラジオイムノアッセイ）と，酵素，蛍光試薬，化学発光性試薬などで標識された非放射性化合物がある．これらの標識に用いられる主な放射性同位元素には，^{125}I，酵素としてはペルオキシダーゼ（POD），西洋わさびペルオキシダーゼ（horseradish POD: HRP）やアルカリホスファ

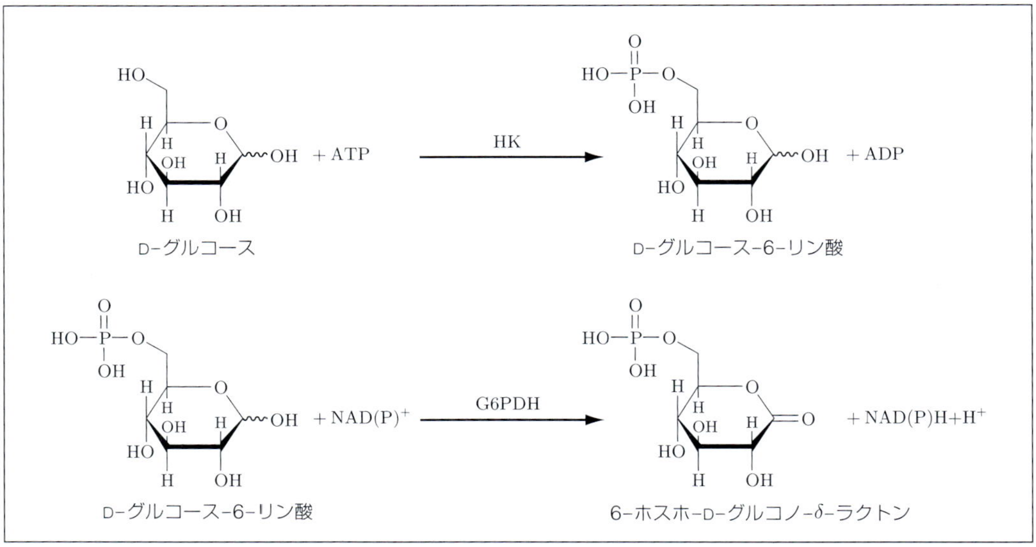

図 15–9　血糖値測定のためのヘキソキナーゼ/グルコース–6–リン酸デヒドロゲナーゼ UV 法の反応

ターゼ（ALP，AP），β–ガラクトシダーゼ，蛍光物質としては有機蛍光物質のフルオレセインやローダミン誘導体，蛍光キレート物質であるランタノイド元素のキレート化合物，化学発光性標識試薬としてはアクリジニウムエステル，イソルミノール誘導体などがある．これらの方法を用いて測定されている物質は非常に多く，各種の抗体，生理活性ペプチド，TDM（薬物治療モニタリング）における医薬品などがある．

2　酵素的分析

　酵素的分析とは，酵素以外の物質を酵素反応を用いて定量するものである．代表的なものとして，①測定対象とする物質を基質として，これに酸化酵素を作用させることにより過酸化水素を生成し，その過酸化水素を種々の化合物とペルオキシダーゼ存在下で反応させて生成される発色物質の量を吸光度で測定する方法（グルコースオキシダーゼ・ペルオキシダーゼ比色法），②測定対象とする物質を基質として，これに脱水素酵素を作用させることにより NAD(P)H を生成し，その NAD(P)H の量を 340 nm の吸光度で測定するか，NAD(P)H を種々の化合物と脱水素酵素存在下で反応させて生成される有色物質の量を吸光度で測定する方法（ヘキソキナーゼ/グルコース–6–リン酸デヒドロゲナーゼ UV 法）などがある．

■**ヘキソキナーゼ/グルコース–6–リン酸デヒドロゲナーゼ UV 法（HK-G6PDH UV 法）**　血糖値を測定するために用いられる．グルコースをヘキソキナーゼと反応させて生成したグルコース–6–リン酸を，NAD(P)$^+$ 存在下でグルコース 6–リン酸デヒドロゲナーゼと反応させ，生成された NAD(P)H の量を 340 nm の吸光度で測定する方法であり，自動測定に多く利用され，尿中グルコース濃度の測定にも利用される（図 15–9）．

■**グルコースオキシダーゼ・ペルオキシダーゼ比色法**　血糖値を測定するために用いられる．グルコースを酸素存在下でグルコースオキシダーゼと反応させ，生成された過酸化水素を色素源の化合物とペルオキシダーゼ存在下で反応させることによって発色色素を生成し，その吸光度で測定する方法であり，実験室レベルや少数の試料の測定に多く利用される．

　その他，コレステロールや尿素窒素，尿酸，クレアチニン，ビリルビンなどをはじめ，多くの物質の濃度も酵素的分析法により測定される．

3 酵素分析

酵素分析とは，測定対象とする酵素に生理的または人工的な基質を反応させて，基質の変化した量から対象酵素の活性を測定するものである．生理的な基質を用いてアスパラギン酸アミノトランスフェラーゼ(AST)，アラニンアミノトランスフェラーゼ(ALT)，乳酸デヒドロゲナーゼ(LD)，クレアチンキナーゼ(CK)の酵素活性が，人工的基質を用いてアルカリホスファターゼ(ALP)，γ-グルタミルトランスフェラーゼ(γ-GT)，コリンエステラーゼ(ChE)などの酵素活性が測定される．

4 その他

血清タンパク質はビウレット法，尿中タンパク質はピロガロールレッド・モリブデン酸比色法により主に定量されている．

■**ビウレット法** アルカリ性下でペプチド結合を露出させると，このペプチド結合の窒素4個と二価銅イオンが紫紅色のキレート化合物を生成するので，545 nmの吸光度を測定することにより，タンパク質濃度を定量する．

■**ピロガロールレッド・モリブデン酸比色法** ピロガロールレッドがモリブデン酸と結合し，470 nmに極大吸収をもつ赤色錯体を形成する．この錯体が酸性下でタンパク質と結合すると，波長がシフトして青紫色(604 nm)を呈するので，600 nm付近の吸光度を測定することにより，試料中の総タンパク質を定量する．ピロガロールレッドのモリブデン錯体はアルブミン以外のタンパク質ともアルブミンと同程度に結合するので，自動分析法として広く利用されている．

また，血清中のアルブミンだけの濃度を求めるには**ブロモクレゾールグリーン** bromocresol green(BCG)が用いられており，BCGはアルブミンと結合すると色調を変化させて青色を呈する．さらに，尿中タンパク質を簡便かつ定性的に評価できる**尿試験紙**にはテトラブロモフェノールブルー tetrabromphenol blue(TBPB)が固定されており，タンパク質が存在すると，TBPBはタンパク質と複合体を形成して酸性側で緑色を呈する(試験紙には酸性側の緩衝液であるクエン酸-クエン酸ナトリウム緩衝液が固定されている)．

D その他

結核菌感染を調べるために，結核菌を培養した合成培地から可溶性タンパク質画分を調製した**精製ツベルクリン** tuberculin purified protein derivative(PPD)が用いられている．結核菌に感作された状態にある場合は，結核菌の産生するタンパク質に対する抗体が産生されているため，PPDを皮内注射するとアレルギー反応を起こし，活性化マクロファージなどの浸潤からなる肉芽腫を形成して皮膚面に発赤を起こす(ツベルクリン反応)．この反応は結核の診断に用いられている．

▶**参考文献**
1) 佐治英郎，前田 稔，小島周二(編)：新 放射化学・放射性医薬品学．改訂第2版，南江堂，2006
2) 後藤順一，片山善章：薬学生のための臨床化学．改訂第2版，南江堂，2005
3) 浦山 修，中山年正，入野 勤ほか：臨床検査学講座 臨床化学検査学．第2版，医歯薬出版，2006

(佐治英郎)

付録

- 演習問題 …………………………………………… 470
- 薬剤商品名−一般名一覧 ………………………… 527

演習問題

総論A　薬物の作用機序，用量-反応関係

問題1

次のa〜jの記述のうち，正しいものを選びなさい．

a 効果を初めて発現させる用量以下の用量を無効量という．
b 治療に必要な効果を示す最小量を最小有効量という．
c ED_{50} が小さければ小さいほど，その薬物の効力は弱い．
d LD_{50} が大きければ大きいほど，その薬物の安全性は低い．
e 安全域は LD_{50}/ED_{50} で求められる．
f 完全活性薬は，反応率として100%の反応を示す．
g 部分活性薬は，いくら濃度を上げても最大反応が100%に達しない．
h pD_2 値とは，活性薬の濃度反応曲線を2倍だけ高濃度側へ平行移動させるのに必要な競合的拮抗薬のモル濃度の負対数値である．
i pA_2 値とは，活性薬による最大反応の半分の反応を起こさせるのに必要な活性薬のモル濃度の負対数値である．
j 内活性は最大反応の比として表される．

解説

a：作用が発現する最小有効量以下で，効果は発現しない用量なので，無効量と呼ばれる．☞5頁
b：最小有効量とは，効果を示す最小量のことである．
c：ED_{50} は50%有効量ともいい，投与した動物の50%に一定の効果が認められる用量である．ED_{50} が小さければ小さいほど，その薬物の効力は強い．
d：LD_{50} は50%致死量ともいい，LD_{50} が大きければ大きいほど，その薬物の安全性は高い．
e：安全域は LD_{50}/ED_{50} で求められ，この値が大きければ大きいほど，その薬物の安全性は高い．
f：完全活性薬の最大反応を100%とする．☞9頁
g：部分活性薬の最大反応は100%に達しない．
h：pD_2 値とは，活性薬による最大反応の半分の反応を起こさせるのに必要な，活性薬のモル濃度の負対数値である．
i：pA_2 値とは，活性薬の濃度反応曲線を2倍だけ高濃度側へ平行移動させるのに必要な，競合的拮抗薬のモル濃度の負対数値である．☞7頁
j：完全活性薬の内活性を1.0とし，最大反応の比として表す．☞9頁

解答：a，b，e，f，g，j

問題 2

摘出したモルモット回腸について，種々の濃度のアセチルコリンによる収縮反応を記録した．横軸にアセチルコリンの対数濃度を，縦軸に反応の大きさをとり，濃度反応曲線を描いたところ S 字状曲線を得た．この実験に関する記述のうち，正しいものを選びなさい．

a アトロピンが共存すると，この曲線はアトロピンの濃度に依存して右方へ平行移動する．
b パパベリンが共存すると，この曲線はパパベリンの濃度に依存して左方へ平行移動する．
c ツボクラリンが共存すると，この曲線はツボクラリンの濃度に依存して右方へ平行移動する．

解説 ☞ 6 頁
 a：ムスカリン受容体の競合的拮抗薬のアトロピンにより，用量-反応曲線は右方へ平行移動する．
 b：非競合的拮抗薬のパパベリンにより，最大反応の低下がみられる．用量-反応曲線は頭打ちとなる．
 c：ツボクラリンはニコチン受容体の遮断薬（☞ 101, 106 頁）なので，ここでは影響を及ぼさない．
解答：a

問題 3

第 I 欄の受容体サブタイプと第 II 欄の生理反応との対応のうち，正しい組み合わせを選びなさい．

	第 I 欄	第 II 欄
a	アドレナリン β_1 受容体	気管支拡張
b	アドレナリン β_2 受容体	心機能増大
c	ヒスタミン H_2 受容体	胃酸分泌促進
d	ドパミン D_2 受容体	アデニル酸シクラーゼ抑制
e	$GABA_A$ 受容体	Cl^- 透過性抑制

解説 ☞ 13 頁
 a：アドレナリン β_1 受容体を介する生理反応は，心機能増大である．
 b：アドレナリン β_2 受容体を介する生理反応は，気管支拡張である．
 c：ヒスタミン H_2 受容体を介して胃酸の分泌は促進する．
 d：ドパミン D_2 受容体を介してアデニル酸シクラーゼは抑制される．
 e：$GABA_A$ 受容体を介して Cl^- の透過性は増大する．
解答：c, d

総論 B 細胞内シグナリングと薬物の作用

問題 1

次の記述のうち，正しいものを選びなさい．

a ファーストメッセンジャーのサイクリック AMP（cAMP）はアデニル酸シクラーゼにより生成され，ホスホジエステラーゼにより代謝失活する．

b アデニル酸シクラーゼを活性化する情報伝達物質は，多くの場合，異なる細胞でも同一である．

c 細胞外からのアゴニストの作用で，cAMP レベルを変動させる過程に関与する要素には，アデニル酸シクラーゼ受容体，促進性あるいは抑制性 G タンパク質が挙げられる．

d cAMP はプロテインキナーゼ C を活性化し，細胞内タンパク質のリン酸化を介して生理作用を発現する．

解説

a：cAMP はセカンドメッセンジャーである．細胞外から受容体を刺激するのがファーストメッセンジャーであり，cAMP などの細胞内情報伝達物質をセカンドメッセンジャーとよぶ．☞ 14 頁

b：アデニル酸シクラーゼを活性化する情報伝達物質は，多くの場合，細胞が異なれば異なったものである．☞ 16 頁

c：細胞膜の受容体に刺激物質が結合すると G_s を介してアデニル酸シクラーゼを活性化し，cAMP が作られる（β_1 受容体，グルカゴン受容体など）．また，G_i を介してアデニル酸シクラーゼを抑制し，cAMP を低下させるものもある（α_2 受容体など）．

d：cAMP はプロテインキナーゼ A を活性化する．プロテインキナーゼ C は PI（ホスファチジルイノシトール）代謝回転に共役した種々の細胞応答に関与している．☞ 18 頁

解答：c

問題 2

次の a〜d の薬物の作用は，受容体・情報伝達系における GTP 結合タンパク質/セカンドメッセンジャーをもとに分類した下記 A, B, C 型のどれに相当するか．A〜C から選びなさい．

a クロニジンの中枢性血圧下降作用

b イソプレナリン（イソプロテレノール）の心臓における陽性変力作用

c サルブタモールの気管支平滑筋弛緩作用

d フェニレフリンの血管収縮作用

A 型　ホスホリパーゼ C（PLC）を活性化し，イノシトール–1,4,5–三リン酸（IP_3）とジアシルグリセロール（DG）を生成する．

B 型　アデニル酸シクラーゼを抑制し，サイクリック AMP（cAMP）を減らす．

C 型　アデニル酸シクラーゼを活性化し，cAMP を増加させる．

解説 ☞ 17 頁

a：クロニジンは α_2 刺激薬である．α_2 作用はアドレナリン α_2 受容体が刺激された後，受容体とリンクした G_i タンパク質が活性化され，アデニル酸シクラーゼ活性が抑制される．その結果，細胞内 cAMP が減少する．クロニジンが降圧効果を起こす作用点は延髄にある心臓・血管運動中枢であり，そこの細胞の活性を変化させて末梢への交感神経インパルスを減少し，交感神経活性を抑制して血圧を下降させる．

b：イソプレナリンは非選択的 β 刺激薬である．心臓に存在するアドレナリン β 受容体は β_1 受容体であ

り，イソプレナリンが β_1 受容体に結合すると受容体とリンクした G_s タンパク質が活性化され，アデニル酸シクラーゼ活性が増大する．その結果，細胞内 cAMP が増加し，プロテインキナーゼ A が活性化する．それによって細胞膜や筋小胞体の膜に存在する Ca^{2+} チャネルがリン酸化されて開口し，Ca^{2+} が流入ないし遊離され，心筋収縮力は強まる（陽性変力作用）．

c：サルブタモールは選択的 β_2 刺激薬である．アドレナリン β_2 受容体に結合し，上記イソプレナリンの場合と同様，G_s タンパク質活性化→アデニル酸シクラーゼ活性化→ cAMP 増加→プロテインキナーゼ A 活性化を生ずる．気管支平滑筋の場合には，細胞膜と筋小胞体に存在する Ca^{2+} ポンプ（Ca^{2+}-ATPase）がリン酸化，活性化され，細胞質内遊離 Ca^{2+} が減少し，筋弛緩が起こる．

d：フェニレフリンの血管収縮作用は α_1 刺激作用による．フェニレフリンがアドレナリン α_1 受容体に結合すると，G_q タンパク質活性化→ PLC 活性化→ IP_3 および DG 産生によって細胞質内遊離 Ca^{2+} 増加などが起こり，血管平滑筋細胞収縮をきたす．

解答：a–B 型，b–C 型，d–C 型，e–A 型

問題 3

第Ⅰ欄の薬物とその薬物によって阻害される第Ⅱ欄の酵素との対応のうち，正しい組み合わせのものを選びなさい．

	第Ⅰ欄	第Ⅱ欄
a	フェニレフリン	アデニル酸シクラーゼ
b	ジギタリス	Na^+，K^+-ATPase
c	テオフィリン	ホスホジエステラーゼ
d	ドブタミン	Ca^{2+}-ATPase
e	アドレナリン	グアニル酸シクラーゼ

解説

a：フェニレフリンはアドレナリン作動性 α_1 受容体刺激薬である．α 受容体刺激によりタンパク質を介してホスホリパーゼ C が活性化され，細胞内にイノシトール三リン酸（IP_3）とジアシルグリセロール（DG）を生じる．IP_3 は細胞内にある Ca^{2+} 貯蔵部位（筋小胞体）から Ca^{2+} を遊離させ，血管平滑筋などを収縮させる． ☞ 17 頁

b：ジギタリスは強心配糖体の総称である．ジギトキシン，ジゴキシン，G–ストロファンチンなどの強心配糖体の強心作用は酵素 Na^+，K^+-ATPase 活性の阻害による．心筋細胞膜の Na^+，K^+-ATPase 活性の阻害により，①心筋細胞内 Na^+ 濃度の上昇，②Na^+/Ca^{2+} 交換系による細胞内への Ca^{2+} 流入，増大した Ca^{2+} による筋小胞体からの Ca^{2+} 遊離，③細胞内の遊離 Ca^{2+} 濃度の上昇，④心筋の収縮力増大に至る． ☞ 124 頁

c：テオフィリン，カフェイン，ペントキシフィリンなどのキサンチン誘導体はホスホジエステラーゼ活性を阻害し，細胞内 cAMP 濃度を上昇させる． ☞ 248 頁

d：ドブタミンは，β_1 受容体を刺激することにより心筋の収縮力を増大させる．急性心不全，急性循環不全などに強心薬として点滴静注される．Ca^{2+}-ATPase を阻害する薬物にはタプシガルギン thapsigargin が知られているが，臨床的には用いられていない． ☞ 92 頁

e：アドレナリン（エピネフリン）は，アドレナリン β 受容体刺激によりアデニル酸シクラーゼを活性化し，細胞内 cAMP 濃度を上昇させる． ☞ 17 頁

解答：b，c

総論C 遺伝子発現機構と薬物の作用

問題1

次の記述のうち，正しいものを2つ選びなさい．

a DNAの複製や遺伝情報を保存するしくみは，1953年のワトソンとクリックによるDNAの二重らせん構造モデルによって解明された．
b ゲノムDNAを鋳型としてRNAが合成される遺伝子発現の過程を翻訳という．
c 遺伝情報が，RNAからタンパク質を経てDNAに一方向に伝達されるとする一般原理を，セントラルドグマとよぶ．
d 遺伝子発現の調節は一般に転写レベルの調節が最も大切であるが，転写以降の各段階も調節を受けることがある．

解説 ☞ 20～21頁
b：ゲノムDNAを鋳型としてRNAが合成される遺伝子発現の過程は転写である．
c：遺伝情報が，DNAからRNAを経てタンパク質に一方向に伝達されるとする一般原理を，セントラルドグマとよぶ．
解答：a, d

問題2

次の組み合わせのうち，誤っているものを2つ選びなさい．

a タモキシフェン ── 選択的エストロゲン受容体調整薬
b トシリズマブ ── ヒト化抗IL-6受容体モノクローナル抗体
c タクロリムス ── 免疫の賦活化
d インスリン ── 解糖系酵素の発現抑制
e ボルテゾミブ ── プロテアソーム阻害薬

解説 ☞ 23～24頁
a：タモキシフェンは選択的エストロゲン受容体調整薬であり，乳がんの治療に用いられる．**表2-5**
b：トシリズマブは抗インターロイキン-6(IL-6)受容体モノクローナル抗体でIL-6と受容体の結合を阻害し，IL-6の細胞内シグナル伝達を抑制する．**表2-6**
c：タクロリムスはIL-2などのサイトカインの産生を抑える免疫抑制薬である．**表2-6**
d：インスリンは解糖系酵素の発現を促進する働きをもつ．**表2-7**
e：ボルテゾミブはタンパク質分解装置であるプロテアソームの阻害薬であり，多発性骨髄腫の治療に用いられる．**表2-7**
解答：c, d

総論 D　細胞間シグナリングと薬物の作用

問題 1

細胞間情報伝達に関する次の記述のうち，正しいものを選びなさい．

a　ノルアドレナリン，ドパミンおよびセロトニンのシナプス部位における不活性化には，主としてモノアミン酸化酵素(MAO)が関わる．
b　神経興奮に伴う神経終末部からのモノアミンの放出は，終末部にある自己受容体(オートレセプター)へのアミンの作用によって抑制的に制御される．
c　分泌細胞からの細胞間情報伝達物質の放出は開口放出(分泌)とよばれ，これにはCa^{2+}とCa^{2+}-ATPaseが関わる．
d　神経伝達物質，ホルモン，サイトカインは，それぞれ神経系，免疫系，内分泌系などの制御に重要な機能を担っており，これが破綻すると各種疾病を生じる．

解説

a：ノルアドレナリン，ドパミン，セロトニンといったモノアミン神経伝達物質のシナプス部位での不活性化には，主として前シナプス部位への再取り込みが関わる．ただし，神経細胞内でのこれらモノアミンの分解にはモノアミン酸化酵素(MAO)が，また細胞外での分解にはカテコール–O–メチルトランスフェラーゼ(COMT)が関わる．☞ 31 頁
b：神経終末部からのモノアミンの放出はオートレセプターによって抑制される．なお，オートレセプターは神経終末部でのモノアミンの生成も抑制的に制御する．☞ 29 頁
c：神経伝達物質の開口放出(エキソサイトーシス)には，Ca^{2+}とそれによって活性化されるカルモジュリンが関わる．なお，Ca^{2+}-ATPaseは神経や筋肉などの細胞膜に存在して，Ca^{2+}の細胞内への輸送(エネルギー依存性の能動輸送)に関わる．☞ 28 頁
d：ホルモンは内分泌系，サイトカインは免疫系の情報伝達物質である．☞ 27 頁

解答：b

問題 2

薬物の作用に関する次の記述のうち，正しいものを選びなさい．

a　ドネペジルは，脳のアセチルコリン分解酵素活性を阻害することにより認知症治療作用を発現する．
b　メチルドパは，ドパミンやノルアドレナリンの生成を阻害することにより降圧作用を発現する．
c　レセルピンはシナプス小胞膜のトランスポーターの一種であるVMAT2活性を阻害し，降圧作用を発現するが，臨床的には使用されていない．
d　パロキセチンは，シナプス小胞膜のノルアドレナリントランスポーター活性を阻害し，抗うつ作用を発現する．
e　カプトプリルは，レニン活性を阻害してアンギオテンシンI生成を抑制することにより降圧作用を発現する．

解説

a：ドネペジルは脳のアセチルコリン分解酵素活性(アセチルコリンエステラーゼ)を阻害し，アセチルコリン濃度を上昇させることにより認知症を治療する．現在，臨床的に汎用されている．☞ 31 頁
b：メチルドパは，ドパミン，したがってノルアドレナリン産生に関わる酵素のドパ脱炭酸酵素活性を阻害し，交感神経におけるドパミンとノルアドレナリンレベルを下げることにより降圧作用を発現する．な

おメチルドパは，それ自身がこの酵素によって脱炭酸されてメチルドパミンやメチルノルアドレナリンとなり，偽りの神経伝達物質としてドパミンやノルアドレナリン神経伝達を抑制することも，降圧作用の発現に関わる．☞ 27 頁

c：レセルピンは，シナプス小胞膜トランスポーターの VMAT1 活性を阻害することによりノルアドレナリンやセロトニンの再取り込みを抑制し，降圧作用を発現する．うつ様症状を惹起するため，臨床使用されていない．☞ 28 頁

d：パロキセチンは，神経終末部細胞膜のセロトニントランスポーター活性を選択的に阻害し，抗うつ作用を発現する．フルボキサミン，フルオキセチンも同様である．なお，ノルアドレナリンとセロトニンの両方のトランスポーターを抑制する抗うつ薬としてミルナシプランがある．☞ 29, 31 頁

e：カプトプリルは，アンギオテンシン変換酵素活性を阻害して，アンギオテンシン I からアンギオテンシン II の生成を抑制し，降圧作用を発現する．しかしカプトプリルは，アンギオテンシノーゲンからのアンギオテンシン I の生成に関与するレニン活性には影響しない．☞ 27 頁

解答：a，b

総論 E　薬物動態，臨床薬理

問題 1

抗心室性不整脈薬リドカインに関する臨床動態知に基づいて，設問①〜③に対する正しい組み合わせを a〜d より選びなさい．ただし，ある研究によれば心不全のない患者にて得られたリドカインの血中濃度有効域 $C_{min} \sim C_{max} = 1.5 \sim 5\,\mu g/mL$，中央分布容量 $(V_1) = 0.5\,L/kg$（図および式），クリアランス $(Cl) = 10\,mL/min/kg$ であるという．これらの動態値を応用して以下の設問に答えよ．

① 体重 60 kg の患者に初回付加量（D_L または式の D_{iv}）を投与して直ちに $C_0^1 = 3\,\mu g/mL$ を得るための D_L を求めなさい．

② この患者に付加量を与えた後の $C_{SS} = 3\,\mu g/mL$ を維持するための静注点滴速度 R_{inf} を求めなさい（$Cl = 10\,mL/min/kg$ とする）．

③ 上記方法でリドカインを投与し，血中濃度（C）を治療開始 2 時間の採血で測定したところ $4\,\mu g/mL$ であった．この患者のリドカインクリアランス（Cl）を求めなさい．

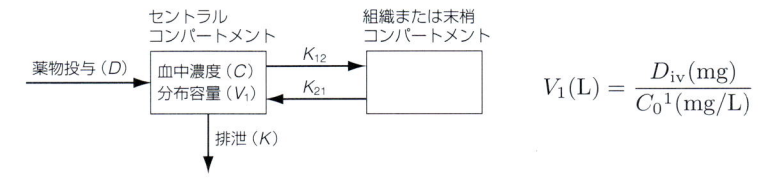

$$V_1(L) = \frac{D_{iv}(mg)}{C_0^1(mg/L)}$$

a　① $D_L = 90\,mg$，② $R_{inf} = 1.8\,mg/min$，③患者 $Cl = 7.5\,mL/min/kg$
b　① $D_L = 50\,mg$，② R_{inf} と③患者 Cl は上記 a に同じ
c　① $D_L = 180\,mg$，② $R_{inf} = 3.6\,mg/min$，③患者 $Cl = 15\,mL/min/kg$
d　上記の全てが正しくない．

解説

① 図 3–3（☞ 36 頁）と式の考えより $C_0^1 = \frac{D_{iv}}{V_1}$（緊急にて 1〜2 分内に有効域を得るためには中央分布容量 V_1 を直ちに満たす必要があるので）を用いて，$D_{iv} = C_0^1 \times V_1 = 3\,\mu g/mL \times 0.5\,L/kg \times 60\,kg = 3\,mg/L \times 0.5\,L/kg \times 60\,kg = 90\,mg$ となる．☞ 36 頁

② 式 (8)（☞ 38 頁）を用いて $R_{inf} = C_{SS} \times Cl = 3\,\mu g/mL \times 10\,mL/min/kg \times 60\,kg = 1,800\,\mu g/min = 1.8\,mg/min$ となる．☞ 38 頁

③ 初回付加量 $D_L = 90\,mg$ を投与した後に，持続点滴速度 $R_{inf} = 1.8\,mg/min$ にて静注を持続しているか

ら，リドカイン濃度は定常状態にあると考えられる．当初この患者に $C_{SS} = 3\,\mu g/mL$ を得ようとして平均的な Cl 値 $= 10\,mL/min/kg$ を適用したにもかかわらず，この患者の実測血中濃度が $C_{SS} = 4\,\mu g/mL$ となった原因は，この患者固有のリドカイン Cl 値がそれより低いところにあるためである．よってこの患者の固有の Cl は比例式より，以下のように求められる．

$$患者の固有の\,Cl = 適用した平均的\,Cl \times \frac{欲した血中濃度}{測定された血中濃度}$$

$$= 10\,mL/min/kg \times \frac{3\,\mu g/mL}{4\,\mu g/mL} = 7.5\,mL/min/kg$$

$$\left(\begin{array}{c}式\,(8)\,に帰り，この患者のリドカイン血中濃度\,3\,\mu g/mL\,を得るための点滴速度は，\\ R_{inf} = 3\,\mu g/mL \times 7.5\,mL/min/kg \times 60\,kg = 1.35\,mg/min\end{array}\right)$$

解答：a

問題 2

次の記述のうち，正しいものを選びなさい．
a プレドニゾンはプレドニゾロンに代謝され，薬理活性を有する．
b 抗てんかん薬のフェニトインはシトクロム P450（CYP）酸化反応を受ける．
c 抗結核薬のイソニアジドはアセチル化代謝を受ける．
d プロトンポンプ阻害薬による CYP2C19 の poor metabolizer（PM）患者の *H. pylori*（ヘリコバクター・ピロリ）除菌率は extensive metabolizer（EM）に比して低下する．

解説
 a：プレドニゾンはプレドニゾロンへと活性化される（表 3-2）．☞ 45 頁
 b：フェニトインは CYP により代謝され，その CYP は CYP2C9 である．よって CYP2C9 の PM ではフェニトインの副作用発現が多い（表 3-5）．☞ 51 頁
 c：イソニアジドは *N*–アセチルトランスフェラーゼ（*N*-acetyltransferase 2: NAT2）で代謝される（表 3-7）．☞ 52 頁
 d：CYP2C19 の PM 患者の *H. pylori* 除菌率は EM 患者に比して高い．その理由として，プロトンポンプ阻害薬の PM 患者の血中濃度がより高いこと，胃内 pH がより高くなる（胃酸分泌がより抑制される）ことより，併用される抗生物質（アモキシシリンおよびクラリスロマイシン）の胃内安定性が増加することによる（表 3-5）．☞ 51 頁

解答：a，b，c

総論 F　医薬品の安全性，トキシコゲノミクス

問題 1

次の記述のうち，正しいものを選びなさい．
a 近年の医薬品開発において，薬物動態の特性が問題で開発中止になる割合は減少している．
b 近年の医薬品開発において，安全性の問題で開発が中止になる割合は減少している．
c 安全性の理由で市場から撤退した医薬品は，薬物間相互作用に主たる原因がある場合が最も多い．
d ヒトにおける安全性を予測することを目的とする試験では，ヒトの初代培養肝細胞が多用される．

解説 ☞ 56〜57 頁
 a：薬物動態の特性が問題で開発中止となる割合は減少している．特に薬物代謝の研究分野の進展により，ヒトに外そうできる多くの試験が開発され，実用化されており，創薬に大きな貢献をしている．

b：薬物動態に起因する開発中止が著しく減少している．これに対して，安全性の問題はほとんど減少していないため，相対的に増加している（割合としては増加）．
c：市場からの撤退は薬物間相互作用が原因である場合も多いが，それ以上に肝障害による場合が多い．
d：近年，安全性を予測する試験において，ヒト初代培養肝細胞をはじめとして，ヒト臓器由来試料が多用されるようになってきた．

解答：a，d

問題2

次の記述のうち，正しいものを選びなさい．

a 医薬品の安全性試験において，実験動物への投与量の決定には慎重であるべきであるが，種差については注意を払う必要がない．
b ヒト初代培養肝細胞などを用いる薬物誘導試験では，試験管内の反応であるため，倫理に配慮する必要はない．
c DNAマイクロアレイのデータは，種差に配慮する必要がある．
d DNAマイクロアレイの試料として，*in vivo* と *in vitro* 由来試料に全く差異はない．

解説
a：動物によって発現する酵素が異なる場合も多く，安全性試験では種によって全く異なる結果になる場合もある．したがって，種差についても常に注意を払う必要がある．☞ 56頁
b：試験管内の実験であったとしても，ヒトの細胞を使う場合は，その研究開始前に倫理委員会の承認を得る必要があり，さらに得られたデータについて，個人情報の保護に十分な配慮が必要である．
c：DNAマイクロアレイ上のプローブ遺伝子の配列にも種差があるため，種差に対して常に十分な注意が必要である．☞ 58頁
d：DNAマイクロアレイ試料としての *in vivo* と *in vitro* 由来の違いは遺伝子発現制御に多大な影響があり，全く異なる結果が得られる場合も多いので，注意を要する．

解答：c

各論1 末梢神経系

問題1

非脱分極性筋弛緩薬（競合的遮断薬）の特徴のうち，正しいものを選びなさい．

a 眼圧が上昇する．
b 頻回刺激による応答が減衰する．
c コリンエステラーゼ阻害薬のネオスチグミンで拮抗されない．
d 悪性高熱を生じることがある．
e 血漿中の偽性コリンエステラーゼで代謝される．

解説 b以外は脱分極性筋弛緩薬の特徴である．非脱分極性筋弛緩薬としてはパンクロニウムやベクロニウムがある．クラーレの有効成分であるツボクラリンは非脱分極性筋弛緩薬である．しかし，ツボクラリンはマスト細胞（肥満細胞）からヒスタミンを遊離させるために，気管支の痙攣や気管支分泌亢進がみられる．そのため最近では，ヒスタミン遊離作用の弱い第4級アミンのベクロニウムが多く使われている．
b・c：非脱分極性筋弛緩薬の特徴は，脱分極性筋弛緩薬であるサクシニルコリンの作用と拮抗すること，コリンエステラーゼ阻害薬のネオスチグミンで拮抗されること，頻回刺激による応答が次第に消えることなどがある．☞ 107頁

d・e：悪性高熱は脱分極性筋弛緩薬のサクシニルコリンの副作用であり，非脱分極性筋弛緩薬は偽性コリンエステラーゼによって代謝されない．☞ 108 頁

解答：b

問題 2

局所麻酔薬にアドレナリンを添加して用いてはならない部位を 3 つ選びなさい．

a 指　　　　b 趾　　　　c 鼻　　　　d 腕　　　　e 陰茎

解説　アドレナリンを添加すると局所血管が収縮するため，血中への拡散が抑制され局所の麻酔薬濃度が高く維持される．このため壊死を生じる恐れがある．指，趾，陰茎がそれに当たる．☞ 83 頁

解答：a，b，e

問題 3

次の文章のうち，正しいものを選びなさい．

a プロカインはエステル型の局所麻酔薬である．
b プロカインは表面麻酔に使用される．
c リドカインはエステル型の局所麻酔薬である．
d リドカインは表面麻酔に使用される．
e リドカインは脊椎麻酔には使用されない．

解説 ☞ 112 頁
　a・b：プロカインはエステル型の局所麻酔薬であり，表面麻酔には使用できない．
　c〜e：リドカインはアミド型の局所麻酔薬であり，全ての適用法（表面・浸潤・伝達・脊椎）で用いることができる．

解答：a，d

問題 4

リドカインによる硬膜外麻酔を行っている途中で口唇のしびれ感と悪心を訴え，すぐに不穏状態となった．続いて痙れんと意識消失が起こり，マスクと蘇生バッグで人工呼吸を開始した．まず投与する薬物を選びなさい．

a アドレナリン　　　b 塩化カルシウム　　　c スキサメトニウム
d ジアゼパム　　　　e ナロキソン

解説　局所麻酔薬が示す最も危険な副作用は中枢作用である．リドカインによる中枢神経系への作用は次のように起こる．リドカインが血液-脳関門を通過し，中枢神経系で抑制性経路を阻害することで興奮状態（振戦，耳鳴り，筋収縮など）を引き起こす．さらに局所麻酔薬の濃度が増加すると，全ての神経経路を阻害し中枢神経系の抑制が起こる．治療には抗痙れん薬のジアゼパム（☞ 209，212 頁）を静脈投与する．中枢作用がアレルギー反応でないことに注意する．☞ 110 頁

解答：d

問題 5

神経節が遮断されたとき，観察される応答を選びなさい．

a 消化管の運動が亢進する．   b 血管が弛緩する．   c 瞳孔が縮小する．
d 心拍数が減少する．   e 発汗が亢進する．

解説 神経節が遮断されたときに効果器に現れる応答は，交感神経系と副交感神経系のどちらが優位に支配しているかにより決定される．消化管は副交感神経優位であり，神経節遮断で消化管の運動は減少する．血管は交感神経優位であり，血管は弛緩する．瞳孔は副交感神経優位であり，瞳孔括約筋が弛緩し瞳孔は散大する．心臓の洞房結節は副交感神経優位であり，心拍数が増加し頻脈となる．汗腺は交感神経優位であるが，神経伝達物質はアセチルコリンであることに注意する．神経節遮断により発汗が抑制される．☞ 79 頁

解答：b

問題 6

抗コリン薬の副作用でないものを選びなさい．

a 眼圧上昇   b 心拍数の増加   c 口渇
d 下痢   e 排尿困難

解説 コリン作動薬で引き起こされる反応として，眼圧低下，徐脈，唾液の分泌，腸管運動の亢進，排尿促進などがある．抗コリン薬はコリン作動薬の作用を阻害するので，これらの応答とは逆の応答が発現する．したがって，下痢ではなく便秘が起こる．☞ 104 頁

解答：d

問題 7

抗菌薬を服用したところ，口唇と四肢に痺れが生じ，続いて皮膚が紅潮し，また呼吸困難も出現した．さらに全身の皮膚に膨疹も認められた．まず投与する薬物を選びなさい．

a アドレナリン   b ノルアドレナリン   c アトロピン
d イソプレナリン   e フェニレフリン

解説 上記の症状はアナフィラキシーショックである．アドレナリンは，急性のアナフィラキシーショックに対する薬物として用いられる．アドレナリンを皮下に注射すると，アナフィラキシーの症状をすばやく改善する．ノルアドレナリン，アトロピン，イソプレナリン，フェニレフリンは効果がない．☞ 83 頁

解答：a

問題 8

前処置なしの対照動物，ヘキサメトニウムあるいはアトロピンを前投与した動物にある薬物を投与し心拍数を測定した．前処置なしの対照動物では心拍数は減少したものの，ヘキサメトニウムやアトロピンを前投与した動物では心拍数は増加した．次の薬物のどれが投与されたか選びなさい．

a アセチルコリン   b エドロホニウム   c フェニレフリン
d プロプラノロール   e ノルアドレナリン

解説 ヘキサメトニウムは神経節遮断薬であり，ニコチンの直接作用と反射性の応答も抑制する（☞ 108 頁）．アトロピンはムスカリン様作用の抑制と迷走神経を介した反射性の心拍数減少を抑制する（☞ 104 頁）．心拍数は直接作用による調節と反射性の調節の 2 つがある．前処置なしでは減少する心拍数が，ヘキサメ

トニウム，アトロピンを前投与した動物では増加したことから，迷走神経を介した反射性の調節を受けていることがわかる．また，反射性の応答を遮断すると頻拍になることから，心臓への直接作用ももっていることを示している．この中でβ受容体刺激薬としての働きをもっているのはノルアドレナリンのみである．したがって，投与した薬物はノルアドレナリンである（☞ 83 頁）．

解答：e

問題 9

β_2 受容体刺激薬の一般的な性質として，正しいものを挙げなさい．

a レニン放出を直接刺激する．
b さまざまな細胞で cGMP の増加を引き起こす．
c 骨格筋の振戦を引き起こす．
d 皮膚の血管を収縮させる．
e a〜d の全ての応答を生じる．

解説 アドレナリン β_2 受容体刺激薬の一般的な性質として正しいのは骨格筋の振戦である．☞ 91 頁
 a：レニンの放出は β_1 受容体を介して起こる．☞ 88 頁
 b：β_2 受容体を介して増加するのは cGMP ではなく cAMP である．☞ 89 頁
 d：皮膚の血管は β_2 受容体刺激で弛緩する．

解答：c

問題 10

フェニレフリンにより生じる生理作用として，正しいものを挙げなさい．

a 血圧が上昇する．
b 胃液分泌や胃の運動が亢進する．
c 皮膚の温度が上昇する．
d 瞳孔が縮小する．
e a〜d の全ての応答が引き起こされる．

解説 フェニレフリンはアドレナリン α_1 受容体刺激薬である．血管収縮を引き起こすため血圧は上昇する．効果はアドレナリンの約 1/5 である．☞ 92 頁
 b：胃液分泌や胃運動性の亢進は α_1 受容体刺激ではなく，副交感神経刺激（ムスカリン受容体）で生じる．
 c：末梢血管は α_1 受容体刺激により収縮するので，皮膚の温度は上昇ではなく低下する．
 d：瞳孔は縮小ではなく，瞳孔散大筋の刺激（α作用）により散大する．☞ 79 頁

解答：a

問題 11

アドレナリンの作用として正しいものを挙げなさい．

a 心拍出量が低下する． d 瞳孔が縮小する．
b 気管支が拡張する． e a〜d の全ての応答が引き起こされる．
c 腸管運動が亢進する．

解説 アドレナリン β_1 受容体を介して心拍数と心収縮力が増加する．これにより心拍出量（心拍出量＝心拍数×1 回拍出量）は増加する．気管支は β_2 受容体を介して拡張する．β_2 受容体を介して腸管運動は低下

する．α_1 受容体を介して瞳孔は散大する．☞ 81 頁

解答：b

問題 12

重症筋無力症の診断に使われる薬物として，適当なものを選びなさい．

a アトロピン　　　　b ピリドスチグミン　　　c エドロホニウム
d ネオスチグミン　　e サクシニルコリン

解説　重症筋無力症の診断(治療ではないことに注意する)には，作用時間の短いコリンエステラーゼ阻害薬であるエドロホニウムを用いる．☞ 102 頁
  a：アトロピンはムスカリン受容体遮断薬であり，ニコチン性アセチルコリン受容体とは関係がない．☞ 104 頁
  b・d：ピリドスチグミンとネオスチグミンは長時間作用型のコリンエステラーゼ阻害薬であり，重症筋無力症の治療に用いられる．
  e：サクシニルコリンは末梢で作用する脱分極性の筋弛緩薬であり，期待する効果とは逆の応答を引き起こす．☞ 107 頁

解答：c

各論 2　循環器

問題 1

以下の a〜g の薬物の正しい作用点を 1〜7 から選びなさい．

薬　物	作用点
a ジギタリス	1 L 型 Ca^{2+} チャネル
b アミオダロン	2 K^+ チャネル
c ニフェカラント	3 K^+ チャネルと Na^+ チャネル
d ドブタミン	4 Na^+，K^+-ATPase
e ロサルタン	5 β 受容体
f アムリノン	6 ホスホジエステラーゼ
g アムロジピン	7 アンギオテンシン II 受容体

解説
  a：ジギタリスは強心配糖体で，Na^+，K^+-ATPase を阻害し心筋収縮力増強作用を示す．☞ 124 頁
  b：アミオダロンは抗不整脈薬で，K^+ チャネル遮断により活動電位の持続時間と不応期を延長させる．また Na^+ チャネル遮断作用も併せもつ．☞ 130 頁
  c：ニフェカラントも K^+ チャネルを遮断する抗不整脈薬である．
  d：ドブタミンは β 受容体刺激作用(β_1 受容体選択的)により急性の心不全に用いられる．☞ 126 頁
  e：ロサルタンはアンギオテンシン II 受容体(AT_1 受容体)遮断により降圧作用を示す．☞ 142 頁
  f：アムリノンはホスホジエステラーゼ(PDEIII)阻害作用により細胞内 cAMP を上昇させ，強心作用を示す．☞ 126 頁
  g：アムロジピンは L 型 Ca^{2+} チャネルを遮断し，血管平滑筋を弛緩させる．☞ 136 頁

解答：a–4，b–3，c–2，d–5，e–7，f–6，g–1

問題 2

ジギタリスに対する記述のうち，正しいものを選びなさい．

a 血清 K^+ 濃度が低下している利尿薬投与時にジギタリスを用いると不整脈が起こりやすい．
b ジギタリスの副交感神経刺激による洞房結節の抑制は，心室応答の数を減らすため，心房細動の治療に有用である．
c ジゴキシンは肝臓で代謝されるので，肝機能障害時にはジギトキシンを選択すべきである．
d ジギタリスは間接的に筋小胞体の Ca^{2+} 量を増加させるので，強心作用を示す．
e 心不全時に用いたジギタリスが効果を示したとき，心拍数が減少するのは，心不全の改善よりも，ジギタリスの直接的および間接的な洞房結節の抑制作用による．

解説

a：チアジド系およびループ利尿薬を用いると血清 K^+ 濃度が低下し，Na^+，K^+-ATPase の細胞外での K^+ 結合部にジギタリスが結合しやすくなる．これによりジギタリス中毒の細胞内 Ca^{2+} 濃度の上昇を起こし，不整脈を起こしやすくする．☞ 125 頁
b：ジギタリスは房室結節を直接抑制して心室応答の数を減らす．
c：ジギトキシンは肝臓で代謝されるので，肝機能障害のときには未変化体のまま腎から排泄されるジゴキシンを選択する．
d：ジギタリスの強心作用は，Na^+，K^+-ATPase を抑制し細胞内 Ca^{2+} を増加させ，間接的に筋小胞体の Ca^{2+} 量を増加させることによる．☞ 124 頁
e：徐拍化する原因は，心不全の改善により交感神経の亢進が解除されることによる．

解答：a, d

問題 3

高血圧治療薬とその作用機序の組み合わせのうち，正しいものを選びなさい．

a α メチルドパ ── 中枢交感神経 α 受容体刺激
b カルベジロール ── 交感神経 α 受容体および β 受容体遮断
c フロセミド ── 利尿による水分減少
d ニカルジピン ── T 型 Ca^{2+} チャネル遮断
e ロサルタン ── アンギオテンシン変換酵素阻害
f ラベタロール ── $β_1$ 受容体選択的遮断
g カプトプリル ── アンギオテンシン II 受容体遮断

解説

a：α メチルドパは中枢で α メチルノルアドレナリンとなり，中枢交感神経 α 受容体（$α_2$ 受容体）を刺激し降圧作用を示す．☞ 138 頁
b：カルベジロールは交感神経 α および β 受容体を遮断する．高血圧のほか狭心症，心不全に用いられる．☞ 96 頁
c：フロセミドは利尿作用による水分減少により循環血液量を減少させる．☞ 141, 277 頁
d：ニカルジピンは L 型 Ca^{2+} チャネルを遮断し，血管平滑筋を弛緩させる．☞ 141 頁
e：ロサルタンはアンギオテンシン受容体（AT_1 受容体）を遮断し，アンギオテンシンによる血圧上昇を抑制する．☞ 142 頁
f：ラベタロールは交感神経 α および β 受容体を遮断する．$α_1$ 受容体遮断による血管拡張と $β_1$ 受容体遮断による心拍出量減少による．☞ 140 頁
g：カプトプリルはアンギオテンシン受容体を遮断するのではなく，変換酵素を阻害する．☞ 141 頁

解答：a, b, c

問題 4

次の記述のうち，正しいものを選びなさい．

a プラバスタチンは水溶性のスタチン薬である．
b クロフィブラートは安全な薬物であるが，横紋筋融解症の副作用が出ることがある．
c シンバスタチンは HMG-CoA 還元酵素を阻害してコレステロール合成を抑制し，血中コレステロール値を低下させる．
d 薬物で血中コレステロール値を低下させても，動脈硬化の進展は予防できない．

解説
a：プラバスタチンは水溶性のスタチン薬である．脂溶性スタチンに比べ肝臓の薬物代謝酵素の影響を受けず，相互作用が少ないとされる．☞ 144 頁
b：横紋筋融解症はスタチン薬の副作用であるが，クロフィブラートでも生じる．
c：シンバスタチンは脂溶性のスタチン薬であり，コレステロール合成酵素である HMG-CoA 還元酵素を阻害して血中コレステロール値を低下させる．
d：薬物で血中コレステロール値を低下させることにより動脈硬化巣が退縮することが臨床的にも証明されている．☞ 142 頁

解答：a, b, c

問題 5

以下の a～e の各薬物の特徴を 1～5 から選びなさい．

薬　物	特　徴
a ニトログリセリン	1 静脈血管を拡張させ，狭心症発作を終焉させる
b アムロジピン	2 β 受容体遮断作用をもつ
c ニフェジピン	3 短時間作用型 L 型 Ca^{2+} チャネル遮断薬
d カルベジロール	4 長時間作用型 L 型 Ca^{2+} チャネル遮断薬
e ニコランジル	5 ATP 依存性 K^+ チャネル開口薬

解説
a：ニトログリセリンは硝酸薬であり，NO による cGMP 生成によって静脈血管を拡張させ，狭心症発作を終焉させる．☞ 135 頁
b：アムロジピンは半減期が長く，長時間作用型 L 型 Ca^{2+} チャネル遮断薬で高血圧・狭心症に用いられる．☞ 136 頁
c：ニフェジピンは半減期が短く，短時間作用型 L 型 Ca^{2+} チャネル遮断薬で高血圧・狭心症に用いられる．
d：カルベジロールは交感神経 β 受容体遮断作用をもつ．弱い α 受容体遮断作用もある．☞ 96 頁
e：ニコランジルは ATP 依存性 K^+ チャネル開口薬で狭心症に用いられる．☞ 136 頁

解答：a–1, b–4, c–3, d–2, e–5

問題 6

以下の a〜f の組み合わせのうち，誤っているものを選びなさい．

a　徐脈 ── 電気的ペースメーカ
b　リドカイン ── 経口投与可能
c　ジソピラミド ── 副交感神経興奮作用による尿閉の副作用
d　アミオダロン ── 致死性不整脈に静注で用いる
e　ニフェカラント ── 経口投与可能な Ca^{2+} チャネル抑制薬
f　フレカイニド ── 心房細動の適応がある

解説

b：リドカインは肝臓で代謝されるが，循環血中に入る前に多く(約 70%)が代謝されるため，経口投与は無効である．☞ 131 頁
c：抗不整脈薬のジソピラミドには抗コリン作用による尿閉の副作用がある．☞ 132 頁
e：ニフェカラントは Ca^{2+} チャネル遮断薬ではない．K^+ チャネル遮断薬で静注でしか使われず，不整脈に用いられる．☞ 130 頁
f：フレカイニドは頻脈性不整脈に用いられ，心房細動・粗動などの適応がある．☞ 132 頁

解答：b，e

各論3　抗炎症薬，解熱鎮痛薬，抗アレルギー薬，痛風治療薬

問題 1

次の抗炎症薬・解熱鎮痛薬に関する記述のうち，正しいものを選びなさい．

a　アスピリンの重篤な副作用としてライ症候群がある．
b　アンチピリンはアスピリンと同様，解熱・鎮痛作用があり，胃腸管刺激作用を示す．
c　アセトアミノフェンは頭痛や歯痛に用いられるが，副作用として重篤なメトヘモグロビン血症を示す．
d　インドメタシンは強力なシクロオキシゲナーゼ阻害作用を有し，プロスタグランジン生合成を阻害して解熱・鎮痛作用を示す．
e　ロキソプロフェンは強力な鎮痛作用を有するのが特徴であるが，消化器出血や消化器潰瘍を起こす危険性が高い．

解説

a：アスピリンを小児のウイルス性疾患に用いた場合，激しい嘔吐，意識障害，痙れんなどをきたして死亡することがあり，これをライ症候群という．☞ 157 頁
b：アンチピリンには胃腸障害作用はほとんどない．☞ 159 頁
c：アセトアミノフェンの副作用としてメトヘモグロビン血症と溶血性貧血が挙げられるが，副作用は比較的弱い．
d：インドメタシンは強力な解熱・鎮痛作用を示す．その作用機序はプロスタグランジンの生合成の阻害である．☞ 160 頁
e：ロキソプロフェンは強力な鎮痛作用を示すが，消化器障害は比較的少ない．

解答：a，d

問題 2

次のケミカルメディエーターに関する記述のうち，誤っているものを選びなさい．

a ヒスタミンは H_1 受容体を介して胃液の分泌を起こす．
b セロトニンは 5-HT_2 受容体を介して，消化管，気管支および血管平滑筋を収縮させる．
c プロスタグランジン類は PGE_2 受容体の活性化により血管収縮を起こし，血圧を上昇させる．
d LTC_4，LTD_4 および LTE_4 は，気管支平滑筋を強力に収縮させる．
e 血小板活性化因子（PAF）は消化管や肺の平滑筋を収縮させる．

解説
a：ヒスタミンは H_2 受容体を介して胃液の分泌を起こす．☞ 148 頁
b：セロトニンは消化管，気管支および血管平滑筋を 5-HT_2 受容体を介して収縮させる．☞ 150 頁
c：プロスタグランジン類は PGE_2 受容体を介して血管拡張を起こし，血圧を低下させる．☞ 151 頁
d：LTC_4，LTD_4 および LTE_4 の混合物はアナフィラキシー遅延反応物質（slow reacting substance of anaphylaxis: SRS-A）といわれる物質で，強力な気管支平滑筋収縮作用を示す．☞ 153 頁
e：PAF は消化管，気道および肺の平滑筋を収縮させる．☞ 154 頁

解答：a，c

問題 3

次の記述のうち，正しいものを選びなさい．

a クロルフェニラミンは代表的な第 1 世代ヒスタミン H_1 受容体遮断薬であり，アレルギー性鼻炎に用いられる．
b ロラタジンは第 1 世代ヒスタミン H_1 受容体遮断薬であり，強力な鎮静作用を起こす．
c モンテルカストはロイコトリエン受容体遮断薬であり，アレルギー性鼻炎にのみ用いられる．
d トラニラストは抗ヒスタミン作用はないが，マスト細胞（肥満細胞）からのケミカルメディエーターの遊離を抑制する．
e シプロヘプタジンは抗ヒスタミン作用以外に，抗セロトニン，抗アセチルコリン作用を示し，中枢抑制作用はない．

解説
a：クロルフェニラミンは第 1 世代ヒスタミン H_1 受容体遮断薬であり，アレルギー性鼻炎，じん麻疹，枯草熱などに用いられる．☞ 164 頁
b：ロラタジンは第 2 世代ヒスタミン H_1 受容体遮断薬であり，鎮静作用はほとんど認められない．☞ 167 頁
c：モンテルカストはロイコトリエン受容体遮断薬であり，気管支ぜん息にも用いられる．☞ 163 頁
d：トラニラストはクロモグリク酸ナトリウムと同様，抗ヒスタミン作用はなく，ケミカルメディエーターの遊離を抑制する．☞ 161 頁
e：シプロヘプタジンは，ヒスタミン，セロトニンおよびアセチルコリンに対する拮抗作用を示し，中枢抑制作用は比較的強力である．☞ 165 頁

解答：a，d

問題 4

痛風および高尿酸血症に用いられる次の薬物の記述のうち，正しいものを選びなさい．

a コルヒチンは痛風発作の寛解・予防に用いられる．
b アロプリノールは尿酸排泄を促進することにより，痛風・高尿酸血症の改善に用いられる．
c プロベネシドは尿酸の再吸収を抑制し，尿酸の尿中排泄を促進する．
d ブコロームは非ステロイド性抗炎症薬であり，痛風に有効である．
e ベンズブロマロンは尿酸排泄促進作用以外に抗炎症作用を有する．

解説
a：コルヒチンは痛風発作の寛解・予防に用いられる．炎症部位への顆粒球の遊走，貪食，リソソーム酵素の放出を抑制することにより作用を発揮する．☞ 167 頁
b：アロプリノールは，キサンチンオキシダーゼを阻害して尿酸産生を抑制する．
c：プロベネシドは代表的な尿酸再吸収抑制薬である．☞ 168 頁
d：ブコロームは尿酸排泄作用を有する薬物である．
e：ベンズブロマロンは尿細管における尿酸の再吸収を抑制し，尿酸の尿中排泄を促進する．抗炎症作用を有するものはブコロームである．

解答：a，c

問題 5

プロスタグランジン(PG)類についての記述のうち，誤っているものを選びなさい．

a PGE_2 および PGI_2 は，感覚受容器の化学的または機械的刺激に対する閾値を下げる．
b PGE_2 および PGI_2 は，酸分泌の抑制およびペプシン含量の減少に関与している．
c PGD_2 は内因性の発熱物質による発熱に関連する．
d PGI_2 は細胞外アデノシンの増加を介して睡眠を誘発する．
e PGE_2 および $PGF_{2\alpha}$ を点滴静注すると子宮の周期的な収縮を起こす．

解説
a・b：PGE_2 および PGI_2 は疼痛を起こさせ，また酸分泌抑制により胃や十二指腸潰瘍の治癒を促進する．☞ 152～153 頁
c：内因性の発熱物質による発熱に関連するのは PGE_2 である．☞ 153 頁
d：睡眠を誘発するのは PGD_2 である．☞ 153 頁
e：PGE_2 および $PGF_{2\alpha}$ は子宮の収縮を起こすので，点滴静注で陣痛や分娩の促進に用いられる．

解答：c，d

各論 4 免疫

問題 1

次の免疫応答，免疫担当細胞，サイトカインに関する記述のうち，正しいものを選びなさい．

a 自然免疫に関与する主要細胞はマクロファージである．
b 獲得免疫において，抗原を認識し，抗原情報を提示する細胞はTリンパ球である．
c 獲得免疫において，抗原提示細胞は抗原の消化によって生じるペプチド抗原をTリンパ球に提示する．
d ヒトのリンパ球は主として白血球分化抗原により同定するが，ヒトヘルパーTリンパ球にはCD8が，細胞傷害性Tリンパ球，サプレッサーTリンパ球にはCD4が発現する．
e IL-8, MCP-1, MCP-2, RANTES, eotaxin などは代表的ケモカインであるが，これらのケモカイン受容体はチロシンリン酸化酵素を受容体分子内にもつ．

解説

a：自然免疫に関与する主要細胞はマクロファージであり，好中球，好塩基球，好酸球も病原体に対して貪食細胞として働く．☞ 169 頁

b・c：獲得免疫において，抗原を取り込み，消化し，ヘルパーTリンパ球に抗原情報を提示する細胞はマクロファージである．提示する分子はペプチド抗原とMHCクラスⅡ抗原の複合体である．☞ 171 頁

d：ヘルパーTリンパ球にはCD4が，細胞傷害性Tリンパ球，サプレッサーTリンパ球にはCD8が発現する．

e：IL-8, MCP-1, MCP-2, RANTES, eotaxin などのケモカイン受容体はGタンパク質共役型受容体である．チロシンリン酸化酵素（チロシンキナーゼ）を受容体分子内にもつのは細胞増殖因子の受容体である．☞ 178 頁

解答：a

問題 2

薬物の作用機序に関する次の記述のうち，正しいものを選びなさい．

a コルチコステロイドは細胞質のコルチコステロイド受容体とコルチコステロイド・細胞質受容体複合体を形成し，核内に移行して遺伝子プロモーター上の糖質コルチコイド応答配列にのみ結合し，遺伝子発現を促進させる．
b シクロスポリン，タクロリムス，シロリムス，エベロリムスはマクロファージの増殖を特異的に抑制する．
c シクロフィリン，FK結合タンパク質を合わせてイムノフィリンと呼ぶ．
d シクロホスファミドは 6-MP を生成するプロドラッグであり，ヌクレオチド合成を阻害作用を介して自己免疫疾患，臓器移植の拒絶反応の抑制に用いられる．

解説

a：コルチコステロイド・細胞質受容体複合体は，糖質コルチコイド応答配列に加えて，鉱質コルチコイド応答配列とも結合する．☞ 172 頁

b・c：シクロスポリン，タクロリムスなどの免疫抑制薬は，マクロファージではなくTリンパ球の増殖を抑制する．また，これらの免疫抑制薬が作用するシクロフィリン，FK結合タンパク質はイムノフィリンと呼ばれる．☞ 173 頁

d：6-MPを生成するプロドラッグはアザチオプリンである．シクロホスファミドの活性体は 4-ヒドロキ

シシクロホスファミドおよびアルドホスファミドである．☞ 175 頁

解答：c

問題 3

薬物治療に関する次の記述のうち，正しいものを選びなさい．

a インフリキシマブは IL-1 に対するモノクローナル抗体であり，大腸クローン病，関節リウマチの治療に用いられる．

b インターフェロン γ-1b（IFN-γ-1b）は細胞増殖抑制作用を介して，慢性骨髄性白血病，悪性黒色腫，カポジ肉腫，B 型および C 型肝炎の治療に用いられる．

c IL-2 は T 細胞活性化，B 細胞増殖・分化を介して，敗血症，潰瘍性大腸炎，関節リウマチ，骨髄性白血病の治療に用いられる．

d 疾患修飾性抗リウマチ薬（DMARD）は関節リウマチの免疫異常を是正し，症状の沈静化を引き起こす作用をもち，治療効果発現の早いのが特徴である．

e 関節リウマチの治療薬として，TNF-α，IL-1，IL-6 に対するモノクローナル抗体製剤が開発されている．

解説

a：インフリキシマブは TNF-α に対するモノクローナル抗体である．IL-1，IL-6 などの炎症性サイトカインの作用を抑制する．☞ 176 頁

b：慢性骨髄性白血病，悪性黒色腫，カポジ肉腫，B 型および C 型肝炎には IFN-α-2a が用いられる．インターフェロン γ-1b は慢性肉芽腫症，腎がんに用いられる．

c：この記述は IL-1 のものである．IL-2 は転移性腎細胞がん，悪性黒色腫の治療に用いられる．☞ 179 頁

d：DMARD は関節リウマチの免疫異常を是正し，症状を沈静化する作用をもつ．治療効果発現には 3～6 か月を必要とし，遅効性抗リウマチ薬とも呼ばれる．☞ 183 頁

e：抗 TNF-α モノクローナル抗体（インフリキシマブ）のほか，抗 IL-6 受容体抗体（トシリズマブ，アトリズマブ），抗 IL-1 受容体モノクローナル抗体（アナキンラ）が新たな関節リウマチの治療薬として開発されている．☞ 185 頁

解答：e

各論 5　中枢神経

問題 1

催眠薬に関する記述のうち，正しいものを選びなさい．

a 催眠薬としてはベンゾジアゼピン系催眠薬が最も使用される．

b ベンゾジアゼピン系催眠薬はアセチルコリン受容体機能を亢進させることで効果を発揮する．

c ベンゾジアゼピン系催眠薬の副作用の 1 つとして，筋弛緩作用が挙げられる．

d ベンゾジアゼピン系催眠薬は白内障患者には禁忌である．

e バルビツール酸系催眠薬は連用により耐性を生じにくい．

解説

a：ベンゾジアゼピン系薬剤は REM 睡眠に比較的影響を与えず，他の催眠薬と比較して重篤な副作用は少ないとされ，よく使われている．☞ 193 頁

b：ベンゾジアゼピン系催眠薬は，抑制性伝達物質 γ-アミノ酪酸（GABA）受容体サブタイプの 1 つである $GABA_A$ 受容体機能を亢進させることで効果を発揮する．☞ 194 頁

c：筋弛緩作用があるため，重症筋無力症患者には禁忌である．☞ 194 頁
d：ベンゾジアゼピン系催眠薬は弱い抗コリン作用があるといわれているため，緑内障患者には禁忌である．☞ 194 頁
e：バルビツール酸系催眠薬は連用により耐性や依存を生じやすい．☞ 196 頁

解答：a，c

問題 2

催眠薬に関する記述のうち，正しいものを選びなさい．

a ニトラゼパムの作用点は $GABA_A$ 受容体のピクロトキシン結合部位である．
b チオペンタールの作用点は $GABA_A$ 受容体のベンゾジアゼピン結合部位である．
c ゾルピデムは，$GABA_A$ 受容体のベンゾジアゼピン結合部位である ω_1 受容体に選択性を示す．
d トリアゾラムは血中半減期が長く，長時間型催眠薬として用いられる．

解説

a：ニトラゼパムを含むベンゾジアゼピン系薬剤の作用点は，抑制性伝達物質 γ-アミノ酪酸（GABA）受容体サブタイプの1つである $GABA_A$ 受容体のベンゾジアゼピン結合部位である．☞ 194 頁
b：チオペンタールなどのバルビツール酸誘導体の作用点は，$GABA_A$ 受容体のピクロトキシン結合部位である．☞ 197 頁
c：ゾルピデムは ω_1 受容体に選択性を示すため，ω_2 受容体が関与する，筋弛緩作用に基づくふらつきや転倒の危険が少ないという利点がある．☞ 196 頁
d：トリアゾラムは血中半減期が短く（2.9 時間），超短時間型催眠薬として用いられる．☞ 195 頁

解答：c

問題 3

次のうち内因性オピオイドを選びなさい．

a モルヒネ   b β-エンドルフィン   c ダイノルフィン A
d フェンタニル   e コデイン

解説

a・d・e：モルヒネ，コデインはケシの未熟果実から得られるアヘンアルカロイドである．フェンタニルは合成麻薬（鎮痛作用はモルヒネの約 80 倍）である．☞ 201～203 頁
b・c：内因性オピオイドは，メチオニンエンケファリン，ロイシンエンケファリン，エンドルフィン，エンドモルフィンなど約 20 種類が存在する．☞ 200 頁

解答：b，c

問題 4

鎮痛薬に関する記述のうち，正しいものを選びなさい．

a モルヒネは MOP 受容体に結合することで鎮痛作用を示す．
b フェンタニルは KOP 受容体に結合し，モルヒネの約 80 倍の鎮痛作用を示す．
c ペンタゾシンはオピオイド受容体以外に作用することで鎮痛作用を示す．
d ナロキソンは MOP 受容体に結合することで鎮痛作用を示す．

解説

a：MOP 受容体（μ 受容体）にはモルヒネやメチオニンエンケファリンなどが作用する．☞ 200～201 頁

b：フェンタニルはMOP受容体に結合し，モルヒネの約80倍の鎮痛作用を示す．☞ 203頁
　c：ペンタゾシンやブトルファノールはKOP受容体（κ受容体）作用薬であり，またMOP受容体には弱い遮断作用を示す．☞ 203〜204頁
　d：麻薬拮抗薬のナロキソンは，MOP受容体に結合することでモルヒネなどのMOP受容体作用薬の鎮痛作用を遮断する．☞ 204頁

　解答：a

問題5

モルヒネの薬理作用に関する記述のうち，正しいものを選びなさい．

a 延髄呼吸中枢にあるMOP受容体に作用することで呼吸を抑制する．
b 延髄孤束核の咳中枢に作用することで咳を誘発する．
c 中脳第3脳神経核を興奮させることで散瞳を引き起こす．
d 腸管神経叢のMOP受容体に作用することによりアセチルコリン遊離を抑制し，消化管運動を抑制する．

　解説 ☞ 201〜202頁
　a：呼吸抑制は延髄呼吸中枢にあるMOP受容体に作用することによる．比較的低用量で現れる．
　b：延髄孤束核の咳中枢に作用することで鎮咳作用を示す．
　c：中脳第3脳神経核を興奮させ，副交感神経を介して瞳孔括約筋を収縮させることで縮瞳を引き起こす．
　d：消化管運動抑制により現れる副作用が便秘である．これはモルヒネが腸管神経叢でのMOP受容体に作用することにより，アセチルコリン遊離が抑制されることに起因する．

　解答：a, d

問題6

パーキンソン病に関する記述のうち，正しいものを選びなさい．

a パーキンソン病の主症状として，振戦，筋固縮，無動，姿勢反射障害がある．
b 黒質から線条体に投射しているグルタミン酸神経が変性・脱落することが発症要因の1つとして考えられる．
c パーキンソン病発症の大半は遺伝的要因が関係している．
d パーキンソン病では線条体に投射しているアセチルコリン神経活性が亢進している．

　解説 ☞ 217頁
　a：主症状の振戦，筋固縮，無動，姿勢反射障害はパーキンソン病の特徴である．
　b：黒質から線条体に投射しているドパミン神経が変性・脱落することがパーキンソン病発症要因の1つとして考えられる．
　c：パーキンソン病発症の約90%は孤発性であり，残りの10%に遺伝的要因が示唆されている．
　d：パーキンソン病では，ドパミン神経活性の減退によりアセチルコリン神経活性が異常に興奮した状態となっていると考えられる．

　解答：a, d

問題 7

パーキンソン病治療薬に関する記述のうち，正しいものを選びなさい．

a ドパミンの前駆物質であるレボドパは，脳内にて芳香族 L-アミノ酸脱炭酸酵素によりドパミンとなり，不足したドパミンを補充する．
b レボドパは単独で用いることで効果を発揮する．
c ブロモクリプチンは D_2 受容体を刺激することで効果を発揮する．
d トリヘキシフェニジルは，ムスカリン受容体を遮断することでアセチルコリン活性を低下させる．
e カルビドパはドパミンに代謝され，脳内へ移行して効果を発揮する．

解説
a：ドパミンは血液−脳関門を通過できず，脳内に到達することが不可能なため，ドパミンの前駆物質であるレボドパを用いる．☞ 219 頁
b：レボドパは単独投与することはまれであり，カルビドパなどの芳香族 L-アミノ酸脱炭酸酵素阻害薬と併用する．☞ 219 頁
c・d：パーキンソン病では，線条体のドパミン神経活性低下に対してアセチルコリン神経活性が相対的に亢進しているので，ムスカリン受容体を遮断する薬剤（トリヘキシフェニジル），またはドパミン受容体を直接刺激する薬剤（ブロモクリプチン）を用いる．☞ 220，222 頁
e：カルビドパは芳香族 L-アミノ酸脱炭酸酵素阻害薬であり，末梢組織においてレボドパがドパミンに代謝されるのを防ぐ．☞ 219 頁

解答：a，c，d

問題 8

パーキンソン病治療薬に関する記述のうち，正しいものを選びなさい．

a ドロキシドパとレボドパを併用することでレボドパの用量を減少できる．
b レボドパ長期投与により wearing-off 現象や on-off 現象などが認められる．
c 麦角アルカロイドの副作用として悪性症候群が挙げられる．
d アマンタジンは D_2 受容体を刺激することで効果を発揮する．

解説
a：併用するのはドロキシドパではなくカルビドパ（芳香族 L-アミノ酸脱炭酸酵素阻害薬）である．カルビドパとレボドパを併用することでレボドパがドパミンに代謝されるのを防ぎ，レボドパの用量を減少できる．☞ 219 頁
b：レボドパの長期服用により次第に薬効持続時間が短縮する（wearing-off 現象），あるいは効果が認められない，または発現に時間を要する（no-on/delayed on 現象），服薬時間と無関係に急激な症状の改善と悪化を繰り返す（on-off 現象）ようになる．☞ 219 頁
c：麦角アルカロイド（ブロモクリプチン，ペルゴリド，カベルゴリン）には，急激な用量減量や中止によって悪性症候群（高熱，発汗，振戦，頻脈など）が起こることがある．☞ 220 頁
d：アマンタジンはドパミン遊離促進作用により抗パーキンソン病効果を発揮すると考えられてきたが，近年ではこの作用機序は否定的である．☞ 221 頁

解答：b，c

問題 9

脳循環代謝障害に関する記述のうち，正しいものを選びなさい．

a 脳循環改善薬は，血流増加を促す目的で血管収縮薬が主に用いられる．
b くも膜下出血後の脳血管において，れん縮がよく認められる．
c アスピリンは，PGE_2 産生を妨げることで血小板凝集抑制作用を示す．
d チクロピジンは，血小板上の $P2Y_{12}$ 受容体に拮抗することで抗血小板作用を示す．

解説

a：脳循環改善薬としては，血流増加を促す目的で血管拡張薬，血栓溶解薬，抗血小板薬などが用いられる．☞ 222～224 頁
b：くも膜下出血後は，脳血管は出血した血液成分により刺激され，れん縮することがある．☞ 222 頁
c：アスピリンはシクロオキシゲナーゼ-1(COX-1)を阻害しトロンボキサン A_2(TXA_2) 産生を妨げることで，血小板凝集抑制作用を示す．☞ 224, 294 頁
d：チクロピジンは ATP 受容体である血小板の $P2Y_{12}$ 受容体($G_{i/o}$)遮断作用を有し，細胞内 cAMP 産生を高め，血小板凝集を抑制する．☞ 223, 296 頁

解答：b, d

問題 10

脳循環改善薬と薬理作用の対応のうち，正しい組み合わせのものを選びなさい．

	薬 物	薬理作用
a	ファスジル	ミオシン軽鎖キナーゼ阻害
b	オザグレル	アドレナリン α 受容体遮断
c	アルガトロバン	トロンビン阻害
d	エダラボン	フリーラジカル消去
e	シロスタゾール	トロンボキサン A_2(TXA_2) 合成酵素阻害

解説

a：ファスジルはミオシン軽鎖キナーゼ阻害によりミオシン軽鎖のリン酸化を抑制して，血管平滑筋の収縮を妨げ血管を拡張させる．☞ 222 頁
b：オザグレルは TXA_2 合成酵素の選択的阻害薬である．TXA_2 産生を抑制し，脳血管収縮を妨げ，また TXA_2 による血小板凝集作用も阻害する．☞ 223, 294 頁
c：アルガトロバンはトロンビンがもつセリンプロテアーゼ活性を阻害することで，フィブリノーゲンからのフィブリン産生を抑制し抗血栓作用を示す．また血管収縮抑制作用もある．☞ 223 頁
d：エダラボンは脳血管障害の増悪因子であるフリーラジカルを消去することで，脳細胞の酸化的障害を抑制する．☞ 224 頁
e：シロスタゾールには選択的ホスホジエステラーゼⅢ阻害作用があり，細胞内 cAMP 量を上昇させ，血小板凝集を抑制する．また血管平滑筋を弛緩させる．☞ 225, 295 頁

解答：a, c, d

問題 11

アルツハイマー病に関する記述のうち，正しいものを選びなさい．

a アルツハイマー病は知的機能の低下，人格の変化などを伴う疾患である．
b アルツハイマー病発症において，脳線条体における神経細胞の脱落が主な要因となる．
c アルツハイマー病において，脳内に老人斑の形成および神経原線維変化を伴うことが特徴である．
d アルツハイマー病発症に遺伝的背景は関与しない．
e βアミロイドの産生にはセクレターゼが重要な役割を果たしている．

解説 ☞ 225 頁
a：アルツハイマー病は知的機能の低下や，人格の変化を伴う認知症の一種で，持続的に進行する．
b：アルツハイマー病発症において，大脳皮質・海馬の神経細胞の脱落が主な要因となる．黒質から線条体に投射しているドパミン神経が変性・脱落するのはパーキンソン病である．
c：アルツハイマー病では，大脳皮質および海馬の神経細胞数が著明に減少しており，また病理学的には脳内に老人斑，神経原線維変化が多数認められる．
d：アルツハイマー病（アルツハイマー性認知症）には，常染色体優性遺伝形式で発症する家族性アルツハイマー病も存在する．
e：発症には異常な βアミロイドの蓄積が密接に関わっていると推測されている．これはアミロイドβ前駆体タンパク質から$\beta-$，$\gamma-$セクレターゼと呼ばれるプロテアーゼによって切り出される．

解答：a，c，e

問題 12

アルツハイマー病治療薬に関する記述のうち，正しいものを選びなさい．

a ドネペジルはアルツハイマー病を根治させる治療薬である．
b ドネペジルの薬理作用は，脳内におけるアセチルコリンエステラーゼ（AChE）を阻害することによりアセチルコリンの分解を妨げることに依存している．
c ドネペジルは 1 日 2〜3 回の投与を基本としている．
d ドネペジルは末梢コリン性副作用を頻発する欠点がある．
e ドネペジルは副作用発現を抑制する目的で，有効用量以下の服用から開始する．

解説 ☞ 226〜227 頁
a：ドネペジルはアルツハイマー病の症状の改善作用および進行の抑制作用を有しているが，根治させる治療薬ではない．
b：ドネペジルは AChE 可逆的阻害薬であり，脳内におけるアセチルコリンの分解を妨げることでアセチルコリン神経伝達活性を賦活させる．
c：ドネペジルは 1 日 1 回の投与を基本としている（血中半減期が 70〜90 時間と長い）．
d：ドネペジルは末梢コリン性副作用が少ないのが特徴である．脳内移行性に優れている．
e：軽度〜中程度のアルツハイマー病患者には 1 日 1 回 3 mg から開始する．この投与量は有効用量ではなく，消化器系副作用の発現を抑制する目的である．

解答：b，e

各論6 呼吸器

問題1

次の呼吸器系薬物の記述のうち，正しいものを選びなさい．

a ドキサプラムは，主として延髄の呼吸中枢に直接作用して呼吸興奮を起こす．
b ジモルホラミンは末梢の化学受容器に作用し，呼吸興奮を起こす．
c デキストロメトルファンはジヒドロコデインよりも鎮咳作用が強い．
d ノスカピンは延髄の咳中枢を抑制して鎮咳作用を示す．
e サルブタモールはアドレナリン β_2 受容体選択性が高く，気管支ぜん息に用いられる．
f プロカテロールは選択的アドレナリン β_2 受容体刺激薬であり，心臓への直接作用は弱い．
g フドステインは，ムコタンパク質中のジスルフィド（–S–S–）結合を開裂して痰を溶解する．
h アンブロキソールは，肺サーファクタント分泌を減少させて痰の粘性を低下させる．
i イプラトロピウムは抗コリン薬で，気管支平滑筋の収縮を抑制する．
j クロモグリク酸ナトリウムは，I型アレルギー反応の際に気管支粘膜のマスト細胞（肥満細胞）からのケミカルメディエーター遊離を抑制する．

解説

a：ドキサプラムは，主として末梢の化学受容器（頸動脈小体と大動脈小体の化学受容器）に作用し，反射性に呼吸興奮を起こす．呼吸抑制ならびに覚醒遅延に用いられる．☞ 236 頁

b：ジモルホラミンは，主として延髄の呼吸中枢に直接作用して呼吸興奮を起こす．末梢の化学受容器を介するものは反射性呼吸中枢刺激薬のドキサプラムなどである．☞ 235 頁

c：デキストロメトルファンはジヒドロコデインより鎮咳作用が弱い．また，コデインの鎮咳効果はデキストロメトルファンと同等かそれ以上とされる．☞ 240, 241 頁

d：ノスカピンは延髄の咳中枢を抑制して鎮咳作用を示す．非麻薬性で鎮痛・鎮静作用はなく，耐性の発現や依存性もない．☞ 240 頁

e：サルブタモールは β_1 受容体に対する刺激作用が少ない，選択的 β_2 受容体刺激薬であり，気管支平滑筋の β_2 受容体に作用して気管支平滑筋を弛緩する．気管支ぜん息に用いられる．☞ 247, 91 頁

f：プロカテロールも選択的アドレナリン β_2 受容体刺激薬であり，心臓への直接作用は弱い．☞ 91, 247 頁

g：フドステインは，–SH 基が遊離していないため，直接ムコタンパク質中のジスルフィド（–S–S–）結合を開裂しない．間接的に痰を溶解する．アセチルシステインは直接作用する．☞ 245 頁

h：アンブロキソールは肺表面活性物質である肺サーファクタント分泌を促進し，痰の粘性を低下させる．☞ 245 頁

i：イプラトロピウムは抗コリン薬で，気管支平滑筋を弛緩させる．吸入で気管支ぜん息，慢性気管支炎，肺気腫に用いられる．☞ 249 頁

j：クロモグリク酸ナトリウムは肥満細胞からのヒスタミン，セロトニン，ロイコトリエンなどのケミカルメディエーターの遊離を抑制する．☞ 161, 250 頁

解答：d, e, f, i, j

問題 2

次の呼吸器系薬物の記述のうち，正しいものを選びなさい．

a ジモルホラミンは，呼吸能低下に対し蘇生薬として経口投与する．
b チペピジンは，延髄の咳中枢抑制作用と気管支腺分泌抑制作用を引き起こす．
c アミノフィリンは，ホスホジエステラーゼを阻害して気道平滑筋細胞内 cAMP 濃度を高める．
d フルチカゾンは吸入で使用される抗ぜん息薬である．
e コデインはモルヒネより鎮痛作用，依存性，呼吸中枢抑制作用は弱いが，鎮咳作用は強い．

解説

a：ジモルホラミンは延髄の呼吸ニューロンを直接刺激し呼吸興奮を引き起こす．呼吸能低下や呼吸障害に対し，蘇生薬として静注で用いる． ☞ 235 頁
b：チペピジンは延髄の咳中枢抑制作用と，気管支腺分泌を亢進し気道粘液線毛輸送を亢進することにより去痰作用を示す． ☞ 242 頁
c：アミノフィリンはテオフィリン 2 分子とエチレンジアミン 1 分子の塩であり，体内ではテオフィリンとして存在する．テオフィリンはホスホジエステラーゼを阻害して，気道平滑筋細胞内 cAMP 濃度を高め弛緩させる． ☞ 248 頁
d：フルチカゾンは吸入ステロイドで，気管支ぜん息の治療やぜん息発作の再発を防ぐために用いる． ☞ 250 頁
e：コデインは，モルヒネより鎮痛作用(モルヒネの約 1/6)，依存性，呼吸中枢抑制作用，鎮咳作用(モルヒネの約 1/6)のいずれも弱い． ☞ 240 頁

解答：c, d

問題 3

次の呼吸器系薬物の記述のうち，正しいものを選びなさい．

a 新生児呼吸窮迫症候群の治療薬である肺サーファクタントは静注で用いる．
b ジモルホラミンには心筋収縮力の増強作用がある．
c 去痰薬カルボシステインは，粘液構成成分の割合を変化させて痰を喀出しやすくする．
d ベクロメタゾンプロピオン酸エステルの気道炎症抑制作用には，T 細胞でのサイトカインの産生阻害が関与する．
e セラトロダストはトロンボキサン A_2 受容体を遮断することにより抗ぜん息作用を示す．

解説

a：肺サーファクタントは肺胞上皮細胞(II 型)から分泌される肺表面活性物質であるため，直接，気管に注入して用いる． ☞ 243 頁
b：ジモルホラミンは延髄の呼吸ニューロンを直接刺激するほか，血管運動中枢への作用，α 刺激薬様の末梢性血管収縮作用，心筋収縮力の増強作用がある．これらの作用により減弱した循環機能を賦活する． ☞ 235 頁
c：カルボシステインは，喀痰中のフコムチンを減少，シアロムチンを増加させ，粘液構成成分の割合を変化させて痰を喀出しやすくする． ☞ 245 頁
d：吸入ステロイドのベクロメタゾンには多様な作用があり，気道炎症抑制作用において最も重要視されているのは，T 細胞でのサイトカインの産生阻害である． ☞ 250 頁
e：セラトロダストは，ケミカルメディエーター TXA_2 による気道過敏性の亢進を，TXA_2 受容体を遮断することにより抑制し，抗ぜん息作用を示す． ☞ 163, 250 頁

解答：b, c, d, e

各論7　消化器

問題1

催吐薬・制吐薬に関する次の記述のうち，正しいものを選びなさい．

a　アポモルヒネは延髄の第4脳室底にある化学受容器引金帯（CTZ）に作用し，嘔吐を引き起こす．
b　トコンの催吐作用はエメチンやセフェリン（セファエリン）による．
c　プロメタジンは，ヒスタミン H_1 受容体遮断作用のほかに強力なムスカリン性受容体遮断作用を有し，乗り物酔いに有効である．
d　カフェインは乗り物酔い治療薬と併用できない．
e　硫酸銅による胃の刺激は，求心性神経を通り CTZ を経て，嘔吐中枢を興奮させる．

解説

a：アポモルヒネは CTZ のドパミン D_2 受容体を刺激して嘔吐を起こす．☞ 261 頁
b：トコンによる催吐作用は，トコンアルカロイド（エメチンやセファエリン）の強い局所刺激（胃粘膜刺激）作用による．タバコ，医薬品などの誤飲時における催吐に用いられる．☞ 262 頁
c：プロメタジンは抗ヒスタミン作用と抗コリン作用を併せもち，アレルギーのほか，乗り物酔いによるめまいなどにも用いられている．☞ 165，211，263 頁
d：抗ヒスタミン作用（H_1 受容体遮断薬）をもつ乗り物酔い治療薬には，その副作用のねむけを軽減する目的でカフェインがよく併用される．
e：硫酸銅は胃を刺激し，求心性神経を介して嘔吐中枢を興奮させる．CTZ には無関係である．☞ 262 頁

解答：a，b，c，e

問題2

次の記述のうち，正しいものを選びなさい．

a　ファモチジンはセロトニンと $5-HT_3$ 受容体で拮抗し，消化性潰瘍の治療に用いられる．
b　スルピリドが胃潰瘍の治療に用いられるのは，その H_1 受容体遮断作用による．
c　アントラキノン誘導体は，主に小腸の蠕動運動を亢進する下剤である．
d　デヒドロコール酸は胆汁分泌量を著明に増大させる．
e　スコポラミンは抗ムスカリン作用を有し，胃液分泌や腸管運動を抑制する．

解説

a：ファモチジンはヒスタミン H_2 受容体遮断薬であり，胃・十二指腸潰瘍などに用いられる．セロトニン受容体遮断薬にはグラニセトロンなどがあり，鎮吐作用を示す．☞ 257，263 頁
b：スルピリドは視床下部交感神経抑制→胃血流量増加，および消化管に至る迷走神経末端の D_2 受容体を遮断し，アセチルコリン遊離促進により胃運動を促進して潰瘍面と胃酸やペプシンの接触時間を短縮する．胃潰瘍に関わるのは H_2 受容体であり，H_1 受容体はアレルギーに関わる．H_2 受容体遮断薬にはシメチジン，ファモチジンなどがある．☞ 211，261 頁
c：アントラキノン誘導体（アロエ，センナ）は大腸刺激性下剤である．小腸の蠕動運動を亢進する下剤はヒマシ油である．☞ 265 頁

解答：d，e

問題 3

消化管に作用する薬物の記述のうち，正しいものを選びなさい．

a メトクロプラミドは胃・十二指腸のドパミン D_2 受容体を遮断し，消化管運動促進作用を示す．
b センノシドは腸内細菌により活性化され，緩下作用を現す．
c オンダンセトロンは選択的セロトニン 5-HT_3 受容体遮断薬であり，抗がん剤による悪心・嘔吐を抑制する．
d モサプリドは消化管内在神経叢のセロトニン 5-HT_4 受容体を刺激し，アセチルコリン遊離を抑制する．
e ロペラミドは，ムスカリン性アセチルコリン受容体を遮断して腸運動を抑制し，水分吸収を促進する．

解説

a：メトクロプラミドは，D_2 受容体遮断作用に加えて，セロトニン 5-HT_3 受容体の遮断と 5-HT_4 受容体の刺激作用も有しており，これら全ての作用が胃腸運動の改善効果に関連するものと考えられている． ☞ 263 頁
b：センノシドはセンナの薬理成分であり，また，アントラキノン誘導体で，大腸で腸内細菌の作用でレインアンスロンを生成し，大腸の蠕動運動を亢進して緩下作用を現す． ☞ 265 頁
c：胃の機能に関与する 5-HT_3 受容体は，胃から低位脳幹部（延髄の孤束核，最後野，迷走神経背側核など）に達する求心性迷走神経終末や CTZ に存在する． ☞ 263 頁
d：モサプリドは消化管内在神経叢のセロトニン 5-HT_4 受容体を刺激し，アセチルコリン遊離を促進することにより消化管運動を促進する．慢性胃炎に伴う消化器症状（胸やけ，悪心・嘔吐）に用いられる． ☞ 254 頁
e：ロペラミドは，腸のオピオイド受容体を介して腸運動の抑制と水分の腸組織への吸収を促進することにより止瀉作用を示す． ☞ 264 頁，図 7-9

解答：a，b，c

問題 4

次の記述のうち，正しいものを選びなさい．

a オメプラゾールは Na^+，K^+-ATPase を阻害して胃酸分泌を抑制する．
b ピレンゼピンはガストリン受容体を遮断して胃酸分泌を抑制する．
c グラニセトロンはセロトニン受容体を遮断して嘔吐を抑制する．
d インドメタシンはシクロオキシゲナーゼを阻害して胃腸障害を起こすことがある．
e フェノバリンは小腸内で加水分解されて止瀉作用を発揮する．

解説

a：オメプラゾールなどのプロトンポンプ阻害薬は，胃の壁細胞に存在する H^+，K^+-ATPase を阻害して胃酸分泌を抑制する． ☞ 257 頁
b：ピレンゼピンはムスカリン M_1 受容体遮断薬で，胃酸分泌を抑制する． ☞ 256～257 頁
c：グラニセトロンはセロトニン 5-HT_3 受容体を遮断し，シスプラチンなどの抗がん剤投与に伴う悪心・嘔吐に用いられる． ☞ 263 頁
d：インドメタシンなどの抗炎症薬は，消化管粘膜に対して保護的に働くプロスタグランジン類の産生を抑制し，胃腸障害を起こす． ☞ 260 頁
e：フェノバリンは小腸で胆汁および腸液に溶けて加水分解され，フェノールフタレインのキノイド型ナトリウム塩を生じ，これが大腸を刺激して腸の蠕動を促す． ☞ 265 頁

解答：c，d

問題 5

消化管に作用する薬物の記述のうち，正しいものを選びなさい．

a ドンペリドンはドパミン D_2 受容体遮断薬であり，上部消化管の運動機能を調整すると同時に強い制吐作用を発現するが，血液-脳関門を通過しやすいため，長期投与により錐体外路系障害の副作用が生じやすい．
b メペンゾラート臭化物は胃，小腸および大腸の自動運動を抑制し，また迷走神経刺激による消化管のれん縮を抑制するため，過敏性腸症候群の治療に用いられる．
c ロペラミドは，腸管のセロトニン受容体を介して，腸運動抑制と水分の腸組織への吸収促進により下痢抑制作用を示す．
d パパベリンは内臓平滑筋のれん縮時に寛解を目的に使用される．中枢神経系にはほとんど影響を与えない．
e シメチジンは肝臓における薬物代謝酵素であるシトクロム P450 を阻害する．そのため，ワルファリンやテオフィリンと併用した場合には，これら薬物の効果が増強される．

解説
a：ドンペリドンは血液-脳関門を経過しにくいため，中枢への作用はきわめて少ない．☞ 253, 263 頁
b：メペンゾラート臭化物は抗コリン薬で，胃，小腸および大腸の自動運動ならびに迷走神経刺激による消化管のれん縮の寛解作用がある．☞ 254 頁，**表 7-1**
c：ロペラミドは，腸管のオピオイド受容体を介して，腸運動の抑制と水分の腸組織への吸収を促進する．☞ 264 頁，**図 7-9**
d：パパベリンはホスホジエステラーゼを阻害して内臓平滑筋の痙れんを抑える．中枢作用は弱い．
e：シメチジンは P450（CYP1A2, CYP2C9, CYP2D6, CYP3A4 など）を阻害するので，これらによって代謝される薬物を併用すると代謝，排泄を遅延させ，作用が増強される．☞ 45, 55 頁

解答：b, d, e

各論 8　腎・泌尿器

問題 1

次の a～e の利尿薬グループと対応する薬物を 1～9 から全て選びなさい．

a 浸透圧利尿薬	1 スピロノラクトン	6 トリアムテレン
b チアジド系およびその類似薬	2 アセタゾラミド	7 D-マンニトール
c ループ利尿薬	3 フロセミド	8 クロルタリドン
d カリウム保持性利尿薬	4 ブメタニド	9 イソソルビド
e 炭酸脱水酵素阻害薬	5 トリクロルメチアジド	

解答：a–7・9，b–5・8，c–3・4，d–1・6，e–2

問題2

問題1のa～eの利尿薬グループと対応する利尿作用のしくみ・特徴を1～9から全て選びなさい．

1 利尿作用は緩和である．HCO_3^- 再吸収を抑制する．
2 脳浮腫による脳圧亢進に用いる．
3 スピロノラクトンを併用することがある．
4 他の分類に属する利尿薬に比べて，その利尿作用がきわめて強い．
5 尿細管でほとんど再吸収されない．組織間液から水の血漿への移行を促す．
6 ヘンレ係蹄上行脚の太い部分の $Na^+-K^+-2Cl^-$ 共輸送系を阻害する．
7 血漿のカリウム値を高める．
8 遠位尿細管前半部の管腔側膜における Na^+-Cl^- 共輸送系を抑制する．
9 アルドステロン受容体でアルドステロンと競合的に拮抗する．

解説（問題1～2）

a：浸透圧利尿薬にはD-マンニトールやイソソルビドがあり，これらは薬理学的に不活性である．血中や腎尿細管腔内の浸透圧の上昇を引き起こす．☞ 273 頁

b：チアジド系利尿薬にはトリクロルメチアジド，類似薬としてクロルタリドンがある．これらは Na 利尿に伴って血圧が低下することから，高血圧症に用いられる．副作用として低カリウム血症があるので，カリウム保持性利尿薬（スピロノラクトン）が併用されることがある．☞ 274 頁

c：ヘンレ係蹄上行脚の太い部分は，水に対する透過性が低く，髄質の浸透圧勾配形成を介して尿の濃縮に重要な役割を果たしているため，ループ利尿薬（フロセミド，ブメタニド）による尿濃縮能の阻害は，強い利尿を引き起こす．☞ 277 頁

d：カリウム保持性利尿薬には抗アルドステロン薬（スピロノラクトン，カンレノ酸カリウム）とトリアムテレンがある．いずれも Na^+-K^+ 交換系が抑制されるため高カリウム血症を表す．☞ 277 頁

e：アセタゾラミドは炭酸脱水酵素を阻害する．主に緑内障に用いられる．☞ 273 頁

解答：a–2・5，b–3・8，c–4・6，d–7・9，e–1

問題3

次のa～dの利尿薬と対応する特徴的な副作用を1～4から選びなさい．

a アセタゾラミド　　　1 低カリウム血症
b スピロノラクトン　　2 高カリウム血症
c トリアムテレン　　　3 女性化乳房
d フロセミド　　　　　4 代謝性アシドーシス

解説

a：アセタゾラミドは炭酸脱水酵素阻害薬で，尿中への Na^+ 排泄と同時に HCO_3^- 排泄も増加するため，尿のアルカリ化を引き起こし，代謝性アシドーシスをまねく．☞ 273 頁

b・c：スピロノラクトン，トリアムテレンはいずれも高カリウム血症を生じるが，エストロゲン作用による女性化乳房を起こすのはスピロノラクトンである．☞ 277～279 頁

d：ループ利尿薬（フロセミド）やチアジド系利尿薬は，いずれも低カリウム血症を起こしうる．☞ 277 頁

解答：a–4，b–2・3，c–2，d–1

問題 4

次の a〜e の疾病に用いる薬物を 1〜9 から全て選びなさい．

a	蓄尿障害	1 プロピベリン	6 オキセンドロン
b	前立腺肥大	2 ホスフェストロール	7 リュープロレリン
c	前立腺がん	3 クレンブテロール	8 バルデナフィル水和物
d	尿路結石	4 シルデナフィル	9 アリルエストレノール
e	勃起不全	5 アロプリノール	

解答：a–1・3，b–6・9，c–2・7，d–5，e–4・8

問題 5

問題 4 の a〜e の疾病に関わる治療薬の薬理作用・特徴を 1〜7 から全て選びなさい．

1 抗コリン作用
2 β_2 受容体作用
3 卵胞ホルモン作用
4 黄体形成ホルモン放出ホルモン(LHRH)作用
5 黄体ホルモン作用(抗アンドロゲン作用)
6 キサンチンオキシダーゼ阻害作用
7 ホスホジエステラーゼ 5 (PDE5) 阻害作用

解説（問題 4〜5）

a：蓄尿障害に用いる薬物にはいくつかある．排尿筋の収縮を抑制する抗コリン薬(プロピベリン，オキシブチニン)，排尿筋を弛緩させ外尿道括約筋を収縮させる β 刺激薬(クレンブテロール)などが用いられる．☞ 280 頁

b：前立腺細胞は男性ホルモン依存性であるため，抗アンドロゲン薬や 5α 還元酵素阻害薬を用いる．抗アンドロゲン薬には黄体ホルモン誘導体(クロルマジノン，アリルエストレノール，オキセンドロンなど)がある．☞ 282 頁

c：前立腺がんも男性ホルモン依存性であり，男性ホルモンの作用を阻害する卵胞ホルモン製剤(ホスフェストロールなど)や，LHRH 作用薬(リュープロレリン)が用いられる．リュープロレリンを反復投与すると，一過性に下垂体-性腺系刺激作用がみられた後，下垂体のゴナドトロピンの産生・放出が低下する．さらに精巣からのテストステロン(男性ホルモン)分泌が抑制されて抗腫瘍効果を示す．☞ 284 頁

d：尿路結石にはカルシウム，シュウ酸，尿酸からなる結石がある．高カルシウム尿症によるカルシウム結石にはチアジド系利尿薬が，尿酸結石には尿産生成阻害薬(アロプリノール)が用いられる．☞ 285 頁

e：勃起は陰茎海綿体への NO の作用であり，cGMP の産生増大を介する血流増加による．PDE5 阻害薬はこの cGMP の分解を抑制することで効果を示す．☞ 285 頁

解答：a–1・2，b–5，c–3・4，d–6，e–7

各論9 血液

問題 1

次の血液に関する薬物の記述のうち，正しいものを選びなさい．

a プロトロンビンはセリンプロテアーゼでフィブリノーゲンをフィブリンに変化させ，血液凝固を促進する．
b プラスミノーゲンは手術時の組織の接着や閉鎖に用いる．
c ビタミン K_1（フィトナジオン）およびビタミン K_2（メナテトレノン）はプロトロンビンをはじめとする血液凝固因子の生合成を促進させる．
d ビタミン C 欠乏による低プロトロンビン血症の治療にはビタミン C が著効する．
e トラネキサム酸はプラスミノーゲンからプラスミンへの変換を阻害し，線溶系を抑制するので，止血に働く．
f カルバゾクロムスルホン酸ナトリウムは血管透過性を抑制し，止血に働く．
g ゼラチンは創傷面に付着して凝集塊を作ることから，各種外科領域の止血に用いられる．
h 酸化セルロースは各種手術時の止血や創腔充填に用いる．
i ヘモコアグラーゼはハチ毒でヘパリンに拮抗されずに止血効果を示す．
j ポリドカノールは食道静脈瘤出血の止血に用いられる．

解説

a：プロトロンビン（第 II 因子）は活性化体のトロンビン（IIa）に変換されて作用を示す．トロンビンはセリンプロテアーゼで，フィブリノーゲンからフィブリンを生成して血液凝固を起こす．☞ 288, 290 頁
b：プラスミノーゲンはプラスミンの酵素前駆体であり，プラスミンは血栓を溶解する．手術時の組織の接着や閉鎖に用いるのは，血液凝固活性をもつフィブリンの前駆物質であるフィブリノーゲンである．☞ 288, 290 頁
c・d：ビタミン K_1・K_2 は，血液凝固に関与するプロトロンビン（第 II 因子），第 VII 因子，第 IX 因子，第 X 因子の生合成を促進して血液凝固を促進する．また，低プロトロンビン血症はビタミン K 欠乏により生じ，出血傾向をみることが多い．☞ 291 頁
e：トラネキサム酸はプラスミノーゲンのリジン結合部位に強く結合する．プラスミンへの変換を阻害することによって線溶系を抑制し，相対的に凝固系を促進する（止血）．☞ 291 頁
f：カルバゾクロムは起炎物質による血管透過性亢進を抑制して止血を起こす．☞ 292 頁
g：ゼラチンは創傷面に強く付着して凝集塊を形成し，フィブリンと同等の止血作用を現す．☞ 292 頁
h：酸化セルロースは可吸収性で創腔充填止血作用があるので，各種手術時の止血および創腔充填に用いる．☞ 293 頁
i：ヘモコアグラーゼはハチ毒ではない．蛇毒毒素で，ヘパリンに拮抗されずに止血作用を示す．☞ 293 頁
j：ポリドカノールを食道静脈瘤内へ注入することによって血管内皮細胞が障害を受け，血栓が形成後その縮小，静脈瘤の退縮を生じる．☞ 293 頁

解答：c, e, f, g, h, j

問題 2

次の血液凝固に関わる薬物の作用・特徴として，正しいものを選びなさい．

a ワルファリンは酸性ムコ多糖で，トロンビンの作用を抑制する．
b ヘパリンはアンチトロンビン III の作用を増強し，血液凝固を抑制する．
c ヘパリンによる出血傾向はプロタミンによって拮抗される．
d ヘパリンの作用は試験管内においても認められる．
e ワルファリンはクマリン誘導体で，凝血促進作用を有する．
f ワルファリンはプロトロンビンなどビタミン K 依存的な血液凝固因子の肝臓での生成を抑制する．
g ワルファリンは経口投与では無効である．
h ワルファリンによる出血傾向には，ビタミン K の投与が有効である．
i ワルファリンの作用は，他の薬物との相互作用によって増強されたり，抑制されたりしやすい．
j クエン酸ナトリウムは Mg^{2+} をキレートすることにより血液凝固を阻害し，採血などに用いられる．

解説 ☞ 296〜298 頁

- ワルファリンはクマリン系の経口抗凝血薬である．その作用は，ビタミン K と拮抗し，ビタミン K 依存性凝固因子（プロトロンビン，第 VII 因子，第 IX 因子，第 X 因子やプロテイン C，プロテイン S）の γ-カルボキシルグルタミン酸生成過程を阻害して凝固因子の生成を抑制することによる．したがって試験管内では無効である．また副作用として出血傾向があるが，これはビタミン K により回復する．多くの薬物と相互作用を示すことが知られており，注意が必要である．
- ヘパリンは肝臓で生成される硫酸化ムコ多糖であり，静注によって血液凝固の防止に使用される．血漿中のアンチトロンビン III と複合体を形成し，アンチトロンビン III がトロンビン，第 IXa 因子，第 Xa 因子，第 XIa 因子などと複合体を形成して，それぞれのセリンプロテアーゼ活性を阻害し，抗凝固作用を示す．副作用として出血傾向があり，この拮抗薬としてプロタミンが用いられる．
- クエン酸ナトリウムは採血時などの試験管内抗凝血薬として用いられる．第 IV 因子（Ca^{2+}）をキレートすることで抗凝血作用を示す．

解答：b, c, d, f, h, i

問題 3

次の血液に関与する薬物の記述のうち，正しいものを選びなさい．

a アルガトロバンはアンチトロンビン III 非依存的に抗トロンビン作用を示し，抗凝血作用を現す．
b ウロキナーゼはプロトロンビンからトロンビンを生成して血栓の溶解を引き起こす．
c 組織プラスミノーゲンアクチベーター（t-PA）は線溶系を活性化する強力な血栓溶解作用を示す．
d アルテプラーゼは遺伝子組換えヒト t-PA であり，発症から短時間の血栓の溶解に使用する．
e アスピリンは低用量で血小板のアルカリホスファターゼを抑制してトロンボキサン A_2 生成を低下させ，血小板凝集抑制を現す．
f オザグレルナトリウムはプロスタサイクリン合成酵素の阻害薬であり，血小板の凝集阻害を示す．
g イコサペント酸エチルはリン脂質中のアラキドン酸と置換され，トロンボキサン A_2 生成を低下させる．
h ベラプロストナトリウムは PGI_2 誘導体で，血小板の活性を抑制する．
i リマプロストアルファデクスは PGE_1 誘導体の α-シクロデキストリン包接化合物であるが，PGI_2 受容体を介して血小板凝集を抑制する．
j シロスタゾールはサイクリック AMP（cAMP）を分解するシクロオキシゲナーゼの阻害薬であり，血小板凝集を抑制する．

解説

a：アルガトロバンはアンチトロンビン III 非依存的にトロンビンの活性部位に結合し，抗トロンビン作用を現す．これによって抗凝血作用を示す．☞ 298 頁
b：ウロキナーゼはプラスミノーゲンからプラスミンを生成し，生成したプラスミンが血栓を溶解する．☞ 298 頁
c：t-PA はフィブリンに親和性が高く，t-PA/フィブリン/プラスミノーゲンの三量体を形成して血栓上で効率的にプラスミンを生成し，血栓を溶解する．☞ 299 頁
d：アルテプラーゼは遺伝子組換え型 t-PA で，虚血性脳血管障害急性期の機能障害の改善（発症 3 時間以内）や，急性心筋梗塞における冠動脈血栓の溶解（発症 6 時間以内）に用いる．☞ 299 頁
e：アスピリンはシクロオキシゲナーゼ阻害薬で，低用量（81〜324 mg/日）では血小板におけるトロンボキサン A_2 生成を選択的に阻害して血小板凝集を抑制する．☞ 294 頁
f：オザグレルナトリウムはトロンボキサン A_2 合成酵素阻害薬で，血小板凝集を抑制し，脳底動脈のれん縮および脳血流量の低下を抑制する．☞ 294 頁
g：イコサペント酸エチルはエイコサペンタエン酸（EPA）n-3 系の多価不飽和脂肪酸であり，リン脂質のアラキドン酸と置換して取り込まれ，トロンボキサン A_2 の生成を抑制する．☞ 295 頁
h：ベラプロストナトリウムは化学的な安定性を高めたプロスタサイクリン（PGI_2）誘導体で，PGI_2 受容体を刺激してアデニル酸シクラーゼ活性を上昇させ，cAMP を増加して抗血小板作用を現す．☞ 295 頁
i：リマプロストアルファデクスは経口投与可能な PGE_1 誘導体の α-シクロデキストリン包接化合物で，強力な血小板凝集抑制作用と血管拡張作用がある．PGI_2 受容体を介して作用を現す．☞ 295 頁
j：シロスタゾールは cAMP ホスホジエステラーゼ（PDE III）の阻害薬で，血小板中の cAMP 濃度を上昇させ，抗血小板凝集作用を示す．☞ 295 頁

解答：a, c, d, g, h, i

問題 4

次の薬物の作用の記述のうち，正しいものを選びなさい．

a チクロピジンは血小板に存在する ADP 受容体を阻害し，サイクリック AMP（cAMP）濃度を高めて血小板凝集を抑制する．
b サルポグレラートはヒスタミン H_1 受容体遮断薬で，血小板凝集や血管収縮を抑制する．
c フマル酸第一鉄は鉄欠乏性貧血の治療に用いられるが，消化器障害を起こすことがある．
d ビタミン B_{12} と葉酸は赤血球の分化成熟に不可欠であり，その不足により再生不良性貧血になる．
e ビタミン B_6 はヘムの生合成に重要であり，その欠乏はヘモグロビン合成を低下させ，鉄芽球性貧血になる．
f 腎臓での酸素分圧が低下すると造血因子であるインターフェロン α が産生され，骨髄での赤血球への分化が促進する．
g メピチオスタンは抗エストロゲン薬であるが，エリスロポエチン同様の骨髄作用も有する．
h 鉄欠乏性貧血の治療には副腎皮質ステロイドが免疫抑制薬として有効である．
i フィルグラスチムは遺伝子組換え G-CSF 製剤で，好中球を増加させる
j ロムルチドは単球・マクロファージを活性化し，放射線療法における白血球減少に用いられる．

解説

a：チクロピジンは ADP の作用を抑制し，血小板中の cAMP 濃度を高め，血小板内の Ca^{2+} 濃度を減少させて血小板凝集を抑制する． ☞ 296 頁

b：サルポグレラートはセロトニン（5-HT_2）受容体遮断薬で，セロトニンによる血小板凝集および血管収縮を特異的に抑制する． ☞ 296 頁

c：フマル酸第一鉄は鉄欠乏性貧血に用いられ，副作用として消化器障害（悪心・嘔吐，食欲不振，腹痛，黒色便，急性大腸潰瘍，消化性潰瘍の悪化）などが知られている． ☞ 300 頁

d：ビタミン B_{12} や葉酸は赤血球の分化・成熟に不可欠であり，欠乏によって正常な分化が阻害され，巨赤芽球が出現し貧血となる．したがって巨赤芽球性貧血（悪性貧血）に用いられる．再生不良性貧血には副腎皮質ステロイドやタンパク同化ステロイド，免疫抑制薬が用いられる． ☞ 301 頁

e：ビタミン B_6 はヘム生合成の第 1 段階で補酵素として作用することから，その不足はヘモグロビン合成を阻害し，鉄芽球性貧血を起こす． ☞ 301 頁

f：腎臓の酸素分圧が低下すると造血因子であるエリスロポエチンの産生が増加し，骨髄での赤血球への分化が促進して，赤血球産生が増加する． ☞ 301 頁

g：メピチオスタンはエリスロポエチンと同様に，骨髄に直接作用して赤芽球コロニー形成細胞を増加させ，貧血を改善する．抗エストロゲン薬で乳がん治療薬として用いられる． ☞ 303 頁

h：鉄欠乏性貧血に用いる薬物は，硫酸鉄，フマル酸第一鉄などの鉄製剤である．副腎皮質ステロイドや免疫抑制薬は再生不良性貧血に用いられる． ☞ 299, 303 頁

i：フィルグラスチムは遺伝子組換えヒト G-CSF 製剤で，顆粒球系前駆細胞に働き，分化・増殖を促進する．骨髄内の好中球プールから末梢血中への好中球の動員を引き起こし，末梢好中球を増加させる． ☞ 305 頁

j：ロムルチドは単球・マクロファージを活性化して CSF や IL-1 などの産生を促し，CSF の作用によって前駆細胞の分化・増殖が促進する．したがって，放射線療法による白血球減少症に用いられる． ☞ 305 頁

解答：a, c, e, g, i, j

各論 10　眼科

問題 1

次の記述のうち，正しいものを選びなさい．

a　フェニレフリンは瞳孔散大筋の収縮を促進する．
b　アトロピンは瞳孔散大筋の収縮を抑制する．
c　トロピカミドは毛様体筋の収縮を抑制する．
d　ピロカルピンは毛様体筋の収縮を抑制する．
e　ジスチグミンは眼圧を上昇させる．
f　ピレノキシンは，水晶体タンパク質の変性を防止することで老人性白内障を完治させる．
g　カルテオロールは眼房水の排出を抑制する．
h　イソプロピルウノプロストンの点眼剤は，気管支ぜん息や心疾患を併発している患者に対しても使用できる．
i　ラタノプロストは，アドレナリン β_2 受容体遮断作用によって眼圧を低下させる．
j　炎症性やアレルギー性疾患には，感染予防の目的でベタメタゾンリン酸エステルナトリウムを点眼する．

解説

a：フェニレフリンは瞳孔散大筋の α_1 受容体に結合し，これを収縮させる（散瞳）． ☞ 309 頁
b：瞳孔散大筋は交感神経支配であるため，副交感神経遮断薬のアトロピンは作用しない． ☞ 310 頁, 図 10-2
c：トロピカミドは毛様体筋を弛緩させる． ☞ 310 頁, 図 10-2
d：ピロカルピンはムスカリン受容体を刺激し，毛様体筋を収縮させる． ☞ 310 頁, 図 10-2
e：ジスチグミンはコリンエステラーゼを阻害し，毛様体筋を収縮させて眼圧を下降させる． ☞ 310 頁, 図 10-2
f：ピレノキシンは水晶体のタンパク質変性を防止し，白内障の進行を抑制するが，完治させる作用はない． ☞ 311 頁
g：カルテオロールは β 受容体を遮断し，眼房水の産生を抑制して眼圧を下降させる． ☞ 313 頁
h：イソプロピルウノプロストンは $PGF_{2\alpha}$ の代謝物誘導体で，シュレム管からの眼房水流出を促進する．気管支や心機能への影響はない．気管支ぜん息や心疾患に禁忌なのは β 受容体遮断薬である． ☞ 313, 314 頁
i：ラタノプロストも $PGF_{2\alpha}$ 誘導体で，眼房水排出促進作用によって眼圧を低下させる． ☞ 314 頁
j：副腎皮質ステロイド製剤は眼の感染症を誘発させることがある．

解答：a, c, h

問題 2

眼に作用する薬物に関する記述のうち，正しいものを選びなさい．

a アセタゾラミドは毛様体の炭酸脱水酵素を阻害し，眼房水排出を促進する．
b ピロカルピンは毛様体筋を弛緩させ，眼圧上昇および遠視性調節麻痺を引き起こす．
c グルタチオンは，水晶体内可溶性タンパク質のジスルフィド（–S–S–）結合を保護して白濁を予防するため，白内障治療に用いられる．
d チモロールは，毛様体のアドレナリン β_2 受容体を遮断して眼房水の産生を抑制し，眼圧を低下させる．
e 副腎皮質ステロイドは，点眼により白内障や緑内障を誘発することがある．

解説

a：アセタゾラミドは毛様体上皮細胞の炭酸脱水酵素を阻害し，眼房水の産生を抑制して眼圧を下降させる． ☞ 314 頁
b：ピロカルピンは毛様体筋を収縮させ，眼房水排出を促進して眼圧を下降させる． ☞ 309, 310 頁，図 10–2
c：グルタチオンは，白内障発症に先立つ水晶体中のグルタチオン減少やグルタチオン合成酵素の活性低下を予防する． ☞ 311 頁
d：チモロールは β_2 受容体を遮断して眼房水の産生を抑制する． ☞ 313 頁
e：副腎皮質ステロイドは点眼により眼圧亢進を引き起こし，緑内障を誘発したり，長期使用により後嚢白内障を誘発する． ☞ 311, 312 頁，表 10–1

解答：d，e

問題 3

眼に作用する薬物に関する記述のうち，正しいものを選びなさい．

a D–マンニトールの高張液製剤は，眼圧の下降を目的として点滴静注で用いられる．
b ムスカリン性アセチルコリン受容体刺激薬のピロカルピンは，瞳孔括約筋を収縮させるため縮瞳薬として用いられる．
c 眼底検査のための散瞳には，作用持続の短いコリンエステラーゼ阻害薬のトロピカミドが用いられる．
d 選択的なアドレナリン β_1 受容体遮断薬のニプラジロールは，眼房水の産生抑制を介して眼圧を下降させる．
e アドレナリン α 受容体刺激薬のナファゾリンは，血管収縮作用が強く，表在性充血の除去に用いられる．

解説

a：D–マンニトールは高張液を点滴静注で用いる．眼球組織内の脱水により眼球容積を減少させて眼圧を低下させる．房水産生を減少させる作用ももつ． ☞ 315 頁
b：ピロカルピンはムスカリン受容体を刺激し，瞳孔括約筋を収縮させるため，縮瞳薬として用いられる． ☞ 309 頁
c：トロピカミドは抗コリン薬であり，瞳孔括約筋を弛緩させて散瞳作用を示す．コリンエステラーゼ阻害薬は縮瞳作用を示す． ☞ 309 頁
d：ニプラジロールは非選択的 β 受容体遮断薬である．選択的な β_1 受容体遮断薬はベタキソロールである． ☞ 313 頁
e：ナファゾリンは α 受容体刺激薬であり，結膜充血の除去や鼻粘膜充血の除去に用いられる． ☞ 311 頁

解答：a，b，e

各論11 内分泌，代謝

問題1

[A]～[P]に適する疾患名・症状をa～pから，また，(①)～(㉒)に該当する薬物名を1～22から選びなさい．ただし，使用は1回限りとする．

疾患		原因	症状	薬物，治療
[A]		成長期前の成長ホルモン過剰分泌	長骨の過剰な成長	ブロモクリプチン，(①)
[B]		成長期前の成長ホルモン分泌低下	成長の停止	(②)
[C]		成長期後の成長ホルモン過剰分泌	顔貌の粗大化，手足の巨大化，皮膚，舌の肥厚化	オクトレオチド，(③)
[D]		甲状腺機能の過剰状態，TSH受容体に対する自己抗体	甲状腺腫，頻脈，体重減少，神経過敏，振戦，発汗，眼球突出	(④)，(⑤)
甲状腺機能低下症		甲状腺機能の低下状態	出生児でのホルモン不足によって知能障害，低身長[E]．成人後のホルモン不足によって浮腫，乾燥肌，脱毛症，体重増加，便秘，無気力などの症状を呈する[F]．ヨード不足によって機能が低下状態になることもある[G]	(⑥)，(⑦)
[H]		過剰な副甲状腺ホルモン分泌，通常は副甲状腺の良性腫瘍に起因	高Ca^{2+}血症，腎石，腎機能障害，骨痛，疲労，沈うつ，便秘，食欲不振	水分補給と利尿薬，ビスホスホネート，カルシトニン
[I]		副甲状腺ホルモンの分泌低下，受容体機能低下	筋肉の痙れん，手足の麻痺	カルシウム製剤，カルシトリオール
[J]		ADH(抗利尿ホルモン)の分泌低下	多尿のため，脱水を避けるために多量の飲水が必要	(⑧)
[K]		絶対的なインスリンの分泌低下	頻尿，咽喉の渇き，疲労感，虚弱，無気力，尿道感染	(⑨)
[L]		相対的なインスリンの分泌低下あるいはインスリン標的細胞の低反応性	頻尿，咽喉の渇き，疲労感，虚弱，無気力，尿道感染	(⑩)，(⑪)，(⑫)，(⑬)，(⑭)，(⑮)
[M]		副腎皮質からの過剰ホルモン分泌，多くの場合はコルチゾン治療のため	中心性肥満，満月様顔貌，皮膚線条，高血圧，多毛症	糖質コルチコイドの使用を徐々に停止．腫瘍の場合は摘出
[N]		副腎からのホルモン分泌のゆっくりとした低下，多くの場合は自己免疫反応	食欲不振，体重低下，疲労，虚脱，低Na^+血症，低血圧，副腎機能低下	(⑯)，(⑰)
[O]		ビタミンD不足あるいはビタミンD受容体異常	小児では筋力低下，骨の石灰化不全による彎曲，歯牙の欠損，低Ca^{2+}血症．成人では骨軟化症を発症	ビタミンD，(⑱)，(⑲)
[P]		女性の閉経後の女性ホルモン不足，糖質コルチコイドの過剰状態	骨量の低下に加え骨が脆くなり，骨折が起こりやすい病態	(⑳)，(㉑)，(㉒)，活性型ビタミンD_3製剤

疾患・症状 a 1型糖尿病，b くる病，c 2型糖尿病，d 巨人症，e バセドウ病，f クッシング症候群，g クレチン症，h 尿崩症，i 甲状腺腫，j 副甲状腺機能亢進症，k 小人症，l 副甲状腺機能低下症，m 骨粗鬆症，n アジソン病，o 先端巨大症，p 粘液水腫

薬物群 1 エチドロネート，2 アカルボース，3 オクトレオチド，4 ナテグリニド，5 ソマトロピン，6 プロピルチオウラシル，7 ピオグリタゾン，8 レボチロキシン，9 デスモプレシン，10 インスリン製剤，11 ボグリボース，12 コルチゾール，13 チアマゾール，14 リオチロニン，15 フルドロコルチゾン，16 カルシトリオール，17 メトホルミン，18 アルファカルシドール，19 アレンドロネート，20 スルホニル尿素，21 ラロキシフェン，22 ブロモクリプチン

解説

疾患	原因	症状	薬物，治療	
巨人症	成長期前の成長ホルモン過剰分泌	長骨の過剰な成長	ブロモクリプチン，（オクトレオチド）	☞ 321，322 頁
小人症	成長期前の成長ホルモン分泌低下	成長の停止	（ソマトロピン）	☞ 322 頁
先端巨大症	成長期後の成長ホルモン過剰分泌	顔貌の粗大化，手足の巨大化，皮膚，舌の肥厚化	オクトレオチド，（ブロモクリプチン）	☞ 321，322 頁
バセドウ病	甲状腺機能の過剰状態，TSH 受容体に対する自己抗体	甲状腺腫，頻脈，体重減少，神経過敏，振戦，発汗，眼球突出	（プロピルチオウラシル），（チアマゾール）	☞ 326 頁
甲状腺機能低下症	甲状腺機能の低下状態	出生児でのホルモン不足によって知能障害，低身長［クレチン症］．成人後のホルモン不足によって浮腫，乾燥肌，脱毛症，体重増加，便秘，無気力などの症状を呈する［粘液水腫］．ヨード不足によって機能が低下状態になることもある［甲状腺腫］	（リオチロニン），（レボチロキシン）	☞ 323〜326 頁
副甲状腺機能亢進症	過剰な副甲状腺ホルモン分泌，通常は副甲状腺の良性腫瘍に起因	高 Ca^{2+} 血症，腎石，腎機能障害，骨痛，疲労，沈うつ，便秘，食欲不振	水分補給と利尿薬，ビスホスホネート，カルシトニン	☞ 344 頁
副甲状腺機能低下症	副甲状腺ホルモンの分泌低下，受容体機能低下	筋肉の痙れん，手足の麻痺	カルシウム製剤，カルシトリオール	☞ 348 頁
尿崩症	ADH（抗利尿ホルモン）の分泌低下	多尿のため，脱水を避けるために多量の飲水が必要	（デスモプレシン）	☞ 323 頁
1 型糖尿病	絶対的なインスリンの分泌低下	頻尿，咽喉の渇き，疲労感，虚弱，無気力，尿道感染	（インスリン製剤）	☞ 329〜334 頁
2 型糖尿病	相対的なインスリンの分泌低下あるいはインスリン標的細胞の低反応性	頻尿，咽喉の渇き，疲労感，虚弱，無気力，尿道感染	（スルホニル尿素），（メトホルミン），（ナテグリニド），（ピオグリタゾン），（アカルボース），（ボグリボース）	
クッシング症候群	副腎皮質からの過剰ホルモン分泌，多くの場合はコルチゾン治療のため	中心性肥満，満月様顔貌，皮膚線条，高血圧，多毛症	糖質コルチコイドの使用を徐々に停止．腫瘍の場合は摘出	☞ 338 頁
アジソン病	副腎からのホルモン分泌のゆっくりとした低下，多くの場合は自己免疫反応	食欲不振，体重低下，疲労，虚脱，低 Na^+ 血症，低血圧，副腎機能低下	（コルチゾール），（フルドロコルチゾン）	☞ 336 頁
くる病	ビタミン D 不足あるいはビタミン D 受容体異常	小児では筋力低下，骨の石灰化不全による彎曲，歯牙の欠損，低 Ca^{2+} 血症．成人では骨軟化症を発症	ビタミン D，（カルシトリオール），（アルファカルシドール）	☞ 347 頁
骨粗鬆症	女性の閉経後の女性ホルモン不足，糖質コルチコイドの過剰状態	骨量の低下に加え骨が脆くなり，骨折が起こりやすい病態	（エチドロネート），（アレンドロネート），（ラロキシフェン），活性型ビタミン D_3 製剤	☞ 348 頁

解答：A–d，B–k，C–o，D–e，E–g，F–p，G–i，H–j，I–l，J–h，K–a，L–c，M–f，N–n，O–b，P–m
①–3，②–5，③–22，④⑤–6・13，⑥⑦–8・14，⑧–9，⑨–10，⑩〜⑮–2・4・7・11・17・20，⑯⑰–12・15，⑱⑲–16・18，⑳〜㉒–1・19・21

問題 2

次の記述のうち，正しいものを選びなさい．

a 下垂体前葉，後葉ホルモンは視床下部の神経ニューロンから分泌された視床下部ホルモンがそれぞれの門脈系を介して下垂体に存在する内分泌細胞に作用して分泌される．

b プロラクチン，オキシトシンはいずれも乳汁の産生，射乳に関与している．

c 飲酒をすると尿意をもよおす．これは下垂体後葉ホルモンである抗利尿ホルモンの分泌が亢進したためである．

d 卵胞からの排卵時にはLH，FSHの急激な大量分泌(LHサージとよばれる)が起こる．このサージは卵胞期のエストラジオール分泌が減少したために脱感作が解除されたことによる．

e 膵B細胞はグルコースに反応してインスリンを分泌する．したがって，インスリン分泌量は血中グルコース濃度によって決定され，グルコースの供給経路はあまり重要ではない．

f グルカゴン前駆タンパク質は膵ランゲルハンス島A細胞，腸管L細胞に存在しており，グルカゴンはこれらの細胞から分泌され，肝グリコーゲンを分解して食間の血糖値を上昇させる．

g 脂肪組織はアディポネクチン，レプチンなど多数のホルモン様物質を放出する内分泌組織と呼ぶに相応しい．

h 膵B細胞ではグルコースは代謝されてATPが産生される．ATPはATP依存性K^+チャネルを閉じるため，細胞膜が過分極する．その結果，電位依存性のCa^{2+}チャネルが開いて細胞内にCa^{2+}が流入し，インスリン分泌を亢進する．

i 副甲状腺ホルモン，活性型ビタミンD_3は血漿中のCa^{2+}，リン酸塩濃度を高める．

j カルシトニンは血中Ca^{2+}，リン酸塩濃度を下げる．

k 避妊薬として卵胞ホルモン，黄体ホルモンの合剤(混合ピル)が用いられるのは，排卵に必要なゴナドトロピン(FSH，LH)分泌を抑制するためである．

l 男性ではFSH，LHは特に重要な働きをしていない．

m 甲状腺機能亢進を示す頻度の高い疾患としてバセドウ病(グレーブス病ともいわれる)が知られている．この患者ではTSH濃度が高い．

n 糖尿病の主な型として1型，2型が存在する．1型は若年発症糖尿病とも呼ばれ子供に発症し，おそらく自己免疫反応によって起こると思われる．2型は成人発症の糖尿病であり，肥満が関係し標的細胞のインスリン感受性の低下による．しかし，いずれの場合も食事調整，経口血糖降下薬，インスリンなど治療法に大きな違いはない．

o アジソン病は副腎皮質細胞の自己免疫疾患であり，副腎皮質ホルモン分泌の減少によって引き起されるさまざまな症状を呈する．糖代謝異常が特に顕著であり，鉱質コルチコイド分泌に変化はなく，電解質のバランスは大きな問題ではない．

p クッシング症候群は下垂体腫などによる下垂体前葉からのACTHの過剰分泌と，それに引き続く糖質コルチコイド，鉱質コルチコイドの過剰分泌が原因で発症する．患者が典型的な"満月様の顔"を呈するのは鉱質コルチコイドの過剰分泌のためである．

解説

a：下垂体前葉ホルモンは視床下部の神経ニューロンから分泌された視床下部ホルモンが門脈系を介して下垂体に存在する内分泌細胞に作用して分泌されるが，後葉ホルモンは視床下部の神経ニューロンから直接分泌される． ☞ 318頁，図11-2

b：プロラクチンは乳汁の産生に，オキシトシンは射乳，出産時の分娩に関与している．☞ 322，323 頁
c：飲酒によって尿意をもよおすのは，抗利尿ホルモンの分泌がアルコールによって抑制されたためである．☞ 323 頁
d：視床下部からの LHRH はパルス状に分泌される．卵胞期のエストラジオール分泌の上昇によって視床下部の LHRH のパルスの分泌頻度が増加する．その結果，LH, FSH 産生細胞では LHRH 受容体機構が亢進し，LH, FSH 分泌が亢進すると考えられている．内分泌系では珍しい正のフィードバック調節の例である．☞ 318〜319 頁
e：膵 B 細胞のインスリン分泌においてグルコースはきわめて重要である．しかし，グルコースを食事として摂取した場合のほうが直接血中にグルコースを投与した場合に比べてインスリン分泌ははるかに高い．これはグルコースが腸管の細胞を刺激してインスリン分泌ホルモン（インクレチン）を分泌するためと考えられている．グルカゴン様ペプチド-1（GLP-1），GIP などがインクレチンの候補である．☞ 327 頁
f：グルカゴン前駆タンパク質は膵ランゲルハンス島 A 細胞，腸管 L 細胞に存在しているが，グルカゴンは膵 A 細胞から切り出されるのに対し，腸管 L 細胞ではプロセシングのされ方が異なり，グルカゴンは分泌されない．その代わり，L 細胞では GLP-1 というインスリン分泌ホルモンを産生する．☞ 329 頁
g：脂肪組織はアディポネクチン，レプチンなどのようなアディポサイトカインと呼ばれるホルモン様生理活性物質のほか，遊離脂肪酸も放出する．最近，遊離脂肪酸に対する G タンパク質共役受容体が多数見出されている．☞ 330〜331 頁
h：ATP は ATP 依存性 K^+ チャネルを閉じるため，細胞膜が過分極ではなく脱分極する．その結果，電位依存性の Ca^{2+} チャネルが開いて細胞内に Ca^{2+} が流入する．☞ 327 頁
i：副甲状腺ホルモン（PTH），活性型ビタミン D_3 はいずれも血漿中の Ca^{2+} 濃度を高めるが，PTH はリン酸塩濃度を低下させるのに対して，活性型ビタミン D_3 は上昇させる．☞ 344 頁，図 11-18
j：カルシトニンは血中 Ca^{2+}，リン酸塩濃度を下げる．カルシトニン，PTH，活性型ビタミン D_3 の血中 Ca^{2+}，リン酸塩濃度に対する効果は三者三様である．☞ 344 頁，図 11-18
k：経口避妊薬としては，通常，卵胞ホルモンと黄体ホルモンの併用した合剤（混合ピル）が使用されている．これらのホルモン投与によって，下垂体に対する負のフィードバックによる LH, FSH の分泌が抑制され，その結果，排卵が抑制され避妊の効果が得られる．また，黄体ホルモンは卵胞ホルモンの子宮内膜に対する過剰な応答を抑制する働きがある．☞ 341 頁
l：男性でも FSH, LH は精子形成に重要な役割を果たしている．FSH はセルトリ細胞に作用してアンドロゲン結合タンパク質（ABP），LH は間質細胞（ライディッヒ細胞）の LH 受容体を介してテストステロンの合成，分泌を促進する．ABP とテストステロンは精子形成に重要である．☞ 321 頁
m：甲状腺機能亢進症としては頻度の高いバセドウ病では，TSH 受容体に対する自己抗体のために過剰な甲状腺ホルモンの分泌が起こる．そのため，負のフィードバック調節によって TSH 分泌は抑制されている．逆に甲状腺細胞に原因があって甲状腺機能が低下している場合（甲状腺機能低下症）では血中 TSH 濃度は高い．☞ 321，326 頁
n：1 型糖尿病では膵 B 細胞のインスリン分泌能が低下しており，インスリン投与によって治療される場合が多く，経口血糖降下薬の効果は期待できない．一方，2 型では食事調整，経口血糖降下薬が使用される．血糖値のコントロールが不可能になって初めてインスリンが採用される．☞ 329〜330 頁
o：アジソン病は多くの場合，副腎皮質の減少によって引き起こされるさまざまな症状を呈する．糖質コルチコイドのみならず，鉱質コルチコイド（アルドステロン）の分泌も抑制され，電解質のバランスが崩れて低 Na^+ 血症，低血圧を呈する．☞ 336〜337 頁
p：クッシング症候群は下垂体腫などのほかにも，治療のために糖質コルチコイドを投与された場合にも発症する．特に鉱質コルチコイドの過剰分泌はない．しかし，糖質コルチコイドの過剰投与だけで典型的な"満月様の顔"を呈するのは，糖質コルチコイドが高濃度では鉱質コルチコイド作用をもっているためである．☞ 338 頁

解答：g，j，k

問題3

次のa〜iのホルモンの記述について，該当する薬物を1〜14から選びなさい．ただし1つとは限らない．

a 連続投与することによってLH，FSHの分泌を抑制する．前立腺がん，子宮内膜症，中枢性思春期早発症などの治療に用いられるLHRH刺激薬である．
b LHRH受容体の遮断薬である．LH，FSH分泌を抑制し，排卵を抑制する．
c ソマトスタチンの誘導体であり，成長ホルモン分泌を抑制することによって先端巨大症などの治療に用いる．
d 腎臓尿細管に作用して水透過性を高める．尿崩症の治療に用いる．
e 甲状腺ペルオキシダーゼを阻害し，チログロブリンのヨード化を抑制する．甲状腺機能亢進症の治療に用いられる．
f 低Ca^{2+}血症の鑑別診断に用いられる．また，濃度が低く抑えられる限り骨形成に作用することから，骨粗鬆症の治療薬にも期待されている．
g 閉経後女性のエストロゲン欠損による骨粗鬆症に対する治療薬である．選択的エストロゲン受容体モジュレーター(SERM)活性を有する．
h ピロリン酸に構造の類似した合成化合物である．骨の成分であるハイドロキシアパタイトに吸着して骨吸収を強力に抑制する．骨粗鬆症の第一選択薬になっている．
i 破骨細胞に作用して骨吸収を抑制する．骨粗鬆症患者の疼痛緩和に有効であるといわれている．

薬物群 1 プロピルチオウラシル，2 エチドロネート，3 ブセレリン，4 テリパラチド，5 ラロキシフェン，6 カルシトニン製剤，7 チアマゾール，8 ナファレリン，9 デスモプレシン，10 オクトレオチド，11 リュープロレリン，12 ゴセレリン，13 セトロレリクス，14 アレンドロネート

解説

a：リュープロレリン，ゴセレリン，ブセレリン，ナファレリン：連続投与することによって下垂体LHRH受容体の脱感作が起こり，LH，FSHの分泌を抑制する．☞ 319頁

b：セトロレリクス：LHRH刺激薬による脱感作を期待したLH，FSHの分泌抑制方法より卵巣の過刺激が少ない．そのため自然排卵を抑制し，遺伝子組換えFSHとヒト絨毛hCGとの組み合わせによる効率的な体外受精のための排卵誘発に使用されている．☞ 319頁

c：オクトレオチド：先端巨大症，巨人症の治療に，また，ソマトスタチン受容体は消化管ホルモンの分泌抑制も行うことから血管作動性小腸ペプチド(VIP)産生腫瘍，ガストリン産生腫瘍などの治療にも用いられている．☞ 322頁

d：デスモプレシン：腎臓尿細管のバソプレシンV_2受容体に作用して水チャンネルであるアクアポリン2の管腔側細胞膜への移動を促進し水透過性を高める．☞ 323頁

e：プロピルチオウラシル，チアマゾール：日本では抗甲状腺薬としてよく使用される．一方，欧米では甲状腺が^{131}Iを集積することを利用した放射線療法がよく用いられる．☞ 326頁

f：テリパラチド：テリパラチドは遺伝子組み換えPTHである．PTHは骨吸収を促進するホルモンといわれているが，低濃度では骨吸収の活性は弱く，むしろ骨芽細胞の活性化による骨形成作用を発揮する．☞ 346頁

g：ラロキシフェン：エストロゲンは骨形成の促進，骨吸収の抑制作用を発揮するが，乳がんを含むさまざまなリスクも指摘されている．SERMは組織特異的に刺激，遮断作用を発揮する．ラロキシフェンは

骨，脂肪組織には刺激薬として働き，子宮内膜，乳房には遮断薬として作用する．したがって，乳がん，子宮内膜がんの危険性はない．☞ 349 頁

h：エチドロネート，アレンドロネート：ビスホスホネート製剤で骨吸収抑制作用は現在用いられている薬物の中では最も強力であり，骨盤，脊椎の骨折の危険性を減少させることが示されている．☞ 349 頁

i：カルシトニン製剤：骨吸収を抑制する作用は顕著ではなく，骨折予防効果を発揮するという証拠はない．しかし，中枢神経系を介した鎮痛作用を発揮するため，骨粗鬆症患者の疼痛緩和に有効であるといわれている．☞ 348 頁

解答：a–3・8・11・12，b–13，c–10，d–9，e–1・7，f–4，g–5，h–2・14，i–6

問題 4

次の a〜g の記述について，該当する薬物を 1〜11 より選びなさい．ただし 1 つとは限らない．

a アミノ酸配列の一部が置換されており，インスリン分子の会合による六量体の形成が抑制される．超速効型インスリン製剤．

b アミノ酸の一部を置換して等電点を上昇させた持続（長時間作用）型インスリン製剤．

c ATP 感受性 K^+ チャネルを閉鎖し，脱分極による Ca^{2+} チャネルを活性化する．その結果，内在性インスリン分泌が亢進する．

d インスリン分泌を促進しないが，肝臓の糖新生を抑制し，骨格筋の糖利用を促進する．糖新生の抑制による乳酸アシドーシスなど，長期間の使用に注意すべき点が指摘されている．

e 核内受容体である PPARγ の刺激薬である．脂肪組織からの TNF-α 産生を抑制してインスリン作用の改善をもたらすと考えられている．

f 小腸粘膜上皮細胞表面の絨毛膜刷子縁に存在する二糖類分解酵素（α–グルコシダーゼ）を阻害して，腸管からの糖の吸収を遅延させる．

g グルコースからソルビトールへの変換を抑制することによって，糖尿病合併症である末梢神経障害に伴う疼痛，しびれを改善する．

薬物群 1 トルブタミド，2 エパルレスタット，3 グリメピリド，4 インスリンアスパルト，5 アカルボース，6 ピオグリタゾン，7 メトホルミン，8 インスリンリスプロ，9 ボグリボース，10 グリベンクラミド，11 インスリングラルギン

解説 ☞ 332〜334 頁

a：インスリンリスプロ，インスリンアスパルト：アミノ酸配列の一部の置換によりインスリン分子の会合による六量体の形成が抑制される．その結果，皮下注射後，速やかに血液中に吸入されるので，食事直前に投与可能である．

b：インスリングラルギン：等電点が上昇するため，皮下に投与された際に沈殿となって溶け出す時間が遅くなる．

c：トルブタミド，グリベンクラミド，グリメピリド：スルホニル尿素受容体に結合することによって脱分極性 Ca^{2+} チャネルを活性化するため，内在性インスリン分泌が亢進する．1 型糖尿病のように，膵 B 細胞の破壊によって基本的なインスリン分泌能力がない患者には無効である．

d：メトホルミン：ビグアナイド系に所属する薬物である．このグループの薬物が乳酸アシドーシスを引き起こし，死亡例が出たことから使用が途絶えていたが，最近になり，インスリン分泌を介さない糖利用促進薬物として再評価されている．メトホルミンの作用点が AMP 活性化プロテインキナーゼ（AMPK）であることが明らかにされている．

e：ピオグリタゾン：チアゾリジン誘導体で核内受容体であるPPARγの刺激薬である．インスリン抵抗性の原因の1つである脂肪組織からのTNF-α産生を抑制する．
f：アカルボース，ボグリボース：アカルボースはα-グルコシダーゼのみならず，α-アミラーゼも阻害する．
g：エパルレスタット：グルコースからソルビトールへの変換酵素であるアルドース還元酵素を抑制する．

解答：a-4・8，b-11，c-1・3・10，d-7，e-6，f-5・9，g-2

問題5

次のa〜hの記述について，該当する薬物を1〜14より選びなさい．ただし1つとは限らない．

a 抗炎症作用薬，免疫抑制薬として，関節リウマチ，全身性エリテマトーデス，移植片の拒絶反応などに適応されている．
b CYP17(17α-ヒドロキシラーゼ)を阻害する．副腎がん，手術適応とならないクッシング症候群に用いられる．
c テストステロンを活性型のジヒドロテストステロンに変換する酵素である5α-還元酵素を阻害する．脱毛治療に用いられる．
d アンドロゲン受容体に対し拮抗作用を示す抗アンドロゲン薬として，前立腺肥大，前立腺がんの治療に用いられる．
e 男性ホルモンからエストラジオールなどの女性ホルモンを合成する酵素であるアロマターゼ活性を阻害する．乳がん治療に用いられる．
f 選択的エストロゲン受容体モジュレーター(SERM)に分類され，エストロゲン受容体と競合する．
g 経口避妊薬としては，通常，卵胞ホルモンと黄体ホルモンを併用した合剤(混合ピル)が使用されている．卵胞ホルモンとして使用される薬物である．
h 同じく黄体ホルモンとして使用される薬物である．

薬物群 1 フルタミド，2 クロミフェン，3 ノルゲストレル，4 プレドニゾロン，5 フィナステリド，6 トリアムシノロン，7 ノルエチステロン，8 エチニルエストラジオール，9 タモキシフェン，10 ファドロゾール，11 ノルエチンドロン，12 オキセンドロン，13 メストラノール，14 ミトタン

解説

a：プレドニゾロン，トリアムシノロン：鉱質コルチコイド作用を弱め，糖質コルチコイド作用を強めた合成副腎皮質ホルモン製剤である．関節リウマチ，全身性エリテマトーデス，移植片の拒絶反応のほか，気管支ぜん息，アナフィラキシーショック，潰瘍性大腸炎，ネフローゼ症候群，多発性硬化症，自己免疫性溶血性貧血などに適応されている．☞ 338頁
b：ミトタン：ステロイドホルモン合成酵素を阻害することによってホルモン産生を抑制する薬物である．ミトタンはCYP17を阻害するが，類似の薬物としてトリロスタンは3β-HSD(3β-ヒドロキシステロイドデヒドロゲナーゼ)を阻害する．☞ 339頁
c：フィナステリド：脱毛治療以外に米国では前立腺肥大の治療に認可されている．国内では申請中．☞ 343頁
d：オキセンドロン，フルタミド：オキセンドロンは前立腺肥大に，フルタミドは前立腺がん治療に用いられる．☞ 343頁
e：ファドロゾール：アンドロステンジオン，テストステロンからそれぞれエストロン，エストラジオールを合成する酵素であるアロマターゼ活性を阻害する．閉経後の乳がん治療に用いられる．☞ 341頁

f：タモキシフェン，クロミフェン：いずれも SERM に分類される．この場合は遮断作用を発揮し，タモキシフェンは乳がん治療に用いられる．クロミフェンは排卵誘発薬として用いられる．卵胞ホルモン作用を抑制する結果，ゴナドトロピンに対する負のフィードバック作用を阻害し，ゴナドトロピン分泌が増加する．☞ 341 頁

g・h：卵胞ホルモン（エチニルエストラジオール，メストラノール），黄体ホルモン（ノルエチステロン，ノルエチンドロン，ノルゲストレル）：下垂体に対する負のフィードバックによる LH，FSH の分泌抑制によって排卵が抑制される．また，頸管粘液，子宮内膜層，卵管の運動に影響して受精と着床を起こりにくい状態にする．☞ 341 頁

解答：a−4・6，b−14，c−5，d−1・12，e−10，f−2・9，g−8・13，h−3・7・11

各論 12　化学療法薬と抗感染症薬

問題 1

次の記述のうち，正しいものを選びなさい．

a　アンピシリンは広域性抗菌薬で，β−ラクタマーゼ産生菌に有効である．
b　セフェム系抗生物質の第 3 世代は，第 1 世代に比べグラム陽性菌に対する抗菌力が強い．
c　カナマイシンを経口投与した場合，聴力障害を起こしやすいので注意が必要である．
d　バンコマイシンとアルベカシンは，MRSA 感染症の治療薬に用いられる．
e　アズトレオナムはグラム陰性菌に有効な抗生物質で，腎での代謝・不活性化を防ぐためシラスタチンと併用される．
f　ノルフロキサシンは構造中に塩素を含み，細菌の DNA ジャイレース阻害により殺菌作用を示す．
g　ニューキノロン系抗菌薬は，β−ラクタム系抗生物質に比べ組織移行性が優れている．
h　リファンピシンは，結核菌の DNA 依存性 RNA ポリメラーゼを阻害して菌を殺滅するが，らい菌には無効である．
i　イソニアジドは結核菌特有の細胞壁構成成分のミコール酸合成を阻害する．
j　熱帯熱マラリアの治療には，スルファドキシン/ピリメタミン配合剤やメトロニダゾールが用いられる．

解説

a：アンピシリンは，β−ラクタマーゼ産生菌によって分解されるため無効である．☞ 355〜356 頁
b：第 3 世代のセフェム系抗生物質は，グラム陽性菌に対する抗菌力がやや劣るのが欠点である．それを解消したのが第 4 世代である．☞ 357 頁
c：カナマイシンはアミノグリコシド系の抗生物質であるが，消化管吸収が悪いので，聴力障害など副作用を起こしにくい．☞ 359〜360 頁
d：アミノグリコシド系抗生物質のアルベカシンも MRSA 感染症の治療薬である．☞ 360, 363 頁
e：シラスタチンと併用する必要があるのは広域性抗菌薬のイミペネムである．イミペネムはデヒドロペプチダーゼ I により分解されやすいので，この酵素阻害薬のシラスタチンが併用される．☞ 358 頁
f：ノルフロキサシンなどのニューキノロン系抗菌薬は，構造中にフッ素を含む．☞ 367〜369 頁
g：ニューキノロン系抗菌薬は，β−ラクタム系抗生物質では無効な細胞内寄生菌のマイコプラズマ，クラミジア，レジオネラなどに対しても抗菌活性をもつ．☞ 368 頁
h：リファンピシンは，らい菌にも有効な抗生物質である．☞ 370〜371 頁
i：イソニアジドは，結核菌細胞を覆っているワックス様成分のミコール酸の合成を阻害する．☞ 370 頁
j：メトロニダゾールは，マラリアではなくトリコモナス症やアメーバ赤痢に用いられる．マラリアにはスルファドキシン/ピリメタミンのほか，キニーネ，メフロキンが用いられる．☞ 383, 384 頁

解答：d，g，i

問題2

抗ウイルス薬に関する記述のうち，正しいものを選びなさい．

a アマンタジンは肝炎ウイルスの脱殻の段階を阻止し，核内への侵入を阻害する．
b オセルタミビルは，インフルエンザウイルスが細胞外へ放出される過程でシアル酸を切除するノイラミニダーゼを阻害する．
c アシクロビルは，まずヘルペスウイルスの酵素，ついで感染細胞の酵素でリン酸化され，ウイルスのDNAポリメラーゼを阻害する．
d ジダノシンはHIVのプロテアーゼを阻害して，ウイルスの増殖を抑制する．
e リトナビルは，HIVがヘルパーT細胞表面のCD4受容体に結合するのを阻害する．

解説
a：アマンタジンは，肝炎ウイルスではなくA型インフルエンザウイルスに作用する．☞ 375頁
b：新しく形成されたインフルエンザウイルスが細胞外へ放出される際，感染細胞とウイルスとを結合しているシアル酸をノイラミニダーゼにより切除する必要がある．このノイラミニダーゼを阻害するのがオセルタミビルやザナミビルである．☞ 374〜375頁
c：アシクロビルはアシクロビル三リン酸となり，デオキシグアノシン三リン酸(dGTP)と競合的に拮抗してDNAポリメラーゼを阻害する．ヘルペスウイルスに有効である．☞ 372〜373頁
d：ジダノシンは，リン酸化された後，HIV逆転写酵素を阻害する．HIVプロテアーゼ阻害薬はインジナビル，リトナビルなどである．☞ 376頁
e：リトナビルはHIVのプロテアーゼを阻害して，ウイルスの増殖を抑制する．☞ 378頁

解答：b，c

問題3

抗真菌薬に関する記述のうち，正しいものを選びなさい．

a アムホテリシンBは消化管から吸収されやすいため，消化管真菌症にも用いられる．
b アゾール系抗真菌薬は，ラノステロールC-14脱メチル化酵素を阻害し，エルゴステロール生合成を阻害する．
c フルシトシンは5-フルオロウラシルに変換され，真菌のDNA合成を阻害する．
d ミカファンギンは，細胞壁構成成分のペプチドグリカンの合成を阻害する．
e テルビナフィンはスクアレン-2,3-エポキシダーゼを阻害し，ラノステロールの合成を阻害する．

解説
a：アムホテリシンBは消化管から吸収されにくいので，全身的な効果を期待するときは点滴静注で用いられる．経口投与では消化管真菌症に有効である．☞ 379頁
b：エルゴステロールは真菌細胞膜を構成する重要な成分であり，アゾール系抗真菌薬はこの生合成を阻害する．☞ 379〜380頁
c：フルシトシンは，真菌特有の酵素シトシンデアミナーゼにより強力な代謝拮抗薬である5-フルオロウラシルに変換される．ヒト細胞にはシトシンデアミナーゼがない．☞ 379頁
d：ミカファンギンは，真菌細胞壁構成成分の1,3-β-D-グルカンの合成を阻害する．☞ 380頁
e：抗真菌薬のテルビナフィンはラノステロール合成を阻害し，エルゴステロールを欠乏させる．☞ 380頁

解答：b，c，e

各論 13　抗悪性腫瘍薬

問題 1

次の記述のうち，正しいものを選びなさい．

a *K-ras* はがん抑制遺伝子であり，*p53* はがん遺伝子である．
b 骨髄細胞，口腔粘膜細胞，胃腸粘膜細胞や毛根細胞などは細胞周期の速い正常細胞であり，一般に抗悪性腫瘍薬の影響を受けやすい．
c 一般に，抗悪性腫瘍薬の安全域(治療係数)は広い(高い)．
d ウイルス感染や細菌感染による慢性的な炎症は，がん化の引き金となりうる．
e 生活習慣とがん化の関連性は無視できるほど低い．

解説 ☞ 388～389 頁
a：*K-ras* はがん遺伝子であり，*p53* はがん抑制遺伝子である．
b：抗悪性腫瘍薬の代表的な副作用として，骨髄細胞の障害による白血球・血小板減少，口腔粘膜細胞の障害による口内炎，胃腸粘膜細胞の障害による悪心・嘔吐，毛根細胞の障害による脱毛が報告されている．
c：抗悪性腫瘍薬は安全域(治療係数)が狭く(低く)，有効血中濃度と副作用発現血中濃度の差がきわめて少ない．また，重篤な副作用の発現する頻度が高いため，TDM(薬物治療モニタリング)が必要とされる薬物の代表例である．
d：B 型肝炎や C 型肝炎の患者が肝硬変を経て肝がんを発症する場合や，ヘリコバクター・ピロリ菌陽性患者が胃がんを発症する場合がある．
e：生活習慣とがん化の関連性は高く，喫煙者の喉頭がんや肺がん罹患率が高いこと，紫外線曝露時間の長い者の皮膚がん罹患率が高いこと，および脂肪とカロリー摂取量の高い者の大腸がん罹患率の高いことなどが疫学的に明らかになっている．

解答：b，d

問題 2

第 I 欄の薬物と第 II 欄の分類との対応のうち，正しい組み合わせのものを選びなさい．

	第 I 欄	第 II 欄
a	シクロホスファミド	アルカロイド
b	テガフール	ピリミジン代謝拮抗薬
c	メトトレキサート	葉酸代謝拮抗薬
d	ドキソルビシン	抗生物質
e	ビンクリスチン	アルキル化薬
f	タモキシフェン	抗アンドロゲン薬
g	フルタミド	抗エストロゲン薬
h	カルボプラチン	白金製剤
i	リュープロレリン	ビタミン A 誘導体
j	トレチノイン	LH-RH 誘導体

解説
a：シクロホスファミドはナイトロジェンマスタード(クロロエチラミン)類のアルキル化薬である．アルカロイドはビンクリスチン(ビンカアルカロイド)である．☞ 390，403 頁

b：テガフールは 5-フルオロウラシル(5-FU)のプロドラッグである．5-FU はピリミジン代謝拮抗薬である．☞ 395 頁
c：メトトレキサートは葉酸の代謝拮抗薬であり，毒性を軽減するために葉酸の活性型誘導体であるホリナートカルシウムを併用する場合もある．☞ 397 頁
d：ドキソルビシンはアントラサイクリン類の抗生物質である．DNA と複合体を形成し，DNA・RNA ポリメラーゼ反応を阻害する．☞ 401, 402 頁
e：ビンクリスチンはビンカアルカロイドである．☞ 403 頁
f：タモキシフェンは抗エストロゲン薬であり，乳がんに適用される．☞ 407 頁
g：フルタミドは抗アンドロゲン薬であり，前立腺がんに適用される．☞ 411 頁
h：カルボプラチンは，シスプラチンよりも腎毒性の軽い白金製剤である．☞ 414 頁
i：リュープロレリンは LH-RH 誘導体であり，前立腺がん，閉経前乳がんに適用される．☞ 412 頁
j：トレチノインはビタミン A 誘導体であり，急性前骨髄球性白血病に適用される．☞ 420 頁

解答：b，c，d，h

問題 3

第 I 欄の薬物とその薬物に対応する第 II 欄の標的分子または酵素のうち，正しい組み合わせのものを選びなさい．

	第 I 欄	第 II 欄
a	イリノテカン	II 型トポイソメラーゼ
b	エトポシド	I 型トポイソメラーゼ
c	ゲフィチニブ	チロシンキナーゼ
d	トシリズマブ	インターロイキン-6(IL-6)
e	トラスツズマブ	cluster of differentiation(CD)20
f	ファドロゾール	アロマターゼ
g	ペントスタチン	アデノシンデアミナーゼ
h	リツキシマブ	ヒト上皮増殖因子受容体 2 型(HER2)

解説

a・b：イリノテカンは，I 型トポイソメラーゼを阻害することによって腫瘍細胞の DNA 合成を阻害する．エトポシドは II 型トポイソメラーゼによる DNA 切断作用を阻害する．☞ 415～416 頁
c：ゲフィチニブは上皮増殖因子受容体(EGFR)のチロシンキナーゼを選択的に阻害し，腫瘍細胞の増殖能を低下させる．☞ 417 頁
d：トシリズマブは，ヒト化抗ヒト IL-6 受容体モノクローナル抗体製剤である．☞ 419 頁
e：トラスツズマブは，ヒト上皮増殖因子受容体 2 型(HER2)ヒト化モノクローナル抗体製剤である．☞ 418 頁
f：ファドロゾールは，アロマターゼを阻害することによりアンドロゲンからのエストロゲン生成を抑制する．☞ 408 頁
g：ペントスタチンがアデノシンデアミナーゼを阻害することにより，デオキシアデノシンなどの抗腫瘍効果を有するアデノシン誘導体が出現し，これらの誘導体が抗腫瘍作用を発揮するものと推察されている．☞ 394 頁
h：リツキシマブは抗 CD20 モノクローナル抗体製剤である．☞ 419 頁

解答：c，d，f，g

各論 14　その他─子宮作用薬，皮膚作用薬，ビタミン

問題 1

子宮に作用する薬物に関する記述のうち，正しいものを選びなさい．

a　オキシトシンは脳下垂体前葉から分泌されるペプチド性のホルモンである．
b　オキシトシンは陣痛誘発や分娩促進の目的で用いられる．
c　リトドリンは子宮平滑筋を弛緩させるので，流産や早産の予防に用いられる．
d　$PGF_{2\alpha}$ 製剤であるジノプロストは，妊娠末期における陣痛促進や分娩促進などに臨床応用される．
e　ゲメプロストは子宮弛緩作用を有するプロスタグランジン誘導体で，流産予防に用いられる．

解説
a：オキシトシンは脳下垂体後葉ホルモンの1つであり，9個のアミノ酸残基よりなるペプチドである．下垂体前葉ホルモンとしては ACTH，TSH，GH，PRL，LH，FSH がある．☞ 422 頁
b：オキシトシンは陣痛誘発や分娩促進の目的で用いられる．☞ 423 頁
c：リトドリンは β_2 受容体刺激薬であり，子宮平滑筋を弛緩させるので流産や早産の予防に用いられる．☞ 424 頁
d：ジノプロストは $PGF_{2\alpha}$ 製剤で子宮収縮作用があり，妊娠末期における陣痛促進，分娩促進などに用いられる．この子宮収縮作用はオキシトシンや麦角アルカロイドに比べて妊娠時期による影響を受けにくい．☞ 423 頁
e：ゲメプロストは PGE_1 誘導体であり，子宮収縮作用を有することから，妊娠中期における治療的流産に用いられる．☞ 423 頁

解答：b，c，d

問題 2

次の皮膚に作用する薬物の記述のうち，正しいものを選びなさい．

a　アトピー性皮膚炎の治療では，副腎皮質ステロイドの適切な使用が炎症治療の基本となる．
b　タクロリムス水和物の軟膏は皮膚刺激性がなく，顔面の皮疹に有効である．
c　トレチノイントコフェリルは，レチノイン酸とビタミン D_3 のエステルである．
d　トラフェルミンはヒト塩基性線維芽細胞増殖因子（FGF）で，皮膚潰瘍の治療に用いられる．
e　アルプロスタジル アルファデクスはプロスタグランジン $F_{2\alpha}$ の誘導体で，慢性動脈閉塞症による皮膚潰瘍の治療に使用される．
f　タカルシトールはビタミン E の外用薬で，表皮の角化異常に用いられる．
g　メトキサレンは皮膚の光線感受性を減弱させ，尋常性白斑の治療に使用される．
h　ブクラデシンナトリウムはサイクリック AMP（cAMP）の誘導体で，局所血流を改善して肉芽形成を促進し，褥瘡や皮膚潰瘍の治療に用いられる．
i　クロタミトンは H_1 受容体遮断作用の強い鎮痒薬である．
j　カルプロニウム塩化物は，局所血管拡張作用により円形脱毛症の治療に用いられる．

解説
a：アトピー性皮膚炎の治療では，副腎皮質ステロイドの有効性が高く，安全性も確立されている．ただし，症状や部位差，年齢差に考慮して適切な使用を行うことが推奨されている．☞ 428〜430，432 頁
b：タクロリムス水和物はヒスタミン遊離抑制作用や免疫抑制作用によってアトピー性皮膚炎の治療に用い

られ，顔面の皮疹にも有効であるが，皮膚刺激性があるほか，皮膚感染症増悪のリスクもある．☞ 432 頁
c：トレチノイントコフェリルは，レチノイン酸（ビタミン A 活性代謝物）とトコフェロール（ビタミン E）のエステルであり，皮膚潰瘍，褥瘡の治療に用いられる．☞ 432 頁
d：トラフェルミンはヒト塩基性 FGF の遺伝子組換え製剤であり，血管内皮細胞，線維芽細胞などの FGF 受容体に作用して血管新生作用，肉芽形成促進作用などを示し，褥瘡，皮膚潰瘍の治療に用いられる．☞ 432 頁
e：アルプロスタジル アルファデクスは，プロスタグランジン E_1 誘導体（プロスタグランジン E_1 の α-シクロデキストリン包接化合物）である．局所の血流を改善し，肉芽および表皮の形成を促進する作用を有しており，褥瘡・皮膚潰瘍治療薬として用いられる．$PGF_{2α}$ はジノプロストで，子宮収縮薬である．☞ 423，432 頁
f：タカルシトールは活性型ビタミン D_3 の外用薬で，角化症・尋常性乾癬治療薬として用いられる．☞ 432 頁
g：メトキサレンは皮膚の光線感受性を増強し，露光部にメラニンを沈着させることで尋常性白斑の治療に用いられる．☞ 433 頁
h：ブクラデシンナトリウムは cAMP の誘導体であるジブチリル cAMP のナトリウム塩である．局所血流を改善して肉芽形成を促進し，褥瘡や皮膚潰瘍の治療に用いられる．☞ 433 頁
i：クロタミトンは H_1 受容体遮断作用や局所麻酔作用をもたない薬物であるが，軽い皮膚刺激作用が瘙痒感を消失させると考えられている．☞ 433 頁
j：カルプロニウム塩化物は，適用局所での血管拡張作用により，円形脱毛症をはじめとする各種脱毛症における脱毛防止・発毛促進に用いられる．☞ 433 頁

解答：a，d，h，j

問題 3

次の記述のうち，正しいものを選びなさい．
a タクロリムス水和物の主な作用機序はサイトカイン産生抑制作用であり，アトピー性皮膚炎の治療に用いられる．
b トラニラストはトロンボキサン A_2 受容体を遮断し，皮膚疾患による痒みを抑える薬物である．
c アゼラスチンはヒスタミンおよびロイコトリエン遊離抑制作用を有し，I 型アレルギー反応を抑制する．
d アトピー性皮膚炎の治療では，年齢によらず，発症初期より強力な外用副腎皮質ステロイド薬を用いて治療する．
e 消炎酵素薬のアズレンは，湿疹や熱傷による皮膚潰瘍に用いられる．

解説
a：タクロリムス水和物はヘルパー T 細胞のサイトカイン産生を抑制するほか，肥満細胞からのヒスタミン遊離も抑制する．皮膚に局所投与することによりアトピー性皮膚炎を抑制する．☞ 432 頁
b：トラニラストは，化学伝達物質の遊離を抑制することにより抗アレルギー作用を発揮する薬物であるが，化学伝達物質の受容体を遮断する作用はもたない．トロンボキサン A_2 受容体遮断薬はセラトロダストである．☞ 161，163，431 頁
c：アゼラスチンは H_1 受容体遮断作用をもつほか，化学伝達物質遊離抑制作用を有する薬物であることから，I 型アレルギー反応を抑制する．☞ 431 頁
d：アトピー性皮膚炎の発症初期には H_1 受容体遮断薬（抗ヒスタミン薬）の使用が基本になる．また，副腎皮質ステロイドの作用や副作用の発現頻度には部位差，年齢差があるため，十分に注意して作用の弱いものから使用する．☞ 431 頁
e：アズレンは抗炎症薬（消炎薬）には分類されるが，酵素ではない．皮膚の炎症，湿疹や熱傷による皮膚潰瘍に用いられる．☞ 430 頁

解答：a，c

問題 4

次のビタミンの作用の記述のうち，正しいものを選びなさい．

a アスコルビン酸は酸化されてデヒドロアスコルビン酸になり，アセチル化の触媒反応に補酵素として機能する．
b ピリドキシンは，肝臓でピリドキサール-5′-リン酸に変換されて活性を現す．
c レチノールパルミチン酸エステルは動脈硬化症の予防に用いられる．
d アルファカルシドールは高 Ca^{2+} 血症の治療に用いられる．
e フィトナジオンは，血液凝固因子のうち第 II，第 VII，第 IX，第 X 因子の生合成を促進する．

解説
a：アスコルビン酸は生体内ではコラーゲンや副腎髄質ホルモンの生合成に関与する．なお，補酵素として活性をもつのは酸化型のデヒドロアスコルビン酸ではなく，還元型のアスコルビン酸である． ☞ 448 頁
b：ピリドキシンは肝臓でリン酸化されて活性型のピリドキサールリン酸エステルとなり，主にアミノ酸代謝に関与する． ☞ 443 頁
c：レチノールパルミチン酸エステルはビタミン A 欠乏症（夜盲症や角膜乾燥症）の治療に適用となる． ☞ 436 頁
d：アルファカルシドールは慢性腎不全や副甲状腺機能低下症など，活性型ビタミン D_3 形成不全に伴う低 Ca^{2+} 血症や骨粗鬆症に用いられる． ☞ 439 頁
e：フィトナジオンはビタミン K 依存性カルボキシラーゼの補助因子として，肝臓における第 II，第 VII，第 IX，第 X 因子の生合成を促進する． ☞ 440 頁

解答：b，e

問題 5

次のビタミンの記述のうち，正しいものを選びなさい．

a 葉酸は生体内では 5,6,7,8,-テトラヒドロ葉酸（THF）となり，核酸の生合成に関与する．
b 葉酸とビタミン B_{12} は，いずれが欠乏しても貧血となる．
c パントテン酸は生体内でコエンザイム A（CoA）となり，糖質・脂質代謝において重要な働きをする．
d チアミンは体内で補酵素 NAD^+，$NADP^+$ となって機能する．

解説
a：葉酸は還元されて 5,6,7,8-THF となり，C_1 単位の運搬体として DNA 複製に必要なプリン・ピリミジン塩基の生合成に重要な役割を果たす． ☞ 446 頁
b：ビタミン B_{12} は葉酸代謝に関与するため，どちらが欠乏しても核酸の合成が阻害され，結果として未成熟な赤血球の増加，すなわち巨赤芽球性貧血となる． ☞ 446〜448 頁
c：パントテン酸は CoA の構成成分であり，糖質，脂質，アミノ酸代謝に関わる． ☞ 445 頁
d：チアミンは ATP からピルビン酸を供与され，チアミンピロリン酸（TPP）となって糖質代謝に作用する．NAD^+，$NADP^+$ となって機能するのはニコチン酸，ニコチン酸アミドである． ☞ 441 頁

解答：a，b，c

問題 6

次のビタミンに関する記述のうち，正しいものを選びなさい．

a ヒドロコルチゾンは，ビタミン D による腸管カルシウムイオンの吸収促進作用を増強する．
b 赤血球の産生には鉄，アミノ酸のほか，律速酵素の補酵素であるビタミン B_{12}，葉酸が必要である．
c イソニアジドの副作用として引き起こされる末梢神経炎は，ビタミン B_1 投与により予防しうる．
d 腸管手術後の抗生物質投与患者および閉塞性黄疸患者で，延長していたプロトロンビン時間と活性化部分トロンボプラスチン時間がビタミン K 投与により回復した．
e ビタミン E には，フリーラジカルの捕捉により細胞膜の障害を予防する作用がある．

解説

a：副腎皮質ステロイドであるヒドロコルチゾンは腸管からのカルシウム吸収を抑制するため，ビタミン D の作用を減弱させる．☞ 348 頁
b：赤血球を成熟させるためには，アミノ酸に加え，鉄，ビタミン B_{12} と葉酸，およびエリスロポエチンが必要であり，どれか 1 つが欠乏すると，赤血球は正常に機能できず貧血となる．☞ 446，447 頁
c：抗結核薬のイソニアジドはビタミン B_6 と結合して不活化するため，ビタミン B_6 の欠乏症状が引き起こされる．これはビタミン B_6 を投与することで改善される．☞ 443 頁
d：抗生物質によって腸内細菌が抑圧された結果，ビタミン K 産生が低下した場合や，閉塞性黄疸により胆汁酸塩が分泌されずビタミン K の吸収が減弱した場合，ビタミン K 欠乏が生じて出血傾向となる．ビタミン K を注射投与することで補充する．☞ 440〜441 頁
e：ビタミン E はフリーラジカルを補捉し，細胞膜や循環リポタンパク質に存在する不飽和脂肪酸への障害を防ぐ．☞ 439 頁

解答：b，d，e

各論15 診断用薬

問題 1

物理的診断法に関する次の記述のうち，正しいものを選びなさい．

a X 線 CT では組織による X 線の吸収率の差を利用しており，石灰化した部位では X 線の透過率が高いため，その部位の検出が可能となる．
b MRI は，体内の水素原子核の密度，緩和時間に基づいて体内を描画することができる．
c 超音波診断法は，照射された超音波が対象から反射して受信器にまで返ってくる時間に基づいて体内を描画するものであり，体表から離れた体の深部の診断に適している．
d X 線造影剤として，非イオン性造影剤よりもイオン性造影剤のほうが副作用の発現頻度が低い．
e Gd^{3+} は強い常磁性を有しているため，そのキレート化合物が MRI 造影剤として用いられている．

解説

a：X 線が体の中を通過するとき，部位により X 線の吸収率が異なるため，体を透過した X 線量に強弱ができ，これを濃淡画像として表すことができる．骨などの石灰化した部位では，その他の部位に比べ X 線の吸収率（組織吸収値）が高く，その吸収率の差から明瞭な画像を得ることができる．☞ 450 頁
b：水素原子は，それぞれの結合やそれを含む分子のおかれている状態により，核磁気共鳴によって放出される水素原子核からの電磁波の性質，すなわち水素原子核の密度，緩和時間（縦および横緩和時間，T1

およびT2)が異なるため，MRIは，その差を利用して体内を描画するものである．☞ 453頁
c：超音波診断法は，音響インピーダンスが異なる媒質の境界面で照射された超音波が反射して戻ってくるものを受信器（接触子）で捕らえ，その情報を基に画像化するものである．境界面が存在する位置（接触子から境界面までの距離）は，反射波が接触子にまで返ってくる時間から求める．超音波はX線やγ線に比べて物質透過性が弱く，また骨や空気を透過しないので，体表から離れた体の深部の診断には適していない．☞ 462頁
d：一般に，非イオン性造影剤はイオン性造影剤よりも浸透圧が低く，副作用の発現頻度が低い．☞ 452頁
e：Gd^{3+}は強い常磁性を有しているため，水素原子核の緩和時間を短縮させる効果（陽子緩和促進効果）をもつ．Gd^{3+}イオン自身は毒性が高いため，組織へ移行せず，腎臓から速やかに排泄されるように，ジエチレントリアミン五酢酸(DTPA)などと反応させて体内で安定なキレート化合物とし，これをMRI造影剤として用いている．☞ 454頁

解答：b，e

問題2

物理的診断法に関する次の記述のうち，正しいものを選びなさい．

a　CT法にはX線や紫外線が利用される．
b　MRI法は水分子中の酸素の原子核を測定の対象としている．
c　X線診断法が骨の疾患の診断に有効なのは，カルシウムイオンのX線阻止能が高いためである．
d　PET(ポジトロン断層撮影法)は，陽電子線($β^+$線)を測定して画像化している．
e　超音波診断法では，ヒトの可聴領域よりも低い周波数の音波が用いられている．
f　ファイバースコープ法は光の全反射が利用されている．

解説
a：CT法に紫外線を用いることはない．☞ 450頁
b：MRI法は，核スピンをもつ水分子中の水素の原子核を測定の対象としている．☞ 453頁
c：X線診断法が骨の疾患の診断に有効なのは，骨の密度が高いためである．
d：PETは陽電子線($β^+$線)を測定しているのではなく，陽電子が近傍の陰電子と結合して生成する消滅放射線を測定することで画像化している．☞ 455頁
e：超音波診断法では，ヒトの可聴領域よりも高い2〜15 MHz程度の周波数の音波が用いられている．☞ 462頁
f：ファイバースコープ法では，光ファイバーを用いて光の全反射が利用されている．

解答：f

問題 3

画像診断薬に関する次の記述のうち，正しいものを選びなさい．

a X線造影剤としてヨード化合物が用いられているのは，ヨウ素のX線阻止能の高さを利用しているからである．

b MRI造影剤としてガドリニウム錯体が用いられているのは，Gd^{3+} の不対電子の少なさに基づく常磁性の強さを利用しているからである．

c ガドリニウムのMRI造影剤には至適な使用濃度が存在する．

d 放射性医薬品として ^{123}I 標識化合物が広く用いられているのは，^{123}I が臨床現場でジェネレータを用いて必要時に入手可能なためである．

e 超音波造影剤として微小気泡（マイクロバブル）が用いられているのは，空気の音響インピーダンスが生体の臓器の音響インピーダンスに比べて大きいためである．

f X線造影剤よりもMRI造影剤のほうが副作用の発現頻度が低い．

解説

a：X線造影剤としてヨード化合物が用いられているのは，ヨウ素の原子番号の大きさに基づくX線阻止能の高さを利用しているからである．☞ 451頁

b：MRI造影剤としてガドリニウム錯体が用いられているのは，Gd^{3+} の不対電子の多さに基づく常磁性の強さを利用しているからである．☞ 454頁

c：ガドリニウム化合物は濃度が低い場合はT1が強調されるが，濃度が高くなるとT2が強調され，シグナル強度が低下するので，至適な使用濃度が存在する．☞ 455頁

d：^{123}I はジェネレータを用いて入手することはできない．

e：空気の音響インピーダンスは生体の臓器の音響インピーダンスに比べて小さい．☞ 462頁

f：X線造影剤よりもMRI造影剤のほうが副作用の発現頻度が低い．☞ 455頁

解答：a，c，f

問題 4

核医学画像診断に用いられる放射性医薬品に関する記述のうち，正しいものを選びなさい．

a 有効期間は一般の医薬品に比べて短い．

b 用いられている放射性同位元素の放出 γ（X）線エネルギーが低いので，放射線被曝に対する対応は必要ない．

c 臨床診断には化合物の有する薬理作用が利用される．

d ^{99m}Tc で標識された放射性医薬品は体内に投与して核医学画像診断に用いられている．

e ^{125}I で標識された放射性医薬品は体内に投与して核医学画像診断に用いられている．

解説

a：含まれている放射性同位元素の物理的半減期が短く，一般の医薬品に比べて有効期間は短い．☞ 456頁

b：放出 γ（X）線エネルギーは体内を通過できるだけのものであり，放射能としても多いので，放射線被曝に対する対応は必要である．☞ 456頁

c：核医学診断は放射性物質の分布を画像化するものであり，化合物は薬理作用を発現しないことが基本である．

d：^{99m}Tc は放射性医薬品に最も多く用いられている放射性同位元素である．☞ 456頁

e：^{125}I は放出 γ 線のエネルギーが低く，体内を通過することができないので，核医学画像診断用には用いられていない．

解答：a，d

問題 5

放射性医薬品に関する次の記述のうち，正しいものを選びなさい．

a 塩化タリウム(^{201}Tl)は虚血性心疾患の画像診断に用いられる．
b ヨウ化ナトリウム(^{123}I)は経口投与して甲状腺疾患の診断に用いられる．
c フルオロデオキシグルコース(^{18}F)は腫瘍の画像診断に用いられる．
d メチレンジホスホン酸テクネチウム(^{99m}Tc)は骨転移腫瘍の画像診断に用いられる．
e N-イソプロピル-4-ヨードアンフェタミン(^{123}I)は脳血流の画像診断に用いられる．
f 過テクネチウム酸ナトリウム(^{99m}Tc)は甲状腺疾患の診断に用いられる．

解説

a：塩化タリウム(^{201}Tl)は虚血性心疾患の画像診断薬として最も多く用いられている． ☞ 458 頁
b：ヨウ化ナトリウム(^{123}I)はカプセル剤として経口投与された後，吸収された ^{123}I-ヨウ化物イオンは甲状腺に高く集積するため，その取り込み率や分布状態は甲状腺疾患の診断に用いられている． ☞ 459 頁
c：フルオロデオキシグルコース(^{18}F)は腫瘍に高く集積するため，多くの腫瘍の画像診断に用いられている． ☞ 460 頁
d：メチレンジホスホン酸テクネチウム(^{99m}Tc)は造骨がさかんな部位に高く集積するため，造骨性の骨転移腫瘍の画像診断に広く用いられている． ☞ 459 頁
e：N-イソプロピル-4-ヨードアンフェタミン(^{123}I)は血液-脳関門透過性が高く，透過後その部位に貯留するため，集積量から脳血流が低下している部位を画像診断できる． ☞ 457 頁
f：過テクネチウム酸イオン(^{99m}Tc)はヨウ化物イオンを甲状腺に取り込む輸送タンパク質の基質となるため，甲状腺に高く取り込まれ，甲状腺の診断に用いられている． ☞ 459 頁

解答：a, b, c, d, e, f

問題 6

放射性医薬品の集積メカニズムに関する記述のうち，正しいものを選びなさい．

a ［N,N'-エチレンジ-L-システイネート(3-)］オキソテクネチウムジエチルエステル(^{99m}Tc)(^{99m}Tc-ECD)の脳への集積はエステラーゼによる加水分解による．
b ヒドロキシメチレンジホスホン酸テクネチウム(^{99m}Tc)(^{99m}Tc-HMDP)の骨への集積は酵素により錯体が分解することを利用している．
c +1 価のヘキサキス(2-メトキシイソブチルイソニトリル)テクネチウム(^{99m}Tc)(^{99m}Tc-MIBI)の心筋細胞への集積は能動輸送による．
d +1 価の ^{201}Tl$^+$(タリウムイオン)は心筋細胞内へ Na$^+$, K$^+$-ポンプにより能動輸送される．
e フルオロデオキシグルコース(^{18}F)(^{18}F-FDG)の腫瘍，脳細胞，心筋細胞への集積は酵素による炭酸化による．
f ^{123}I-ヨウ化物イオンは甲状腺細胞内へ能動輸送される．
g ^{99m}Tc-過テクネチウム酸イオンは甲状腺細胞内へ能動輸送される．

解説

a：^{99m}Tc-ECD の脳への集積は，配位子のカルボン酸エチルがエステルエステラーゼにより加水分解されて，水溶性のカルボン酸となることが関与している． ☞ 457 頁
b：^{99m}Tc-HMDP の骨への集積は酵素による分解ではなく，血流，骨のヒドロキシアパタイトへの吸着などが関与している． ☞ 459 頁
c：^{99m}Tc-MIBI の心筋細胞への集積は能動輸送ではなく，膜電位に依存する受動輸送が関与している． ☞ 458～459 頁

d：Na$^+$，K$^+$–ポンプは心筋細胞膜に多数あり，Na$^+$を細胞内から細胞外へ，K$^+$を細胞外から細胞内に能動輸送する．^{201}Tl$^+$はK$^+$と同様にNa$^+$，K$^+$–ポンプの基質となり，細胞内に能動輸送される．☞ 458 頁

e：^{18}F-FDGはグルコーストランスポータにより細胞内に運ばれ，そこでグルコース–6–リン酸化されるが，それ以上代謝されず，さらに腫瘍，脳細胞，心筋細胞では脱リン酸化酵素が少ないのでFDGに戻る量が少なく，FDG–6–リン酸となって細胞内に貯留される．☞ 460 頁

f：^{123}I–ヨウ化物イオンはNa$^+$–I$^-$共輸送体によって甲状腺細胞へ能動輸送され，集積する．☞ 459 頁

g：^{99m}Tc–過テクネチウム酸イオンは，ヨウ化物イオンと同様に，Na$^+$–I$^-$共輸送体によって甲状腺細胞へ能動輸送される．☞ 459 頁

解答：a，d，f，g

問題 7

検査薬に関する次の記述のうち，正しいものを選びなさい．

a フェノールスルホンフタレイン注射液は腎機能検査に用いられる．
b インドシアニングリーン注射液は肝機能検査に用いられる．
c ベンチロミド内服液は腎機能検査に用いられる．
d L–アルギニン注射液は下垂体ACTH分泌機能の診断に用いられる．
e メチラポンの負荷試験は膵外分泌機能異常の診断に用いられる．
f ゴナドレリン注射液に下垂体甲状腺刺激ホルモン（TSH）分泌検査のために用いられる．
g プロチレリン注射液は下垂体の黄体形成ホルモン（LH）分泌機能検査のために用いられる．
h デンプン部分加水分解物液は糖尿病診断時の経口ブドウ糖負荷試験に用いられる．
i 精製ツベルクリン皮内注射液は結核の診断に用いられる．

解説

a：フェノールスルホンフタレイン注射液は1回の腎循環でほぼ100％尿中へ排泄されるため，腎血漿流量（腎血流量）の測定に用いられている．☞ 463 頁

b：インドシアニングリーンは大部分が肝臓に取り込まれ，胆汁中に排泄されるため，肝臓の異物排泄能を評価することができる．☞ 463 頁

c：小腸において，ベンチロミドは膵臓から分泌されるα–キモトリプシンにより加水分解されてp–アミノ安息香酸となり，これが小腸から吸収されて肝臓で抱合され，抱合体は腎臓から尿中に排泄されるため，抱合体の尿中の量を測定することによって膵外分泌機能を測定することができる．☞ 465 頁

d：L–アルギニンは下垂体を刺激して成長ホルモンを遊離するので，下垂体の機能診断に用いられている．☞ 465 頁

e：メチラポンの負荷試験は下垂体ACTH分泌機能の診断に用いられる．☞ 465 頁

f：ゴナドレリンは下垂体の黄体形成ホルモン（LH）分泌機能検査のために用いられる．☞ 465 頁

g：プロチレリンは下垂体甲状腺刺激ホルモン（TSH）分泌検査のために用いられる．☞ 465 頁

h：デンプン部分加水分解物液は主にグルコースを含有しているため，これを経口投与すると人工的に高血糖状態となるので，これに対する膵臓からのインスリン分泌能を評価することにより糖尿病の診断に用いられている．☞ 465 頁

i：結核菌に感作された状態にある場合は，精製ツベルクリンを皮内注射するとアレルギー反応を起こし，その皮膚面に発赤を起こす（ツベルクリン反応）．この反応は結核の診断に用いられている．☞ 467 頁

解答：a，b，h，i

薬剤商品名－一般名一覧

*掲載薬剤は代表的なものとし，商品名と一般名が同じものは除いた．
*配合剤・輸液は掲載していない．
*本書で解説されていないものも掲載した．

商品名	一般名	商品名	一般名	商品名	一般名
AZ	アズレン	亜鉛華単軟膏，亜鉛華軟膏	酸化亜鉛	アゾテシン	アズレン
CEZ 注–MC	セファゾリンナトリウム	アカルディ	ピモベンダン	アタバニン	ラクトミン
CRH	コルチコレリン	アキネトン	ビペリデン	アダプチノール	ヘレニエン
EPL	ポリエンホスファチジルコリン	アクアチム	ナジフロキサシン	アダラート	ニフェジピン
FLu	インフルエンザ HA ワクチン	アクチバシン	アルテプラーゼ	アタラックス	ヒドロキシジン
		アクディーム	リゾチーム	アデール	コルホルシンダロパート
GHRP	プラルモレリン	アクテムラ	トシリズマブ		
GRF	ソマトレリン	アクトシン	ブクラデシン	アデカット	デラプリル
L–ケフラール	セファクロル	アクトス	ピオグリタゾン	アデスタン	イソコナゾール
L–ケフレックス	セファレキシン	アクトネル	リセドロン酸	アデノスキャン	アデノシン
MS コンチン	モルヒネ	アクトヒブ	インフルエンザ菌 b 型ワクチン	アデホス	アデノシン三リン酸二ナトリウム
PPSB-HT	乾燥人血液凝固第 IX 因子複合体	アクプラ	ネダプラチン	アテレック	シルニジピン
		アクラシノン	アクラルビシン	アデロキサール	ピリドキサールリン酸エステル
S・アドクノン	アドレノクロムモノアミノグアニジン	アクロマイシン	テトラサイクリン		
		アコレート	ザフィルルカスト	アデロキシン	ピリドキシン
── ア ──		アザクタム	アズトレオナム	アドクノン	アドレノクロムモノアミノグアニジン
		アザニン	アザチオプリン		
アーガメイトゼリー	ポリスチレンスルホン酸カルシウム	アザルフィジン EN	サラゾスルファピリジン	アドコルチン	ハルシノニド
				アドソルビン	天然ケイ酸アルミニウム
アーキン Z	ベスナリノン	アシノン	ニザチジン		
アーチスト	カルベジロール	アジャスト A	センナエキス	アトック	ホルモテロール
アーテン	トリヘキシフェニジル	アスコンプ	アルジオキサ	アドナ	カルバゾクロムスルホン酸ナトリウム
		アスタット	ラノコナゾール		
		アストミン	ジメモルファン		
アービタックス	セツキシマブ	アズノール	アズレン	アトニン–O	オキシトシン
アイエーコール	シスプラチン	アズノール ST	アズレンスルホン酸ナトリウム	アドバフェロン	インターフェロンアルファコン–1
アイオナールナトリウム	セコバルビタールナトリウム				
		アスパラ	L–アスパラギン酸カリウム・マグネシウム	アドビオール	ブフェトロール
アイセントレス	ラルテグラビルカリウム			アドフィード	フルルビプロフェン
アイソボリン	レボホリナートカルシウム	アスパラ–CA	L–アスパラギン酸カルシウム	アドベイト	血液凝固第 VIII 因子
アイドロイチン	コンドロイチン硫酸エステルナトリウム	アスパラ K	L–アスパラギン酸カリウム	アトラント	ネチコナゾール
				アドリアシン	ドキソルビシン
		アスプール	イソプレナリン	アトロベント	イプラトロピウム
アイトロール	硝酸イソソルビド	アスペノン	アプリンジン	アナクト C	乾燥濃縮人活性化プロテイン C
アイピーディ	スプラタスト	アスベリン	チペピジン		
アイビナール	イブジラスト	アズロキサ	エグアレン	アナフラニール	クロミプラミン
アウドラザイム	ラロニダーゼ	アセタノール	アセブトロール	アナペイン	ロピバカイン
		アゼプチン	アゼラスチン	アネキセート	フルマゼニル

商品名	一般名	商品名	一般名	商品名	一般名
アネステジン	アミノ安息香酸エチル	アルビナ	アミノフィリン	イソプリノシン	イノシンプラノベクス
アバスチン	ベバシズマブ	アルファロール	アルファカルシドール	イソミタール	アモバルビタール
アバプロ	イルベサルタン	アルブミネート	加熱人血漿蛋白	イソメニール	イソプレナリン
アビショット	ナフトピジル	アルボ	オキサプロジン	イダマイシン	イダルビシン
アビリット	スルピリド	アルマール	アロチノロール	イドメシン	インドメタシン
アフェマ	ファドロゾール	アルマトール	スピロノラクトン	イトリゾール	イトラコナゾール
アプシード	スルファジメトキシン	アルミゲル	乾燥水酸化アルミニウムゲル	イヌリード	イヌリン
アフタッチ	トリアムシノロンアセトニド	アルミノニッパスカルシウム	アルミノパラアミノサリチル酸カルシウム	イノバン	ドパミン
アプニション	アミノフィリン			イノリン	トリメトキノール
アプレース	トロキシピド	アルメタ	アルクロメタゾンプロピオン酸エステル	イノレット	インスリン
アプレゾリン	ヒドララジン			イホマイド	イホスファミド
アベマイド	クロルプロパミド			イミグラン	スマトリプタン
アベロックス	モキシフロキサシン	アルロイド G	アルギン酸ナトリウム	イミダリン	トラゾリン
				イミドール	イミプラミン
アボネックス	インターフェロンベータ–1ε	アレギサール	ペミロラストカリウム	イムシスト	BCG・コンノート株
アポノール	イフェンプロジル	アレグラ	フェキソフェナジン	イムネース	テセロイキン
アボビス	アクラトニウム			イムノブラダー	乾燥 BCG
アポプロン	レセルピン	アレジオン	エピナスチン	イムノマックス–γ	インターフェロンガンマ–1a
アマージ	ナラトリプタン	アレステン	メチクラン		
アマスリン	カルモナム	アレディア	パミドロン酸	イムラン	アザチオプリン
アマリール	グリメピリド	アレビアチン	フェニトイン	イリボー	ラモセトロン
アミサリン	プロカインアミド	アレベール	チロキサポール	イルベタン	イルベサルタン
アムノレイク	タミバロテン	アレリックス	ピレタニド	イレッサ	ゲフィチニブ
アムビゾーム	アムホテリシン B	アレルギン	クロルフェニラミン	インクレミン	溶性ピロリン酸第二鉄
アムロジン	アムロジピン			インタール	クロモグリク酸
アモキサン	アモキサピン	アレルナシン	エピナスチン	インダシン	インドメタシン
アモバン	ゾピクロン	アレロック	オロパタジン	インテバン	インドメタシン
アモリン	アモキシシリン	アログリセム	ジアゾキシド	インデラル	プロプラノロール
アラセナ–A	ビダラビン	アロテック	オルシプレナリン	インドメロール	インドメタシン
アラノンジー	ネララビン	アロフト	アフロクァロン	イントロン A	インターフェロンアルファ–2b
アラバ	レフルノミド	アロマシン	エキセメスタン		
アランタ	アルジオキサ	アンカロン	アミオダロン	インヒベース	シラザプリル
アラントロックス	アルクロキサ	アンギナール	ジピリダモール	インビラーゼ	サキナビル
アリクストラ	フォンダパリヌクスナトリウム	アンコーマ	L–グルタミン酸ナトリウム	インフリー	インドメタシンファルネシル
アリセプト	ドネペジル	アンコチル	フルシトシン	インプロメン	ブロムペリドール
アリナミン	プロスルチアミン	アンスロビン P	乾燥濃縮人アンチトロンビン III	── ウ ──	
アリナミン F	フルスルチアミン			ヴァイデックス	ジダノシン
アリミデックス	アナストロゾール	アンダーム	ブフェキサマク	ウインタミン	クロルプロマジン
アリミタ	ペメトレキセド	アンチレクス	エドロホニウム	ウイントマイロン	ナリジクス酸
アリメジン	アリメマジン	アンテベート	ベタメタゾン酪酸エステルプロピオン酸エステル	ヴェノグロブリン–IH	ポリエチレングリコール処理人免疫グロブリン
アルギメート	L–アルギニン L–グルタミン酸塩				
アルギ U	L–アルギニン	アンヒバ	アセトアミノフェン	ウテメリン	リトドリン
アルケラン	メルファラン			ウプレチド	ジスチグミン
アルサルミン	スクラルファート	アンプラーグ	サルポグレラート	ウリトス	イミダフェナシン
アルダクトン A	スピロノラクトン	アンプリット	ロフェプラミン	ウルグート	ベネキサートベータデクス
アルタット	ロキサチジン	アンペック	モルヒネ	ウルソ	ウルソデオキシコール酸
アルチバ	レミフェンタニル	── イ ──			
アルツ	ヒアルロン酸	イサロパン	アルクロキサ	ウレパール	尿素
アルデシン AQ ネーザル	ベクロメタゾンプロピオン酸エステル	イサロン	アルジオキサ	ウロカルン	ウラジロガシエキス
		イスコチン	イソニアジド		
		イセパシン	イセパマイシン	ウロナーゼ	ウロキナーゼ
アルト	アルギン酸ナトリウム	イソジン	ポビドンヨード	ウロミテキサン	メスナ
		イソゾール	チアミラール	── エ ──	
アルドメット	メチルドパ	イソバイド	イソソルビド	エイゾプト	ブリンゾラミド

商品名	一般名	商品名	一般名	商品名	一般名
エイムゲン	不活化A型肝炎ワクチン	エンドキサン	シクロホスファミド	オラスポア	セフロキサジン
エースコール	テモカプリル	エントミン	カルニチン塩化物	オラセフ	セフロキシムアキセチル
エクザール	ビンブラスチン	エンピナース	プロナーゼ	オラドール	ドミフェン臭化物
エクサシン	イセパマイシン	エンブレル	エタネルセプト	オリベス	リドカイン
エクジェイド	デフェラシロクス	エンペシド	クロトリマゾール	オルガドロン	デキサメタゾンリン酸エステル
エクセグラン	ゾニサミド	── オ ──			
エクセルダーム	スルコナゾール	オイグルコン	グリベンクラミド	オルガラン	ダナパロイド
エクラー	デプロドンプロピオン酸エステル	オイテンシン	フロセミド	オルセノン	トレチノイントコフェリル
エコナール	ニゾフェノン	オイラゾン	デキサメタゾン		
エサンブトール	エタンブトール	オイラックス	クロタミトン	オルソクローンOKT3	ムロモナブ-CD3
エスカゾール	アルベンダゾール	オーアイエフ	インターフェロンアルファ		
エスクレ	抱水クロラール			オルダミン	モノエタノールアミン
エストラーナ	エストラジオール	オーガンマ	インターフェロンガンマ-n1		
エストラサイト	エストラムスチン			オルベスコ	シクレソニド
エストリール	エストリオール	オーグメンチン	アモキシシリン・クラブラン酸	オルメテック	オルメサルタン
エスペラン	オキサピウム			オンクラスト	アレンドロン酸
エスポー	エポエチンアルファ	オークル	アクタリット	オンコビン	ビンクリスチン
		オオホルミンルテウムデポー	ヒドロキシプロゲステロンカプロン酸エステル	── カ ──	
エスラックス	ロクロニウム			カイトリル	グラニセトロン
エトキシスクレロール	ポリドカノール	オーラップ	ピモジド	カコージン	ドパミン
		オキサロール	マキサカルシトール	ガスコン	ジメチコン
エナルモン	テストステロン			ガスター	ファモチジン
エバステル	エバスチン	オキシコンチン	オキシコドン	ガストローム	エカベト
エパデール	イコサペント酸エチル	オキナゾール	オキシコナゾール	ガストロゼピン	ピレンゼピン
		オキノーム	オキシコドン	ガスモチン	モサプリド
エパテック	ケトプロフェン	オクソラレン	メトキサレン	ガスロンN	イルソグラジン
エバミール	ロルメタゼパム	オステラック	エトドラク	カソデックス	ビカルタミド
エビオス	乾燥酵母	オステン	イプリフラボン	カタクロット	オザグレル
エビスタ	ラロキシフェン	オスポロット	スルチアム	カタプレス	クロニジン
エピビル	ラミブジン	オゼックス	トスフロキサシン	カタリン	ピレノキシン
エビリファイ	アリピプラゾール	オダイン	フルタミド	カチーフN	フィトナジオン
エピレオプチマル	エトスクシミド	オドリック	トランドラプリル	ガチフロ	ガチフロキサシン
エフォーワイ	ガベキサート	オノアクト	ランジオロール	カディアン	モルヒネ
エブジコム	ラミブジン・アバカビル	オノン	プランルカスト	カデックス	ヨウ素
		オパイリン	フルフェナム酸アルミニウム	カドラール	カドララジン
エブトール	エタンブトール			カトレップ	インドメタシン
エフピー	セレギリン	オバホルモン	エストラジオール	ガナトン	イトプリド
エブランチル	ウラピジル	オパルモン	リマプロストアルファデクス	カネンドマイシン	ベカナマイシン
エボザック	セビメリン			カバサール	カベルゴリン
エポジン	エポエチンベータ	オピアト	アヘンアルカロイド・アトロピン	ガバペン	ガバペンチン
エポセリン	セフチゾキシム			カピステン	ケトプロフェン
エホチール	エチレフリン	オピアル	アヘンアルカロイド	カプトリル	カプトプリル
エミレース	ネモナプリド			カプロシン	ヘパリンカルシウム
エムトリバ	エムトリシタビン	オピスコ	アヘンアルカロイド・スコポラミン	カムリード	エンプロスチル
エラスチーム	エラスターゼ			ガランターゼ	ガラクトシダーゼ
エラスポール	シベレスタット			カリーユニ	ピレノキシン
エラプレース	イデュルスルファーゼ	オピスタン	ペチジン	カリクレイン	カリジノゲナーゼ
		オピソート	アセチルコリン	カリメート	ポリスチレンスルホン酸カルシウム
エリスパン	フルジアゼパム	オフサグリーン	インドシアニングリーン		
エリスロシン	エリスロマイシン				
エリックス	アンレキサノクス	オフサリンP	硫酸亜鉛	カルグート	デノパミン
エリミン	ニメタゼパム	オプソ	モルヒネ	カルシトラン	サケカルシトニン
エリル	ファスジル	オペガン	ヒアルロン酸	カルジレート	ピンドロール
エルカルチン	レボカルニチン	オペプリム	ミトタン	カルスロット	マニジピン
エルシトニン	エルカトニン	オムニカイン	プロカイン	カルセド	アムルビシン
エルプラット	オキサリプラチン	オメガシン	ビアペネム	カルタン	沈降炭酸カルシウム
エルベン	ベルベリン	オメプラール	オメプラゾール		
エンテロノンR	耐性乳酸菌	オメプラゾン	オメプラゾール		

商品名	一般名	商品名	一般名	商品名	一般名
カルチコール	グルコン酸カルシウム	グラン	フィルグラスチム	ケタス	イブジラスト
カルデナリン	ドキサゾシン	グランダキシン	トフィソパム	ケタラール	ケタミン
カルナクリン	カリジノゲナーゼ	クランポール	アセチルフェネトライド	ケテック	テリスロマイシン
カルバン	ペパントロール	クリアクター	モンテプラーゼ	ケナコルト-A, ケナログ	トリアムシノロンアセトニド
カルビスケン	ピンドロール	クリアナール	フドステイン	ケニセフ	セフォジジム
カルフェニール	ロベンザリット	クリキシバン	インジナビル	ゲファニール	ゲファルナート
カルブロック	アゼルニジピン	グリコラン	メトホルミン	ケフラール	セファクロル
カルベニン	パニペネム・ベタミプロン	クリスマシン M	乾燥濃縮人血液凝固第 IX 因子	ケフレックス	セファレキシン
カルボカイン	メピバカイン	クリノリル	スリンダク	ケラチナミン	尿素
カレトラ	ロピナビル・リトナビル	クリバリン	レビパリン	ケルナック	プラウノトール
カロナール	アセトアミノフェン	グリベック	イマチニブ	ケルロング	ベタキソロール
カロリール	ラクツロース	グリミクロン	グリクラジド	ゲンタシン	ゲンタマイシン
カンテック	マロチラート	グルカロン	アセグラトン	― コ ―	
カンプト	イリノテカン	グルコバイ	アカルボース	コアキシン	セファロチン
ガンマガード	乾燥イオン交換樹脂処理人免疫グロブリン	グルトパ	アルテプラーゼ	コアテック	オルプリノン
		グルファスト	ミチグリニド	コージネイト	血液凝固第 VIII 因子
		グルマール	アセグルタミドアルミニウム	コートリル	ヒドロコルチゾン
ガンマロン	ガンマ-アミノ酪酸	グルミン	L-グルタミン	コートロシン	テトラコサクチド
― キ ―		グレースビット	シタフロキサシン	コートン	コルチゾン酢酸エステル
キサラタン	ラタノプロスト	クレキサン	エノキサパリン		
キサンボン	オザグレル	クレストール	ロスバスタチン	コスパノン	フロプロピオン
キシリット	キシリトール	クレミン	モサプラミン	コスメゲン	アクチノマイシン D
キシロカイン	リドカイン	クレメジン	球形吸着炭		
キネダック	エパルレスタット	グロウジェクト	ソマトロピン	ゴナールエフ	ホリトロピンアルファ
キプレス	モンテルカスト	クロール・トリメトン	クロルフェニラミン	ゴナドリール	ヒト下垂体性性腺刺激ホルモン
キモタブ S	プロメライン				
ギャバロン	バクロフェン	クロスエイト M	乾燥濃縮人血液凝固第 VIII 因子	ゴナトロピン	ヒト絨毛性性腺刺激ホルモン
キャベジン U	メチルメチオニンスルホニウムクロリド				
		クロダミン	クロルフェニラミン	コナン	キナプリル
キュバール	ベクロメタゾンプロピオン酸エステル	クロフェクトン	クロカプラミン	コニール	ベニジピン
		グロブリン-Wf	人免疫グロブリン	コバシル	ペリンドプリルエルブミン
		グロベニン-I	ポリエチレングリコール処理人免疫グロブリン	コバマイド	コバマミド
				コペガス	リバビリン
キョウベリン	ベルベリン塩化物			コホリン	ペントスタチン
強力ビスラーゼ	リボフラビン	クロマイ	クロラムフェニコール	コムタン	エンタカポン
強力ポステリザン	大腸菌死菌・ヒドロコルチゾン			コメリアン	ジラゼプ
		クロミッド	クロミフェン	コリオパン	ブトロピウム
キョーフィリン	アミノフィリン	クロロマイセチン	クロラムフェニコール	コリマイシン	コリスチンメタンスルホン酸
キリット	キシリトール				
キロサイド	シタラビン	グロンサン	グルクロノラクトン, グルクロン酸ナトリウム	コリンホール	メチキセン
キンダベート	クロベタゾン酪酸エステル			コルドリン	クロフェダノール
				コルフィリン	ジプロフィリン
― ク ―		― ケ ―		コレキサミン	ニコモール
クエストラン	コレスチラミン	ケアロード	ベラプロスト	コレバイン	コレスチミド
グラケー	メナテトレノン	ケイキサレート	ポリスチレンスルホン酸ナトリウム	コレミナール	フルタゾラム
クラスト	クレボプリド			コロネル	ポリカルボフィル
グラセプター	タクロリムス	ケイツー	メナテトレノン	コンサータ	メチルフェニデート
クラバモックス	アモキシシリン・クラブラン酸	ケイテン	セフピロム		
		ケイペラゾン	セフブペラゾンナトリウム	コンスタン	アルプラゾラム
クラビット	レボフロキサシン			コントール	クロルジアゼポキシド
クラフォラン	セフォタキシム	ゲーベン	スルファジアジン銀		
グラマリール	チアプリド			コンミン	クロルプロマジン
クラリシッド, クラリス	クラリスロマイシン	ケーワン	フィトナジオン	コンドロン	コンドロイチン硫酸エステル
クラリチン	ロラタジン	ゲストロン	ヒト絨毛性性腺刺激ホルモン		

商品名	一般名	商品名	一般名	商品名	一般名
コンドロンデキサ	デキサメタゾンメタスルホ安息香酸エステルナトリウム	サングロポール	乾燥pH4処理人免疫グロブリン	ジュリナ	エストラジオール
		サンコバ	シアノコバラミン	ジョサマイ	ジョサマイシンプロピオン酸エステル
		ザンタック	ラニチジン		
コンバントリン	ピランテル	サンチンク	硫酸亜鉛	ジルダザック	ベンダザック
コンビビル	ジドブジン・ラミブジン	サンディミュン	シクロスポリン	ジルテック	セチリジン
		サンテゾーン	デキサメタゾン	シングレア	モンテルカスト
コンファクトF	乾燥濃縮人血液凝固第VIII因子	サンテマイシン	ミクロノマイシン	シンセロン	インジセトロン
		サンドール	トロピカミド	シンビット	ニフェカラント
コンベック	ウフェナマート	サンドスタチン	オクトレオチド	シンメトレル	アマンタジン
——サ——		サンドノーム	ボピンドロール	シンレスタール	プロブコール
サークレチン	カリジノゲナーゼ	サンピロ	ピロカルピン		
サージセル・アブソーバブル・ヘモスタット	酸化セルロース	サンラビン	エノシタビン	膵外分泌機能検査用PFD	ベンチロミド
		サンリズム	ピルジカイニド	スオード	プルリフロキサシン
サーティカン	エベロリムス	——シ——			
ザーネ	ビタミンA	ジアグノグリーン	インドシアニングリーン	スカジロール	アルプレノロール
サーファクテン	肺サーファクタント	シアナマイド	シアナミド	スターシス	ナテグリニド
サアミオン	ニセルゴリン	ジアノイナミン	チアミンジスルフィド	スタデルム	イブプロフェンピコノール
サーモトニン	サケカルシトニン	シアリス	タダラフィル	スタドール	ブトルファノール
ザイアジェン	アバカビル	ジウテレン	トリアムテレン	スタラシド	シタラビンオクホスファート
サイゼン	ソマトロピン	ジェイゾロフト	セルトラリン		
サイトテック	ミソプロストール	ジェニナック	ガレノキサシン	ステーブラ	イミダフェナシン
サイプレジン	シクロペントラート	ジェノトロピン	ソマトロピン	ストガー	ラフチジン
		ジェムザール	ゲムシタビン	ストックリン	エファビレンツ
ザイボックス	リネゾリド	ジオール	プレグナンジオール	ストカイン	オキセサゼイン
サイメリン	ラニムスチン			ストロメクトール	イベルメクチン
サイモグロブリン	抗ヒト胸腺細胞ウサギ免疫グロブリン	シオゾール	金チオリンゴ酸	スパカール	トレピブトン
		シオマリン	ラタモキセフ	スパトニン	ジエチルカルバマジン
		ジオン	硫酸アルミニウムカリウム・タンニン酸		
サイレース	フルニトラゼパム			スパニジン	グスペリムス
ザイロリック	アロプリノール			スパラ	スパルフロキサシン
サクシゾン	ヒドロコルチゾンコハク酸エステルナトリウム	ジギラノゲン	デスラノシド		
		シグマート	ニコランジル	スピーゲル	メタケイ酸アルミン酸マグネシウム
		ジクロード	ジクロフェナク		
サクシン	スキサメトニウム	ジゴシン	ジゴキシン		
ザジテン	ケトチフェン	ジスロマック	アジスロマイシン	スピール膏M	サリチル酸
サノレックス	マジンドール	ジセタミン	セトチアミン	スピリーバ	チオトロピウム
サプレスタ	アラニジピン	ジソペイン	モフェゾラク	スピロピタン	スピペロン
サモールN	ヒドロタルサイト	シナジス	パリビズマブ	スピロペント	クレンブテロール
サラジェン	ピロカルピン	シナシッド	キヌプリスチン・ダルホプリスチン	ズファジラン	イソクスプリン
サラゾピリン	サラゾスルファピリジン			スプレキュア	ブセレリン
				スプレンジール	フェロジピン
サリグレン	セビメリン	シナロング	シルニジピン	スプロール	セチルピリジニウム塩化物
サリベドール	ブフェキサマク	ジヒデルゴット	ジヒドロエルゴタミン		
サリンヘス	ヒドロキシエチルデンプン			スベニール	ヒアルロン酸ナトリウム
		ジフラール	ジフロラゾン酢酸エステル		
サルコート	ベクロメタゾンプロピオン酸エステル			スペリア	フドステイン
		ジフルカン	フルコナゾール	スポンゼル	ゼラチン
		ジプレキサ	オランザピン	スマンクス	ジノスタチンスチマラマー
サルソニン	サリチル酸ナトリウム	シプロキサン	シプロフロキサシン		
				スミフェロン	インターフェロンアルファ
サルタノール	サルブタモール	ジベトス	ブホルミン		
ザルックス	デキサメタゾン吉草酸エステル	シベノール	シベンゾリン	スルカイン	ピペリジノアセチルアミノ安息香酸エチル
		シムレクト	バシリキシマブ		
サレド	サリドマイド	ジメリン	アセトヘキサミド		
ザロンチン	エトスクシミド	弱オピスコ，弱パンスコ	アヘンアルカロイド・スコポラミン	スルガム	チアプロフェン酸
サワシリン	アモキシシリン			スルプロチン	スプロフェン

商品名	一般名	商品名	一般名	商品名	一般名
スルペラゾン	スルバクタム・セフォペラゾン	セルニルトン	セルニチンポーレンエキス	ダイアコート	ジフロラゾン酢酸エステル
スルモンチール	トリミプラミン	ゼルフィルム，ゼルフォーム	ゼラチン	ダイアップ	ジアゼパム
スレンダム	スプロフェン			ダイアモックス	アセタゾラミド
スローケー	塩化カリウム	セルベックス	テプレノン	ダイクロトライド	ヒドロクロロチアジド
スロービッド	テオフィリン	セレカル	チリソロール		
スローフィー	硫酸鉄	セレキノン	トリメブチン	ダイドロネル	エチドロン酸
スロンノン	アルガトロバン	セレクトール	セリプロロール	ダイピン	N–メチルスコポラミン
── セ ──		セレコックス	セレコキシブ		
セアプローゼ	セミアルカリプロテイナーゼ	セレザイム	イミグルセラーゼ	ダイメトン	スルファモノメトキシン
セイブル	ミグリトール	セレジスト	タルチレリン		
ゼヴァリン イットリウム(^{90}Y)，インジウム(^{111}In)	イブリツモマブチウキセタン	セレナール	オキサゾラム	タイロゲン	ヒトチロトロピンアルファ
		セレニカ	バルプロ酸		
		セレネース	ハロペリドール	ダウノマイシン	ダウノルビシン
		セレベント	サルメテロール	ダオニール	グリベンクラミド
		セロイク	セルモロイキン	タオン	クロトリマゾール
ゼオエース	セミアルカリプロテイナーゼ	ゼローダ	カペシタビン	タカベンス	メリロートエキス
		セロクエル	クエチアピン	タガメット	シメチジン
セキソビット	シクロフェニル	セロクラール	イフェンプロジル	タキソール	パクリタキセル
セクター	ケトプロフェン	セロケン	メトプロロール	タキソテール	ドセタキセル
セクトラール	アセブトロール	セロシオン	プロパゲルマニウム	ダクチル	ピペリドレート
セスデン	チメピジウム			タケスリン	セフスロジン
ゼストリル	リシノプリル	セロスチム	ソマトロピン	タケプロン	ランソプラゾール
ゼスラン	メキタジン	セロトーン	アザセトロン	タゴシッド	テイコプラニン
セダプラン	プラゼパム	センノサイド	センノシド	タザレスト	タザノラスト
セタプリル	アラセプリル	── ソ ──		タスモリン	ビペリデン
セダペイン	エプタゾシン	ゾーミッグ	ゾルミトリプタン	タゾシン	タゾバクタム・ピペラシリン
ゼチーア	エゼチミブ	ゾシン	タゾバクタム・ピペラシリン		
ゼットブリン	抗ヒトTリンパ球ウサギ免疫グロブリン			タチオン	グルタチオン
		ソセゴン	ペンタゾシン	タツレキシン	シノキサシン
		ソタコール	ソタロール	タナドーパ	ドカルパミン
セディール	タンドスピロン	ソニフィラン	シゾフィラン	タナトリル	イミダプリル
セトロタイド	セトロレリクス	ゾビラックス	アシクロビル	タプロス	タフルプロスト
セニラン	ブロマゼパム	ソフラチュール	フラジオマイシン	タベジール	クレマスチン
セパゾン	クロキサゾラム	ゾフラン	オンダンセトロン	タミフル	オセルタミビル
セパミット	ニフェジピン	ソフレット	アルクロキサ	ダラシン	クリンダマイシン，クリンダマイシンリン酸エステル
セファドール	ジフェニドール	ソマゾン	メカセルミン		
セファメジンα	セファゾリン	ソマバート	ペグビソマント		
ゼフィックス	ラミブジン	ゾメタ	ゾレドロン酸		
セフォタックス	セフォタキシム	ソメリン	ハロキサゾラム	タリオン	ベポタスチン
セフォビッド，セフォペラジン	セフォペラゾン	ゾラデックス	ゴセレリン	タリビッド	オフロキサシン
		ソラナックス	アルプラゾラム	タリムス	タクロリムス
セフスパン	セフィキシム	ソランタール	チアラミド	タルセバ	エルロチニブ
セフゾン	セフジニル	ソリナーゼ	パミテプラーゼ	ダルメート	フルラゼパム
セフテム	セフチブテン	ソル・コーテフ	ヒドロコルチゾンコハク酸エステル	ダレン	エメダスチン
ゼフナート	リラナフタート			炭カル	沈降炭酸カルシウム
セフメタゾン	セフメタゾール				
セフラコール	セファトリジンプロピレングリコール	ソル・メドロール	メチルプレドニゾロンコハク酸エステル	ダントリウム	ダントロレン
				タンナルビン	タンニン酸アルブミン
ゼペリン	アシタザノラスト	ソルコセリル	幼牛血液抽出物	タンボコール	フレカイニド
セボフレン	セボフルラン	ソルシリン	アンピシリン	── チ ──	
セララ	エプレレノン	ソルダクトン	カンレノ酸	チアトン	チキジウム臭化物
ゼリット	サニルブジン	ソルファ	アンレキサノクス	チウラジール	プロピルチオウラシル
セルシン	ジアゼパム	ソレトン	ザルトプロフェン		
セルセプト	ミコフェノール酸モフェチル	ソロン	ソファルコン	チエナム	イミペネム・シラスタチン
		── タ ──			
セルタッチ	フェルビナク	ダーゼン	セラペプターゼ	チオデロン	メピチオスタン
セルテクト	オキサトミド	ダイアート	アゾセミド	チオトミン	チオクト酸
				チオラ	チオプロニン

商品名	一般名	商品名	一般名	商品名	一般名
チガソン	エトレチナート	テトラミド	ミアンセリン	トミポラン	セフペラゾン
チスタニン	L-エチルシステイン	デトルシトール	トルテロジン	トミロン	セフテラムピボキシル
チトゾール	チアミラール	テノーミン	アテノロール	ドミン	タリペキソール
チトラミン	クエン酸ナトリウム	デノシン	ガンシクロビル	ドメナン	オザグレル
チトレスト	チトクロム C	デパケン	バルプロ酸	ドラール	クアゼパム
チノ	ケノデオキシコール酸	デパス	エチゾラム	トライコア	フェノフィブラート
チバセン	ベナゼプリル	デフィブラーゼ	バトロキソビン	トラクリア	ボセンタン
チモプトール	チモロール	デフェクトン	カルピプラミン	トラサコール	オクスプレノロール
チャンピックス	バレニクリン	デプロメール	フルボキサミン	トラジロール	アプロチニン
チョコラ A	レチノールパルミチン酸エステル	デポ・メドロール	メチルプレドニゾロン酢酸エステル	トラバタンズ	トラボプロスト
		デポスタット	ゲストノロンカプロン酸エステル	トラマール	トラマドール
チラーヂン	乾燥甲状腺			ドラマミン	ジメンヒドリナート
チラーヂン S	レボチロキシン	テモダール	テモゾロミド		
チルコチル	テノキシカム	デュファストン	ジドロゲステロン	トランコロン	メペンゾラート
チロナミン	リオチロニン	デュロテップ	フェンタニル	トランサミン	トラネキサム酸
チンク油	酸化亜鉛	テラジア	スルファジアジン	トランデート	ラベタロール
		テラナス	ロメリジン	トリクロリール	トリクロホス
── ツ ──		テラプチク		トリシノロン	トリアムシノロンアセトニド
ツベラクチン	エンビオマイシン	テラルビシン	ピラルビシン		
ツベルミン	エチオナミド	デリバート	アンギオテンシン II	トリセノックス	三酸化ヒ素
ツルバダ	エムトリシタビン・テノホビルジソプロキシル	テルギン G	クレマスチン	トリテレン	トリアムテレン
		テルシガン	オキシトロピウム	トリノシン	アデノシン三リン酸二ナトリウム
── テ ──		テルネリン	チザニジン		
デアメリン S	グリクロピラミド	デルマクリン	グリチルレチン酸	トリプタノール	アミトリプチリン
ディオバン	バルサルタン	デルモベート	クロベタゾールプロピオン酸エステル	トリモール	ピロヘプチン
ディナゲスト	ジエノゲスト			ドルコール	ピペミド酸
ディビゲル	エストラジオール			トルソプト	ドルゾラミド
ディフェリン	アダパレン	テルロン	テルグリド	ドルナー	ベラプロスト
ディプリバン	プロポフォール	テレミンソフト	ビサコジル	ドルミカム	ミダゾラム
テイロック	アレンドロン酸			トレーラン G	デンプン部分加水分解物
テオカルヂン	ジプロフィリン	── ト ──			
テオコリン	コリンテオフィリン	ドイル	アスポキシシリン	トレドミン	ミルナシプラン
		トーク	トラマゾリン	ドレニゾン	フルドロキシコルチド
テオドール	テオフィリン	ドーフル	アヘン・トコン散		
テオドリップ	テオフィリン	ドキシル	ドキソルビシン	トロビシン	スペクチノマイシン
テオロング	テオフィリン	トクダーム	ベタメタゾン吉草酸エステル		
デカ-デュラボリン	ナンドロロンデカン酸エステル			トロペロン	チミペロン
		ドグマチール	スルピリド	ドロレプタン	ドロペリドール
デカドロン	デキサメタゾン	トクレス	ペントキシベリン		
デキサルチン	デキサメタゾン	トコオール	大豆油不けん化物	── ナ ──	
デキストラン	デキストラン 40・ブドウ糖	トスキサシン,トスフロ	トスフロキサシン	ナーベル	硝酸テトリゾリン
				ナイキサン	ナプロキセン
テグレトール	カルバマゼピン	ドセラン	ヒドロキソコバラミン	ナイクリン	ニコチン酸
テシプール	セチプチリン			ナウゼリン	ドンペリドン
デジレル	トラゾドン	ドパール	レボドパ	ナグラザイム	ガルスルファーゼ
テストーゲン	フルメタゾンピバル酸エステル	ドパストン	レボドパ	ナサニール	ナファレリン
		トパルジック	スプロフェン	ナシビン	オキシメタゾリン
テスパミン	チオテパ	トピナ	トピラマート	ナゼア	ラモセトロン
デスフェラール	デフェロキサミン	トプシム	フルオシノニド	ナゾネックス	モメタゾンフランカルボン酸エステル
デソパン	トリロスタン	ドプス	ドロキシドパ		
テタガム P, テタノセーラ, テタノブリン	抗破傷風人免疫グロブリン	ドブトレックス,ドブポン	ドブタミン	ナディック	ナドロール
		トブラシン	トブラマイシン	ナトリックス	インダパミド
		トフラニール	イミプラミン	ナパゲルン	フェルビナク
デタントール	ブナゾシン	ドプラム	ドキサプラム	ナベルビン	ビノレルビン
テトカイン	テトラカイン	トポテシン	イリノテカン	ナボール	ジクロフェナク
デトキソール	チオ硫酸ナトリウム	ドボネックス	カルシポトリオール	ナボバン	トロピセトロン
				ナルコチン	ノスカピン

商品名	一般名	商品名	一般名	商品名	一般名
—— ニ ——		ノイトロジン	レノグラスチム	ハイトラシン	テラゾシン
ニコキサチン	イノシトールヘキサニコチン酸エステル	ノイビタ	オクトチアミン	ハイドレア	ヒドロキシカルバミド
		ノイボルミチン	グリチルリチン酸二カリウム	ハイドロコートン	ヒドロコルチゾンリン酸エステル
ニコチネル TTS	ニコチン	ノイロトロピン	ワクシニアウイルス接種家兎炎症皮膚抽出液	バイナス	ラマトロバン
ニコリン	シチコリン			ハイパジール	ニプラジロール
ニザトリック	ニザチジン			ハイフスタン M	デキストロメトルファン
ニゾラール	ケトコナゾール	ノービア	リトナビル		
ニチカイン	ピペリジノアセチルアミノ安息香酸エチル	ノーベルバール	フェノバルビタールナトリウム	ハイペン	エトドラク
				ハイボン	リボフラビン酪酸エステル
ニッパスカルシウム	パラアミノサリチル酸カルシウム	ノックビン	ジスルフィラム		
		ノバクト M	乾燥濃縮人血液凝固第 IX 因子	バイミカード	ニソルジピン
ニトプロ	ニトロプルシド			バイロテンシン	ニトレンジピン
ニドラン	ニムスチン	ノバスタン	アルガトロバン	パオスクレー	フェノール
ニトロール	硝酸イソソルビド	ノバミン	プロクロルペラジン	パキシル	パロキセチン
ニトロダーム	ニトログリセリン			バキソ	ピロキシカム
ニトロペン	ニトログリセリン	ノバントロン	ミトキサントロン	バクシダール	ノルフロキサシン
ニバジール	ニルバジピン	ノベルジン	酢酸亜鉛	バクタ,バクトラミン	スルファメトキサゾール・トリメトプリム
ニプラノール	ニプラジロール	ノボ・ヘパリン	ヘパリンナトリウム		
ニフラン	プラノプロフェン	ノボセブン	血液凝固第 VII 因子/エプタコグアルファ		
ニポラジン	メキタジン			バクトロバン	ムピロシン
ニューモバックス	肺炎球菌ワクチン			パシーフ	モルヒネ
ニューレプチル	プロペリシアジン	ノボラピッド	インスリンアスパルト	パシル, パズクロス	パズフロキサシン
ニューロタン	ロサルタンカリウム				
		ノボリン	インスリン	バスタレル F	トリメタジジン
—— ネ ——		ノリトレン	ノルトリプチリン	パスタロン	尿素
ネオイスコチン	イソニアジドメタンスルホン酸ナトリウム	ノルアドレナリン	ノルアドレナリン	バストシリン	シクラシリン
		ノルディトロピン	ソマトロピン	パセトシン	アモキシシリン
ネオーラル	シクロスポリン	ノルバスク	アムロジピン	バソメット	テラゾシン
ネオシネジン	フェニレフリン	ノルバデックス	タモキシフェン	バソレーター	ニトログリセリン
ネオフィリン	アミノフィリン	ノルモナール	トリパミド	パタノール	オロパタジン
ネオフィリン M	ジプロフィリン	ノンスロン	乾燥濃縮人アンチトロンビン III	ハチアズレ	アズレンスルホン酸ナトリウム
ネオペリドール	ハロペリドールデカン酸エステル				
		—— ハ ——		バップフォー	プロピベリン
ネオペルカミン・S	ジブカイン・パラブチルアミノ安息香酸ジエチルアミノエチル	パーキン	プロフェナミン	バトラフェン	シクロピロクスオラミン
		ハーセプチン	トラスツズマブ		
		パーセリン	アリルエストレノール	パドリン	プリフィニウム
				パナシッド	ピロミド酸
ネオマレルミン TR	クロルフェニラミン	パーロデル	ブロモクリプチン	パナルジン	チクロピジン
		バイアグラ	シルデナフィル	バナン	セフポドキシムプロキセチル
ネオレスタミン	クロルフェニラミン	バイアスピリン	アスピリン		
		ハイアラージン	トルナフタート		
ネクサバール	ソラフェニブ	バイオゲン	チアミンジスルフィド	パニマイシン	ジベカシン
ネスプ	ダルベポエチンアルファ			パビナール	複方オキシコドン
		ハイカムチン	ノギテカン	パビナール・アトロピン	複方オキシコドン・アトロピン
ネリゾナ	ジフルコルトロン吉草酸エステル	バイカロン	メフルシド		
		ハイグロトン	クロルタリドン	パピロックミニ	シクロスポリン
ネルボン	ニトラゼパム	ハイコバール	コバマミド	ハベカシン	アルベカシン
ネンブタール	ペントバルビタールナトリウム	ハイシー	アスコルビン酸	パム	プラリドキシムヨウ化物
		ハイシジン	チニダゾール		
—— ノ ——		バイシリン	ベンジルペニシリンベンザチン	バラクルード	エンテカビル
ノアルテン	ノルエチステロン			バラシリン	レナンピシリン
ノイアート	乾燥濃縮人アンチトロンビン III	ハイスコ	スコポラミン	パラプラチン	カルボプラチン
		ハイスタミン	ジフェニルピラリン	パラベール	エコナゾール
ノイアップ	ナルトグラスチム			パラミヂン	ブコローム
ノイエル	セトラキサート	ハイゼット	ガンマ-オリザノール	バランス	クロルジアゼポキシド
ノイキノン	ユビデカレノン				
		ハイチオール	L-システイン	パリエット	ラベプラゾール
ノイセフ	セフォジジム	ハイデルマート	グリチルレチン酸	バリキサ	バルガンシクロビル
ノイチーム	リゾチーム				

商品名	一般名	商品名	一般名	商品名	一般名
バル	ジメルカプロール	ビスラーゼ	リボフラビン	ファルモルビシン	エピルビシン
パルクス	アルプロスタジル	ヒスロン	メドロキシプロゲステロン酢酸エステル	ファロム	ファロペネム
バルコーゼ	カルメロース			ファンガード	ミカファンギン
ハルシオン	トリアゾラム			ファンギゾン	アムホテリシン B
パルタン M	メチルエルゴメトリン	ビセラルジン	チエモニウムヨウ化物	ファンシダール	スルファドキシン・ピリメタミン
バルトレックス	バラシクロビル	ビソルボン	ブロムヘキシン		
ハルナール	タムスロシン	ビタシミン	アスコルビン酸	フィズリン	モザバプタン
バルネチール	スルトプリド	ヒダントール	フェニトイン	フィニバックス	ドリペネム
パルミコート	ブデソニド	ヒデルギン	ジヒドロエルゴトキシン	ブイフェンド	ボリコナゾール
バレオン	ロメフロキサシン			フィブラスト	トラフェルミン
パロチン	唾液腺ホルモン	ピドキサール	ピリドキサールリン酸エステル	フィブロガミン P	ヒト血漿由来乾燥血液凝固第 XIII 因子
パンオピン	アヘンアルカロイド				
		ピトレシン	バソプレシン		
パンカル	パントテン酸カルシウム	ヒドロゲル	乾燥水酸化アルミニウムゲル	フィルデシン	ビンデシン
				フェアストン	トレミフェン
パンスポリン	セフォチアム	ピノグラック	クロフィブラート	フェジン	含糖酸化鉄
パンスポリン T	セフォチアムヘキセチル	ピノルビン	ピラルビシン	フエナゾール	ウフェナマート
		ピバレフリン	ジピベフリン	フェナゾックス	アンフェナク
パンデル	酪酸プロピオン酸ヒドロコルチゾン	ビフィスゲン	ビフィズス菌	フェナミン	メトキシフェナミン
		ビフィダー	ビフィズス菌		
		ビブラマイシン	ドキシサイクリン	フェノバール	フェノバルビタール
パントール	パンテノール	ヒベルナ	プロメタジン		
パントシン	パンテチン	ヒポカ	バルニジピン	フェマーラ	レトロゾール
ハンプ	カルペリチド	ヒポクライン	ゴナドレリン	フェミエスト	エストラジオール
── ヒ ──		ピメノール	ピルメノール	フェリコン	シデフェロン
ヒアレイン	ヒアルロン酸ナトリウム	ヒューマカート	インスリン	フェルデン	ピロキシカム
ビーエスエスプラス	オキシグルタチオン	ヒューマトロープ	ソマトロピン	フェルビテン	アネトールトリチオン
		ヒューマリン	インスリン		
ピーガード	モルヒネ	ヒューマログ	インスリンリスプロ	フェルム	フマル酸第一鉄
ピーゼットシー	ペルフェナジン			フェロ・グラデュメット	硫酸鉄
ビームゲン	組換え沈降 B 型肝炎ワクチン	ヒュミラ	アダリムマブ		
		ビラセプト	ネルフィナビル	フェロミア	クエン酸第一鉄
ヒーロン	ヒアルロン酸ナトリウム	ピラマイド	ピラジナミド	フエロン	インターフェロンベータ
		ビラミューン	ネビラピン		
ビオスミン	ビフィズス菌	ビリアード	テノホビルジソプロキシル	フオイパン	カモスタット
ビオタミン	ベンフォチアミン			フォーレン	イソフルラン
ビオフェルミン	ビフィズス菌,ラクトミン	ピリナジン	アセトアミノフェン	フォサマック	アレンドロン酸
		ピルツシン	クロコナゾール	フォスブロック	セベラマー
ビオフェルミン R	耐性乳酸菌	ヒルドイド	ヘパリン類似物質	フォトフリン	ポルフィマー
ビオプテン	サプロプテリン	ヒルトニン	プロチレリン	フォリアミン	葉酸
ビオラクチス	カゼイ菌	ビルトリシド	プラジカンテル	フォリスチム	フォリトロピンベータ
ビクシリン	アンピシリン	ヒルナミン	レボメプロマジン	フサン	ナファモスタット
ビクシリン S	アンピシリン・クロキサシリン	ビレスパ	ピルフェニドン	フシジンレオ	フシジン酸ナトリウム
		ピレチア	プロメタジン		
ビクリン	アミカシン	ピレンゼール	ピレンゼピン	ブスコパン	ブチルスコポラミン
ビケン HA	インフルエンザ HA ワクチン	ヒロポン	メタンフェタミン	フスタギン	シャゼンソウ
		── フ ──		フスタゾール	クロペラスチン
ピシバニール	抗悪性腫瘍溶連菌製剤	ファーストシン	セフォゾプラン	フストジル	グアイフェネシン
ビ・シフロール	プラミペキソール	ファイバ	乾燥人血液凝固因子抗体迂回活性複合体	ブスルフェクス	ブスルファン
ビスオ A	プレドニゾロン			ブタマイド	トルブタミド
ビスコリン	アスコルビン酸	ファスティック	ナテグリニド	ブテラジン	ブドラジン
ビスダーム	アムシノニド	ファブラザイム	アガルシダーゼベータ	フトラフール	テガフール
ヒスタール	クロルフェニラミン			ブトロパン	ブトロピウム
		ファムビル	ファムシクロビル	ブライアン	エデト酸カルシウム二ナトリウム
ビスダイン	ベルテポルフィン	ファルネゾン	プレドニゾロン		
ビスタマイシン	リボスタマイシン		ファルネシル酸エステル	フラグミン	ダルテパリンナトリウム
ビスフォナール	インカドロン酸				

商品名	一般名	商品名	一般名	商品名	一般名
フラジール	メトロニダゾール	プレドネマ	プレドニゾロンリン酸エステルナトリウム	プロプレス	カンデサルタン
プラズマプロテインフラクション	加熱人血漿蛋白			プロペシア	フィナステリド
		プレドパ	ドパミン	プロベラ	メドロキシプロゲステロン酢酸エステル
プラダロン	フラボキサート	プレビブロック	エスモロール		
フラビタン	フラビンアデニンジヌクレオチド	プレペノン	モルヒネ	フロベン	フルルビプロフェン
プラビックス	クロピドグレル	プレマリン	結合型エストロゲン		
フラベリック	ベンプロペリン			プロマック	ポラプレジンク
フランドル	硝酸イソソルビド	プレミネント	ロサルタンカリウム/ヒドロクロロチアジド	プロミド	プログルミド
ブリカニール	テルブタリン			フロモックス	セフカペンピボキシル
ブリジスタ	ダルナビル				
フリバス	ナフトピジル	プレラン	トランドラプリル	フロリード	ミコナゾール
プリビナ	ナファゾリン	プロ・バンサイン	プロパンテリン	フロリネフ	フルドロコルチゾン酢酸エステル
ブリプラチン	シスプラチン	フローセン	ハロタン		
プリモボラン	メテノロン	フローラン	エポプロステノールナトリウム	プロルモン	プロトポルフィリンニナトリウム
プリンペラン	メトクロプラミド				
フルイトラン	トリクロルメチアジド	フローレス	フルオレセイン	プロレナール	リマプロストアルファデクス
		プロギノン	エストラジオール吉草酸エステル		
フルービック HA	インフルエンザHAワクチン			ブロンコリン	マブテロール
		プログラフ	タクロリムス	── ヘ ──	
フルオレサイト	フルオレセノン	ブロクリン L	ピンドロール	ベイスン	ボグリボース
フルカム	アンピロキシカム	プロゲデポー	ヒドロキシプロゲステロンカプロン酸エステル	ベータプレシン	ペンブトロール
フルコート	フルオシノロンアセトニド			ベガ	オザグレル
				ペガシス	ペグインターフェロンアルファ-2a
フルスタン	ファレカルシトリオール	プロゲホルモン	プロゲステロン		
		プロコン	ジフェニルピラリン	ベガモックス	モキシフロキサシン
ブルゼニド	センノシド				
フルタイド	フルチカゾンプロピオン酸エステル	プロサイリン	ベラプロスト	ヘキストラスチノン	トルブタミド
		プロジフ	ホスフルコナゾール		
				ペキロン	アモロルフィン
フルダラ	フルダラビン	フロジン	カルプロニウム塩化物	ペグイントロン	ペグインターフェロンアルファ-2b
フルツロン	ドキシフルリジン				
フルデカシン	フルフェナジンデカン酸エステル	プロスタール	クロルマジノン酢酸エステル	ペクタイト	L-メチルシステイン
フルナーゼ	フルチカゾンプロピオン酸エステル	プロスタルモン・E	ジノプロストンベータデクス	ペクタン	トコフェロール酢酸エステル
		プロスタルモン・F	ジノプロスト	ベサコリン	ベタネコール
ブルフェン	イブプロフェン			ベザトール SR	ベザフィブラート
フルベアン	フルオシノロンアセトニド	プロスタンディン	アルプロスタジル	ベサノイド	トレチノイン
		プロステチン	オキセンドロン	ベシカム	イブプロフェンピコノール
フルマーク	エノキサシン	プロセキソール	エチニルエストラジオール		
フルマリン	フロモキセフ			ベシケア	ソリフェナシン
フルメジン	フルフェナジン	プロタノール	イソプレナリン	ベスタチン	ウベニメクス
フルメタ	モメタゾンフランカルボン酸エステル	プロチアデン	ドスレピン	ベストコール, ベストロン	セフメノキシム
		プロチン	桜皮エキス		
		プロテカジン	ラフチジン	ベストン	ビスベンチアミン
フルメトロン	フルオロメトロン	プロトピック	タクロリムス	ベセルナ	イミキモド
ブレオ	ブレオマイシン	プロナック	ブロムフェナク	ベタナミン	ペモリン
プレグニール	ヒト絨毛性性腺刺激ホルモン	プロニカ	セラトロダスト	ベタフェロン	インターフェロンベータ-1b
		プロノン	プロパフェノン		
プレグランディン	ゲメプロスト	プロパジール	プロピルチオウラシル	ベトネベート	ベタメタゾン吉草酸エステル
フレスミン S	ヒドロキソコバラミン				
		プロパデルム	ベクロメタゾンプロピオン酸エステル	ベトプティック	ベタキソロール
プレセデックス	デクスメデトミジン			ベナ, ベナパスタ	ジフェンヒドラミン
プレタール	シロスタゾール	プロバリン	ブロムワレリル尿素	ベナンバックス	ペンタミジン
プレディニン	ミゾリビン			ペニシリン G カリウム	ベンジルペニシリンカリウム
プレドニン	プレドニゾロン	プロピタン	フロロピパミド		
		プロフィット	コカルボキシラーゼ	ベニロン-I	乾燥スルホ化人免疫グロブリン

商品名	一般名	商品名	一般名	商品名	一般名
ベネシッド	プロベネシド	ホスミシン	ホスホマイシン	― ミ ―	
ベネット	リセドロン酸	ボスミン	アドレナリン	ミールビック	乾燥弱毒生麻しん風しん混合ワクチン
ベネトリン	サルブタモール	ホスレノール	炭酸ランタン		
ベネン	トリプロリジン	ボトックス	A型ボツリヌス毒素	ミオカーム	ピラセタム
ベノキシール	オキシブプロカイン			ミオカマイシン	ミデカマイシン酢酸エステル
ベノジール	フルラゼパム	ボナロン	アレンドロン酸		
ベハイド	ベンチルヒドロクロロチアジド	ポプスカイン	レボブピバカイン	ミオコール	ニトログリセリン
		ホモクロミン	ホモクロルシクリジン	ミオナール	エペリゾン
ヘパトセーラ	抗HBs人免疫グロブリン			ミオピン	ネオスチグミン
		ボラキス	オキシブチニン	ミオブロック	パンクロニウム
ヘパフラッシュ	ヘパリンナトリウム	ポララミン	クロルフェニラミン	ミカルディス	テルミサルタン
ペプシド	エトポシド			ミグシス	ロメリジン
ヘプスブリン	抗HBs人免疫グロブリン	ポリグロビンN	pH4処理酸性人免疫グロブリン	ミグリステン	ジメトチアジン
				ミケラン	カルテオロール
ヘプセラ	アデホビルピボキシル	ポリドカスクレロール	ポリドカノール	ミコブティン	リファブチン
				ミドリンM	トロピカミド
ヘプタバックス-II	組換え沈降B型肝炎ワクチン	ポリフル	ポリカルボフィルカルシウム	ミニプレス	プラゾシン
				ミノアレ	トリメタジオン
ペプリコール	ペプリジル	ボルタレン	ジクロフェナク	ミノマイシン	ミノサイクリン
ペプレオ	ペプロマイシン	ポルトラック	ラクチトール	ミフロール	カルモフール
ヘモクロン	トリベノシド	ボルヒール	フィブリノゲン加第XIII因子	ミヤBM	酪酸菌
ヘモリンガル	静脈血管叢エキス			ミラクリッド	ウリナスタチン
ペラゾリン	ソブゾキサン	ボレー	ブテナフィン	ミリステープ	ニトログリセリン
ペラプリン	メトクロプラミド	ボンアルファ	タカルシトール	ミリスロール	ニトログリセリン
ペリアクチン	シプロヘプタジン	ポンシルFP	グリセオフルビン	ミリダシン	プログルメタシン
ペリシット	ニセリトロール	ボンゾール	ダナゾール	ミルタックス	ケトプロフェン
ベリナートP	ヒトC1-インアクチベーター	ポンタール	メフェナム酸	ミルマグ	水酸化マグネシウム
		ボンハッピー	硝酸銀		
ベリプラストP	フィブリノゲン加第XIII因子	ホンバン	ホスフェストロール	ミルラクト	チラクターゼ
		― マ ―		ミルリーラ	ミルリノン
ペルカミン	ジブカイン	マーカイン	ブピバカイン	ミロル	レボブノロール
ベルケイド	ボルテゾミブ	マーゲサンP	ジサイクロミン	― ム ―	
ペルサンチン	ジピリダモール	マイオザイム	アルグルコシダーゼアルファ	ムイロジン	ベンズブロマロン
ペルジピン	ニカルジピン			ムコスタ	レバミピド
ヘルベッサー	ジルチアゼム	マイコスポール	ビホナゾール	ムコソルバン	アンブロキソール
ペルマックス	ペルゴリド	マイザー	ジフルプレドナート	ムコダイン	カルボシステイン
ベロテック	フェノテロール			ムコフィリン	アセチルシステイン
ペングッド	バカンピシリン	マイスタン	クロバザム		
ベンザリン	ニトラゼパム	マイスリー	ゾルピデム	ムスカルム	トルペリゾン
ペンタサ	メサラジン	マイテラーゼ	アンベノニウム	ムノバール	フェロジピン
ペンタジン	ペンタゾシン	マイリス	プラステロン硫酸エステルナトリウム	― メ ―	
ペントイル	エモルファゾン			メイアクト	セフジトレンピボキシル
ペントシリン	ピペラシリン	マイロターグ	ゲムツズマブオゾガマイシン		
ペントナ	マザチコール			メイセリン	セフミノクス
ベンフィル	インスリン	マキシデックス	デキサメタゾン	メイラックス	ロフラゼプ酸エチル
ベンレス	リドカイン	マキシピーム	セフェピム		
― ホ ―		マグコロール	クエン酸マグネシウム	メイロン	炭酸水素ナトリウム
ボアラ	デキサメタゾン吉草酸エステル	マクサルト	リザトリプタン	メインテート	ビソプロロール
		マクジェン	ペガプタニブ	メガキサシン	フレロキサシン
ホーネル	ファレカルシトリオール	マグラックス	酸化マグネシウム	メキサン	メトキサミン
		マスキュラックス	ベクロニウム	メキシチール	メキシレチン
ホーリット	オキシペルチン	マブリン	ブスルファン	メグリン	ヘプロニカート
ホーリン	エストリオール	マルトス	マルトース	メサデルム	デキサメタゾンプロピオン酸エステル
ホクナリン	ツロブテロール	マロゲン	アカメガシワ		
ホスカビル	ホスカルネット	マンニトール	D-マンニトール	メサノロン	メスタノロン
ポステリザン	大腸菌死菌製剤, 大腸菌死菌・ヒドロコルチゾン			メジコン	デキストロメトルファン

商品名	一般名	商品名	一般名	商品名	一般名
メスチノン	ピリドスチグミン	ユベラ	トコフェロール酢酸エステル	リバロ	ピタバスタチン
メソトレキセート	メトトレキサート			リビディル	フェノフィブラート
メタコリマイシン	コリスチンメタンスルホン酸ナトリウム	ユベラN	トコフェロールニコチン酸エステル	リピトール	アトルバスタチン
				リファジン	リファンピシン
メタボリン	チアミン	ユリーフ	シロドシン	リフラップ	リゾチーム
メタライト	トリエンチン	ユリノーム	ベンズブロマロン	リプル	アルプロスタジル
メタルカプターゼ	ペニシラミン	——ヨ——		リプレガル	アガルシダーゼアルファ
メチエフ	dl-メチルエフェドリン	ヨウレチン	ヨウ素レシチン		
		——ラ——		リボール	アロプリノール
メチコバール	メコバラミン	ラエンネック	ヒト胎盤抽出物	リポクリン	クリノフィブラート
メジバール	ベメグリド	ラキソベロン	ピコスルファート		
メチロン	スルピリン	ラクリミン	オキシブプロカイン	リボスチン	レボカバスチン
メテナリン	メチルエルゴメトリン			リボトリール	クロナゼパム
		ラジカット	エダラボン	リポバス	シンバスタチン
メテバニール	オキシメテバノール	ラシックス	フロセミド	リマクタン	リファンピシン
		ラスチノン	トルブタミド	リマチル	ブシラミン
メデマイシン	ミデカマイシン	ラステット	エトポシド	リメタゾン	デキサメタゾンパルミチン酸エステル
メテルギン	メチルエルゴメトリン	ラックビー	ビフィズス菌		
		ラニラピッド	メチルジゴキシン		
メトピロン	メチラポン	ラボナ	ペントバルビタールカルシウム	リュウアト	アトロピン
メトリジン	ミドドリン			リューブリン	リュープロレリン
メトレート	メトトレキサート	ラボナール	チオペンタール	リルテック	リルゾール
メドロール	メチルプレドニゾロン	ラミクタール	ラモトリギン	リレンザ	ザナミビル
		ラミシール	テルビナフィン	リンコシン	リンコマイシン
メナミン	ケトプロフェン	ランダ	シスプラチン	リンデロン	ベタメタゾン,ベタメタゾンリン酸エステル
メニレット	イソソルビド	ランタス	インスリングラルギン		
メバロチン	プラバスタチン				
メファキン	メフロキン	ランツジール	アセメタシン	リンデロンDP	ベタメタゾンジプロピオン酸エステル
メプチン	プロカテロール	ランデル	エホニジピン		
メブロン	エピリゾール	ランドセン	クロナゼパム		
メリシン	ピブメシリナム	ランプレン	クロファジミン	リンデロンV	ベタメタゾン吉草酸エステル
メリスロン	ベタヒスチン	——リ——			
メルカゾール	チアマゾール	リーゼ	クロチアゼパム	リンフォグロブリン	抗ヒト胸腺細胞ウマ免疫グロブリン
メルビン	メトホルミン	リーマス	炭酸リチウム		
メレックス	メキサゾラム	リウマトレックス	メトトレキサート		
メロペン	メロペネム	リオレサール	バクロフェン	リンラキサー	クロルフェネシン
メンタックス	ブテナフィン	リカマイシン	ロキタマイシン	——ル——	
メンドン	クロラゼプ酸二カリウム	リコネイト	血液凝固第VIII因子	ルーラン	ペロスピロン
				ルジオミール	マプロチリン
——モ——		リコモジュリン	トロンボモデュリンアルファ	ルシドリール	メクロフェノキサート
モーバー	アクタリット				
モービック	メロキシカム	リザベン	トラニラスト	ルテウム	プロゲステロン
モーラス	ケトプロフェン	リスパダール	リスペリドン	ルトラール	クロルマジノン
モダシン	セフタジジム	リスミー	リルマザホン	ルネトロン	ブメタニド
モディオダール	モダフィニル	リズミック	アメジニウム	ルバトレン	モペロン
モニラック	ラクツロース	リスモダン	ジソピラミド	ルピアール	フェノバルビタール
モノフィリン	プロキシフィリン	リゾティア	リゾチーム		
モヒアト	モルヒネ・アトロピン	リタリン	メチルフェニデート	ルプラック	トラセミド
				ルボックス	フルボキサミン
——ユ——		リツキサン	リツキシマブ	ルリコン	ルリコナゾール
ユーエフティ	テガフール・ウラシル	リドーラ	オーラノフィン	ルリッド	ロキシスロマイシン
ユービット	尿素(^{13}C)	リドメックス	吉草酸酢酸プレドニゾロン	——レ——	
ユーロジン	エスタゾラム			レイアタッツ	アタザナビル
ユナシン	スルタミシリン	リノコート	ベクロメタゾンプロピオン酸エステル	レキソタン	ブロマゼパム
ユナシン-S	アンピシリン・スルバクタム			レギチーン	フェントラミン
				レキップ	ロピニロール
ユニフィルLA	テオフィリン	リバオール	ジクロロ酢酸ジイソプロピルアミン	レクシヴァ	ホスアンプレナビル
ユニプロン	イブプロフェン				

商品名	一般名	商品名	一般名	商品名	一般名
レクチゾール	ジアフェニルスルホン	レベトール	リバビリン	ロコイド	ヒドロコルチゾン酪酸エステル
レクトス	ジクロフェナク	レベニン	耐性乳酸菌	ロコルナール	トラピジル
レグパラ	シナカルセト	レベミル	インスリンデテミル	ロセフィン	セフトリアキソン
レザフィリン	タラポルフィンナトリウム	レボトミン	レボメプロマジン	ロドピン	ゾテピン
レスキュラ	イソプロピルウノプロストン	レミカット	エメダスチン	ロナセン	ブロナンセリン
		レミケード	インフリキシマブ	ロバキシン	メトカルバモール
レスクリプター	デラビルジン	レラキシン	スキサメトニウム	ロピオン	フルルビプロフェンアキセチル
レスタス	フルトプラゼパム	レリフェン	ナブメトン		
レスタミン	ジフェンヒドラミン	レルパックス	エレトリプタン	ロプレソール	メトプロロール
		レンドルミン	ブロチゾラム	ロペミン	ロペラミド
レスプレン	エプラジノン	── ロ ──		ロメット	レピリナスト
レスミット	メダゼパム	ロイケリン	メルカプトプリン	ロメバクト	ロメフロキサシン
レスミン	ジフェンヒドラミン	ロイコプロール	ミリモスチム	ロメフロン	ロメフロキサシン
		ロイコボリン	ホリナートカルシウム	ロラメット	ロルメタゼパム
レスリン	トラゾドン			ロルカム	ロルノキシカム
レダコート	トリアムシノロン, トリアムシノロンアセトニド	ロイコン	アデニン	ロルファン	レバロルファン
		ロイスタチン	クラドリビン	ロレルコ	プロブコール
		ロイナーゼ	L-アスパラギナーゼ	ロンゲス	リシノプリル
レダマイシン	デメチルクロルテトラサイクリン	ローガン	アモスラロール	── ワ ──	
		ローコール	フルバスタチン	ワーファリン	ワルファリン
レトロビル	ジドブジン	ローヘパ	パルナパリンナトリウム	ワイテンス	グアナベンズ
レナジェル	セベラマー			ワイドシリン	アモキシシリン
レニベース	エナラプリル	ローモリン	レピパリンナトリウム	ワイパックス	ロラゼパム
レバイデン	肝臓加水分解物			ワゴスチグミン	ネオスチグミン
レバチオ	シルデナフィル	ロカルトロール	カルシトリオール	ワコビタール	フェノバルビタールナトリウム
レビトラ	バルデナフィル	ロキシーン	プリジノール		
レプチラーゼ	ヘモコアグラーゼ	ロキソニン	ロキソプロフェン	ワソラン	ベラパミル
レペタン	ブプレノルフィン			ワンアルファ	アルファカルシドール

索 引

数字・欧文

数字

I 型アレルギー　147
1-コンパートメントモデル　35
2-コンパートメントモデル　35
3-hydroxy-3-methylglutaryl-coenzymeA　144
3 剤併用療法　261
5-acetylsalicylic acid　267
5α-還元酵素阻害薬　283
5α-ジヒドロテストステロン　283
5-ASA　267
5-HT$_2$ 受容体　14
5-HT$_3$ 受容体　14
5-HT$_3$ 受容体遮断薬　263
5-HT$_4$ 受容体　14
5-アミノサリチル酸　267, 367
5-ヒドロキシインドール酢酸　150
5-ヒドロキシトリプタミン　150
5-フルオロウラシル　52, 379
5-フルオロシトシン　379
5-リポキシゲナーゼ　151
5′-デオキシアデノシルコバラミン　447
6-メルカプトプリン　175
50％致死量　5
50％有効量　5

ギリシャ文字

α-synuclein　217
α-グルコシダーゼ阻害薬　328, 334
α 受容体　14
α 受容体刺激薬　139
α 受容体遮断薬　93, 139, 140
α メチルノルアドレナリン　138
α$_1$ 受容体刺激薬　91
α$_1$ 受容体遮断薬　95
α$_2$ 受容体刺激薬　91
α$_2$ 受容体遮断薬　95
α$_2$-プラスミンインヒビター　288
β アミロイド　226
β-エンドルフィン　200
β-カロテン　435
β-シトステロール　145
β 受容体　14
β 受容体刺激薬　91, 124, 126
β 受容体遮断薬　96, 130, 132, 133, 135, 136, 139, 140
β-ラクタマーゼ　353
β-ラクタマーゼ阻害薬　359
β-ラクタム系抗生物質　352, 354
β$_2$ 受容体刺激薬　424
γ-aminobutyric acid，γ-アミノ酪酸　190
γ 環機構，γ ループ機構　215
δ 受容体　200
ε-アミノカプロン酸　291
κ 受容体　200
μ 受容体　200, 237
ω$_1$ 受容体　196

A

A 型インフルエンザ　221
A キナーゼ　117, 124
A 線維　239
AADC　219
ACE　138
ACE 阻害薬　141
acquired immunodeficiency syndrome　376
ACTH　322
ADCC　416
Aδ 線維　198
ADH: alcohol dehydrogenase　52
ADH: antidiuretic hormone　270
ADME　37, 62
adrenocorticotropic hormone　322
AIDS　376
alcohol dehydrogenase　52
aldehyde dehydrogenase: ALDH　52
aldose reductase inhibitor　334
AMP-activated protein kinase: AMPK，AMP 活性化プロテインキナーゼ　331, 334
angiotensin converting enzyme　138
angiotensin receptor blocker　142
ANP　272
antibody-dependent cell-mediated cytotoxicity　416
antidiuretic hormone　270
antigen-presenting cell　171
antihuman thymocyte immunoglobulin, equine　175
APC　171
aquaporin 2: AQP2　271
ARB　142
area under the curve　41
ARI　334
aromatic L-amino acid decarboxylase　219
AT$_1$ 受容体遮断薬　142
ATG　175
atrial natriuretic peptide　272
AUC　41
autocrine　26
A-V ブロック　125

B

B リンパ球　169
bacillus Calmette-Guérin: BCG　176, 177
BCG: bromocresol green　467
BDNF　182
bFGF　181
Biological Response Modifier　177
brain-derived neurotrophic factor　182

BRM 177
bromocresol green 467

C

C 型肝炎ウイルス 376
C 線維 199, 239
C 線維末端 239
C1-インアクチベーター 298
Ca^{2+} 拮抗薬 131, 133, 134, 136
Ca^{2+} チャネル遮断薬
　　　　　131, 133, 134, 136
carcinoma 388
catechol-O-methyltransferase
　　　　　85, 221
CCK2 受容体 259
CD 169
CD20 186
CD28 186
CD80 186
CD86 186
chemical biology 65
chemoreceptor trigger zone
　　　　　202, 237, 261
chronic obstructive pulmonary
　　disease 91
Clostridium dificile 363
cluster of differentiation 169
coenzyme A: CoA 445
COMT 85, 221
COPD 91, 104
corticotropin-releasing hormone
　　　　　319
COX 151
COX-1 157
COX-2 157
CRH 319
Crohn disease 267
CT 450
CTLA4 186
CTZ 202, 237, 240, 261
CYP3A4 阻害 379

D

D-ペニシラミン 184
D-マンニトール 272, 273, 315
D_2 受容体 14
disease-modifying antirheumatic
　　drug: DMARD 183
DNA 依存性 RNA ポリメラーゼ
　　　　　352
DNA 依存性 RNA ポリメラーゼ阻
　　害 371
DNA ジャイレース 352, 368
DNA マイクロアレイ 58, 63, 65
DOP 受容体 200

E

EBM 63
EC 細胞 254
ECL 細胞 251
ED 109
effective dose 50%: ED_{50} 5
EGF 受容体 181
eicosapetaenoic acid 295
endocrine 26
enterochromaffin cells 254
enterochromaffin-like cells 251
EPA 295
EPO 178, 180, 181
erectile dysfunction 109
evidence-based medicine 63
exocytosis 28

F

FAD 442
first-pass effect 40, 46
FK506 binding protein: FKBP,
　　FK 結合タンパク質 174
flavin adenine dinucleotide 442
flavin mononucleotide 442
FMN 442
follicle stimulating hormone 321
Forrester の分類 123
FSH 321

G

G-ストロファンチン 124, 125
G タンパク質 15
G タンパク質共役型受容体 11, 80
GABA 190
$GABA_A$ 受容体
　　　192, 194, 196, 197, 230
$GABA_B$ 受容体 217
gastric inhibitory peptide 327
G-CSF 178, 180, 305
GDNF 182
GFR 269
GH 322
GHRH 320
GIP 327
glial cell line-derived neurotrophic
　　factor 182
glomerular filtration rate 269
GLP 56, 67
glucagon-like peptide-1: GLP-1
　　　　　327
glucocorticoids 334
GM-CSF 178, 180, 181
GnRH 318
gold sodium thiomalate 184

gonadotropin-releasing hormone
　　　　　318
Good Laboratory Practice 56, 67
granulocyte colony-stimulating
　　factor 305
growth hormone 322
growth hormone-releasing
　　hormone 320
GST 184
GTP 結合タンパク質
　　⇒G タンパク質を見よ

H

Hansen 病治療薬 371
HbA_{1c} 331
HB-EGF 182
hCG 321
HDL 143
Helicobacter pylori 254, 261
Henderson-Hasselbalch 111
HER2 418
Hering-Breuer 反射 235
HGF 181
HIV 376
HIV プロテアーゼ阻害薬 372, 378
H^+/K^+-ATPase 257
hMG 322
HMG-CoA 144
HMG-CoA 還元酵素 144
Hp 254
HPETE 153
human chorionic gonadotropin
　　　　　321
human epidermal growth factor
　　receptor type 2 418
human immunodeficiency virus
　　　　　376
human menopausal gonadotropin
　　　　　322

I

ICG 463
ICSH 321
IDDM 330
IDL 143
IFN-α 179, 372
IFN-α-2b 372, 375
IFN-β 179, 372
IFN-γ 179
IFN アルファ 375
IFN アルファコン-1 372, 375
IFN ベータ 375
IL 155
IL-1 156, 179, 186
IL-2 156, 179
IL-3 156, 179

索　引　543

IL-4　156, 179
IL-5　156, 179
IL-6　156, 179, 185
IL-7　179
IL-8　156, 179
IL-9　179
IL-10　179
IL-11　179
IL-12　179
IL-13　179
IL-14　179
IL-15　179
IL-16　179
IL-17　180
IL-18　180
IL-19　180
IL-20　180
IL-21　180
IL-22　180
IL-23　180
IL-24　180
IL-25　180
IL-26　180
IL-27　180
indocyanine green　463
insulin-dependent diabetes mellitus　330
interleukin　155
interstitial cell-stimulating hormone　321
in vitro 診断薬　465
IT 創薬　66

J

juxtacrine　26

K

K^+ チャネル開口薬　135, 136
K^+ チャネル遮断薬　130, 131, 133
K^+ 保持性利尿薬　141
KOP 受容体　200

L

L-アルギニン　465
l-イソプレナリン　247
l-イソプロテレノール　247
L-ドパ ⇒ レボドパを見よ
Langerhans 細胞　425
LD_{50}　5
LDL　143
L-DOPA ⇒ レボドパを見よ
lethal dose 50%　5
leutenizing hormone-releasing hormone　318
LH　321

LHRH　318, 412
LHRH 誘導体　412
LTs　246
luteinizing hormone　321

M

M_3 受容体　252
magnetic resonance imaging　453
mammalian target of rapamycin　174
MAO　85
MAP キナーゼ経路　19
MARTA　211
MCP-1　182
M-CSF　178, 180, 305
MDMA　229
metabolic ratio　53
metabolic syndrome　330
methicillin-resistant *Staphylococcus aureus*　353
MHC クラス I　172
MHC クラス II　171
MIC　351
mineralocorticoids　334
minimum inhibitory concentration　351
monoamine oxidase　85
monocyte chemoattractant protein-1　182
monocyte/macrophage colony-stimulating factor　305
MOP 受容体　200
MPTP　218
MR　53
MRI　451, 453
MRI 造影剤　453, 454
MRSA　353
mTOR　174
multi-acting receptor targeted antipsychotics　211

N

N-イソプロピル-4-ヨードアンフェタミン　457
N-ピリドキシル-5-メチルトリプトファンテクネチウム　461
N-メチオテトラゾール基　358
N-メチルテトラゾールチオール基　358
Na^+, K^+-ATPase　124
Na^+ チャネル遮断薬　130, 131
Na^+ チャネル阻害薬　272
neoplasma　388
nerve growth factor　182
neurocrine　26
NFAT　173

NGF　182
NIDDM　330
NK 細胞　169
N_M 受容体　12, 77, 79, 101, 107
NMDA 受容体　192
[N,N'-エチレンジ-L-システイネート(3-)]オキソテクネチウムジエチルエステル　457
N_N 受容体　12
NO　122, 134, 135
non-insulin-dependent diabetes mellitus　330
non-REM 睡眠　193
non-steroidal antiinflammatory drugs　260
no-on/delayed on 現象　219
NOP 受容体　200
NOS　109
NO synthase　109
NPH インスリン　332
NSAIDs　157, 186, 260, 429
nuclear factor of activated T cell　173

O

OGTT　465
on-off 現象　219
oral glucose tolerance test　465
ORL1 受容体　200

P

P 波　118
pA_2 値　8
PABA　366
PAE　360
PAF　153, 154, 246
PAH　463
PAI-1　182
p-aminobenzoic acid　366
p-aminohippuric acid　463
paracrine　26
parathyroid hormone　343, 437
parathyroid hormone-related peptide　344
PCI　133
PD　62
pD_2 値　9
PDE　248
PDGF　181
percutaneous coronary intervention　133
peroxisome proliferator-activated receptor γ　334
peroxisome proliferator-activated receptors　70
PET　451

PET用核種　455
PGE$_1$　423
PGE$_2$　423
PGF$_{2\alpha}$　423
PGs　246
PGx　61
pharmacodynamics　62
pharmacogenomics　61
pharmacokinetics　62
phenolsulfonphthalein　463
PK　62
platelet activating factor
　　　154, 246
post-antibiotic effect　360
post-traumatic stress disorder
　　　229
PPARγ　334
PPARs　70
PPD　467
prostate-specific antigen　284
PSA　284
psoralen-ultraviolet A　433
PSP　463
PTH　343, 437
PTHrP　344
PTSD　229
PUVA療法　433

R

Rプラスミド　353
RA　183
RANKL　344
rapid-eye-movement　193
　—— sleep　193
Rasタンパク質　19
receptor activator of nuclear
　factor κB ligand　344
red-neck症候群　364
REM睡眠　193
renal plasma flow　270
rheumatoid arthritis　183
Rho(D)免疫グロブリン　175
RPF　270
RSウイルス　379

S

S-ワルファリン　55

sarcoma　388
Schild plot　8
SDA　211
selective estrogen receptor
　modulator　341
selective serotonin reuptake
　inhibitor　212, 214
SERM　341, 346, 349
serotonin-dopamine antagonist
　　　211
serotonin noradrenaline reuptake
　inhibitor　214
Sicilian Gambit　129
single nucleotide polymorphism
　　　65
slow reacting substance of
　anaphylaxis　153
SNP　65
SNRI　214
SP合剤　383
SPECT　451
SPECT用核種　455
SRS-A　153
SSPE　379
SSRI　212, 214
ST合剤　366, 382
Starlingの法則　123
subacute sclerosing
　panencephalitis　379

T

T細胞活性化因子　173
T細胞抗原受容体　171
Tリンパ球　169
Tリンパ球特異的免疫抑制薬　173
TBPB　467
TDM　33, 389
TdP　133
tetrabromphenol blue　467
TGF　181
therapeutic drug monitoring
　　　33, 389
thioinosine monophosphate　393
thyroid-stimulating hormone　321
　—— releasing hormone　318
TIMP　393
tissue plasminogen activator　133
TNF　181

TNF-α　156, 180, 182, 185, 331
TNF-β　180
torsades des pointes　133
total parenteral nutrition　306
toxicoproteomics　58
t-PA　133
TPN　306
TPO　180
transient receptor potential　200
TRH　318
TRP　200
TSH　321
tuberculin purified protein
　derivative　467
tumor　388
tumor necrosis factor-α　156, 331
TXA$_2$　246

V

vancomycin-resistant
　enterococcus　353
vasoactive intestinal peptide　108
Vaughan Williams　129
VEGF　181
VIP　108
VLDL　143
von Willebrand因子　288
VRE　353

W

wearing-off現象　219

X

X線CT　450, 451
X線診断法　450
X線造影剤　450, 451, 453
X線単純撮影法　450, 451

Z

Zollinger-Ellison症候群　447

和文索引

あ

アーテスネート　383
アーテメター・ルメファントリン
　　　　　383
アカルボース　334
亜急性硬化性全脳炎　379
アクアポリン2　271
悪性高熱症　108
悪性腫瘍　388
悪性貧血　301, 447
悪玉コレステロール　143
アクタリット　185
アクチノマイシンD　403
アクチン　117
アクラトニウム　101
アクラルビシン　400, 401
アクリノール　386, 387
アゴニスト　6
アザチオプリン　52, 175, 185
亜酸化窒素　191
アシクロビル　372, 428
アジスロマイシン　361, 362
アジソン病　336
アジマリン　55
亜硝酸アミル　135
アスコルビン酸　448
アズトレオナム　358
アストログリア　189
アストロマイシン　360
アスパラギン酸　190
アスピリン　27, 28, 45, 47, 157,
　158, 223, 224, 233, 260, 294, 295
アスポキシシリン　356
アズレン　430
アセタゾラミド
　　209, 237, 272–275, 313, 314
アセチルコリン　76, 77, 99, 101
アセチルコリンエステラーゼ
　　　　　99, 100
アセチルコリン受容体　12, 80
アセチルシステイン　244, 245
アセチルスピラマイシン
　　　　　362, 383, 384
アセチルタンニン　266
アセチルフェネトライド　207, 208
アセトアミノフェン
　　　45, 47, 48, 55, 60, 159
アセトヘキサミド　332, 333
アセブトロール　97, 98
アゼラスチン　55, 250, 431
アセンヤク（阿仙薬）　266
アゾール系　379, 381
アゾセミド　278

アタザナビル　372, 378
アダリムマブ　185
圧受容器　88
圧受容体反射　121
アディポサイトカイン　182, 330
アディポネクチン　182, 331
アデニル酸シクラーゼ　16, 117, 124
アデノシン　128, 248
アデノシンデアミナーゼ阻害　394
アテノロール　97, 98
アデホビル　372, 376
アテローム硬化　142, 143
アトバコン　383
アトピー性皮膚炎　147, 431
アトピー性皮膚炎治療薬　432
アドリアマイシン　401
アトリズマブ　185
アトルバスタチン　55
アドレナリン　47, 48, 81, 82, 87,
　92, 124, 126, 190, 247, 309, 310,
　313, 314
アドレナリンα_1受容体刺激薬　87
アドレナリンα_2受容体刺激薬　89
アドレナリンβ受容体　89
アドレナリンβ受容体刺激薬　247
アドレナリンβ受容体遮断薬　312
アドレナリン受容体　14, 80
アドレナリン受容体遮断薬　93
アドレナリン反転　89
アドレノクロムモノアミノグアニジン　292
アトロピン
　　104–106, 108, 263, 309, 310
アトロピン熱　106
アナキンラ　186
アナストロゾール　55, 408
アナフィラキシー遅延反応物質
　　　　　153
アニリン系薬物　159
アバカビル　372, 376, 377
アバタセプト　186
アビジン　446
アブシキシマブ　176
アプリンジン　129, 130, 132
アフロクァロン　216
アプロチニン　27, 28
アヘン　201
アヘンアルカロイド　201
アヘンチンキ　266
アヘン末　266
アポモルヒネ　261–263
アマンタジン
　　218, 221, 224, 372, 374, 375
アミオダロン　55, 128–131, 133
アミカシン　359, 360

アミトリプチリン
　　45, 51, 55, 87, 213, 214, 281
アミノ安息香酸　446
アミノ安息香酸エチル　262, 263
アミノカプロン酸　292
アミノグリコシド系抗生物質
　　　　　311, 352, 359
アミノグルテチミド　339
アミノ酸輸液　306
アミノフィリン　228, 237, 248, 249
アミノペンタミド　256
アミロペクチン硫酸エステル　256
アムシノニド　429, 430
アムホテリシンB　379–381
アムリノン　124, 126, 127
アムルビシン　401
アムロジピン　135, 136, 141
アメジニウム　233
アモキシシリン　261, 355, 356, 359
アモバルビタール　47, 197
アモロルフィン　382, 428
アラキドン酸　151
アラビアゴム　264
アラビアゴム末　266
アラビノシル転移酵素阻害　371
アリピプラゾール　210, 211
アリルアミン系　380
アリルエストレノール　283
アルガトロバン　223, 298
アルカリ予備　255
アルカロイド　403
アルギニン　464
アルキルアミン誘導体　164
アルキル化薬　175, 390
アルキルジアミノエチルグリシン
　　　　　386
アルキルスルホン類　391
アルギン酸ナトリウム　292
アルクロキサ　432
アルクロメタゾンプロピオン酸エステル　430
アルコール依存症治療薬　233
アルコール性多発性神経障害　441
アルコール脱水素酵素　52
アルツハイマー病　103, 225
アルデヒド脱水素酵素　52
アルテプラーゼ　299
アルドース還元酵素阻害薬　334
アルドステロン
　　23, 88, 141, 271, 277, 335, 336
アルパプロスチル　260
アルファカルシドール
　　　　　347, 350, 439
アルブミンジエチレントリアミン五酢酸テクネチウム　456

アルプラゾラム　55
アルプレノロール　51, 55
アルプロスタジル アルファデクス
　　　432
アルベカシン　359, 360
アルベンダゾール　383, 385
アルミニウムクロロヒドロキシアラ
　ントイネート　432
アレルギー性結膜炎治療薬　315
アレンドロネート　349
アロエ　264, 265
アロエエモジン　265
アロディニア　198
アロプリノール　167, 168, 285
アロマターゼ　406
アロマターゼ阻害薬　408
アンギオテンシン　271
アンギオテンシンⅡ　88, 122
アンギオテンシン受容体遮断薬
　　　142
アンギオテンシン変換酵素
　　　141, 154
アンギオテンシン抑制薬　138, 141
安全域　5
安全性　56
　──の予測　67
アンタゴニスト　6
アンチトロンビンⅢ　288, 298
アンチピリン　47, 159
アントラキノン配糖体　265
アントラサイクリン類　400
アントラニル酸誘導体　160
アンドロゲン　334, 335, 339, 341
アンドロステンジオン　335, 340
アンピシリン　355, 356, 359
アンフェタミン
　　　28, 47, 82, 87, 93, 228, 229
アンブロキソール　245
アンベノニウム　102, 103
アンレキサノクス　162, 250, 315

い

胃液酸度測定薬　464
胃液分泌　251
イオウ　265, 428
イオキシラン　452, 453
イオパミドール　452, 453
イオプロミド　452, 453
イオヘキソール　452, 453
イオベルソール　452, 453
イオメプロール　452, 453
イオン性造影剤　452, 454
イオンチャネル内蔵型受容体　11
イコサペント酸エチル　294, 295
胃酸分泌　252
胃酸分泌抑制薬　256
イセパマイシン　360

イソクスプリン　424
イソコナゾール　382, 427
イソソルビド　273, 315
イソニアジド
　　　48, 52, 55, 369, 370, 443
イソフェンインスリン　332
イソフルラン　55, 191
イソプレナリン
　　　82, 91, 124, 126, 233
イソプロテレノール　82, 91
イソプロパノール　386
イソプロピルアンチピリン　159
イソプロピルウノプロストン
　　　313–315
依存　93
痛み　198
イダルビシン　400, 401
一次止血機構　288
一次速度　37
一次知覚神経　198
胃腸機能調節薬　253
一酸化窒素　109, 288
一酸化窒素合成酵素　109
遺伝子多型　49, 65
遺伝子発現機構　19
イドクスウリジン　372, 374
イトラコナゾール　55, 379–381
遺尿症　281
イヌリン　463
イノシンプラノベクス　372, 379
イフェンプロジル　224, 233
イブジラスト　162, 224, 225
イブプロフェン　55, 186
イブプロフェンピコノール　430
イプラトロピウム　104, 105, 249
イプリフラボン　349
イベルメクチン　383–385
イホスファミド　55, 390
イマチニブ　24, 417, 418
イミダゾール系　379
イミダフェナシン　105, 106
イミノスチルベン誘導体　207
イミプラミン
　　　51, 52, 55, 87, 213, 281
イミペネム　358
イムノアッセイ　465
イムノフィリン　174
胃抑制性ペプチド　327
イリノテカン　52, 55, 415
陰イオン交換樹脂　145
インジナビル　55, 372, 378
インスリン　24, 327
　──の構造　327
インスリンアスパルト　327, 332
インスリン依存型糖尿病　330
インスリングラルギン　327, 332
インスリン製剤　328, 332
インスリン抵抗性改善薬　328

インスリン非依存型糖尿病　330
インスリン様成長因子　322
インスリンリスプロ　327, 332
陰性造影剤　451
インターフェロン
　　　24, 176, 178, 372, 375
インターフェロン製剤　375
インターロイキン
　　　24, 155, 176, 178
インダパミド　276
咽頭　234
インドール酢酸誘導体　160
インドシアニングリーン　463
インドメタシン
　　　27, 28, 160, 186, 260, 430
インフリキシマブ　24, 176, 185

う

ウアバイン　124
ウイキョウ　253
ウェルニッケ脳症　441
ヴォーン・ウィリアムズ　129
右脚　118
ウコン　268
ウフェナマート　430
ウベニメクス　177
ウラピジル　55, 94, 95, 282, 283
ウルソデオキシコール酸　268
ウルトラレンテインスリン　332
ウロキナーゼ　288, 289, 298
ウンデシレン酸　428
ウンデシレン酸亜鉛　428
運動神経　76

え

エイコサペンタエン酸　295
栄養輸液　306
エーテル麻酔　191
エカベト　260, 261
エキサメタジムテクネチウム　457
エキセメスタン　408, 409
エキノコックス症　385
エコチオパート
　　　103, 309, 310, 313, 314
エコナゾール　382, 427
エスタゾラム　55, 195, 196
エストラジオール
　　　23, 55, 339, 340, 406
エストラムスチン　410, 411
エストラムスチンリン酸エステルナ
　トリウム　284
エストリオール　339, 340
エストロゲン　339, 346, 349
エストロン　339, 340
エスモロール　97, 98
エタクリン酸　48, 278

索　引　　547

エタネルセプト　24, 185
エタノール　386
エタノールアミン誘導体　164
エダラボン　224
エタンブトール　369–371
エチオナミド　370
エチゾラム　195, 216, 217
エチドロネート　349
エチニルエストラジオール
　　　　　341, 342, 410, 411
エチルシステイン　244, 245
エチルモルヒネ　55
エチレンイミン類　391
エチレンジアミン誘導体　164
エトスクシミド　55, 207, 208
エトドラク　186
エトポシド　55, 416
エトミデート　192
エトレチナート　431, 436
エドロホニウム　30, 31, 102, 103
エナラプリル　27, 28, 141
エノキサシン　55, 368, 369
エノシタビン　397
エバスチン　55, 166, 431
エパルレスタット　334
エピナスチン　167, 431
エピネフリン⇒アドレナリンを見よ
エピルビシン　401, 402
エファビレンツ　55, 372, 378
エフェドリン　82, 87, 93, 247
エプタコグアルファ　290
エプラジノン　241, 242
エプレレノン　339
エペリゾン　216
エベロリムス　173
エポエチンアルファ　301
エポエチンベータ　301
エムトリシタビン　372, 377
エメダスチン　167
エメチン　244, 262
エモジン　265
エリスロポエチン
　　　　　178, 180, 300, 301
エリスロマイシン
　　　　　55, 361, 362, 428
エルゴカルシフェロール
　　　　　347, 436, 437
エルゴステロール　379, 380
エルゴステロール合成阻害　380
エルゴタミン　89, 95
エルゴメトリン　95, 422–424
塩化タリウム　458, 460
塩基性線維芽細胞増殖因子　181
エンケファリン　189
炎症　146
炎症シンチグラフィ　457
炎症性疼痛　198
延髄刺激薬　235

エンタカポン　221
エンテカビル　372, 376
エンテロクロマフィン細胞　150
エンドセリン　122, 142
エンドセリン受容体遮断薬　142
エンドモルフィン　200
エンドルフィン　200
エンビオマイシン　370
エンフルラン　55, 191
エンプロスチル　260
塩類下剤　264, 265

お

黄体形成ホルモン　318, 321
黄体形成ホルモン放出ホルモン
　　　　　　　　　284, 318
黄体ホルモン　338, 339, 409
オウバク　253
黄斑部　308
桜皮エキス　244
横紋筋融解症　144
オウレン　253
オーダーメイド医療　53, 61
オートクリン　26
オーラノフィン　184
オールドキノロン系抗菌薬　368
オキサゼパム　48, 212, 261
オキサセフェム系　356
オキサゾリジノン系抗菌薬　369
オキサゾリン系　208
オキサトミド　167, 250, 431
オキサリプラチン　413, 414
オキシコドン　55, 202
オキシコナゾール　382, 427
オキシテトラサイクリン　361
オキシドール　386
オキシトシン
　　　　　320, 322, 323, 422, 423
オキシトロピウム　249
オキシフェンサイクリミン　256
オキシブチニン　280
オキシブプロカイン　310
オキシプリノール　168
オキシメタゾリン　311
オキシメテバノール　240
オキセサゼイン　258, 262
オキセンドロン　282, 283, 343
オクトコグアルファ　290
オクトチアミン　442
オクトパミン　87
オクトレオチド　321, 322
オザグレル
　　　27, 28, 162, 223, 250, 294, 295
オセルタミビル　372, 374
オピオイド化合物　264
オピオイド受容体　200
オピオイドペプチド　200

オプシン　435
オフロキサシン　310, 368, 371
オメプラゾール
　　　　　51, 53, 55, 258, 259, 261
オランザピン　210, 211
オリーブ油　268
オリゴデンドログリア　189
オルシプレナリン　247
オルノプロスチル　260
オレキシン　229
オロパタジン　167, 431
音響インピーダンス　462
オンダンセトロン　55, 263

か

外因系　288
壊血病　448
開口分泌　28
外呼吸　234
疥癬　384
外皮用ビタミン薬　431
潰瘍性大腸炎治療薬　267
解離性麻酔薬　192
カオリン　264, 266
化学受容器　235, 236
化学受容器引金帯
　　　　　202, 237, 240, 261
化学生物学　65
核医学　455
核医学診断法　450, 455
角化性皮膚疾患　431
核酸合成阻害薬　352
角質層　425
覚醒剤　228
獲得免疫　169
核内受容体スーパーファミリー　22
核内ホルモン受容体　325
角膜　308, 310
角膜治療薬　311
過酢酸　386
下垂体機能検査薬　465
下垂体後葉ホルモン　322
下垂体前葉ホルモン　321
下垂体ホルモン　317
ガス交換　234
ガストリン　251, 350, 464
画像診断薬　450
ガチフロキサシン　367, 368
脚気　441
脚気衝心　442
褐色細胞腫　93
活性型ビタミン D_3　343, 346
活性型ビタミン D_3 製剤　349, 432
活性化プロテインC　298
活動電位　117
過テクネチウム酸ナトリウム　459
カテコール–O–メチル基転移酵素,

カテコール–O–メチルトランスフェラーゼ 85, 221
カテコールアミン 81
カテコールアミン枯渇薬 139
カテコールアミン遊離抑制薬 139
ガドジアミド水和物 454
ガドテリドール 454
ガドテル酸メグルミン 454
ガドペンテト酸メグルミン 454
ガドリニウム化合物 454
カナマイシン 360, 370, 428
ガバペンチン 207–209
カフェイン 55, 228, 248
カプトプリル 27, 28, 31, 141
花粉症 147
カペシタビン 393, 396
カベルゴリン 220, 321
過マンガン酸カリウム 386
過免疫グロブリン 175
ガラクトース・パルミチン酸混和物 463
ガラクトシル人血清アルブミンジエチレントリアミン五酢酸テクネチウム 461
空咳 142
カリウム保持性利尿薬 272, 277
カリクレイン 154, 289
下流機序 124
顆粒球コロニー刺激因子 178, 180, 305
顆粒球・マクロファージコロニー刺激因子 178, 180
カルシトニン 343, 346, 348, 350, 437
カルシトリオール 345, 348, 350, 437, 439
カルシニューリン 173
カルシポトリオール 432, 439
カルテオロール 132, 133, 313
カルニチン 448
カルバコール 101
カルバゾクロムスルホン酸ナトリウム 292
カルバペネム系 358
カルバマゼピン 47, 55, 207, 208, 214
カルビドパ 219
カルプロニウム塩化物 433
カルベジロール 51, 55, 96, 98
カルペリチド 126
カルボシステイン 244, 245
カルボプラチン 413, 414
カルモジュリン 121
カルモナム 358
カルモフール 52, 393, 395
カレバスチン 166
眼圧 312
肝機能検査薬 463

眼球乾燥症 436
眼球突出 321
緩下剤 264
冠血管拡張薬 133
眼瞼麻痺 108
肝細胞増殖因子 181
ガンシクロビル 372, 374
カンジダ症 381
間質細胞刺激ホルモン 321
がん腫 388
関節機能改善薬 187
関節リウマチ 183
完全活性薬 6, 9
完全静脈栄養法 306
乾燥甲状腺末 324, 326
桿体細胞 309
浣腸薬 265
カンデサルタン 141, 142
カンテン 264
含糖酸化鉄 300
カンナビノイド 189
間脳 188
カンプトテシン誘導体 415
眼房水 308, 312
漢方鎮咳薬 243
カンレノ酸カリウム 277, 279

き

気管 234
気管支 234
気管支ぜん息 91, 147
気管支ぜん息治療薬 245, 247
基材 426
キサンチンオキシダーゼ阻害薬 167
キサンチン誘導体 228, 248
寄生性皮膚疾患治療薬 427
キタサマイシン 362
喫煙 389
拮抗作用 5
拮抗的二重支配 77
基底層 425
気道クリアランス 243
気道粘液修復薬 245
気道粘液溶解薬 244
気道分泌液 234
気道分泌促進薬 244
キナ 253
キニーネ 383
キニジン 55, 128–130, 132
キニナーゼ 154
キニナーゼⅡ 141
キニノーゲン 154
キニン受容体 154
キヌプリスチン 365
機能ゲノム科学 3
機能検査薬 450, 463

機能的拮抗作用 6
キノロン系抗菌薬 367
気分安定薬 214
逆性石けん 387
逆転写酵素阻害薬 376–378
キャンディン系抗真菌薬 380
吸収性制酸薬 255
急性前骨髄球性白血病 436
急速静脈投与 43
吸着薬 264, 266
吸入麻酔薬 191
競合的拮抗作用 6
競合的拮抗反応 7
強心作用 115, 125
狭心症 133, 135
強心配糖体 124
強心薬 122, 123
胸腺ホルモン 176
強直間代発作 206
強膜 308
協力作用 5
キョートルフィン 200
局所止血薬 292
局所性制酸薬 255
局所脳血液量の測定 456
局所麻酔薬 109, 263, 310
巨赤芽球性貧血 301, 446, 447
去痰薬 243
キロミクロン 143
金化合物 184
筋弛緩薬 215
金チオリンゴ酸ナトリウム 184
筋肉融解 144

く

グアイフェネシン 244
クアゼパム 195, 196
グアニル酸シクラーゼ 122
グアネチジン 138–140
グアヤコールスルホン酸カリウム 244
隅角 308, 310
クエチアピン 55, 210, 211
クエン酸ガリウム 460
クエン酸第一鉄ナトリウム 300
クエン酸鉄アンモニウム 455
クエン酸ナトリウム 255, 298
駆虫薬 384
屈筋反射 215
クッシング症候群 338
クッパー細胞 171
駆風薬 253
クマリン誘導体 297
苦味健胃薬 252
クラーレ 106
クラドリビン 394
グラニセトロン 55, 263

索 引

クラブラン酸　359
クラリスロマイシン
　　　　　　261, 361, 362, 371
グリア細胞　189
グリア細胞由来神経栄養因子　182
クリアランス　37
クリアランス測定　463
グリクラジド　332, 333
グリコピロニウム　256
グリコペプチド系抗生物質
　　　　　　　　　　352, 363
グリセオフルブリン　381, 382
グリセリン　266, 273, 315
グリチルレチン酸　430
グリピザイド　55
グリベンクラミド　51, 55, 332, 333
グリメピリド　332, 333
クリンダマイシン　363, 428
グルカゴン　329
グルカゴン様ペプチド-1　327
クルクミン　268
グルコースオキシダーゼ・ペルオキシダーゼ比色法　466
グルコース負荷試験　331
グルタチオン　311
グルタミン酸　190, 446
グルタミン酸受容体　227
グルタラール　386, 387
くる病　347, 437
クレアチニン　269
グレーブス病　321
クレスチン　177
クレゾール石けん　386
クレチン病　325
グレリン　320, 350
クレンブテロール　281
クロード・ベルナール　106
クローン病　267
クロキサシリン　355, 356, 359
クロコナゾール　382, 427
クロザピン　210, 211
クロストリジウム・ディフィシル
　　　　　　　　　　　　363
クロタミトン　433
クロトリマゾール　382, 427
クロナゼパム　55, 207-209
クロニジン　89, 138, 139
クロバザム　207, 209
血管収縮薬　311
クロピドグレル　55, 295, 296
クロファジミン　371
クロフィブラート　144, 145
クロフェダノール　241, 242
クロベタゾールプロピオン酸エステル　157, 158, 429, 430
クロベタゾン酪酸エステル　430
クロペラスチン　241, 242
クロミフェン　341, 342
クロミプラミン　51, 55, 213, 281

クロモグリク酸
　　　　161, 246, 250, 315, 431
クロラムフェニコール
　　　　　　47, 48, 352, 360, 428
クロルジアゼポキシド　261
クロルゾキサゾン　55
クロルタリドン　276
クロルフェニラミン　55, 164
クロルフェネシン　216
クロルプロパミド　332, 333
クロルプロマジン　47, 210, 263
クロルヘキシジン　386, 387
クロルマジノン　282-284, 341, 410
クロロエチラミン　390
クロロキン　55, 383
クロロチアジド　272, 276

け

経口血糖降下薬　332
経口避妊薬　341
経口ブドウ糖負荷試験　465
ケイ酸アルミニウム　266
形質転換増殖因子　181
経中心静脈高カロリー輸液　306
ケイヒ　253
経皮的冠動脈インターベンション　133
痙れん性便秘　263
痙れん発作　369
下剤　263
ケシ　201
ゲスターゲン　339
ゲストノロン　283, 341
ケタミン　192
血圧の調節　88
血液凝固　287
　　――のカスケード　289
血液凝固因子　290, 440
血液凝固因子抗体迂回活性複合体
　　　　　　　　　　　　291
血液凝固促進薬　291
血液の組成　287
血管運動中枢　88
血管拡張薬　123, 138, 140
血管強化薬　292
血管系　121
血管作動性腸管ペプチド　108
血管収縮薬　311
血管造影剤　453
血管透過性亢進　146
血管内皮増殖因子　181
血管平滑筋　121, 122
血管平滑筋細胞　121
結合実験　9
血行促進薬　434
血漿　287
結晶性インスリン亜鉛水性懸濁注
　　　　　　　　　　　　332

血漿増量薬　306
血小板活性化因子　153, 246
血小板凝集抑制作用　158
血小板由来成長因子　181
血清　287
血栓形成　287
血栓症　293
血栓性疾患　293
血栓塞栓症　293
血栓溶解　287
血栓溶解機構　288
血栓溶解薬　298
血糖値測定　466
結膜　308
血友病　290
ケトコナゾール　55, 382, 427
ケトシクラゾシン　200
ケトチフェン　165, 250, 315, 431
ケトプロフェン　430
ケトライド系抗生物質　363
解熱鎮痛薬　156
ゲノム　61
ゲノム創薬　61, 65
ゲノム薬理学　3, 61, 63
ゲフィチニブ　24, 417
ケミカルバイオロジー　65
ケミカルメディエーター　146, 148
ケミカルメディエーター遊離抑制薬
　　　　　　　　　　　　161
ゲムシタビン　397
ゲムツズマブオゾガマイシン　419
ゲメプロスト　423
ケモカイン　178
健胃・消化薬　252
嫌気的代謝　118
幻肢痛　198
嫌酒療法　233
ゲンタマイシン　311, 360, 428
ゲンチアナ　253
ゲンノショウコ　266
原発開放隅角緑内障　312
原発閉塞隅角緑内障　312
原発緑内障　312

こ

抗 CD20 モノクローナル抗体
　　　　　　　　　　　　186
抗 HIV 薬　372, 376
抗 IL-1 受容体モノクローナル抗体
　　　　　　　　　　　　186
抗 IL-6 受容体抗体　185
抗 TNF-α モノクローナル抗体製剤
　　　　　　　　　　　　185
抗悪性腫瘍薬　388, 389
降圧薬　137
降圧利尿薬　141
抗アルドステロン薬　272, 277

抗アレルギー薬　161, 431
抗アンドロゲン薬　282, 284, 411
抗インフルエンザウイルス薬
　　　　　　　　　　　372, 374
抗ウイルス薬　372, 428
抗うつ薬　212
抗エストロゲン薬　342, 407
抗炎症薬　156, 186
抗ガストリン薬　258
高カロリー輸液　306
抗肝炎ウイルス薬　372, 375
交感神経　76
抗感染症薬　351
後眼房　308
抗寄生虫薬　382
好気的代謝　118
抗吸虫薬　383, 385
抗凝血薬　296
抗狭心症薬　133, 134
抗菌スペクトル　351
抗菌薬　310, 351, 354
攻撃因子抑制薬　255
高血圧症　137, 273
抗結核薬　369
抗血小板薬　223, 293
抗原虫薬　383
抗原提示細胞　171
抗抗酸菌薬　369
抗甲状腺薬　323, 326
抗コリン薬
　　　　104, 246, 249, 256, 263, 264
虹彩　308-310
高脂血症　142, 143
鉱質コルチコイド　334-337
膠質輸液　306
甲状腺機能診断　459
甲状腺刺激ホルモン　321
甲状腺刺激ホルモン放出ホルモン
　　　　　　　　　　　　　318
甲状腺シンチグラフィ　457
甲状腺ホルモン　320, 321
甲状腺ホルモン製剤　323
抗条虫薬　383, 385
抗真菌薬　379, 427
高浸透圧薬　315
合成黄体形成ホルモン　342
合成抗菌薬　351, 365
抗精神病薬　209
向精神薬　209
合成ヒドロタルサイト　255
抗生物質　351, 354
合成卵胞ホルモン　342
光線過敏症　430
抗線虫薬　383, 384
抗蠕虫薬　383, 384
抗線溶薬　291
抗躁薬　214
酵素的分析　466

抗体依存性細胞作動性細胞傷害活性
　　　　　　　　　　　　　416
抗体産生機構　171
抗男性ホルモン薬　343
抗てんかん薬　197
後天性免疫不全症候群　376
喉頭　234
抗トキソプラズマ薬　383, 384
抗トリコモナス薬　383, 384
高尿酸血症　148
紅斑性狼瘡　132
高比重リポタンパク質　143
抗ヒトTリンパ球ウサギ免疫グロ
　ブリン　304
抗ヒト胸腺細胞ウマ免疫グロブリン
　　　　　　　　　　　175, 304
抗不安薬　211
抗副腎皮質ホルモン薬　337, 338
抗不整脈薬　113, 126, 129
　――の分類　129
抗プラスミン薬　291
高プロラクチン血症　321
高分子キニノーゲン　154
抗ペプシン薬　256
抗ヘルペスウイルス薬　372
抗放線菌薬　382
硬膜外麻酔　113
抗マラリア薬　383
抗リウマチ薬　183
抗利尿ホルモン　270, 320, 322, 323
抗リンパ球抗体　175
コール酸　268
コカイン　86, 109, 112, 113, 229
呼吸器キノロン　368
呼吸筋　235
呼吸興奮薬　235
呼吸促進薬　235
呼吸中枢　235
呼吸中枢刺激薬　235
呼吸鎮静薬　238
コショウ　253
ゴセレリン　284, 285, 319, 412, 413
骨芽細胞　346
骨シンチグラフィ　457, 459
骨粗鬆症　348, 439
骨粗鬆症治療薬　346
骨軟化症　347, 437
骨パジェット病　348
コデイン　47, 51, 55, 202, 240
ゴナドトロピン　321, 339
ゴナドトロピン放出ホルモン　318
ゴナドレリン　319, 320, 464, 465
五倍子　266
コバマミド　301, 302, 447
コバラミン　447
個別化医療　61
コラー　109
コリスチン　363

コリンアセチルトランスフェラーゼ
　　　　　　　　　　　　　　99
コリンエステラーゼ阻害薬
　　　　　　　　　　　102, 309
コリングリセロリン酸　154
コリン作動薬　101
コリントランスポーター　100
コルサコフ症候群　441
コルチコイド　172
コルチコステロイド　172
コルチコステロン　335
コルチコトロピン放出ホルモン
　　　　　　　　　　　　　319
コルチゾール　23, 335-338
コルチゾン　156, 158, 303, 337, 338
コルヒチン　167, 168
コルホルシンダロパート　124, 126
コレカルシフェロール
　　　　　　　345, 346, 436, 437
コレシストキニン
　　　　　　　251, 268, 350, 464
コレスチラミン　144, 145
コレステロール　143
コレラ毒素　19
コンドロイチン硫酸・鉄コロイド
　　　　　　　　　　　　　300
コンドロイチン硫酸ナトリウム
　　　　　　　　　　　　　311
コンパートメント理論　34
コンパウンド 48/80　149

さ

サイアザイド系利尿薬　272, 274
細菌製剤　177
サイクロセリン　352, 370
最小発育阻止濃度　351
最小有効量　5
再生不良性貧血治療薬　303
最大有効量　5
催胆薬　268
サイトカイン　22, 177, 178
サイトカイン受容体　22
サイトカインネットワーク
　　　　　　　　　　　172, 178
催吐薬　261
細胞周期　389
細胞傷害性Tリンパ球抗原4免疫
　グロブリンキメラタンパク　186
細胞情報伝達機構　3
細胞浸潤　146
細胞性免疫　172
細胞増殖因子　181
細胞毒薬　175
細胞内情報伝達機構　14
細胞壁合成阻害薬　352
細胞膜機能阻害薬　352
催眠薬　192

索　引

サイモシン　176
サイロトロピン　321
鎖環状ポリペプチド系　363
サキナビル　55, 372, 378
左脚　118
酢酸ナトリウム　255
サクシニルコリン　102, 104, 107
痤瘡治療薬　434
ザナミビル　372, 374
サニルブジン　372
ザフィルルカスト　55, 163, 250
サブスタンス P　108
サフラジン　31
サポニン　244
サラゾスルファピリジン
　　　　184, 267, 268, 366, 367
サリシン　158
サリチル酸　45, 48, 158, 434
サリチル酸中毒　159
サリチル酸ナトリウム　158, 159
サリチル酸メチル　158, 159
サリチル酸誘導体　157
サリドマイド　60, 185, 371
ザルシタビン　372
サルファ剤　365
サルブタモール　247
サルポグレラート　294-296
サルメテロール　82, 92, 248
酸化亜鉛　434
酸化セルロース　292, 293
酸化マグネシウム　255
三環系抗うつ薬　87, 213, 281
サンショウ　253
酸素　238
散瞳薬　309
サントニン　383

し

次亜塩素酸ナトリウム　386
ジアスターゼ　253
ジアセチルモルヒネ　202
ジアセトキシフェニルイサチン
　　　　　　　　　　　　265
ジアゼパム
　　　48, 51, 55, 207-209, 212, 261
シアナミド　233
シアノコバラミン　301, 302, 447
ジアフェニルスルホン
　　　　　　　　48, 52, 55, 371
シェーグレン症候群　101
ジエチルカルバマジン　383-385
ジエチルスチルベストロール
　　　　　　　　　　　341, 342
ジエチレントリアミン五酢酸テクネ
　　チウム　460
ジオクチルコハク酸ナトリウム
　　　　　　　　　　　264, 265

視覚サイクル　435
歯牙着色　361
弛緩性便秘　263
磁気共鳴イメージング　450
磁気共鳴イメージング診断法　453
色素細胞　425
ジギタリス　124, 132
ジギトキシン　55, 124, 125
子宮作用薬　421
子宮弛緩薬　424
子宮収縮薬　422, 423
糸球体　269, 271
糸球体ろ過　269
シクラシリン　356
シクロオキシゲナーゼ
　　　　　　　　151, 157, 186
ジクロキサシリン　355, 356, 359
シクロスポリン
　　　　　24, 55, 173, 304, 305
シクロピロクスオラミン　382, 428
シクロピロロン系薬物　196
シクロフィリン　174
ジクロフェナク　55, 160, 186, 430
シクロペントラート　105, 309, 310
シクロホスファミド
　　　　　　　　45, 55, 175, 390
刺激受容器　239
止血薬　290
ジゴキシン　41, 124, 125
自己分泌　26
ジサイクロミン　256
シサプリド　254
次サリチル酸ビスマス　266
脂質異常症　142
止瀉薬　263, 266
視床　188
視床下部　188
視床下部ホルモン　317, 318
次硝酸ビスマス　261, 266
糸状虫症　384
シシリアン・ガンビット　129, 132
ジスチグミン
　　　　102, 103, 281, 282, 309, 310
システイニルロイコトリエンタイプ
　　1 受容体　163
シスプラチン　263, 413, 414
ジスルフィラム　55, 233
ジスルフィラム様作用　358
自然免疫　169
ジソピラミド　55, 128-132
シゾフィラン　177
シソマイシン　360
ジダノシン　372, 376, 377
シタラビン　396
シタラビンオクホスファート　397
疾患修飾性抗リウマチ薬　183
シデフェロン　300
自動能不整脈　127

耳毒性　360
シトクロム P450　45, 50
ジドブジン　55, 372, 376, 377
シナプス　189
シネオール　268
ジノスタチンスチマラマー　400
ジノプロスト　423
ジノプロストン　423
ジヒドロエルゴタミン　95
ジヒドロコデイン　240
ジヒドロテストステロン　340, 342
ジヒドロピリジン系　136, 141
ジヒドロプテリン酸合成酵素　366
ジヒドロ葉酸還元酵素
　　　　　　　　353, 366, 397
ジヒドロ葉酸還元酵素阻害
　　　　　　　　　　　366, 393
ジピベフリン　313, 314
ジピリダモール　233
ジフェニドール　233
ジフェニルヒダントイン　207
ジフェニルピペリジノブタノール
　　　　　　　　　　　　256
ジフェンヒドラミン
　　　　　　164, 232, 263, 431
ジブカイン　102
シブトラミン　231
ジフルコルトロン吉草酸エステル
　　　　　　　　　　　　430
ジフルプレドナート　430
ジプロフィリン　232
シプロフロキサシン　55, 367-369
シプロヘプタジン　165
ジフロラゾン酢酸エステル　430
ジベカシン　311, 360
シベンゾリン　55, 129, 130, 132
脂肪輸液　306
ジメチコン　254
シメチジン　47, 55, 257, 258
ジメチルイソプロピルアズレン
　　　　　　　　　　　　430
ジメチルポリシロキサミン　254
ジメフリン　235, 236
ジメモルファン　241
ジメンヒドリナート　232, 263
次没食子酸ビスマス　261, 266
ジモルホラミン　229, 230, 235, 236
ジャクスタクリン　26
瀉下薬　263, 264
収斂薬　264, 434
縮瞳　202
縮瞳薬　309
熟眠障害　193
種差　64, 68, 69, 71
主細胞　251
酒石酸カリウムアンチモン　262
腫脹　146
腫瘍　388

腫瘍壊死因子　156, 181
腫瘍壊死因子α　180, 331
腫瘍シンチグラフィ　457, 460
受容体　6
シュレム管　308, 310
峻下剤　264
消化管ホルモン　350
消化酵素剤　253
消化性潰瘍治療薬　254
消化薬　253
笑気ガス　191
ショウキョウ　253
小柴胡湯　375
硝酸イソソルビド　135
硝酸薬　134, 135
硝子体　308
上室性頻拍　133
上室性頻脈　132
上室性不整脈　131, 133
脂溶性ビタミン　434
条虫症　385
小腸刺激下剤　265
小腸性下剤　264
消毒薬　385
消毒用エタノール　386
小脳　188
上皮層　425
上皮増殖因子　181
静脈還流曲線　123
静脈麻酔薬　191
上流機序　124
初回通過効果　40, 46
褥瘡治療薬　432
食道静脈瘤硬化・止血薬　293
食欲抑制薬　231
ジョサマイシン　362
ショ糖硫酸エステルアルミニウム塩
　　　　　　　　　　　　256
徐波睡眠　193
徐脈性不整脈　125, 127
シラスタチン　358
自律神経　76
自律神経節遮断薬　140
視力障害　371
ジルチアゼム
　　　　　55, 129, 131, 133, 136
シルデナフィル　55, 109, 142, 285
シルド・プロット　8
シルニジピン　136
シロスタゾール　224, 225, 294, 295
シロドシン　94, 95, 282
シロリムス　173
死ワクチン　183
心機能曲線　123
腎機能検査薬　463
心筋　120
　――の収縮　115
心筋活動電位　118

心筋虚血　118
心筋血流シンチグラフィ　457
心筋血流シンチグラフィ用放射性医
　薬品　457
心筋シンチグラフィ　457
真菌製剤　177
腎クリアランス　269
シングルフォトン放出核種　455
神経因性疼痛　198
神経栄養因子　182
神経筋遮断薬　106
神経細胞　189
神経成長因子　182
神経分泌ニューロン　317
腎血漿流量　270
シンコニズム　132
深在性抗真菌薬　379
心室細動　127
心室性期外収縮　132
心室性不整脈　133
心室頻拍　132
浸潤性下剤　264, 265
浸潤麻酔　113
尋常性乾癬　439
尋常性白斑治療薬　433
腎シンチグラフィ　457, 460
腎性骨ジストロフィー　347
腎性尿崩症　274
腎性貧血治療薬　301
新生物　388
振戦麻痺　217
腎臓ホルモン　344
診断薬　450
シンチカメラ　451
伸張反射　215
心的外傷後ストレス障害　229
心電図　118
浸透圧利尿薬　272, 273
心毒性　114
シンバスタチン　55, 144
シンフィブラート　144, 145
心不全　122, 125, 126
心房細動　118, 132
心房性ナトリウム利尿ペプチド
　　　　　　　　　　　126, 272

す

水酸化アルミニウム　255
水晶体　308-310
膵臓ホルモン　327
錐体細胞　309
膵島　327
睡眠深度　193
水溶性造影剤　452
水溶性ビタミン　441
スキサメトニウム　102, 104, 107
スキャッチャード・プロット　10

スクアレン-2,3-エポキシダーゼ阻
　害　380
スクシミド系　208
スクラルファート　256, 260, 267
スコポラミン　108, 310
スタチン系薬物　144
スチール現象　134
ステロイド外用薬　429
ステロイド受容体遮断薬　338
ステロイド性抗炎症薬　156, 187
ステロイドホルモン合成阻害薬
　　　　　　　　　　　　339
ステント　133
ストラウプの挙尾反応　202
ストリキニーネ　215, 230, 231
ストレプトマイシン
　　　　　　359, 360, 369, 370
スニップ　65
スパルフロキサシン　367, 368
スピロノラクトン
　　　23, 272, 275, 277, 279, 337, 339
スプラタスト　250, 431
スプロフェン　55, 430
スペクチノマイシン　360
スマトリプタン　205
スルコナゾール　382, 427
スルタミシリン　356
スルバクタム　359
スルピリド　210, 211, 253, 261, 263
スルピリン　159
スルファサラジン　184
スルファジアジン　428, 433
スルファジアジン銀　428
スルファジメトキシン　366
スルファドキシン　383
スルファドキシン・ピリメタミン合
　剤　383
スルファニルアミド　366
スルファピリジン　267, 367
スルファフェナゾール　55
スルファメトキサゾール　366
スルファモノメトキシン　366
スルフェンアミド　258
スルベニシリン　356
スルホニル尿素薬　328, 332
スルホンアミド系抗菌薬　352, 365
スルホン系　352, 371

せ

生活習慣病　330
性差　68, 71
制酸薬　255
正常眼圧　312
精神運動発作　206
精製ツベルクリン　467
性腺機能不全　341
性腺刺激ホルモン　321, 339

索引　553

生体内薬物利用度　40
生体の恒常性　316
成長ホルモン　322
成長ホルモン放出ホルモン　320
制吐薬　261
生物学的応答調節剤　177
生物学的製剤　185
生物情報学　64
生物反応修飾剤　177
性ホルモン　339
生理学的拮抗作用　6
セカンドメッセンジャー　14
脊髄介在神経　230
脊髄反射　215
脊髄麻酔　113
咳中枢　238, 240
セクレチン　251, 258, 316, 350, 465
セコバルビタール　197
セチプチリン　213, 214
セチリジン　431
赤血球の分化・成熟　300
節後線維　76
接触クリン　26
節前線維　76
セトロレリクス　319
セビメリン　101
セファエリン　262
セファクロル　356, 357
セファゾリン　356, 357
セファトリジン　357
セファドロキシル　357
セファマイシン系　356
セファレキシン　357
セファロスポリナーゼ　357
セファロスポリン系　356
セファロチン　357
セフィキシム　357
セフェピム　357
セフェム系抗生物質　356
セフォジジム　357
セフォゾプラン　357
セフォタキシム　357
セフォチアム　357
セフォチアム ヘキセチル　357
セフォペラゾン　356, 357, 359
セフカペン ピボキシル　357
セフジトレン ピボキシル　357
セフジニル　357
セフスロジン　357
セフタジジム　357
セフチゾキシム　357
セフチブテン　357
セフテラム ピボキシル　357
セフトリアキソン　357
セフピラミド　357
セフピロム　356, 357
セフブペラゾン　357, 358
セフポドキシム プロキセチル　357

セフミノクス　357, 358
セフメタゾール　356–358
セフメノキシム　357
セフロキサジン　357
セフロキシム アキセチル　357
セボフルラン　55, 191
ゼラチン　292
セラトロダスト　163, 250
セラペプターゼ　245
セリプロロール　98
セルニチンポーレンエキス　282
セルモロイキン　176
セルレイン　464
セレギリン　221
セレコキシブ　55, 186
セロトニン　150, 190
セロトニン受容体　14, 150
セロトニン受容体遮断薬　253, 254
セロトニン・ドパミン受容体遮断薬　211
セロトニン・ノルアドレナリン再取り込み阻害薬　214
線維芽細胞成長因子　432
前眼房　308, 310
前向性健忘　195
染色体　61
全身麻酔薬　190
ぜん息治療薬　245, 247
選択的エストロゲン受容体モジュレーター　341, 349
選択的セロトニン再取り込み阻害薬　214
選択毒性　351
善玉コレステロール　143
前庭性めまい　232
先天性副腎肥大症　337
先天緑内障　312
センナ　264, 265
センブリ　253
前立腺がん　284, 341, 343
前立腺特異抗原　284
前立腺肥大　95, 282, 341, 343

そ

草烏頭　108
躁うつ病　214
造影検査　451
造影剤　450
相加作用　6
早期覚醒　193
双極性障害　212, 214
造血因子　178
造血薬　299
相乗作用　6
爪白癬　427
創薬　2
即時痛　198

速波睡眠　193
続発緑内障　312
組織呼吸　234
組織プラスミノーゲンアクチベーター，組織プラスミノーゲン活性化因子　133, 223, 288, 299
ソタロール　128–131, 133
速効性インスリン分泌促進薬　333
ゾテピン　55
ゾニサミド　207, 208
ゾピクロン　55, 196
ソマトスタチン　55, 320, 329
ソマトメジン C　322
ソマトレリン　320
ソマトロピン　322
ソリフェナシン　105, 106, 280
ゾリンジャー・エリソン症候群　447
ソルコセリル　432
ゾルピデム　55, 196
ゾルミトリプタン　205

た

ターメロン　268
第 I 因子　288, 290
第 Ia 因子　288
第 II 因子　288
第 IIa 因子　288
第 VII 因子　290
第 VIII 因子　290
第 8 脳神経　232
第 8 脳神経障害　360
第 IX 因子　290
第 XIII 因子　291
体液性免疫　171
ダイオウ　265
体温調節中枢　146
体外診断用医薬品　450, 465
代謝拮抗薬　393
代謝比　53
帯状疱疹　428
体性神経　76
耐性プラスミド　353
大腸がん　388
大腸刺激下剤　265
大腸性下剤　264
耐糖能　465
大脳皮質　188
大脳辺縁系　188
ダイノルフィン A　200
ダイマー型ヨード造影剤　452
退薬症状　202
タウタンパク質　226
ダウノマイシン　400, 401
ダウノルビシン　400
タカジアスターゼ　253
タカルシトール　432
ダカルバジン　392

タキソイド系　405
タキソール誘導体　405
ダクリズマブ　176
タクリン　227
タクロリムス　24, 55, 173, 185, 432
多元受容体標的化抗精神病薬　211
タザノラスト　162
多シナプス反射　215
タゾバクタム　359
多段階発がん説　388
ダナゾール　343
ダナパロイドナトリウム　296
タミバロテン　436
タムスロシン　94, 95, 282, 283
タモキシフェン
　　22, 23, 55, 339, 341, 342, 407
タランピシリン　356
タリペキソール　220
タルチレリン　318
ダルテパリンナトリウム　296
ダルホプリスチン　365
田原結節　118
単球　171
単球/マクロファージコロニー刺激
　　因子　305
単極性躁病　212
単光子放出核種　455
炭酸カルシウム　255
炭酸水素ナトリウム　255
炭酸脱水酵素　274
炭酸脱水酵素阻害薬
　　　　　　　　209, 272, 273, 314
炭酸リチウム　214
単シナプス反射　215
胆汁排出促進薬　268
胆汁分泌促進薬　268
単純疱疹　428
男性性腺機能低下症　342
男性ホルモン　303, 334, 339, 341
タンドスピロン　212
ダントロレン　108
タンニン酸アルブミン　266
タンニン酸製剤　264, 266
タンパク質合成阻害薬　352
タンパク同化ステロイド　303, 343

ち

チアジド系利尿薬
　　　　　　　　141, 272, 274, 275
チアゾリジン誘導体　334
チアマゾール　324, 326
チアミラール　192, 197
チアミン　441
チアンフェニコール　360
チェーン・ストークス呼吸　201
チエノジアゼピン誘導体　194, 195
チオイノシン一リン酸　393

チオウラシル　48
チオシアネート　324
チオテパ　390, 391
チオトロピウム　104, 105, 249, 250
チオペンタール　47, 191, 192, 197
チオ硫酸ナトリウム　463
チオルファン　31
チキジウム　105
蓄尿障害治療薬　280
蓄尿症状　95
チクロピジン
　　　　　　55, 223, 233, 294–296
チザニジン　216
致死性不整脈　133
チソキナーゼ　299
チニダゾール　383, 384
チペピジン　241, 242
緻密斑　271
チモポエチン　180
チモロール　51, 55, 96, 97, 313
注意欠陥/多動性障害　229
中間比重リポタンパク質　143
中心窩　308
中枢神経興奮薬　228
中枢性筋弛緩薬　214
中枢性交感神経遮断薬　138
中枢性催吐薬　261, 262
中枢性鎮咳薬　239, 240
中枢性鎮吐薬　262, 263
中枢性めまい　232
中途覚醒　193
超音波診断装置　451
超音波診断法　450
超音波造影剤　462
腸クロム親和性細胞　150, 254
腸クロム親和性様細胞　251
腸収斂薬　266
超常磁性酸化鉄製剤　455
チョウセンアサガオ　108
超低比重リポタンパク質　143
直腸性便秘　263
チラミン　87
治療係数　5
チロキシン　23, 320, 325, 326
チロシンキナーゼ　19
チロシンキナーゼ型受容体　12
チロシンキナーゼ阻害薬　417
チロシン水酸化酵素　83
チロシンヒドロキシラーゼ　83
鎮咳薬　238
チン小帯　308, 309
鎮痛薬　110, 198
鎮吐薬　262
鎮痒薬　433

つ

痛覚過敏　198

痛覚伝導路　199
通仙散　108
痛風　148
痛風治療薬　167
ツボクラリン　101, 106
ツロブテロール　248

て

定型抗精神病薬　210
低血圧麻酔　108
テイコプラニン　363
定常状態　38, 42
低比重リポタンパク質　143
テーラーメイド医療　53, 61, 64
テオフィリン
　　36, 47, 55, 228, 237, 246, 248, 369
テオブロミン　55, 228, 248
テガフール　52, 55, 393, 395
デカメトニウム　107
適応障害　212
デキサメタゾン　55, 157, 158, 187,
　　250, 303, 337, 338
デキサメタゾン吉草酸エステル
　　　　　　　　　　　　　　430
デキサメタゾンプロピオン酸エステ
　　ル　430
デキストラン硫酸エステル　256
デキストロメトルファン
　　　　　　　　　　53, 55, 241
テクネガス　461
テクネチウムスズコロイド　461
テクネチウム大凝集人血清アルブミ
　　ン　461
デシプラミン　55, 213
テストステロン
　　　　　23, 55, 283, 340, 341, 406
テストステロンエナント酸エステル
　　　　　　　　　　　　303, 304
デスフルラン　191
デスモプレシン　323
テセロイキン　176
デソゲストレル　341
鉄　300
鉄芽球性貧血治療薬　301
鉄欠乏性貧血治療薬　299
鉄製剤　300
鉄製剤解毒薬　300
テトラカイン　112, 113
テトラガストリン　464
テトラコサクチド　322
テトラサイクリン系抗生物質
　　　　　　　　　　352, 361, 428
テトラヒドロゾリン　311
テトラヒドロ葉酸　366
テトラブロモフェノールブルー
　　　　　　　　　　　　　　467
テトラベナジン　28

テトロホスミンテクネチウム　458
テノキシカム　55
デノパミン　124, 126
テノホビル　372
テノホビル ジソプロキシル
　　　　　　　　376, 377
デヒドロアスコルビン酸　448
デヒドロエピアンドロステロン
　　　　　　　　335
デヒドロコール酸　268
デヒドロコレステロール　438
デヒドロペプチダーゼⅠ　358
デフェロキサミン　300
デブリソキン　53
テプレノン　260
デプロドンプロピオン酸エステル
　　　　　　　　430
デメチルクロルテトラサイクリン
　　　　　　　　361
テモカプリル　52
テラゾシン　94, 95, 282, 283
デラビルジン　55, 372, 378
テリスロマイシン　362, 363
テリパラチド　346, 350
テルグリド　321
テルビナフィン　55, 380, 381, 428
テルブタリン　82, 92, 247
テレンゼピン　257
てんかん治療薬　205
点眼薬　309
伝達麻酔　113
伝導障害　128
癜風　381
デンプン部分加水分解物　465

と

トウガラシ　253
瞳孔　308-310
瞳孔括約筋　80, 309, 310
瞳孔散大筋　80, 309, 310
統合失調症　209
糖質コルチコイド
　　　　22, 156, 187, 304, 334-337
糖質輸液　306
疼痛　146
糖尿病　329
糖尿病治療薬　331
トウヒ　253
洞房結節　118
動脈硬化　142
ドキサゾシン　94, 95
ドキサプラム　236, 237
トキシコゲノミクス　56, 58
トキシコプロテオミクス分析　58
ドキシサイクリン　361
ドキシフルリジン　393, 396
トキソイド　183

トキソプラズマ　362
ドキソルビシン　55, 398, 401, 402
特異的結合量　10
トコトリエノール　439
トコフェロール　432, 439, 440
トコレチナート　432
トコン（吐根）　244, 262
吐酒石　262
トシリズマブ　24, 185, 419
トスフロキサシン　367, 368
ドセタキセル　55, 405, 406
ドネペジル　31, 55, 103, 227
ドパ　83
ドパ脱炭酸酵素，ドパデカルボキシ
　ラーゼ　83
ドパ脱炭酸酵素阻害薬　218, 219
ドパミン　27, 48, 82, 83, 92, 124,
　126, 190, 321
ドパミン β-水酸化酵素，ドパミン
　β-ヒドロキシラーゼ　84
ドパミン仮説　209
ドパミン受容体　14
ドパミン受容体遮断薬　253
ドブタミン　82, 92, 124, 126
トブラマイシン　360
トポイソメラーゼ阻害　368, 415
トラガント　264, 266
トラスツズマブ　24, 176, 418
トラセミド　55, 278
トラゾドン　55, 213, 214
トラニラスト　161, 250, 315, 431
トラネキサム酸　291, 292
トラフェルミン　432
トラマドール　55
トランスサイレチン　436
トランスペプチダーゼ　355
トリアセトキシフェニルイサチン
　　　　　　　　265
トリアゼン類　392
トリアゾール系　379
トリアゾラム　55, 195
トリアゾロピリジン系　214
トリアムシノロン
　　　　157, 158, 187, 337, 338
トリアムシノロンアセトニド
　　　　　　　303, 429, 430
トリアムテレン　272, 275, 277-279
ドリエル　164
トリカブト　108
トリグリセリド　143
トリクロホスナトリウム　198
トリクロルエタノール　198
トリクロルメチアジド　276
トリサチン　265
トリパミド　276
トリプシン　245
トリプタン系薬物　204
トリプトファン　150

トリヘキシフェニジル　222
ドリペネム　358
トリミプラミン　55
トリメタジオン　208
トリメタファン　108
トリメトプリム　352, 366, 446
トリメトベンズアミド　263
トリメブチン　254, 264
トリヨードチロニン
　　　　23, 320, 325, 326
トリヨードベンゼン　452
トリヨードベンゼン誘導体　453
トリルイソプロピルカルビノール
　　　　　　　　268
トリルメチルカルビノール　268
トリロスタン　339
トルサード ド ポワンツ　133
ドルゾラミド　313, 314
トルテロジン　105, 106, 280
トルナフタート　381, 427
トルブタミド　47, 51, 55, 332, 333
トルペリゾン　216
トレチノイン　420, 436
トレチノイントコフェリル　432
トレミフェン　55, 407
ドロキシドパ　221
トログリタゾン　60
トロピカミド　104, 105, 309, 310
トロピセトロン　55
トロポニン　117
トロレアンドマイシン　55
トロロアオイ　266
トロンビン　288-290
トロンボキサン A_2　152, 246
トロンボキサン A_2 合成酵素阻害薬
　　　　　　　　162
トロンボキサン A_2 受容体遮断薬
　　　　　　　　163
トロンボキサン A_2 抑制薬　162
トロンボモジュリン　288, 289
ドンペリドン　253, 254, 263

な

ナイアシン　444
内因系　288
内因性オピオイド　200
内活性　9
内呼吸　234
内耳神経　232
ナイスタチン　381, 382
ナイトロジェンマスタード　390
内分泌　26, 316
ナジフロキサシン　368, 428
ナチュラルインヒビター　185
ナチュラルキラー細胞　169
ナテグリニド　333, 334
ナドロール　96, 97

な

ナファゾリン　311
ナファレリン　319
ナフトピジル　94, 95, 283
ナブメトン　186
ナプロキセン　55, 160, 186
生ワクチン　183
ナラトリプタン　205
ナリジクス酸　367, 368
ナルコレプシー　229
ナルトグラスチム　305
ナロキソン　47, 202, 204, 237
軟下剤　264
ナンドロロン　303, 343

に

ニガキ　253
ニカルジピン　55, 135, 136, 141
肉腫　388
ニコチン　47
ニコチン酸　48, 144, 444
ニコチン酸アミド　444
ニコチン受容体　12
ニコランジル　135, 136
ニザチジン　257
二酸化炭素　237
二次止血機構　288
二次性副甲状腺機能亢進症　439
ニセルゴリン　55, 224
ニゾフェノン　222, 223
ニソルジピン　55
二段脈　125
ニトラゼパム
　　　47, 194–196, 207–209
ニトログリセリン　134, 135
ニトロソウレア（尿素）類　390–392
ニフェカラント　129–131, 133
ニフェジピン　135, 136, 141
ニプラジロール　313
ニムスチン　391
ニメタゼパム　195, 196
ニモジピン　55
ニューキノロン系抗菌薬
　　　　　　　310, 352, 371
入眠障害　193
ニューモシスチス肺炎治療薬　382
ニューロキニンA　108
ニューロクリン　26
尿細管　269
尿細管性アシドーシス　279
尿酸再吸収抑制薬　168
尿酸産生抑制薬　167
尿酸排泄促進薬　168
尿酸排泄薬　168
尿試験紙　467
尿素　434
尿排出障害治療薬　281
尿プラスミノーゲン活性化因子　223

尿閉　281
尿崩症　323
尿路結石　285
尿路造影剤　453
ニルバジピン　233

ぬ

ヌクレオシド系逆転写酵素阻害薬
　　　　　　　372, 376, 377

ね

ネオカルチノスタチン誘導体　400
ネオスチグミン
　　　30, 31, 102, 103, 281, 282
ネダプラチン　413, 414
ネチコナゾール　382, 428
ネチルマイシン　360
熱感　146
ネビラピン　55, 372, 378
ネフロン　269, 270
ネルソン法　43
ネルフィナビル　55, 372, 378
粘液線毛輸送　243
粘液線毛輸送系　234
粘滑性下剤　264, 265
粘滑薬　264, 266

の

ノイラミニダーゼ阻害薬　374
脳下垂体後葉ホルモン　422
脳幹　188
脳機能診断用放射性医薬品　456
脳血流シンチグラフィ　457
脳循環改善薬　222
脳シンチグラフィ　457
能動免疫療法　177
脳由来神経栄養因子　182
ノギテカン　415, 416
ノシセプチン　200
ノスカピン　240, 241
ノミフェンシン　31
ノルアドレナリン　27, 77, 82–84,
　87, 92, 124, 126, 190, 310
ノルエチステロン　341, 342
ノルエチンドロン　341
ノルエピネフリン
　　　⇒ ノルアドレナリンを見よ
ノルゲストレル　341, 342
ノルトリプチリン　55
ノルフロキサシン　310, 367, 368

は

パーキンソン病　217
バイオアベイラビリティー　40

バイオインフォマティクス
　　　　　　　60, 64, 66
バイオ製剤　185
バイオマーカー　463
肺換気シンチグラフィ　457
肺血流シンチグラフィ　457
肺高血圧症　142
肺呼吸　234
肺サーファクタント　235, 243
肺伸張受容器　239, 243
排胆薬　268
排尿障害　95
排尿障害治療薬　280
ハイブリドーマ　175
肺胞　234
肺胞上皮細胞　234
排卵誘発　319
バカンピシリン　356
パキマラン　176
麦芽ジアスターゼ　253
白癬　381
白内障　311
麦門冬湯　243
パクリタキセル　55, 405
バクロフェン　216, 217
破骨細胞　171, 346
バシトラシン　363
バシリキシマブ　176
パズフロキサシン　368
バセドウ病　321, 326
バソプレシン　270
ハッカ　253
麦角アルカロイド
　　　90, 95, 205, 422–424
麦角アルカロイド誘導体　220
発がんリスク　389
白金製剤　413
白血球減少症治療薬　305
白血球分化抗原　169
発痛物質　154, 155
発熱の機構　146
バトロキソビン　298
華岡青洲　108
パニック障害　211
パパイン　253
ハプトコリン　448
パミテプラーゼ　299
パラアミノ安息香酸　353, 366
パラアミノサリチル酸　352, 370
パラアミノ馬尿酸　269, 463, 464
パラクリン　26
パラコート　218
バラシクロビル　372
パラメタゾン酢酸エステル　303
バリビズマブ　176, 372, 379
バルガンシクロビル　372, 374
ハルシノニド　430
バルデナフィル　285

パルナパリンナトリウム 296
バルビタール 197
バルビツール酸系 196, 209
バルプロ酸 55, 207, 208, 214
ハロキサゾラム 195, 196
パロキセチン 31, 55, 213, 214
ハロタン 47, 55, 191
ハロペリドール
　　　　51, 55, 210, 211, 262
パンクレアチン 253
パンクレオザイミン 464
パンクロニウム 101, 107
半減期 37
バンコマイシン 352, 363, 364
バンコマイシン耐性黄色ブドウ球菌
　　　　369
バンコマイシン耐性腸球菌
　　　　353, 369
反射性呼吸中枢刺激薬 236
反射性催吐薬 262
ハンセン病治療薬 371
反跳性不眠 195
パンテチン 445
パンテノール 445
パントテン酸 445
パントプラゾール 258, 259
反応性うつ病 212

ひ

ビアペネム 358
ヒアルロン酸ナトリウム 187, 311
非イオン性X線造影剤 453
非イオン性造影剤 452, 454
ビウレット法 467
ピオグリタゾン 334
ビオチン 445
ビカルタミド 284, 411, 412
非競合的拮抗作用 6
ビグアナイド薬 328, 333
鼻腔 234
ピクロトキシン 230
ピクロトキシン結合部位 197
非結核性抗酸菌治療薬 371
ビサチン 265
皮質焦点発作 206
ピシバニール 176, 177
微小気泡 462
ヒス束 118
ヒスタミン 148, 149
　──の三重反応 149
ヒスタミン H_1 受容体遮断薬
　　　　164, 165, 431
ヒスタミン H_2 受容体 252
ヒスタミン H_2 受容体遮断薬
　　　　257, 258
ヒスタミン受容体 14, 148
ヒスチジン 149

ヒスチジン脱炭酸酵素 148
非ステロイド性抗炎症薬
　　　　157, 186, 429
ビスホスホネート 346
ビスホスホネート製剤 349
ビスマス製剤 261, 264, 266
ヒゼンダニ 384
ビタミン 434
ビタミンA 431, 434, 436
ビタミンA誘導体 420
ビタミンB_1 441
ビタミンB_2 442
ビタミンB_6 300, 443
ビタミンB_{12} 300, 301, 447
ビタミンC 448
ビタミンD 436
ビタミンD_3 345, 346, 349, 438
ビタミンD_3製剤 432
ビタミンD同族体 437
ビタミンE 439
ビタミンK 291, 440
ビタミンK_2 346
ビタミンK_2製剤 349
ビタミン薬 431
ビダラビン 372, 373, 428
ヒダントイン誘導体 207
非定型抗精神病薬 211
非特異的結合量 10
ヒト絨毛性ゴナドトロピン 321
ヒト免疫不全ウイルス 376
ヒドララジン 48, 52, 140, 443
ビトルテロール 247
ヒドロキシカルバミド 398
ヒドロキシジン 212
ヒドロキシ尿素 398
ヒドロキシメチレンジホスホン酸テ
　クネチウム 459
ヒドロキソコバラミン
　　　　301, 302, 447
ヒドロクロロチアジド 274, 276
ヒドロコルチゾン
　　　　157, 158, 250, 303
ヒドロコルチゾン酢酸エステル
　　　　430
ヒドロコルチゾン酪酸エステル
　　　　430
ヒドロコルチゾン酪酸エステルプロ
　ピオン酸エステル 430
ヒドロペルオキシエイコサテトラエ
　ン酸 153
非ヌクレオシド系逆転写酵素阻害薬
　　　　372, 378
ビノレルビン 404, 405
非麦角アルカロイド誘導体 220
非バルビツール酸系催眠薬 198
皮膚潰瘍治療薬 432
皮膚作用薬 425
皮膚糸状菌症 381

皮膚軟化薬 434
皮膚の構造 425, 426
皮膚の薬物動態 425
皮膚保湿薬 434
ピブメシリナム 356
ピペミド酸 368
ピペラシリン 356, 359
ピペラジン誘導体 165
ピペリジノアセチルアミノ安息香酸
　エチル 258
ビペリデン 222
ピペリドレート 106, 424, 425
非ベンゾジアゼピン系催眠薬 196
ビホナゾール 382, 428
ヒマシ油 264, 265
非麻薬性鎮咳薬 240
ピモジド 55
ピモベンダン 124
百日咳毒素 19
表在性抗真菌薬 381
表在性真菌症 427
表面麻酔 113
ピラジナミド 369, 370
ピラゾロン誘導体 159
ピラルビシン 401, 402
ピランテル 383–385
ピリドキサール 301, 303, 443
ピリドキサミン 443
ピリドキシン 301, 303, 443
ピリドスチグミン 102, 103
ピリドンカルボン酸系抗菌薬 367
ピリミジン代謝拮抗薬 395
ピリメタミン 383
ピリラミン 164
非臨床試験 56, 67
ピル 341
ピルジカイニド 129, 130, 132
ピルブテロール 247
ヒル・プロット 10
ピルメノール 129, 130, 132
ピレタニド 278
ピレノキシン 311
ピレンゼピン 105, 257
ピロカルピン
　　　　101, 309, 310, 313, 314
ピロガロールレッド・モリブデン酸
　比色法 467
ピロキシカム 55, 430
ピロミド酸 368
ビンカアルカロイド 403
ビンクリスチン 55, 403, 404
貧血 232
　──の種類 300
ビンデシン 404
ピンドロール 97, 98, 132, 133
ビンブラスチン 55, 404
頻脈性不整脈 125, 127, 130

ふ

ファーストメッセンジャー 14
ファーマコキネティクス 62
ファーマコゲノミクス 61
ファーマコダイナミクス 62
ファスジル 222, 223
ファドロゾール 341, 342, 408
ファモチジン 257, 258
ファレカルシトリオール 348, 439
ファロペネム 358
フィードバック調節 316
フィゾスチグミン
　　　102, 103, 227, 309, 310
フィチン酸テクネチウム 461
フィトナジオン 291, 440, 441
フィナステリド 283, 343, 433
フィブラート系薬物 145
フィブリノーゲン 288-290
フィブリン 288, 289
フィブリン血栓 288
フィラリア症 384
フィルグラスチム 305
フィロキノン 440
フェキソフェナジン 167, 431
フェナセチン 47, 55, 160
フェニトイン 47, 51, 55, 207, 208
フェニル酢酸誘導体 160
フェニル尿素誘導体 207
フェニルプロパノール 268
フェニレフリン 82, 92, 309, 310
フェネチシリン 355, 356
フェノール 386
フェノールスルホンフタレイン
　　　　　　　　　463, 464
フェノールフタレイン 264, 265
フェノチアジン系 210
フェノチアジン誘導体
　　　　　　　165, 166, 263
フェノバリン 264, 265
フェノバルビタール
　　　45, 55, 197, 207-209, 446
フェノフィブラート 145
フェリチン 299
フェルビナク 430
フェルモキシデス 455
フェロジピン 55
フェンタニル 55, 203
フェントラミン 93, 94
フェンブフェン 369
フェンホルミン 333
不応期 119
不応性 115
フォリトロピン 322
フォルスコリン 126
フォレスターの分類 123
フォン・ヴィレブランド因子 288

不活化ワクチン 183
副交感神経 76
副甲状腺機能低下症 348
副甲状腺ホルモン
　　　　343, 344, 350, 437
副細胞 251
副腎皮質機能不全症 337
副腎皮質刺激ホルモン 322
副腎皮質刺激ホルモン放出ホルモン
　　　　　　　　　　319
副腎皮質ステロイド
　　22, 156, 250, 303, 337, 428, 429
副腎皮質ホルモン
　　334 ⇒ 副腎皮質ステロイドも見よ
副腎肥大 337
複方ヨード・グリセリン 386
ブクラデシン 124, 126, 127, 433
ブコローム 55, 168
五倍子（フシ） 266
フシジン酸 364, 365, 428
浮腫 273
ブシラミン 184
ブスルファン 391
不整脈 126
ブセレリン 319
フタラール 386, 387
ブチルスコポラミン 104, 105, 256
ブチロフェノン系 211
物理的診断法 450
ブデソニド 250
ブテナフィン 382, 428
プテリジン 446
プテロイルグルタミン酸 446
フドステイン 244, 245
ブトルファノール 204
ブトロピウム 256
ブナゾシン 94, 95, 139, 140, 314
負のフィードバック調節 316
ブピバカイン 112, 113
ブフェキサマク 430
ブプレノルフィン 55, 203
部分活性薬 6, 9
フマル酸第一鉄 300
不眠症 192, 193
ブメタニド 278
ブラウノトール 260, 261
フラジオマイシン 360, 428
プラジカンテル 383, 385
ブラジキニン 141, 154
プラスミノーゲン 288, 289
プラスミノーゲンアクチベーター
　　　　　　　　　　289
プラスミノーゲンアクチベーターインヒビター-1，プラスミノーゲン活性化抑制因子1 182, 288
プラスミン 288, 289
プラゾシン 94, 95, 139, 140, 282
プラバスタチン 144

フラビンアデニンジヌクレオチド
　　　　　　　　　311, 442
フラビンモノヌクレオチド 442
フラボキサート 281
プラミペキソール 220
プラリドキシム 102, 103
プランルカスト 163, 250
プリマキン 383
プリマミド 257
プリミドン 207, 209
プリン代謝拮抗薬 175, 393
フルオキセチン 31
フルオシノニド 338, 430
フルオシノロンアセトニド 430
フルオランテン 268
フルオロウラシル 393, 395
フルオロデオキシグルコース 460
プルキンエ細胞 118
フルコナゾール 55, 379-381
フルシトシン 379-381
フルスルチアミン 442
フルタミド 284, 343, 411
フルダラビン 394
フルチカゾン 250
フルドロコルチゾン 336-338
フルニトラゼパム 55, 195, 196
フルバスタチン 55
フルフェナジン 55, 210, 211
フルボキサミン
　　　　31, 51, 55, 213, 214
フルマゼニル 238
フルメタゾンピバル酸エステル
　　　　　　　　　　430
フルラゼパム 55, 195, 196
プルリフロキサシン 368
フルルビプロフェン 55, 430
ブレオマイシン 399
フレカイニド 51, 55, 129, 130, 132
プレカリクレイン 289
プレグナンジオール 434
プレグネノロン 335
プレドニゾロン 45, 157, 158, 187, 250, 303, 337, 338, 429, 430
プレドニゾロン吉草酸エステル酢酸エステル 430
プレビタミン D_3 438
フレロキサシン 368
フロイト 109
プロオピオメラノコルチン 322
プロカイン 47, 109, 112, 113
プロカインアミド
　　　45, 48, 52, 128-130, 132
プロカテロール 247
プロカルバジン 392
プロキシフィリン 124, 126, 127
プログアニル 55, 383
プログルミド 52, 350
プロクロルペラジン 233

索引

プロゲスチン　339
プロゲステロン　23, 335, 339
プロスタグランジン　422, 423
プロスタグランジン D_2　152
プロスタグランジン E_1　142, 432
プロスタグランジン E_2　142, 152
プロスタグランジン $F_{2\alpha}$　152
プロスタグランジン I_2　152, 288
プロスタグランジン誘導体　314
プロスタグランジン類　151, 246
プロスタサイクリン　142, 152, 288
フロセミド　272, 278, 360
プロタミン　296
プロチゾラム　195
プロチレリン　320, 464, 465
プロテアーゼ阻害薬　377, 378
プロドラッグ　45
プロトロンビン　288, 289
プロトンポンプ　252, 256, 257
プロトンポンプ阻害薬　257
プロパフェノン　51, 55, 129–132
プロパンテリン　256
プロピオン酸誘導体　160
プロビタミン A　435
プロピベリン　106, 280
プロピルチオウラシル　324, 326
プロフェナミン　222
プロプラノロール
　　51, 55, 96, 97, 129, 132, 133
プロベネシド　168
プロポフォール　55, 192
ブロムヘキシン　245
プロメタジン
　　55, 165, 210, 211, 222, 263
ブロメライン　433
フロモキセフ　357
ブロモクリプチン
　　55, 220, 321, 322
ブロモクレゾールグリーン　467
ブロモバレリル尿素　198
プロラクチン　322
分子標的治療薬　389, 416
分子薬理学　2
糞線虫症　384
分布容量　36

へ

平滑筋の収縮と弛緩　421
閉経後ホルモン療法　341
ヘーリング・ブロイヤー反射
　　235, 239
ベカナマイシン　360
壁細胞　251
ヘキサキス(2-メトキシイソブチル
　　イソニトリル)テクネチウム　458
ヘキサメトニウム　108
ヘキソキナーゼ/グルコース-6-リン

酸デヒドロゲナーゼ UV 法　466
ペグインターフェロン α　178
ペグ IFN-α-2a　372, 375
ペグ IFN-α-2b　372, 375
ペグビソマント　322
ベクロニウム　101, 107
ベクロメタゾン　250, 338, 430
ベザフィブラート　145
ベスナリノン　124, 126, 127
ベタキソロール　313
ベタネコール　101, 281, 282
ベタヒスチン　233
ベタミプロン　358
ベタメタゾン
　　157, 158, 187, 250, 303, 337, 338
ベタメタゾン吉草酸エステル
　　429, 430
ベタメタゾンジプロピオン酸エステ
　　ル　429, 430
ベタメタゾン酪酸エステルプロピオ
　　ン酸エステル　430
ペチジン　203
ベナクチジン　256
ペニシラミン　443
ペニシリナーゼ　353, 355
ペニシリン G　354, 356
ペニシリン系抗生物質　354
ペニシリン耐性肺炎球菌　353, 369
ペネム系　358
ベバシズマブ　24
ヘパリノイド　296
ヘパリン　223, 296, 297
ヘパリン結合性 EGF 様増殖因子
　　182
ヘパリン類似物質　434
ペプシノーゲン　251, 252
ペプシン　253
ペプチドグリカン合成阻害　354
ペプチド系抗生物質　352, 363
ベフノロール　313
ベプリジル　55, 129, 133
ペプロマイシン　399
ベポタスチン　431
ヘミコリニウム-3　100
ペミロラスト　315
ヘモコアグラーゼ　293
ヘモシデリン　299
ペラグラ　442, 444
ベラドンナエキス　266
ベラドンナ根　106
ベラパミル　55, 129, 131, 133, 136
ベラプロスト　294
ベラプロストナトリウム　295
ヘリコバクター・ピロリ　254, 356
──の除菌　384
ペルオキシソーム増殖因子活性化受
　　容体　70
ペルゴリド　55, 220, 321

ペルフェナジン　55, 233, 263
ペルフルブタン　463
ヘルペスウイルス　428
ヘロイン　202
ペロスピロン　55
ベンザミド系　211
ベンザルコニウム塩化物　386, 387
ベンジルペニシリン　354, 356
ベンジルペニシリンベンザチン
　　355, 356
ベンズイソキサゾール誘導体　207
片頭痛治療薬　204
ベンズブロマロン　55, 168
ベンゼトニウム塩化物　386, 387
ベンセラジド　219
ベンゾジアゼピン系　209
ベンゾジアゼピン系抗不安薬　212
ベンゾジアゼピン系催眠薬　194
ベンゾジアゼピン受容体　238
ベンゾチアジアジン　274
ベンゾナテート　243
ヘンダーソン-ハッセルバルヒ　112
ペンタガストリン　464
ベンダザック　430
ペンタゾシン　203
ペンタミジン　382
ベンチルヒドロクロロチアジド
　　276
ベンチロミド　464, 465
ペンテトラゾール　229, 230
ペントキシベリン　241, 242
ペントスタチン　394
ペントバルビタール　197
ベンプロペリン　241, 242
ベンラファキシン　55
ヘンレ係蹄(ループ)　269, 270

ほ

防御因子賦活薬　260
芳香性健胃薬　253
芳香族 L-アミノ酸脱炭酸酵素　219
傍糸球体装置　271
房室結節　118
放射性医薬品　450, 455
放出ホルモン　318
抱水クロラール　47, 198
放線菌製剤　177
包虫症　384, 385
膨張性下剤　264
ボーマン嚢　269–271
ボグリボース　334
補酵素 A　445
保湿薬　434
ポジトロン放出核種　455
ホスアンプレナビル　372, 378
ホスカルネットナトリウム
　　372, 374

ホスファチジルイノシトール代謝回転 18
ホスフェストロール 284, 341, 342, 411
ホスフルコナゾール 379, 381
ホスホジエステラーゼ 117, 124, 248
ホスホジエステラーゼ5型特異的阻害薬 142
ホスホジエステラーゼ阻害薬 109, 126
ホスホマイシン 352, 364, 365
ホスホランパン 117, 121, 124
ホスホリパーゼA_2 151
ボセンタン 142
補体 155, 170
勃起不全 109, 285
発赤 146
ボツリヌス毒素 107
ポドフィロトキシン誘導体 416
ポビドンヨード 386, 387, 433
ポピンドロール 55
ホマトロピン 105, 310
ホミカ 253
ホミノベン 241, 242
ホモクロルシクリジン 165
ポラプレジンク 260
ポリエンマクロライド系抗生物質 379
ボリコナゾール 380, 381
ポリスチレンスルホン酸カルシウム 279
ポリスチレンスルホン酸ナトリウム 279
ポリドカノール 293
ホリナートカルシウム 397
ポリビニルアルコールヨウ素 386
ポリビニルピロリドン 387
ポリミキシンB 352, 363, 428
ポリモーダル受容器 198, 199
ボルテゾミブ 25
ホルマリン 386
ホルモテロール 248
ホルモン 316, 406
本態性高血圧 137

ま

マーキュロクロム 386, 387
マイクロバブル 462
マイトマイシンC 398, 399
マイトマイシン類 398
マキサカルシトール 432, 439
膜攻撃複合体 170
マクラデンサ 271
マクロファージ 169, 171
マクロファージコロニー刺激因子 178, 180
マクロライド系抗生物質 352, 361, 379
マジンドール 231
末梢神経炎 370
末梢性交感神経遮断薬 138, 139
末梢性催吐薬 262
末梢性鎮咳薬 239, 243
末梢性鎮吐薬 262, 263
末梢性めまい 232
マブテロール 248
マプロチリン 55, 213, 214
麻薬拮抗性呼吸刺激薬 237
麻薬拮抗薬 202
麻薬性鎮痛薬 198, 201
丸山ワクチン 177
慢性腎不全 347
慢性閉塞性肺疾患 91, 104
マンネブ 218

み

ミアンセリン 55, 213, 214
ミオシン 117
ミオシン軽鎖キナーゼ 121
ミカファンギン 380, 381
ミクログリア 189
ミクロノマイシン 360
ミコール酸 369, 370
ミコナゾール 379, 381, 427
ミソプロストール 260
ミゾリビン 185
ミダゾラム 55
ミチグリニド 333
ミデカマイシン 362
ミトキサントロン 403
ミトタン 337, 339, 413
ミドドリン 233
ミネラルコルチコイド 336
ミノサイクリン 185, 361, 371
ミフェプリストン 338
脈絡膜 308
ミリモスチム 305
ミルナシプラン 213, 214
ミルリノン 124, 126, 127

む

無機ヨウ素 324, 326
無効量 5
ムスカリン受容体 12
ムピロシン 365

め

メキシレチン 55, 129, 130, 132
メキタジン 55, 166, 250, 431
メクリジン 232, 263
メコバラミン 232, 301, 302
メサドン 202, 203
メサラジン 267, 367
メサンギウム細胞 269, 271
メスタノロン 343
メストラノール 341, 342
メタゾラミド 313, 314
メタプロテレノール 82, 92
メタボリック症候群 330
メタボリックトラッピング 461
メタロ-β-ラクタマーゼ 359
メタンテリン 256
メタンフェタミン 55, 82, 87, 93, 228, 229
メチアミド 257
メチオニンエンケファリン 200
メチクラン 276
メチシリン 356
メチシリン耐性黄色ブドウ球菌 353
メチマゾール 324
メチラポン 55, 337, 339, 464, 465
メチルエフェドリン 247
メチルエルゴメトリン 423, 424
メチルコバラミン 447
メチルシステイン 244, 245
メチルセルロース 264
メチルテストステロン 343
メチルドパ 27, 28, 48, 52, 89, 138, 139
メチルフェニデート 228, 229
メチルプレドニゾロン 157, 158, 187, 250, 303
メチレンジホスホン酸テクネチウム 459
メテノロン 303, 343
メトカルバモール 216
メトキサミン 82, 92
メトキサレン 433
メトキシソラレン 433
メトキシフェナミン 55
メトクロプラミド 253, 254, 262, 263
メトトレキサート 184, 185, 397, 446
メトプロロール 51, 53, 55, 97, 98
メトホルミン 331, 333, 334
メドロキシプロゲステロン 409
メトロニダゾール 261, 267, 383, 384
メナキノン 440
メナジオン 440
メナテトレノン 291, 350, 440, 441
メニエール病 232
眼の構造と機能 308
メピチオスタン 303, 341, 407
メフェナム酸 55, 160
メフェニトイン 53
メフェネシン 215, 216

メフルシド　276
メフロキン　383
メペンゾラート　254
メベンダゾール　383–385
めまい治療薬　231
メマンチン　227
メラトニン　150
メルカプトアセチルグリシルグリシルグリシンテクネチウム　460
メルカプトプリン　47, 52, 393, 394
メルファラン　390, 391
メロキシカム　27, 28, 55, 186
メロペネム　358
免疫グロブリン　175
免疫担当細胞　169
免疫抑制薬　172, 185, 304
メントール　253

も

網膜　308, 309
毛様体　308, 309
毛様体筋　309, 310
毛様体小帯　308
モキシフロキサシン　367, 368
モサプリド　254
持ち越し効果　195
モチリン　251, 350
没食子酸　266
モノアミンオキシダーゼ, モノアミン酸化酵素　85
モノアミンオキシダーゼ阻害薬　221
モノエタノールアミンオレイン酸塩　293
モノクローナル抗体　175, 176, 418
モノバクタム系　358
モノマー型ヨード造影剤　452
モメタゾンフランカルボン酸エステル　430
モルヒネ
　47, 48, 52, 201, 238, 262, 263, 266
モルヒネ急性中毒　202
モンテプラーゼ　299
モンテルカスト　163, 250

や

薬剤耐性　353
薬剤耐性遺伝子　353
薬物代謝　45, 50
薬物代謝試験　57
薬物治療　32
薬物治療モニタリング　33, 389
薬物動態学　62
　――, 臨床　32
薬用石けん　266
薬用炭　264, 266

薬理遺伝学　49
薬力学　62
　――, 臨床　32
薬理ゲノミクス　61
夜盲症　436

ゆ

ユーカリ油　244
有棘層　425
有機リン　102
輸液　306

よ

陽イオン界面活性剤　387
ヨウ化ナトリウム　459
幼牛血液抽出物　432
溶血性貧血　89
溶血性貧血治療薬　304
葉酸　300–302, 446
葉酸合成阻害薬　352
葉酸代謝拮抗薬　393, 397
陽性造影剤　451
溶性ピロリン酸第二鉄　300
ヨウ素　326, 386, 433
腰椎麻酔　113
陽電子放出核種　455
用量　5
用量反応曲線　5
ヨードチンキ　386
ヨードホルム　386
抑制ホルモン　318
余剰受容体　9
ヨヒンビン　95
四環系抗うつ薬　214

ら

らい菌　371
ラクツロース　265
ラジオイムノアッセイ　465
ラタノプロスト　313–315
ラタモキセフ　356, 357
ラニチジン　257, 258
ラニムスチン　391, 392
ラノコナゾール　382, 428
ラパマイシン標的タンパク質　174
ラフチジン　258
ラベタロール　96, 97, 139, 140
ラベプラゾール　51, 55, 258, 259
ラマトロバン　163
ラミブジン　372, 376
ラロキシフェン　22, 23, 341, 349
卵黄　268
ランゲルハンス細胞　425
ランゲルハンス島　327
ランジオロール　129, 132, 133

ランソプラゾール
　51, 55, 258, 259, 261
卵胞刺激ホルモン　318, 321
卵胞ホルモン　339, 410
卵胞ホルモン薬　284

り

リエントリ　119
リエントリ不整脈　127, 128
リオチロニン　324, 326
リオプロスチル　260
リガンド　10
リザトリプタン　205
リスペリドン　55, 210, 211
リセドロネート　349
リゾチーム　245, 433
利胆薬　268
リチノール酸　265
リツキシマブ　176, 186, 419
リドカイン　36, 43, 47, 55, 111–113, 129–132, 310
リトドリン　424
リトナビル　55, 372, 378
利尿薬　123, 138, 272, 273
リネゾリド　352, 369
リバビリン　372, 376
リファンピシン
　55, 352, 365, 369–371
リポキシゲナーゼ代謝　153
リポコルチン　156
リボスタマイシン　360
リポタンパク質　143
リボヌクレオチド還元酵素阻害　398
リボフラビン　442
リマプロスト　294
リマプロストアルファデクス　295
硫酸亜鉛　262
硫酸鉄　300
硫酸銅　262
硫酸バリウム　451
硫酸マグネシウム　424
リュウタン　253
流動パラフィン　264
リュープロレリン
　284, 285, 319, 412
良性発作性頭位性めまい　232
緑内障　104, 312
緑内障治療薬　312
リラナフタート　382, 427
リルゾール　55
リルマザホン　195
リンコマイシン　352, 363
リン酸ジエチルスチルベストロール　284
臨床効果の予測　67
臨床薬理遺伝学　49

臨床薬理学　32
リンパ球　169
リンホトキシン　180

る

類毒素　183
ループ利尿薬　141, 272, 275, 277
ルメファントリン　383
ルリオクトコグアルファ　290
ルリコナゾール　382, 428

れ

レジブフォゲニン　235, 236
レスピラトリーキノロン　368
レセルピン　28, 86, 138, 139
レチナール　434
レチノイド　431, 434, 436
レチノイン酸　434
レチノール　434, 436
レッドネック症候群　364
レトロゾール　408, 409
レナンピシリン　356
レニン　88, 271
レニン-アンギオテンシン-アルドステロン系　121, 123, 137, 138, 141
レニン-アンギオテンシン系　271
レノグラスチム　305
レバミゾール　176

レバミピド　260
レバロルファン　204, 237
レビー小体　217
レビパリンナトリウム　296
レピリナスト　162
レプチン　182, 331
レフルノミド　184, 185
レボカバスチン　167, 315
レボチロキシン　324, 326
レボドパ　83, 218, 219, 262
レボブノロール　313
レボフロキサシン　310, 367, 368
レボメトルファン　241
レボメプロマジン　55, 210, 211
レミフェンタニル　203
レンショウ細胞　230
レンチナン　176, 177
レンテインスリン　332

ろ

ロイコトリエン C_4　153
ロイコトリエン D_4　153
ロイコトリエン E_4　153
ロイコトリエン受容体遮断薬　163
ロイコトリエン類　153, 246
ロイシンエンケファリン　200
労作性狭心症　136
老年性認知症　225
ロートエキス　266

ロキサチジン　257, 258
ロキシスロマイシン　362
ロキソプロフェン　160, 430
ロキタマイシン　362
ロサルタン　51, 55, 141, 142
ロシグリタゾン　334
ロテノン　218
ロドプシン　435
ロバスタチン　55
ロピナビル　372, 378
ロピニロール　220
ロピバカイン　113
ロフェコキシブ　186
ロフェプラミン　55
ロペラミド　264
ロベリン　236, 237
ロベンザリットニナトリウム　185
ロムルチド　305
ロメフロキサシン　310, 368
ロラタジン　167, 431
ロルノキシカム　28, 55
ロルメタゼパム　195

わ

ワクチン　183
ワックス様脂質　369
ワルファリン　51, 296, 297